军事儿科学

·第2版·

主　编　封志纯　史　源

辽宁科学技术出版社
LIAONING SCIENCE AND TECHNOLOGY PUBLISHING HOUSE

拂石医典
FU SHI MEDBOOK

内容简介

本书主要介绍了战争和灾害背景下各种儿童及青少年伤病的监控、治疗与处理，儿童及青少年保护和青少年疾病的预防措施，战争和灾害等特殊环境对儿童发育和健康的影响及其医学防护，军队家庭儿童身心健康的保护与促进，军队中青春期人员重要疾病、损伤的预防、监控与治疗等。本书的出版是我国军事儿科学学科体系建设的里程碑，对战争和灾害情况下儿童的救治和疾病防护具有重要和特殊的意义。

图书在版编目（CIP）数据

军事儿科学/封志纯，史源主编．—2 版．—沈阳：辽宁科学技术出版社，2019.3
ISBN 978-7-5591-0262-1

Ⅰ.①军…　Ⅱ.①封…②史…　Ⅲ.①军事医学—儿科学　Ⅳ.①R828

中国版本图书馆 CIP 数据核字（2017）第 109026 号

出版发行：辽宁科学技术出版社
北京拂石医典图书有限公司
地址：北京海淀区车公庄西路华通大厦 B 座 15 层
联系电话：010-57262361/024-23284376
E-mail：fushimedbook@163.com
印 刷 者：中煤（北京）印务有限公司
经 销 者：各地新华书店

幅面尺寸：185mm×260mm
字　　数：1528 千字　　印　　张：61.25
出版时间：2019 年 3 月第 1 版　　印刷时间：2019 年 3 月第 1 次印刷

责任编辑：李俊卿　　责任校对：梁晓洁
封面设计：潇　潇　　封面制作：潇　潇
版式设计：天地鹏博　　责任印制：丁　艾

如有质量问题，请速与印务部联系　联系电话：010-57262361

定　　价：280.00 元

《军事儿科学》编委会

主　编　封志纯　史　源

顾　问　陈新民　张国成　李华强

编　者　（以姓氏笔画为序）

王永午（海军军医大学长征医院）
王　军（解放军总医院第三医学中心）
王志敏（解放军联勤保障部队第988医院）
王君霞（解放军联勤保障部队第940医院）
王　凯（解放军总医院第六医学中心）
王宝西（空军军医大学唐都医院）
王建军（解放军联勤保障部队第989医院）
王　艳（解放军总医院第七医学中心）
王航雁（解放军总医院第一医学中心）
王彩英（解放军总医院第六医学中心）
王　静（解放军总医院第一医学中心）
牛　杰（战略支援部队特色医学中心）
石小湘（解放军西部战区新疆军区总医院）
卢雅彬（解放军总医院第六医学中心）
史　源（陆军特色医学中心）
付　松（解放军总医院第七医学中心）
兰　莉（空军军医大学唐都医院）
成胜权（空军军医大学西京医院）
毕淑英（空军特色医学中心）
任献国（东部战区总医院）
任榕娜（解放军总医院第一医学中心）
刘光陵（解放军总医院第八医学中心）

刘春英（北部战区总医院）
刘秋玲（解放军总医院第三医学中心）
刘洲禄（解放军总医院第一医学中心）
刘　涛（解放军联勤保障部队第 986 医院）
江　逊（空军军医大学唐都医院）
许　波（解放军联勤保障部队第 960 医院）
许　煊（解放军总医院第七医学中心）
孙岩峰（解放军总医院第三医学中心）
孙　婧（解放军总医院第四医学中心）
孙　新（空军军医大学西京医院）
杜庆安（解放军总医院第六医学中心）
杜　宏（解放军总医院第六医学中心）
杨印祥（解放军总医院第六医学中心）
杨　光（解放军总医院第一医学中心）
杨欣伟（空军军医大学西京医院）
杨　辉（解放军总医院第六医学中心）
李华强（陆军特色医学中心）
李奇玉（北部战区总医院）
李秋平（解放军总医院第七医学中心）
李　凌（空军军医大学西京医院）
李　慧（解放军联勤保障部队第 960 医院）
李　薇（北部战区总医院）
吴南海（解放军总医院第六医学中心）
何　旭（东部战区总医院）
何念海（陆军军医大学西南医院）
何玺玉（解放军总医院第五医学中心）
余自华（解放军联勤保障部队第 900 医院）
余　健（中部战区总医院）
邹丽萍（解放军总医院第一医学中心）
邹　玲（解放军联勤保障部队第 920 医院）
汪　丽（陆军特色医学中心）
迟　明（解放军联勤保障部队第 960 医院）

张月萍（空军军医大学西京医院）
张雨平（陆军军医大学新桥医院）
张国成（空军军医大学西京医院）
张俊红（空军特色医学中心）
张　薇（空军军医大学唐都医院）
陈海花（解放军总医院第七医学中心）
陈　盛（陆军军医大学西南医院）
陈　超（解放军联勤保障部队第907医院）
苗丽霞（解放军总医院第三医学中心）
金慧玉（解放军总医院第六医学中心）
周少宏（解放军联勤保障部队第940医院）
周　翊（海军军医大学长征医院）
郑成中（战略支援部队特色医学中心）
屈素清（解放军总医院第六医学中心）
封志纯（解放军总医院第七医学中心）
赵文利（火箭军特色医学中心）
赵锦宁（陆军特色医学中心）
赵聪敏（陆军军医大学新桥医院）
郝庆飞（解放军总医院第六医学中心）
胡晓红（解放军总医院第四医学中心）
胡章雪（陆军特色医学中心）
胡琳燕（解放军总医院第一医学中心）
袁　媛（解放军联勤保障部队第962医院）
聂国明（中部战区总医院）
聂晓晶（解放军联勤保障部队第900医院）
夏正坤（东部战区总医院）
徐　华（空军特色医学中心）
徐庆玲（解放军联勤保障部队第920医院）
徐　通（海军军医大学长征医院）
徐　敏（东部战区总医院）
栾　佐（解放军总医院第六医学中心）
高远赋（东部战区总医院）

郭林梅（解放军联勤保障部队第940医院）
唐仕芳（陆军特色医学中心）
唐锁勤（解放军总医院第一医学中心）
唐湘凤（解放军总医院第六医学中心）
黄建萍（解放军总医院第七医学中心）
黄柳明（解放军总医院第七医学中心）
龚小军（解放军总医院第六医学中心）
董建英（解放军总医院第七医学中心）
蒋瑾瑾（海军军医大学长海医院）
程艳蕊（解放军总医院第六医学中心）
傅大干（解放军联勤保障部队第920医院）
甄艳芬（解放军联勤保障部队第969医院）
廖　伟（陆军军医大学西南医院）
缪东幸（东部战区总医院）
樊忠民（东部战区总医院）
魏　兵（北部战区总医院）

PREFACE 前言

为推动我军军事儿科医学专业的发展，全军医学科学技术委员会儿科专业委员会于2009年底出版了第一版《军事儿科学》。令人欣慰的是，从出版以来军队医院儿科工作者的使用反馈意见与建议来看，基本实现了体现我国军事儿科学专业特色的创作初衷。

在《军事儿科学》第二版即将定稿成书之际，新一轮军队医院改革调整也进入了尾声，各军队医院进行了重新命名。本次军队医院调整着眼于医疗卫生工作具有军地通用性的实际，着力拓展军民融合范围、完善融合机制、提升融合层次，厚植军队卫生发展根基，最大限度地把医疗资源辐射到军地，让军民享受优质医疗服务，实现效益最大化。值此之际，更新出版《军事儿科学》可谓恰逢其时。

军事儿科学即军队及军事活动背景下的儿科学，是军事医学与儿科学结合的交叉学科，是对原有学科即军事医学和儿科学的研究对象和内容中相互重叠的某一部分或某一方面进行深入研究而产生的学科。军事儿科学的主要任务是将一般儿科学与军事医学的原理和技术结合，研究军队及军事行动的特殊环境下处于生长发育阶段的群体和个体的能力提升、健康保障、疾病诊治、创伤救护等特有的卫勤保障问题。军事儿科学与一般儿科学具有内在一致性，保持了儿科学的基本属性，但又区别于一般儿科学属下的其他子学科或亚专业，具有其军事医学属性。

我国军事儿科学实践自从我军卫生工作开始以来就实际存在，并一直贯穿于我军卫生工作的发展壮大过程之中。进入21世纪，我军推动了中国特色的“新军事变革”，加快战斗力生成模式的转变，促使军事领域各个方面发生了巨大变革，给军事儿科学带来了难得的发展机遇。随着新军事变革的不断深化，军队儿科医务工作者在国家实施军事变革的战略指引下，立足于打赢未来反侵略战争和提高部队战斗力，立足于为全面提高我国人口素质和保障儿童健康服务，一方面要认真学习和追踪国际上先进的医学理论和技术，积极做好儿科疾病的诊治工作；另一方面要以医学理论为基础，积极研究解决现代战争条件下，恐怖袭击及自然灾害时儿童的救治问题。

为体现近年来我国军事儿科学的理论体系、服务对象及救治任务的最新进展情况，我们对第一版进行了全面修订，将第一版第一篇的“临床知识部分”摘出来独立成篇，扩展成“军事儿科学基础”与“军事临床儿科学”两个篇章；将第一版其余两篇调整重组为“军事预防儿科学”与“军事卫勤儿科学”。这样的体例结构更为科学合理，更符合学科建设的要求。字数从原来的50万字扩充到了150余万字，内容更加充实丰富。

在此，我们要向全书的100余位编写人员致敬！编写过程历经5年，几度寒暑，数易其稿！其间第二军医大学长征医院的王永午教授不幸溘然长逝，未能看到本书付梓印刷，是莫大的遗憾！同时又是我们编好此书的动力！

在此，我们要感谢原军事医学科学出版社李俊卿社长及其同事，审稿出版过程中，她们经历了单位转隶与人员变动，但是正因为她们对本书的坚守，才有了今天的顺利出版。

俱往矣。《军事儿科学》的再版，也只是我国军事儿科学体系建设走出的重要一步，前方的路还很长，也很艰巨，但又充满吸引力。我们相信，在伟大的军事改革时代中，军事儿科学的明天一定会更加灿烂！

全军医学科学技术委员会儿科学专业委员会
2018 年 11 月

CONTENTS 目 录

第一篇　军事儿科学总论

第一章　绪论 …… (3)

第一节　军事儿科学的研究和服务对象 …… (3)

第二节　军事儿科学的任务 …… (4)

第三节　军事儿科学的特征 …… (5)

第四节　军事儿科学的意义 …… (6)

第二章　国外军事儿科学的历史和现状 …… (8)

第一节　军事儿科学的历史 …… (8)

第二节　现代军事儿科学 …… (9)

第三章　我国军事儿科学的历史和现状 …… (12)

第一节　概述 …… (12)

第二节　土地革命战争时期的历史实践 …… (13)

第三节　抗日战争时期的历史实践 …… (14)

第四节　解放战争时期的历史实践 …… (14)

第五节　建国初期到国家军事变革前的历史实践 …… (15)

第六节　国家新军事变革以来的实践探索 …… (16)

第四章　我国军事儿科学面临的挑战与任务 …… (19)

第一节　我国军事儿科学面临的挑战 …… (19)

第二节　我国军事儿科学面临的任务 …… (20)

第五章　我国军事儿科学组织 …… (24)

第二篇　军事儿科学基础

第六章　体格发育学基础 …… (29)

第一节　儿童体格生长发育规律 …… (29)

第二节　与体格生长有关的其他系统发育特点 …… (32)

第三节　影响体格生长发育的因素 …………………………………………（33）

第七章　神经行为发育学基础 ………………………………………………（35）
第一节　儿童神经心理发育概论 ……………………………………………（35）
第二节　儿童神经心理发育 …………………………………………………（36）
第三节　儿童智力发展的规律 ………………………………………………（38）
第四节　儿童神经心理发育的评估 …………………………………………（39）
第五节　影响神经心理发育的因素 …………………………………………（40）
第六节　儿童常见精神心理创伤及处理原则 ………………………………（43）

第八章　儿童营养保健学基础 ………………………………………………（56）
第一节　儿童营养学基础 ……………………………………………………（56）
第二节　儿童保健学基础 ……………………………………………………（62）
第三节　军事环境下的集体儿童营养保健 …………………………………（73）

第九章　儿童疾病诊断学基础 ………………………………………………（79）
第一节　体格检查的注意事项 ………………………………………………（79）
第二节　实验室检查和结果判断 ……………………………………………（80）
第三节　影像学检查的选择及分析 …………………………………………（87）
第四节　常见症状及鉴别 ……………………………………………………（94）

第十章　儿童疾病治疗学基础 ………………………………………………（118）
第一节　药物和液体疗法 ……………………………………………………（118）
第二节　机械通气 ……………………………………………………………（138）
第三节　连续性肾脏替代治疗 ………………………………………………（143）
第四节　主动脉内球囊反搏 …………………………………………………（148）
第五节　体外膜肺氧合支持疗法 ……………………………………………（149）
第六节　危重症儿童转运 ……………………………………………………（153）
第七节　重症监护与护理基础 ………………………………………………（159）
第八节　微创治疗学基础 ……………………………………………………（194）
第九节　介入治疗学基础 ……………………………………………………（199）
第十节　血液净化治疗学基础 ………………………………………………（201）
第十一节　细胞治疗学基础 …………………………………………………（216）

第十一章　遗传学基础和技术 ………………………………………………（232）
第一节　遗传学基础 …………………………………………………………（232）
第二节　遗传学常用技术及方法 ……………………………………………（236）
第三节　遗传咨询 ……………………………………………………………（242）
第四节　军事条件下遗传学的应用 …………………………………………（244）

第三篇 军事临床儿科学

第十二章 新生儿出生救治与常见疾病 …… (251)
第一节 产房内保暖 …… (251)
第二节 新生儿窒息复苏 …… (253)
第三节 新生儿黄疸 …… (257)
第四节 新生儿缺氧缺血性脑病 …… (262)
第五节 新生儿呼吸窘迫综合征 …… (264)
第六节 新生儿坏死性小肠结肠炎 …… (267)

第十三章 营养性疾病 …… (272)
第一节 概论 …… (272)
第二节 蛋白质-营养不良 …… (274)
第三节 维生素营养障碍 …… (278)
第四节 微量元素缺乏 …… (290)
第五节 肥胖症 …… (299)
第六节 军事环境下小儿营养性疾病的防治 …… (303)

第十四章 呼吸系统疾病 …… (306)
第一节 概论 …… (306)
第二节 小儿呼吸道感染性疾病 …… (309)
第三节 支气管哮喘 …… (318)
第四节 小儿呼吸道异物吸入 …… (328)
第五节 军事环境下小儿呼吸系统疾病的防治 …… (330)

第十五章 消化系统疾病 …… (332)
第一节 概述 …… (332)
第二节 小儿腹泻 …… (336)
第三节 胃食管反流及反流性食管炎 …… (341)
第四节 胃炎和消化性溃疡 …… (344)
第五节 先天性肥厚性幽门狭窄 …… (348)
第六节 肠套叠 …… (350)
第七节 先天性巨结肠 …… (353)

第十六章 心血管系统疾病 …… (356)
第一节 概述 …… (356)
第二节 常见先天性心脏病 …… (358)
第三节 病毒性心肌炎 …… (371)

第四节　风湿热 …………………………………………………………………………（375）
第五节　心内膜弹力纤维增生症 ………………………………………………………（377）
第六节　心律失常 ………………………………………………………………………（379）
第七节　心力衰竭 ………………………………………………………………………（398）

第十七章　泌尿生殖系统疾病 …………………………………………………………（404）
第一节　概论 ……………………………………………………………………………（404）
第二节　急性肾小球肾炎 ………………………………………………………………（407）
第三节　肾病综合征 ……………………………………………………………………（414）
第四节　乙型肝炎病毒相关性肾炎 ……………………………………………………（424）
第五节　泌尿道感染 ……………………………………………………………………（427）
第六节　急性肾功能衰竭 ………………………………………………………………（430）
第七节　儿童常见性器官疾病 …………………………………………………………（433）

第十八章　造血系统疾病 ………………………………………………………………（438）
第一节　概论 ……………………………………………………………………………（438）
第二节　营养性贫血 ……………………………………………………………………（440）
第三节　溶血性贫血 ……………………………………………………………………（447）
第四节　出血性疾病 ……………………………………………………………………（456）
第五节　急性白血病 ……………………………………………………………………（463）
第六节　血小板减少性紫癜 ……………………………………………………………（474）

第十九章　神经肌肉系统疾病 …………………………………………………………（485）
第一节　小儿神经系统解剖生理特点 …………………………………………………（485）
第二节　癫痫 ……………………………………………………………………………（486）
第三节　化脓性脑膜炎 …………………………………………………………………（496）
第四节　病毒性脑炎 ……………………………………………………………………（504）
第五节　脑性瘫痪 ………………………………………………………………………（509）
第六节　急性感染性多发性神经根神经炎 ……………………………………………（512）

第二十章　内分泌疾病 …………………………………………………………………（518）
第一节　概论 ……………………………………………………………………………（518）
第二节　先天性甲状腺功能减低症 ……………………………………………………（521）
第三节　儿童糖尿病 ……………………………………………………………………（525）
第四节　生长激素缺乏症 ………………………………………………………………（533）

第二十一章　遗传代谢性疾病 …………………………………………………………（535）
第一节　概论 ……………………………………………………………………………（535）
第二节　21－三体综合征 ………………………………………………………………（539）

第三节　苯丙酮尿症 …… (541)

第二十二章　过敏及免疫性疾病 …… (543)
第一节　免疫学概论 …… (543)
第二节　免疫缺陷病 …… (556)
第三节　风湿热 …… (564)
第四节　过敏性紫癜 …… (569)
第五节　川崎病 …… (573)
第六节　变态反应性疾病 …… (577)

第二十三章　儿童感染与暴发传染病 …… (594)
第一节　概述 …… (594)
第二节　常见暴发传染病 …… (595)
第三节　脓毒症及脓毒休克综合征 …… (617)

第二十四章　地区性儿童疾病 …… (630)
第一节　草原地区儿童疾病 …… (630)
第二节　高原地区儿童疾病 …… (638)
第三节　丛林地区儿童疾病 …… (652)
第四节　高寒地区儿童疾病 …… (667)
第五节　热带地区儿童疾病 …… (674)
第六节　海岛地区儿童疾病 …… (700)

第四篇　军事预防儿科学

第二十五章　绪论 …… (713)
第一节　概论 …… (713)
第二节　学科领域 …… (714)
第三节　战略地位 …… (714)
第四节　发展历程 …… (716)
第五节　发展趋势 …… (718)
第六节　面临的问题 …… (719)

第二十六章　环境对儿童健康的危害及防护 …… (721)
第一节　环境与儿童健康 …… (721)
第二节　环境污染对儿童健康的危害及其防护 …… (728)
第三节　军事环境对儿童健康的危害及其防护 …… (737)

第二十七章　军事活动背景下的小儿营养与食品卫生 …… (741)

第一节　军事活动背景下小儿营养的基本保证 …………………………………（741）
第二节　小儿营养与疾病的关系 …………………………………………………（748）
第三节　军事活动背景下小儿营养的特点及治疗 ………………………………（752）
第四节　军用食品和营养强化剂 …………………………………………………（758）
第五节　军事活动中小儿非细菌性食物中毒及其预防 …………………………（763）

第二十八章　武器损伤与医学防护治疗 ………………………………………（767）
第一节　新概念武器损伤与医学防护治疗 ………………………………………（767）
第二节　核武器损伤与防护 ………………………………………………………（771）
第三节　化学武器损伤与防护 ……………………………………………………（777）
第四节　生物武器损伤与防护 ……………………………………………………（787）

第二十九章　战争与灾难时儿童疾病控制与预防 ………………………………（800）
第一节　评估与预测 ………………………………………………………………（800）
第二节　生存条件的建立与要求 …………………………………………………（802）
第三节　救助所监测与防控 ………………………………………………………（808）
第四节　疾病预防与控制 …………………………………………………………（813）
第五节　儿童身心创伤控制与预防 ………………………………………………（817）

第五篇　军事卫勤儿科学

第三十章　战场及灾区儿童的紧急救援 ………………………………………（827）
第一节　概　论 ……………………………………………………………………（827）
第二节　儿童伤情评估和病员分类 ………………………………………………（833）
第三节　战场紧急救治技术 ………………………………………………………（836）
第四节　战场及灾区抗休克与心肺复苏 …………………………………………（848）

第三十一章　战场及灾区儿童创伤的现场救治与转运 …………………………（852）
第一节　战场及灾区儿童不同部位创伤的现场救治 ……………………………（852）
第二节　战场及灾区儿童伤病员的转运 …………………………………………（860）

第三十二章　战争中儿童创伤的种类和救治 ……………………………………（863）
第一节　概论 ………………………………………………………………………（863）
第二节　战争中儿童创伤的种类和救治 …………………………………………（865）

第三十三章　战争中儿童疾病的防治 ……………………………………………（872）
第一节　战争中儿童传染病的种类和防治 ………………………………………（872）
第二节　战争中儿童心理疾病的防治 ……………………………………………（873）

第三十四章　灾害情况下儿童疾病的救治 …………………………………………………… (877)
第一节　地震灾害情况下儿童传染病的防治 ………………………………………… (877)
第二节　洪水灾害情况下青少年救援的特点 ………………………………………… (881)
第三节　火灾的特点和对儿童的救援 ………………………………………………… (894)

第三十五章　军事背景下小儿化学毒物中毒与防护 ………………………………………… (906)
第一节　概论 ………………………………………………………………………………… (906)
第二节　化学毒物的分类和危害 ……………………………………………………… (907)
第三节　化学毒物中毒的急救与防护 ………………………………………………… (911)
第四节　常见小儿化学毒物中毒与防护 ……………………………………………… (913)
第五节　小儿特殊化学毒物中毒与防护 ……………………………………………… (917)

第三十六章　辐射恐怖袭击下青少年的救援特点 …………………………………………… (921)
第一节　概论 ………………………………………………………………………………… (921)
第二节　辐射对儿童各组织器官的损伤 ……………………………………………… (921)
第三节　儿童暴露于辐射后的临床表现 ……………………………………………… (928)
第四节　辐射袭击及突发事件的紧急救援 …………………………………………… (934)
第五节　急性辐射病的治疗 …………………………………………………………… (937)
第六节　放射性沾染内照射对儿童的危害及医学处理 ……………………………… (941)
第七节　辐射损害对儿童的远期效应 ………………………………………………… (943)

第三十七章　突发公共卫生事件中儿童的救援 ……………………………………………… (945)
第一节　概论 ………………………………………………………………………………… (945)
第二节　公共卫生事件中儿童的救援 ………………………………………………… (946)
第三节　儿童新发传染病的救治 ……………………………………………………… (949)

第三十八章　国际维和行动组织对儿童的救援 ……………………………………………… (952)
第一节　概论 ………………………………………………………………………………… (952)
第二节　国际维和行动对儿童保护的意义、原则和权利 …………………………… (953)
第三节　武装冲突对儿童的伤害及保护措施 ………………………………………… (954)
第四节　国际灾害医学救援的组织和实施 …………………………………………… (957)

第一篇

军事儿科学总论

第一章 绪 论

军事儿科学即军队及军事活动背景下的儿科学，是军事医学与儿科学结合的交叉学科，是研究军队人员和家属中以及军事行动状况下其他各类人群中处于机体成长阶段的个体和群体的生长发育、疾病防治、创伤救护的规律和技术，运用于平常时期的医疗保健和非常时期的卫生保障，达到提升国防医学水平，维护军队及军事活动背景下自胎儿到青春期的儿童、青少年的生命健康，巩固部队战斗力，高质量完成各种军事任务的医学科学。

第一节 军事儿科学的研究和服务对象

儿科学研究和服务的对象是儿童、青少年，包括胎儿、新生儿、学龄前儿童、学龄儿童到青春期少年等所有处在生长发育的动态过程中的个体。

军事儿科学研究和服务的对象则是军队人员和家属中以及军事行动状况下其他各类人群中处于机体成长阶段的个体和群体。包括：

1. 现役军人中处于机体成长阶段的个体　如我军特殊军兵种中的少年军人。由于男性青春期结束时间在20岁左右，在美国军队，根据处在生长发育的动态过程中这一儿科学服务范围的界定，几乎所有入伍2年左右之内的士兵都属于儿科医师服务的范围。因此，他们的旅一级部队的医疗单位都配备有儿科军医，美军全部军医中儿科军医占4%以上。

2. 军队家属中处于机体成长阶段的个体　军队家属子女泛指军官、士兵、文职人员、离退休干部、职员、职工等军队体系内各类人员的直系后代。在我国，“隔代亲”的特点突出，对第三代的医疗保健服务也应引起高度重视。新时期国家实力增强，我军家属中的儿童、青少年绝大部分已经随军居住，边防官兵子女基本上能随家庭在城镇居住，得到较理想的关怀。

3. 军事行动状况下其他各类人群中处于机体成长阶段的个体　进入21世纪，帝国主义的霸权本性不可改变，各个国家核心利益冲突无法调和，第三世界国家种族、信仰等内部矛盾暴力日益升级，地球上局部战争从未间断，大规模战争的阴云不散；恐怖袭击愈演愈烈，国际维持和平行动点多面广；我国疆土尚未统一，敌对势力抑我之意日盛、亡我之心不死，强军备战国防建设不可松懈；各类灾难频繁发生，国内外人道主义救援任务繁重。儿童、青少年是战争和灾难中最容易和最大程度的受害者，是战争和非战争军事行动的卫生勤务保障及人道主义救援的重要对象。

（封志纯）

第二节　军事儿科学的任务

一般儿科学的宗旨是保障儿童、青少年健康，提高生命质量。儿科学的任务范围甚广，涉及发育儿科学、预防儿科学和临床儿科学；既有基础，又有预防和医疗，还有医学教育和科学研究。研究和临床结合、预防和治疗结合，为降低儿童死亡率、改善下一代体质而倾注全力，是儿科学的长远任务。

军事儿科学作为军事医学和儿科学的交叉学科，是对原有学科即军事医学和儿科学的研究对象和内容中相互重叠的某一部分或某一方面进行深入研究而产生的学科。军事儿科学的主要任务是将一般儿科学和军事医学的原理和技术结合，研究军队及军事行动的特殊环境下处于生长发育阶段的群体和个体的能力提升、健康保障、疾病诊治、创伤救护等特有的卫勤保障问题。包含有：

1. 军事发育儿科学　其内容：一是军队及军事活动背景下儿童体格和精神行为发育基本规律的特殊性；二是军队及军事活动背景下儿童、青少年体格和精神心理行为发育的评估和促进、心理疾病的评估和矫治等理论知识和技术方法。属军事能力医学范畴，为军事医学与发育儿科学的交叉融合部分。

2. 军事预防儿科学　其内容：一是军队及军事活动背景下儿童、青少年卫生学的基础理论和方法；二是军队及军事活动背景下儿童、青少年疾病预防的理论和方法。属军事健康医学范畴，为军事卫生统计学、军队流行病学、军队食品和营养卫生学、军队环境卫生学、军队应激医学等与儿童青少年保健学、儿童少年卫生学等的交叉融合部分。如果将来我国儿科学研究和服务对象的范围与发达国家完全接轨，此部分还应包括与军队劳动卫生学的交叉融合部分。

3. 军事临床儿科学　其内容：一是战时专用和平战结合的适用于对儿童、青少年实施医疗救护的基本技术理论和方法；二是军队及军事活动背景下儿童、青少年疾病、创伤的病理、诊断、治疗和护理的理论或方法。属军事伤病医学范畴，为基础类军事医学（如军事病理学、军事毒理学等）、野战类军事医学（如传统的以武器损伤为研究对象的野战外科学、野战内科学、军队传染病学以及以大规模毁伤性武器伤病为研究对象的防原医学、防生医学、防化医学、新概念武器防护医学等）与临床儿科学的交叉融合部分。

4. 军事卫勤儿科学　其内容：一是军队儿童、青少年卫生组织及军事儿科学组织的管理理论和方法，为军队卫勤学和儿科学的交叉融合部分；二是战争及非战争军事行动中对儿童、青少年的卫勤保障准备和组织的理论及方法，为灾难儿童、青少年医学救援学的主要部分。

作为刚刚在国内起步的学科，军事儿科学的内容在研究和实践上都还面临不够完善、不够深入的问题，亟待在发展过程中予以弥补和丰富。

（封志纯）

第三节　军事儿科学的特征

作为军事医学与儿科学的交叉学科，基于儿童、青少年的健康和疾病的共性特征，军事儿科学和一般儿科学具有内在一致性，保持了儿科学的基本属性。军事儿科学区别于一般儿科学属下的其他子学科或亚专业的性质是其军事医学属性。

军事儿科学军事属性的基本特征在于其研究和服务对象的特殊性。其专门深入研究和服务的对象为一般儿科学研究和服务对象中处于军队及军事活动背景下的儿童和青少年。军队是执行政治任务的武装集团。军队通常采取统一的组织编制，拥有制式的武器装备，实施专门的教育训练，实行严格的规章制度，保持一定的作战能力和战备水平。我军肩负守卫国家疆域、保持社会稳定、维护世界和平的重任；我国疆域辽阔，东、南、西、北、中，自然地理、人文地理和经济地理千差万别，军人家庭大多随军居住，部队驻扎在不同地域；军人以青壮年为主体，具有群体性、集体性、流动性的特点，而且通常来自不同地域、不同民族，战争和灾难救援的军事行动面临着极其严峻甚至是超限的情况和条件。军队性质、任务、组织、环境的特殊性和复杂性必定对该群体的儿童、青少年的生长发育、疾病预防和诊治、创伤救护的过程和结果产生实质性的影响。可见，军事儿科学是针对特殊环境下的特殊人群的特种医学。

军事儿科学尚具有军事医学的共同特征：

1. *学科知识的交叉性和综合性*　军事医学系统的环境因素与军事医学及其系统内部要素之间的多重、多维、多元相互转化作用，造就了军事医学系统的复杂结构。军事医学系统是由若干自然科学、社会科学和人文科学学科交叉生成的系统，既具有军事价值和医学伦理等社会科学和人文特征，又具有军事技术和医学科学技术等自然科学和技术特征。军事医学事关国防和国家安全，会面临一般医学所遇不到的一些问题。军事医学与一般医学、技术等相关内容相互交叉和渗透，由多学科共存、交叉生成，具有科学、技术、工程系统的综合型特征。与一般医学相比，其研究所涉及的对象和环境较为特殊、复杂（高原环境、低温环境、各种极限环境等等），需要多种学科知识解决实际问题。

2. *学科知识的应用性和实用性*　军事医学以军事需求为价值导向，根本目的是为平战时卫勤保障提供科学依据，促进部队战斗力的保持、再生和提高。而且，由于军事医学理论基础及技术方法与普通医学的相互交叉融合，其学科知识无论对国防建设、国家安全，还是对地方普通民众、经济建设等方面都具有广泛的实用性特征。如在国家面对各种突发公共卫生事件、自然灾难、疾病流行，国际人道主义医学救援、生化武器的防范、反恐怖斗争，以及航空、航天、航海、潜水医学、交通医学等方面，体现了“军民共用、平战结合”的发展模式。

3. *学科知识的群体性*　军事医学不仅是一个特种医学门类的知识系统，而且是一个卫勤保障实践的组织建制系统。军事医学是为了维护、恢复和促进军人健康，实现保护、再生和提高战斗力目的而构建的复杂人工系统。在学科建设方面，外军院校重点发展军事特色鲜明的学科，鼓励和支持实用性学科，将目标任务相近、内在联系密切、学术上结合点较多的专业有选择地组成学科联合体，优化军事医学的学科布局和实验平台。军事儿科学研究任务分类的亚专业正说明了军事医学学科知识具有群体性特征。

4. 学科知识纵向发展和横向拓展性　军事医学是以医学为主体内涵，以卫勤保障为功能目标，与军事、医学、科技、经济和社会发展存在密切联系和相互作用的，他组织与自组织相结合的，具有主动学习适应能力的复杂人工系统。军事医学源于军事需求，传统军事医学重点是将医学技术应用于军队伤病救治当中，与军事生活、军事环境以及作战活动密切结合，其模式是服务陆军、服务作战为主的传统生物医学单维模式。随着新军事变革的日益深化、战斗力生成模式的加速转变，我军海、空、天、火箭军等军兵种的强化建设，新式武器装备的不断更新、作战方式的日趋复杂、杀伤方式的愈加多样，新发传染病的大量出现，催生了生物－心理－社会全维的军事医学模式。维护国家核心利益、反恐、维和、处突等军事行动的卫勤保障，以及疾病预防控制、应对突发公共卫生事件、维护国家生物安全等，都需要将军事医学作为一个系统纳入国家体系去考虑，将会有更多的高新技术在军事医学领域得到应用。这些变化都要求其学科知识的纵向发展和横向拓展。

5. 学科知识的保密性和闭合性　由于军事医学的特殊地位，关系到国家安全，军事医学学科知识有相当一部分属于军事机密，许多研究成果不能公开发表。许多国家将军事医学研究的敏感信息、研究成果、高科技技术及部队卫生装备涉及知识均列入保密状态，使得军事医学学科知识具备一定的保密特质，某些学科领域处于相对闭合状态。

认识和理解军事儿科学的特征，有助于我们把握其方向，正确地推动其研究和实践的健康、快速、深入进展。

（封志纯）

第四节　军事儿科学的意义

我国军事儿科学实践自从我军卫生工作开始以来就实际存在，并一直贯穿我军卫生工作的发展壮大过程之中。军医履行为军队子女服务、拥政爱民、卫勤保障等方面的工作以及儿科学的组织，都经历了从无到有，从弱到强，不断丰富、不断发展的过程。只是限于历史的条件，军事儿科学的理论和技术体系建设明显滞后于发达国家。进入 21 世纪，我军推动了中国特色的“新军事变革”，以“以人为本”的科学发展观为指导，加快战斗力生成模式的转变，促使军事领域各个方面发生了巨大变革，给军事儿科学的发展带来了难得的机遇。按照“生物－心理－社会医学模式”，军事医学研究的对象，不再只是军人以及在军事环境及军事实践中特别是在战争条件下军人的伤病问题，而是还包括军人的健康和能力问题。当然也包括事关军人心理健康的“子女伤病、健康和能力问题”。而且，一旦我国的儿科学研究和服务的对象的范围与发达国家完全接轨，几乎所有入伍 2 年左右之内的士兵都属于儿科医师服务的范围，军事儿科学研究和服务的任务将在量和质的方面都有新的突破。

根据我国军事儿科学的实践和发达国家军事儿科学的经验，研究和实践军事儿科学至少有以下几点意义。

1. 保障部队的战斗力　这是军事医学的根本目的。绝大多数情况下军队子女确实不是直接战斗力，但是其对战斗力的影响不可低估。古人云“儿行千里母担忧”，同样，可以说“母隔千里担忧儿”。无论在平时还是战时，军队中的儿科军医为军队家庭中的儿童提供高水平的医疗服务，这是稳定军心、保持军队士气和战斗力的保障，尤其在偏远、艰苦的地区和战争、灾难的局势中，必须为军队家庭中的儿童提供优质服务。而且，儿科军医掌握的诊疗技术大多是平战结合技术，即使现在儿科学研究和服务的对象的范围未与发达国家完全接轨，在战争和灾难等军事行动的卫勤保障中都可以为军人提供直接的服务，为保障“直接”的战斗力做出贡献。

2. 保障基本国策落实　儿科军医是军队计划生育优生优育技术工作的重要力量。儿童遗传专业、新生儿专业、儿童内科各专业、儿童外科各专业，在新生命的不同阶段和各个方面为军队子女提供疾病诊治、健康保障、能力提升等服务，用科学技术生产力的发展促进“保障人口质量，减少人口数量”的基本国策落到实处。

3. 弘扬我军神圣宗旨　全心全意为人民服务是我军的唯一宗旨。儿科军医在平时服务地方百姓子女，履行拥政爱民责任、体现军民鱼水之情；在战争和灾难救援中为拯救战（灾）区群众，执行保护人民职能，展示威武文明风貌；在国际维和行动和人道主义救援行动中为当地儿童、青少年救死扶伤，践行国际和平使命，塑造友好大使形象。由于儿科军医职业特征中的柔韧性和敏感性，其在弘扬我军神圣宗旨中的重要作用和地位将越来越显著。

（封志纯）

第二章　国外军事儿科学的历史和现状

第一节　军事儿科学的历史

军事儿科学（military pediatrics）的概念于20世纪40年代首次出现。1946年，世界上第一个军事儿科学培训课程由美国开展。军事儿科学的内容和范围主要是研究在战争和灾害等特殊背景下，儿童和青少年的医疗防护问题，军事儿科学是军事医学和儿科学内容的交叉与融合。

一、军事儿科学的历史起源

军事儿科学早期的历史起源于19世纪时对美国军队家庭中儿童的医疗服务，美国军医开始为随军远征西部的美国军队家庭中的儿童提供医疗照护，同时也为友好的印第安人和跟随美国军队的西部拓荒者家庭中的儿童提供医疗服务。美国海军当时规定，只要在“合理的骑马或者坐马车能够到达”的范围之内，军医们都应该为所有的儿童提供医疗支持。1884年，美国国会通过法案，规定军医们必须无条件地为军队家庭的儿童提供免费医疗服务。该法案奠定了现代军事儿科学的基础。

在美国经济大萧条时期（1929—1938年），超过200万人背井离乡外出找工作，其中约10%是16~21岁的青少年。1940年，美国为准备参加第二次世界大战而大量扩军，在偏远的军事基地，美国军队家庭无法获得常规的医疗服务，而当时美国军队中的医生基本没有接受过任何儿科学方面的专门培训，由此带来的问题引起了美国公共卫生部门和儿童安全部门的重视。

1946年，世界上第一个军事儿科学培训课程在美国开展，以便培养急需的儿科军医，其使命是首先为驻扎在偏远而危险地区的军队家庭的儿童提供医疗服务，其次，也可以为当地儿童提供一定的医疗服务。

二、军事儿科学的发展

在第二次世界大战期间，美国军队中有超过5000名军医，在战争结束时，共有21 741名军医，其中，儿科军医有963名，占4.4%。统计其中525名儿科军医的资料显示：49名获得各种勋章（其中2名还获得大十字勋章），2名阵亡，9名受伤。

第二次世界大战后，随着美国军队在海外驻军的大量增加，驻军海外的美国军队家庭中儿童的医疗服务需求快速增加，当时的军医们基本没有接受过照护儿童的训练，军队家庭儿童很难得到专业的医疗服务。冷战时期，美国在海外的大量驻军，特别是美军的“靠前”配置的原则使得对军队中儿科医生的需求急剧增加，因为美军驻军多位于偏远或艰苦地区，也是普通意义上的儿科医生不愿意生活或工作之处。

随着冷战的结束，美国军队频繁地参与世界各地维持和平行动、处置新的军事冲突和恐怖袭击事件，使得军事儿科学的重要地位越来越突出。在第二次世界大战后美军参与的朝鲜战争、越南战争和海湾战争中，美国军队中的儿科军医不仅为美军青春期士兵提供医疗服务，也为当地儿童提供医疗服务。突出的例子是在越南战争中，美国海军曾经在一个约有35万人的地区建立一个有110张床位的儿童医院，每天接待约250例门诊患儿，1972年，该儿童医院在激烈的战斗中被毁坏。儿科军医在美国近年参与的战争中继续发挥着重要作用，例如在亚洲的科威特、伊拉克和阿富汗，近1/3的美国军队中的儿科军医被部署参与军队行动，事实上，第1位进入科威特和伊拉克的美国军医就是儿科军医。美国军队中的儿科军医不仅为美国军队中的年轻士兵提供直接、初步和急诊处理，同时也为其他美国军队人员提供医疗服务。特别重要的是，在科威特、伊拉克和阿富汗，美国军队中的儿科军医还承担着为当地儿童提供医疗服务的任务。战争和恐怖袭击造成了当地人员的大量伤亡，其中，很大一部分是儿童和青少年。战争后重建当地的医疗卫生机构，保护当地儿童健康等方面的工作也十分繁重，因而，军队中的儿科军医担负着更重要的使命。除了美军之外，澳大利亚国防部的资料表明，最近5年的国际维和行动中，包括在卢旺达、前南斯拉夫、巴布亚新几内亚和印度尼西亚等地，儿科军医起着极其重要的作用，其任务包括生命支持，热带疾病、传染病的防治和大规模的免疫接种等。在部族冲突地区，儿科军医所得到的信任是无可替代的。

随着对军事儿科学重要性的逐渐认识，军队医院设置军事儿科学专业并开设军事儿科学培训课程变得相当普遍。美军 Walter Reed 陆军医疗中心首先开展了为期90天的军事儿科学培训计划课程，主要目标是让军医熟悉儿科学内容，能为军队家庭中的儿童提供基本的医疗服务。1959年，在美国儿科学会的支持下，美国儿科学会军事儿科学分会建立，包括美国陆海空军共25名成员；同年，在芝加哥召开了第一届军事儿科学会议，并规定每年召开1次，现在已发展到784名会员。

第二节　现代军事儿科学

海湾战争后，美国根据其调整后的国家军事战略，认为目前美军参与执行任务的主要类型包括大规模战争、小规模地区冲突、恐怖袭击和国际维和行动四类。在所有这些情况下，儿科军医都在不同层面上起着关键性的作用。首先，在和平时期，军队中的儿科军医主要为军队家庭中的儿童提供高水平的医疗服务，尤其在偏远和艰苦的地区，必须为军队家庭中的儿童提供优质服务，这是稳定军队、保持军队士气和战斗力的保障。其次，在维持世界和平与稳定的行动中，儿科军医担负着特别重要的使命。有统计表明，在当代战争行动中，70%的伤亡人员是平民，而且其中最多的是儿童和青少年；同时，38%~42%的美军士兵年龄在24岁以下，这些“大学生士兵”也属于扩大的军事儿科范畴。在国际人道主义援助中，如何为当地儿童解除病痛，同时训练当地的医疗人员也是十分重要的任务。儿科军医担负着和平友好大使的形象和任务，这是军队行动至关重要的成功因素。再次，必须经常保持一支训练有素、准备充分的儿科军医队伍，以应对各种自然灾害和恐怖袭击等突发事件，在这些情况下，儿科军医肩负着特别重要的使命，还要擅长照护无人陪伴的儿童、难民和单亲家庭中的儿童。

最近20年，世界范围内的维和行动和针对国际恐怖主义的斗争成为战略重点。美国军队的军事儿科学培训课程计划也有了新的发展，根据目前形势的需要，开展了3个层次新的军事儿科学培训课程。第1个层次：为期2天的军事医学人道主义援助培训课程，主要内容涉及儿童营养评估、人道主义危机中的传染性疾病和公共卫生等；第2个层次：灾害控制和人道主义援助培训课程，该计划主要由美军太平洋战区司令部主持，每年在夏威夷大学进行为期5天的培训，该培训课程也是唯一得到世界卫生组织认证的民间和军队的人道主义合作项目；第3个层次：面对大规模人群中的卫生紧急状态处理培训课程，在国际红十字会组织下，每年在美国举行2次为期3周的培训。现在，仅美国军队中的儿科军医每年为世界各地大约180万儿童和6万新生儿提供医疗服务，他们分布在350个医院或卫生所，其中，有15个军队医学中心提供三级医疗服务。目前在美国，有17个不同的军事儿科学培训课程同时开展。

美国军队已经认识到，在一些热点地区，由于儿科军医在外交上的柔韧性和敏感性，作为促进世界和平的友好大使，儿科军医具有关键性的作用和地位。

总之，军事儿科学是交叉融合了儿科学和军事医学内容的医学科学，在战争和自然灾害等情况下具有特殊的意义和不可替代的作用。

（史　源）

参考文献

[1] Geppert LJ. Evolution of pediatric service in the US Army [J]. US Armed Forces Medical J, 1960, 11 (1): 373-380.

[2] Kimball PM. A soldier doctor of our army [M]. Boston. MA: Houghton Mifflin Company, 1917: 148-153.

[3] Potter M. Military dependent medical care during World War Ⅱ [J]. Mil Med, 1990, 155 (1): 45-47.

[4] Callahan CW, Doyle AE, Schobitz EP. Military pediatricians in Southwest Asia [J]. Pediatrics, 2004, 114 (3): 898.

[5] Burkle FM. DeltaMed: a fitting memorial [J]. US Naval Institute Proceedings, 1970, 96 (1): 36-39.

[6] Burkle FM. Plague as seen in South Vietnamese children [J]. Clin Pediatr, 1973, 12 (5): 291-298.

[7] Pierce JR. The role of the United States Army active component pediatricians in operations desert shield, desert storm, and provide comfort [J]. Mil Med, 1993, 158 (2): 105-108.

[8] Brien JH. A pediatrician in the Persian Gulf War: a career officer's view [J]. Pediatr Infect Dis J, 1991, 10 (9): 643-646.

[9] Steele RW. A pediatrician in the Persian Gulf War: a reserve officer's view [J]. Pediatr Infect Dis J, 1991, 10 (9): 639-642.

[10] Young RS, Eccles TG, Giangiulio L, et al. Army pediatricians in Iraq [J]. Clin Pediatr, 2005, 44 (3): 189-192.

[11] Callahan CW, Crudo DF. Uniformed pediatricians and humanitarian assistance [J]. Mil Med, 2001, 166 (12): 1031-1032.

[12] Griffith JR, Schwab KA, Robinson A. Physicians' perceptions of the status of adolescent health care within the military health system [J]. Mil Med, 1999, 164 (10): 683-687.

[13] Callahan C, Pierce J. Healthcare for the children of Army service members: cost of alternatives [J]. Mil Med, 1991, 156 (4): 186-189.

[14] Stafford EM, Grady BA. Military family support [J]. Pediatr Ann, 2003, 32 (2): 110-115.

[15] Kerstein MD, Burkle FM. Medical reservists in support of humanitarian effort [J]. Am J Surg, 1993, 166 (2): 86-90.

[16] Lillibridge SR. Burkle FM, Noji EK. Disaster mitigation and humanitarian assistance. Training for uniformed service medical personnel [J]. Mil Med, 1994, 159 (5): 397-403.

[17] Yu CE. Introduction: The Role of the Pediatrician in Military Medicine [J]. Pediatrics, 2012, 129: S1-S2.

[18] Beth ED. Military children, families, and communities: supporting those who serve [J]. Pediatrics, 2012, 129: S3-S10.

第三章　我国军事儿科学的历史和现状

第一节　概　述

我国军事医学出现、形成于哪个年代，尚缺乏直接的证据。从浙江余姚河姆渡的考古发现，在7000多年前，我们的祖先已经生活繁衍在长江流域这片土地上，呈现了农耕渔猎社会。随之，在黄河、长江流域相继出现了仰韶文化、龙山文化、良渚文化为代表的氏族部落。当时，氏族部落首领由氏族成员推举那些最富有、最有势力的族长来担任。部族首领间为夺取优良的天然环境，争夺奴隶和财产，常爆发部族间战争。据记载大规模的部族战争有三次，共工与蚩尤的涿鹿之战、黄帝与蚩尤的冀州之战，以及黄帝与炎帝的阪泉之战。他们以“弦木为弧（弓），剡（削）木为矢”做兵器，既然有了战争，必然带来战伤和疾病，从而逐步产生了对战伤和疾病的简单处理及自救互救，这就开了军事医学之先河，孕育了军事医学之萌芽。

据《周礼・天宫》记载：周代已有医师上士二人，下士二人，府二人，史二人，徒二十人，掌医之政令，聚毒药以供医事。岁终则稽其医事，以制其食，十全为上，十失一次之，十失二次之，十失三次之，十失四为下。可见当时已建立一套医政组织和医疗考核制度。周代宫廷医生分为四种：“食医中士二人，掌和王之六食、六饮、六膳、百羞、百酱、八珍之齐，即掌管周王饮食。疾医中士八人，掌养万民之疾病”，负责治疗各种疾病，也包括传染病在内。“疡医下士八人，掌肿疡、溃疡、金疡、折疡之祝药劀杀之齐，”即治疗创伤。“兽医下士四人，掌疗兽病，疗兽伤。”《周礼》有：“凡民之有疾病者，分而治之，死终则各书其所以而入于医师”的记载，说明当时已知对病人要分别处理，对于死者，还要求做出死亡原因报告。

春秋战国时期是我国由奴隶制向封建制转变时期，也是我国先秦史上社会、经济和文化迅速发展时期，随着铁器的推广应用，促进了农业及兵器的发展。《黄帝内经》的成书，标志着当时医疗实践经验总结和医疗理论体系的初始形成。1973年底，长沙马王堆三号汉墓出土的《五十二病方》中收载医方291条，用药247种，提到的病名52种，其中外伤性疾病30多种，有“诸伤”“伤痉（破伤风）”“金伤”“刃伤”“血出”“毒啄伤”等，治疗方法有解痛消肿、止血、防治伤口感染、预防瘢痕形成等，已经记载因战争引起刀伤、创伤、破伤风等的中医治疗方法。

在以后2000多年的封建社会时期，历代统治者对军事医学进行不少的建设及改革，如秦汉对屯戍边防部队战伤救治工作的加强，以及对传染病的管理；唐代军营巡视制度和护理制度的建立，五代设置专职军医；宋代军中医学院建立；元代对伤病死亡军人的抚恤；明代药局的设立等。由于受到当时生产力和兵器发展的限制，均处于冷兵器时代，基本上只是民间医药经验在军队战争中的简单应用和自然积累，军事医学的特色较浅薄，这种滞缓状态一直沿续到19世纪中叶。随着清政府与西方列国的交流增加，由于各国列强对我国的经济、文化、军事的侵略，清政府兴办洋务，编练新军，效仿西方改革军医制度，陆续设置军队医学管理机构，成立军医学堂和随营医院，引进西方医药卫生技术，使军队医药事业有了较大的发展。

20世纪以来，随着社会、经济、军事、科技、医学的发展，也促使军事医学成为了真正科学意义上的军事医学，尤其在第一次、第二次世界大战以来，新式武器装备日新月异，杀伤手段日益多样化，杀战力大幅度增加，形成超前的立体、全方位攻击力量，战略技术运载装备日益快速，高精侦测技术、电子对抗技术、空海一体战、空天一体战，加速了军队现代化、信息化的发展，这对军事医学提出了更高的要求，以适应现代化、信息化战争的需要。

军事儿科学始终伴随着军事医学出现、成长和发展，是军事医学的一个分支，其重要性逐渐被人们所认识，我军的军事医学的历史实践也证明了这一点。

（李华强）

第二节　土地革命战争时期的历史实践

中国工农红军的卫生工作是随着红军的创建和发展，从无到有，从小到大逐渐发展壮大起来的。在毛泽东建军思想指导下，红军医务人员首先确立了“一切为伤病员服务”“为革命战争胜利服务”的宗旨，重视预防工作，用中西医结合的方法医治伤病员，创办了中国工农红军军医学校，培养政治坚实、技术优良的卫生干部，如张汝光、刘放、涂通今、钟有煌、江一真等都毕业于该校。除开办军医班外，还开办了调剂班、保健班、看护班及卫生员班，使红军卫生工作队伍不断壮大，技术水平不断提高，使红军队伍中卫生人员严重不足的局面有了明显的好转。在组织建设上，形成了连有卫生员，营有卫生所，团有卫生队，师有医院，师以上有卫生部的组织结构。在医疗制度建设上，统一了各种卫生勤务工作制度，使卫生工作走向制度化，在战场救治上形成连营火线抢救组，团包扎所，师军野战医院、兵站医院及后方医院比较完整的医疗后送体系。在药材供应方面，统一药品管理，创办红军卫生材料厂，生产药品及医疗用具，保障了部队医疗的需要。

在多次反“围剿”的战争中，医务人员提高了战创伤救治水平，减少了部队指战员的死亡及伤残率，有力地保障了指战员的身体健康，提高了部队战斗力。同时，我军的医疗工作人员为根据地的百姓及儿童身体健康提供了保障。可见，红军时期的卫生工作为我军卫生工作的发展奠定了良好的基础。

（李华强　聂国明）

第三节　抗日战争时期的历史实践

抗日战争爆发后，红军主力改编为国民革命军第八路军，相继成立八路军总军医处及115师、120师、129师军医处，南方红军游击队改编为国民革命军新编第四军，设立军医处。红军时期建立的各项医疗卫生制度继续在八路军、新四军中的医疗工作中得到延续、落实及提高。在八年抗日战争中，八路军、新四军的广大医务人员克服各种困难，完成保障部队指战员健康和大批伤病员的救治任务。我军医护人员坚持为全体军民服务，为群众防病治病，救死扶伤，同时也担负着为各根据地广大军民的子女身体健康服务的重任。但当时并没有专职儿科医护人员，在条件十分艰苦、缺少药物的情况下，医务人员克服各种困难，做好延安及各根据地儿童的卫生保健工作和传染病的控制，减少了营养性疾病的发生，有力地保障了儿童的身体健康，巩固与增强了根据地部队战斗力。

抗日战争期间，我军的医疗技术水平有了明显的提高，医疗器械、设备有了明显改观，医护人员的培养及训练有了明显的进步，这些都得益于我军完整的医疗体系及各项制度，医疗人员克服各种困难，自力更生，艰苦奋斗，并得到国际友人的大力支援，如白求恩、爱德华、柯棣华、米勒、马海德、罗生特、阿洛夫等。各根据地医学卫生学校的建立，也为部队培养了大量医护干部（延安中国医科大学、晋察冀白求恩卫生学校、新四军军医学校等）。

（李华强　聂国明　赵锦宁）

第四节　解放战争时期的历史实践

解放战争中，我军的卫生工作得到了很大发展，各级卫生组织机构逐步扩编，不断完善，形成了较完整的卫勤组织体系。有了巩固的大面积的解放区和战略后方的支援和依托，医院、医学院校、防疫机构、药材生产等各类卫生机构日益健全，卫生干部数量增加，医疗技术水平有了提高。解放战争比抗日战争规模大，参战兵力增多，常规的大兵团运动战和城市攻坚战是作战的主要模式，伤亡和疾病减员增加，解放区人民的支前日益高涨，使部队的供给及伤员的后送得到了妥善的解决，在战争实践中积累了较丰富的大兵团作战的卫勤经验，各项卫生业务工作得到了较快发展，建立了比较正规的阶梯治疗体系。解放区的儿童医疗保障得到了较好落实，为预防传染病的发生，儿童预防接种牛痘疫苗、鼠疫疫苗等；并建立了传染病报告、隔离制度，疫情调查制度等。

解放战争时期，部队迅速增加，战争规模日益扩张，武器更加复杂多样，对卫生医疗技术提出了新的要求，迅速扩大卫生人员队伍，提高医疗技术水平，成为各级领导和卫生部门的当务之急，因此，迅速增设、扩充学校和医训队，在职业务训练，以加速医护人员培养。到1949年10月，我军已有中国医科大学、长春医科大学、华北医科大学、华东白求恩医学院、华东军区人民医学院、西北人民医药专科学校、第二野战军医科大学、华中医学院等近十所医学院校。

（李华强　聂国明　赵锦宁）

第五节　建国初期到国家军事变革前的历史实践

中华人民共和国成立后，我军的卫生部门逐渐完成了革命战争时期大规模的战时救治的卫生保障任务，向正规化、现代化的医疗保障体系迈进，由各野战军分散管理转变为全军统一管理，由单一的陆军卫生勤务转变为诸军兵种合成军队的卫生勤务，由比较简单的战时伤病防治扩大到包括征兵体检、健康普查、计划免疫、干部保健以及各种军事作业医学监护在内的全面卫生保障，由粗放的经验型卫生工作管理转变为现代化信息化的科学管理。

解放初期，我军有 7 所军医大学，1954 年军委决定将第一、三军医大学合编成第一军医大学（长春，1958 年移交地方），第四、五军医大学合编为第四军医大学（西安），第六、七军医大学合编为第七军医大学（重庆，1975 年改为第三军医大学），第二军医大学仍驻上海，1969 年三所军医大学进行调防，1975 年各校又搬回原址，这次搬迁给学校的建设造成很大的损失。1961 年经国务院、中央军委批准，将齐齐哈尔医学院收回部队，为中国人民解放军齐齐哈尔军医学院，1970 年迁往广州，成立解放军军医学院，1975 年改为第一军医大学，2004 年移交地方改名为南方医科大学。1958 年解放军总医院设立军医进修学院。各军医大学相继成立了儿科学教研室，各附属医院、军区总医院及各级医院相继成立儿科，这标志着我军军事儿科学的形成。这一阶段，我军的军事儿科学主要从事了以下几方面的实践活动。

一、成立了军队儿科专业组/委员会，指导和协调全军儿科的各项工作

第二届全军医学科学委员会于 1961 年首建儿科专业组，至今已是第 10 届儿科专委会。文化大革命专业组中止活动，至 1980 年后才恢复组织和活动。每 3 年组织召开一次全军性儿科专业学术会议，检阅军内儿科工作者在医疗、教学、科研工作中辛勤耕耘的成果，交流和学习儿科领域新的研究进展，对全军儿科事业的发展起到很大的促进作用。

自 1991 年始与上海《临床儿科杂志》编辑部联合定期举办“全国儿科疾病诊治新技术学术会议”，至今已举办 7 届；2002 年始与《中国当代儿科杂志》编辑部联合定期举办“全国儿科热点会议”，已举办 4 届；促进了军、地儿科工作者的学术交流，为我军儿科医疗、教学、科研工作的进步和发展做出了贡献，也提升了军队儿科医务工作者的学术地位。有许多专家担任全国性儿科学术组织副主任委员、常委、专业组长、委员，以及学术刊物的副主编、常务编委及编委。

二、培养和训练军队儿科学人才

建国初期，许多著名的儿科专家都参加了我军儿科事业的建设，如罗德芬、沈际皋、张肇和、崔守信、郦清、郭宝征、李耕田、张澍等教授。他们辛勤耕耘，呕心沥血、秉烛著书、桃李天下，为我军的儿科事业发展、人才培养做出了不可磨灭的贡献。

由于各军医大学相继成立了儿科学教研室，编制儿科学教材和教程，经过几十年的努力，军队儿科已形成完整的培养大专生、本科生、硕士、博士、博士后的教育体系，并招收部队进修生，为基层、边防、海岛及基地部队培养了一批又一批的儿科专业医师，保障了部队及驻地儿童的健康。

三、为军队平时和战时儿童提供特有的卫生保障

建国初，尽管我军的医疗设备条件非常差，但是，我军的老一辈儿科专家们勇敢挑起军队平时和战时儿童特有的卫生保障研究任务。1954 年罗德芬等教授编写了《西南儿科学》，第七军医大学张肇和教授参加苏联专家举办的全国第一届儿科学习班，1964 年沈际皋教授与诸福棠教授等参加在印度尼西亚召开的国际儿科大会。第四军医大学儿科郦清教授与胸外科苏鸿熙教授一起率先在国内成功地完成了第一例先心病儿童心脏畸形矫治术，其后，学成回国的陆裕朴教授在儿童先天性足外翻及断指再植术方面取得了显著的成绩，促进了我国小儿外科学的发展。

四、采取有效儿童保健措施，为提高部队战斗力服务

经过军队儿科医护工作者的不懈努力，坚持为基层部队子女服务，维护部队子女健康，提高医疗、防疫水平，巩固与增强了部队战斗力，而且，通过到部队巡诊、地方义诊，加强对各种常见病及传染病的防范。特别是在建国初期的鼠疫等重大传染病防治，三年自然灾害中儿童营养不良疾病的诊治，以及随后我国儿童常见的四大疾病（肺炎、营养不良、佝偻病和腹泻病）的防治，唐山大地震等抢险中，发挥了重要的保障作用，并积累了许多宝贵的经验。

（李华强　聂国明　赵锦宁）

第六节　国家新军事变革以来的实践探索

从 1979 年时任苏联军队总参谋长的奥加尔科夫提出新军事革命的概念，到 1989 年美军提出军事领域的概念重塑，继而全面推进军事革命。2009 年，美军基本完成军事转型。随着新军事革命的不断深化，我军军事医学也将根据军事的逻辑需求发生新的变革。军队儿科医务工作者在国家实施军事变革的战略指引下，立足于打赢未来反侵略战争和提高部队战斗力，立足于为全面提高我国人口素质和保障儿童健康服务，一方面认真学习和追踪国际上先进的医学理论和技术，积极做好儿科疾病的诊治工作；另一方面以医学理论为基础，积极研究解决现代战争条件下，恐怖袭击、自然灾害和儿童伤害时儿科的灾难医学问题。此阶段已进行的主要工作有以下几方面。

一、平战时结合，研究儿童重大疾病的救治技术

我军各大医院儿科医务人员以平时为战时，利用一切可利用的条件，精心治疗儿童各种疾病，并研究儿童危重疾病的救治技术，涌现出一批与国内同行齐头并进的特色学科和项目。原北京军区总医院八一儿童医院、第三军医大学大坪医院在新生儿疾病救治方面，301 医院、北京军区总医院、海军总医院、兰州军区总医院、武警医院、原第一军医大学南方医院、珠江医院在儿童血液肿瘤诊治方面，海军总医院在干细胞移植方面，南京军区总医院、福州总医院在儿童肾脏疾病诊治方面，第三军医大学新桥医院、北京军区总医院八一儿童医院、海军总医院、广州军区武汉总医院在儿童神经发育和脑瘫康复方面，第四军医大学西京

医院、302 医院、沈阳军区 202 医院、第三军医大学西南医院在儿童感染免疫研究方面，第四军医大学唐都医院和空军总医院在儿童胃肠病方面，已在全国儿科学研究领域占有一席之地。第四军医大学西京医院儿科配合外科成功完成国内第一例儿童肝移植术，第一例儿童颌面巨大创伤修补术；第三军医大学大坪医院成功完成国内第一例儿童心脏移植术；原第一军医大学珠江医院及八一儿童医院率先在国内开展新生儿空中转运技术、血液净化技术、体外膜肺技术，这些技术都在国内产生了很大影响。

二、探索灾难和突发事件的救护技术

在特大的灾难和突发事件中，由于其突发性和大规模的人员伤害，犹如一场局部战争，严重威胁着人民和儿童的生命。如 2003 年爆发的重症急性呼吸综合征（SARS），2004 年 12 月在印度洋发生的强烈地震和由此引发的海啸，2011 年日本因地震引发的海啸和核电站核泄漏，都造成了大量的伤亡。2008 年 5 月 12 日四川汶川发生特大地震时，我军儿科医护人员又一次临危受命，第四军医大学西京医院儿科 6 名医务人员和第三军医大学大坪医院儿科 2 名医师参加抗震救灾医疗队，他们不顾个人安危，经历着一次次余震，救治儿童伤病员，并收集整理了地震儿童伤害的第一手资料，这是我军儿科最大的一次救灾行动。2006 年陕西省某县一所学校因误食非洲蓖麻籽发生 115 名学生中毒的突发事件，第四军医大学西京医院儿科立即投入抢救，连续奋战 10 天，使全部儿童痊愈出院。我军的部分儿科医护人员参加国际维和行动和非洲医疗队，获得好评，有一人因成绩突出而获“南丁格尔奖”。

三、深入基层，搞好优生优育，提高了军队儿童的心身健康

我军儿科医护人员在搞好军事儿科学的情况下执行国家和军队计划生育任务，建立了优生优育技术中心、研究所和服务站，其组织的服务范围覆盖全军各部队，并进行网络服务。全军各单位的儿科和妇科专家、教授及年轻的医护人员经常组成医疗队，深入部队基层、边疆哨所、海域舰船，向广大官兵宣传优生优育和防病治病知识，极大地推动了基层部队的计划生育工作，使军队的计划生育、优生优育工作走在全国的前列，同时，也提高了部队儿童的心身健康水平。这是我军军事儿科学的一项重要的工作实践，也是我军军事儿科学的一个显著特色。

四、培养人才，促进军事儿科学的发展

为了适应我军军事儿科学的发展，尤其是未来反侵略战争、特大灾难、突发事件及恐怖袭击发生的需要，至今，我军已有 7 个博士学位授权学科及一个博士后流动站，招收博士及博士后，为部队培养军事儿科学的拔尖人才。2006 年成立了我军第一所儿童医院即北京军区总医院八一儿童医院。在我军军事变革时期，我军儿科的科学研究也得到了很大发展，获得了国家“863”课题、国家自然科学基金、军队及省部级课题 40 多项，获得军队医疗成果一等奖两项，国家部、省级奖及军队等多项科技进步二等奖，这也标志着我军军事儿科学实践和发展进入了一个快速发展的时期。

（李华强　聂国明　赵锦宁）

参考文献

[1] 朱克文，高恩显，龚纯．中国军事医学史［M］．北京：人民军医出版社，1996：1－7，427－429.

[2] 张汝光，郭劳夫，何曼秋．中国工农红军卫生工作史略［M］．北京：解放军出版社，1989：94－99.

[3] 王杜俊，吴灿，番庆，等主编．军事医学系统论［M］．北京：科学出版社，2011：16－17.

[4] 王正国，主编．灾难和事故的创伤救治［M］．北京：人民卫生出版社，2005：1－3.

[5] 段蕾蕾，主译．世界卫生组织：世界预防儿童伤害报告［M］．北京：人民军医出版社，2012：1－3.

第四章　我国军事儿科学面临的挑战与任务

我国军事儿科学发展已取得了显著成绩，进入21世纪后，军队儿科学飞速发展，圆满完成了大量的医教研工作及深入边防海岛为部队基层服务的任务，圆满完成了多个卫勤演练的使命，沉着应对多起突发公共卫生事件和灾害，如手足口病疫情、三聚氰胺污染奶粉事件、甲型H1N1流感防控、汶川和玉树大地震等等。在全军儿科发展史上书写了最浓的四大标志性成果：以军队儿科医院——“八一儿童医院”的成立为代表的儿科学科实力的壮大；以军队医疗成果一等奖为代表的一批高新技术应用；以《军事儿科学》一书出版为代表的军队儿科学的卫勤防疫理论的建立和发展；以建成一批优秀全军计划生育、优生优育技术研究所和中心为代表的优秀学科群的崛起。但是，国际政治经济的发展和军事变革，世界医学的飞速发展和日趋激烈的竞争，环境变化和医学模式的发展等，均使军队儿科学的发展面临着许多重大的挑战。

第一节　我国军事儿科学面临的挑战

一、核心内涵的变革

国际政治经济的发展和军事变革，使军队儿科学发展面临着核心内涵变革的挑战。世界各国军队正在进行一场前所未有的军事变革，加快战略转型。国内也在加快卫生事业发展和深化医药卫生体制改革，这给全面建设现代军事后勤提出了新要求，即新的国际政治经济形势和军事战略要求加速现代军事后勤转型。因此，作为军队中的儿科医学，也必须从这个大战略要求出发，研究全军儿科学的发展战略，加快中国军队的儿科医学发展，使军队儿科医学有更多的军事内涵和军事相关的技术，更好地履行保障官兵子女健康的职责，更好地参与国际维和地区或世界贫困地区的儿童救援工作，更好地完成突发灾害受伤儿童的救治任务。

二、理论和技术的创新

世界医学飞速发展，竞争日趋激烈，使军队儿科学发展面临着医学新理论新技术融合和创新的挑战。从20世纪中期开始，基因科学所引发的信息技术和生物技术产生了人类的第三次科技革命。目前，基因诊断及治疗，模块、组合式生化分析技术，细胞生物学技术，计算机辅助导航、机器人手术及快速成型技术等等，一大批基础医学的发展成果和高新技术的应用，极大地推动了临床医学的发展。然而，儿科学发展一直是缓慢的。目前，第四次科技革命即将到来，生命科学及以维护健康、促进健康、疾病防治为主要内容的医学将可能迎来一个跨越式的发展。军队儿科学发展面临新的机遇，需要将医学新理论、新技术融合和创新，衍生出引领儿科学发展并有鲜明特色的理论和技术。

三、灾祸的紧急救援

环境变化导致的突发公共卫生事件和灾害，使军队儿科学发展面临着特殊天灾人害及紧急救援能力的挑战；军队儿科学必须发展更先进的理论和技术来应对挑战。进入 21 世纪，人类生存的自然环境和社会环境变化更为显著，一些国家的政治动荡、军事冲突、武装干涉、自杀式的炸弹恐怖袭击，以及突发性的传染病、自然灾害不断发生，严重危害着儿童的生命和健康。我国军队儿科医生已多次参与了突发公共卫生事件和灾害损伤的儿童救治，如手足口病疫情、三聚氰胺污染奶粉事件、甲型 H1N1 流感防控、汶川和玉树大地震等等。因此，未来还会参与特殊灾祸及紧急救援的重大任务。未来环境变化导致的突发公共卫生事件和灾害，使军队儿科学发展面临着特殊灾祸及紧急救援技术和能力的挑战。

四、医学模式的转化

医学模式的发展，使军队儿科学的发展面临着整体医学观和有关复杂系统的研究的挑战。当今世界医学模式正向“环境—社会—心理—工程—生物”模式转变，改变着医学观念及临床研究方式。医学模式和生活方式改变所带来的健康和疾病问题，给社会和家庭带来了巨大的影响和压力。在国际化、全球化背景下，其影响更是深远的。因此，军队儿科学要想在寻求儿童重大疾病、难治性慢性病的诊治及预防方面有所突破，必然要加速儿科医学模式的转变，重视用整体医学观指导有关复杂系统的研究，使儿科的临床向最有效和最合适的疾病预防诊断、治疗和预防模式转化。

五、医师的培养

住院医师规范化培养新模式，使军队儿科学发展面临着医学教育和人才培养模式系统性调整的挑战。我国儿科医生严重缺乏，高级医学人才的比例相当低。军队儿科医师数量少，并主要分布在师级医院，这些都制约着军队儿科学的发展速度。近年来国家卫计委正在会同有关部门制定住院医师规范化培训的指导意见，以期尽快提高全国基层医生的诊疗水平。这将促使我国采取合格住院医师培养的新模式。未来，学生读满 5 年本科医学教育后，将全部进入住院医师培训体系，接受为期 3 年的普通专科或者全科医生培训，通过培训考核的普通专科医师则需进行亚专科培训，才能成为三级医院的专科医生。因此，军队儿科需要不断培养出高素质、高质量、高层次的医学人才，这样才能不断更新知识，站在世界生命科学的前沿，促进军队儿科学发展。

（张国成）

第二节　我国军事儿科学面临的任务

一、转变发展方式

为加强军队儿科学的发展趋势和任务研究，实现我军儿科学发展方式的转变，军队儿科学已初步建立了军事儿科学的卫勤保障体系和理论，但是，军事医学内涵迅速发展与军事儿科学的重要性，尚未被足够认识。尤其是由于军队转型，编制减少，儿科医护卫生人员劳动强度大，风险高，使军队儿科发展面临各种挑战，存在基层部队官兵子女医疗保健较多依赖地方医院，影响部队官兵参与作战训练的精力，并增加了家庭经济负担。因此，军队儿科在发展中存在不少矛盾，主要有：部队儿科人员减少，承担繁重的医疗保障任务能力不足与广大官兵子女健康需求增加的矛盾；军事医学内涵迅速发展与儿科军事医学内容并未被足够认识的矛盾；军队儿科学发展的迫切性与现实支持发展的经费少、投入少的矛盾；军队儿科团队到部队服务次数增加与经费来源少的矛盾，军队儿科发展不平衡等。这些问题都是儿科学发展面临的突出难题，也是亟待解决的课题。军队儿科一方面要主动适应转型，大力宣传并充分认识军事儿科学在建设后勤保障的重要性及其地位；另一方面，要特别研究战略转型和国家卫生改革给军队儿科未来发展带来的影响，充分调查研究军队各级医疗机构儿科人员及资源的配置，研究军事儿科医学的未来发展趋势，尤其是军队儿科的军事医学特色和职能，进行战略性、全局性、前瞻性的研究，从而加强和发展中国特色的军事儿科学理论和实践体系，实现我军儿科学发展方式的转变，使保障官兵子女健康能力、完成突发性灾害事件救治任务的应急能力、临床联合攻关的科研能力更强，促进军队儿科学的又一个飞跃式发展。

二、创建发展特色

加强军队儿科学军事医学特色研究，建成军事特色的儿科医学技术发展创新体系。军队儿科学在特色建设方面已取得较大成绩，已形成一批在国内有一定影响的儿科单位，如八一儿童医院的新生儿救治和转运系统技术、儿童危重急救和监护技术、儿童腔镜微创介入诊断和治疗技术；解放军 301 医院儿童恶性肿瘤技术；海军总医院儿童干细胞移植治疗技术；第二军医大学长征医院儿童心理行为发育评估技术；第三军医大学新桥医院儿童脑瘫康复治疗技术；第四军医大学西京医院儿童感染诊治技术、白血病治疗技术、儿童先天性血管畸形微创介入诊治技术；第四军医大学唐都医院儿童胃肠功能障碍性疾病诊治技术；福州军区总院儿童肾脏疾病的诊治技术，等等，均为国内儿科学界得到公认，并产生较大影响的特色技术。近几年一批新的技术特色及学科正在形成，如解放军 301 医院儿童神经发育疾病诊治技术，第三军医大学大坪医院及西南医院新生儿救治技术，石家庄和平医院儿童重症救治技术，以及南京军区总院、沈阳 202 医院、武汉军区总院及兰州军区总院等均各有特色，显示了军队儿科学发展充满生机、一片繁荣的景象。

但是也要看到军队儿科学特色发展的不足与不适应，例如，存在有军事医学特点背景的技术少，与我军医学发展模式转变及卫勤保障任务的延伸不适应；高水平成果或原研的技术少，与我军医学研究的任务和发展要求不协调；有的儿科无课题、无成果、无论文，更谈不上有特色的技术。出现这些问题的原因是多方面的，主要是在编制调整的背景下，在人员少、工作压力大的条件下，主动适应转变、开创性思维、勇于改革和开拓性的工作不够。因此，需要进一步探讨军队儿科学领域那些属于军事医学的内涵，什么符合军事医学特色，并紧盯特色发展过程中矛盾的主要方面，紧扣部队重大需求，把主要精力和大部分时间放在关键领域和突出环节上，聚集团队的力量，有计划、有步骤地采取措施、推动创新，形成自己的特色。儿科学军事医学特色的重点，应突出在以下几个方面：国际领先的儿童保健理论和为部队子女健康保障服务的特色技术；重大灾难和特殊环境下儿童紧急救援组织和救治技术；儿童重大传染病及重大疾病救治及预防技术；儿童器官再生及移植技术等等。

三、加强儿童保健研究

加强军队卫勤保障需求和儿童保健技术的研究，提高服务保健能力。军队儿科学的发展需要以部队和国家重大需求为导向，突出重点研究领域。要在对国家和军队子女医疗保健需求分析的基础之上，加强对军队卫勤保障需求和儿童保健技术发展基本因素的深入分析。要深入开展军队儿科学为兵服务的内容、模式的研究和实践，不断完善军事儿科学为兵服务的理论体系和实践内容。要组织专家教授定期到基层医院进行检查指导工作，加强军队儿科的协作和对中心医院及基层儿科的帮带，提高我军儿科学整体为兵服务的水平。并不断深入边远地区，为边疆、海岛的官兵的子女服务，研究和解决军事儿科学的特殊问题，提高执行非军事行动任务的能力。加强对威胁儿童健康的重大和长远问题的有效干预，促进官兵子女的健康水平持续提高。

四、加强灾祸应急救援的研究

加强重大灾害性损伤和重大疾病救治的关键技术研究，提高应急救援能力及重大疾病救治能力。我国儿科学虽然取得了很大的进步，但是与发达国家相比，还存在很大差距，尤其是在儿童疾病诊治中还存在很多难题。国家已把重大疾病的防治作为重点研究领域。军队儿科要追踪世界卫生科技发展最前沿，融合各种资源，大力加强以重大灾害救治和重大疾病为导向的前瞻性、基础性、创造性研究，进行军内、军地联合攻关。同时要打造为部队基层卫勤保障服务技术的创新协同基地，打造儿科心肺介入治疗、儿科细胞移植、儿科感染控制、儿童脑功能研究、儿童肝肾病研究等有重大影响的技术平台，形成军队儿科独特的治疗技术和诊疗方案。重点研究窒息的脑损伤、恶性肿瘤及白血病、支气管哮喘、肾病综合征、癫痫、幼年类风湿病、先天性心脏病等发生发展的临床基础及诊治新技术。尤其是基因诊断及治疗技术、精准化微创介入治疗技术及细胞移植技术，儿童重大手术围手术期的器官损伤特点及监护救治技术儿童感染性疾病的病理生理特点及防治技术。要重点研究重大手术时血流动力学监测技术、脑心肾器官保护技术，术后的呼吸管理、生命支持及耐药细菌感染的防治；重点研究儿童危重症预后的早期芯片检测技术，形成军队儿科的治疗特色技术和诊疗指南；重点研究儿童甲型流感病毒、EV71 病毒、诺如病毒、博卡病毒、偏肺病毒等已知新病原及未知新病原体快速检测、筛查、鉴定和监测技术；重点研究地震、洪水、泥石流等自然灾害及恐怖袭击时，现场儿童救援和后送的特点及快速有效诊治的措施、设备，灾区儿童传染病的防控方法，心理障碍的治疗等。

五、加强军队儿科人才的培养

加强军队儿科学培养人才的研究，促进领军人才团队的培养。军队儿科学发展需要领先的理论、领先的技术和领军的人才。而领军的人才不是一个人，而是一个充满理想、充满智慧、充满激情的方阵团队。因此，军队儿科发展需要加强儿科骨干的培训，培养大科学观、创新能力和领军能力，培养一批优秀的儿科发展领军人才，推出国内同行第一阵列团队。要研究建立全军儿科学术交流的制度和方法，探讨建立与国内外同行或领域间及外军学术交流的常规渠道，构筑全方位专业互动和合作平台。要加强研究生的招生和培养，注重从海外、地方和部队发现吸纳优秀人才。定期组织专业委员会委员到军内外、国外特色单位参观学习，拓展思路，培养大科学观、创新能力和领军能力，推出国内同行第一阵列团队。充分发挥儿科主任的作用，充分发挥儿科学会各个学组及青年学术委员会的作用，积极向军内儿科推荐引进和用好军内外高层次人才，加强儿科需要的人才队伍建设。营造尊重人才的学术环境、平等公开和竞争择优的制度环境，促进优秀青年人才脱颖而出。

（张国成）

第五章　我国军事儿科学组织

我国军事儿科学的历史大致分为三个阶段：第一阶段是抗战初期到解放战争结束；第二阶段是建国初期到国家军事变革前；第三阶段是国家军事变革开始到现在。为了适应我国军事儿科学不同阶段的任务和特点，我国军事儿科学组织也是从无到有，从弱到强，不断壮大。

第二届全军医学科学委员会于1961年首建儿科专业组，组长为第七军医大学西南医院罗德芬教授，副组长为第四军医大学西京医院郦清教授、兰州军区总医院郭宝征主任医师。

第三届全军医学科学委员会儿科专业组组长（任期1980—1985年）为第七军医大学西南医院罗德芬教授，副组长为第七军医大学大坪医院沈际皋教授，第四军医大学西京医院王瑞华、解放军总医院谭汉君教授，秘书为第七军医大学西南医院张肇和教授。

第四届任期为1986—1990年，组长为第一军医大学南方医院张肇和教授，副组长为第三军医大学西南医院吴嘉惠教授、第二军医大学长征医院王永午教授（兼秘书）、解放军总医院谭汉君教授。

第五届任期为1991—1995年，组长为第二军医大学长征医院王永午教授，副组长为解放军总医院谭汉君教授、第三军医大学西南医院吴嘉惠教授、第一军医大学南方医院黄志光教授、第四军医大学唐都医院王茂贵教授，秘书为第二军医大学长征医院苏渊教授。

总后勤部全军医学科学委员会修定章程，第六届专业组更名专业委员会。任期为1996—2000年。顾问为第三军医大学西南医院吴嘉惠教授，主任委员为第一军医大学南方医院黄志光教授，副主任委员为南京军区福州总医院陈新民主任医师、第二军医大学长征医院苏渊教授，秘书为第一军医大学南方医院李春富副教授。

第七届任期为2001—2005年。顾问为南京军区福州总医院陈新民主任医师、解放军总医院刘贵麟教授，主任委员为第一军医大学珠江医院封志纯教授，副主任委员为第四军医大学西京医院张国成教授、第三军医大学大坪医院李华强教授、南京军区福州总医院叶礼燕主任医师、沈阳军区202医院李薇主任医师，秘书为第一军医大学珠江医院王斌副教授。

第八届任期为2006—2010年。顾问为南京军区福州总医院陈新民主任医师，主任委员为北京军区总医院封志纯主任医师，副主任委员为第四军医大学西京医院张国成教授、第三军医大学大坪医院李华强教授、南京军区福州总医院叶礼燕主任医师、沈阳军区202医院李薇主任医师、解放军总医院唐锁勤教授、解放军302医院张鸿飞主任医师，秘书长为海军总医院栾佐主任医师。

第九届任期为2011—2015年。顾问为南京军区福州总医院陈新民主任医师、北京军区总医院封志纯主任医师、第三军医大学大坪医院李华强教授。主任委员为第四军医大学西京医院张国成教授，副主任委员为解放军总医院内科临床部邹丽萍主任医师、北京军区总医院刘敬主任医师、兰州军区兰州总医院王君霞主任医师、海军总医院栾佐主任医师。秘书长为第四军医大学西京医院成胜权副教授。

（成胜权）

第二篇

军事儿科学基础

第六章　体格发育学基础

儿童处于不断的生长发育过程中是儿童与成人区别的重要特点。生长是指儿童身体各器官、系统的长大，能够用一定的测量数量表示。发育是指细胞、组织、器官的分化和功能成熟，是机体质的飞跃，它不能用数量表示。生长与发育两者相互关联，它们共同代表着机体组织、器官与系统的动态成熟过程。

第一节　儿童体格生长发育规律

一、儿童体格生长发育的总体规律

生长是指小儿身体各器官、系统的长大和形态变化，可以用测量方法表示其量的变化，而发育是指器官、组织、细胞的分化完善与功能上的成熟。生长和发育密切相关，不能分割。

不同儿童生长发育模式不会完全相同，但其总体遵循着一定的发育规律，通过对这些规律的认识和掌握，可以正确评估每个儿童的体格发育是否正常。

（一）生长发育的连续性、阶段性

从受精卵到长大成人，生长发育是个连续不断的过程，但各年龄阶段生长发育速度不同，形成一定的生长阶段。例如，体格方面，体重和身长存在两个高峰期：生后第一年尤其前3个月是第一生长高峰，体重和身长迅速增加，第二年以后生长速度逐渐减慢，至青春期则出现第二个生长高峰。总体讲，年龄越小，体格增长速度就越快。

（二）生长发育的不平衡性

人体各系统器官遵循着一定的发育程序和规律，这是由控制着生长发育的基因决定的。例如：中枢神经系统于受精3周末开始形成；心脏和消化系统形成在受精后4周；胎儿上肢、下肢分化形成在受精后5周。

儿童时期各器官系统发育先后快慢不一，出现发育不平衡。例如：神经系统发育较早，生后2年内发育最快，6~7岁时脑重量已接近成人水平。淋巴系统在儿童期生长迅速，于青春期前达高峰，以后逐渐降至成人水平。生殖系统发育较晚，在青春期前处于静止状态，青春期开始迅速发育。其他系统诸如呼吸、循环、消化、泌尿、肌肉及脂肪的发育与体格生长平行。

（三）生长发育的个体差异

生长发育虽有一定的规律，但存在一定的个体差异，它们受遗传与环境因素的影响。个体差异一般随年龄的增长而显著。即使同性别、同年龄的儿童群体中，每个儿童的生长速度、体型特点等也不完全相同。因此，所谓的“正常值”不是绝对的，必须考虑个体的不

同影响因素，才能作出正确的判断。

（四）生长发育的一般规律

生长发育遵循一定的规律。如运动系统发育遵循由上到下、由近及远、由粗到细、由低级到高级、有简单到复杂的规律。先抬头、后抬胸，再会坐、立、行（从上到下）；从臂到手，从腿到脚的活动（由近到远）；从全掌抓握到手指拾取（由粗到细），先画直线，后画圈、图形（由简单到复杂），先会看、听、感觉事物、认识事物，到有记忆、思维、分析、判断（由低级到高级）。

二、出生至青春前期生长规律

（一）体重的增长

体重是身体各组织、器官系统、体液的综合重量。与其他体格生长指标相比，体重是最易获得的、反映儿童生长与近期营养状况的重要指标。

出生体重与胎龄、性别及母亲妊娠期营养状况有关。一般早产儿体重较足月儿轻，男童出生体重大于女童。我国正常新生儿的平均出生体重为3.20～3.30kg。出生体重易受宫内因素的影响大，出生后的体重增长则与营养、疾病等因素密切相关。

部分新生儿在初生数天内由于摄入不足，出现生理性体重下降。一般下降原有体重的3%～9%，大都在生后3～4天达最低点，多在第7～10天恢复出生体重。早产儿体重恢复较迟。体重恢复较慢的新生儿，应当分析体重不增是否由于母乳不足、喂养不合理，或由于疾病造成，应及早找出原因。如果生后及时合理喂哺可有效避免新生儿生理性体重下降发生。

临床儿科需根据儿童体重计算药量及静脉输液量，可按公式进行粗略估算。有条件测量体重时，仍用实际体重计算。

一般计算法：生后1～6个月的体重（kg）＝出生时体重（kg）＋月龄×0.7；生后7～12个月的体重（kg）＝6kg＋月龄×0.25。在第2年内，全年增加2.5～3kg。第2年以后至10岁以前，每年约递增2kg。

体重粗略估计可选公式：

1～6岁：体重（kg）＝年龄（岁）×2＋8

7～12岁：体重（kg）＝［年龄（岁）×7－5］/2；或体重（kg）＝年龄（岁）×3＋2

儿童体重的增长为非匀速的，存在个体差异。故评价儿童体格生长时应更重视儿童自身体重速度的变化，不可用公式进行评价。体重不按常规增加或者下降，除患病以外，大都是由于护理不当或营养供给不足，必须及时纠正。

（二）身高的增长

身高包括身长（高）、顶臀长（坐高）指标等。

1. 身长（高）　即头顶至足底的垂直距离，包括头、脊柱、下肢长度的总和。婴幼儿应仰卧位测量，称为身长；3岁后的儿童应立位测量，称为身高。卧位测量值与立位测量值相差0.7～1cm。

儿童身高增长速度不一，出生时身长平均为50cm，3月龄时身长61～63cm，是生后增长最快的时期，与体重增长平行为第一生长高峰。生后第二年身长增长速度逐渐减慢，平均年增长10～11cm。2岁后到青春期前每年增长速度较稳定，5～7cm。

2岁后身高估计公式2～12岁：身高（cm）＝年龄（岁）×7＋77

或选用公式　2～6岁：身高（cm）＝年龄×7＋75

　　　　　　7～10岁：身高（cm）＝年龄×6＋80

影响身高的因素很多，如遗传、疾病、营养问题，各种内分泌激素以及骨、软骨发育异常等。身长的增长异常，一般表现为生长过快（巨人症）或迟缓（侏儒状态）。短期的疾病或营养问题不影响身高（长），长期、严重营养问题可影响婴幼儿身长增长。由于身长的增长较体重稳定，因此以身长评价儿童体格发育更为准确。

2. 顶臀长（坐高）　指头顶到坐骨结节的垂直距离，反映脊柱和头部的增长。与身长（高）测量体位一致，婴幼儿应卧位测量顶臀长，年长儿坐位测量坐高。

3. 指距　为两上肢左右平伸时两中指间的距离，反映上肢长骨的增长。

（三）头围的增长

头围 即从眉弓至枕骨结节的长度，反映脑和颅骨的发育。胎儿期神经系统领先发育，故新生儿出生时头围较大，平均为34～35cm。与体重、身长（高）增长规律相似，婴儿3月龄时头围增长6cm，约等于后9个月增长值，即1岁时儿童的头围约为46cm；生后第二年头围增长约2cm，2岁时头围约为48cm；15岁时接近成人水平，约54cm。头围的测定在2岁以内有非常重要的临床价值。头围小常提示脑发育不良，头围大常提示脑积水。

（四）胸围的增长

胸围为平乳头下缘经肩胛骨角下绕胸一周的长度，反映胸廓和肺发育。

胸围在第一年增长最快。出生时胸围较头围略小1～2cm，约32cm；1岁时胸围约等于头围；1岁后胸围发育开始超过头围；1岁至青春期前胸围应大于头围［约为头围＋年龄－1（cm）］。

（五）上臂围的增长

上臂围反映上臂肌肉、骨骼、皮下脂肪和皮肤的发育情况。婴儿期上臂围增长迅速，1～5岁儿童上臂围增长速度减慢，为1～2cm。WHO建议在无条件测量体重和身长的情况下，可用上臂围值筛查5岁以下儿童的营养状况，如上臂围值＞13.5cm为营养良好，12.5～13.5cm为营养中等，＜12.5cm为营养不良。

三、青春期发育规律

青春期是从童年过渡到成人的阶段。青春发育启动后，生长进入人生第二个高峰期，以身高快速增长为特点。青春期增高的年龄、发育速度、成熟年龄都存在种族差异和个体差异。因此，各国学者还没有一致的分期标准。

一般来说，青春期前的1～2年中生长速度缓慢。青春期儿童身高生长开始加速，女孩快速增长一般在初潮前1.32±0.78年，为9～11岁，幅度每年7～8cm，男孩快速增高比女孩晚2年，为11～13岁，幅度每年9～11cm。持续1～3年时间，生长速度又逐渐减慢。从青春期开始至骨骺闭合停止生长，女孩可长约25cm，男孩约28cm。

青春期是生长发育的突飞猛进阶段，青春期儿童除了身高，体重、肌肉、内脏等也迅速增长。青春期儿童生殖系统开始发育并出现第二性征，男性、女性儿童体形发生了显著改变，女童臀围增大，男童则肩部增宽、下肢增长。

（袁　媛）

第二节　与体格生长有关的其他系统发育特点

一、头部的发育

小儿头部发育最快的时期为出生后的前半年。正常出生新生儿的头围平均是34cm，在最初半年内增加约9cm，后半年内增长约3cm，第二年又增长2cm，第3年、第4年增长约1.5cm，4~10岁时，增长约2cm，以后一般增长比较缓慢，头部形状或长或圆，大多与睡眠姿势有关。因此，要注意经常调换小儿的睡姿，以免造成偏头等现象出现。

初生时前囟的斜径约2~2.5cm，多数儿童在1~1.5岁时闭合，部分儿童在2岁时闭合。后囟在初生时或闭或微开，最晚于2~4个月时闭合。前囟的闭合时间、大小以及前囟的张力是某些疾病的体征。例如，囟门早闭见于小头畸形、脑发育不良；前囟过大伴头围增长过快应考虑是否存在脑积水，前囟延迟闭合伴发育迟缓、矮小见于甲状腺功能减低症；前囟张力过高提示颅内压增高，前囟凹陷见于严重脱水。

二、牙齿的发育

人一生中有两副牙齿，即乳牙和恒牙。

婴儿一般4~10月龄时乳牙开始萌出，约在2.5岁出齐。乳牙共20枚，萌芽顺序为下正中切牙、上正中切牙、上侧切牙、下侧切牙、第一乳磨牙、尖牙、第二乳磨牙。乳牙萌出时间、萌出顺序和出齐时间个体差异很大。若12个月后仍未萌牙称为乳牙萌出延迟。乳牙萌出时间及顺序个体差异较大，可能与遗传、疾病及食物性状有关。

恒牙在6岁左右开始萌出，在第二乳磨牙之后萌出第1恒磨牙；7~8岁时乳牙一般开始脱落而代之以恒牙，换牙顺序与乳牙萌出顺序相同；12岁左右萌出第二恒磨牙；18岁以后萌出第三恒磨牙（智齿），也有终生不出智齿者。恒牙共32个，一般于20~30岁时出齐。第一恒磨牙对颌骨的形态发育及牙齿的排列起重要作用。第二乳磨牙的存在则扶持前者的位置，故必须注意对乳磨牙的保护。

出牙为生理现象，个别儿童可伴有低热、流涎、睡眠不安等症状。健康的牙齿生长与蛋白质、钙、磷、氟及维生素C、D等营养素和甲状腺素有关。牙齿发育异常常见于外胚层发育不良、甲状腺功能低下症等疾病。

三、骨骼的发育

人体骨骼的功能是支撑塑造躯体、保护内脏、造血等。儿童骨骼发育重要的标志是长骨的生长。这种生长的过程持续时间较长，一般自胎儿期开始，持续至成年才完成。长骨的生长主要是长骨干骺端的软骨骨化，从而使长骨增长；骨膜下成骨，使长骨增粗。当骨骺与骨干融合时，长骨即停止生长。

正常小儿的长骨干骺端的软骨次级骨化中心随年龄增长而出现，骨化中心的出现可反映长骨的生长成熟程度。通常以X线检查成骨中心的出现时间、数目以及骺部的形态情况，判断骨骺的发育年龄，即骨龄。出生时腕部无骨化中心出现，而股骨远端和胫骨近端出现骨化中心，故婴儿检查骨龄应选择膝部X线摄片，年长儿则选取左手腕骨片判断骨龄。腕部骨化中心出现的顺序为：出生4个月左右，出现头状骨及钩骨，约1岁出现下桡骨骺，2~3岁时出现三角骨，4~6岁时出现月骨、大多角骨及小多角骨，5~6岁时出现舟骨，6~7岁出现下尺骨骺，9~10岁时出现豆状骨。骨龄在临床上有重要的诊断价值。在甲状腺功能低下、矮小症等病例，骨骼的发育缓慢，骨龄明显落后。与此相反，真性性早熟、先天性肾上腺皮质增生症的病儿，骨骼发育往往过速，骨龄通常超前。

（袁　媛）

第三节　影响体格生长发育的因素

一、常见影响体格生长发育的因素

（一）遗传因素

遗传在儿童体格生长中起着重要作用，遗传基因决定儿童遗传性状，不同的种族、民族及家庭，有着不同的体格发育差异，如皮肤、头发的颜色、面型特征、身材高矮、体型、躯干及四肢比例等。

（二）环境因素

1. *营养*　营养素是儿童体格生长良好的基础保证。处于成长快速期的儿童必须不断从外界摄取各种营养素以满足生长需要。营养素供给比例恰当，有良好的生活环境，可以使生长潜能得到最大发挥。宫内或生后早期营养不良不仅影响体格生长发育，同时也可影响重要器官发育，如宫内营养不良可以导致体格生长落后及脑发育不良；生后营养不良，特别是前2年的严重营养不良，可以影响体重、身高及智能发育，长期的营养不良可影响骨骼的成熟和长度，造成身材矮小。

2. *疾病*　任何引起生理功能紊乱的急、慢性疾病均可直接影响儿童的体格生长，如急性腹泻、肺炎致儿童体重下降；某些内分泌疾病可严重影响儿童的体格生长，如生长激素缺乏症、甲状腺功能减低症等；先天性疾病，如先天性心脏病也会使体格生长迟缓等。

3. *母亲情况*　胎儿在宫内发育受孕母的生活环境、营养、疾病、情绪等因素影响。妊娠期母亲有严重营养不良可以导致胎儿早产、脑发育落后；孕母早期受到射线照射、摄服药物或精神创伤可导致胎儿畸形或先天性疾病。

4. *生活环境*　良好的自然环境和家庭环境是促进儿童体格生长达到最佳生长状态的重要因素，如新鲜的空气、充足的阳光、清洁的水源、有规律的生活习惯等有益于儿童健康生长。

综上所述，遗传决定儿童体格生长潜力，但遗传潜力的发挥主要取决于环境条件，因此儿童生长水平是遗传与环境共同作用的结果。

二、军事背景下对儿童生长发育的影响

近年来，社会环境因素对儿童健康的影响已引起研究者的高度关注。在战争等军事背景下儿童的健康发育受到严重影响，伊拉克及加沙地区的战争状况下，儿童健康状况急剧下降即是佐证。

战争是一种最大的不良应激，它冲击着儿童尚未成熟的身体及心理发育。在战争情况下，儿童的营养难以保证，营养不良和有关疾病发病率增加，儿童体格智能的生长发育也会出现一定程度的延迟。儿童心理发育没有完善，比成年人更易出现心理疾病和心理障碍，当儿童从小生活在暴力、恐怖、面临死亡的环境中时，容易出现焦虑、抑郁、性格孤僻。因为在军事背景下，持续进行的战斗、日常生活的破坏严重影响着儿童应该享有的家庭生活、健康和教育的权利。

（袁　媛）

第七章 神经行为发育学基础

第一节 儿童神经心理发育概论

一、儿童神经心理发育概述

儿童神经心理发育是指感知、运动、记忆、思维、情感、性格、语言、智力、社会情绪、个体行为、社会适应能力等综合活动的发展，是儿童是否健康成长的重要标志。这个时期的发展状况对于人的一生至关重要。国内外对儿童神经心理发育问题高度重视，国内许多城市成立了儿童早期发展中心，对儿童神经发育进行评价，为促进儿童的正常发展提供依据。我军是一个特殊的群体，军队氛围下成长的儿童有其独特性，军队儿童的社会文化背景、父母工作性质、父母受教育程度、家庭养育环境差异等与非军队环境儿童有一定差异，也就是说部队环境中的儿童有着与地方儿童相对不同的生长背景。军队儿童神经心理发育水平、影响因素和可能存在的发育问题也有其特殊性。了解军事活动背景下的儿童神经心理发育学，促进军事活动背景下儿童神经心理的正常发育是军队儿科医师的重要职责。

二、儿童神经心理发育基础

众所周知，人类脑是世界上生物界组织最完善的机构，人脑大约有 10^{11} 多个神经元，神经元之间形成了 10^{14} 多个突触，神经元之外还有数量远大于它的神经胶质细胞，它们营养、支持并调节神经元。脑是一个特殊的构造，各部分（大脑、小脑、脑干、脊髓以及众多的外周神经）结构功能各异。19 世纪末至 20 世纪 40 年代，实验胚胎学的研究才给我们展现了神经发育以及神经心理发育的重要基础，诠释了神经发育的过程、发育过程中脑的各部分之间是如何相互作用、相互调节的事实，并利用近代分子生物学及分子遗传学研究来回答这些现象和问题，开辟了人类脑科学研究的新纪元。

儿童神经心理发育的基础是神经系统的生长发育，尤其是脑的发育。研究表明，出生时脑的重量大约是成人脑重的 25%，1 岁时约为成人的 75%，3 岁时脑的重量接近成年人。在出生后的 2~3 年期间，脑的发育是一生中最快的阶段，也就是说这一阶段是脑发育的关键时期。人脑在出生时就已经具备了成年脑的解剖结构：如完整的脑沟回、6 层大脑皮质的基本结构、轴突和树突的形成等。但是相对成年脑而言，新生儿脑的水分含量相对较多，沟回也较浅，轴突和树突形成不足，尚未建立脑各区间的复杂功能连接。在生后外部环境刺激和教育等过程中，神经细胞体积逐渐增大、突触分支逐渐密集，形成众多的神经通路，脑的各项功能逐渐完善。

（王航雁　王　静）

第二节　儿童神经心理发育

一、儿童感知觉的发育

小儿出生后就开始有感知觉的发育，生后几年内感知觉的发育非常迅速，儿童绝大部分感知觉在婴幼儿期即已形成，感知觉发育对儿童早期认知功能极其重要。

1. *视觉的发育*　新生儿出生后就有视觉功能及瞳孔对光反射，新生儿可以看见眼前15~20cm距离处的物体。6岁时视觉已充分发育，接近成年人。新生儿缺氧性脑损伤或早产儿视神经发育不良（或用氧不当引起的视神经损伤）往往导致儿童中枢性视神经障碍(皮质盲)。所以，对高危儿应该及早进行眼底视神经检查，以防出现视神经疾病。

2. *听觉的发育*　新生儿出生后3~7天听觉能力就已经相当好，4岁时听觉发育已基本完全接近成人。婴幼儿的听觉发育与儿童的语言发育有非常重要的关系，因为如果大脑得不到外界环境的音域刺激，小儿的语言中枢就不会作出相应的（语言）反应。儿童的听力障碍如果不能在语言发育的关键期（大约生后4~6岁）或之前得到确诊和干预，则可因聋致哑。

3. *其他感知觉的发育*　新生儿出生后就存在味觉，可以辨别食物的性质，对不同的口味表现出明显喜好和厌恶。小儿的嗅觉和触觉发育同样在新生儿期就比较完善，如当闻到异常气味时可以作出明显的反应；当尿湿时会以哭闹来引起他人注意；当不适时只要被抱起就会停止哭声；当环境不适时也会以哭闹来表示不愿意。新生儿的痛觉在出生时就已存在，但不太敏感，这时的疼痛刺激不如其触觉敏感，痛觉的发育大约在学龄前期接近成人。

二、儿童运动的发育

小儿的运动发育是神经系统发育的重要标志，其中包括大运动发育和细动作发育。年龄越小，运动发育指标越能代表儿童神经心理发育的水平。如在新生儿期和婴儿期，由于语言能力有限，神经心理发育水平更多的是通过其运动表现出来的（如新生儿NBNA评价以及婴儿的NBNA评价）。

三、儿童语言的发育

语言是人类所特有的一种高级神经活动，是人们相互交流的工具，与智能发育密切相关，也是人类社会特有的现象。语言的正常发育有赖于正常的听觉器官和发音器官，尤其重要的是大脑听觉中枢和语言中枢的正常功能。

语言是一个复杂的过程，包括接受外界声音、声波的神经传导、大脑听觉中枢分析并向中枢传递信息、语言理解过程、语言中枢发放传出指令、发音器官表达。所以，语言的发育需要经过理解－发音－表达三个阶段。

不同年龄时期语言发育的表现不同，在新生儿期仅会哭闹；婴儿期是语言的准备阶段

（咿呀发音、学说单字或双字）；逐渐能听懂和理解别人的说话，一般在1岁时开始会学习说单词，以后学会简单句子，幼儿期是儿童语言发育的飞速发展阶段；学龄前期是儿童语言发育的关键时期。有资料证明，学龄或学龄后期的语言障碍纠正起来往往很困难。

四、儿童心理活动的发育

1. 记忆的发育　记忆是复杂的心理过程，包括认知和记忆、知识保持和回忆。婴儿的记忆主要是无意识记忆，2～3岁时出现短暂记忆和机械有意记忆。以后随着年龄增长，主动要求和被动要求记忆的内容越来越多，无意记忆、机械记忆逐渐被有意记忆、理解记忆、逻辑记忆所代替。

2. 思维的发育　儿童的思维是在本身与其生后周围环境之间的相互交往活动中逐渐发展起来的。婴儿期的特点是思维活动直接在婴儿行动中进行，他们的思维不具概括性。学龄前期儿童思维特点是具体形象思维，主要依赖事物的具体形象或表象以及它们的彼此联系来进行，不依靠对事物本质之间的理解，不能凭借概念、判断和推理来进行。学龄前期后阶段才逐渐出现抽象概括思维，并在以后的年龄阶段不断发展与提高。

3. 想象的发育　新生儿无想象能力，1～2岁儿童仅有想象思维萌芽，学龄前期儿童仍以无意想象为主，学龄期儿童出现有意想象和创造性想象。

4. 情绪与情感的发育　情绪与情感是人体在客观事物与人体需要之间关系的反映。新生儿期就出现最初的情绪反应，这时的情绪状态主要决定于机体的需要满足；幼儿期随着小儿与人的交往和对客观事物认识的加深，各种形式情绪和情感逐渐形成，社会情感开始萌芽，在成人的引导下初步掌握简单的行为规则，可区分好与不好、喜欢与不喜欢，并产生了道德感、美感与理智感。

5. 个性和性格的发育　新生儿和婴儿期由于一切生理需要依赖成人，所以生后逐渐建立对亲人的依赖性和信任感。幼儿时期有一定的自主能动性，但仍未脱离对亲人的依赖，常出现违拗言行与依赖行为相交替现象。学龄前儿童生活基本能自理，主动性增强，但主动行为失败时易出现失望和内疚。学龄期儿童开始正规学习生活，重视自己勤奋学习的成就。

五、儿童时期的心理发展

儿童时期是指从新生儿期到青春期，是一个人心理发生和形成的关键时期。而在这段时期内，根据儿童的年龄，被划分为六个时期：新生儿期、婴儿期、幼儿期、学龄前期、学龄期、青春期。每个时期的儿童都表现出典型的特征。

1. 新生儿期　是儿童心理的发生期，是儿童心理发展历史的开端。此期新生儿脱离母体，面对外界刺激，新生儿大脑皮质未发育成熟，无法及时对外界刺激产生相应的反应，需要依附成人的关怀和照顾而生活。新生儿期可产生例如吸吮反射、拥抱反射等原始发射，而这些条件反射的产生是儿童心理发生的标志，标志着作为个体的人的心理、意识的最原始形态。正常的新生儿已经开始有视觉和听觉的发育，为以后的心理发展提供了无限可能。

2. 婴儿期　是儿童心理的萌芽时期，此期是儿童生长发育最快的时期，也是儿童心理发育较快的时期，这段时期内，在成人的影响下，儿童掌握随意运动、学习跟成人进行初步的社会交往、获得对简单事物的初步认识等，但是儿童的心理发育水平仍处于较低水平。此期主要变化依赖于成人的正确的喂养和教育，否则儿童心理难以得到发展。

3. 幼儿期　是儿童心理发展最快的时期，也是智能发育迅速时期，同时活动范围渐广，接触社会事物渐多，开始直立行走及利用语言与他人交流，不但使儿童有可能主动去接触各种事物，而且有利于各种感觉器官的发展。语言的掌握提供给幼儿一把通向成人、通向他人的“钥匙”，幼儿开始和成人和其他人交换信息、情感、需求、欲望，从而建立起最初的社会交往意义上的人际关系，开始对世界形成一个感性的、形象的认识。

4. 学龄前期　是儿童心理发展的协调时期，此期儿童的智能发育更加迅速，与同龄儿童及社会事物有了更广泛的接触，能够更好地感知和理解事物，自理能力和初步社交能力得到锻炼。在与成人及其他儿童的交往中，游戏成为此期儿童主要的活动，在游戏中儿童形成了初步的世界观和人生观，开始形成自身的道德观，对儿童以后的个性品质的形成有非常重要的作用。

5. 学龄期　为儿童心理发展的重大转折时期，这个时期儿童开始进入学校接受正规的、有系统的文化教育，儿童能够系统地掌握知识技能和行为规范，开始学习与同龄儿童进行集体的活动，儿童因为学习而开始进行高级的思维活动，思维主要以抽象逻辑思维为主要形式，注意力、观察力、记忆力得到了全面的发展，有利于儿童掌握文化知识。此期儿童的自我意识处于客观化阶段，他们逐渐摆脱对家长和老师的意识依赖，逐渐发展为同内化的行为准则监督、调节和控制自己的行为，开始对自己和他人的行为有了自己深入的理解。

6. 青春期　是儿童出现性机能成熟的时期，开始意识到男女性别之前的差异，性意识开始觉醒，对异性开始出现爱慕等。儿童心理也进入稳定的时期，此期儿童的智力发展成熟，自我意识形成，儿童根据自我的意识来支配和调节自己的言行。同时，学习习惯、朋友选择、职业选择、道德评价、性格特征等已经相对稳定，社交活动增多，心理适应能力增强，能够更好地应对外界的刺激和压力，知道通过各种方式来缓解自己的压力，并规范自己的行为。

（王航雁　王　静）

第三节　儿童智力发展的规律

一、智力的概念

智力通常是指一个人的智慧和能力，也可以称为智能。什么是智能至今还没有一个统一、公认、确切的说法，因此，测量智能水平的依据也各有差异。但大量的测验和研究结果表明，儿童智商极低和极高的人仅是少数，绝大多数属于中等水平，呈常态分布，大多数人的智商在90～109之间，110～119是高于平常，120～129是超常，大于130为极超常；智商在80～89为低于平常，70～79为智力低下，智商小于69为智力缺陷。

二、智力的发展规律和速度

一个人智力的发展受多种因素影响，包括遗传、营养、环境、文化、教育等，有明显个体差异，但仍然有规律可循，总的发展趋势是随着大脑细胞的发育而成熟。智力发展大致遵循的规律是：由幼稚到成熟，由一般到特殊，由共同到差异，由学习到创造，由普遍到专业，由基础到高尖。按此发展规律，人的普通智力是差别不大的，但人的个体智力是千差万别的，表现在各有所长方面。个体智力的发展也不是等速的，一般是先快后慢，到了一定年龄则停止增长，随着人的衰老，智力开始下降。

许多研究都表明，出生后的头几年是智力发展最快的时期。有些心理学家认为，幼儿期是智力发展的关键期。这个阶段的儿童，在良好的环境和教育影响下，智力发展特别迅速。从出生到 5 岁是智力发展最迅速的时期。5 ~ 10 岁，发展虽没有 5 岁以前快，但仍旧在发展。再过 5 年，发展就逐渐减慢。有人认为，出生后头 4 年智力发展最快，瑞士心理学家皮亚杰（J. Piaget）也认为，出生后到 4 岁是人的智力发展的决定性时期。人到 18 岁左右，智力已达到成熟时期（与成人接近），但即使到了老年，智力还可能有所增长，只是这种增长只限于智力的某一个方面，而且比较缓慢。有一项研究表明，语言能力通常在 80 岁时只稍有衰退，在 90 岁时也只有中等程度的衰退，而有些人的智力在 80 ~ 90 岁时还在继续增长。

三、发育商与智商

婴幼儿期的发育商与学龄前或学龄儿童智商相关系数较小，因此智力测验不适宜 3 岁以下的婴幼儿。虽然像 Gesell 这种测验也能早期识别有缺陷的儿童，但其实际功效是有限的。其原因是，婴幼儿期发展量表测验内容基本上是一些本能、动作以及一些初级智力活动，3 岁以上的儿童智力测验则强调语言能力、认知功能和抽象思维。因而大部分婴幼儿智力测验分数并不能预测儿童将来的智力状况，在与儿童的智力测验分数间不能发现有意义的相关性。

（王航雁　王　静）

第四节　儿童神经心理发育的评估

神经心理发育评估可反映反应速度、注意力、记忆力、思维能力及眼、手、脑的能力等，用于评定脑与行为的关系。最主要的测验方法是智力测验。智力测验分为婴幼儿时期使用的发育测验和大年龄阶段使用的智力测验两类。

一、婴幼儿期使用的量表

目前，在国际上应用最广、最具代表性的发展量表是格塞尔（Gesell）发展量表和贝利（Bayley）婴儿发展量表，它们是评价婴幼儿心理发展水平最好的诊断性测验工具。格塞尔量表的特点是分为不同的功能区，对儿童的不同能力进行分别评价，对于临床医生了解儿童的损害发生在哪一方面并制定针对性的训练方案有参考价值。其缺点是常规样本偏小，心理测量学指标不理想。贝利婴儿发展量表最大的优点是计算精确，常规样本量大，代表性好，信度与效度高，是目前最符合心理测量学标准的发展量表，除了在临床上应用外，更适合科研中使用。

另外，国内的发展量表还有根据贝利量表发展的 CDCC 以及根据格塞尔量表发展的儿童神经心理发育检查量表。

二、学龄前及学龄期使用的量表

在国内，目前所应用的智力测验有韦氏学龄前儿童智力量表（WPPSI）、韦氏儿童智力量表（WISC - R）、斯坦福 - 比内智力量表、麦卡锡儿童能力量表、瑞文渐进模型测验、0~6 岁儿童神经心理发育测查量表（简称：儿心量表）。其中应用最广泛的是两个韦氏儿童智力量表，它所获得的信息量大，能得出语言智商、操作智商和总智商，可以了解儿童的总智力水平和分析语言智商与操作智商之间的差异以及各分测验之间的均衡性，从多方面、多层次对个体的智力进行分析，其计算精确，适合在临床与科研中应用。缺点是花时间长（2 小时左右），分析解释复杂，对专业知识的需求较高。另外，对于中重度以上的智力障碍儿童的鉴别能力不好。斯坦福 - 比内智力量表的特点是适用的年龄范围宽，可延伸到 2 岁，测验时间短，易为年幼儿童接受。麦卡锡儿童能力量表适合于 2 岁半到 8 岁的儿童，包括言语、知觉操作、数量、记忆和运动 5 个分量表。该量表测验时间 1 小时左右，易为幼儿接受。儿心量表适合 0~6 岁儿童，特点是分为大运动、精细动作、适应能力、语言、社交行为 5 个不同的功能区，对儿童的不同能力进行分开评价，该量表在内容与形式上类似于游戏，测试时间为 40 分钟左右，可行性强。

从 1980~1990 年 10 年间，由第三军医大学和第二军医大学儿科创制的西南 - 长征小儿智能测试法（又名实用小儿智能测试法），曾在国内各地进行临床应用，有 8 万多例的总结资料，平均智商在 95~105 之间，与其他方法测试结果一致，符合我国实际情况，适用于筛查 0~12 岁小儿智能发育情况。

（王航雁　王　静）

第五节　影响神经心理发育的因素

一、影响儿童心理发育的因素

（一）遗传因素与社会环境

遗传（基因）的作用与父母及家族有密切的关系。遗传因素是智力发生与发展的生物前提和自然条件。儿童个体的遗传差异决定着心理活动所依据的物质基础——大脑及其活动的差异，而且由遗传带来的解剖生理特征，特别是中枢神经系统的特征，在儿童心理发展方面是有一定作用的。儿童自出生的时候起，高级神经活动类型就表现出天然的差别，例如在育婴室中有的新生儿能够安静睡觉，有的却整天哭闹。

儿童本身脑发育是智力发展的生理条件；社会物质生活条件是智力发展的决定性条件；教育是智力发展中的主导性因素；实践是智力发展的直接基础和源泉。

虽然遗传是儿童心理形成的重要条件，但是遗传只是提供了儿童心理发育的自然前提和可能性，无法决定儿童心理发育，而后天环境则决定了儿童心理发育的现实性，这个现实又将成为继续发展的前提。一个语言器官生来很健全的儿童，如果出生以后不与人类社会接触，就不可能学会说话，甚至不可能形成人的心理。1920 年 10 月 9 日，在印度米德那波尔地区的狼洞里，发现了两个“狼孩”，这两个“狼孩”获救以后，人们发现他们的生活行为和特点完全和狼一样，白天睡觉，夜晚嚎叫，爬着走路，用手抓食。过了4年（约七八岁），才开始能讲一点话，智力约相当于正常婴儿的水平。

（二）儿童自身的主观因素

遗传和后天环境提供了儿童心理发育的物质和现实基础，但是如果儿童没有因为自身的心理或动机而进行一系列的活动和实践，则不可能去学习任何的知识和技能，心理水平也不能提高。例如：一个很有音乐天分的人，如果他不喜欢音乐、不愿意去接触乐器，他永远不可能学习音乐知识和乐器，他永远不可能在音乐领域有所收获，不可能成为一个音乐家。

自身因素包括出生体重、胎龄、窒息史、出生情况、新生儿期疾病、喂养方式、疾病史、个人天赋、自我学习努力程度等。

（三）影响儿童智能发育的几个重要因素

1. *妊娠窘迫（窒息）* 宫内窒息导致胎儿生长发育迟滞，产时窒息的脑损伤主要与窒息程度和缺氧缺血时间长短相关。事实证明，无论在胎儿发育的任何阶段，缺氧都会导致胎儿体内各脏器的严重畸形、早产、低或极低体重、出生后生长发育迟缓等，而分娩过程中的窒息缺氧常常会造成新生儿神经系统严重损伤，如脑瘫、癫痫、智力低下等后遗症。

2. *营养素、热量对儿童智能发育的影响* 孕期充足的营养是胎儿生长发育的必需物质保证，只有胎儿期健康发育生长才会有健康的新生儿和日后身心健康的正常儿童。尤其值得注意的是，母孕期的热量供给充足与否将直接影响胎儿的脑发育。研究表明，孕妇摄入热量不足，母体脂肪过度消耗，产生大量酮体等有害代谢产物，积聚在羊水中，被胎儿吸收利用后会影响大脑的正常发育，导致生后明显的神经系统发育迟滞和明显的智力低下。

3. *微量元素* 与儿童智力发育有密切关系，尤其是碘、锌、铜、铁等。碘缺乏导致人类潜在智力损伤。缺铁会影响儿童神经系统发育，而致学习成绩下降，手及前臂灵活度和协调功能降低，站立及平衡功能较正常儿童落后，并表现出反应迟钝、观察能力减弱等。锌可促进脑蛋白质和核酸的合成，对脑正常发育起重要作用，缺锌可使大脑皮质发育停滞、海马结构受损，从而影响脑发育，导致智力下降。

（四）早期教育对儿童智能的影响

近年来，随着社会发展，早期教育越来越受到教育界的重视，其概念也日益更新。研究提示，妊娠期胎教有利于婴儿早期教育，能促进婴儿发育商和运动能力。受过早期教育的儿童发育商和智能均显著高于对照组，说明儿童的早期教育对其心理和智力发育有一定的影响，如规律性强、坚持度久、情绪控制能力好、反应阈高等。

（五）父母文化水平和素质对儿童的影响

父母受教育水平高的儿童能力发展得分明显高于父母受教育水平低的儿童，这与父母职业对儿童能力发展的影响是有一致性的。父母受教育水平高，对儿童的影响较大已经是不争的事实，因为这些孩子从小生活在高教育需求的环境中，耳濡目染的周围环境多是与知识有关的事和物。音乐家的孩子自幼在音乐的环境中熏陶，从小有较多的音乐环境感染，所以音乐界往往出现子承父业的现象。又如文学家、诗人、舞蹈家等这样的例子也很多。父母职业层次越高，儿童的智商分布趋向较高等级的越多；反之，儿童的智商分布趋向较高等级的则越少。这可能是职业差异带来的生活方式、教育方式不同所造成的影响。父母的榜样作用对儿童的模仿学习、兴趣和习惯等培养也有较大的影响。不可否认，由于职业层次的不同，造成家庭经济收入的不同，同样，也会造成对家庭消费支出的分配观念不同。这样，必然会影响儿童营养的供给、教育条件和生活环境等，从而造成儿童智能发育的差异。

二、军人家庭对儿童神经心理发育的影响

影响军队儿童神经心理发展的诸因素中，除了遗传因素外，环境因素最为重要。社会环境，即军队儿童所处的社会生活条件和教育条件，包括家庭、社会、学校等方面的各种影响。

军队是特殊的人群，军队环境下的儿童与非军队环境儿童有一定差异。首先，相当部分的军队儿童（尤其是出生至学龄儿童阶段）从出生就因为军人父母的特殊工作性质而生活在父母分居的环境中。诸多资料证明，儿童的健康成长，包括智能发育需要父母共同的抚爱和教育，使儿童产生安全感，这样才有利于儿童心身的正常发展。军队环境下的儿童常常因为缺少父母双方的关心、照顾、教育等而存在许多的问题。如：学龄阶段儿童的家长往往是年轻的军人群体，是军队基层工作的骨干力量，工作繁忙紧张，流动性大。他（们）常年在外或驻扎在营地，很少有闲暇时间顾及家庭和孩子。而这时期的儿童最需要父（母）的抚爱与支持，父（母）却很少能从感情上给予满足，留守的其他家庭成员因为各种原因放纵他们，使得不少孩子非常倔强任性，不像其他的孩子活泼开朗。此外，有些儿童的母亲（父亲或照顾者）文化程度不高，但是他（她）们对幼儿的早期智力发育起着至关重要的作用，因为幼儿的早期智力发育现状很大程度依赖和幼儿密切接触的母亲（父亲或照顾者）的启蒙教育，她们可以通过儿童的早期生活直接（潜移默化）和间接地（通过家庭教育方式和智力投资）影响儿童智力发育。其次，因为是母亲（父亲）单独照顾幼儿（有时还要照顾老人），家务劳动负担重，工作繁忙，没有很多精力照看孩子，更因为时间少，除照料孩子的日常生活起居外，无法顾及孩子的智力开发，无法更多地交流。

三、城乡差异与学校环境对军队儿童神经心理发育的影响

我国是发展中国家，城乡之间的教育和经济状况存在着较大差别，这些因素对军队条件下的儿童神经心理智力发育有一定的影响。国内研究资料表明，城、乡儿童出生后9个月内神经心理智能发展基本相同，而后农村儿童落后于城市，年龄越大越明显，分析这种情况可能与城市人群重视教育的程度大于农村人群有关。军队儿童父母来自农村环境的比例相对较大，与来自与城市家庭的军队儿童比较，后者的生活环境更近似于非军队儿童的生活环境，其家庭经济收入、受教育机会和程度、生活条件和环境等基本与非军人儿童相等。而农村军队儿童生活在农村环境，无论是家庭经济、地区文化发展等条件相对落后，物质生活和精神生活都比较贫乏（越是边远地区差距越大），教育环境相对城市较差，校舍和师资力量薄弱，教育经费匮乏，社会生活范围狭窄、生活内容单调、信息闭塞，如此种种限制了农村军队儿童的活动范围、生活内容，影响文化信息的输入，他们在生活中所接受的信息较少，缺少复杂的和高层次的认知活动所需的背景条件，智力发展水平的某些方面难以达到经济文化发展水平较高的地区（城市）的水平。这种经济文化教育条件差的环境背景决定了农村军队儿童心理发育的特殊性，必定也影响着他们智力的发育。

总之，军队活动背景下的儿童神经心理发育受到诸多因素的影响，在当前国际国内大环境影响下，军队儿童的发育发展也受到了关注。了解军队儿童神经心理发育的特点十分必要，通过针对儿童神经心理发育的有效干预，能使军队儿童的神经心理各方面得到均衡的

发展。

（王航雁　王　静）

参考文献

[1]　沈小明，金星明．发育和行为儿科学［M］．南京：江苏科学技术出版社，2003：11－70.

[2]　林崇德．发展心理学［M］．北京：人民教育出版社，2005：103－330.

[3]　姜乾金．医学心理学［M］．杭州：浙江大学出版社，1998：42－46.

[4]　童梅玲．儿童神经心理发育和脑潜能开发［J］．江苏卫生保健，2002，4（1）：1－2.

[5]　鲍秀兰．新生儿行为和0～3岁教育［M］．北京：中国少年儿童出版社，2007：227－228.

[6]　杨锡强，易著文，沈晓明．儿科学［M］．北京：人民卫生出版社，2005：18－20.

[7]　庞丽娟，李辉．婴儿心理学［M］．杭州：浙江教育出版社，1998：192－201.

[8]　万国斌．小儿神经心理发育及其障碍［J］．中国实用儿科杂志，2001，16（6）：328－329.

第六节　儿童常见精神心理创伤及处理原则

一、概述

心理健康的标准包括自我意识水平、情绪调控能力、挫折耐受能力、社会交往能力、环境适应能力等。随着社会发展和节奏的不断加快，计划生育在我国范围内的普及，独生子女的家庭数量也不断增多，一个儿童成为家庭的核心，家长倾注了更多的期望和关注，家庭结构和生活环境的改变及应试教育给儿童带来的压力继续加大，使儿童常见的心理行为疾病和行为问题越来越突出，心理行为问题的范畴不断扩大，人们心理保健意识的不断提高，开始重视对儿童心理疾病的防治，以促进和保障儿童获得生理、心理和社会能力的全面发展。

儿童心理学的发展史：德国生理学家和实验心理学家普莱尔是儿童心理学的真正创始人，其著作《儿童心理》于1882年出版，被公认为第一部科学、系统的儿童心理学著作。在儿童心理学史上，第二个有较大影响的人物是美国的霍尔，他主要采用问卷法对儿童心理进行了大量研究，并出版专门刊物刊登大量儿童心理研究的报告和论文，还发起组织儿童研究机构等等。继霍尔之后，儿童心理学研究有较大进展。主要的有德国的斯特恩关于儿童语言发展的研究；比勒夫妇关于儿童心理发展阶段的划分；格塞尔对儿童心理发展进行了追踪研究，编制了格塞尔婴幼儿发展量表；法国比奈的测验研究对儿童心理发展的数量化研究起了重要作用，至今还是一个重要的研究手段；奥地利医生弗洛伊德的精神分析理论，对于西方儿童心理学的理论和实践，特别是对儿童个性及心理治疗有着重大影响。

中国最早开创儿童心理学研究的是陈鹤琴，其著作《儿童心理之研究》是中国第一部儿童心理学教科书，是较早的系统的儿童心理研究工具。20世纪30年代，黄翼重复过皮亚杰的实验，并提出自己的看法，著有《儿童心理学》《神仙故事与儿童心理》《儿童绘画之心理》等书，同时还进行了儿童语言发展及儿童性格评定等研究。60年代，朱智贤编写了《儿童心理学》，该书批判地吸取国内外研究成果，密切联系中国的实际，对中国儿童心理学的研究和教学起到了积极的推动作用。60年代前后，中国儿童心理学除理论方面的探索以外，实验研究工作也广泛开展起来。70年代后期至今，儿童心理学者重视实验研究，并在研究的课题、类型、设计、变量、被试、标准化及具体实验等方面做了有益的探索，开始了实验儿童心理学的时代，使理论和实际相结合，大大促进了儿童心理学的发展。

二、儿童时期常见的心理行为问题

1. *屏气发作* 表现为呼吸运动暂停的一种异常性格行为问题，多在2岁之内发作，3~4岁以后发作次数逐渐减少。多发生在儿童情绪急剧变化时，如发怒、恐惧时，发作时患儿意识清醒，多会自然缓解，恢复后与常人无异。

2. *吮指癖、咬指甲癖* 3~4个月的婴儿生活上有吸吮的需要，常吸吮手指以自慰。这类行为的发生多由于情绪紧张、感情需求得不到满足所导致。

3. *口吃* 2~4岁的儿童最易产生口吃，口吃是一种语言表达上的障碍，口吃的儿童多因焦虑，更加无法正常与他人交流，造成严重的心理压力和问题，这样的儿童需要更多的语言训练。

4. *精神性尿频* 指每天的排尿次数明显增多，但尿量不增加、尿常规正常的一种心理疾病。排尿次数可从每天6~8次增加到20~30次，甚至更多，以4~5岁的儿童居多。

5. *遗尿症* 指5岁以上的儿童还不能自己控制排尿，夜间经常尿湿床铺，白天尿湿裤子，多见于5~10岁的儿童，男孩多于女孩。遗尿症的发生次数增多，也会加重儿童的心理负担，影响正常的生活与学习。

6. *注意力缺陷多动障碍* 为学龄儿童中常见的心理问题，主要表现为注意力不集中、多动、冲动行为，常伴有学习障碍，但智能正常或接近正常，男孩的发生率明显高于女孩。

7. *学习障碍* 指各种原因如智能低下、多动、情绪和行为问题、特殊发育障碍所引起的学习失败，统称为学习困难，多发生于学龄期儿童。学习障碍的儿童不能适应学校和日常生活，多出现拒绝上学等行为问题。

三、驻军部队儿童心理特征

驻军部队的儿童随部队军官来到驻地，驻地的生活环境多数在偏远的地区，物质环境比较匮乏，但是生活环境大多比较幽静，地理环境适合生活和学习。驻军部队的儿童大多为独生子女，缺乏亲生兄弟姐妹的陪伴，虽然独立却少了同伴关系，但是驻军部队的家庭多数采取群居的模式，在同一个大院长大，邻里关系比较和睦，许多驻军部队的儿童互相了解，相伴成长，在弥补了没有亲生兄弟姐妹的孤独的同时，大家之间形成了固定的同伴合作关系。驻军部队军官的生活简单，天天的生活以军事训练为主，没有过多的时间和空间去关心子女，甚至在平时日常生活中有意无意将在平时在军事训练中对下属的严厉和军事化的作风加在了子女身上，使儿童形成了独立、严谨、执着的性格。驻军部队生活与普通家庭不同，形成了驻军部队儿童特殊的心理特征。

（一）驻军部队子女个性的形成特征

个性是指一个区别于他人的，在不同环境中显现出来的，相对稳定的，影响人的外显和内隐性行为模式的心理特征的总和。个性的形成和发展是由遗传因素和环境因素共同决定的，虽然个性的形成与遗传因素有关，但更易受社会文化背景的影响，其中生活环境是个性形成与发展中最初的，也是最重要的环境因素。

驻军部队中人与人之间关系密切，邻居之间熟悉相知、重视友谊，儿童间的交往及共同活动多，生活内容丰富，交际范围大，在健康的人际关系氛围中儿童相互谦让、利他、合作、礼貌的行为表现，这些均有益于驻军部队儿童的社会性发展，从而促使儿童自觉形成良好的性格特征。孩子的独立性及自我服务意识强，且生活能力及克服困难的能力强，这对良好的性格形成有良好的促进作用。驻军部队的子女在良好的生活环境和正确的家庭教养方式下，个性特点良好。

（二）驻军部队儿童智力特点

智商是评价儿童观察力、记忆力、思维力、想象力和解决问题能力的一个重要指标，智商的高低受生物因素、社会心理因素及家庭因素等诸多因素的影响。如今，驻军部队家庭的生活水平逐年提高，国家和社会对驻军部队儿童教育的投入亦逐步增加，丰富多采的物质与精神生活、快速现代的信息给驻军部队儿童以许多良性的刺激，提高了其想象能力及思维能力，加之学校教学质量的提高，使驻军部队儿童的知识和才能得到全面的提高。不管是沿海发达地区还是相对不发达的内陆地区，由于网络和信息交流技术的发展，使得信息传递快速，实现了城乡信息及技术能够得到实时的共享，经济文化差距明显缩小，加之驻军部队有关部门近年重视干部子女教育事业，减少了城乡间环境条件差距，使得驻军部队子女都能够得到平等的受教育的机会以及良好的教育环境。

智力是衡量一个人才能的重要指标之一。军人为一种特殊职业，子女的学业成就直接影响家长的情绪、工作精力及效率，因此，促进军人子女智力发展是军队儿科工作者的重要任务。需制定促进驻军部队子女智力水平发展的有关卫生政策和防治措施，采取综合干预措施，避免各种不利因素对儿童智力的影响，提高驻军部队子女智力水平，对解除驻军部队干部的后顾之忧，间接提高部队战斗力具有重要意义。

（三）驻军部队儿童社会生活能力

社会生活能力是指儿童个人独立处理日常生活与承担社会责任达到他的年龄和所处的社会文化条件所期望的程度，也就是个体对其周围的自然环境和社会需要的适从与对付的能力。此能力是儿童心理发展的重要组成部分，亦是当今国际公认的诊断和评价儿童心身健康的重要辅助手段。一个人的社会生活能力是从其出生后由自然人转变为社会人所要经历的社会过程中得到的，这个能力是由其智力、心理、精神、情绪状态、环境及教育所决定的，因此，人的社会生活能力不仅与生物因素，还与心理、家庭及社会综合因素有关。

社会生活能力的形成易受家庭因素的影响，家庭是儿童的第一个社会环境，儿童在家庭中接受的教育是他们学习与人相处及适应环境的开始。因此，驻军军官对儿童的管教方式和管教态度尤为重要，驻军军官通常将军队中对下属的严厉要求加诸在子女身上，这不利于驻军部队儿童的社会生活能力的发展。改进家长教育形式，充分发挥各自家庭的积极因素，合理解决放手与包办的矛盾，以平等、信任、友好、相互理解的方式对待孩子，为孩子创造一个宽松的可充分施展能力的环境，使其增强自我意识，扩大兴趣范围；鼓励其参加各种有益的劳动、社会集体活动，培养儿童自我服务、自我管理和劳动习惯，使其学会生活自理技能；指导其观看有益于社会生活培养的电视片，通过行为示范培养其社会生活能力，这些均有益于培养驻军部队儿童交往、运动及独立生活的能力。

在当今充满竞争的社会里，生活能力的培养对儿童的健康成长、尽快地适应社会有重要意义。驻军部队儿童的社会生活能力的高低可间接影响家长的工作精力及效率，因此，促进军人子女社会生活能力的提高是军队儿科工作者的重要任务。应充分发挥各自家庭的积极因素，通过科学的育儿方式调动儿童的主观能动性，保证驻军部队儿童自身机体与外界环境得到统一与平衡。

四、驻军部队儿童心理疾病防治

（一）驻地城市和非城市沿海驻军部队子女的心理行为问题

儿童行为问题是指儿童在严重和持续时间上都超过了相应年龄所允许的正常范围的异常行为。有研究表明，儿童行为问题受不同地域、不同社会和家庭背景等诸多因素的影响。驻军营内生活规律有序，有正常健康的业余文化生活，加之军营内的官兵集体观念及组织纪律强，团结友爱，驻军部队儿童长期生活在这种环境中耳濡目染，不知不觉规范了自己的行为。

随着社会环境复杂程度的不断增加、竞争意识的增强及家庭结构、教育制度、价值观念的迅速变化，儿童行为问题的发生率日趋增高，驻军部队儿童的行为问题也不可避免地增多。有学者报道，儿童时期的行为问题与成年发生适应不良、违纪犯罪、反社会和精神障碍密切相关，因此早发现、及时矫正，对降低儿童行为问题的发生有重大社会和家庭效益。军人作为一种特殊职业者，子女的身心健康可直接影响家长的情绪、工作精力及效率。因此，维护军人子女心理健康是军队儿科工作者的重要任务。

（二）驻军部队子女亲子关系及家长管教方式

亲子关系是指父母与子女的关系，儿童时期的亲子关系是孩子一生当中能否走向成功的最重要的关键时期。这一时期对驻军部队儿童性格的形成，品质的培养，意志的磨练，与人交往模式的建立，都起到了决定性的作用。由于子女出生以后要依赖父母来养育，要依靠父母，所以其关系即以上下之“纵向关系”开始，此与“横向关系”为始终的夫妻关系不同。而实际上，随着子女的成长，当子女长大成人时，亲子关系逐渐变成“横向关系”；而当父母年老衰退时，这种关系又变成“反的纵向关系”，即由子女来照顾衰老的父母。

驻军部队的子女相对于未随军的驻军部队的儿童与父母的关系明显较好，驻军部队的子女随军来到外地，虽然现有环境与原来的生活环境可能有着天壤之别，可是父母在身边，能体会到最温暖的亲情。在儿童尚未接触外界之前，父母是他们生活中学习的榜样和是非的准绳，应让儿童逐渐学会管理和控制自己的欲望和行动的能力。当儿童跟社会的接触更多时，亲子之间需要更多沟通，儿童需要和父母沟通并勇于表达自己的意见，来获得自己独立的人生观与价值观。

驻军部队军官对孩子的管教方式不能是那种在军事团队生活中上级对下属的严厉要求和雷厉风行的态度，不能对孩子沿用旧式的打骂方式，应该学会正确的管教方式。父母应该学会欣赏、认同孩子，即使孩子有不同于家长的想法和做法，也应该和孩子多沟通，只要孩子诚实、尊重他人、宽容、慷慨，不管他们的做法和想法是怎么样的，都应该学会相信他们。

现在驻军部队管教子女的方式，可以用八个字来形容：管束、冀望、教导、关爱。此“八字诀”是美国心理学家 Baumrind 经过多次实地研究而分析发现的。管束指父母为孩子立下的规矩，要求孩子遵守规矩，以及孩子在违犯规矩时的处理方式（并非指惩罚）；冀望指父母根据孩子年龄所表现出来的行为的要求；教导指亲子沟通，父母向孩子说明行为规范之意义，如何纠正孩子的过失，如何解释是非善恶的道理，如何让孩子表达自己的意见，必须经由教与导的沟通方式；关爱是指在养育的过程中，无论是饮食起居，或是娱乐活动，在亲子交流互动中，最重要的是父母藉之传达了关爱子女的亲情。在家人团聚时，与孩子共享欢乐；家中有困难时，让孩子知道关心；孩子成功时，给予奖励；孩子失败时，给予安慰。

在不同生活环境中成长的孩子，将形成不同的心理特征。在批评中长大的孩子，喜欢责难他人；在诚实中长大的孩子，勇于奋斗；在嘲笑中长大的孩子，个性羞怯；在羞辱中长大的孩子，充满了罪恶感；在宽容中长大的孩子，懂得容忍；在鼓励中长大的孩子，深具自信；在称赞中长大的孩子，懂得感谢；在公正中长大的孩子，极富正义；在接纳和友谊中长大的孩子，不但爱人，也爱世界。

（三）对驻军部队子女心理行为问题的防治

时间、空间、理解、安全感是驻军部队军官给予子女关怀，预防他们发生心理行为问题的四大要素。时间是指与子女在一起分享和交谈的时间，在这个时间里需要父母的专注和投入；空间是给予子女空间去完成孩子自己的想法和感受，去实现自己的梦想；理解是父母与子女沟通的基础，不要一味地灌输给孩子自己的理念，而是去倾听子女的心声；安全感是父母适时地在子女遭受挫折时给予帮助，让他们有信心去再次面对挑战。培养儿童的自尊、社会性和自主性；家庭成员要创造温馨和谐的家庭氛围，教养态度要一致；要有鼓励儿童个人竞争技巧发展的社会支持系统，能够更好地预防儿童心理行为问题发生。

对于存在心理行为问题的儿童，驻军部队军官往往不能意识到儿童已经发生心理疾病或者发现心理疾病的早期状态，故更加应该多与儿童沟通和交流，及时发现有心理行为问题的儿童，使其能够早日进行正规的心理辅导和治疗。对于儿童心理行为问题的矫正，需要科学的方法，需要父母、医生及各个方面的共同配合。父母是子女的第一任老师，父母必须丰富自己的心理知识，在给予子女正确示范的同时也要磨炼子女的心智。接受学校教育的儿童，学校必须共同参与促进儿童的心理健康，改变传统应试教学方式，不单纯通过学习成绩来判断一个学生的好坏。老师应该以自己良好的心理素质、丰富的情感、和谐的师生关系、轻松的学习气氛，应用激励式的教育方式激发儿童的学习热情，不给予学习压力，让儿童能够在一个轻松的环境中自主地获取更多的文化知识；在学习的同时，也培养更好的心理素质。国家应该加大对儿童心理卫生工作的投入，加强立法，将心理卫生工作纳入社会与经济发展的总体规划，在政策和资金上给予必要的支持，使国家各级政府机关都能够给予儿童心理卫生工作重视和关注。

关注驻军部队儿童心理的发展，也是保证驻军部队战斗力的强有力支柱。驻军部队儿童的心理和生理能够共同健康成长，不仅是家庭的问题，更是一个社会的问题，它需要社会、学校、家庭、儿童自身共同努力。

五、军事环境下少年儿童的精神心理变化及其防治原则

（一）灾害与战祸时少年儿童精神心理的反应与变化

1. 灾祸环境下儿童容易发生的心理反应和变化 在灾害与战祸的特定军事环境下，可以造成巨大的环境破坏和财产损失，可以瞬间造成家破人亡，失去了亲人，破坏了熟悉的家园。此时，人们见到了遇难者的遗体，听到了幸存者的呼救，通信中断和交通阻塞，和亲人失去联系，被转移到不熟悉的地方，特别是焦急等待营救自己或亲人时的焦虑和悲伤等种种情况，加上寒冷、饥饿、生活无着、居无定处或拥挤嘈杂，睡眠不安，疾病流行等，会使人们产生紧张、恐惧、焦虑、悲观、失望、愤怒等不良情绪，此时可以出现心跳加快、血压升

高、胃部不适、恶心、腹泻、头痛、疲乏、入睡困难等身体反应。

儿童比成人更为脆弱、无能和无助，除了需要应对外伤、饥饿、寒冷、疾病等生理上的创伤外，更容易产生心理上的创伤，容易悲伤哭泣、心烦意乱、行为失控、不知所措、孤立无助、注意力涣散、委屈茫然、惊慌失措、指责抱怨、生气发火、动作重复、反复回想灾祸场景等。因此，此时更需要关注儿童的反应和变化，及时地保护儿童。

以下儿童特别容易发生心理反应和变化：在灾祸时身体受伤的儿童，曾遭受过灾祸或创伤的儿童，患病和残疾的儿童，曾经有过情绪、行为问题以及有精神病家族史的儿童等。女童比男童更容易发生心理问题。从发生的表现分析，包括情绪和行为两个方面。

（1）情绪方面：感到恐惧、愤怒、害怕，常常会悲伤哭泣；有紧张、担忧、焦虑、抑郁、迷茫、情绪低落、神情呆滞、绝望、无助的表情；有的逃生出来的孩子会因为同学、老师的伤亡产生自责；警觉性增高，如难以入睡、浅睡多梦、易惊醒。紧张焦虑的情绪还可以引起头痛、头晕、腹痛、腹泻、哮喘、荨麻疹等生理性问题。

（2）行为方面：好发脾气、易怒、容易激惹、不断哭泣、攻击行为；过于害怕离开父母或亲人、黏人、怕独处；有些长大的孩子又似乎变小了，出现遗尿、吮手指、要求喂饭和帮助穿衣等幼稚行为；有些儿童会出现烦躁、注意力不集中、容易与其他人发生矛盾等。

2. 灾祸引发的儿童心理应激反应　灾祸引发的儿童心理应激反应包括急性应激反应和创伤后延迟性应激反应，有报告认为50%~75%儿童心理应激反应症状会一直延续到成年。

（1）急性心理应激反应：通常在灾后1周至1个月内出现，由于逃生过程和救助别人的过程消耗了大量的体力，造成病人精神崩溃，表现出意识改变，对时间、空间感知歪曲，对环境定性不清楚。与灾祸有关的声音、气味、图像，甚至是身体触碰，都会让创伤的情景反复在病人脑海里闪现，一闭上眼就会看到最恐惧、最悲伤的画面，为亲人或其他人的死伤感到难过、悲痛，经常夜不能寐、食不甘味、噩梦频频。大多数人会以大声嚎哭或不断啜泣来宣泄或疏解，少数人以麻木、冷漠无表情来表达。儿童还常常产生幻觉、幻想和妄想。这些急性应激反应一般在灾难发生48~72小时后会逐渐减轻，多数在30天内明显缓解。

（2）创伤后应激反应：又称延迟性心因性反应，一般出现在灾祸6个月后，创伤性情境在患者的思维与记忆中反复地、不由自主地涌现，易疲倦，发抖或抽筋，晚上容易失眠、做噩梦，从而导致精神疲乏、注意力不集中。对灾祸的悲痛回忆和警觉性增高，出现慢性恐惧和焦虑，生活在冷漠、消极、痛苦的记忆中，还会产生愤怒感，恨老天不公平等。也有的与此完全相反，出现心因性遗忘，对刺激反应迟钝，情感麻木，社会性退缩，尽量避免接触与创伤情境有关的人和事。另外，还可出现迷茫、失望、消极、抑郁心理等，这些反应常常影响儿童日后独立性和自主性等健康心理的发展。

3. 灾祸时不同年龄出现的心理反应

（1）1~5岁的孩子，多表现为黏住父母、害怕离开亲人、哭泣、怕黑、行为幼稚、吸吮手指、遗尿、怕动物、口吃、大小便失禁等。

（2）5~10岁的儿童，易怒、哭诉、行为容易失控、易激惹、学习不专心、逃学、怕黑怕夜、噩梦、容易有攻击或退缩行为等。

（3）11~14岁少年，睡眠失调、食欲不振、懒散、不做家务、不愿上学、不讲卫生、不愿交往、畏缩或打架，以及头痛、头晕、腹痛、皮疹等生理性问题。

（4）14～16 岁青春期儿童，注意力不集中、食欲与睡眠障碍、烦躁或冷漠、行为失控、违法犯罪、多疑、担心自己有病，以及头痛、哮喘、月经不调等生理反应。

（二）灾害与战祸时儿童的自救和互救

灾害与战祸时组织自救和互救可以减少损失、减轻伤痛、保护自身、救助他人，做好自救和互救工作具有十分重要的作用。

1. 灾祸前做好儿童的应急计划

（1）准备家庭应急计划时，鼓励孩子的参与。让孩子随身携带信息卡，记录个人和家庭联络人等信息。

（2）告诉孩子天灾人祸，如地震、水灾、风灾、泥石流、雷电等自然灾害为天灾，常常难以避免；如战争、恐怖袭击、火灾、断电断水、交通事故等是人祸，是可以避免的。

（3）根据不同环境，举例说明身边可能发生的灾祸事件，如地震、火灾、暴雨、洪水、海啸、交通事故、恐怖袭击、局部战争、绑架人质、袭击爆炸、闹事抢劫等。

（4）教育孩子必要的应急常识，如紧急呼救、拨打报警电话、切断电源、逃避灾祸等。教会一些简单急救知识，如止血、包扎、固定、冲洗、消毒等。

（5）学会镇静，告诉孩子灾祸发生时将会有很多人进行救援，要保持镇静，积极参与自救和互救，耐心等待各方的救援。

2. 灾祸时的自救和互救　当灾祸发生时开展必要的自救和互救，可以减少伤亡，减轻心理创伤，安定孩子情绪，为后续救治打下良好基础。自救和互救内容包括避害、逃生、护伤、救人、运输、安置等。

（1）避害：灾祸发生时，尽快脱离危险处境，如遇到雷击时，尽量不要在树下躲雨。

（2）逃生：尽快逃离灾祸地区，如洪水时要尽快逃到高地，地震时尽快逃离建筑物等。

（3）护伤：皮肤少量出血，可用消毒纱布、毛巾或布带压迫止血后包扎。

（4）救人：灾祸发生时救人第一，特别是儿童、老人、体弱有病的弱势群体。

（5）运输：发现受伤孩子时，尽快运送到有医疗条件的地方进行救治。

（6）安置：灾祸发生时，尽快把孩子安置在安全地区、临时避难所、帐篷等。

3. 灾祸后的自救和互救

（1）和孩子交流：尽量避免让孩子在电视中看到关于灾难发生的实景录像。适当地告诉孩子当前的灾难现状以及下一步的打算。在重建家园的过程中，鼓励孩子们的参与。拿出专门的时间陪伴孩子。应尽快恢复日常的工作、学习、玩耍、吃饭和休息等活动，多听取他们的心声，通过亲戚朋友、学校老师等多方力量帮助孩子从恐惧中走出来。

（2）消除担忧：灾难后孩子们常常担忧灾祸会再次发生，要根据具体情况，互相帮助，尽快逃离灾祸现场，安置到安全地区。与亲人离散的孩子常常担心亲人受伤或死亡的情况，要加强信息沟通，有关亲友情况要及时通知孩子。孩子也常常担心自己会成为孤儿或者离开家庭，要及时进行思想安慰，开展互救自救，使孩子融入集体大家庭里，重建家园。

（3）防病治病：灾祸以后，由于生活条件艰苦，卫生条件不良，人员集中，容易发生传染性疾病，呼吸道、消化道、精神心理、皮肤等疾病，需要积极进行疾病防治工作。婴幼儿、儿童体质比较差，更容易患病，应作为疾病防治的重点。要通过自救和互救，相互帮助，使病人能得到应有的治疗和良好的护理。

（三）灾害与战祸时儿童精神心理创伤的救治原则

1. 灾祸时救治和保护受害儿童的简单口诀

先救命，再医疗；定居所，供饮食；

保安睡，防走失；防疫病，讲卫生；

供玩具，讲故事；唱歌曲，听广播；

鼓信心，多解释；安情绪，解恐惧；

有疾病，请医生；查姓名，找亲人。

2. 保证儿童身体和环境的安全，预防潜在危险的原则

（1）优先保证儿童身体安全，对于受伤儿童立即给予医疗救护。

（2）优先给儿童提供清洁的饮用水、安全食品以及夜间保暖。

（3）尽量把儿童安置在远离灾难现场和嘈杂混乱的场所，避免孩子走失或因环境拥挤不能入睡。

（4）要指导孩子观看新闻报道，避免重现灾祸发生的镜头，鼓励孩子用力所能及的方式表达对灾区灾民的关爱，不鼓励孩子做力所不及的事情。

3. 做好儿童的基本心理保护原则

（1）促进表达：鼓励并倾听儿童说话，允许他们哭泣，尽量不唠叨孩子，告诉孩子担心甚至害怕都是正常的，条件允许的情况下鼓励孩子玩游戏，不要强求儿童表现勇敢或镇静。

（2）多做解释：不要批评那些出现幼稚行为的孩子，对孩子不理解、不明白的事情要用他们能够理解的方式解释。要向儿童承诺，给予希望，帮助重建家园。

（3）找出问题：在灾祸后要及时发现受影响的孩子，找出心理问题，积极请求精神科医生的帮助，必要时进行治疗，避免问题延续。

（4）避免影响：成年人的应激反应如恐惧、焦虑等尽量不要在儿童面前表现出来，以免影响儿童。成年人稳定的情绪、坚强的信心、积极的生活态度会使儿童产生安全感。

4. 儿童在灾祸环境下应注意的事项

（1）不要指责埋怨：天灾人祸，有时不可避免，没有人愿意遭受灾祸。因此即使有焦躁的情绪，也不要在亲人之间相互埋怨，而应当相互关心，相互支持。

（2）不要偏信传言：可能会有少数人散播各种小道消息，造成人心惶惶，甚至诱使大家上当受骗。因此，应当注意从正规途径了解信息，不听、不信、不传小道消息。

（3）听从安排：要听从救援人员的安排，待在避难场所，尽管不很舒适，也不要盲目躲避在危险区域的房屋里或自找避难所。

（4）要相互包容理解：在灾祸环境里一定有许多困难、不便和烦恼，每个人都要相互包容，多一些理解，多一些克制，尽量避免冲突，达到保护自己和大家的目的。

（5）要克服暂时困难：如饮食上有吃有喝就可以了，不要挑挑拣拣，不要浪费食物；穿着上能保暖避雨就行，不要求舒适、式样、大小等。

（6）要注意卫生：为了预防疾病，要尽量注意卫生，灾祸以后一定要保证食物、饮用水和手的清洁。进行必要的清洁消毒工作，加强传染病的预防和瘟疫的传播。

（四）灾害与战祸时儿童心理危机干预原则和方法

1. 组建心理危机干预队伍　为了积极预防、及时控制和减缓灾难的心理、社会影响，

促进灾后心理健康重建，维护社会稳定，应组建心理危机干预队，保障公众心理健康。以当地精神卫生中心的专科医生为主，精神科护士、心理咨询师、社会工作者为辅，组成心理危机干预队，通过训练，投入此次抗震救灾心理危机干预工作。有条件的地方可以按队长＋业务助理＋行政助理的结构组成干预队；按小队长＋小队长助理＋队员的结构组成干预小队，有组织地开展心理危机干预工作。

2. *干预前的准备* 对灾区情况的了解，包括道路、天气和受灾情况的了解，以及对目前政府救援计划和实施情况的了解，是保证心理救援活动顺利开展的重要准备工作。另外，还需要确定地点、对象、数量、实施方案等；准备相关干预评估工具和相关宣传资料，以及队员食宿、常用药品、用品安排等；联络、了解干预社区、医院、住院受伤人员、死难者及家属分布和安置情况，制定具体的干预流程和路线等。

3. *危机干预的原则和对象*

（1）危机干预的原则：要与整体救援活动整合在一起进行，及时调整心理救援的重点，配合整个救灾工作的进行；以社会稳定为前提工作，不给整体救援工作增加负担，减少次级伤害；保护接受干预者的隐私，不随便透露个人信息；综合应用干预技术，个性化地针对目前问题提供帮助，但心理危机干预只是医疗救援中的一部分，并不是万能的。

（2）危机干预的对象：要根据灾祸状况，把受难群体分成不同人群。高危人群包括受灾伤员、儿童、老人、死难者的家属、密切相关的人员以及有严重应激反应者，应为重点干预对象，优先开展心理危机干预。一般危机人员包括从事救援的后援者、重建者、志愿者，临近灾难场景时心理失控者以及其他出现心理危机者，可以根据情况，同时或逐渐开展危机干预工作。

4. *危机干预的方法*

（1）首先要取得受伤人员的信任和接纳，建立良好的沟通关系，稳定情绪。

（2）提供疏泄机会，鼓励他们把自己的内心情感表达出来，提供安全感，使其放松。

（3）对访谈者提供心理危机及危机干预知识的宣教，解释心理危机的发展过程，使他们理解目前的处境，建立自信，提高对生理和心理应激的应对能力，恢复心理平衡。

（4）根据具体事件采取不同的心理干预方法，解除疑惑，如开展心理疏导、认知矫正、放松训练、晤谈等，以改善焦虑、抑郁和恐惧情绪，减少过激行为的发生。

（5）调动和发挥社会支持系统（如家庭、社区等）的作用，鼓励多与家人、亲友、同事接触和联系，减少孤独和隔离，提供帮助和服务，解决实际困难。

（6）由合格的精神卫生专业人员进行专业心理急救、晤谈。

5. *危机干预技术要点*

（1）心理急救：开始与幸存者接触、交流，以非强迫性的、富于同情心的助人方式倾听、理解与应答幸存者，增进其安全感，使在情绪上被压垮或定向力失调的幸存者心理平静、情绪稳定、恢复定向。对需要给予关切和解释的问题，立即给予可能的确认和解释，使其释疑解惑。对当时存在的实际生活变化与困难尽可能给予协助解决。帮助幸存者与有关人员联系，包括家庭成员、朋友、老师或同学等，提供有关灾祸的信息，帮助联系有关服务部门等，使幸存者建立信心，看到希望。

（2）心理晤谈：通过系统的交谈来减轻压力的方法，个别或者集体进行，自愿参加。

帮助当事人在心理上、认知上和感情上消化创伤体验。集体晤谈以灾后 24～48 小时为理想的帮助时间，6 周后效果甚微。正规晤谈分 6 期，非常规场合操作时可以把第二期、第三期、第四期合并进行。

第一期——介绍期：指导者进行自我介绍，介绍集体晤谈的规则，仔细解释保密问题。

第二期——事实期：请参加者描述灾祸发生过程中他们自己及事件本身的一些实际情况，事件过程中的所见所闻，鼓励参加者发言，使大家明白事件真相。

第三期——感受期：讲述事件发生时的感受、目前的感受以及以前类似感受等。

第四期——症状期：描述自己的应激反应症状，如失眠、食欲不振、注意涣散、记忆下降、易发脾气、恐惧等。询问有何异常体验及对家庭、生活和工作的影响。

第五期——辅导期：提供准确的信息，讲解事件、应激反应模式，提高适应能力，提供服务的信息，提醒可能出现的问题，帮助自我识别症状。

第六期——恢复期：总结晤谈过程，回答问题，提供保证，讨论行动计划，强调小组成员的相互支持等。整个过程需 2 小时左右。但对于急性悲伤的人，如家中亲人去世者，不宜参加集体晤谈。

（3）松弛技术：除了那些分离反应明显者，对所有被干预者都应教会他们一种放松术，如呼吸放松、肌肉放松、想象放松等。

心理危机干预需要专家、政府、社区、媒体、群众等多方面共同参与，有领导、有组织地开展，才能使心理危机干预工作顺利进行。

六、少年军人的精神心理特点及其问题防治

少年是特指生命历程中介乎于童年和成年之间的阶段，在医学上主要指青春期，其特征性标志是性征的出现。它是一个反抗父母的行为模式的时期，同时对自我的把握不定，又没有完全脱离出生或生长的家庭。而军人职业较之于其他职业更具特色、更加严格。无论是哪国军人、哪个朝代，忠诚和牺牲是它的价值观。

虽然少年从学校走入军队却仍未从心理上真正成为军人，面对从学生到“社会人”的角色转换，对孩子来说是一个飞跃。现在的少年军人多是独生子女，从小到大的人生轨迹均由父母设计，独立处理问题的经验较少。虽然参军了，但潜意识里仍把自己当孩子，角色还未完成转换。这个时期青少年的典型特点就是变：生理上在变，孩子开始发育了；心理上也在变，不知从什么时候起，自己变得不再听话了，不愿意遵从成人的指挥，并且出现反感的心理。少年军人尽管自我意识发展了，但自我控制能力还很差，随着身心的成长发育，逐渐脱离对父母的依赖。从参军那一刻起他们要自己判断、解决自己所面临的新问题。

（一）少年军人的出现与培养

在国外，少年军校的兴起已经有很多年的历史，最早可以追溯到 1730 年的俄军少年军校，当时主要接收的是那些喜欢拼搏、爱好枪支弹药、具有军人潜质的男孩子和战争遗留下来的孤儿。通过学校的培训和战争的洗礼，使这些孩子逐渐具有了军人特有的气质。经过严格的训练，可以使部分少年军人在身体和心理方面都表现非常出色，为后来成为优秀特种兵和战功卓著的将军奠定基础。故而从某种意义上讲，最初少年军校的兴起，在培养军事人才、参加战争方面有不可磨灭的贡献。随着现代战争的需要，少年军校逐渐在各个国家发展壮大起来，而且对少年军人的要求也不断严格，需要完全健康的身体和心理。

（二）少年军人心理学

少年军人处于青春期身体加速发育阶段，生殖系统发育达到性成熟，而思想上开始脱离父母，独立自主，出现自我身份的校正以及情绪的相对独立，开始发展与其他少年军人或同学之间的亲密关系，但在逻辑推理、问题索解以及问题决策方面还未完全达到成人式的逻辑思考。相比之下，心理和社会适应能力则相对滞后，容易产生青春期心理卫生问题，如焦虑、抑郁、冲动以及其他不良习惯等。若不及时解决，可能对其以后的军事生活及军人气质塑造方面产生一定影响，故有必要了解一些常见的青春期心理行为问题。

1. 少年军人青春期心理变化特点　少年军人同其他青春期少男少女一样，心理变化很多，女孩比男孩更为明显些。在刚入军校时，这部分少年由于年龄偏小，生理方面处于青春期早期，往往保持着儿童的某些心理特征，较为幼稚。随着年龄的增长，第二性征的出现，开始对异性由疏远到产生爱慕。青春晚期后，思维进一步发展，可较有系统、合乎逻辑地掌握知识能力，理解能力不断提高，社会适应和辨别能力逐渐接近成人。但总的来说，青春期少年军人思想单纯，对自身出现的一些生理变化不够完全理解，社会经验较同年龄儿更为不足，更容易罹患青春期心理疾病。

2. 青春期焦虑症　焦虑症即焦虑性神经症，以焦虑情绪反应为主要症状，同时伴有明显自主神经系统调节紊乱。焦虑症是青春期最常见的心理问题，这个时期个体的发育加快，身心变化处于一个转折点。少年军人远离家庭，不再是父母身边的独生子女，当青春期来临的时候，其焦虑情绪较同龄儿明显。

少年军人随着第二性征的出现，开始畏惧自己在生理、形态方面产生的变化。女孩由于乳房发育而常表现为畏缩不前、不敢挺胸，月经初潮时则紧张不安；男孩出现遗精、性冲动等。长时间得不到正规的心理疏导，则可能产生恐惧、紧张、自卑、孤独，还可能诱发头痛、头晕、眼花、入睡困难、神经过敏或神经衰弱等，从而影响少年军人的日常军事训练和文化教育。故而需要尽早发现青春期焦虑症，避免误诊为其他内科或神经科疾病。合理的处理是以心理疏导为主，并配合适当的药物治疗。

3. 青春期抑郁症　少年军人日常较强的军事锻炼，很容易出现异乎寻常的情绪高涨和低落，故而需要一定的心理承受能力，但针对该阶段其自身实际年龄来说，这种承受能力是有一定限度的。尤其处于青春期阶段的少年军人，加上性成熟等方面因素，心理承受压力更大，很容易导致神经功能失调，发生抑郁症，病人可表现为情绪急剧地、长时间地低落，持续性紧张、焦虑、抑郁、内疚、恐慌、思维迟钝、动作和语言减少、躯体不适、睡眠障碍等生活状态，严重者对前途和未来悲观失望，甚至产生轻生念头。所以，防治少年军人青春期抑郁症是军事儿科少年保健的重点内容之一。首先应教导学员以冷静、镇定的态度对待自己青春期的性发育状态，要以积极乐观开朗的心态对待生活，多参加军事训练，多和同期的少年军人及上级指导员交流，及时做好自我调整，排遣心中的疑虑及不快。

4. 青春期综合征　青春期综合征是青少年特有的一种心理现象，少年军人作为一组特殊的群体，更容易罹患青春期综合征，其原因主要由于青春期特有的生理失衡和由此引发的心理失衡，主要表现因人而异，各具特色。长年的军事着装，少年军人可能特别羡慕现下社会流行的“偶像”服饰，但迫于军事纪律，又无能无力，只能在暗地里或休闲时偷偷试穿。一些少年军人更是对于自己的容貌特别敏感，如体胖、眼小、肤黑等，故而整天显得忧心忡忡、烦恼不已。进入青春期后，由于性神经功能失衡，常表现为对异性的言行举止过分敏感，性冲动频繁，难以用毅力克服手淫等不良习惯，长时间压抑则造成青少年的心理失衡，情绪波动大，在极度失望和沮丧的情况下，少年军人可能出现离队出走、归家，甚至自虐、轻生，干下不可挽回的莽撞之事。因此，少年军校的管理人员，要时常关注少年军人的思想动向，尽早发现并给予适当的心理安慰，要让学员正确评价自我并接纳自我，逐步提高受挫折的能力，了解生理卫生知识，正确处理性方面可能出现的问题，努力控制自己的消极情绪，用顽强的意志去克服自己的不良习惯，情绪乐观、积极向上，有意识地扩大人际交往的范围，使自己平稳健康地度过少年时期的军人生活。

5. 青春期饮食障碍　少年军人来到军校后膳食结构及饮食习惯较校外有很大改变，个人饮食嗜好在这里不能得到满足，而过着集体“伙食团”的生活，部分人就会出现厌食习惯，长此以往则影响生长发育。另外，青春期是少年军人人生中重要的过渡时期，也容易加重神经性厌食。部分少年军人，尤其是女性多见，盲目追求体型美，为了所谓的“苗条”身材而不惜节食，甚至不吃动物性食品和主食，把很多人体必需的营养素排除在食谱之外，久而久之，体重明显下降，身体虚弱，还可能出现一些精神神经症状或行为异常。当然，少年军人由于高负荷的体能训练，必然会导致消耗机体能量增多，需要高热量摄入，部分少年军人则出现“贪吃”现象，再加上青春期内分泌调节不稳定，体内性激素的作用，容易诱发肥胖症，结果必然影响日常军事体能训练，远期与成年后冠心病、高血压等慢性病发病有关。治疗方法以心理治疗为主，结合行为调节、膳食结构合理化指导，减少暴饮暴食，鼓励节律性饮食，引导青春期树立正确的审美观念，提倡健康美。

（三）少年军人社会认知变化特点

社会认知，又称社会知觉，是指主体对社会情境中有关他人、团体特性的及客观事物所具有的社会意义和价值的认识、评价或判断。少年军人泛指的是一类特殊的人群，其社会认知方面既表现有军人的气质，更遵循少年社会认知变化的一般特点。

1. 青少年的自我中心　青少年时期是一个在生理上和心理上都会产生重大变化的时期，在这一时期青少年会感觉自己总是受到别人的关注并且非常的与众不同，在医学上我们称之为青少年的自我中心。这种心理特征实际上是指青少年的高度自我意识，具体体现在两个方面：一是“假想观众”，即认为自己在干任何事的时候都有人随时关注着自己，同时非常注意别人对自己的评价，并产生对自己感受过分夸大的程度；二是“个人童话”，即将自己的意识强加于别人身上，要让别人表现出和自己一样的喜乐憎恶，认为自己是独一无二、与众不同的，如果自己喜欢某个人或某个物品，就会认为他人也应该喜欢这个人或这个物品，不允许别人存有异样的观点。自我中心在青少年早期达到高峰，这使得他们在对现实进行推理及分析判断时坚持按照个人意愿进行，不免与事实真相之间产生偏差，得出错误的结论。少年军校要充分认识青少年这一特点，对这种心理偏差的形成要抓住它形成的根源，教官们要从换位思考、移情训练、认知调整等不同角度去进行辅导，使表现有自我中心膨胀的学员达到自我同一性的良好效应。

2. 青少年观点采择的发展变化　观点采择能力是与自我中心相对立的个体心理特征，即去自我中心化。观点采择能力具体指个体能采取别人的观点并达到理解他人的思想与情感的一种认知技能，即能够认识到对同一事物或事件在别人的思维中可能会有不同观点和看法，并能通过换位思考来看待问题，对事实做出评价时就会更加客观而全面。观点采择能力在青少年的社会认知能力中居于核心地位，随着这种能力的提高，青少年社会交往能力就会得到很大的提高，并有利于建立良好的人际关系，推动青少年树立良好的道德观。少年军校作为少年军人人格培养的一个重要场所，在辅导学员时，既要充分警惕少年军人的自我中心膨胀，同时也要认识到少年军人这样一个特殊群体本身具有的观点采择能力，因势利导，教会他们做人、做事的道理，真正培养出新时期需要的军事人才。

（任榕娜　周　翊　徐　通　王永午　王建军　邹丽萍）

第八章　儿童营养保健学基础

第一节　儿童营养学基础

一、营养基础

（一）能量代谢

小儿所需能量来自饮食中摄取的供能营养素，包括蛋白质、碳水化合物和脂类。这些供能营养素在人体细胞线粒体内经生物氧化，由化学能转化为能量，供机体所需。儿童需要的能量主要包括以下五个方面。

1. *基础代谢*　指维持人体在空腹、清醒而安静的状态下，在环境 18～25℃时的能量所需，单位时间内每平方米体表面积所需的基础代谢能量称为基础代谢率（BMR）。儿童 BMR 较成人高 10%～60%，婴幼儿时期基础代谢的需要占总需能量的 50%～60%，随着年龄的增长，用于基础代谢的所需能量逐渐减少。1 岁内婴儿 BMR 约 230. 1kJ（55kcal）/(kg · d)，7 岁时 184. 1kJ（44kcal）/(kg · d)，到 12～13 岁时约 12. 5kJ（30kcal）/(kg · d)，已与成人相差不多。

2. *食物热力作用*　也称食物特殊动力作用。指摄取食物后数小时（6～8 小时）体内能量消耗的增加，主要用于食物消化、吸收、运转、代谢利用和储存。摄取不同食物引起的能量所需不一样，如进食蛋白质食物后，引起机体产生能量增加，大约相当于摄入蛋白质中所提供能量的 30%，而进食脂肪和碳水化合物则相当于 4%～6%。故婴儿时期以奶为主食，蛋白质较多，其食物特殊动力作用占所需总能量的 7%～8%，而进食混合饮食的年长儿则为 5%左右。

3. *活动消耗*　指用于肌肉一切活动的能量需要。这部分能量需要波动较大，与体格大小，活动强弱、类别、持续时间长短等密切相关，随年龄增加而增加。一般小婴儿因生活单调，活动较少，这方面能量消耗较少。而以后肌肉活动增多，在 1 岁以内为 62. 8～83. 7kJ（15～20kcal）/(kg · d)，到 12～13 岁时可达 125. 5kJ（30kcal）/(kg · d)。

4. *生长所需*　组织生长合成消耗能量为儿童特有，生长所需能量与儿童的生长速度成正比，即随年龄增长逐渐减少。1 岁以内婴儿生长发育最快，此项所需能量约占总需能量的 20%～30%。生后数月内的小婴儿这方面能量需要可达 167. 4～209. 2kJ（40～50kcal）/(kg · d)，1 岁时 62. 8kJ（15kcal）/(kg · d)，以后逐渐减少，至青春期又增加。

5. *排泄消耗*　每天摄入的食物不能完全消化吸收，剩余的未能消化吸收的部分食物就随粪便排出体外。食物中营养素被机体利用后的代谢产物也要从体内排出。在摄取混合饮食的婴幼儿，这方面损失的能量约占每日总能量的 10%以下，丧失能量 33～46kJ（8～11kcal）

/（kg·d）。

上述5项所需能量的总和就是能量的总需要量。一般1岁内婴儿约460.2kJ（110kcal）/（kg·d），以后每3岁减去41.8kJ（10kcal），至15岁时为251kJ（60kcal）/（kg·d）。

（二）宏量营养素

1. *糖类* 为供能的主要来源，主要来源于粮谷类和薯类食品。2岁以上儿童膳食中，糖类所产的能量占总能量的55%～65%。充分保证糖类摄入，提供合适比例的能量来源非常重要。

2. *脂类* 包括脂肪（甘油三脂）和类脂，是机体的第二供能营养素。必需脂肪酸主要来源于植物，亚油酸主要存在于植物油、坚果类，亚麻酸主要存在于绿色蔬菜、鱼类脂肪及坚果，母乳含有丰富的必需脂肪酸。脂肪供能占总能量的比例：6个月以下婴儿45%～50%，6个月至2岁为35%～40%，2～7岁30%～35%，7岁以上25%～30%。

3. *蛋白质* 除需要8种必需氨基酸外，组氨酸、胱氨酸、酪氨酸、精氨酸和牛磺酸等也很重要。优质蛋白质主要来源于动物和大豆蛋白质。蛋白质主要功能是构成机体组织和器官的重要成分，次要功能是供能，占总能量的8%～15%。婴幼儿生长旺盛，应保证蛋白质的供应，优质蛋白质应占50%以上。

为满足儿童生长发育的需要，应首先保证能量供给，其次是蛋白质。宏量营养素应供给平衡，比例适当。

（三）微量营养素

1. *矿物质*

（1）常量元素：指人体含量大于体重0.01%的各种元素，如钙、钠、磷、钾等。其中钙的需要最多，婴儿期钙的沉积高于生命中的任何时期。乳类是钙的最好来源，大豆是钙的较好来源。

（2）微量元素：体内含量很低，小于体重的0.01%，需要通过食物摄入，具有十分重要的生理功能，如碘、锌、硒、铜、钼、钴、铁、镁等，其中以铁、碘、锌等缺乏最为常见。必需微量元素是酶、维生素必需的活性因子，构成或参与激素的作用，参与核酸代谢。

2. *维生素* 维生素是维持人体正常生理功能所必需的一类有机物质，机体内含量极微，但作用重要。维生素可分为脂溶性和水溶性两大类，对儿童来说维生素A、D、C、B_1是容易缺乏的维生素。

（四）其他膳食成分

1. *膳食纤维* 主要来自植物的细胞壁，为不被小肠酶消化的非淀粉多糖。膳食纤维可以吸收大肠水分，软化大便，增加大便体积，促进肠蠕动等，还可以降解胆固醇，改善肝代谢，预防肠萎缩。婴幼儿可从谷类、新鲜蔬菜、水果中获得一定量的膳食纤维。

2. *水* 儿童水的需要量与能量摄入、食物、肾功能成熟度、年龄等因素有关。婴儿新陈代谢旺盛，水的需要量相对较多，为150ml/（kg·d），以后每3岁减少约25ml/（kg·d）。

二、婴儿喂养

(一) 母乳喂养

是指婴儿出生以后用母乳喂养至4~6个月，是一种最自然合理的喂养方式。

1. 人乳的特点　人乳是满足婴儿生理和心理发育的天然最好食物，对婴儿的健康生长发育有不可替代的作用。人乳的特点如下。

(1) 营养丰富：人乳营养生物效价高，易被婴儿利用。人乳含必需氨基酸比例适宜，凝块小；含蛋白为乳清蛋白，促乳糖蛋白形成；人乳酪蛋白少，易消化吸收；人乳中宏量营养素产能比例适宜；乙型乳糖含量丰富，有利于脑发育、肠消化等；人乳含不饱和脂肪酸多，利于脑发育；人乳电解质浓度低、蛋白分子小，适宜婴儿肾发育；人乳矿物质比例适宜（钙、磷比例2:1），易于吸收，利用率高；人乳中维生素D、K含量较低。

(2) 生物作用：人乳缓冲力小，不影响胃液酸度；含有不可替代的免疫成分，如SIgA、免疫活性细胞、乳铁蛋白、溶菌酶及补体等；含生长调节因子，如牛磺酸、激素样蛋白，以及干扰素等。

(3) 其他特点：母乳喂养经济、方便、温度适宜，还可增进母子情感，有利于婴儿心理健康发育。母乳喂养可加快乳母产后子宫复原，减少再受孕机会。

2. 人乳的成分变化

(1) 各期人乳的成分：初乳为孕后期与分娩4~5日的乳汁，5~14日为过渡乳，14日以后为成熟乳。初乳量少，每日15~45ml；初乳含脂肪较少，而蛋白质较多；初乳中维生素A、牛磺酸和矿物质的含量颇丰富，对新生儿的生长发育和抗感染能力十分重要。随着哺乳时间的延长，蛋白质和矿物质含量逐渐减少。

(2) 哺乳过程的乳汁成分变化：每次哺乳过程乳汁的成分亦随时间而变化。如将哺乳过程分为三部分，即第一部分乳汁脂肪低而蛋白质高，第二部分乳汁脂肪含量逐渐增加而蛋白质含量逐渐降低，第三部分乳汁中脂肪含量最高。

3. 建立良好的母乳喂养

(1) 产前准备：保证孕母合理营养，孕期体重增加适当，母体可储存足够脂肪，供哺乳能量的消耗。

(2) 乳头保健：孕母在妊娠后期每天用清水擦洗乳头，乳头内陷者用两手拇指从不同的角度按压乳头两侧并向周围牵拉，每日数次；哺乳后可用挤出少许乳汁均匀涂在乳头，对乳头表皮有一定保护作用，可避免乳头皲裂和内陷。

(3) 尽早开奶，按需哺乳：应尽早开奶（产后15分钟至2小时内），可以减轻婴儿生理性黄疸，同时还可以减少生理性体重下降、低血糖的发生。吸吮乳头可促进乳汁分泌，0~2个月的小婴儿应每日多次、按需哺乳，有力吸吮使乳头得到多次刺激，反射性地促进乳汁分泌增加。

(4) 促进乳房分泌方法：吸乳前让母亲先湿热敷乳房，促进乳房血液循环流量。2~3分钟后，从外侧边缘向乳晕方向轻拍或按摩乳房，促进乳房感觉神经的传导和泌乳。两侧乳房应先后交替进行哺乳，每次哺乳应让乳汁排空。

(5) 正确的喂哺技巧：包括如何唤起婴儿的最佳进奶状态，如哺乳前让婴儿用鼻推压或舔母亲的乳房，哺乳时婴儿的气味、身体的接触都可刺激乳母反射性地分泌乳汁。

（6）保持乳母心情愉快：保持乳母的身心愉快和充足的睡眠，避免精神紧张，可促进泌乳。

4. 不宜哺乳的情况　凡是母亲感染HIV、患有严重疾病应停止哺乳，如慢性肾炎、糖尿病、恶性肿瘤、精神病、癫痫或心功能不全等。母亲感染结核病，但无临床症状时可继续哺乳。乳母患急性传染病时，可将乳汁挤出，经消毒后哺喂。乙肝病毒携带者并非哺乳的禁忌证。

（二）部分母乳喂养

是指同时采用母乳与配方奶或兽乳喂养婴儿的一种方法，也称混合喂养，有两种方法。

1. 补授法　适宜4~6个月内婴儿，用配方奶或兽乳补充母乳喂养。补授时，一般喂哺次数不变，每次先哺母乳，将两侧乳房吸空后再以配方奶或兽乳补足母乳不足部分。

2. 代授法　母乳喂养婴儿至4~6个月龄时，为断离母乳开始引入配方奶或兽乳时采用。在某一次母乳喂养时，有意减少哺喂母乳量，增加配方奶量或兽乳，逐渐替代此次母乳量，依此类推直至完全替代所有母乳。

（三）人工喂养

是指4个月以内婴儿由于各种原因不能进行母乳喂养时，完全采用动物乳，如牛乳、羊乳、马乳等喂哺婴儿的一种方法。

1. 牛乳的特点　人工喂养时常用牛乳，但成分不适合婴儿。牛乳的主要特点有：

（1）乳糖含量低：牛乳中的乳糖含量低于人乳，主要为甲型乳糖，有利于大肠埃希菌的生长。

（2）宏量营养素比例不当：牛乳蛋白质含量较人乳为高，且以酪蛋白为主，易在胃中形成较大的凝块；牛乳的氨基酸比例不当；牛乳脂肪颗粒大，且缺乏脂肪酶，难以消化，不饱和脂肪酸低于人乳。牛乳含磷高，易于酪蛋白结合，影响钙的吸收。

（3）肾负荷重：牛乳含矿物质比人乳多3~3.5倍，增加婴儿肾脏的溶质负荷，对婴儿肾脏有潜在的损害。

（4）缺乏免疫因子：牛乳缺乏各种免疫因子，牛乳喂养的婴儿患感染性疾病的机会较多。

2. 牛乳的加工

（1）配方奶粉：以牛乳为基础，使得宏量营养素成分尽量“接近”人乳，使之适应于婴儿的消化能力和肾功能，如降低其酪蛋白、无机盐的含量等；添加一些重要的营养素，如乳清蛋白、不饱和脂肪酸、乳糖；强化婴儿生长时所需要的微量营养素如核苷酸、维生素A、D，β胡萝卜素和微量元素铁、锌等。使用时按年龄使用。一般市售配方奶粉有统一规格的专用小勺。

（2）加工后的全牛乳：无条件选用配方奶而采用兽乳喂养婴儿时，必须加工改造后才能喂哺婴儿。加工改造的方法是加热、加糖和水。加热，煮沸可达到灭菌的要求；加糖，主要是改变牛乳中宏量营养素的比例，利于吸收，软化大便，一般每100ml牛乳中加蔗糖5~8g；加水，可降低牛乳中矿物质、蛋白质浓度，减轻婴儿消化道、肾负荷。稀释奶仅用于新生儿，生后不满2周可采用2:1奶，以后逐渐过渡到3:1或4:1奶，满月即可用全奶。

（3）奶量的估计：配方奶量的估计：一般市售婴儿配方奶粉100g供能500kcal，婴儿能量需要量约100kcal/(kg·d)，故需婴儿配方奶粉20g/(kg·d)可满足需要。全牛乳摄入量估计：100ml 全牛奶 67kcal，8% 糖牛乳 100ml 供能约 100kcal，婴儿的能量需要量为 100kcal/(kg·d)，婴儿需 8% 糖牛乳 100ml/(kg·d)。全牛奶喂养时，因蛋白质与矿物质较高，应两次喂哺之间加水，使奶与水量（总液量）达 150ml/(kg·d)。

3. 其他兽乳　除牛乳外，羊乳、马乳等也可作为喂哺婴儿的乳汁。羊乳的营养价值与牛乳大致相似，缺点是含叶酸和维生素 B_{12} 较牛乳少，长期饮用易发生巨幼细胞性贫血。马乳的蛋白质和脂肪含量少、能量低，不宜长期喂哺婴儿

4. 代乳品　在缺乏母乳又无法获得牛乳、羊乳等乳制品喂哺婴儿时，也可应用大豆、花生、禽蛋等动植物蛋白质，加上其他营养素合理调配成代乳品喂哺婴儿。乳量不足时，以代乳品作为补充。主要代乳品包括豆浆及豆代乳粉、鱼肌蛋白及其他植物性蛋白。

（四）婴儿食物添加

1. 婴儿食物添加目的　主要是补充母乳和牛乳质量的不足，从哺流质饮食过渡到固体食物，逐渐使婴儿适应一般混合膳食，为断去母乳做准备。

2. 婴儿食物添加原则

（1）从一种到多种：先试喂一种新食物，待适应后再试另一种。一种新食物一般需经 7~10 天才能适应。每个婴儿对食物的好恶和适应快慢不一样，必须按具体情况，持平和心情耐心坚持尝试。如有呕吐、腹泻等情况，应暂停喂哺。

（2）从少量到适量：添加新尝试食品，应从少量开始，逐渐增量。如添加蛋黄应从 1/4 个起试喂，3~5 天逐渐增加到 1/3~1/2 个，再 1~2 周增加到 1 个。

（3）从稀到稠：同样一种食物，应先从较稀薄的形式喂起，逐渐加稠。如大米食品，从米汤到稀粥，再到软饭。根据婴儿的发育情况逐渐使之适应，增加稠度就是同样容积内大米量增多，摄入营养素和能量也增加。

（4）从细到粗：当婴儿咀嚼吞咽能力较好时，试喂固体食物，应以细软的半固体食物，随着婴儿乳牙萌出，咬嚼吞咽能力增强，食物逐渐增粗。如喂蔬菜等食物，可先从菜汤喂起，到细菜泥、粗菜泥到煮烂的碎菜、菜丝、菜块，到较大孩子和成人吃的整棵菜。

（5）食物添加时期：尝试新的食物应在婴儿健康不生病时进行，天气炎热时也不宜给婴儿变换食物品种过多，以免不能适应，发生消化不良。

3. 过渡期食物　是除母乳或配方奶（兽乳）外，为过渡到成人固体食物所添加的各种营养素的泥状食物（半固体食物）（表 8-1-1）。给婴儿引入食物的时间和过程应适合婴儿的接受能力，保证食物的结构、口味等能够被婴儿接受。

表 8-1-1　主要过渡期食物

月龄	食物性质	食物种类
4~6 个月	泥状食物	菜泥、水果泥、含铁配方米粉、蛋泥、鱼泥、牛奶、配方奶
7~9 个月	末状食物	稀（软）饭、烂面、菜末、蛋、鱼末、豆腐、肉末、肝泥、水果
10~12 个月	碎食物	稀饭、烂面、碎肉、碎菜、蛋、鱼虾肉、鸡鸭、豆制品、水果

三、儿童饮食

（一）幼儿饮食安排

幼儿生长速度减慢，进食相对稳定，较婴儿旺盛的食欲相对略有下降。幼儿膳食中各种营养素和能量的摄入需满足该年龄阶段儿童的生理需要，蛋白质每日 40g 左右，其中优质蛋白应占总蛋白的 1/3～1/2。蛋白质、脂肪和碳水化合物产能之比为 10%～15%∶25%～30%∶50%～60%。膳食安排需合理，四餐（奶类 2，主食 2）二点为宜。频繁进食、夜间进食、过多饮水均会影响小儿的食欲。

（二）学龄前儿童饮食安排

3～6 岁儿童的生长发育渐趋平稳，活动范围扩大，强度增强，消化吸收功能接近成人。能量需求为 376. 6kJ（90kcal）/(kg · d)，蛋白质需要量较婴儿降低，占总能量的 12%～14%，碳水化合物为能量主要来源，占总能量的 55%～60%，脂肪供能为 25%～30%。膳食基本上与成人相同，仅主食中粮食的摄入量较成人少，软饭转为米饭，应避免过于坚硬、油腻以及太刺激性、太酸辣的食品。注意膳食平衡，花色品种多样，荤素搭配，粗细粮交替。每日三餐一点，进食间隔以 4 小时为宜，早中晚三餐热量的分配以早餐 20%～25%，午餐 35%，晚餐 25%～30%，午后点心 10%～15% 较为合适。

（三）学龄期儿童膳食安排

7～13 岁小学生生长发育速度减慢，比较平稳。7～9 岁每日能量需要量为 9240kJ（2200kcal），10～12 岁男生 10920kJ（2600kcal），女生 9828kJ（2200kcal）；7～10 岁蛋白质每日需要 60g，10～13 岁为 70g。需要大量矿物质，尤其是钙，需要供应充足。膳食应平衡和多样化，主食除米面外，可经常加小米、玉米、大麦、燕麦等。动植物都要有，荤素相配、干湿都有，多供给乳类、豆制品。三餐能量摄入基本按早餐占总能量的 20%～25%，午餐 35%，午后点心 10%～15%，晚餐 30%。必须强调早餐要吃好，量足质优，除稀粥外一定要吃干食，要进食一定量动物性食物，保证足够能量和优质蛋白质。午餐应吃饱，量足质好，支持下午活动。晚餐宜吃少，饭菜要清淡，量不宜过多。

四、营养评价

对儿童从饮食中摄取的营养物质与儿童的生理需求之间是否合适进行评价。通过营养评估，及时发现问题，调整饮食，使儿童能获得足够和合适的营养，维持生命活动和正常生长发育，以保证儿童身心健康。儿童营养状况评价包括以下几个方面。

（一）临床评估

是最常用的、最基本的评估方法，可大致了解营养状况，极为实用。主要步骤包括病史询问、体格检查和治疗性试验。

（二）生长发育指标评估

通过测量儿童生长发育常用指标如体重、身高（长）、头围、胸围、中上臂围、皮下脂肪厚度等，了解儿童一般营养状况，尤其是定期系统测量、监测这些指标，将自身前后测量数据进行比较或与其他地区同龄同性别儿童的平均值相比较，对估计该儿童或某一群体儿童的营养状况十分有用。

（三）实验室指标评估

用于了解机体某种营养素的储存、缺乏水平。生化指标测定：测定儿童血液、尿液，以及组织中各种营养素或其代谢产物及其他有关化合物的水平，以了解此种营养素被儿童吸收和利用情况，用以评估儿童的营养状况。实验室生化指标异常往往早于临床症状或体征，有利于早期诊断。生理功能测定：生理功能异常在营养状况变化时，往往出现于实验室生化检查改变之后，但可在临床症状出现之前。但需要一定设备，结果特异性也较差。

（四）营养调查和评估

营养调查是了解和评估儿童营养状况常用的方法，可按工作要求选择不同的方法。常用称重法、询问法、记账法。营养评估内容包括能量与营养素摄入量与全国推荐供给量比较、蛋白质供给质量评估、脂肪来源评价、产能营养素之间的平衡、三餐供能量比例、膳食卫生和饮食习惯评估。

（徐　通　王永午）

第二节　儿童保健学基础

一、不同年龄儿童的保健重点

（一）胎儿及围生期保健

胎儿期和围生期保健是通过对母亲孕期的系统保健，使胎儿在宫内健康生长发育，最终达到安全分娩和降低围生期发病率及死亡率，减少致残性损伤，提高存活者健康水平。

1. *孕妇定期产前检查*　预防遗传性疾病、先天性发育不全和低出生体重等，预防孕期感染、妊娠高血压、流产、早产、异常产等，防治孕母心肾疾病、糖尿病、慢性病等。

2. *保证孕期营养*　孕后期胎儿的生长发育加快，应重视饮食的质和量，合理安排饮食，以保证胎儿生长发育所必需营养素，补充铁、钙、维生素等，保证胎儿的发育。

3. *加强孕期用药管理*　妊娠期间不要随便用药，特别是激素、抗生素、对肝肾有毒药物等，以免胎儿中毒，影响胎儿生长发育，甚至发生畸形。

4. *避免接触有害物质*　孕母在孕期尤其在胎龄16周之前，尽量避免接触放射线、甲醛、铅、汞、苯及有机磷农药等毒物，不要吸烟、饮酒。

5. *减少异常产*　通过遗传咨询、产前诊断、染色体检查、新生儿疾病筛查等，降低异常产、早产、宫内生长迟缓、新生儿窒息和感染等的发生率，及时发现先天性疾病。

6. *加强围生期保健*　及时处理产伤、窒息、滞产、感染、出血等，合理安排作息时间，加强新生儿的护理、喂养、保暖，及早开始母乳喂养等。

（二）新生儿期保健

新生儿脱离母体后28天为新生儿期。需要有一个适应新环境的过程，才能维持其生存和健康发展。第一年婴儿死亡中有2/3死于新生儿期，尤以第一周最高，是新生儿保健的重点。新生儿疾病要早发现、早诊断、早治疗。主要内容有以下几方面。

1. *出生护理*　新生儿生后要迅速清理口腔，保证呼吸道通畅；严格消毒，结扎脐带；记录新生儿出生时评分、体温、呼吸、心率、体重、身长和性别；生后观察6小时，正常者进入母婴同室，尽早喂母乳。病危者进入重症监护室治疗。

2. 母乳喂养　是最佳的喂养方法，要大力提倡和宣传母乳喂养的优点，教授哺乳的方法和技巧，鼓励和支持母乳喂养。吸吮力弱的婴儿可将母乳挤出，用滴管哺喂。如确系无母乳或母乳不足者，则指导正确的人工喂养方法。

3. 保暖　新生儿房间应阳光充足，温度和湿度适宜。寒冷季节和低体重儿要特别注意保暖，预防硬肿症的发生。应指导家长正确使用热水袋或代用品保温，防止烫伤。寒冷季节保暖时要保证新生儿呼吸通畅，不要捂住口鼻，防止发生捂热综合征。

4. 日常护理　教家长为婴儿洗澡或清洁皮肤，进行、眼、口、鼻、外耳道、臀部和脐部的护理，指导家长观察婴幼儿的精神状态、食欲、面色、体温、睡眠、活动和大小便等。衣服、被褥和尿布要柔软，并保持干燥和清洁。

5. 预防疾病和意外　婴儿的用具要专用，食具每次用后消毒。哺乳和护理前应洗手，护理动作要轻柔、敏捷、有序。注意安全防护，避免发生烫伤、碰伤等意外事故。避免与感冒亲友接触，接触时一定要戴口罩。婴儿两周后可口服维生素 D，预防佝偻病。

6. 促进亲子间的情感　父母要多与婴儿接触、抚摸、说话、亲抱等交流感情。在交流中婴幼儿常常会有微笑、安静、发声、满足、舒适等良性心理反应，大大有利于婴儿心理的健康发展。

（三）婴儿期保健

从生后 28 天到 1 周岁为婴儿期，又称乳儿期。其特点为：生长发育迅速，周岁体重达出生时的 3 倍，身长为 1.5 倍。对营养的需求量相对较高，容易发生营养和消化紊乱。来自母体的抗体逐渐减少，各种感染和传染性疾病发病率逐渐增加。保健措施有以下几方面。

1. 科学喂养　坚持母乳喂养至少 6 个月，10 个月开始断母乳，加牛奶。喂母乳或牛奶 4~6 个月后，应逐渐添加辅食，从米粉、蛋黄、鸡蛋、鱼、肝、蔬菜泥、果泥、谷物等逐步添加，由少到多、从稀到稠、由细到粗。添加新品种食物，均应观察 3 天以上，若无腹泻或皮疹等过敏现象，再添加另一种食物。

2. 定期体检　应按儿童保健手册的规定，按时定期进行健康体检。一般出生后 42 天进行第一次体检，3、6、9、12 个月时再进行健康复查，动态监测婴儿体格发育，学会使用生长曲线图和简明智力检查表，以便早期发现问题，早期干预，避免发生营养不良、贫血、佝偻病、肥胖、智力发育迟缓、包皮包茎等疾病，促进小儿健康成长。

3. 早期教育　让婴儿多看、多听、多触摸，多接触周围的环境，经常用带有声、光、色的适当玩具刺激婴儿的感官，促进婴儿听觉、视觉等感知觉的发育。家长应多与婴儿说话、玩耍，进行感情交流，多给予关心、照顾、爱抚，培养孩子良好的情绪。父母可按医生指导，结合婴幼儿月龄有计划地进行智力和体格训练，促进婴幼儿智能发育。

4. 注意卫生　注意口腔卫生，正确使用奶瓶，乳牙萌出后要清洁口腔，保护乳牙。从 6~7 个月起鼓励孩子学吃较粗硬的食物，如馒头、饼干，锻炼咀嚼能力。加强皮肤护理，保持皮肤清洁卫生，大小便后要及时更换尿布，清洗臀部，预防发生尿布皮炎。养成洗手、洗脸、洗澡等卫生习惯。

5. 日常活动　应经常带婴儿到户外活动，呼吸新鲜空气和晒太阳，以增强体质，预防佝偻病。鼓励婴儿爬行和行走，做被动体操等。大小便训练，培养良好的排便习惯。

婴儿的衣服应宽松、简单，以利于脱穿和四肢活动，衣服和尿布需用柔软、吸水性强的棉布。婴儿睡眠前应避免过分兴奋，选择安全的睡眠姿势，侧卧是安全舒适的，但要注意两侧经常更换，以免面部及头部变形。避免婴儿不良吸吮习惯的形成，如吐舌头、咬玩具等。

6. 预防感染　家长应按婴儿期的计划免疫程序，按时进行预防接种；培养婴儿良好的卫生习惯，如每日洗澡、勤换衣裤；使用尿布或纸尿裤，保持会阴皮肤清洁，避免泌尿系统感染。预防疾病，防止意外，促进生长发育；完成基础计划免疫；促进感知觉的发展，加强体格锻炼。

（四）幼儿期保健

1~3 岁为幼儿期，此期体格发育减慢，活动范围扩大，好奇多问，模仿性强，智能发育加快，具有较大可塑性，要注意生活习惯的养成和性格品质的培养。具体保健措施有以下几方面。

1. 开展早期教育　家长要多与幼儿说话、交流，可结合图片、实物，通过念、讲和唱歌等活动教会婴幼儿说话、表达和交流。如果 3 岁仍然不会说话，或构音不清等为语言发育迟缓。家长可利用玩具、游戏、日用品、图画、身体名称等多种身边材料对孩子进行早期教育，发展幼儿的语言、认知、思维和想象能力，促进幼儿智力发育。

2. 培养生活能力　家长可有意识地为幼儿安排规律生活，培养独立生活能力和养成良好的生活习惯，如进食、睡眠、大小便、穿衣、穿鞋、洗手、沐浴、游戏和户外活动等，为进幼儿园适应独立生活做准备。此期孩子的坚持性和注意力持续时间较短，学习活动时间不宜过长，一般为 15 分钟左右。

3. 防止意外伤害　家长不能将易吞的东西，如瓜子、花生、纽扣、钱币等，放在幼儿能触及的地方，防止异物吸入引起窒息；不宜让幼儿独自外出或留在家中，以免发生事故；应避免幼儿活动环境中有致烫伤、跌伤、创伤、触电、溺水等的安全隐患，如热水、明火、刀剪、电插座、水池等都应远离孩子。

4. 合理安排膳食　虽然幼儿的膳食内容已接近成人，奶、蛋、鱼、肉、蔬菜、水果、米饭、面食、豆制品等样样都可以吃，但家长仍应单独为幼儿制作三餐，外加点心。烹调需切碎煮烂，调配要平衡合理，味道应好吃可口，花样宜经常变换，不宜吃油腻、煎炸、酸辣及刺激性食物，不吃过多零食和色素饮料，要习惯喝白开水。

5. 定期健康检查　幼儿每 3~6 个月应进行一次体格检查，预防龋齿、营养不良与肥胖，筛查听力、视力、智力异常，便于及时纠正。家长应继续按照儿童免疫规划程序完成幼儿期疫苗接种，还可按当地的疾病流行情况及自我保健需求，选择性地让幼儿接种乙脑、流脑、风疹、腮腺炎、水痘、肺炎和流感等疫苗。

（五）学龄前期保健

3~6 岁为学龄前期。此期儿童的体格生长较稳定，每年体重平均增加 2kg，身高长 5~7cm。智力发育很快，独立活动范围扩大，求知欲强，是性格形成的关键时期。儿童大多进日托幼儿园。

1. 做好早期教育　学龄前期儿童好学好问，家长应因势利导，耐心解答，不要敷衍或胡乱回答。应按照儿童智能发育的特点，安排适合的教育方法与内容，不要强迫文化学习。从小培养优良的品质，养成良好的生活、卫生、学习和劳动习惯，为入学做好准备。

2. 促进思维发展　这 3~4 年过程中，小儿的思维变化较大，主要通过游戏实践来促进其发展，例如角色性游戏，扮演各种人物来认识社会，丰富想象力，提高综合思维能力。不要过于溺爱，要让孩子学会分享，提高心理素质，培养健康性格。

3. 做好入学前准备　培养儿童生活自理和喜爱学习的习惯，做好上小学的思想准备，学会文具的应用等。有条件的家庭都应该把孩子送进幼儿园去接受系统的启蒙教育，并使其由家庭或托儿生活转入集体、伙伴生活，为进入小学打好基础。

4. 进行安全教育　学龄前期儿童活泼好动，不知危险，容易发生跌伤、烫伤、溺水、刀伤、坠楼等意外事故，平时要加强安全教育，不要让其单独去危险场所，不要玩火、玩刀、玩水等，不要与人拥挤，预防意外事件的发生。

5. 安排平衡膳食。

6. 定期体检　每年至少体检 1 次，必须检查儿童的视力、听力和牙齿，以便早期发现弱视。

（六）小学儿童保健

儿童从 6～7 岁起至 11～13 岁进入青春期前为我国的小学教育时期，此期除生殖系统外，身体各组织系统都已逐步发育成熟，智力发育迅速，学习能力大为提高，社会活动范围逐渐扩大，开始关注异性，抵抗力逐渐增强，传染病明显减少。此期，要注重培养良好的道德品质，为他人服务的崇高理想。

1. 培养道德品质　小学生是良好品德形成的重要时期，要加强社会主义道德教育，提倡爱祖国、爱人民、爱劳动、爱公物、爱集体的道德观念，从小养成有礼貌、讲卫生、守纪律、孝父母、敬老师、助他人的优良品质，成为建设社会主义祖国的接班人。

2. 加强体格锻炼　小学开始按规定设立体育课程，通过体育锻炼，激发学生的运动兴趣，养成体育锻炼的习惯，形成勇敢顽强的意志品质和集体精神，使学生在德、智、体、美、劳方面健康和谐地发展，成为社会主义现代化建设需要的高素质劳动者。

3. 注意营养卫生　小学阶段独立活动能力逐步加强，可以接受成人的大部分饮食。营养原则为保证早餐吃好，中餐吃饱，少吃零食，清淡饮料，控制食糖，粗细荤素合理搭配，平衡营养，不偏食、挑食，注意卫生，防止食物中毒，重视户外活动，避免发胖。

4. 做好疾病预防　每年 1 次体检，做好疾病预防，防止近视、龋齿、肠道疾病、结核病、贫血、营养不良、肥胖症、脊柱畸形的发生。养成饭前便后洗手的卫生习惯，做到不随地吐痰、不乱抛垃圾，保护环境卫生，减少疾病发生。

5. 进行安全教育　小学生活动范围扩大，自我保护能力不足，特别要加强安全教育，防止各种安全事故的发生，包括交通伤、溺水、触电、食物中毒、煤气中毒、劳动和体育事故、外伤、烧伤以及各种意外事件等。

6. 安排作息时间　合理安排小学生作息时间，有规律地生活、学习和劳动，有利于提高学习效果和信心，小学生上课、自修、劳动和集体活动时间每天 6 小时，睡眠时间要保证 9～10 小时，其他时间为进食、游戏、休息等，要保证有 1 小时午休时间。

（七）青春期保健

青春期儿童正处在我国的中学时期，此期身体发生急剧变化，体格发育突然加快，生殖系统发育成熟，具有明显不同的男女特征，出现精神、心理、行为等方面的变化，要求自主、自由、独立的愿望日益增强。保健重点有以下几方面。

1. 培养良好的心理行为　培养好学、乐观、友爱、团结、勇敢、顽强、尊长、敬师的良好心理行为。青春期常见的心理行为问题包括神经衰弱、注意缺陷、多动障碍、学习成绩下降、抑郁、焦虑、强迫症、自杀倾向等，需要积极防治。

2. *进行青春期性教育* 要正确回答青少年及其家长所面临的有关青春期体格发育、性发育特点等问题，加强青春期性知识、性心理、性道德的教育、咨询与指导，包括青春晚期避孕知识的教育与指导。正确处理青年男女之间的关系，避免早恋、早孕。

3. *鼓励参加社会活动* 要积极鼓励青少年参加社会公益活动、义务劳动，扩大他们的视野。经常开展不同形式的文艺体育活动和各种比赛，增进友谊，增强体质，活跃生活，促进他们德、智、体全面发展。

4. *加强有关疾病防治* 青少年应每年进行一次全面体检，包括传统的体检、体格智能的评估和社会心理方面的健康状态。对青春期生长异常、性早熟、青春发育延迟、矮小、月经病、青春期饮食障碍、厌食症、肥胖症、多动症、抽动症、包皮包茎等，进行及时诊疗与保健指导。

5. *加强饮食生活指导* 要指导合理饮食、平衡膳食，不要偏食挑食，不要暴饮暴食，避免过胖与过瘦。避免吃含雌激素多的食品，防止女孩性早熟，男孩性发育不良。女子不要束胸、拔眉、扎耳、穿高跟鞋等，男子不要拔胡须、咬指甲、吸烟、酗酒等。

二、儿童保健的主要措施

（一）日常护理

对小儿的护理是儿童保健、家长日常照顾的内容，良好的护理与婴幼儿健康密切相关，年龄越小，护理越重要。

1. *居室* 室内应阳光充足、通气良好，冬季室内温度保持在20℃左右，夏季室温保持在27℃左右，湿度保持在55%~60%。哺乳期婴儿应母婴同室，便于母亲哺乳和照顾婴儿。3岁以后可以锻炼独自居室。患病者、吸烟者不要进入小儿居室，尤其是新生儿、早产儿的居室。居室应经常打扫，不养宠物和花草，保持清洁卫生。

2. *衣着* 应穿浅色、纯棉、柔软、宽松的纯棉织物，要便于穿脱。襁褓不应紧裹，要让婴幼儿自由活动，下肢保持屈曲姿势有利于髋关节的发育。冬季不宜穿过多、过厚，以免影响四肢循环和活动。婴儿穿连衣裤或背带裤，不穿松紧腰裤和袖衣，以免影响胸廓发育。孩子能表达、自控大小便时可以不穿开裆裤。

3. *尿布* 尿布应用旧的、吸水好的棉织品，尿湿以后应及时更换，避免发生尿布皮炎和臀红。一次性尿布可以在外出时或晚上睡眠时临时应用，时间不宜过长，排大便以后也要及时换掉，臀部用温水洗干净。存放新生儿尿布、衣物的衣柜内不宜放置樟脑丸，以免发生新生儿溶血。

4. *皮肤* 儿童皮肤薄嫩，容易感染、外伤，要注意清洁卫生，经常清洗。冬天要保暖，避免冻伤；夏天要避免暴晒、虫咬等，防止烫伤、咬伤。婴儿护肤品要买专用的，避免应用有激素、刺激性大的护肤用品。

（二）合理喂养

1. *大力提倡母乳喂养* 母乳是婴儿最好的营养品，方便经济，是婴儿的主食，应鼓励母乳喂养至少6个月，6个月以后可以加辅食，10个月以后可以开始断奶，加牛奶。1岁以后母乳已经不是主食，可以完全断乳。

2. *及时添加辅食* 一般在婴儿4~6个月以后，可以逐渐添加辅食，从米汤、米粉、蛋黄、鸡蛋开始，再加鱼泥、肝泥、菜泥、果泥等，以后加豆腐、肉泥、肉松、虾泥、鸡肉、稀饭、面食、蛋糕等。1 岁以后辅食成为主食，牛奶只能作为辅食。

3. 合理调配膳食　营养是保证儿童生长发育及健康的先决条件，及时对家长和有关人员进行合理调配膳食的指导，食物品种要多样，调配要均衡合理，少吃有雌激素、塑化剂、添加剂的食物，要吃新鲜菜果和绿色食品。

（三）习惯养成

1. 睡眠习惯　应从小培养儿童有规律的睡眠习惯。儿童居室应安静、光线柔和，睡前避免过度兴奋，作息时间应相对固定，保证充足睡眠时间，3 岁以后培养独自睡觉。婴儿可利用固定乐曲催眠入睡，不要养成拍、摇、抱或用喂哺进行催眠的不良习惯。

2. 进食习惯　按时添加辅食，食物要多样性，避免品种单一，养成不偏食、不挑食、不吃零食的饮食习惯。进食量根据小儿的自愿，不要强行喂食，新生儿母乳可按需喂养，不需要严格定时、定量，以后要培养定时、定位、定具、饭前洗手、用餐有礼的习惯。

3. 排便习惯　婴儿大小便常常不能自控，拉屎撒尿没有定时，此期应听其自然，及时更换尿布，并细心观察婴幼儿大小便的规律。1 岁以后可以定时帮助排便，不定时教孩子大小便。3 岁以后可以养成独自大小便的习惯，并逐渐教会卫生纸的使用。

4. 卫生习惯　应从婴儿期开始培养，定时洗澡、勤剪指甲、勤换衣裤，不随地大、小便。3 岁以后培养孩子早晚刷牙、饭后漱口、食前便后洗手的习惯。平时应养成不喝生水、不吃未洗的瓜果、不食掉地的食物、不随地吐痰、不乱扔果皮纸屑的良好卫生习惯。

（四）体格锻炼

1. 户外活动　户外活动可增加儿童对冷空气的适应能力，要鼓励多在户外玩耍，提高机体免疫力。开始活动每日 1～2 次，每次 10～15 分钟，逐渐延长到 1～2 小时，冬季户外活动要注意保暖。日光直接照射能预防佝偻病，但不宜在暑热天直接暴晒。

2. 皮肤锻炼　抚摩婴儿皮肤可增进母子情感交流，刺激血液循环，抚摩时可用少量润肤霜在婴儿面部、四肢、躯干等部位轻柔与捏握，每日早晚进行 15 分钟。沐浴可清洁皮肤，增加食欲。7～8 个月以上婴儿可以擦浴，3 岁以上可进行淋浴。

3. 体育运动　可帮助婴儿做四肢伸屈运动，训练婴儿爬、坐、翻身、扶站、扶走、双手取物等。幼儿可在成人的扶持下进行有节奏的运动。儿童体操如广播体操、健美操，可以增进动作协调性。年长儿可进行游戏、田径、球类、舞蹈、跳绳、跳远、单杠等运动。

（五）智能培养

智能是人所特有的一种综合性智慧和才能的心理活动，是人认识事物、运用经验、解决问题、适应环境的能力。智能可以简单理解为体力劳动和脑力劳动有机结合的能力，可以具体概括为运动、操作、生活、反应、说话和理解六个方面。

1. 运动能力的培养　小儿运动能力的发展规律是自上而下，由近到远，先正后反，逐渐协调。顺序是抬头－挺胸－扶坐－翻身－独坐－爬－立－走－跑－跳等。培养要循序渐进，逐渐提高。

2. 操作能力的培养　操作能力主要是靠双手，培养手的能力对发展儿童智力至关重要，从小让孩子多动手，从一般手的动作逐步培养成精巧的技能，造就一技之长。

3. 生活能力的培养　要培养孩子的独立性，包括吃、穿、便、劳动、学习、交际、工作等都应自立自理，有了独立性才会有创造性，才能适应社会生活。

4. 反应能力的培养　反应能力是对外界刺激的应答能力，必须有良好的注意力、观察力、记忆力、协调力和平衡力等。反应力反映了一个人的敏捷性，需要从小长期培养。

5. 语言能力的培养　语言是人类交流的工具，是智慧的集中表现。语言有口头语言（说话、唱歌、演讲等）和书面语言（通讯、记事、论文等），都需要经过长期学习和培养。

6. 理解能力的培养　分析、判断、推理、思考、想象和创造等能力都与理解力密切相关，要让儿童通过多动脑、勤思考、富想象、爱创造等活动，培养儿童的理解能力。

以上六个方面基本上比较全面概括了智能的内涵，可以判断一个人的智能水平，也可以作为培养智能的方向。第三军医大学和第二军医大学研制的智能量表和实用小儿智能测量法，曾在国内儿科保健门诊应用，取得了较好效果。据此，王永午等编写了《小儿智能培养和监测》一书，由人民军医出版社，于1993年出版并公开发行。

（六）心理教育

心理和生理健康同样重要，父母应重视儿童心理保健。要从小培养大胆、快乐、合群、好学、爱问、大方、友爱等积极心理，克服胆小、好哭、孤僻、自私、小气、好斗等不良性格。培养好学、自觉、独立、果断、自制、适应和创造能力。

1. 培养独立能力　应在日常生活中培养婴幼儿的独立能力，如自行进食、控制大小便、独自睡觉、自己穿衣鞋等。年长儿则应培养其独立分析、解决问题的能力。

2. 控制自己情绪　儿童常因要求不能满足而不能控制自己的情绪，哭闹、发脾气、破坏东西或打人骂人等，家长需要耐心说服教育，讲清道理，不要以暴制暴，增加对立情绪。

3. 增强锻炼意志　在日常生活、游戏、学习中应该有意识培养儿童克服困难的意志，增强其自觉、坚持、果断和自制的能力。

4. 提高社交能力　从小要与孩子交流，如喂奶时抚摸孩子，和其说话、唱歌，常与孩子做游戏、讲故事，培养儿童之间互相帮助、团结友爱，学习与人和谐相处。

5. 养成优良品德　在日常生活、游戏和学习中养成遵守规则、团结友爱、互相谦让、诚实有信、尊敬长辈等优良品德，将一生受益。

6. 发展创造能力　通过学习、劳动、游戏、讲故事、绘画、听音乐、表演、自制玩具等，启发儿童多问、多想，多去发现问题和探索问题，发展他们的思维、想象和创造能力。

（七）计划免疫

计划免疫是通过有计划地使用生物制品进行预防接种，以提高人群的免疫水平，达到控制和消灭传染病的目的。按照我国卫计委的规定，婴儿必须在1岁内完成卡介苗、脊髓灰质炎三价混合疫苗、百日咳、白喉、破伤风类毒素混合制剂、麻疹减毒疫苗及乙型肝炎病毒疫苗接种的基础免疫（表8－2－1）。根据流行地区和季节，或根据家长的自己的意愿，有时也可进行乙型脑炎疫苗、流行性脑脊髓膜炎疫苗、风疹疫苗、流感疫苗、腮腺炎疫苗、甲型肝炎病毒疫苗、水痘疫苗、流感杆菌疫苗、肺炎疫苗、轮状病毒疫苗等的接种。

表 8-2-1　我国卫计委规定的儿童计划免疫程序

年龄	接种疫苗
出生	卡介苗、乙肝疫苗
1 个月	乙肝疫苗
2 个月	脊髓灰质炎三价混合疫苗
3 个月	脊髓灰质炎三价混合疫苗、百白破混合制剂
4 个月	脊髓灰质炎三价混合疫苗、百白破混合制剂
5 个月	百白破混合制剂
6 个月	乙肝疫苗
8 个月	麻疹疫苗
1.5~2 岁	百白破混合制剂
4 岁	脊髓灰质炎三价混合疫苗复种
6 岁	麻疹疫苗复种、百白破混合制剂

预防接种可能引局部红肿、疼痛或发热、皮疹、腹泻、疲倦等反应，但一般比较轻微，多能自愈。卡介苗接种局部可出现红肿浸润，8~12 周后结痂，若化脓形成小溃疡，腋下淋巴结肿大，可局部处理以防感染扩散，但不可切开引流。

（八）预防意外

儿童意外伤害是 5 岁以下儿童死亡的首位原因，预防意外伤害是儿童保健的重要内容。

1. 窒息与异物吸入　3 个月以内的婴儿应注意防止因被褥、母亲的身体、吐出的奶液等造成的窒息；较大婴幼儿应防止食物、果核、果冻、钮扣、硬币等异物吸入气管。

2. 中毒　保证食物清洁卫生，防止食物在制作、储备、出售过程中处理不当所致的细菌性食物中毒。避免食用有毒的食物、药物，如毒蘑菇、含氰果仁、外用药、有毒药等。

3. 外伤　婴幼儿居室的窗户、楼梯、阳台、睡床等都应置有栏杆，防止从高处跌落。将开水、高温的油汤等放置在孩子不易碰到的地方，避免烫伤。不要玩火柴、煤气、电器等危险物品。

4. 溺水与交通事故　儿童不可独自或与小朋友去无安全措施的江河、池塘玩水。要遵守交通规则，不要乱穿马路。避免拥挤，预防交通事故。

5. 教会孩子自救　如家中发生火灾拨打 119，遭受外来人的侵犯拨打 110，意外伤害急救拨打 120 电话。外伤出血时加压包扎，烫伤时用冷水冲洗，毒气来袭时用湿毛巾捂口等。

（九）定期体检

0~6 岁的散居儿童和托幼机构的集体儿童应进行定期的健康检查，系统观察小儿的生长发育、营养状况，及早发现异常、采取相应干预措施。

1. 新生儿访视　于新生儿出生 28 天内家访 3~4 次，高危儿应适当增加家访次数，主要由社区卫生服务中心的妇幼保健人员实施。家访内容包括新生儿出生和生活情况，喂养与护理指导，体重测量和体格检查等。

2. 儿童保健门诊　应按照各年龄期保健需要，定期进行健康检查，6 个月以内婴儿每月

1次，进行听力筛查，7~12个月婴儿每2~3个月检查1次，1岁以后每6个月1次，3岁后每年1次，并测视力、血压，检查龋齿等。

三、集体儿童保健

（一）集体儿童保健工作的意义和任务

1. 意义　集体儿童一般是指以托儿所、幼儿园等集居方式开展养育、卫生保健和早期教育的儿童。广义来说，应包括小学、中学的学生。做好集体儿童保健工作的意义在于：充分利用集体机构在保健和育儿方面的技术优势，促进小儿身心全面发展，培养小儿生活自理能力，树立集体观念，培养学校生活习惯，学习规定的科学知识，成为社会主义祖国的接班人。并可让家长解除后顾之忧，使其能全力以赴投入工作。

2. 任务　由于小儿正在生长发育，抗病能力差，适应外环境能力不强，集居条件下相互接触密切，易引起疾病传播和流行，故集体儿童保健机构必须贯彻“预防为主”的方针，做好卫生保健，预防意外事故。主要任务：

（1）建立合理生活制度，加强生活护理及教养，促进儿童身心健康。

（2）重视膳食管理，提供平衡膳食，防治各种营养缺乏性疾病。

（3）加强体格锻炼，增强儿童体质及抗病能力，培养成为具有健壮体魄的新一代。

（4）以预防“小儿四病”为重点，预防各种常见病和多发病，控制传染病发生。

（5）开展安全教育，加强安全措施，防止意外事故发生。

（6）培养儿童良好卫生生活习惯和道德品质，促进社会适应能力发展。

（7）以适合儿童的方式积极开展早期教育，促进小儿动作、语言和认知的发展。

（8）在中小学要进行爱国主义、集体主义教育，开展一些军事基础训练。

（二）集体儿童保健工作内容

1. 保证营养　是集体儿童保健工作的重要内容。要有计划做好食品选择、数量计算、食谱制定；精心制作饭菜，做到色香味美俱全；注意饮食、厨房、餐具、饭桌、炊事和保教人员的卫生；加强膳食管理，避免浪费，保证儿童吃饱、吃好、吃得卫生、安全。

2. 安排生活　根据儿童年龄、季节和家长情况合理安排作息时间和生活制度，养成良好的生活卫生习惯。如年龄小的睡眠时间要长一些，冬天昼短夜长，午睡睡觉可缩短等。正确引导儿童游戏，开展体格锻炼，利用日光、空气和水的自然条件进行户外活动。

3. 卫生保健　儿童和工作人员必须入托体检和定期体检，开展经常性卫生工作，做好环境或个人卫生，保证身体健康，预防疾病发生。对疾病要早预防、早发现、早隔离、早治疗，加强多发病的防治，如发现传染性疾病，要立即向有关部门报告疫情，开展彻底消毒。

4. 教养工作　应按有关教育大纲开展早期教育，1岁以感知和运动训练为主，2岁以语言和动作协调训练为主，3岁以培养独立性和手动作为主，如自己吃饭、穿衣、大小便等。幼儿可通过游戏、讲故事、集体舞蹈、唱歌等，促进儿童观察、注意、记忆和思维能力的发展。中小学生除学习规定课程外，要加强学生的品德、性格、理想等的培养教育。

5. 注意安全　集体儿童应加强安全管理，严防意外事故发生。工作人员应有高度责任心，对意外事故的预见性和预防急救处理知识，一旦发生意外事故时应立即采取急救处理，以保证生命安全为第一任务，并及时向有关部门报告，分析原因，吸取教训。

（三）儿童入托前的准备

1. 入托前的物质准备　包括生活用品、衣服、鞋子和玩具等。有的幼儿园要求家长自己准备被褥、洗漱用品等，有的要求统一购买，应在入托前询问清楚；要根据季节准备几套得体的、穿脱方便的纯棉衣服；鞋子要大小适宜，另外准备一双小拖鞋；如果需要玩具，可以在最初时间让孩子带 1～2 件喜欢的小玩具到幼儿园去，以减轻分离焦虑。

2. 入托前的心理准备　婴幼儿刚上幼儿园时，多少都会产生分离焦虑，常常会哭闹，不愿上幼儿园。应在入园前多讲幼儿园的优点，如有老师、小朋友、多种玩具，可以学唱歌、跳舞、画画、讲故事等，引导他喜欢幼儿园，减少焦虑感。也可以先带孩子去参观，看看幼儿园里的环境、玩具、图画书等，认识老师和小朋友。

3. 入托前的能力准备　教会孩子自己解决或表达要大小便，养成定时排便的习惯。教会孩子自己喝水、吃饭，6 个月以后可试用小杯子喝水，用勺吃饭。教会孩子自己穿脱衣服、鞋袜等基本生活技能。入托前应尽量让孩子与邻居小朋友玩耍和交往，教会与小朋友相处，也可以在接送时认识班上的小朋友，互相介绍，说说话、牵牵手，增进友谊。

4. 入托前调整作息时间　集体儿童有自己的作息制度和要求，入托前父母可参考幼儿园规定，为孩子制定一个适应集体儿童的作息时间表，按时进餐、睡眠、盥洗、活动娱乐，让孩子在家照这个作息制度生活一段时间，进入托儿所后会较快地适应新环境和生活，同时能培养孩子从小就有一个遵守时间的好习惯。

5. 入托前进行健康检查　入托前必须到指定的区妇幼保健院或医疗保健机构进行健康检查，避免将传染病带入园，判断能否适应集体生活。检查内容包括：了解儿童既往疾病史、传染病史、过敏史；测量和评价身高、体重；眼、耳、鼻、咽、牙、心、肺、肝、脾、外生殖器的检查；3 岁以下检查佝偻病。辅助检查包括：血、尿、便常规，乙肝表面抗原及肝功能，胸透或胸片检查等。

（四）集体儿童保健工作的管理

我国学前儿童集体保健工作的管理机构可分三个层次，军队也设有相应组织机构进行管理。学生保健工作由学校直接领导，具体有校医及保健教师管理和实施。

1. 妇幼卫生行政管理机构　从中央到地方各级卫生机构中都设有相应妇幼卫生行政管理人员，进行资料收集、调查研究、综合分析，制定工作目标、方针政策、实施计划，并向下一级机构传达指导和指导性的要求。

2. 妇幼卫生专业管理机构　是对所属范围内的具体儿童保健机构（所或园）进行工作指导、督促、检查、分析、研究、评比等，经常开展对基层医务保健人员进行知识讲座和业务培训，协助解决有关业务疑难问题，不断提高基层儿童保健机构的水平。

3. 所或园的儿童管理机构　所或园的保健工作由所或园长直接领导，下设保健人员，包括医务人员、保健人员、保育员、炊事员、保安员及清洁员等，具体编制按所或园的具体规模、条件，按有关条例设置，共同完成保健、营养、教养、安全等工作。

（五）集体儿童管理机构的设施

1. 建筑　集体儿童管理机构的设施包括房屋建筑、设备购置和环境布置等，需要符合促进儿童生长发育的原则和严格的卫生安全要求。

房屋建筑应选择地势平坦、地基干燥、阳光充足、环境安静、安全卫生之处，要有户外活动场地及绿化地带。要远离码头、工厂、车站、河沟、污染和噪音等有风险区域。房屋建筑面积由活动、办公及生活用房三部分组成。

2. 设施　需要有活动场地、生活办公用房和用品等。活动室面积以容纳 20 ~ 30 个儿童为宜，使用面积 90m^2；卫生间，每班一间，使用面积 15m^2，卧室与活动室相通；厨房包括主副食制作间、配餐间、食库等约 100m^2 左右；办公室用房为 75 ~ 139m^2，包括园长室、总务财会室、教师办公室和保育员休息更衣室等；其他资料会议室、教具制作室、保健室、晨检、接待室、值班室、贮藏室、传达室等都应有适当面积。还要有玩具、健身器材、图书图画、环境绿化等。

3. 设备　幼儿园、中小学基本设备要符合儿童生理特点，桌椅大小、高度设计要合理，结构要安全坚固。室内布置要美观，符合儿童心理，图片要清晰、鲜艳、大方、活泼，室内玩具和室外运动器具要安全无毒，坚固耐用，避免发生意外事故。学校应有图书馆、电脑室、实验室等。接送儿童和学生的交通工具和人员，需要符合有关规定，严防交通事故的发生。

4. 人员　人员配备要根据幼儿园、中小学的条件、规模、大小和人数，配备相应的人员，包括领导、教养员、教师、保育员、管理员、医务人员、营养员、炊事员以及后勤人员等。一般在 100 人的幼儿园，需要保教员 5 ~ 7 人，医护人员 1 ~ 2 人，炊事员 2 ~ 3 人，营业员 1 人，管理和后勤人员 3 ~ 4 人。要求全体工作人员身体健康、品德良好、资质合格、工作负责、遵纪守法、服从领导。

（六）所或园的儿童保健人员的职责

1. 所长职责　直接领导所或园的儿童保健工作，负责管理和执行《托儿所、幼儿园卫生保健制度》，制定工作计划和总结，主持会议，检查工作落实情况，协调内外关系，开展业务学习，管理好财经开支，抓好消毒隔离、疾病预防、膳食管理，实施科学化、规范化管理，做好卫生保健、保育、早教工作，向家长宣传科学育儿知识和保健知识。

2. 医务人员职责　在园（所）长领导下，做好医疗卫生保健工作，制定全年计划总结，做好健康检查、晨检及全日观察，负责幼儿的计划免疫工作；做好营养膳食、药品及医疗器械、卫生消毒工作的管理，杜绝传染病的发生；负责小伤小病的诊治，重病及时通知家长；负责幼儿的体格发育测量、监测、视力检查；定期给保教人员、家长宣讲科学育儿知识。

3. 保健老师的工作职责　在园（所）长领导下，制定工作计划。协助医生完成有关卫生保健工作，如健康检查、晨检、体弱儿童的管理、营养食谱制定、儿童体格发育测量及评价等。发现传染病要早隔离、早报告，做好传染病消毒、隔离、检疫等。负责检查园（所）内环境卫生及安全工作，填写各项健康记录表格，积累资料，做好各种统计分析，宣传卫生知识等。

4. 保育教师的工作职责　在园（所）长的领导下，做好本班房舍、设施、环境的清洁卫生工作，保持环境整洁、美好、安静、舒适。管理幼儿生活、饮食、大小便、睡眠、穿衣、户外活动等护理工作。对患病和体弱儿童做好特殊护理和全日观察。加强安全工作，防止意外事故。掌握消毒知识和物品的消洗消毒方法。认真做好儿童的卫生保健工作。

5. 炊事人员的工作职责　认真做到每天按量供给食品，讲究烹饪技术，保持食物的营养素，食品的色、香、味、形要适合幼儿需要。保证点心、饭菜按时供给，做好食品、厨房、用具、餐具、库房的整洁、安全、卫生，防止食物中毒，定期研究幼儿膳食情况，提高幼儿膳食质量。做好厨房、库房各种用品及食品的保管工作，防止霉变、过期、丢失或鼠咬。

（徐　通　王永午）

第三节　军事环境下的集体儿童营养保健

一、灾祸时集体儿童营养保证

灾祸时集体儿童，特别是婴幼儿的营养会遇到很多困难，使得儿童的营养不能得到保证，导致急性和慢性营养不良，增加儿童的发病率和死亡率，影响儿童的生长发育。这时，保证儿童营养是一项重要而艰巨的任务。

（一）灾后影响儿童营养的因素

1. 母亲与婴儿分离使婴幼儿喂养不能进行，特别是母乳喂养者。

2. 灾后母亲的乳汁分泌可能减少或中断，原因包括母亲的应激状态、饮水和营养的补充不足、稳定和安全的生活环境发生急剧的改变等。

3. 婴幼儿食品可能未被列入紧急供应或捐赠计划，特别在紧急救援的初期，造成儿童食品的严重缺乏。

4. 临时食品供给的方式不适合儿童，包括膳食的种类、份额、供应次数等，使儿童吃不到足够的食品。

5. 儿童常常依赖成人去取得食品供给，在成人不在场的情形下，儿童的食品供给可能被遗漏。

6. 由于儿童营养储备不足以及生长发育的需求，儿童更易发生微量营养素缺乏。因此，在灾后儿童的救助工作中必须考虑到该时期的特点，制定儿童，特别是婴儿的食品供给和喂养支持计划。

（二）保证集体儿童营养供应

根据各种灾祸的具体情况，制定灾祸时儿童营养计划，尽可能保证满足儿童的营养需要。对于婴儿，如果能够母乳喂养的，应尽可能地坚持母乳喂养；如果条件不容许，则考虑人工喂养，要进行人工喂养知识的宣传，保证人工喂养的安全和合理。要根据婴儿的具体情况，及时进行婴儿食物转换。对于幼儿和年龄较大的儿童，也应充分利用当时的具体环境和条件，制定相应的营养计划，宣传相关知识，保证儿童的营养需要，并进行必要的营养和生长发育监测。

要保证适合儿童的足够营养供应，根据集体儿童的规模和营养需要，平时要储备充足的奶粉、粮食、油、盐、干粮、压缩食品、罐头食品、保鲜蔬菜、水果、瓶装水等，作为战备或救灾食物，至少能保证有1~2个月的用量。平时也要安排好新鲜蔬菜、食品、水果的采购、供应和保管，不断更新，避免变质。特别要注意应用水的消毒、供应和水源的保护等。

（三）保护和促进母乳喂养

母乳喂养是婴儿最理想、最安全、最简便的喂养方式，灾后坚持母乳喂养不仅能够给婴儿提供充足的营养，而且母乳中含有的免疫物质能够预防婴儿患病，哺乳时密切的身体接触能够缓解婴儿和母亲的紧张情绪。紧急情况下支持母乳喂养的措施有以下几方面。

1. 尽可能为母亲提供母乳喂养的场所，优先向母乳喂养的母亲提供水、食物、生活用品和卫生设施。

2. 为母乳喂养困难的母亲提供母乳喂养的咨询和帮助。

3. 建立母亲与母亲之间的同伴支持。

4. 提供母乳喂养的技术指导。吸吮刺激是促进乳汁分泌的最有效的方法。可以按需哺乳，不需要严格定时、定量。指导母乳喂养姿势和乳头含接，有助于婴儿有效地吸吮。

（四）安全、合理地进行人工喂养

1. 只有在下述情况下才进行人工喂养

（1）婴儿失去母亲或没有母亲陪伴时。

（2）准备重新哺乳的母亲，在乳汁恢复分泌之前。

（3）母亲在灾前已经进行人工喂养婴儿。

（4）因伤病或处在严重应激状况中母亲不能进行母乳喂养。

2. 母乳代用品的选择

（1）首先婴儿配方奶粉，根据年龄选择合适的品种。

（2）在无配方奶粉的情况下，可以采用牛奶、羊奶或奶粉，进行适当加工。

（3）在无上述奶类及代乳品时，只能因地取材，使用当地食物，家庭制作豆浆、米糊或面糊；可适当添加豆粉和食用油，以增加蛋白质和热量，较大的婴儿可添加鸡蛋。一旦可以获得奶类代乳品时，应逐渐更换。

3. 人工喂养知识指导

（1）如果人工喂养不当，婴儿容易发生腹泻，严重时可因脱水危及生命。

（2）指导母亲掌握调制婴儿配方奶粉的正确方法。

（3）用煮沸的水调制配方奶或其他代乳品，无条件时可用瓶装洁净水。

（4）用具要洗净消毒，最好用煮沸消毒，使用奶瓶和奶嘴要保证清洁卫生。

（5）母亲或养护人员在喂养前要洗手。

（6）妥善管理婴儿配方奶粉的供应，确保长期、不间断、充足的供给，至少供应婴儿6个月龄或者重新建立母乳喂养，婴儿6个月之后添加辅食并继续使用配方奶粉。

（7）在提供代乳品的同时，要提供配制的条件，如燃料、烹调用具、饮用水、卫生设施。

（8）采用称体重等方法，定期评估婴儿的营养和生长发育。

要加强对婴儿配方奶粉捐赠和分发的管理，避免因过多地捐赠婴儿配方奶粉，影响母乳喂养。要指导和监督代乳品生产和供应厂商严格遵守《国际母乳代用品销售守则》和《母乳代用品销售管理办法》。

（五）幼儿喂养指导

妇幼卫生人员应该动员有育儿经验的家庭成员、幼教老师和志愿者共同开展幼儿营养教育和喂养指导。定期筛查儿童的营养问题和喂养问题，及时进行喂养指导。

1. 婴幼儿喂养指导　认真倾听，充分了解母亲的婴幼儿喂养行为和存在的问题，进行针对性指导，帮助母亲树立信心，并提供支持。

2. 宣讲婴幼儿喂养知识　宣传母乳喂养的优越性，大力提倡母乳喂养，在营养供给困难的情况下，人乳可以保证婴幼儿的营养需要。在灾祸情况下，要就地取材，蛋、动物乳、鱼虾、禽肉、蔬菜、瓜果、野菜、野禽等都可以提供营养、能量，可以取用应急。

（六）营养包使用和就地取材

为了补充婴幼儿营养需要，国内外研制了多种婴幼儿营养包（营养素粉剂），用作日常膳食的补充。通常将一包营养素粉剂直接加入儿童餐中，鼓励儿童吃完。例如，联合国儿童基金会和世界卫生组织建议的多种营养素粉剂（6 个月至 5 岁儿童使用），每包含 15 种微量营养素（10 种维生素和 5 种矿物质）。根据儿童的膳食情况，每日给儿童提供一小袋或一周提供两小袋多种营养素粉剂。对不吃强化食品（如配方奶粉、配方米粉等）的儿童，每天提供 1 包多种营养素粉剂；每天吃强化食品（如配方奶粉、配方米粉等）的儿童，每周提供 2 包多种营养素粉剂。在没有营养供给时，也可以用营养包或压缩食品来保证营养。

一旦发生紧急灾祸情况下，不能正常保证营养时，要积极开展就地取材，把干粮分给个人或小组，以满足短时的需要，维持生命。可以根据当地情况和食品资源，尽量加以利用，如地上的蔬菜、树上的瓜果、山间的野禽、河中的鱼虾都可以用来充饥。在自来水供应发生中断时，井水、河水或湖水等也可作为水源应用。

（七）维生素 A 服用的指导

维生素 A 能增加孩子免疫力，减少麻疹和腹泻等疾病的发生，改善视力。受灾地区儿童可开展儿童大剂量维生素 A 服用。适用年龄为 6 个月到 5 周岁的儿童。维生素 A 有 10 万 IU（蓝色胶囊）和 20 万 IU（红色胶囊）两种剂型。维生素 A 服用剂量随儿童年龄而不同，6~11 月龄的儿童每次服用 1 粒 10 万 IU 蓝色胶囊，12 个月至 5 岁儿童每次服用 1 粒 20 万 IU 红色胶囊。每 6 个月服用 1 次，1 年服用 2 次。极个别儿童服用维生素 A 后会出现轻微的头痛、厌食、呕吐、囟门隆起等症状，是无害及暂时的，并且无需特殊的治疗。但是如果超量服用，则会出现急性中毒。维生素 A 应由医生喂服，不能让家长喂或让儿童自己吃。

（八）儿童生长发育监测

在灾后恢复期和重建期，要加强对儿童的营养状况和生长发育评估。生长监测图是一种简易实用的评价工具，利用生长监测图，通过对儿童体重、身高等指标的定期测量，对儿童的营养和生长发育进行监测和评估，从而早期发现营养不良、发育迟缓等问题，及时指导，促进儿童的生长发育。

1. 测量体重时要脱去鞋、帽和外衣，减少误差。量具要经过校准。

2. 在《生长发育监测图》上，横坐标为年龄，纵坐标为体重。将测量值准确点在相应位置，进行评估，如标记点位于第 15 和第 85 百分位线之间，表明正常；如位于第 15 百分位线以下，表明可能有轻度营养不良；如位于第 3 百分位线以下，表明可能有中重度营养不良；如位于第 85 百分位线以上，表明可能有超重或肥胖。

3. 生长监测要定期进行，将多次测量值的点连成线，可以根据连线的走势，动态了解营养发育情况。

4. 2 岁以下在生长发育监测中有问题的儿童应每月复查 1 次，2 岁以上儿童每 3 个月复查 1 次。如发现体重增加缓慢或轻度营养不良，要寻找原因，进行喂养评估和指导，定期复查；如出现体重不增、下降或中重度营养不良，应及时到上级医院就医，查找原因。

二、灾祸时集体儿童的保健措施

（一）概述

儿童特别是婴幼儿，是最脆弱、最易受到伤害而且最不能表达需求的群体。在严重灾祸时，受害的人群中，5 岁以下儿童的发生率和死亡率最高，他们会因父母伤亡而流离失所，成为孤儿或无人陪伴的儿童，也会因喂养不当或食物匮乏而生病甚至死亡。

在灾祸环境里，集体儿童的生活秩序被打乱，各种灾害随时可能发生，生命安全随时受到威胁，营养供给可能发生困难，传染性疾病可能流行，生活保障可能出现问题，儿童心理可能发生变化等。面对灾祸时可能发生的种种困难和问题，需要及时、迅速、果断作出反应，其中儿童的保健救治工作尤其重要。必须坚持“儿童优先”的原则，先把儿童抢救出来，转运出去，安置好，吃饱穿暖，不要生病。具体任务包括灾害救护、安全保障、生活保证、营养供给、心理辅导等。

（二）儿童的灾害救护

1. 灾祸种类　在发生天灾人祸情况下，各种伤害都可能发生，包括打伤、压伤、刀伤、弹伤、火伤、炸伤、汽油伤、化学伤、放射伤、溺水、窒息、绑架等。按伤害严重程度大致可以分为三类：一类是比较轻的伤害，包括表皮伤、软组织伤、扭伤、小关节伤等；二类是比较严重的伤害，包括严重骨折、内脏伤、颅脑损伤、肢体断离等；三类是致命伤，包括内脏大出血、大血管破裂、气道阻塞、心脏贯通伤等。

2. 急救知识　在集体环境中，儿童、学生、老师、医生和一切工作人员都需要具备一定的急救知识。在平时要对可能发生的伤害种类、性质、救护等进行系统学习，包括急救技术、脱离险境、就地救护、包扎伤口、骨折固定、伤情评估、伤员转运等，使伤员在第一时间内能得到合理、有效、妥善处理，为以后进一步治疗打下良好的基础。

3. 急救设备　急救除了要具备一定的急救知识外，还必须具有必要的急救设备和药品，包括担架、夹板、绑带、敷料、消毒药品、人工呼吸机、供养设备、运输工具和急救药品等。急救药品包括止痛药、麻醉药、止血药、强心药、退热药、消毒药、输液器及液体、抗生素等。为了预防和治疗一些常见病、多发病，还应准备一些常用药品。

4. 优先转运　在出现伤员的情况下，要以儿童优先的原则把受伤儿童首先转运出去，尽快转移到安全、有进一步治疗条件的地区，进行后续治疗。在疏散和撤离的情况下，同样也要以儿童和妇女优先的原则，尽快安置到安全地区，在转运过程中要特别注意安全，做到有计划、有秩序，忙而不乱，避免发生新的伤亡。

（三）儿童的安全保障

集体儿童是最脆弱的群体，一旦发生天灾或人祸，儿童必然要首当其冲地遭受伤害，儿童的安全保障工作显得尤为重要。主要任务有以下几方面。

1. 保障安全　在有灾祸发生时，保障儿童，特别是集体儿童的安全是首要任务，在任何情况下，都不应以伤害和牺牲儿童为代价。任何人都有保护儿童安全的责任和义务。一切应以儿童优先的原则，采取一切方法和手段来保障儿童的安全，使儿童的伤害减少到最低程度。

2. 自我保护　在发生紧急、危难的情况下，儿童应有自我保护的知识和能力。要培养儿童有临危不惧、镇定自若的心理素质和趋利避害、随机应变的能力。要利用一切可以利用的力量来保护自己和同伴的安全。要教会儿童一些自我救护的常识和发送一些求救信号的方法，如拨打电话 110、120 等。

3. 相互救助　当同伴发生灾难或危急情况时，要发挥集体的力量展开积极互帮互助，进行有效救助。要根据当时、当地的具体情况和条件，组织和开展必要的救助工作或有组织地撤离现场。要以大帮小，以强救弱，发挥集体的力量，利用一切可以利用的工具和条件把弱小伙伴尽可能全部营救出来。

4. 就地疏散　在有紧急情况时，要尽快离开危险地区，进行就地疏散。平时要有准备、有措施，定期进行教育和演练，了解疏散道路、方向和地点。疏散道路必须畅通无阻，门窗必须容易开启，疏散线路必须预先指定，力求疏散有序，避免拥挤，防止再次伤害，使全部儿童在最短时间内到达安全地区。

5. 安全躲避　可以利用当时的地形、地貌，进行安全躲避。平时可以有计划、有组织地进行避难训练，组成班组或小队，进行有关躲避知识的学习，做好躲避预案。对集体儿童的生活环境及设施等要有充分的安全考虑和周全的防护准备，如防震、防火、防水、防灾等。在庇护场所要准备一定数量的食物、饮料等，以临时保障生活需要。

（四）儿童的生活保证

1. 生活安排　安排好儿童的日常生活，满足儿童生长发育需要，是集体儿童保健工作的主要内容，包括食、衣、住、行、电力、交通、保暖、活动等许多具体工作。其中饮食安排是重点而不能间断。在有灾祸情况下，也要有预案、有准备，保证饮食供应有保障，不间断，营养、卫生符合要求。其他生活安排可根据当地具体条件进行落实。

2. 物资保障　灾祸时集体儿童必需的各种物资要有充足的准备，包括粮食、衣被、水、电、煤及交通、日常用品、家具、娱乐用品、保暖降温设备等，要随时注意补充和更新。有些设备要定期进行检查和修理，如自备发电机、灭火器、电话、电灯等，平时要注意检修，灾祸发生时可以应急。交通道路要保持畅通无阻，遇紧急情况时可以安全、快速撤离。

3. 生活设施　灾祸可能将生活设施全部或部分毁坏，包括一切生活用品、水、电、煤、防火、防雨设备等，要尽快加以清理、恢复和重建。要保证集体儿童有临时避难所，保证他们不挨饿，不受冻，救灾物资及时到位，有条件时开展一些文艺体育活动，活跃生活，减轻儿童的精神痛苦。

4. 保健防病　平时要做好儿童常见病、多发病、传染病的防治工作，按时预防接种，建立疾病和疫情的监测、报告和登记制度，做好卫生消毒管理，保证儿童身体健康。在有灾祸时要加强个人卫生和环境消毒，预防传染病流行，防止次生灾害的发生。有条件时要开展卫生宣传，提高自我保健知识，共同应对灾祸后可能出现的各种疾病。

（五）儿童的心理辅导

心理辅导是儿童保健的重要内容之一。平时需要按儿童心理发育的特点进行正确辅导，使儿童具有大胆、开朗、乐观、进取、合群、团结、友善的良好心理素质和适应能力，养成良好的饮食、卫生、睡眠、排便等生活习惯，锻炼儿童自觉、独立、动手、运动、社交、创造和应变等能力。一旦有突发灾祸事件发生时，就可以遇事不慌，从容应对，发挥团结互助、共度难关的精神。

灾祸发生时会使人们产生紧张、恐惧、焦虑、悲观、失望、愤怒等不良情绪，儿童比成人更为脆弱、无能和无助，除了需要应对外伤、饥饿、寒冷、疾病等生理上的创伤外，更容易产生心理上的创伤，容易悲伤哭泣、心烦意乱、行为失控、不知所措、孤立无助、注意力涣散、委屈茫然、惊慌失措、生气发火、重复动作、反复回想灾祸场景等。因此，儿童更需要心理辅导和保护。

心理辅导一般需要专业人员来担任，有计划、有针对性地进行心理危机干预。首先要取得受伤人员的信任和接纳，建立良好的沟通关系，提供疏泄机会，鼓励他们把自己的内心情感表达出来，放松紧张，稳定情绪，恢复心理平衡；其次要根据具体事件采取不同的心理干预方法，解除疑惑，如开展心理疏导、认知矫正、放松训练、晤谈等，以改善焦虑、抑郁和恐惧情绪，减少过激行为的发生。心理辅导还要调动和发挥社会、学校、家庭、社区等的作用，鼓励多与家人、亲友、同事接触和联系，减少孤独和隔离，提供帮助和服务，解决实际困难。

（徐　通　王永午）

第九章　儿童疾病诊断学基础

第一节　体格检查的注意事项

一、体格检查的次数及时间间隔

年龄越小，体检次数应越多。体检后要进行发育评价，发现问题进行矫治，发现疾病及时治疗。一般可按以下时间进行。

（一）新生儿

应在出生 2、7、11、28 天进行体检，共 4 次。

（二）婴儿期

应在 3、6、9 月龄和满 1 周岁时各检查 1 次，共体检 4 次。

（三）1～3 岁儿童

每半年检查 1 次。

（四）3～7 岁儿童

每年检查 1 次。

二、儿童体检的内容

包括问诊、体格发育测量及全身各系统的检查。

（一）问诊

询问出生年月日（公历），计算实足年龄。

（二）全身各系统检查

请儿科医生给孩子做全身各系统检查。

（三）儿童体格发育测量

1. 头围测量　皮尺过两眉弓、枕骨凸绕头一周即头围，以厘米为单位。

2. 胸围测理　皮尺过两乳头及两肩胛骨下缘绕胸一周即为胸围，以厘米为单位。

3. 体重测量　用标准人体磅测量，小儿可穿裤头、背心，冬季可穿衣测量，但要除掉衣服重量（孩子母亲可在晚上孩子脱衣睡觉后称衣服的重量）。

4. 身长测量　让孩子靠墙直立，用皮尺测脚跟（脱鞋）至头顶的距离（头顶用一直尺平压与皮尺交点处读数字即为身长）。3 岁以下小儿平卧测量，以厘米为单位。

（四）各年龄段问诊重点

1. 新生儿问诊重点　母亲妊娠期健康情况、分娩情况，小儿出生后一般健康状况。重点为有无窒息、黄疸轻重、呕吐及惊厥史。

2. 婴幼儿期问诊重点　喂养情况（母乳喂养或人工喂养或混合喂养），辅食添加情况，断奶时间；有无佝偻病早期症状；小儿会坐、爬、站、走的月龄；小儿视力、听力、语言发育情况；是否患过急性传染病及预防接种完成情况。

3. 学龄前期问诊重点　小儿神经精神发育情况，饮食习惯；家庭或托幼机构教养情况。

三、体检时的注意事项

1. 为取得患儿合作，在开始检查前先与患儿交谈，或用玩具、听诊器等与之游戏，以解除恐惧心理及紧张情绪，或者用表扬的语言鼓励患儿，使之勇于接受检查。

2. 要据患儿年龄采取适当的检查体位，婴幼儿可让家长抱坐着检查，或直抱患儿伏在家长肩上，从其背后进行检查。

3. 检查中应减少不良刺激，手和用具要温暖，手法轻柔，动作快速。对于较大儿童应注意保护其隐私，不要过多地暴露身体。

4. 应注意隔离保护，检查前应洗手，必要时戴口罩，听诊器等检查用具要经常消毒，以防交叉感染。避免暴露检查部位过久，以免着凉。注意预防意外，离开前要拉好床挡，检查用具。

5. 检查顺序应视患儿病情、当时情绪灵活掌握。易受哭闹影响的项目，如测呼吸、脉搏、心脏听诊、腹部触诊等先检查，而皮肤、淋巴结、骨骼等项目不易受哭闹影响可随时检查。检查咽部、眼部时对患儿刺激较大，应放在最后。

6. 危重患儿，边抢救边检查，尤其是先检查生命体征和与疾病有关的部位，待病情稳定后再进行全面体格检查。

第二节　实验室检查和结果判断

一、常规项目

实验室检查常规项目见表9－2－1。

表9－2－1　实验室常规检查项目

检验项目	英文缩写	正常值范围	临床意义
红细胞计数	RBC	新生儿（5~7）$\times10^{12}$/L； 婴儿（4.0~4.5）$\times10^{12}$/L； 儿童（4.0~5.0）$\times10^{12}$/L	增多：见于真性红细胞增多症、严重脱水、烧伤、休克、肺源性心脏病、先天性心脏病、一氧化碳中毒、剧烈运动、高血压、高原居住等； 减少：各种贫血、白血病、大出血或持续小出血、重症寄生虫病等
血红蛋白	Hb、Hgb	<28天　176±17g/L ~3个月　122±12g/L ~6个月　128±12g/L ~12个月 122±14g/L ~3岁　128±8g/L	血红蛋白增减的临床意义与红细胞计数基本相同

续表

检验项目	英文缩写	正常值范围	临床意义
红细胞比容	PCV 或 HCT	<28 天 0.57 ±0.05 ~3 个月 0.39 ±0.06 ~6 个月 0.39 ±0.03 ~12 个月 0.40 ±0.02	增多：脱水浓缩，大面积烧伤，严重呕吐、腹泻，尿崩症等； 减少：各种贫血，水中毒，妊娠
网织红细胞计数	Ret	0.5%~2.5%	增多：见于各种增生性贫血； 减少：肾脏疾病、分内泌疾病、溶血性贫血再生危象、再生障碍性贫血等
血小板计数	PLT，BPC	（100~300）$\times10^9$/L	增多：急性失血、溶血、真性红细胞增多症、原发性血小板增多、慢性粒细胞白血病、脾切除术后（2 个月内）、急性风湿热、类风湿关节炎、溃疡性结肠炎、恶性肿瘤、大手术后（2 周内）等； 减少：遗传性疾病、获得性疾病、免疫性血小板减少性紫癜、系统性红斑狼疮、各种贫血，以及脾、肾、肝、心脏疾患。另有阿司匹林、抗生素药物过敏等
白细胞计数	WBC	儿童（5~12）$\times10^9$/L 新生儿（15~20）$\times10^9$/L	增多：若干种细菌感染所引起的炎症，以及大面积烧伤、尿毒症、传染性单核细胞增多症、传染性淋巴细胞增多症、百日咳、血吸虫病、肺吸虫病、白血病、类白血病、恶性肿瘤、组织坏死、各种过敏、手术后（尤以脾切除后为甚）等； 减少：感冒、麻疹、伤寒、副伤寒、疟疾、斑疹伤寒、回归热、粟粒性结核、严重感染、败血症、恶性贫血、再生障碍性贫血、阵发性夜间血红蛋白尿症、脾功能亢进、急性粒细胞减少症、肿瘤化疗、射线照射、激素治疗以及多种药物，如解热镇痛药、抗生素、抗肿瘤药、抗癫痫药、抗甲状腺药、抗疟药、抗结核药、抗糖尿病药物等； 生理性增多：新生儿、妊娠期、分娩期、月经期、餐后剧烈运动后、冷水浴后、日光浴、紫外线照射、神经过度紧张、恐惧、恶心、呕吐等
白细胞分类计数	WBC、DC	中性粒细胞 杆状核 1%~5% 分叶核 50%~70%	增多：急性和化脓性感染（疖痈、脓肿、肺炎、阑尾炎、丹毒、败血症、内脏穿孔、猩红热等），各种中毒（酸中毒、尿毒症、铅中毒、汞中毒等），组织损伤、恶性肿瘤、急性大出血、急性溶血等；

续表

检验项目	英文缩写	正常值范围	临床意义
			减少：见于伤寒、副伤寒、麻疹、流感等传染病、化疗、放疗；某些血液病（再生障碍性贫血、粒细胞缺乏症、骨髓增殖异常综合征）、脾功能亢进、自身免疫性疾病等
		嗜酸粒细胞 0.5%~5.0%	增多：见于过敏性疾病、皮肤病、寄生虫病、某些血液病、射线照射后、脾切除术后、传染病恢复期等； 减少：见于伤寒、副伤寒，应用糖皮质激素、促肾上腺皮质激素等
		嗜碱粒细胞 0%~1%	增多：见于慢性粒细胞性白血病、嗜碱粒细胞白血病、霍奇金病、脾切除术后等
		淋巴细胞 20%~40%	增多：见于某些传染病（百日咳、传染性单核细胞增多症、传染性淋巴细胞增多症、水痘、麻疹、风疹、流行性腮腺炎、病毒性肝炎）、淋巴细胞性白血病和淋巴瘤等； 减少：见于多种传染病的急性期、放射病、免疫缺陷病等
		单核细胞 3%~8%	增多：见于结核病、伤寒、感染性心内膜炎、疟疾、单核细胞白血病、黑热病及传染病的恢复期等
出血时间	BT	1~3 分钟 大于 4 分钟为延长	延长：见于血管壁结核或功能有缺陷、血小板量或质缺陷、血管性血友病等，以及多种药物副作用，偶见于阻塞性黄疸、维生素 K 缺乏症及抗凝治疗过量
凝血时间	CT	玻片法：2~5 分钟 试管法：4~12 分钟	延长：可见于血友病、严重的肝损害、阻塞性黄疸、新生儿出血以及应用抗凝药物（如肝素、双香豆素等）时
红细胞沉降率	ESR	Westergren 法 男性小于 15mm/h 女性小于 20mm/h	增快：①生理性：运动、月经期、妊娠 3 个月以上（直至分娩后 3 周）；②病理性：各种炎症、风湿热活动期、结核活动期、组织损伤及坏死持续 2~3 周，以及梗死发病 1 周左右，恶性肿瘤，其他各种高球蛋白血症，高胆固醇血症； 减低：主要见于红细胞增多症，血红蛋白病、低纤维蛋白原血症，遗传性球形红细胞增多症，小红细胞低色素性贫血，充血性心功能不全，恶液质，抗感染治疗药物

续表

检验项目	英文缩写	正常值范围	临床意义
抗 O	ASO	低于 500 单位	升高提示近期内曾受溶血性链球菌感染（如扁桃体炎、丹毒、猩红热等病症）。多次检查结果有逐步递增，> 500 单位以上，同时伴有红细胞沉降率加速时，对风湿病活动或急性肾炎等诊断有帮助
类风湿因子	RF	阴性	阳性时提示类风湿关节炎在活动期，以及系统性红斑狼疮、慢性肝炎、白血病、亚急性细菌性心内膜炎、干燥综合征、结节性多动脉炎、高丙球蛋白血症、传染性单核细胞增多症、冷球蛋白血症以及麻风等疾病将呈阳性表现
尿比重	SG	1.003～1.030，晨尿大于 1.020； 24 小时尿为 1.015～1.025； 婴儿 1.002～1.006	增高：大于 1.025 为浓缩尿，见于急性肾炎、肾病、心功能不全、高热、脱水、休克及未控制的糖尿病； 减低：小于 1.005 为低渗尿，见于尿毒症、原发性或心源性崩症、慢性肾衰、恶性高血压病。尿液含放射线造影剂时可使比重大于 1.050
酸碱反应	pH	4.5～8	升高：见于进食大量植物性食品，尤其柑橘类水果，无缺钾的代谢性碱中毒，持续呕吐，呼吸性碱中毒，尿路感染，餐后，肾小管酸中毒等 减低：见于进食大量动物性食品，缺钾性代谢性碱中毒，呼吸性酸中毒，饥饿，严重腹泻
尿蛋白质定性	Pro	阴性（－）	蛋白尿是肾脏疾病的一个早期而易被忽视的指标。许多药物可使尿蛋白出现阳性
尿酮体定性	KET	阴性（－）	增加：糖尿病、酮酸症、丙醇或乙醇中毒、饥饿、禁食、脱水等
尿潜血试验	BLO	阴性（－）	参考尿沉渣红细胞
尿胆素	URB	阴性或弱阳性	增加：肝细胞性黄疸、阻塞性黄疸，在肝炎时尿胆红素阳性可早于黄疸出现
尿胆原	URO UBG	健康人尿胆原含量为（＋）或小于 1:20	增加：血管内溶血性贫血、组织内出血、肝细胞损伤、胆管部分阻塞并伴发胆管感染、缺氧、铅中毒、恶性贫血； 减少：胆管阻塞、广泛肝细胞损伤、肾功能不全、酸性尿

续表

检验项目		英文缩写	正常值范围	临床意义
尿沉渣镜检	红细胞	RBC	0~3/HPF	增多：常见于泌尿系统结石、结核、肿瘤、肾炎及外伤，亦见于邻近器官的疾病，如前列腺炎症或肿瘤，直肠、子宫的肿瘤累及泌尿道时。此外，感染性疾病如流行性出血热、感染性心内膜炎，血液病如过敏性紫癜、白血病、血友病等，亦可在尿中出现较多的红细胞
	白细胞	WBC	0~5/HPF	白细胞增多大部分为脓细胞，常见于肾盂肾炎、膀胱炎、尿道炎、肾结核、肾肿瘤等。妇女可因白带混入尿液而致白细胞增多
	上皮细胞			少量出现无临床意义
	管型			出现管型结合临床

二、生化检查

生化检查项目及结果判断见表9－2－2。

表9－2－2　生化检查项目及其临床意义

检验项目	英文缩写	正常值范围	临床意义
钾	K^+	血清钾 3.5~5.5mmol/L 尿钾 25~125mmol/24h	高钾：①肾脏疾患；②高钾饮食，输过多含钾液体；③挤压伤、溶血、组织缺氧、酸中毒、糖尿病、胰岛素缺乏、洋地黄中毒、先天性高钾性周期性麻痹。 低钾：①急性肾衰多尿期、醛固酮增多症、药物作用、呕吐、腹泻、胃肠引流；②低钾饮食、酒精中毒、吸收不良、久不进食；③碱中毒、糖尿病酸中毒治疗恢复期、低钾性周期麻痹、心功能不全、肾性水肿、输入无钾液体过多。 尿钾增多：见于使用利尿剂，原发性醛固酮增多症
钠	Na^+	血清钠 135~145mmol/L 尿钠 130~260mmol/L	高钠血症：①水摄入不足；②水丢失过多；③内分泌疾病。 低钠血症：①慢性肾功能不全并酸中毒、服利尿药、呕吐、腹泻、出汗、严重烧伤、创伤；②心衰、肝硬化、急慢性肾功能不全少尿期；③尿崩症、低醛固酮血症、肾上腺皮质功能减退；④酸中毒。 尿钠测定常用于失水的鉴别诊断
氯	Cl^-	血清氯 96~106mmol/L 尿氯 110~125mmol/L	血氯增高：见于代谢性酸中毒血氯减退、代谢性碱中毒；单纯低氯只见于持续呕吐或抽取大量胃液；尿氯增高见于连续服用氯化钠或氯化钾后

续表

检验项目	英文缩写	正常值范围	临床意义
钙	Ca^{2+}	血清钙 儿童 2.25～3.0mmol/L 尿钙 25～7.5mmol/24h	增多：见于甲状旁腺功能亢进、多发性骨髓瘤、大量应用维生素D治疗； 降低：原发或继发甲状旁腺功能低下，慢性肾功能不全及严重肝病，佝偻病与婴儿低钙惊厥、手足搐搦及骨软化症，长期低钙饮食或吸收不良
磷	P^{3+}	血清磷 1.45～2.1mmol/L 尿磷 9.7～42mmol/24h	血磷增高：原发或继发性甲状旁腺功能减退、慢性肾功能不全、维生素D摄取过量、多发性骨髓瘤、骨折愈合期； 血磷减低：甲状旁腺功能亢进，肾小管变性病变，佝偻病或软骨病，长期腹泻，吸收不良以及体内糖利用增加需大量磷酸盐参加磷酸代谢； 尿磷增高：甲状旁腺功能亢进，碱中毒和甲状旁腺素治疗后纤维性囊性骨炎； 尿磷减低：见于甲状旁腺功能减退，伴有酸中毒的肾功能不全
镁	Mg^{2+}	血清镁 儿童 0.5～0.9mmol/L 尿镁 0.98～10.49mmol/24h	增高：见于急慢性肾功能衰竭、甲状腺功能减退、甲状旁腺功能减退、多发性骨髓瘤、肾上腺皮质功能减退和严重脱水、糖尿病昏迷等； 降低：摄入不足、丢失过多、内分泌疾病
血糖（空腹）	GLU	新生儿 2.2～6.10mmol/L 儿童 3.90～6.10mmol/L	增高：见于糖尿病、垂体前叶功能亢进、肾上腺皮质功能亢进、甲状腺功能亢进、嗜铬细胞瘤、胰岛细胞瘤等，颅外伤，颅内出血，脑膜炎呕吐、腹泻、高热等； 生理性增高：如餐后1～2小时，注射葡萄糖后，情绪紧张等； 降低：①饥饿和剧烈运动后，注射胰岛素或口服降糖药后；②胰岛素β细胞瘤，脑垂体、肾上腺皮质、甲状腺功能减退，长期营养不良，肝炎肝坏死等
尿素氮	BUN	3.20～7.00mmol/L	增高：见于各种肾脏疾病
肌酐	Cr	53.0～106.0μmol/L	增高：肾脏疾病性病变
总胆红素	T-BIL	0～18.8μmol/L	总胆红素增高：如肝细胞损害、肝内和肝外胆道阻塞、溶血病、新生儿溶血性黄疸
直接胆红素	D-BIL	0～6.84μmol/L	参考总胆红素

续表

检验项目	英文缩写	正常值范围	临床意义
总蛋白	TP	60~80g/L	血清总蛋白增加：①脱水或水摄入不足，下痢呕吐，糖尿病酸中毒，肠梗阻或穿孔，灼伤，外伤性休克，急性传染病等；②多发性骨髓瘤，单核细胞性白血病；③结核，梅毒，血液原虫病等。 血清总蛋白降低：①出血、溃疡、蛋白尿等；②营养失调、低蛋白饮食、维生素缺乏症、恶性肿瘤、恶性贫血、糖尿病、妊娠毒血症等
血清白蛋白	ALB	35.0~55.0g/L	与血清总蛋白测定基本相同
γ-谷氨酰基转移酶	GGT，γ-GT	<50U/L	①明显增高：肝癌、阻塞性黄疸、晚期性肝硬化、胰头癌； ②轻中度增高：传染性肝炎、肝硬化、胰腺炎； ③酗酒、药物等所致
胆固醇	CHO	0~5.18mmol/L <200mg/dl	用于高脂蛋白血症与异常脂蛋白血症的诊断、分析；用于脑血管疾病危险因素的判断
淀粉酶	AMS	血清0~220U/L 尿<1000U/L	增多：见于急性胰腺炎、流行性腮腺炎； 减低：见于严重肝病（血清和尿淀粉酶同时降低）

三、肝炎标志物检查

肝炎标志物检查见表9-2-3。

表9-2-3 肝炎标志物检查及其临床意义

HBsAg（乙型肝炎表面抗原）	**HBsAb**（乙型肝炎表面抗体）	**HBeAg**（乙型肝炎e抗原）	**HBeAb**（乙型肝炎e抗体）	**HBcAb**（乙型肝炎核心抗体）	**Pre-S1Ag**（乙肝病毒前S1抗原）	**HBcAb-IgM**（乙型肝炎核心抗体-免疫球蛋白M型抗体）	简要意义
							HBsAg是乙肝病毒标志物，表示患有乙肝；HBeAg、Pre-S1Ag、HBcAb、HBcAb-IgM表示乙肝病毒复制活跃，传染性强；HBsAb、HBeAb表示机体产生免疫力抵抗病毒，趋于恢复
+	-	-	-	-	-	-	慢性表面抗原携带；急性乙肝病毒感染潜伏期后期
+	-	+	-	-	+	-	急性乙肝早期，传染性强

续表

HBsAg（乙型肝炎表面抗原）	HBsAb（乙型肝炎表面抗体）	HBeAg（乙型肝炎 e 抗原）	HBeAb（乙型肝炎 e 抗体）	HBcAb（乙型肝炎核心抗体）	Pre－S1Ag（乙肝病毒前 S1 抗原）	HBcAb－IgM（乙型肝炎核心抗体－免疫球蛋白 M 型抗体）	简要意义
+	−	+	−	+	+	+	急慢性乙肝，传染性强
+	−	−	−	+	−	+	急慢性乙肝，具传染性
+	−	−	+	+	−	−	急慢性乙肝，传染性弱
+	−	−	+	+	+	−	急慢性乙肝，传染性强，乙型肝炎 e 抗原变异
−	−	−	−	+	−	−	乙肝病毒隐性携带，有乙肝既往感染史
−	−	−	+	+	−	−	急性乙肝恢复期或既往有感染史
−	+	−	+	+	−	−	乙肝恢复期，具备免疫力
−	+	−	−	−	−	−	接种疫苗，乙肝恢复，具备免疫力
+	−	−	+	−	−	−	慢性乙肝表面抗原携带者，易转阴
+	−	+	+	+	+	−	急性乙肝趋于恢复；慢性表面抗原携带
+	−	−	+	−	−	−	乙肝感染后已恢复

（史　源）

第三节　影像学检查的选择及分析

医学影像学发展速度很快，在医学科学中的地位不断提高，新的检查技术和检查方法层出不穷。选择合理的影像检查方法，其出发点应该是病情的现实需要。创伤常见的影像学检查包括 X 线透视、X 线摄片、B 超、CT、MRI、SPECT、PET 等，透视和摄片（平片）是影像检查中最基本的方法，被称为普通放射检查。它们各有其适应范围，也可以相互印证、联合应用，但却难以彼此取代。CT、MRI、SPECT、PET 等都是新型的高科技检查项目，它们都借助了现代高性能计算机强大的后处理技术，在适合它们应用的领域能够大显身手，但任何一种医学影像学检查方法都具有自己固有的优点和不足，在不同的场合下，它们的作用和地位也是各不相同的，没有任何一种检查手段可以完全替代其他检查。因此，所有这些影像学检查应该联合应用，取长补短。

X 线透视所需设备简单，操作方便，价格低廉，耗时短暂，检查结果“立等可取”，最重要的还在于它可以从多个角度、连续、动态地观察到人体的活动图像，如呼吸的运动、心脏的搏动等等。因此，一直没有任何一种方法能够完全取代透视。透视的缺点是图像粗略、模糊，难以看清细节，不能留下记录以供会诊或作为前后对照之用，检查结果的准确性取决于施行检查的医生的诊断水平和对工作的认真细致程度。如果这个医生水平低下或者是工作不负责任，对于病变，他可能会视而不见，或者会把一些正常的、变异的情况视为病变，造成漏诊、误诊，而其他医生却无法给他纠正；而且患者接受的辐射较多，所以目前很多医院取消常规透视检查，仅作为多角度动态观察时使用。

X 线摄片透视的缺点恰恰可以被 X 线摄片的优点所弥补，摄片所得的 X 线胶片影像清晰，层次分明，病变的细节一览无余。另一方面，摄片的曝光时间很短，一般仅仅需要零点几秒甚至是零点零几秒的时间，放射防护容易实施，患者接受的辐射远比透视少。更重要的是，由于影像记录于 X 线胶片上，医生可以反复认真地阅读，可以借助放大镜、强光灯等辅助工具仔细地研究病变的细节，也可以通过与其他医生或专家的会诊而大大减少漏诊、误诊的可能性。此外，这些胶片对于患者来说，可以作为疾病档案以供前后对照，以利医生追踪确诊和评价治疗效果。对于研究人员来说，这些胶片则是宝贵的资料，对后人也是很难得的教材。相对于其他的影像检查方法来说，摄片称得上是价廉物美、迅速快捷。所以胸片往往作为门诊常用检查手段及入院前的必要检查。

B 型超声波，简称“B 超”，与透视、摄片不同，它没有放射损伤的顾虑，而且具有操作简便、价格低廉、重复性好等优点，因而受到医生和患者的普遍欢迎。但是，超声图像显示相对较粗糙，操作者的技术水平也有较大差异，难以避免漏、误诊的发生。此外，由于超声波的固有特性，检查部位也受到一定的限制。

一、胸部疾病影像学检查的选择

胸部含有多个器官组织，所有的医学影像学检查方法都能在胸部应用，但它们的应用选择也有原则可循，先简后繁、先廉后贵、效率为上、最好无创，这也是所有部位、所有医学影像学检查选择应用中应该遵循的基本原则。

（一）透视

在胸部检查中把胸透作为一个必检的项目。肺是胸部病变最常发生的部位，也是我们最关心的器官之一。肺内含有大量的空气，密度很低，对 X 线的阻挡最少，与周围的其他器官如心脏纵隔、胸壁软组织及骨骼能够形成清晰的密度对比，用 X 线诊断学中的一个术语来说，就是自然对比良好。一旦肺内出现了病变，这种对比将发生变化，在影像显示相对比较粗略的普通透视上，也能很容易地显示出相应的“阴影”，从而得到及时的诊断。在透视检查过程中，我们可以多角度地观察，可以很满意地观察到呼吸的运动、心脏的搏动、膈肌的起伏。当然，作为首选的检查并非就是最好的检查，透视并不能替我们解决所有的胸部疾病诊断问题。

（二）数字 X 线摄片

在不同的诊断目的下，我们的选择可能会有不同的改变。例如，我们要排除肋骨骨折，或者是要仔细研究胸透所发现的异常阴影的性质，就应该选用胸部数字 X 线摄片了。胸片对于心脏疾病以及较大的纵隔病变也有一定的诊断价值，同样优于透视。然而，胸片显示的是平面图像，有些病变会有重叠。

（三）胸部 CT

CT 的密度分辨率特别高，能够查出透视或胸片所无法显示的某些胸部病变，是一种很好的选择。

（四）B 型超声

对于肺部病变的检查效果差，一般不采用，只有进行胸水穿刺定位时应用。

（五）MRI 检查

缺乏明显的优势，因而其应用受到限制。

纵隔是处于两侧肺中间的那部分软组织。胸部透视或照片对纵隔的诊断效能不足。纵隔实际上是多种器官组织的复合体，其内部各组织器官的自然对比不良。超声检查由于受到胸骨、胸椎、肋骨和肺内气体的影响，声波或被吸收或被反射。CT 在纵隔疾病的诊断中具有独特的价值，这得益于它具有良好的密度分辨力，以及无组织重叠、无检查盲区。它不但能发现纵隔肿瘤的有无，也能确定其病变范围，在定位和定性诊断方面对于普通 X 线诊断来说都有质的飞跃。MRI 在纵隔病变的定位和定性诊断方面一般不逊于 CT。由于具有多方位成像、软组织分辨率高以及血液流空现象，因而在确定病变是否累及血管、鉴别肿瘤复发与放疗后纤维化等方面优于 CT，在后纵隔脊柱旁病变的显示方面也较 CT 为优。

二、心脏影像学检查的选择

（一）透视

要检查心脏的疾病，临床听诊和心电图检查常常是必需的。最简单易行的医学影像学检查方法是透视。通过透视，可以了解心脏、大血管的位置、形态、大小、轮廓，更有特色的优势是能多方位地观察心脏、大血管的搏动情况。对于风湿性心脏病、先天性心脏病、心包积液等疾病，透视能提供有价值的诊断依据，也可作为其他检查方法采用之前的筛选方法。

（二）X 线平片检查

很简便，能够显示心脏、大血管的轮廓、形态、瓣膜以及动脉壁上的钙化。根据平片所见，往往可以对心脏疾病作出初步判断，但平片检查局限性仍很大。

（三）超声

超声检查可作为首选或筛选的影像学检查方法。超声检查在心脏疾病的检查中有重要的地位，不仅能实时地显示心脏瓣膜的形态、活动状况、增厚程度、关闭情况和附着位置等，还能观察血流动力学变化，各房、室大小及心脏功能，在诊断心瓣膜病、先天性心脏病、心肌病、心包积液及缩窄性改变、心腔内良恶性肿瘤以及进行心室壁厚度的测量等方面有优势，但超声检查也存在着空间分瓣率低，不能有效地显示冠脉分支和肺循环状态的缺点。食管内超声，不但可以显示位于肺动脉主干部及左右主支内的大块栓塞，又可显示心脏的形态、功能情况，主要适用于大块急性肺动脉栓塞，病情危急，又需要除外或鉴别心脏疾病的患者。

（四）造影检查

是心脏、大血管疾病影像诊断中最精确的方法。随着技术的进步、设备性能的提高，心脏、大血管造影及冠状动脉造影等显影越来越清晰，诊断快捷而明确。凡拟行心脏手术者，几乎在手术前都要做这类检查。但是，心脏的造影检查对技术、设备的要求很高，也存在着比较大的风险。

（五）CT

现代最新的多层螺旋 CT 机扫描速度非常快，显示能力越来越强大，配合心电门控触发、容积重建、冠状动脉测量、心肌功能分析等先进的软件和后处理技术，对心血管疾病的诊断价值已达到很高的水准。

(六) MRI

对心脏、大血管的解剖及功能状态检查的研究也在逐渐增多。随着软、硬件的不断升级，MRI 在心脏病的诊断中可能将扮演更为重要的角色。

(七) 介入放射学

介入心脏病学是介入放射学的重要分支之一，近年来逐渐崛起，成为心脏病影像诊断方法中的一支生力军。许多新的介入治疗方法，如经皮血管腔内成形术、冠脉支架植入术、未闭动脉导管栓堵术、瓣膜成形术、缺损修补术、心包引流术、心脏起搏器安置术等等都得到了比较广泛的开展。诊断与治疗一体化是介入放射学有别于其他检查方法的重要优势，因此，在选择检查方法时，还得考虑这个因素。

(八) 螺旋 CT 血管造影 (CTA)

在肺动脉栓塞的诊断中可发挥重要作用。这是一种扫描速度快、图像清晰、几乎无创伤的检查手段，可显示到肺段动脉水平，能清楚地显示栓塞的部位和形态，还能得到肺血流灌注信息以及肺血管的走行、分布情况，从而为治疗方案的选择和疗效评价提供可靠的影像学证据。

(九) 核素显像

可作为肺动脉栓塞的筛选诊断方法。肺灌注显像能准确地显示肺血流灌注情况，敏感性很高，但任何造成局部血流减少的因素都可能导致肺灌注显像异常，因而特异性差。肺灌注显像与肺通气显像相结合可明显提高肺动脉栓塞诊断的特异性，但仍不能直接显示栓塞的部位、形态。

三、腹部影像学检查的选择

腹部影像学检查中 B 超可作为首选，其次是 X 线平片、CT 检查、MRI、核医学检查及造影检查等可作为补充。腹部不同部位及不同脏器影像学检查也有所不同，X 线平片可发现胆囊内的结石，但敏感性不高，B 超对于胆石症、胆囊炎等病变的诊断仍为首选方法，对胰腺以上段的胆总管显示也相当满意，但在胰腺段及壶腹段的胆管显示则不如 CT。因此，在鉴别梗阻性黄疸时，可将 CT 作为首选。经皮肝穿胆道造影 (PTC) 以及经内镜逆行胰胆管造影 (ERCP) 在诊断梗阻性黄疸方面非常敏感和准确，但由于是损伤性检查，一般只用于 B 超和 CT 检查结果均不满意或者需要施行介入治疗等情况。MRI 检查胆道系统较 CT 和 B 超无明显优越性，但新近开发的磁共振胰胆管造影 (MRCP) 由于是无创性检查，已显露出了良好的应用前景。

(一) 超声

对于腹部的实质性脏器来说，应用超声波检查可说是用得其所了。肝、脾、肾是腹部的重要实质性器官，应用 B 型超声检查，能够清晰地观察到它们的形状、大小、轮廓以及与周围器官的相邻关系。当这些器官出现病变之后，其回声性质将发生变化，在超声影像上也能得到比较清楚的显示。胆囊是位于腹部与肝相邻的一个囊性器官，通过肝脏这一良好透声窗，可清晰显示胆囊壁结构，其囊壁的回声与囊内的胆汁回声完全不同，囊内如果有结石或息肉等病变又会出现另一种截然不同的回声，因而在超声检查中都能得到清晰的显示。当然，超声图像显示相对较粗糙，并不能解决肝、胆、脾、肾等腹部脏器所有病变的诊断问题。操作者的技术水平和认真程度对正确诊断的影响很大，难以避免漏、误诊的发生。但超声检查仍不失为肝、肾、脾、胆等腹部脏器的首选的影像学检查项目。

（二）消化道钡剂、碘油（新生儿一般应用碘水）造影

消化管道的影像学检查不宜采用 B 型超声波，因为消化管道是一种空腔脏器，上、下端与外界相通，中间容纳着食物、粪便等不同性质的液体和固体成分，还含有一些气体成分。目前认为消化管道的检查，首选 X 线钡剂造影。钡剂进入胃肠道形成“充盈相”，充盈相可以比较好地显示出胃肠壁溃疡所形成的“龛影”、肿瘤等形成的“充盈缺损”等影像。在充盈的状态下，通过检查者用手或压迫器对患者的胃肠道进行压迫，可摄取“充盈加压相”，能反映出胃肠道的移动度和柔软度，还可间接地推断肝、胆、胰腺等邻近脏器有无占位性病变。部分钡剂排出后，残留的部分钡剂黏附在胃肠道的管壁上，勾画出胃肠道的黏膜皱襞，这就是胃肠道的“黏膜相”，可以显示胃肠的黏膜炎症和糜烂。胃肠道的钡剂造影检查，整个过程都是在透视下进行的，在必要时摄取“点片”，就是即时曝光摄片，将其形态和功能状态“定格”，以利检查后的诊断分析。对消化道的检查不常用 CT、MRI。

（三）内窥镜

内窥镜包括胃镜及肠镜。内窥镜深入胃肠道的某一节段，用肉眼可见的普通光线直接看到胃肠道的内表面，还能在可疑病变的局部取出小块组织进行活检，对于胃肠道的表浅病变诊断可达到确诊。但由于痛苦较大，病人难以耐受，对胃肠道的整体形态、与周围结构的关系等观察也不如钡剂造影满意，所以它只能作为钡剂检查的补充。

四、尿路病变影像学检查的选择

所谓尿路，是指尿液在体内的排泄通路，包括肾脏、输尿管、膀胱和尿道等泌尿系统的全部器官。对于泌尿系统的病变可以选择以下检查方法。

（一）X 线平片

首选的检查方法。由于绝大多数尿路结石一般含钙较多，密度较高，X 线平片能得到比较清晰的“阳性结石”显示，结合其形态和部位，诊断一般即能得到确立。因此疑诊为尿路结石，先照一张平片，是值得推荐的选择次序。

（二）B 超

也是诊断尿路结石的一种影像学检查手段。

（三）静脉肾盂造影（简称 IVP）

对于有些含钙较低的结石，即所谓的“阴性结石”，X 线平片及 B 超检查可能出现漏诊。在这种情况下，可以选择静脉肾盂造影（简称 IVP）做进一步的检查。IVP 检查还能显示尿路肿瘤、泌尿系结核，能够清晰而明确地显示尿路梗阻所致的尿路积水，能够显示尿路的先天性发育异常等。IVP 的另一大好处是能够根据显影的情况判断肾脏的功能，以利制订治疗方案。

（四）CT 及 MRI

CT 具有很高的密度分辨率，能提供连续的横断面扫描图像，在显示肿瘤的浸润深度、与周围结构的关系、有无向周围侵犯、有无淋巴结转移以及静脉癌栓等方面十分有效。而 MRI 更能进行多方位的扫描，有利于三维结构的显示，其软组织分辨率强于 CT，因而在显示泌尿系统肿瘤方面较 CT 稍优。对于判断肾脏的分泌功能、有无肾输尿管发育畸形以及有无尿路梗阻，IVP 检查即可确诊。CT 和 MRI 检查一般只作为以上方法难以确诊的情况，或在需要进一步判明病变状况时选择应用。

五、头颅影像学检查的选择

对于前囟未闭合的小儿尤其新生儿，B 超是一种很好的筛选方法，可以筛查颅内出血、脑水肿、脑积水、颅内占位、颅内寄生虫、颅内结核球、脑脓肿等病变。但对于前囟已经闭合的小儿 B 超无用武之地，只能应用 CT、MRI、PET 等影像学检查。

（一）B 超

在前囟没有闭合的小儿应作为首选常规筛查方法。B 超检查有无射线损害、价廉、床边检查及对颅脑中央部位的高分辨力等优点，使 B 超宜作为常规筛查新生儿早期有无颅内病变的首选手段。新生儿在出生后 3 天做 B 超检查，可发现一些无明显临床症状的颅内病变患儿。在脑室内出血高发生率的早产儿中，生后早期更应常规做 B 超检查。B 超亦是随访颅内病变转归的最好手段，如了解颅内出血的吸收情况、脑室有无扩张、有无囊腔形成等。此外，B 超在决定脑室内出血连续腰穿的指征、治疗时脑室面积的监测以及腰穿疗效的评估中均起着关键作用。

（二）CT 和 MRI 检查

CT 和 MRI 检查准确性均高，但缺点是患儿需转运，CT 需受射线，MRI 价格昂贵以及对新鲜出血欠敏感等。尤其颅内病变患儿早期病情多较危重，一般不便搬动实施 CT 和 MRI 检查。因而 CT 和 MRI 均不宜作为新生儿颅内病变诊断的首选手段。只有在 B 超检查阴性，但临床仍高度疑有颅内病变者，可进一步做 CT 或 MRI 检查，借此可发现 B 超未能诊断的蛛网膜下腔出血、硬脑膜下出血、后颅窝等颅脑边缘部位的出血，以及脑实质点状出血、旁矢状区损伤等病变。

六、骨关节疾病影像检查方法的选择

（一）骨折

1. *长骨骨折*　以 X 线平片为首选，常规摄取正侧位片。长骨疲劳性骨折首选 X 线平片，MRI 检查作为必要的辅助。骨内隐匿骨折需行 T_1WI 和脂肪抑制 T_2WI 序列 MRI 检查。

2. *骨折累及关节面软骨以及儿童长骨轻微骨骺分离*　首选 MRI 检查，以 FLASH－T_1WI 和梯度回波 FST_2WI 为佳。应用 FST_2WI 了解骨髓水肿最佳。

3. *脊柱骨折*　首选 X 线平片，还需 CT 检查以了解游离碎骨片对椎管的压迫情况。对脊柱新近与陈旧性骨折的判断应选 MRI。

4. *颌面、颅底骨折*　常需借助 CT（包括三维重建）、MRI 检查。

（二）关节脱位

诊断关节脱位影像学检查方法的选择应视脱位关节的部位、可能损伤的程度和患者的年龄情况来定。

1. *儿童髋关节脱位*　以超声为首选。

2. *一般肢体关节脱位*　如肩关节、肘关节脱位，宜选用 X 线平片。

3. *解剖结构复杂部位的关节脱位*　特别是合并关节囊撕裂、关节软骨骨折时，应选用 MRI。

4. 脊柱关节脱位　可选用 CT、MRI。环枢关节脱位首选 CT（包括三维重建）。

（三）椎间盘突出

1. X 线平片　诊断价值非常有限，用于了解椎间盘突出后继发的椎体骨质改变。

2. 脊髓造影　目前已很少应用。

3. CT 检查（包括三维重组）　可用于诊断椎间盘突出，但不如 MRI。

4. MRI 检查　首选采用 SE 和压脂 T_1WI、T_2WI 序列，横断面与矢状面扫描是必需的。在怀疑椎间盘继发性病变是可行增强扫描。

（四）化脓性骨髓炎

影像检查方法的选择，主要取决于化脓性骨髓炎的发展阶段。

1. X 线平片　是首选检查方法，对急性进展期及慢性期的化脓性骨髓炎有重要诊断价值，还可评价疗效。MRI 检查对慢性骨髓炎的鉴别诊断有较大作用。

2. MRI 检查　早期急性化脓性骨髓炎应首选 MRI，MRI 对骨髓水肿和软组织改变非常敏感。CT 对发现早期骨髓内小脓肿优于 X 线平片。X 线平片诊断价值有限。MRI 对慢性骨髓炎的诊断价值高于 CT 和 X 线平片，对病变的范围界定和病变性质的鉴定有较大作用。

（五）化脓性关节炎

影像诊断的目的是早期诊断以指导早期治疗。MRI 检查是早期诊断化脓性关节炎的最重要手段。CT 检查显示关节肿胀、积液较 X 线平片清晰，但显示关节软骨病变不力。X 线平片很少使用。

（六）骨关节结核

1. 一般的长骨结核　首选 X 线平片，不但可用于诊断，也适用于做治疗追踪观察。

2. 早期的关节结核　宜首选 MRI 检查。

3. 早期脊椎结核　宜选用 CT、MRI 检查。较 X 线平片，CT、MRI 能更早发现骨质破坏和椎旁软组织改变，更清晰显示椎旁脓肿。MRI 可较 CT 更早发现椎体终板下的骨质异常。

（七）类风湿关节炎与强直性脊柱炎

1. 首选 X 线平片进行筛查诊断。

2. 早期的类风湿关节炎与强直性脊柱炎宜首选 MRI 检查。

（八）退行性骨关节病

1. X 线平片检查是首选，通常能全面了解关节间隙与关节面骨质改变，起到良好的筛查作用。

2. CT 检查（包括三维重组图像）显示关节面下的骨质改变优于 X 线平片，可作为 X 线平片的补充。

（九）维生素 D 缺乏症

X 线平片为诊断佝偻病的首选影像学手段，而且可用于患儿治疗后的追踪复查。

（十）肾性骨病（肾性骨营养不良）

肾性骨病的诊断、疗效判断、随诊复查应首选 X 线平片，应结合 X 线征象、临床表现和实验室检查进行肾性骨病的诊断。

（十一）股骨头缺血性坏死

MRI 是诊断股缺血性坏死最准确、首选的影像方法。通常 X 线平片上出现明确征象，多提示病变已到中、晚期。CT 也无助于早期发现病变。

（十二）胫骨结节缺血性坏死

首选 X 线平片检查，多摄双侧对比，一般侧位片即可确诊。可选 CT 检查作为 X 线平片的补充。

（十三）椎体骺板缺血性坏死

首选 X 线平片检查，可选 CT 检查作为 X 线平片的补充。MRI 较少应用。

（十四）骨瘤

X 线和 CT 均是检查骨瘤的理想手段。X 线平片上可疑的小骨瘤应做 CT 检查，以明确病灶的存在和定性。一般无需 MRI 检查。

（十五）骨软骨瘤

1. X 线平片为首选方法，大多数骨软骨瘤可作出准确诊断。

2. 对发生于骨皮质重叠部位的病变，有时需做特殊位置的摄片或 CT 以观察肿瘤与肿瘤发生骨的解剖关系。

3. 若观察病变的软骨帽和纤维膜宜选 MRI 检查。对 X 线平片、CT 上瘤体表现为致密骨质者，选 MRI 较佳。

（十六）骨巨细胞瘤

X 线平片是首选，对骨巨细胞瘤的诊断有重要意义。显示骨壳内部骨质改变和骨壳形态以 CT 为佳。反映肿瘤的侵犯范围、肿瘤与周围结构关系以及判断是否有软组织肿块，则以 MRI 为佳。

（十七）骨肉瘤

1. X 线平片是诊断骨肉瘤的首选，且是必不可少的影像学方法。

2. CT 在显示肿瘤边缘的骨质改变和发现溶骨性骨肉瘤软组织肿块中少量肿瘤骨方面，有重要作用。

3. MRI 诊断肿瘤分期、肿瘤髓内浸润、跳跃性病灶及其对神经、血管的侵犯情况较佳。

（十八）骨转移瘤

1. 一般发生于四肢骨、肋骨的转移瘤，X 线平片易于发现。

2. 发生于脊椎、骨盆的较早期转移瘤，应选用 CT 或 MRI 检查。脊椎 MRI，特别是 T_1WI 和 FST_2WI 序列对发现脊椎多发转移瘤、转移瘤侵犯椎管较好。

（十九）骨囊肿

首选 X 线平片。一般无需 CT、MRI 检查。

（唐仕芳　石小湘）

第四节　常见症状及鉴别

对小儿常见症状作出正确的鉴别诊断（differential diagnosis of common symptoms），是儿科治疗学的重要基础。在儿科临床上，同一症状可见于多种疾病。症状的鉴别诊断十分重要，尤其是识别一些急骤发生的危重症状，是关系到早期诊断和及时合理治疗的关键。不同年龄阶段发生同一症状的病理生理基础不尽相同，因此应从不同年龄阶段的某一症状来考虑其发生原因。在每项常见症状之下，可寻找近似的病因及其相互鉴别重点。儿科常见症状的鉴别诊断应注意下列几点：①先要运用病史、体检及常规实验室所见作为基本的手段，也即应先学习本书第六章“诊断方法”作为基本功；②应首先熟悉儿科常见疾病的特点及其主要症状和体征，从而可以作出鉴别诊断；③对某些疑难病例，经过初步鉴别诊断，还应做进一步临床和必要的实验室检查，排除各种病因作出最后诊断。这样，才可避免漏诊、误诊，提高鉴别诊断正确率，而不至于盲目地做过多的不必要的实验室检查，延误病情。

一、发热

体温超过正常范围高限称为发热。但小儿体温的正常值各家报道并不完全一致，这是因为正常体温可随各种因素影响而发生变化：①体温可随性别、年龄及种族不同有所变化。②正常体温受昼夜及季节变化的影响，一日间以清晨体温最低，下午至傍晚最高，据统计上午平均体温为36.9℃；夏季体温稍高，其他三季平均为36.6℃。③喂奶、饭后、运动、哭闹、衣被过厚及室温过高均可使小儿体温升高达37.5℃左右（腋表）。④肛表测得的体温比口表高约0.3℃，口表测得的体温比腋表高约0.4℃，这种差别随体温升高变得不明显，高热病人三者基本一致。测温时间长短对所测得的体温也有影响，测温时间长测得的体温略高，将腋表、口表及肛表测温时间分别固定为5、3、2分钟，则三种测试方法所得结果近似。

一般认为体温比平时所测温度增高为发热。目前儿科临床多采用腋表测温，因其较方便，且不易引起交叉感染。除环境温度过低，或病儿循环不良时，腋表所测体温偏低，需采用肛表测温较准确可靠，一般均可满足临床需要。腋表测温时间以5分钟为准，正常体温一般为36~37℃，如只是偶尔体温达37.4℃，全身情况良好，又无自觉症状，可不认为是病态。

按体温高低可将发热分为4类，以腋表为准，<38℃为低热，38~38.9℃为中度发热，39~41℃为高热，≥41℃为超高热。按发热时间长短，发热可分为4类：①短期发热：指发热<2周，多伴有局部症状及体征；②长期发热：指发热时间≥2周，有的可无明显症状、体征，需实验室检查帮助诊断；③原因不明发热（FUO）：指发热持续或间歇超过3周，经体检、常规辅助检查不能确诊者；④慢性低热：指低热持续1个月以上。发热的常见热型有：①稽留热：持续发热，体温波动很小，一般未超过0.6℃；②弛张热：发热时体温波动上下2~3℃，但未回到正常；③间歇热：发热回到正常至少24小时又发热；④双峰热：24小时内发热有2次高峰；⑤复发性或再发性热：发热多次发作，每次持续数日，发作期间1至数日体温正常；⑥不规则热：热型无一定规律。小儿热型不如成人典型，由于近年不少疾病在基层医院已开始用抗生素控制，以及应用肾上腺皮质激素也会对体温产生明显影响，使热型发生变化，使其对疾病鉴别诊断失去意义。

【病因及鉴别诊断】

（一）短期发热

短期发热病人的诊断一般多无困难，只要仔细询问病史，如流行病学史、传染病接触史、疾病发生发展过程，并注意局部症状及体征，如有无呼吸系统、消化系统、泌尿系统、神经系统等的症状与体征，有无皮疹、出血点、黄疸、贫血、淋巴结和肝、脾肿大及局部感染病灶等。必要时需进行有关实验室检查以明确诊断。短期发热在儿科多数由感染引起，预后良好或属自限性疾病，但发热也可是危重病人的早期表现，故应提高警惕，尤其具有精神萎靡、嗜睡、面色苍白等中毒症状较重的病人，更应仔细检查，必要时需留院观察。

（二）长期发热

常是临床诊断、鉴别诊断的难点。北京儿童医院总结分析了1993～1998年发热待查儿童744例，结果感染性疾病占63.2%，结缔组织病占13.7%，恶性肿瘤4.7%，其他5.4%，原因不明13.0%。

1. 感染　包括病毒、支原体、化脓性细菌及结核菌等普通细菌、病毒感染及特殊细菌、病毒感染；普通感染有呼吸系统感染、肠道感染、泌尿系统感染、中枢神经系统感染（脑炎、脑膜炎）、心血管系统感染（如感染性心内膜炎、心包炎）、肝胆系感染（如肝炎、胆管炎、肝脓肿等）、全身性感染（如败血症），其他还有脓肿或局限性感染（如骨髓炎、肾周围脓肿、膈下脓肿、阑尾脓肿、肛周脓肿等），经过不规范治疗，发热时间超过2周；特殊感染包括结核病、伤寒、副伤寒、斑疹伤寒、布氏杆菌病、EB病毒感染、巨细胞包涵体病毒即CMV感染、莱姆（Lyme）病、钩端螺旋体病、疟疾、黑热病、血吸虫病及真菌如新型隐球菌感染等。

2. 风湿性疾病　又名胶原性疾病、结缔组织病。以幼年型类风湿关节炎最常见。近年随着链球菌感染被及时控制，过去常见的风湿热现已较少见。其他常引起发热的风湿性疾病尚有川崎病、系统性红斑狼疮、结节性多动脉炎、血清病、皮肌炎、结节性非化脓性脂膜炎、韦格纳（Wegener）恶性肉芽肿及血管性免疫母细胞淋巴结病等。

3. 恶性肿瘤　以白血病最常见，其他尚有恶性淋巴瘤（包括霍奇金及非霍奇金淋巴瘤）、成神经母细胞瘤、恶性组织细胞病、朗格罕组织细胞增生症及尤文肉瘤（Ewing sarcoma）等。

4. 累及下丘脑体温调节中枢的疾病　如颅脑外伤、大脑发育不全、中毒性脑病、脑炎后遗症及间脑病变等。

5. 机体散热障碍　中暑、无汗性外胚层发育不良、新生儿捂热综合征及暑热症。

6. 其他　药物热、药物中毒（如水杨酸、阿托品）、输血或输液反应、高钠血症（垂体性或肾性尿崩症、医源性）、创伤、内出血、栓塞与血栓形成、炎性肠病及免疫缺陷病等。

（三）慢性低热

首先要考虑感染性疾病，结核病在儿科最常见，包括肺外结核，并寻找是否存在慢性病灶或小脓肿，如慢性腺窝性扁桃体炎、淋巴腺炎、鼻窦炎、龋齿、牙龈脓肿、肛周脓肿等。另外，链球菌感染后综合征、EB病毒感染后综合征等都可以引起长期慢性发热。

慢性低热的非感染性疾病有甲状腺功能亢进、尿崩症、风湿性疾病、炎性肠病（克罗恩病及溃疡性结肠炎）、血液病、夏季低热（暑热症）、蛋白质摄入过高及测试体温时间过长等。

除外上述病因，如仍找不到低热原因，病儿又无任何病态，只需追踪观察，低热常在数周后自行降至正常。

二、呕吐

呕吐需与胃食管反流、溢乳相区别，后者是指胃内容物被动反流至食管或溢出口外，而呕吐是一种保护性反射，通过呕吐中枢受刺激，反射性地引起幽门、胃窦收缩，胃底贲门松弛及腹肌、膈肌强烈收缩，使腹压增高，迫使胃内容经食管由口腔排出。

【病因及鉴别诊断】

引起呕吐的常见疾病有：

1. 消化系统疾病　新生儿生后 1～2 日呕吐可因咽下羊水引起，即咽下综合征，1～2 天后可自行停止。早期新生儿应注意消化道畸形所致呕吐，先天性食管闭锁患儿生后即表现唾液过多，不断从口腔外溢，有时呈泡沫状，首次喂奶、喂水即发生呛咳、窒息。呕吐物含胆汁提示十二指肠以远部位发生梗阻，如小肠狭窄、闭锁，肠回转不良，肠重复畸形，胎粪性肠梗阻，先天性巨结肠及肛门闭锁等。低位肠梗阻腹胀明显。出生 2 周以后才发生的持续呕吐，呕吐物不含胆汁，如观察上腹部有蠕动波及扪到肿块，应考虑为幽门肥大性狭窄。上述消化道畸形常需 X 线检查辅助诊断。呕吐伴腹泻时，应考虑坏死性小肠结肠炎及各种感染性肠炎，如沙门菌鼠伤寒，致病性大肠埃希菌及变形杆菌等。另外，败血症等严重感染引起的麻痹性肠梗阻也可引起呕吐。婴儿期常因喂养不当、肠炎、肠套叠、嵌顿疝引起呕吐。剧烈咳嗽刺激咽部，常可诱发呕吐，如百日咳、支气管炎等。儿童常见呕吐原因有肠炎、细菌性痢疾、病毒性肝炎、肠寄生虫病、消化道异物、阑尾炎、腹膜炎、胰腺炎、机械或功能性肠梗阻及上消化道出血等。消化性溃疡偶可因并发幽门梗阻而引起呕吐。强迫小儿进食有时也可诱发呕吐。

2. 感染性疾病　感染是引起呕吐最常见的原因，例如败血症、上呼吸道感染、急性扁桃体炎、中耳炎、肺炎及泌尿道感染等。病儿多有发热等全身感染中毒症状或局部感染的症状、体征。

3. 中枢神经系统疾病　如各种脑膜炎、脑炎、中毒性脑病、脑缺氧、出血、外伤、水肿，颅内肿瘤及能引起颅内压增高的疾病。呕吐常呈喷射性，病人常伴有不同程度的意识障碍、头痛及脑征（如脑膜刺激征、病理反射、步态不稳、颅神经症状等），必要时需做脑脊液或头颅 CT、MRI 检查。

4. 代谢紊乱　如代谢性酸中毒、尿毒症、高氨血症、糖尿病酮症、氨基酸代谢异常及先天性肾上腺皮质增生症等。常需血生化检查加以证实。

5. 前庭功能异常或脑性眩晕　伴有眩晕是其特征，如晕动病、迷路炎、美尼尔病及脑供血不足等。

6. 药物、毒物　药物或毒物可通过刺激胃肠道，或经血循环刺激中枢神经化学感受器而诱发呕吐。病史常可提供诊断线索。

7. 其他　如周期性呕吐、精神性呕吐及自主神经性癫痫。

三、呼吸困难

呼吸困难（dyspnea）指患儿主观感觉空气不足，呼吸费力；客观表现为辅助呼吸肌参与呼吸运动，呼吸增快（正常呼吸频率新生儿为 40 次/min，婴幼儿 30 次/min，儿童 20 次/min 左右），呼吸节律、深度及呼气、吸气相之比发生改变。呼吸困难大致可分为轻、中、重三度：轻度时仅表现为呼吸增快，或节律稍有不整，哭闹、活动后可出现轻度青紫；中度呼吸困难除呼吸频率增快外，表现为“三凹征”（吸气时胸骨上窝、肋间及肋下凹陷），点头呼吸等代偿性辅助呼吸肌运动，患儿常烦躁不安、青紫，吸氧后症状有所缓解；重度呼吸困难时，上述症状均加重，吸氧仍不能使青紫缓解。

【病因及鉴别诊断】

（一）呼吸系统疾病

是引起呼吸困难最常见的疾病。呼吸困难可分为：①吸气性呼吸困难：见于喉、气管水肿、异物或外部病变压迫所致的上呼吸道梗阻，表现为吸气相延长；鼻腔或咽后梗阻可表现为张口呼吸及鼾声，但较小婴儿常不会张口呼吸，也可引起吸气性呼吸困难。②呼气性呼吸困难：表现为呼气相延长，伴有喘鸣音，常见于毛细支气管炎、喘息性支气管炎及支气管哮喘等下呼吸道梗阻。③吸气和呼气性呼吸困难：又称混合性呼吸困难，吸气和呼气相大致相等，见于支气管、肺泡疾患及肺外受挤压所致的呼吸困难。引起呼吸困难的常见病因有：

1. 上呼吸道疾病　①先天性：鼻后孔闭锁、小下颌舌后坠（Pierre－Robin 综合征）、巨舌症、喉软骨软化病（喉喘鸣）、喉蹼、喉囊肿；声带麻痹、声门下狭窄，气管软化、狭窄或外部受压（颈部、纵隔肿瘤或血管畸形）等。②后天性：鼻炎、鼻甲肥厚、扁桃体极度肥大、咽后壁脓肿、会咽炎、急性喉－气管炎及气管异物等。

2. 下呼吸道疾病　①新生儿期：湿肺、吸入综合征（羊水、胎粪）、肺出血、早产儿肺透明膜病及支气管发育不良；②先天性：支气管肺发育不良、大叶性肺气肿、肺囊肿、隔离肺、肺淋巴管扩张症及膈疝等；③后天性：各种病因的支气管肺炎、大叶性肺炎、间质性肺炎、过敏性肺炎、肺不张、肺大疱、肺气肿、肺水肿、肺脓疡、支气管扩张、肺出血、肺栓塞、成人型呼吸困难综合征等；④其他：朗格罕组织细胞增生症、特发性肺含铁血黄素沉着症、肺泡蛋白沉积症及肺部肿瘤、风湿性疾病或结节病等。

3. 胸腔及胸廓疾病　如各种病因的胸腔积液、气胸、液气胸、纵隔积气、胸廓畸形或腹压增高（腹水、腹胀或腹部肿物）、膈肌运动受限等。

（二）心血管系统疾病

呼吸困难是心功能不全即心力衰竭的常见症状，尤其是左心衰竭时，病人除有引起心力衰竭的原发病症状、体征（如心脏扩大、杂音或血压增高）外，常有心率、呼吸增快，端坐呼吸，肝脏肿大，颈静脉怒张、水肿等静脉压增高的表现。青紫性心脏病缺氧发作也可表现为极度呼吸困难。常见疾病有：

1. 各种心血管病　如先天性心脏病、风湿性心脏病、病毒性心肌炎、心肌病、心内膜弹力纤维增生症所引起的心力衰竭；青紫性心脏病缺氧发作，如法洛四联症、重度肺动脉狭窄；新生儿持续胎儿循环、肺动静脉瘘及原发肺动脉高压等。

2. 心律失常　如阵发性室上性心动过速。

3. 心包疾病　如心包积液、缩窄性心包炎。

4. 其他　急性肾炎严重循环充血，剧烈运动后，严重贫血致心肌缺氧可致心力衰竭等。

（三）神经系统与肌肉疾病

中枢性呼吸衰竭表现为呼吸暂停、节律不整、深浅不一，病儿同时伴昏迷、反复惊厥或青紫等。呼吸中枢过度兴奋表现为呼吸急促、深大，可致呼吸性碱中毒。肋间肌麻痹除有三凹征等辅助呼吸肌参与呼吸运动，尚有呼吸急促、浅表及矛盾呼吸运动，即吸气时胸廓下陷、腹部隆起；呼气时相反。膈肌麻痹时则腹式呼吸消失，X 线透视下不见横膈运动。呼吸肌麻痹的病儿常可同时伴有肢体弛缓性瘫痪或舌咽肌麻痹而发生吞咽困难。常见病因有：①呼吸中枢过度兴奋与衰竭：脑炎、脑膜炎、中毒性脑病、颅内出血、缺氧缺血性脑病等均可引起呼吸中枢过度兴奋，最终导致脑水肿、颅内压增高及脑疝引起呼吸衰竭；水杨酸盐和氨茶碱中毒也可兴奋呼吸中枢引起呼吸深快。②末梢神经、肌肉麻痹：如急性感染性多发性神经根炎、脊髓灰质炎、急性脊髓炎、重症肌无力、有机磷中毒、肉毒中毒所致的呼吸肌麻痹等。

（四）代谢异常

各种病因所引起的重症代谢性酸中毒，可因加速排出二氧化碳而致呼吸急促、深长。严重低钾血症可致呼吸肌瘫痪而引起呼吸困难。冲心型脚气病（维生素 B_1 缺乏）也可致呼吸急促、烦躁。

（五）细胞内呼吸功能障碍

又称细胞内窒息症。多由中毒所致，如一氧化碳、苦杏仁等含氰苷的果仁中毒、亚硝酸盐（包括肠源性青紫）及含过氧化合物的药物如磺胺、非那西丁、硝基苯等所致的高铁血红蛋白血症等。

（六）精神因素

如过度换气综合征，多见于女性青少年，自觉憋气、头晕、乏力、焦虑。

四、青紫

青紫（cyanosis）是皮肤黏膜浅表毛细血管血液中的还原血红蛋白增多（$>50g/L$）或变性血红蛋白增多（高铁血红蛋白含量超过血红蛋白总量的15%）时，皮肤黏膜呈现青紫色，多见于黏膜及皮肤较薄、毛细血管较丰富处，如口唇、鼻尖、两颊及指（趾）甲等处。皮肤有异常色素沉着可致假性青紫，青紫不发生于黏膜，压之不退色。

【病因及鉴别诊断】

（一）中心性青紫

1. *右向左分流的心血管疾病* 即静脉血通过分流混入动脉血中，使动脉血氧分压及饱和度降低而出现青紫，是儿科发生青紫的重要原因之一。如大动脉转位、法洛四联症、肺动脉狭窄、左心发育不良综合征、单心房、单心室、动脉总干、完全性肺静脉连接异常、持续胎儿循环及动静脉瘘等。只有下肢青紫时，应考虑主动脉缩窄位于动脉导管前；只有上肢青紫，见于大血管转位合并动脉导管未闭。此类疾病吸入100%氧后青紫不能缓解。心脏阳性体征、X检查及彩色多普勒超声心动图检查有助于诊断。

2. *呼吸性青紫* 是由于肺通气、换气发生障碍，血液通过肺时，不能充分与氧结合所引起的青紫。常见病因有：

（1）呼吸道梗阻：如新生儿后鼻孔闭锁、胎粪吸入，先天性喉、气管畸形，急性喉炎、惊厥时喉痉挛、气管异物、血管环或肿物压迫气管、溺水及变态反应时支气管痉挛等。

（2）肺部及胸腔疾病：以重症肺炎最常见，其他疾病如新生儿呼吸窘迫综合征、支气管肺发育不良、毛细支气管炎、肺水肿、肺气肿、肺不张、胸腔较大量积液、气胸及膈疝等。

（3）神经、肌肉疾病：中枢性呼吸抑制可引起呼吸暂停而致青紫，如早产儿中枢发育不成熟、新生儿围产期缺氧、低血糖、重症脑炎、脑膜炎、脑水肿、颅内压增高及镇静药（如巴比妥）过量等。呼吸肌麻痹时也可致青紫，如感染性多发性神经根炎、重症肌无力及有机磷中毒等。

3. *大气氧分压低* 如高山病、密闭环境缺氧等。

（二）周围性青紫

是因全身或局部微循环血流缓慢所致，如充血性心力衰竭、休克、寒冷时周围血管收缩及先天性或继发性红细胞增多症血液黏稠等。血管受压等能影响局部血流时，可引起局部发生青紫，如新生儿出生时先露部位受压或脐带绕颈所致的局部青紫，肢体较长时间受压，血栓性静脉炎及雷诺病等。

（三）变性血红蛋白血症

血红蛋白分子是由珠蛋白及血红素组成，血红素包括原卟啉及铁元素，正常铁元素是二价铁（Fe^{2+}），具有携氧功能；变性血红蛋白血症时，含三价铁（Fe^{3+}）的 Hb 增多，失去携氧能力，称为高铁血红蛋白血症。当这种变性血红蛋白浓度大于 15g/L 血时，即可引起组织缺氧及皮肤、黏膜发绀。

1. 遗传性高铁血红蛋白血症

（1）遗传性 NADH 细胞色素 b5 还原酶缺乏症：此酶在正常时能将高铁血红素转变为正常血红素，先天缺乏时血中高铁血红蛋白增多，可高达 50%。属常染色体隐性遗传疾病，青紫可于生后即发生，也可迟至青少年时才出现。

（2）血红蛋白 M 病：是常染色体显性遗传疾病。属异常血红蛋白病，是构成 Hb 的珠蛋白结构异常所致，这种异常 HbM 不能将高铁 Hb 还原成正常 Hb 而引起青紫。

2. 后天性高铁血红蛋白血症　由于进食或接触具有强氧化作用的化学成分或药物引起，正常 Hb 被氧化为高铁 Hb。以亚硝酸盐中毒最常见，如将亚硝酸钠误当食盐放入食物中，青菜中的硝酸盐可因青菜变质而转变为亚硝酸盐，进食后引起的青紫称肠源性青紫。含有芳香胺及硝基化合物的物质也可引起本病，如磺胺、非那西丁、伯氨喹啉及苯胺染料等。

3. 硫化血红蛋白血症　凡能引起高铁血红蛋白血症的药物或化学成分几乎都能引起本病。发病机制尚不明。与高铁血红蛋白不同，硫化血红蛋白呈蓝褐色。高铁血红蛋白血症维生素 C 及美蓝治疗有效，而硫化血红蛋白血症无效。

鉴别变性血红蛋白血症可采病人血一滴（呈深褐色），置于玻片或滤纸上，在空气中晃动或用氧气吹之，血色不变；而中心性青紫则迅速变为鲜红色。另外，血红蛋白电泳及分光镜检查有助于本病诊断。

五、昏迷

昏迷（coma）指病儿深度、持久的意识丧失，与之讲话及给予感官及物理刺激均不能被唤醒。昏迷是意识障碍最严重的情况，是指比谵妄、嗜睡、昏睡、木僵更严重的意识障碍。昏迷有轻重之分：①浅昏迷：病人对强烈刺激如注射仍存在防御性反应；瞳孔对光反射、角膜反射、吞咽反射及眶上压痛反应仍存在；呼吸、脉搏及血压等生命征正常。②中度昏迷：对痛觉刺激无反应，对光反射、角膜反射存在或不够灵敏，生命体征正常。③深昏迷：对外界一切刺激均无反应，瞳孔散大，对光、角膜反射消失，吞咽反射消失，舌根后倾，唾液积存在咽部，呼吸时发出痰鸣声，大小便失禁，生命体征可存在不同程度障碍。昏迷提示病儿生命已危在旦夕，必须争分夺秒地进行急救。例如有的病儿需先进行心肺复苏，同时询问病史及体检，弄清病因，并随时记录体温、呼吸、脉搏、血压、瞳孔反应、出入量等，以便有针对性地进行治疗。

【病因及鉴别诊断】

昏迷的常见病因有：

（一）全身性疾病

1. 急性重症感染　如中毒性痢疾、大叶性肺炎及败血症引起的中毒性脑病及恶性疟疾等。

2. 内分泌代谢性疾病　①内分泌疾病：如糖尿病酮症，甲状腺危象等；②尿毒症、肝性昏迷及高氨血症；③低血糖及高血糖；④严重缺氧：如窒息、阿斯综合征、高山性昏迷等；⑤水、电解质紊乱：高钠血症、低钠血症、严重酸中毒及低钙血症等。

3. 中毒　如有机磷等农药中毒，水杨酸、巴比妥、阿托品等药物中毒及一氧化碳中毒等。

4. 物理因素　如中暑、日晒病、触电。

5. 其他　高血压脑病，Reye 病，惊厥后昏迷。

（二）颅内病变

1. 感染　如各种脑炎、脑膜炎及脑脓肿。

2. 颅脑损伤　如脑震荡、脑挫裂伤，颅内出血，脑栓塞及梗死。

3. 脑占位性病变及颅压增高　如脑瘤、脑水肿、脑疝。

4. 癫痫。

当病儿生命体征稳定后，需进一步询问病史、体检以做好病因的鉴别诊断。病史应询问昏迷发生的急、缓，用药史及曾否接触毒物。既往史，如糖尿病儿应首先考虑糖尿病昏迷，有肾炎者考虑是否有高血压性脑病或尿毒症，肝病者有无肝昏迷，有心肺疾病或新生儿有窒息史者应考虑有脑缺氧、缺血可能，青紫性心脏病应疑及有脑栓塞；有惊厥史者提示有癫痫或惊厥后昏迷；伴发热者考虑全身性或颅内感染；突然头痛、呕吐、昏迷者需疑及脑血管畸形所致蛛网膜下腔出血，脑脓肿或脑瘤突然破入脑室。另外，尚需注意外伤史。

体检时需重点观察生命体征及瞳孔变化。深长呼吸需考虑代谢性酸中毒，如酮症酸中毒、尿毒症；呼吸浅慢提示呼吸受抑制，如镇静剂中毒；呼吸不规则、暂停或双吸气提示脑桥、延髓受累，如已发生脑疝；尚需注意呼出气体的气味，有果味提示糖尿病酮症，有腐臭味提示肝昏迷，大蒜味提示有机磷中毒。脉率较缓伴血压偏高常提示有颅压增高；心动过速、过缓、不规则或暂停需考虑脑缺氧、缺血或阿斯综合征；血压明显增高应考虑高压性脑病，血压低应考虑各种原因引起的休克，如感染中毒性、心源性或过敏性休克。针尖样瞳孔提示有麻醉药、巴比妥或有机磷中毒的可能；瞳孔小而不规则提示脑桥病变；瞳孔散大，对光反射消失提示惊厥发作后，肉毒中毒或阿托品（包括蔓陀罗）、导眠能、苯丙胺、可卡因等药物中毒，但需先排除散瞳所致；双侧瞳孔不等大，对光反射消失，常提示散大的一侧发生沟回疝。眼底检查需注意有无视神经乳头水肿及视网膜出血。体检时尚需注意寻找头颅外伤的痕迹，如有无头颅骨折，头皮或颜面有无局限性青肿。昏迷病儿有肢体瘫痪，不易被检出，如有下肢瘫痪时，可握住下肢使其髋、膝屈曲，突然松手，瘫痪病儿下肢迅速下落，置于外旋位，而无瘫痪者下肢缓慢回落到原来位置；平卧时，瘫痪侧尚可见足外旋。另外尚需注意肢体肌肉有无萎缩，肌张力及腱反射有无改变。脑干功能检查也有助于病因诊断，如：Doll 眼脑反射征（将头从一侧转向另侧，可见眼球向及方向转动）及眼 - 前庭反射（Caloric 试验，病人头抬高 30°，用注射器将冰水约 5ml 导入一侧外耳道，可诱发眼球震颤，快震向着试验侧的对侧），两者均无反应说明脑干功能严重受损，反应正常提示脑干功能正常，昏迷的原因多为大脑两半球病变。

根据病史、体检提供的线索，进行必要的实验室检查，如血、尿、便常规，脑脊液检查，血糖、电解质、尿素氮、血氨、肝功能、血气分析、出凝血时间、血小板、凝血酶原、凝血活酶时间及头颅 CT、MRI 检查等。

六、腹痛

腹痛（abdominal pain 或 colics）在小儿期较常见，其中一部分属于急腹症范围，常需紧急外科处理，误诊、漏诊易造成严重损害，甚至危及生命。因此，腹痛的鉴别诊断更有其重要意义。腹痛的部位与性质主要靠患儿或其家长描述。体检时使患儿合作以便查出是否有压痛及肌紧张。年龄较小者往往不能合作，就要依靠突然发生的反常哭闹、面色苍白、出汗、精神差及特殊的固定体位等来判断。同时了解患儿的饮食、呕吐及大便性状等消化系统症状也有助于判断病因。对不能合作的患儿进行腹部检查，最好由母亲引逗使他不哭，或由母亲抱着喂奶，医生从侧面或背面以温暖的手抚摸腹部，动作要轻柔缓慢，使孩子习惯于这种检查，然后反复比较各部位的反应。如果有可疑的腹部阳性所见，则应使患儿平卧于诊察台上，母亲在患儿头侧，握住他的右手。医生在右侧，双手同时分别按压腹部左右侧，观察患儿一只左手的抵抗活动。如抵抗右侧腹的按压，即可明确右侧有压痛。此时检查医生可用手指压在右侧腹部估计的压痛点，患儿左手用力抵抗的同时，医生另一手的手指按压腹部其他部位，如患儿都无反应，则可明确肯定压痛点。这种检查叫做对比法，适用于 3 岁以下婴幼儿。检查腹肌紧张，要使母亲握住患儿双手，医生同时按压腹左右侧，随患儿啼哭与吸气的间隙，压于腹部的手渐渐压下直到摸及髂动脉搏动，手不能压下处即代表腹肌紧张。这样反复检查，即可以找出压痛及紧张的部位、范围和程度。最好能争取在患儿睡眠时再复查几次，以便确定压痛、紧张的部位。必要时可以给一次较大剂量的镇静药如口服水合氯醛，待患儿睡眠后再复查。检查腹部时，应强调三层检查法：①浅层检查时，轻触腹部注意痛觉过敏（轻触即引起剧痛）及肠型或肿物引起的腹壁不平感；②中层检查时，轻按腹壁，注意压痛及紧张；③深层检查时，慢慢压至后腹壁，注意肿物的存在与性状。两髂窝与中腹要触及动脉搏动。肾区要求腹前腹后两手同时按压，互相接触。盆腔下腹要与肛门指检之手互相接触。常需反复检查注意体征的变化。

【病因及鉴别诊断】

注意下述几项，有助于病因的鉴别。

（一）腹部器官与非腹部器官引起的腹痛鉴别

一般来说，对合作的患儿困难不大，但对不合作者则有时不易区别这两类疼痛。首先，应排除肛门、尿道、四肢、腰背的疼痛，特别是肩、髋的疼痛。应使患儿处于比较舒适的位置，然后轻轻检查每一局部，同时保护其他部位不受牵动，如：轻轻压迫一侧锁骨以除外锁骨骨折，轻轻转动和伸直某一大腿以除外髋关节炎或髂窝脓肿。在不触动其他部位的情况下如发现某一检查引起突然哭闹，并经反复对比检查证实，则可考虑病变在此处而不在腹部。同时注意到腹部检查未见异常（无压痛、紧张、肿物、肠型、腹胀并且肠鸣音正常），又无食欲不佳、呕吐等胃肠症状，可排除腹部疾病。此外，需注意急性上呼吸道炎症或肺炎、病毒性心肌炎、肝外卟啉病以及腹型癫痫均可致急性腹痛。

（二）腹部器质性病变腹痛与功能性腹痛鉴别

器质性病变指某器官有病理解剖上的变化，如阑尾炎、肠梗阻、腹膜炎、消化性溃疡等。功能性腹痛则多由单纯的胃肠痉挛引起。因此，器质性病变引起的腹痛比较持续，体征较固定，只要病变继续存在，腹痛也存在，有时还可由于肠蠕动或暂时的痉挛而引起阵发性腹痛加剧。如果经过数小时以上的仔细观察与反复检查，始终无压痛、紧张、肿物或肠型，特别是腹部柔软不胀且肠鸣音正常者，多数可以排除器质性病变。偶尔出现上述体征而部位不固定者，只能诊断为功能性痉挛，如消化不良、肠蠕动紊乱、过敏性肠痉挛（如过敏性紫癜），以及某些结缔组织病、血液病或卟啉病引起的腹痛。但应当指出，有些器质性病变也可为肠痉挛的诱因，如肠炎及其他黏膜病变、肠粘连以及腹部肿物等皆可引起肠痉挛而致痉挛性腹痛。

（三）急腹症的鉴别

急腹症一般指腹部器质性病变而有可能急需外科手术治疗者。从临床症状推测到腹内的病理，大致可以分为三组疾病。

1. 腹腔内急性炎症

（1）脏器炎症：腹腔内某一脏器发生炎症，主要症状为腹痛，继之发热，白细胞升高，腹部出现局限范围的压痛、肌紧张、反跳痛。依据压痛的部位结合临床症状即能做出诊断。如急性阑尾炎、急性胆囊炎、梅克尔憩室炎、急性胰腺炎等均表现为不同部位的腹部压痛、紧张。

（2）腹膜炎症：腹部可出现局限或全腹压痛、肌紧张、反跳痛，腹胀，肠鸣减弱或消失。引起腹膜炎的原因有两种：一为原发性腹膜炎，系指无腹腔内脏器病变而形成的腹膜炎，多数病例找不到病因，细菌究竟如何到达腹腔，目前认为可经血行感染、淋巴管感染、肠道感染或女孩阴道上行感染引起。其中以血行感染比较易于解释多数病例的发生原因，如慢性肾炎、肝硬变患儿在大量腹水的基础上，可突然发生腹膜炎，为血行感染引起。阴道上行感染引起的原发性腹膜炎，多发生于5～10岁的女孩，因宫颈经常开放，阴道分泌物尚未酸化，不能阻止感染上行，细菌培养多显示与腹腔一致。原发性腹膜炎经常是肺炎球菌、溶血性链球菌或其他革兰阴性细菌引起。另一种腹膜炎为继发性，继发于腹腔内脏器的炎症，如急性阑尾炎穿孔、急性胆囊炎，又可继发于腹腔内脏器缺血坏死或破裂出血，如绞窄性肠坏死、恶性肿瘤破溃、肝脾破裂出血。

2. 肠梗阻　急性肠梗阻是小儿急腹症常见病之一，根据发病原因可将小儿肠梗阻分为功能性和机械性两大类。

（1）功能性肠梗阻：又称麻痹性肠梗阻，常因内科病如肺炎、败血症、胃肠道疾病、电解质失衡等引起，以及手术创伤引起肠壁自主神经紊乱，主要为交感神经过度兴奋，肠蠕动功能受到抑制，肠内容物不能向下推进，同时吸收功能也受到影响，结果肠腔内液体、气体滞留，肠袢扩张、粗大。

功能性肠梗阻的主要症状为腹胀、呕吐及便秘，早期症状多不明显，腹胀加重后呕吐亦加重，全腹均匀性膨胀，多无肠型，肠鸣音消失或减弱。

X线立位及卧位平片可显示小肠及结肠扩张充气，有时有无张力的液平面，钡剂灌肠见结肠扩张，有气和钡剂平面，诊断价值较大。

（2）机械型肠梗阻：系指先天或后天因素引起的肠腔内、肠外、肠壁病变的肠腔阻塞。

小儿肠梗阻中，先天畸形为重要原因，这些患儿多需手术治疗，死亡率高。后天性机械型肠梗阻中以肠套叠、粘连性肠梗阻多见，以阵发性腹绞痛、呕吐、无大便为其主要症状。高位肠梗阻腹胀不明显、呕吐出现较早；低位肠梗阻腹胀明显，可见肠型，并有肠鸣音亢进，呕吐物含有粪汁。当肠管血运障碍时，则出现全身中毒症状，腹壁有压痛肌肉紧张，若为肠腔内梗阻，腹部多可触及肿物，如肠套叠、蛔虫肠梗阻、粪石梗阻。肠腔外梗阻腹部可见明显肠型，如粘连性肠梗阻。

3. 腹部损伤（包括钝挫伤、穿通伤） 随着小儿年龄的增长，活动范围增大，受伤机会亦增加，腹部损伤多发生于学龄前及学龄期儿童，可分为开放性和闭合性两大类：

（1）开放性损伤：发生率低，有贯通伤和单孔性损伤两大类。贯通伤多系枪弹等物致伤，枪弹从一孔穿入通过腹部或胸部再从另一孔穿出。这种损伤破坏性较大，可造成多处损伤，单孔损伤可因刀刺或跌跤时有尖物刺入腹部，造成腹腔内脏器损伤，常见损伤处有大网膜覆盖或渗液。

（2）闭合性损伤（腹部钝挫伤）：较开放性损伤多见，多因车祸撞击，从高处跌下，以及外力撞击腹部引起。新生儿可因难产、窒息抢救时引起肝、脾破裂。对单纯腹壁损伤的患儿要仔细检查是否同时合并其他部位损伤，如脑震荡、四肢骨折、肌肉断裂等，应分轻重缓急给予处理。

凡因腹部损伤来就诊的患儿，要了解受伤的时间，受伤时的状态，有无昏迷、呕吐、便血、尿血，受伤后症状是在加重还是减轻。如有内脏损伤，无论是中空或实质性脏器，在短时间内出现腹膜刺激症状，应及早剖腹探查。

（四）复发性慢性腹痛的鉴别

是指患儿的腹痛发作呈慢性反复性，疼痛程度轻重不一，严重时足以影响到小儿的正常活动。复发性腹痛可分为功能性和器质性两类，其中功能性者较常见，约占所有复发性腹痛的95%，主要为肠痉挛症，多为小儿过敏性痉挛体质的表现，每次诱因不明，多可自然停止（1~2周），至青春期逐渐不再发作。极少数为结肠胀气痛、精神性腹痛或腹型癫痫、肠蛔虫症等。另外，少数病例是属于器质性复发性腹痛如消化性溃疡、慢性阑尾炎、慢性胆囊炎与胰腺炎、溃疡性结肠炎、肠系膜淋巴结核及罕见的肠道畸形等。比较轻型的复发性腹痛最为多见，其特点为发作时间不长（几分钟至几十分钟）并可长期复发，不影响患儿的营养与生活。其他特点如：年龄多为学龄儿童，腹痛位置偏于脐周，腹痛时间较短，大多不超过2小时，但可以每天发作或一天发作几次，然而始终腹部检查无固定压痛，疼痛间歇时，吃、玩如常。因此，可以先做一般检查及解痉治疗观察两周。如症状不减，则应进行钡餐检查、胆道及泌尿系造影，严重者可行腹腔镜检查或开腹探查。观察期间如果持续腹痛超过2~3小时，腹痛位置比较固定，并有压痛，而且年龄不足5岁则应多考虑器质性腹痛。

七、头痛

头痛是儿科常见症状，多见于儿童。由于婴幼儿不能正确表达，难以判断其确有头痛。头痛不包括面部疼痛，但颅外相邻组织结构的病变可引起头痛。虽然大多数头痛是良性的，但也可是一些严重疾病的早期表现，因此对头痛病人要认真询问病史，仔细检查，做好鉴别诊断，及时作出诊断。对刺激敏感能引起头痛的结构有：①静脉窦及其分支；②颅底动脉，如大脑基底动脉及其分支的近段；③颅底部硬脑膜；④三叉、舌咽、迷走神经、面神经的中间支及颈脊神经及其分支；⑤头颅邻近的颅外结构，包括覆盖头颅表面的组织（如头皮、皮下组织、头颈部肌肉、肌膜及动脉）及耳（外耳、中耳、乳突）、副鼻窦、牙齿及眼等的组织结构。对刺激不敏感、不会产生疼痛的组织结构有颅骨、大部分软脑膜、脑实质、脑室、脑室管膜及脉络丛。

【病因及鉴别诊断】

（一）按头痛病因分类

1. *颅内疾病* ①中枢神经系统感染：如病毒性脑炎、脑膜炎，包括化脓性、结核性或真菌性（新型隐球菌）脑膜炎，脑脓肿等；②颅内占位性病变：如颅内原发或转移瘤、脑猪囊虫病、结核瘤等；③头颅创伤及颅内出血；④脑血管疾病：脑血管畸形、动脉瘤、脑血栓形成或脑栓塞，偏头痛；⑤其他：颅内压增高，腰椎穿刺后头痛及头痛性癫痫等。

头痛病人应首先除外颅内疾病，病人常有不同程度意识改变（如嗜睡、昏迷、烦躁、惊厥等）及呕吐等颅压增高症状，体检可有颈抵抗、病理反射、肢体或颅神经受累表现。颅内感染伴有发热，外伤有相关病史。必要时需进行眼底、脑脊液、脑超声、脑电图及头颅CT、MRI 等检查。

2. *头部颅外疾病* ①眼部疾病：如屈光不正、青光眼、眶内肿物；②鼻部疾病：如急慢性鼻炎、鼻窦炎；③耳部疾病：如中耳炎、乳突炎；④口、齿疾病：如龋齿、牙周炎及齿槽脓肿；⑤头皮、颅骨疾病：如头皮炎症，颅骨骨折或炎症，枕大神经、三叉神经痛。⑥头、颈部肌肉疾病：如颈肌损伤、炎症及情绪紧张等因素引起的头颈部肌肉持续收缩，即肌紧张性头痛。

这类头痛进行上述各部位检查，必要时可请五官、放射科协助检查，常可发现有局部异常，进行治疗后头痛消失，即可证实其确为头痛的病因。

3. *全身性疾病* ①发热：各种感染及其他病因所引起的发热，由于脑血管扩张可致头痛，热退后头痛即消失为其特点。②高血压。③缺氧或二氧化碳潴留：如窒息、肺性脑病、高山反应等。室内长时间空气不流通，如影院内，可因二氧化碳浓度过高致头痛。④急、慢性中毒：如一氧化碳、亚硝酸盐、无机汞、铅、农药及酒精中毒等。⑤其他：如甲状腺功能亢进，尿毒症、药物副作用及精神心理因素引起的头痛等。

（二）按发病机制分类

1. *血管性头痛* ①偏头痛：典型、普通及复杂型偏头痛；②非偏头痛：高血压、发热、惊厥后、各种中毒引起的头痛。

2. *颅内结构被牵拉或炎症* ①颅内结构尤其是血管、静脉窦及硬膜被牵拉、挤压：颅内占位性病变（如颅内肿瘤、脑膜白血病、硬膜下或颅内血肿、脑脓肿），颅内压增高（脑水肿、蛛网膜下腔出血、脑积水等），颅内动脉瘤、动静脉畸形；②炎症：脑炎、脑膜炎。

3. *头部颅外疾病* 见其病因分类。

4. *头、颈部肌肉持续收缩* 如紧张性头痛、颈椎病变引起的头痛。

为做好鉴别诊断，应注意询问头痛起病急缓，是否呈发作性，头痛部位及是否有发热或其他伴随症状。体检除注意神经系体征，也应仔细检查全身性及头部颅外各器官有无阳性体征。根据病史及体检提供的线索，选择必要的实验室检查，如脑脊液、脑电图、脑超声、CT 或 MRI 等检查。

八、婴儿哭闹

婴儿哭闹（baby crying）是没语言表达能力的婴儿表达要求或痛苦的一种方式。婴儿受到饥饿、困乏、需排尿或排粪便等内在生理刺激，或外界冷、热、湿、疼痛、痒、疾病或精神上的刺激都可引起哭闹。哭闹常成为家长就医的唯一主诉。

【病因及鉴别诊断】

引起婴儿哭闹的原因大致可分为两类。

（一）生理性哭闹

啼哭是新生儿期一种本能的反应，哭声洪亮有力，多属生理现象；不哭或哭声微弱反而是一种异常病理反应。婴儿哭闹首先应考虑是否由于奶量不足、尿布潮湿、衣被过热、过冷、体位不适、排便等上述生理或外界刺激所引起，或是因为要抱、要哄等要求未能满足，这些因素予以纠正后，如仍哭闹不止，则需详细检查有无病理现象。

有的婴儿在睡眠前常哭闹，尤其在傍晚时，俗称“闹觉”“吵瞌睡”，立即安排睡眠，则可停哭。有的夜间哭闹而白天多睡，日夜生活规律颠倒，则需设法纠正其生活规律。

（二）病理性哭闹

凡能引起身体不适或疼痛的任何疾病，均可致小儿哭闹不安，甚至在其他临床症状尚不明显前，即表现为哭闹，因此，应仔细检查全身各部位有无不适或疼痛处。以下列举以哭闹为突出表现的常见疾病，供鉴别诊断参考。

1. *中枢神经系统疾病*　新生儿颅缝未闭，颅脑疾病颅压增高时症状体征可不明显，但可表现高调尖声的哭叫，称为脑性尖叫。用光谱仪检测，可分辨出异常的波型。常见疾病有缺氧缺血性脑病、颅内出血、脑炎脑膜炎、核黄疸、脑积水等。

2. *腹痛*　肠痉挛、急腹症如肠套叠、肠梗阻、阑尾炎、腹股沟疝嵌顿等可引起突然阵发尖叫，常伴脸色苍白、呕吐、出汗、腹泻或便秘等，急腹症常有腹部或腹股沟部阳性体征，如腹胀、肠型、压痛、肿块及肠鸣音异常等，必要时口服水合氯醛待病儿入睡后再检查腹部。

3. *感染、损伤*　各种感染或损伤均可引起婴儿烦躁、哭闹，应仔细检查找出感染、损伤的种类及部位，特别应注意隐藏部位有无红、肿、热、疼的感染灶或损伤，如颈部、腋窝、背部、臀部、肛周等。耳屏有压痛时应考虑有无中耳炎、外耳道疖；肢体活动时剧烈哭叫，应考虑有无骨髓炎、骨折或关节脱臼。鼻塞也可引起哭闹，尤其在吃奶时，蛲虫感染可因肛门奇痒引起夜间哭闹。

4. *其他*　佝偻病、贫血等营养不良患儿可有烦躁、哭闹、睡眠不安等症状。甲状腺功能亢进母亲所生的新生儿，可有烦躁、哭闹等症状。

九、血尿

尿液中出现较多红细胞称为血尿（含血量较多，肉眼可见者称为“肉眼血尿”；含血量较少，需经显微镜才能见到红细胞者称为“镜下血尿”）。血尿最常见于泌尿系统疾病（以结石、感染、肾小球肾炎最为多见，肿瘤次之），也可因全身性疾病、尿路邻近组织疾病和其他原因引起（表9－4－1）。

表 9-4-1 引起血尿的常见原因及其鉴别

·服用磺胺类、甘露醇、抗凝剂、氨基糖苷类抗生素、环磷酰胺、斑蝥等药物	可致血尿
·近期（或10天内）有上呼吸道感染史，出现镜下血尿、伴高血压、水肿	可能是肾炎（急性肾小球肾炎、慢性肾炎急性发作），应去医院诊治
·有全程镜下血尿，腰痛、膀胱刺激症状（尿急、尿频、尿痛）并伴有畏寒、发热	可能是急性肾盂肾炎、泌尿系感染，应去医院诊治
·突发一侧腰部钝痛或阵发性绞痛，并向同侧会阴部、大腿内侧放射，可伴恶心、呕吐等症状，继之出现不同程度的全程血尿	可能是肾及输尿管结石，应去医院诊治
·老年或儿童终末血尿，伴会阴部钝痛或剧痛，有明显的尿频、尿急、尿痛，有时有突然尿流中断	可能是膀胱结石、尿道结石，应去医院诊治
·血尿伴有乳糜尿	可能是丝虫病，应去医院诊治
·间歇性、无痛性、全程肉眼血尿或镜下血尿，常有贫血，伴腰痛和/或腰部肿块	应警惕泌尿系统恶性肿瘤（肾肿瘤、膀胱肿瘤）、多囊肾
·会阴骑跨伤、骨盆骨折或腰部外伤后，出现全程肉眼血尿、尿道流血或不能排尿	可能是泌尿系损伤，应立即去医院诊治
·剧烈运动/劳动后，出现轻度全程肉眼血尿，无其他症状体征，3~7天后恢复	可能是运动性血尿、特发性血尿，应去医院诊治
·清晨无血尿，随着立位工作时间延长，腰酸、腰痛逐渐加剧，并出现血尿，特别是明显瘦弱者在立位腹部可扪及包块	可能是肾下垂、游离肾，应去医院明确诊断
·缓慢发生的尿频、尿痛，进行性加重，有结核病史，终末血尿（或大量全程血尿）	应警惕泌尿系结核，应去医院诊治
·全程肉眼血尿，并伴有全身性皮肤黏膜出血	可能是血液病（紫癜、再生障碍性贫血、白血病等），应立即去医院诊治
·短暂的镜下血尿，并伴有尿路邻近器官疾病	参见相关症状/体征分析或疾病鉴别（前列腺炎、阑尾炎、女性盆腔炎、腹腔内恶性肿瘤）

【病因及鉴别诊断】

首先，应对可能的出血部位作出判断（尿三杯试验）：在一次排尿过程中，用三个容器分段收集尿液，比较观察，这对于可能的诊断分析有所帮助。

初始血尿（第一杯血尿）：尿道出血可能大；终末血尿（第三杯血尿）：膀胱底或后尿道出血；全程血尿（三杯血尿无差异）：出血部位在膀胱以上。

假性血尿：排尿过程中，尿路以外部位（月经，子宫、阴道或肛门）出血污染尿液；红色尿：①色素：进食某些食物或药物（甜菜根、氨替比林、利福平、卟啉、酚酞、山道年等）；②血红蛋白尿：输血不当、严重感染性疾病、中毒、损伤等。

十、咯血

咯血系指喉以下呼吸道或肺组织出血，经口腔咯出。询问病史时应详细了解咯血发生的急缓，咯血量、性状，有无咳痰，是初次还是多次，咯血前有无喉痒等。咯血伴随症状：有无发热、胸痛、咳嗽、胸闷、出汗、恐惧、呼吸困难、心悸等，以及与月经的关系等。详细观察咯血的量、性质和颜色；病人的一般状态，特别是血压、脉搏、呼吸和心率；意识，皮肤颜色，有无贫血、出血点、皮下结节和杵状指（趾），淋巴结大小；肺内呼吸音变化，有无啰音、心脏杂音、心率，肝脾大小，有无下肢水肿等。

【病因及鉴别诊断】

其病因繁多，可因支气管、肺部、心血管或全身性疾病（按解剖部位分）引起。按病因可分为感染性疾病、肿瘤、支气管－肺和肺血管结构异常、血液病、免疫性疾病、肺损伤和物理因素等。如从发生频率高低来看，常见的病因依次为支气管扩张、肺结核、肺癌、肺脓肿等。此外，虽经详细检查，仍有20%的咯血者病因始终难以明确。

（一）咯血量的确定

小量咯血：24小时咯血＜100ml；中量咯血：24小时咯血100～500ml；大量咯血：24小时咯血＞500ml（或一次咯血＞100ml）即为大咯血。一次性咯血量达1500～2000ml可发生失血性休克。有时咯血量的多少与病变严重程度并不完全一致，肺功能严重障碍或发生血块阻塞窒息时，即使少量咯血也可致命。

（二）初步确定出血部位

可以根据病史、体检、X线胸部检查结果初步判断咯血来源。

（三）进一步做出病因诊断

综合病史、体检、实验室检查和特殊检查结果，明确咯血的病因。

1. *支气管扩张症*　幼年时患麻疹、百日咳、支气管肺炎等，此后有长期咳嗽、咳痰史，痰量较多，每天可达数百毫升；间断呈脓性痰，痰液静置后有分层现象（上层为泡沫、中层为浆液脓性、下层为坏死组织）。约10%的病人平时无病状，咯血为其唯一症状（干性支气管扩张）。病人肺部可有局限性持续固定的湿啰音，可有杵状指（趾），X线平片两下肺纹理重、有卷发样或蜂窝样改变。HRCT和支气管造影有助于明确诊断。

2. *肺结核*　除咯血外，可有结核中毒症状，如低热、盗汗、消瘦、乏力、食欲减退，痰中带血，肺尖可闻及湿啰音。X线胸片检查常能发现结核病灶部位，痰涂片找抗酸杆菌有助于明确诊断，必要且具备条件时可进行结核菌培养。

3. *支气管肺癌*　多见于45岁以上，男性多于女性，多为长期大量吸烟者。多表现为痰中带血，量不多但常反复出现，常伴胸痛，可有局限性哮鸣音，有杵状指（趾）。X线胸片、CT及纤维支气管镜检查、痰细胞学检查有助于明确诊断。

4. *慢性支气管炎*　多有长期吸烟史和多年慢性咳嗽、咳痰史，常在冬季发作或加剧。一般为小量咯血，咯血常与感染加重有关，经抗感染治疗后随咳喘等症状好转而自行止血。体检可闻及弥漫性干啰音或散在湿啰音。

5. *支气管内膜结核*　多发生在青壮年，长期咳嗽、咳痰，小量咯血，伴低热、盗汗、消瘦，X线胸片可无异常，痰找抗酸杆菌及纤维支气管镜检查有助于明确诊断。

6. *肺炎*　肺炎球菌肺炎患者咯血典型者表现为铁锈色痰，伴高热、病变累及胸膜时可有胸膜性胸痛，局部叩诊呈浊音或肺实变体征，听诊可闻及湿啰音。血常规检查白细胞升高，X线胸片可见炎性病灶。抗菌药物治疗多有效。此外，克雷伯杆菌肺炎典型患者的痰为砖红色胶胨样。

7. 肺梗死　除咯血外，常有胸痛、突发性呼吸困难，咯血常出现于胸痛和呼吸困难之后。常有下肢深静脉血栓，心电图、超声心动图、动脉血气分析、D－二聚体、胸部增强CT等检查有助于诊断。

8. 肺脓肿　高热、大量脓臭痰、白细胞升高，慢性病人有杵状指（趾），X线胸片示病变好发于上叶后段或下叶背段和基底段，有液平面，周围有炎性浸润。

9. 支气管肺囊肿　继发感染时出现咳嗽、咳痰、咯血，胸部X线及CT表现为圆形或卵圆形透亮区，其壁较薄，界限清楚，密度均匀。

10. 尘肺　顽固性咳嗽、咳痰、咯血，胸部X线示两肺中下野散在结节影，诊断主要靠职业史。

11. 肺出血－肾炎综合征　常见于中年男性，反复咯血伴呼吸困难，继之出现蛋白尿、血尿，X线胸片示双肺小结节影或斑片状阴影，以中下肺居多。血清抗基底膜抗体阳性或肾活检可明确诊断。

12. 月经性咯血　青春期女孩可见，常于月经前2～3天咯血，月经期过后停止，并反复发生。

13. 免疫系统疾病引起的肺损伤　咯血伴长期发热、关节损害、皮肤黏膜损害、多脏器受累、肺部阴影及抗菌药治疗无效时，需考虑免疫系统疾病可能。

（四）伴随症状的意义

1. 咯血伴发热　多见于肺结核、肺炎、肺脓肿、肺出血钩端螺旋体病、流行性出血热、血管炎、支气管癌。

2. 咯血伴胸痛　可见于大叶性肺炎、肺栓塞、肺结核、支气管癌。

3. 咯血伴大量脓痰　可见于肺脓肿、支气管扩张、支气管癌合并感染。

4. 咯血伴呛咳　可见于支气管癌、肺炎。

5. 咯血伴皮肤黏膜出血　可见于钩端螺旋体病、流行性出血热、血液病、自身免疫病。

6. 咯血伴黄疸　可见于钩端螺旋体病、大叶性肺炎、肺栓塞等。

十一、贫血

贫血是小儿时期常见的一种综合征，是指单位容积外周血中红细胞数、血红蛋白量低于正常，红细胞比容也可减少，但不一定平行。按照世界卫生组织标准，当海拔为0时，小儿血红蛋白低限值为：6个月到6岁110g/L，6～14岁120g/L；海拔每升高1000米，血红蛋白上升4%，低于以上值称为贫血。分度：根据外周血血红蛋白量和红细胞数，将贫血分为轻、中、重、极重四度，如表9－4－2所示。

表 9-4-2 小儿贫血分度

贫血分度	红细胞计数（$\times 10^{12}$/L）	血红蛋白量（g/L）		
		新生儿	<6 岁	>6 岁
轻度	3~4	120~145	90~110	90~120
中度	~2	~90	~60	~60
重度	~1	~60	~30	~30
极重度	<1	<60	<30	<30

【病因及鉴别诊断】

分类：最常采用的有形态学分类和病因学分类两种方法。

（一）形态学分类

根据红细胞平均容积（MCV）、红细胞平均血红蛋白量（MCH）和红细胞平均血红蛋白浓度（MCHC）将贫血分为大细胞贫血、正细胞贫血、小细胞贫血和小细胞低色素贫血四类，如表 9-4-3 所示。

表 9-4-3 贫血形态学分类

形态学分类	MCV（fl）	MCH（pg）	MCHC	常见疾病
正常	80~94	28~32	0.32~0.38	—
大细胞贫血	>94	>32	0.32~0.38	巨幼细胞贫血
正常细胞贫血	80~94	28~32	0.32~0.38	再障，失血性贫血
小细胞贫血	<80	<28	0.32~0.38	慢性感染，肾脏疾病
小细胞低色素贫血	<80	<28	<0.32	缺铁性贫血，地中海贫血

（二）病因分类法

根据疾病发生的原因，将贫血分为失血性、溶血性和生成不足性三类。

1. 失血性贫血

（1）急性失血：如外伤，出血性疾病等，出血性疾病包括凝血功能异常、血小板减少、血友病等。

（2）慢性失血：如肠道畸形、溃疡病、钩虫病、肠息肉、特发性肺含铁血黄素沉着症等。

2. 溶血性贫血

（1）红细胞内在缺陷：①红细胞膜缺陷：如遗传性球形细胞增多症、遗传性椭圆形细胞增多症；②红细胞酶缺陷：如葡萄糖-6-磷酸脱氢酶缺陷症、丙酮酸激酶缺陷症等；③血红蛋白合成与结构异常：如地中海贫血、异常血红蛋白病等。

（2）红细胞外在异常：①免疫因素：存在破坏红细胞的抗体，如新生儿溶血症、自身免疫性溶血性贫血、药物所致免疫性溶血性贫血等；②感染因素：因寄生虫、细菌毒素、溶血素等破坏红细胞；③化学物理因素：如苯、铅、砷、蛇毒、烧伤等可直接破坏红细胞；

④其他：如脾功能亢进。

3. 红细胞生成不足

（1）缺乏造血物质：缺铁性贫血，营养性巨幼细胞性贫血。

（2）骨髓抑制：再生障碍性贫血、严重感染、恶性肿瘤等。

十二、便血

便血就是消化道出血经肛门排出，包括单纯便血、先便后血、先血后便、便血杂下，或便中挟血。血液从肛门排出，大便带血，或全为血便，颜色呈鲜红、暗红或柏油样，均称为便血。便血一般见于下消化道出血，特别是结肠与直肠的出血，但偶尔可见上消化道出血。

【病因及鉴别诊断】

便血伴有皮肤、黏膜或其他器官出血现象者，多见于血液系统疾病及其他全身性疾病，便血是消化道疾病的主要症状之一。便血一般见于下消化道出血，特别是结肠与直肠的出血，但偶尔可见上消化道出血。便血的颜色取决于消化道出血的部位、出血量与血液在肠道停留的时间。便血伴有皮肤、黏膜或其他器官出血现象者，多见于血液系统疾病及其他全身性疾病，如白血病、弥散性血管内凝血等。一是肠道本身的疾病，例如肠道溃疡和炎症、寄生虫感染、肿瘤、痔、肠套叠、肛裂、大便干燥擦伤等；二是肠道以外的其他系统疾病，例如血液病、急性传染病、维生素缺乏症、中毒或药物毒性作用等。儿童出现便血，多由直肠息肉引起，血色鲜红、无痛、血与大便不混合。

十三、婴儿多汗

汗是由皮肤汗腺分泌的，汗腺是人体皮肤调节体温的重要结构之一。小儿时期由于新陈代谢旺盛，平时活动量大，尤其是婴幼儿皮肤含水量较大，皮肤表层微血管分布较多，所以由皮肤蒸发的水分也多。小儿对冷热的自我调节能力比较差，即使晚上也爱出汗，这是正常现象。一般来说，婴幼儿比成人爱出汗，因此婴幼儿入睡后 1～2 个小时出汗多是正常现象，并非是缺钙。

凡是婴幼儿汗腺分泌过多称多汗。引起婴幼儿多汗的原因主要有两方面：生理性多汗和病理性多汗。

【病因及鉴别诊断】

正常原因：婴幼儿多汗大多是正常的，医学上称为生理性多汗。如夏季气候炎热而致小儿多汗；婴幼儿刚入睡时，头颈部出汗，熟睡后汗就减少；婴幼儿游戏、跑跳后出汗多，一般情况很好；冬天婴幼儿衣服穿得过多，晚上被子盖得太厚，加上室内空调温度过高，使得婴幼儿过热而出汗多。有的婴幼儿出汗仅限于头部、额部，俗称“蒸笼头”，亦是生理性出汗，父母不必担心。

非正常原因：婴幼儿由于某些疾病引起的出汗过多，表现为安静时或晚上一入睡后就出很多汗，汗多可弄湿枕头、衣服，称之为“病理性出汗”。如婴幼儿活动性佝偻病、小儿活动性结核病、小儿低血糖、吃退热药过量及精神因素，如过度兴奋、恐惧等。有的婴幼儿有内分泌疾病（如甲状腺功能亢进等），也可引起病理性出汗。每种疾病除了出汗多以外，还有多种其他疾病表现，父母需带婴幼儿去医院就医，进一步做有关的检查。

十四、惊厥

惊厥是指全身或局部骨骼肌群突然发生不自主收缩，常伴意识障碍。惊厥是儿科常见急症，以婴幼儿多见，反复发作可引起脑组织缺氧性损坏。惊厥发作时表现为意识突然丧失，头向后仰，面部及四肢肌肉呈强直性或阵挛性收缩，眼球固定、上翻或斜视，口吐白沫、牙关紧闭，面色铁青，部分患儿有的大小便失禁。惊厥持续时间为数秒至数分或更长，发作停止后多入睡。惊厥典型表现常见于癫痫大发作。局限性抽搐多见于新生儿或小婴儿。惊厥发作不典型，多为微小发作，如呼吸暂停、两眼凝视、反复眨眼、咀嚼、一侧肢体抽动等，一般意识清楚。如抽搐部位局限而固定，常有定位意义。惊厥持续状态是指惊厥持续 30 分钟以上，或两次发作间歇期意识不能完全恢复者。惊厥持续状态为惊厥危重型，多见于癫痫大发作、破伤风、严重的颅内感染、代谢紊乱、脑瘤等。由于时间过长，可引起缺氧性脑损害、脑水肿甚至死亡。

【病因和鉴别诊断】

（一）感染性疾病

1. *颅内感染*　如细菌、病毒、原虫、真菌等引起的脑膜炎、脑炎及脑脓肿。

2. *颅外感染*　如高热惊厥、其他部位感染引起的中毒性脑病、败血症、破伤风等。

（二）非感染性疾病

1. *颅内疾病*　原发癫痫、脑占位性病变（如肿瘤、囊肿、血肿）、先天性脑发育异常、脑外伤等。

2. *颅外疾病*　窒息、缺血缺氧性脑病、各类中毒、各类内分泌代谢紊乱性疾患及严重的心、肺、肾疾病。

惊厥是一种暂时性神经系统紊乱。因小儿大脑皮质发育尚未完善，神经髓鞘未完全形成，因此较弱的刺激也能在大脑皮质形成强烈兴奋灶并迅速泛化，导致神经细胞突然大量、异常、反复放电而引起惊厥。

（三）高热惊厥

多见于 1 ~ 3 岁的小儿，是由单纯发热诱发的惊厥，是小儿惊厥常见的原因。多发生于上呼吸道感染的初期，当体温骤升至 38. 5 ~ 40℃或更高时，突然发生惊厥。高热惊厥的特点：多见于 6 个月至 3 岁小儿，惊厥常发生于上呼吸道感染的高热期，腋下体温 39 ~ 40℃，是全身性的。惊厥停止后，意识可恢复正常。

（四）低钙惊厥的特点

多见于 1 ~ 6 个月的乳儿，惊厥多为全身性的。年长儿多表现为手足抽搐。频繁惊厥，一天可达 10 次左右，惊厥后患儿精神不振，但意识清。一般为无热惊厥，查血钙降低。

（五）癫痫的特点

既往有同样发作史或家族史。6 岁以上小儿多见，为无热惊厥，惊厥前常有先兆，尖叫，意识丧失，口吐白沫，发作后昏睡，醒后常有头痛、疲倦症状，反复发作可有智力障碍。脑电图中度异常。

（六）病毒性脑炎的特点

以 3 岁以下小儿多见，起病较缓慢，有 2 ~ 3 天前驱期，意识改变明显，精神萎靡，甚至昏迷。脑膜刺激征不明显。神经系统检查病理反射阳性。脑脊液检查，白细胞数在 100 ×

10^6/L 以上，以中性粒细胞为主。

（七）化脓性脑膜炎的特点

以 1 岁以下乳儿较多见，起病急，伴有高热，易激惹，脑膜刺激征明显，常伴有颈强直，克氏征（+），布氏征（+），年长儿可有头痛、喷射性呕吐，乳幼儿前囟饱满较明显。脑脊液检查，白细胞数为 1000×10^6/L，以中性粒细胞为主。

（八）真性小头畸形

是由于常染色体畸变所致。患儿头小而尖，头面较胸面小，前囟和颅缝闭合早。体格发育及智力发育迟缓，语言行为发育异常，无热惊厥。CT 检查：脑回过小，脑室和蛛网膜下腔扩大。

十五、腹泻

腹泻是大便次数增多或大便性状改变的统称。小儿腹泻是多病原、多因素引起的以腹泻为主的一组疾病。主要特点为大便次数增多和性状改变，可伴有发热、呕吐、腹痛等症状及不同程度水、电解质、酸碱平衡紊乱。病原可由病毒（主要为人类轮状病毒及其他肠道病毒）、细菌（致病性大肠埃希菌、产毒性大肠埃希菌、出血性大肠埃希菌、侵袭性大肠埃希菌以及鼠伤寒沙门氏菌、空肠弯曲菌、耶氏菌、金葡菌等）、寄生虫、真菌等引起。肠道外感染、滥用抗生素所致的肠道菌群紊乱、过敏、喂养不当及气候因素也可致病。是 2 岁以下婴幼儿的常见病。

【病因和鉴别诊断】

（一）根据病情严重程度分类

1. 轻型腹泻　有胃肠道症状。全身症状不明显，体温正常或有低热。无水电解质及酸碱平衡紊乱。

2. 重型腹泻　此型除有严重的胃肠道症状外，还伴有重度的水电解质及酸碱平衡紊乱、明显的全身中毒症状。

（二）根据病程分类

1. 急性腹泻　病程 < 2 周。

2. 迁延性腹泻　病程 2 周至 2 个月。

3. 慢性腹泻　病程 >2 个月。

（三）根据病因分类

1. 感染因素

（1）肠道内感染：可由病毒、细菌、真菌、寄生虫引起，以前两者多见，尤其是病毒。

①病毒感染：寒冷季节的小儿腹泻 80% 由病毒感染引起。病毒性肠炎主要病原为轮状病毒，其次有诺如病毒、星状病毒、柯萨奇病毒、埃可病毒、冠状病毒等。

②细菌感染

a. 致腹泻大肠埃希菌：包括致病性大肠埃希菌、产毒性大肠埃希菌、侵袭性大肠埃希菌、出血性大肠埃希菌及黏附－聚集性大肠埃希菌。

b. 弯曲菌：与肠炎有关的弯曲菌属有空肠型、结肠型和胎儿型 3 种，95%～99% 弯曲菌肠炎是由胎儿弯曲菌及空肠弯曲菌引起的。

c. 其他：包括耶尔森菌、沙门菌（主要为鼠伤寒和其他非伤寒、副伤寒沙门菌）、嗜水气单胞菌、难辨梭状芽胞杆菌、金黄色葡萄球菌、铜绿假单胞菌、变形杆菌等。

③真菌：致腹泻的真菌有念珠菌、曲菌、毛霉菌等。婴儿以白色念珠菌多见。

④寄生虫：常见为蓝氏贾第鞭毛虫、阿米巴原虫和隐孢子虫等。

（2）肠道外感染：有时引起消化功能紊乱，亦可产生腹泻症状，即症状性腹泻。年龄越小越多见。腹泻不严重，大便性状改变轻微，为稀糊便，含少许黏液，无大量水分及脓血，大便次数略增多，常见于上呼吸道感染、支气管肺炎、中耳炎等，随着原发病的好转，腹泻症状渐消失。

（3）使用抗生素引起的腹泻：常表现为慢性、迁延性腹泻。由于长期使用广谱抗生素，一方面使肠道有害菌，如耐药金葡菌、难辨梭状芽胞杆菌、铜绿假单胞菌等大量繁殖，另一方面使双歧杆菌等有益菌减少，微生态失衡而出现腹泻，大便的性状与细菌侵袭的部位有关，病情可轻可重。

2. 非感染因素

（1）饮食护理不当：多见于人工喂养儿。喂养不定时、不适当或以淀粉类食品为主食，或饮食中脂肪过多以及断奶后突然改变食物品种，均能引起轻至中度腹泻（消化不良）。气候突然变化，腹部受凉，使肠蠕动增加；天气过热，消化液分泌减少；由于口渴，吸乳过多，增加消化道负担，均易诱发腹泻。大便为稀薄或蛋花汤样，无脓血和酸臭味，如不及时控制，易并发肠道感染。

（2）过敏性腹泻：如对牛奶或大豆制品过敏而引起的腹泻。

（3）原发性或继发性双糖酶（主要是乳糖酶）缺乏或活性降低，肠道对糖的吸收不良引起腹泻。

（4）气候因素：气候突然变化、腹部受凉使肠蠕动增加；天气过热消化液分泌减少或由于口渴饮奶过多等，都可以诱发消化功能紊乱，导致腹泻。

（5）另外，非感染性因素还包括先天性或获得性免疫缺陷、炎性肠病、肠白塞病、小肠淋巴管扩张症等。

十六、水肿

水肿是指血管外的组织间隙中有过多的体液积聚，为临床常见症状之一。水肿是全身气化功能障碍的一种表现，与肺、脾、肾、三焦各脏腑密切相关。依据症状表现不同而分为阳水、阴水两类，常见于肾炎、肺心病、肝硬化、营养障碍及内分泌失调等疾病。小儿水肿是指体内水液潴留，泛溢肌肤，引起面目、四肢甚至全身浮肿，小便短少的一种常见病证。根据其临床表现分为阳水和阴水。阳水多见于西医学急性肾小球肾炎，阴水多见于西医学肾病综合征。小儿水肿好发于2~7岁的儿童。阳水发病较急，若治疗及时，调护得当，易于康复，预后一般良好；阴水起病缓慢，病程较长，容易反复发作，迁延难愈。水肿表现为手指按压皮下组织少的部位（如小腿前侧）时，有明显的凹陷。祖国医学称之为“水气”，亦称为“水肿”。水肿是一个常见的病理过程，其积聚的体液来自血浆，其钠与水的比例与血浆大致相同。习惯上，将过多的体液在体腔中积聚称为积水或积液，如胸腔积水、腹腔积水、心包积水等。

1. 水肿的分类

（1）根据水肿波及的范围分为全身性水肿和局部水肿。

（2）根据水肿发生的部位命名，如脑水肿、喉头水肿、肺水肿、下肢水肿等。

（3）根据水肿发生原因分为心性水肿、肾性水肿、肝性水肿、炎性水肿、营养不良性水肿、淋巴性水肿、特发性水肿（原因不明）等。

2. 伴随症状

（1）水肿伴肝大者可为心源性、肝源性与营养不良性，而同时有颈静脉怒张者则为心源性。

（2）水肿伴重度蛋白尿，则常为肾源性，而轻度蛋白尿也可见于心源性。

（3）水肿伴呼吸困难与发绀者，常提示由于心脏病、上腔静脉阻塞综合征等所致。

（4）水肿与月经周期有明显关系者可见于经前期紧张综合征。

（5）水肿伴消瘦、体重减轻者，可见于营养不良。

3. 分度　临床上根据水肿程度可分为轻、中、重三度。

（1）轻度：水肿仅发生于眼睑、眶下软组织、胫骨前、踝部皮下组织，指压后可出现组织轻度凹陷，恢复较快。有时早期水肿仅有体重迅速增加而无水肿征象出现。

（2）中度：全身疏松组织均有可见性水肿，指压后可出现明显的或较深的组织凹陷，恢复缓慢。

（3）重度：全身组织严重水肿，身体低垂部皮肤紧张发亮，甚至可有液体渗出，有时可伴有胸腔、腹腔、鞘膜腔积液。

【病因和鉴别诊断】

（一）全身性水肿

按照其病因可分为以下类别：

1. 心源性水肿　风湿病、高血压病、梅毒等各种病因及心瓣膜疾病。

2. 肾源性水肿　急性肾小球肾炎、慢性肾小球肾炎、肾病综合征、肾盂肾炎肾衰竭期、肾动脉硬化症、肾小管病变等。

3. 肝源性水肿　肝硬化、肝坏死、肝癌、急性肝炎等。

4. 营养不良性水肿

（1）原发性食物摄入不足：见于战争或其他原因（如严重灾荒）所致的饥饿。

（2）继发性营养不良性水肿：见于多种病理情况，如继发性摄食不足（经常性厌食、严重疾病时的食欲缺乏、胃肠疾患、妊娠呕吐、精神神经疾患、口腔疾患等），消化吸收障碍（消化液不足、肠道蠕动亢进、吸收面积减少等），排泄或丢失过多（大面积烧伤和渗出、急性或慢性失血、蛋白尿等），以及蛋白质合成功能受损、严重弥漫性肝疾患等。

5. 结缔组织病所致的水肿　常见于红斑狼疮、硬皮病及皮肌炎等。

6. 变态反应性水肿　如血清病等。

7. 内分泌性水肿　抗利尿激素分泌异常综合征（syndrom of inappropriate secretion of ADH，SI－ADH），肾上腺皮质功能亢进（库欣综合征、醛固酮分泌增多症），甲状腺功能低下（垂体前叶功能减退症、下丘脑促甲状腺素释放激素分泌不足），甲状腺功能亢进等。

8. 特发性水肿　该型水肿为一种原因未明或原因尚未确定的（原因可能一种以上）综合征，多见于妇女，往往与月经的周期性有关。

9. 其他　贫血性水肿、妊娠中毒性水肿。

（二）局限性水肿

1. 静脉梗阻性水肿　常见于血栓性静脉炎、下肢静脉曲张等。

2. 淋巴梗阻性水肿　常见于丝虫病的象皮腿、流行性腮腺炎所致胸前水肿等。

3. 炎症性水肿　常见于丹毒、疖肿、蜂窝组织炎等所致的局部水肿。

4. 变态反应性水肿　常见于血管神经性水肿、接触性皮炎等。

（三）肾性水肿

由于肾脏功能障碍造成的机体水肿称为肾性水肿。

1. 原因　一般分为两类：一是肾小球滤过下降，而肾小管对水钠重吸收尚好，从而导致水钠潴留，此时常伴全身毛细血管通透性增加，因此组织间隙中水分潴留，此种情况多见于肾炎；二是由于大量蛋白尿导致血浆蛋白过低所致。

2. 特点　水肿首先发生在组织疏松的部位，如眼睑或颜面部、足踝部，以晨起为明显，严重时可以涉及到下肢及全身。肾性水肿的性质是软而易移动，临床呈现凹陷性，即用手指按压局部皮肤可出现凹陷。

十七、黄疸

黄疸又称黄胆，俗称黄病，是一种由于血清中胆红素升高致使皮肤、黏膜和巩膜发黄的症状和体征。某些肝脏病、胆囊病和血液病经常会引发黄疸症状。通常，血液的胆红素浓度高于2～3mg/dl时，这些部分便会出现肉眼可辨别的颜色。皮肤、巩膜等组织的黄疸加深时，尿、痰、泪液及汗液也被黄染，尿和粪的色泽改变。唾液一般不变色。常有腹胀、腹痛、食欲不振、恶心、呕吐、腹泻或便秘等症状。胆盐血症的表现，主要有皮肤瘙痒、心动过缓、腹胀、脂肪泻、夜盲症、乏力、精神萎靡和头痛等。患者可以表现出食欲减退、恶心、厌油腻、疲乏无力、尿黄如茶、肝区疼痛、发热，少数重型肝炎病例可见腹胀、少尿、出血倾向等症状。

（一）病理性黄疸的特征

1. 黄疸出现时间过早，于生后24小时内出现。

2. 黄疸消退时间过晚，持续时间过长，超过正常的消退时间，或黄疸已经消退而又出现，或黄疸在高峰时间后渐退而又进行性加重。

3. 黄疸程度过重，常波及全身，且皮肤黏膜明显发黄。

4. 检查血清胆红素时，胆红素超过12.9mg/dl，或上升过快，每日上升超过5mg/dl。

5. 除黄疸外，伴有其他异常情况，如精神疲累、少哭、少动、少吃或体温不稳定等。

病理性黄疸严重时可并发胆红素脑病，通常称“核黄疸”，可引起神经系统损害，导致儿童智力低下等严重后遗症，甚至死亡。因此，当孩子出现黄疸时，如有以上5个方面中的任何一项，就应该引起父母的高度重视，这样就能早期发现病理性黄疸，以便及时治疗。

（二）病理性黄疸伴随症状

1. 黄疸伴发热　见于急性胆管炎、肝脓肿、钩端螺旋体病、败血症、大叶性肺炎。病毒性肝炎或急性溶血可先有发热而后出现黄疸。

2. 黄疸伴上腹剧烈疼痛　可见于胆道结石、肝脓肿或胆道蛔虫病；右上腹剧烈疼痛、寒战高热和黄疸称为Charcot三联症，提示急性化脓性胆管炎。持续性右上腹钝痛或胀痛可见于慢性胆囊炎、病毒性肝炎、肝脓肿或原发性肝癌等。

3. 黄疸伴肝大　轻度至中度肝肿大，质地软或中等硬度且表面光滑，见于病毒性肝炎急性胆道感染或胆道阻塞；明显肿大质地坚硬表面凸凹不平、有结节，见于原发性或继发性肝癌；肝肿大不明显而质地较硬、边缘不整、表面有小结节者见于肝硬化。

（唐仕芳　石小湘）

第十章　儿童疾病治疗学基础

第一节　药物和液体疗法

一、儿童用药须知

儿童用药除了不同的年龄、不同体重用药剂量不同之外，还因脏器功能发育不完善等因素与成人用药不同。

1. 小儿药物动力学特点　小儿对药物的吸收、分布和代谢与成人不同，年龄越小，差异越大。

（1）在组织内的分布不同：年龄越小，在体液中比例越大。

（2）肝酶系统发育不完善：尤其新生儿肝脏功能不成熟，有些药物的半衰期延长，毒性作用增加。

（3）肾脏排泄功能不足：新生儿肾小球滤过与分泌功能均差，因此新生儿的药物剂量宜小，次数要少。

2. 儿童用药特点

（1）抗生素类：长期使用广谱抗生素容易引起肠道菌群失调继发真菌感染。氨基糖苷类对小儿的肾脏和听力有损害。氯霉素抑制造血功能，对新生儿容易引起灰婴综合征，四环素可引起牙釉质发育不良，8 岁以下禁用。吡喹酮类动物实验可损害幼年动物软骨，故在婴幼儿不做一线药物。

（2）激素类：长期使用雄激素和皮质激素可影响小儿身高，降低机体免疫力，水痘患儿禁用激素。

（3）镇咳药：强的镇咳药须慎用，避免抑制呼吸。

（4）止泻药与泻药：对腹泻患儿一般不主张使用止泻药，以免使肠道毒素无法排出，加重病情。

（5）乳母应慎用的药物：阿托品、吗啡、水杨酸类、苯巴比妥等药物经母乳作用于婴儿，乳母需慎用。

3. 给药方法　口服为给药的首选方法。昏迷者可鼻饲给药，病情危重、化脓性脑膜炎等情况下抗生素宜静脉滴注给药。婴幼儿臀部肌肉较少，故肌内注射少用。小儿便秘不宜用泻剂。小儿体表面积相对较大，外用给药容易吸收，不能涂的太多。

4. 药物计算方法　一般常用的药物剂量，是指成年人的用量。而小儿身体发育尚未成熟，无论在药物的吸收、分布、代谢、排泄，还是对药物的敏感性方面，均不同于成年人。目前小儿用药剂量计算方法有 3 种，现简介如下。

（1）按年龄计算：使用时可根据个别情况，如发育、营养状况、体重或其他原因酌定剂量（表 10－1－1）。

表 10－1－1　按年龄计算药物剂量的方法

年龄	剂量
初生至 1 个月	1/24 成人剂量
1～6 个月	1/24～1/12 成人剂量
6 个月至 1 岁	1/12～1/8 成人剂量
1～2 岁	1/8～1/6 成人剂量
2～4 岁	1/6～1/4 成人剂量
4～7 岁	1/4～1/3 成人剂量
7～11 岁	1/3～1/2 成人剂量
11～14 岁	1/2～2/3 成人剂量
14～18 岁	3/4 成人剂量

注：成人系指 18 岁以上至 60 岁

（2）按体重计算：小儿体重（kg）计算法：

1～6 个月体重＝3000g（出生时体重）＋月龄×600g

6～12 个月体重＝3000g（出生时体重）＋月龄×500g

1 岁以上体重（kg）＝年龄×2＋8

计算小儿用药量时，一般采用如下公式：小儿用量＝成人用量×小儿体重（kg）/成人体重（50 或 60kg）。

（3）按体表面积计算：依上式算出的用量，与书中按小儿千克体重实际记载的药用量比较均偏低，对新生儿来说更为突出。新生儿体重、表面积和长度分别为成人的 1/21、1/9 和 1/3.3。如果按新生儿身长折算用量则偏大，大多数药物以采用表面积计算用量更接近临床实际用量。

可以 1.5 岁小儿为例，其体重约为 11kg［小儿年龄×2＋8＝体重（kg）］，其相应的表面积为 0.55m^2。与之对照的成人设为体重 60kg，其相应的表面积为 1.70m^2。试分别计算四环素和磺胺嘧啶的用量如下：

四环素临床常用口服量：成人 1～2g/d，小儿 25～50mg/(kg·d)。11kg 体重小儿每日应为 275～550mg。但如按前述公式计算，则该小儿每日用量仅为 0.22 或 0.44g［1（或 2）g×11/50］，比实际用量低。但如以相应的体表面积数取代公式中的体重数来计算，则该小儿每日用量应为［1（或 2）g×0.55/1.7］＝0.32 或 0.64g，更接近实际用量。

磺胺嘧啶临床常用口服量：成人首剂 2～4g，小儿首剂 0.066～0.132g/kg。11kg 体重小儿首剂应为 0.726～1.452g。如按体重公式计算，则该小儿首剂仅为 0.44～0.88g，亦比实际用量小得多。但如以相应的体表面积数取代公式中的体重数来计算，则该小儿首剂用量应为 0.64 或 1.28g，接近实际用量。

小儿体表面积计算公式为：表面积（m^2）＝0.0061×身高（cm）＋0.0128×体重（kg）－0.1529，或：表面积（m^2）＝体重（kg）×0.035＋0.1

已知小儿体重或身长时，可从图 10－1－1 查出小儿表面积。

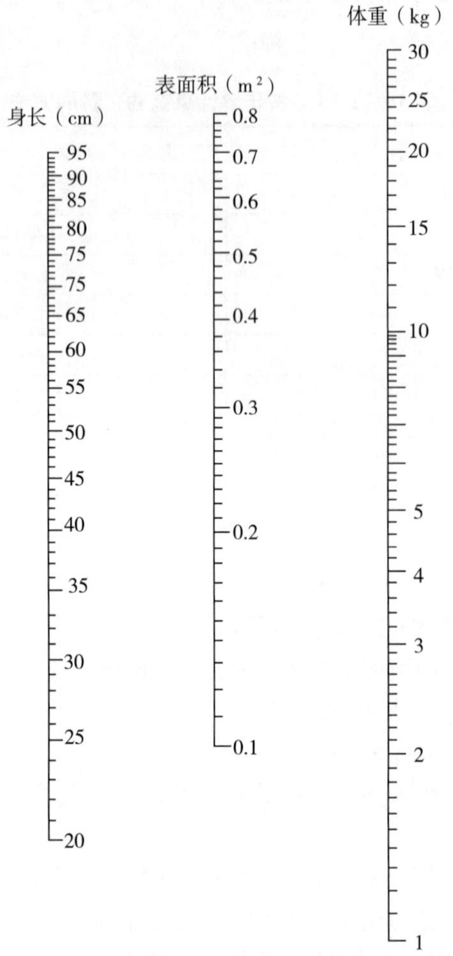

图 10－1－1　小儿体表面积图

5. 药物不良反应　新生儿应用抗菌药物后可能发生的不良反应见表 10－1－2。可能影响听力的药物见表 10－1－3。

表 10－1－2　新生儿应用抗菌药物后可能发生的不良反应

抗菌药物	不良反应	发生机制
氯霉素	灰婴综合征	肝酶不足，氯霉素与其结合减少，肾排泄功能差，使血游离氯霉素浓度升高
磺胺药	脑性核黄疸	磺胺药替代胆红素与蛋白的结合位置
喹诺酮类	软骨损害（动物）	不明
四环素类	牙齿及骨骼发育不良，牙齿黄染	药物与钙络合沉积在牙齿和骨骼中
氨基苷类	肾、耳毒性	肾清除能力差，药物浓度个体差异大，致血药浓度升高

续表

抗菌药物	不良反应	发生机制
万古霉素	肾、耳毒性	同氨基苷类
磺胺药及呋喃类	溶血性贫血	新生儿红细胞中缺乏葡萄糖－6－磷酸脱氢酶

表 10－1－3　可能影响听力的药物

药物名称	临床症状表现	药物名称	临床症状表现
链霉素 庆大霉素 卡那霉素 妥布霉素 氯霉素 万古霉素 米诺环素 替考拉宁 阿米卡星	眩晕、耳鸣、听力下降、耳聋	呋塞米 布美他尼	眩晕、眼球震颤、一过性或永久性耳聋
		卷曲霉素	耳鸣、听力下降、耳聋、眩晕
		博来霉素 长春新碱 顺铂 羟氯喹	眩晕、耳鸣、听力下降，甚至耳聋

二、儿童常用药物

（一）抗菌类药物

儿童常用抗菌类药物及其用量用法见表 10－1－4。

表 10－1－4　儿童常用抗菌类药物及其用量用法

药品	用法与用量	备注
青霉素 G	肌注：2.5 万~5 万 U/(kg·d)。静滴：20 万~40 万 U/(kg·d)，分 2~4 次	注射前必须做皮试，询问过敏史，静滴最好用生理盐水稀释
长效青霉素（苄星青霉素）	肌注：每次 60 万~120 万 U，每个月 1 次	用于风湿热预防发作
苯唑西林（新青霉素Ⅱ）	静滴或肌注：新生儿：25mg/(kg·d)；其他：50~100mg/(kg·d)，分 2~4 次	半合成耐酶青霉素，须做青霉素皮试
哌拉西林（氧哌嗪青霉素）	静滴：80~300mg/(kg·d)，分 3~4 次	半合成的氨脲苄类抗假单胞菌青霉素。须做青霉素皮试
阿莫西林（羟氨苄青霉素）	口服：20~50mg/(kg·d)，分 3~4 次	半合成广谱青霉素。有青霉素过敏史者慎用

续表

药品	用法与用量	备注
羧苄西林（羧苄青霉素）	肌注：100mg/(kg·d)，分2～4次。静滴：100～400mg/(kg·d)，分3～4次	主要用于治疗铜绿假单胞菌感染及部分变形杆菌、大肠埃希菌引起的感染。皮试用青霉素
头孢克洛（希刻劳）	口服：20～40mg/(kg·d)，分3次	对头孢菌素过敏者禁用。可引起血清病、皮疹
头孢呋辛（西力欣）	肌注：50～100mg/(kg·d)，分2次。静滴：150～250mg/(kg·d)，分3～4次（脑膜炎）	第二代头孢菌素，不可与氨基糖苷类抗生素置同一容器中注射，肌注需深注
头孢克肟（世福素）	口服：1.5～3mg/kg，bid；重症：6mg/kg，bid	第三代头孢菌素，耐β－内酰胺酶
头孢哌酮（先锋必）	肌注：50～100mg/(kg·d)，分2～3次。静滴：150～250mg/(kg·d)，分2～3次	第三代头孢菌素，对铜绿假单胞菌有效。可有皮疹、腹泻、发热，大剂量可致出血倾向。新生儿禁用
头孢噻肟（凯福隆）	肌注：50～100mg/(kg·d)，分2～3次。静滴：100～200mg/(kg·d)，分2～3次（脑膜炎）	与青霉素有交叉过敏反应。肾衰竭病儿调整剂量（酌减）
头孢曲松（头孢三嗪）（罗氏芬）	肌注：40～80mg/(kg·d)，分2～3次。静滴：80～100mg/(kg·d)，分2次（脑膜炎）	本药可通过血脑屏障。需深部肌注，用利多卡因溶剂
头孢他啶（复达欣）	静注：100～150mg/(kg·d)，分2～3次。静滴：新生儿剂量减半	具有抗铜绿假单胞菌活性
帕尼培南－倍他米隆（克倍宁）	静滴：30～60mg/(kg·d)，分3次	对碳青霉烯类、青霉素类、头孢菌素类过敏者、哮喘、皮疹等过敏体质者和严重肾功能不全者慎用。
美罗培南（海正美特）	静滴：10～20mg/(kg·d)，分3次	脑膜炎患儿：40mg/(kg·d)，分3次
亚胺培南＋西司他丁（泰能）	肌注：30mg/(kg·d)，分2次。静滴：50～60mg/(kg·d)，分3～4次	新型β内酰胺类抗生素，杀菌作用强，抗菌谱广
头孢吡肟（马斯平）	静滴：100mg/(kg·d)，分2次	第四代头孢菌素，婴幼儿慎用
氯霉素	口服：25～50mg/(kg·d)，分3～4次。静滴：30～80mg/(kg·d)，分2次；新生儿<25mg/(kg·d)	主要不良反应有粒细胞及血小板减少，再生障碍性贫血等。新生儿及小婴儿可引起灰婴综合征
克林霉素（洁霉素）	口服：8～16mg/(kg·d)，分3～4次。肌注或静滴：15～25mg/(kg·d)，分2次	肝功能不全者慎用。新生儿禁用

续表

药品	用法与用量	备注
万古霉素	静滴：20～40mg/(kg·d)，分2次；新生儿10～15mg/(kg·d)	多用于耐甲氧西林金黄色葡萄球菌（MRSA）感染。有耳毒性和肾毒性
阿奇霉素	静滴：10～15mg/(kg·d)，每天1次。口服：10～15mg/(kg·d)，1次服下	对支原体肺炎和衣原体肺炎有效
磺胺嘧啶（SD）	口服：50～75mg/(kg·d)，分2次。静滴：100～150mg/(kg·d)，分2次（流脑）	可引起结晶尿、血尿、无尿等。最好与碳酸氢钠同服，多饮水。磺胺过敏者慎用
增效磺胺甲基异噁唑（复方新诺明）(SMZco)	口服：25～50mg/(kg·d)，分2次，首剂加倍	用于细菌及卡氏肺囊虫感染。可产生肾毒性、粒细胞减少、皮疹
氧氟沙星（氟嗪酸）	口服：10～15mg/(kg·d)，分3～4次。静滴：10～15mg/(kg·d)，分2～3次	喹诺酮类药物，动物实验提示可影响软骨发育。婴幼儿慎用。左氧氟沙星的不良反应较少见
甲硝唑（灭滴灵）	口服：15～30mg/(kg·d)，分3次。静滴：15～30mg/(kg·d)，分3次	抗厌氧菌药物。不良反应有食欲减退、恶心等

（二）抗真菌药

儿童常用抗真菌类药物及其用法用量见表10－1－5。

表10－1－5　儿童常用抗真菌药物及其用法用量

药品	用法与用量	备注
制霉菌素	口服或涂口腔黏膜：5万～10万U/(kg·d)，分3～4次	用于口腔、消化道、皮肤黏膜的白色念珠菌感染，如新生儿鹅口疮
两性霉素B	静滴：0.1～0.3mg/(kg·d) 渐增至1mg/(kg·d)，qd至隔日1次，用1～3个月	毒性较大，主要为肾脏毒性
氟康唑（大扶康）	口服：1～2mg/(kg·d)，每天1次，用于浅表感染，疗程7～14天。静滴：3～6mg/(kg·d)，每天1次，用于全身感染或隐球菌感染，疗程6～8周	肾功能不全减量
酮康唑	口服：5～10mg/(kg·d)，分1～2次，餐间服	用于深部真菌感染，避免与抗酸药或H_2受体拮抗剂合用
伊曲康唑	口服：5～10mg/(kg·d)，qd～bid（有个体差异）	对肝酶的影响较轻

（三）抗病毒药

儿童常用抗病毒药物及其用法用量见表 10－1－6。

表 10－1－6　儿童常用抗病毒药物及其用法用量

药品	用法与用量	备注
阿昔洛韦（无环鸟苷）	口服：20mg/(kg·d)，分 3 次。静滴：每次 5mg/kg，每 8 小时 1 次。	用于水痘病毒、单纯疱疹病毒等
更昔洛韦（丽科伟）	静滴：10mg/(kg·d)，分 2～3 次，巨细胞病毒感染用 14～21 天，后改维持量 5～6mg/(kg·d)，分 1～2 次	用于巨细胞病毒、单纯疱疹病毒、EB 病毒、水痘病毒、腺病毒等感染。肾衰竭者宜减量
干扰素 α（因特芬）	肌注：100 万 U 或 5～10 万 U/(kg·d)，qd	有广谱抗病毒和免疫调节作用。不良反应有发热、肠胃不适、皮疹、白细胞减少等
金刚烷胺	口服：2mg/kg，bid	抗流感病毒和抗禽流感病毒

（四）抗结核药

儿童常用抗结核药及其用法用量见表 10－1－7。

表 10－1－7　儿童常用抗结核药及其用法用量

药名	用法与用量	备注
异烟肼（雷米封）	口服：10～20mg/(kg·d)，清晨空腹顿服	一次顿服较分次服用血浓度高，疗效好；肝肾功能不全、精神病、癫痫病史者慎用
利福平（RFP）	口服：10～20mg/(kg·d)，清晨空腹顿服	对结核分枝菌及其他革兰阳性、革兰阴性菌均有效
吡嗪酰胺	口服：15～30mg/(kg·d)，清晨空腹顿服	糖尿病、肝肾功能不全及对本品过敏者慎用
硫酸链霉素	肌注：10～20mg/(kg·d)，qd	有链霉素过敏者禁用，有耳、肾毒性，与速尿合用时耳毒性增加

（五）解热消炎镇痛药

儿童常用散热消炎镇痛药及用法用量见表 10－1－8。

表 10－1－8 儿童常用解热镇痛药及其用法用量

药品	用法与用量	备注
阿司匹林（乙酰水杨酸）	口服：解热：5～10mg/kg，prn；抗风湿：50～100mg/(kg·d)，分3～4次	水杨酸类。可有胃肠道反应、出血倾向
对乙酰氨基酚（扑热息痛）	口服：每次 10～15mg/kg 或 1.5g/(m^2·d)，q6h～q4h，prn	解热镇痛。长期服用对肝肾功能有害
布洛芬（异丁苯丙酸）	口服：20mg/(kg·d)，分 3 次；30～70mg/(kg·d)，分 3～4 次（类风湿性关节炎）	镇痛、解热作用较阿司匹林强。偶见胃肠道刺激、皮疹及转氨酶升高
复方锌布（再欣）	口服：<3 岁，每次 0.5 包或酌减；3～5 岁，每次 0.5 包；6～14 岁，每次 1 包；>14 岁，每次 1～2 包；tid，饭后服用	偶见嗜睡或轻度胃部不适；不宜与其他解热镇痛药、肝素、双香豆素、地高辛、甲氨蝶呤和口服降血糖药等合用
吲哚美辛（消炎痛）	口服：风湿性关节炎：1～3mg/(kg·d)，分 3～4 次；早产儿动脉导管未闭：0.2～0.25mg/kg，每 12 小时 1 次至每 24 小时 1 次，≤3 次	可引起胃肠道刺激、出血、肾小球滤过率降低
尼美舒利（普菲特）	口服：每日 5～10mg/kg，分 2～3 次，饭后服	消化道溃疡活动期，严重肝、肾功能不全及对本品过敏者禁用，对阿司匹林或其他非类固醇消炎药过敏者慎用
雷公藤多苷	口服：每日 1～1.5mg/kg，分 3 次	胃肠不适；白细胞减少，偶见血小板减少，程度较轻，不需停药；有严重心血管疾病患者慎用

（六）镇痛药

儿童镇痛药及其用量用法见表 10－1－9。

表 10－1－9 儿童镇痛药及其用量用法

药品	用法与用量	备注
吗啡	皮下注射或肌注：每次 0.1～0.2mg/kg，4 小时后可重复。静注：0.01mg/kg	过量可致呼吸抑制。可用纳洛酮作为拮抗剂
哌替啶（杜冷丁）	口服：0.5～1mg/kg，tid。肌注：每次 1～1.5mg/kg	过量可致惊厥、瞳孔散大、心动过速，久用成药物依赖
芬太尼	肌注或静注：每次 2～3mg/kg	有呼吸抑制、肌强直、心动过缓和低血压等副作用；静注应缓慢；支气管哮喘、重症肌无力患者及 2 岁以下儿童禁用

（七）止咳、祛痰、平喘及抗过敏药

儿童用止咳平喘药及抗过敏药见表 10－1－10。

表 10－1－10　儿童常用止咳平喘药及抗过敏药

药品	用法与用量	备注
复方甘草合剂（棕色合剂）	口服：1ml/(岁·次)，tid～qid	镇咳祛痰药。含少量吗啡，婴儿不用
溴己新（必嗽平）	口服：4～8mg，tid～qid	同上。有哮喘、呼吸衰竭者慎用
乙酰半胱氨酸（痰易净）	雾化吸入：0.5～3ml，bid。气管滴入：0.25～0.75ml，tid	祛痰药，稀释痰液
丙卡特罗（美喘清）	口服：12.5～25μg，qd～bid（<6岁，每次1μg/kg）	长效选择性 β_2 受体激动剂
酮替芬	口服：0.5～1mg，qd～bid	过敏介质稳定剂，用于预防各型哮喘发作
氯苯那敏（扑尔敏）	口服：0.35mg/(kg·d)，分3～4次	抗组胺作用强，用量小，不良反应少
苯海拉明（可他敏）	口服：2～4mg/(kg·d)，分3次。肌注或静注：每次1mg/kg	用于各型过敏性疾病
异丙嗪（非那根）	口服：0.5～1mg/kg，qd～tid。肌注或静注：每次0.5～1mg/kg	用于过敏性疾病。也可用于人工冬眠（与氯丙嗪配合）。有镇静、平喘作用
氯雷他定	口服：10mg/d	学龄儿童、婴幼儿酌减

（八）抗惊厥、抗癫痫、镇静、催眠药

儿童常用镇静抗惊厥药见表 10－1－11。

表 10－1－11　儿童常用镇静抗惊厥药

药品	用法与用量	备注
苯巴比妥（普米那）	口服：3～5mg/(kg·d)，分2次。肌注：每次5～10mg/kg。静注：负荷量：15～20mg/kg；维持量：5mg/(kg·d)，分2次	用于治疗癫痫，不可突然停药。可引起头晕、皮疹、呼吸抑制
水合氯醛	口服：每次30～50mg/kg。灌肠：每次0.3～0.5ml/kg	作用快，时间长。不易蓄积中毒
地西泮（安定）	口服：0.1～0.3mg/kg，q4h～q8h。静注：每次0.1～0.5mg/kg	抑制呼吸作用
氯硝西泮	口服：0.01～0.05mg/(kg·d)开始，增至0.1～0.2mg/(kg·d)，分3次。静注：每次0.01～0.06mg/kg	不良反应有肌无力、呼吸道分泌物多、嗜睡、皮疹

续表

药品	用法与用量	备注
丙戊酸钠（德巴金）	口服：20mg/(kg·d) 开始，渐增至 30～40mg/(kg·d)，分 3 次	不良反应有胃肠道反应、肝脏毒性
卡马西平（痛惊宁）	口服：5mg/(kg·d) 开始，渐增至 10～30mg/(kg·d)，分 3 次	用于复杂部分性发作、癫痫大发作。需定期复查血常规、肝功能
氯丙嗪（冬眠灵）	口服：0.5～1mg/kg，qd～tid。肌注或静注：每次 0.5～1mg/kg	用药后应平卧，防止体位性休克

（九）中枢兴奋药

儿童常用中枢兴奋药见表 10－1－12。

表 10－1－12　儿童常用中枢兴奋药

药品	用法与用量	备注
尼可刹米（可拉明）	静注、皮下注射或肌注：每次 10～15mg/kg，1/2～4 小时可重复	用于中枢性呼吸循环衰竭，大剂量可致血压升高、惊厥。口服可用于治疗新生儿黄疸
洛贝林（盐酸山梗菜碱）	皮下注射、肌注或静注：每次 0.1mg/kg，必要时隔 30 分钟重复	呼吸兴奋药。大剂量可引起心动过速、传导阻滞、呼吸抑制及惊厥
纳洛酮	皮下注射、肌注或静注：0.01～0.03mg/kg，3～5 分钟后如无效可重复。新生儿复苏：每次 0.1mg/kg	阿片受体阻滞剂，用于吗啡中毒引起的呼吸抑制

（十）利尿、脱水、降压药

儿童常用利尿、脱水、降压药见表 10－1－13。

表 10－1－13　儿童常用利尿、脱水、降压药

药品	用法与用量	备注
氢氯噻嗪（双氢克尿塞）	口服：1～2mg/(kg·d)，分 2～3 次	抑制肾小管再吸收钠、氯，用于各种类型水肿。注意低钾血症
呋塞米（速尿）	口服：2～3mg/(kg·d)，分 2～3 次。肌注：1～2mg/kg，bid～tid；1～2mg/kg，q6h。静注：prn	为袢利尿剂。用药时注意水、电解质紊乱。可致一过性听力障碍，不可与阿米卡星合用
螺内酯（安体舒通）	口服：1～2mg/(kg·d)，分 2～3 次	与氢氯噻嗪同用效果好
氨苯蝶啶（三氨蝶啶）	口服：2～4mg/(kg·d)，分 1～3 次	保钾利尿剂，与氢氯噻嗪同用更佳

续表

药品	用法与用量	备注
甘露醇	静注：每次0.25～1g/kg（快速）	用于降颅压。活动性颅内出血者慎用。注射时避免漏出血管
硝普钠	静滴：0.5～10μg/(kg·min)，一般1～3μg/(kg·min)	为一种速效、强效降压药。静滴瓶避免透光

（十一）强心、升压、抗休克药

儿童常用强心、升压、抗休克药见表10－1－14。

表10－1－4　儿童常用强心、升压、抗休克药

药品	用法与用量	备注
地高辛	口服：饱和量：新生儿，0.02～0.03mg/kg；1个月至2岁，0.03～0.06mg/kg，＞2岁，0.03～0.05mg/kg。静注：静脉为口服量的1/2～2/3，维持量为饱和量的1/5～1/4	用于充血性心力衰竭、心房扑动、心房颤动伴心率增快或心力衰竭、室上性心动过速伴心力衰竭
肾上腺素（副肾素）	静注或气管滴入：心肺复苏：1∶10 000肾上腺素，0.01～0.03mg/kg，3～5分钟1次，无效时加倍，气管滴入加1ml生理盐水	用于心脏骤停、过敏性休克、低血压、哮喘持续状态。大剂量可引起血压急剧升高
异丙肾上腺素	静滴或皮下注射：心源性休克：0.1～0.2μg/(kg·min)；哮喘持续状态：0.05～0.5μg/(kg·min)	扩张内脏血管，降低周围阻力。心率＞200次/min停用，甲亢病儿忌用
去甲肾上腺素	静滴：0.01～0.1μg/(kg·min)，根据血压调整速度	用于各种类型休克，特别是出血性休克。药液外渗可致坏死
多巴胺	静滴：1～20μg/(kg·min)，剂量大小和治疗所起作用有关，常用5～6μg/(kg·min)扩张肾、脑、肺血管	用药前先补充血容量。嗜铬细胞瘤忌用
多巴酚丁胺	静滴：2.5～10μg/(kg·min)，小剂量开始，最大剂量20μg/(kg·min)	用于急性心力衰竭
阿托品	静注：抗休克：0.03～0.05mg/kg，每20～60分钟1次。肌注：解痉：每次0.01～0.03mg/kg。	抗休克、抗胃肠痉挛、有机磷酸中毒解毒。青光眼忌用
山莨菪碱（654－2）	静注或口服：每次0.5～2mg/kg，10～15分钟1次，病情好转后，延长给药时间	用于感染中毒性休克。口服治疗胃、肠痉挛，呕吐或尿崩症

（十二）抗心律失常药

儿童常用抗心律失常药见表 10－1－15。

表 10－1－15　儿童常用抗心律失常药

药品	用法与用量	备注
利多卡因	静注：0.5～2mg/kg。静滴：20～50μg/(kg·min)	用于室性早搏、室性心动过速及洋地黄中毒引起的室性心律失常。静滴可治疗顽固性惊厥
美托洛尔	口服：2～5mg/(kg·d)，分 2～3 次。静滴：0.1～0.3mg/kg（>1 小时）	用于室上性心动过速、室性心动过速、高血压。应用时注意心率，防心源性休克
维拉帕米（异搏定）	口服：3～5mg/(kg·d)，分 3 次。静注：每次 0.075～0.2mg/kg 缓注，每 30 分钟 1 次，prn	房室传导阻滞、心源性休克忌用
普罗帕酮（心律平）	口服：每次 5mg/kg，疗效稳定后改 3mg/kg，q8h。静注：每次 1～2mg/kg，缓注，10～20 分钟后可重复 1～2 次。静滴：4～8μg/(kg·min)	用于室上性心律失常。忌用于心力衰竭、房室传导阻滞、心源性休克、病态窦房结综合征
胺碘酮（乙胺碘呋酮）	口服：负荷量 7.5～15mg/(kg·d)，分 2～3 次，心律失常控制后改 3～4mg/(kg·d)。静注：负荷量 5～7mg/kg	忌用于房室传导阻滞、甲亢、病态窦房结综合征

（十三）抗贫血、止血、抗凝血药

儿童常用抗贫血及止血药见表 10－1－16。

表 10－1－16　儿童常用抗贫血及止血药

药品	用法与用量	备注
葡萄糖酸亚铁	口服：30～60mg/(kg·d)，tid	对胃肠道有刺激，饭后服
维生素 B_{12}	肌注：0.1mg，qd	用于治疗恶性贫血及各种巨幼红细胞贫血，多发性神经炎
酚磺乙胺（止血敏）	口服：10mg/kg，tid。肌注、静注或静滴：5～10mg/kg，bid～tid	偶有过敏反应，不宜与碱性药物配伍
维生素 K_1	肌注或静滴：5～10mg/d，qd	用于新生儿出血症等
巴曲酶（立止血）	静注、肌注或皮下注射：0.5～1kU，qd～bid	DIC 所致出血时禁用本品

续表

药品	用法与用量	备注
肝素	静注或静滴：负荷量：50～100U/kg，bid～tid；维持量：5～25U/(kg·h)，用2～5天	防治血栓形成和栓塞，有出血倾向及凝血机制障碍者禁用
双嘧达莫（潘生丁）	口服：5mg/(kg·d)，分3次。肌注或静滴：0.2～0.3mg/kg，qd～bid	可抑制血小板凝聚，防止血栓形成或栓塞，长期大量应用有出血倾向

（十四）激素类药

儿童用激素类药见表10－1－17。

表10－1－17　儿童用激素类药品及其用法用量

药品	用法与用量	备注
泼尼松（强的松）	口服：1～2mg/(kg·d)，分1～4次	不良反应有库欣综合征、高血压、应激性溃疡等
氟美松（地塞米松）	口服：0.1～0.25mg/(kg·d)，分3～4次。肌注：1～2.5mg，qd～bid。静注：每次1～2.5mg或0.2～1.0mg/(kg·d)	不良反应有水肿、高血压、低血钾等
甲泼尼龙（甲基强的松龙）	肌注：2～5mg/kg，qd～q6h。静滴：5～10mg/kg，qd～q12h	危重抢救，用于急性喉水肿、哮喘、过敏性休克和感染性休克等
氢化可的松	静滴：4～8mg/(kg·d)，8小时内。口服：4～8mg/(kg·d)，分3次	危重抢救。静滴用于急性喉水肿、哮喘、过敏性休克等，病情缓解后改口服
促肾上腺皮质激素（ACTH）	肌注：2～3U/(kg·d)，分2～3次。静滴：0.4U/kg，8小时内滴入，qd	用于肾上腺皮质功能不全及皮质激素治疗辅佐剂
胰岛素	皮下注射：0.5～1U/(kg·d)，分次餐前30分钟注射。静滴：0.01～0.1U/(kg·h)，连续滴注	用药时监测血糖。如同时用葡萄糖滴注，每3g葡萄糖可用1U胰岛素
左旋甲状腺素	口服：婴幼儿，25～50μg/d；儿童，50～200μg/d	根据血清T_3、T_4、TSH调整剂量。本品100μg约等于干甲状腺片60mg
他巴唑（甲巯咪唑）	口服：0.4mg/(kg·d)，分3次，维持量减半	用于甲亢。用药时监测血常规及肝功能

（十五）维生素类药

儿童用维生素类药见表10－1－18。

表 10-1-18 儿童用维生素类药及其用法用量

药品	用法与用量	备注
维生素 B_2	口服：5~10mg/d	用于口角炎、舌炎、结膜炎
维生素 C	口服：50~100mg/d。肌注：100~200mg/d	防治维生素 C 缺乏症，用于病毒性心肌炎、心源性休克
维生素 D_3（英康利）	肌注：每次（15~30）万 U，每月 1 次，佝偻病最多可用 3 次	用药前 3 天补钙。大剂量可致中毒
维生素 E	口服：5~10mg，qd~tid	用于新生儿硬肿症，进行性营养不良等
维生素 K_1 + 维生素 K_3	肌注或静注：2.5~5mg，q6h~q12h	止血药。参与肝脏合成凝血因子，缓解肠痉挛

三、儿童液体疗法

（一）小儿液体平衡的特点

体液是人体的重要组成部分，保持其生理平衡是维持生命的重要条件。体液中水、电解质、酸碱度、渗透压等的动态平衡依赖于神经、内分泌、肺，特别是肾脏等系统的正常调节功能。儿童的水、电解质、酸碱及食物成分按单位体重的进出量大，尤其是婴儿在生后数月内肾功能不如成人健全，常不能抵御及纠正水或酸碱平衡紊乱，其调节功能极易受疾病和外界环境的影响而失调。由于这些生理特点，水、电解质和酸碱平衡紊乱在儿科临床中极为常见。

1. 体液的总量与分布 体液的总量分布于血浆、间质及细胞内，前两者合称为细胞外液。年龄愈小，体液总量相对愈多，这主要是间质液的比例较高，而血浆和细胞内液量的比例则与成人相近。在胎儿期，25 周时体液占体重的 85%，其中细胞外液占 60%；28 周时占体重的 80%；在足月儿，体液总量占体重的 72%~78%。在新生儿早期，常有体液的迅速丢失，可达体重的 5% 或更多，即所谓的生理性体重下降，此时婴儿逐渐适应子宫外的环境。经此调节后，体液约占体重的 65%，在 8 岁时体液占体重的 60%，达到成人水平。体液占体重的比例在婴儿及儿童时期相对保持恒定。在青春期，开始出现因性别不同所致的体内成分不同。正常性成熟男性肌肉总量较多而脂肪较少，而女性则有较多的脂肪、较少的肌肉组织。由于体内脂肪在男、女性别间的差异，体液总量在男性占体重的 60%，而在女性为 55%。

2. 体液的电解质组成 细胞内液和细胞外液的电解质组成有显著的差别。细胞外液的电解质成分能通过血浆精确地测定。正常血浆阳离子主要为 Na^+、K^+、Ca^{2+} 和 Mg^{2+}，其中 Na^+ 含量占该区阳离子总量的 90% 以上，对维持细胞外液的渗透压起主要作用。血浆主要阴离子为 Cl^-、HCO_3^- 和蛋白质，这 3 种阴离子的总电荷与总阴离子电位差称为未确定阴离子，主要由无机硫和无机磷、有机酸如乳酸、酮体等组成。组织间液的电解质组成除 Ca^{2+} 含量较血浆低一半外，其余电解质组成与血浆相同。细胞内液的电解质测定较为困难，且不同的组织间有很大的差异。细胞内液阳离子以 K^+、Ca^{2+}、Mg^{2+} 和 Na^+ 为主，其中 K^+ 占 78%，阴离子以蛋白质、HCO_3^-、HPO_4^{2-} 和 Cl^- 等为主。

3. 儿童水的代谢特点　健康小儿尽管每天的水和电解质摄入量有很大的波动，但体内液体和电解质的含量保持相对的稳定，即水的摄入量大致等于排泄量。

（1）水的生理需要量：水的需要量与新陈代谢、摄入热量、食物性质、经肾排出溶质量、不显性失水、活动量及环境温度有关。儿童水的需要量大，交换率快，其主要原因为小儿生长发育快；活动量大、机体新陈代谢旺盛；摄入热量、蛋白质和经肾排出的溶质量均较高；体表面积相对大、呼吸频率快，使不显性失水较成人多。细胞组织增长时需积蓄水分也可增加水的摄入，但以每天计算，其量是很少的。按体重计算，年龄愈小，每日需水量愈多。不同年龄小儿每日所需水量见表 10－1－19。

表 10－1－19　小儿每日水的需要量

年龄	需水量（ml/kg）
<1 岁	120～160
1～3 岁	100～140
4～9 岁	70～110
10～14 岁	50～90

（2）水的排出：机体主要通过肾（尿）途径排出水分，其次为经皮肤和肺的不显性失水和消化道（粪）排水，另有极少量的水贮存体内供新生组织增长。正常情况下，水通过皮肤和肺的蒸发，即不显性失水，主要用于调节体温。汗液属显性失水，也是调节体温的重要机制，与环境温度及机体的散热机制有关。不显性失水常不易引起注意，但在较小的早产儿其量是相当可观的。每天人体产生热量的 1/4 左右是通过皮肤和肺蒸发水分而丧失的，且往往是失去纯水，不含电解质。小婴儿尤其是新生儿和早产儿要特别重视不显性失水量，新生儿成熟度愈低、体表面积愈大、呼吸频率愈快、体温及环境温度愈高、环境的水蒸气压愈小以及活动量愈大，不显性失水量就愈多。不显性失水量不受体内水分多少的影响，即使长期不进水，机体也会动用组织氧化产生和组织中本身含有的水分来抵偿，故在供给水分时应将其考虑在常规补液的总量内。不同年龄小儿的不显性失水量见表 10－1－20。

表 10－1－20　不同年龄小儿的不显性失水量

不同年龄或体重	不显性失水量［ml/(kg·d)］
750～1000g	82
1001～1250g	56
1251～1500g	46
>1500g	26
婴儿	19～24
幼儿	14～17
儿童	12～14

小儿排泄水的速度较成人快，年龄愈小，出入量相对愈多。婴儿每日水的交换量为细胞外液量的1/2，而成人仅为1/7，故婴儿体内水的交换率比成人快3~4倍。因婴儿对缺水的耐受力差，在病理情况下如进水不足同时又有水分继续丢失时，由于肾脏的浓缩功能有限，将比成人更易脱水。

（3）水平衡的调节：肾脏是唯一能通过其调节来控制细胞外液容量与成分的重要器官。蛋白质的代谢产物尿素、盐类（主要为钠盐）是肾脏主要的溶质负荷，必须有足够的尿量使其排出。肾脏水的排出与抗利尿激素（ADH）分泌及肾小管上皮细胞对ADH的反应性有密切关系。正常引起ADH分泌的血浆渗透压阈值为280mOsm/L，血浆渗透压变化1%~2%即可影响ADH的分泌。当液体丢失达总量的8%或以上时，ADH分泌即显著增加，严重脱水使ADH增加呈指数变化。小儿的体液调节功能相对不成熟，正常情况下水分排出的多少主要靠肾脏的浓缩和稀释功能调节。肾功能正常时，水分摄入多，尿量就多；水分入量少或有额外的体液丢失（如大量出汗、呕吐、腹泻）而液体补充不足时，机体即通过调节肾功能，以提高尿比重、减少尿量的方式来排泄体内的代谢废物，最终使水的丢失减少。

小儿年龄愈小，肾脏的浓缩和稀释功能愈不成熟。新生儿和幼婴由于肾小管重吸收功能发育尚不够完善，其最大的浓缩能力只能使尿液渗透压浓缩到约700mOsm/L（比重1.020），在排出1mmol溶质时需带出1.0~2.0ml水；而成人的浓缩能力可使渗透压达到1400mOsm/L（比重1.035），只需0.7ml水即可排出1mmol溶质，因此小儿在排泄同等量溶质时所需水量较成人为多，尿量相对较多。当入水量不足或失水量增加时，易超过肾脏浓缩能力的限度，发生代谢产物滞留和高渗性脱水。另一方面，正常成人可使尿液稀释到50~10mOsm/L（比重1.003），新生儿出生1周后肾脏稀释能力虽可达成人水平，但由于肾小球滤过率低，水的排泄速度较慢，若摄入水量过多又易致水肿和低钠血症。年龄愈小，肾脏排钠、排酸、产氨能力也愈差，因而也容易发生高钠血症和酸中毒。

（二）脱水

脱水是指水分摄入不足或丢失过多所引起的体液总量尤其是细胞外液量的减少，脱水时除丧失水分外，尚有钠、钾和其他电解质的丢失。体液和电解质丢失的严重程度取决于丢失的速度及幅度，而丢失体液和电解质的种类反映了水和电解质（主要是钠）的相对丢失率。

1. *脱水的程度* 脱水的程度常以丢失液体量占体重的百分比来表示，体重的下降常是体液和电解质的丢失而非身体实质部分的减少。因病人常有液体丢失的病史及脱水体征，在临床如病人无近期的体重记录，体重下降的百分比常可通过体检及询问病史估计。一般根据前囟、眼窝的凹陷与否，皮肤弹性、循环情况和尿量等临床表现综合分析判断。

常将脱水程度分为三度：

（1）轻度脱水：表示有3%~5%体重或相当于30~50ml/kg体液的减少。

（2）中度脱水：表示有5%~10%的体重减少或相当于体液丢失50~100ml/kg。

（3）重度脱水：表示有10%以上的体重减少或相当于体液丢失100~120ml/kg。中度与重度脱水的临床体征常有重叠，有时使估计单位体重的液体丢失难以精确计算。

2. *脱水的性质* 脱水的性质常常反映了水和电解质的相对丢失量，临床常根据血清钠及血浆渗透压水平对其进行评估。血清电解质与血浆渗透压常相互关联，因为渗透压在很大的程度上取决于血清阳离子，即钠离子。低渗性脱水时血清钠低于130mmol/L；等渗性脱水时血清钠在130~150mmol/L；高渗性脱水时血清钠大于150mmol/L。但在某些情况下，如发生在糖尿病病人存在酮症酸中毒时因血糖过高或在病人应用甘露醇后，血浆渗透压异常增高，此时的高渗性脱水也可发生在血清钠水平低于150mmol/L。临床上以等渗性脱水最为常见，其次为低渗性脱水，高渗性脱水少见。

脱水的不同性质与病理生理、治疗及预后均有密切的关系。详细的病史常能提供估计失水性质与程度的信息，故应详细询问病人的摄入量与排出量、体重变化、排尿次数及频率、一般状况及儿童的性情改变。当患儿腹泻数天、摄入水量正常而摄入钠盐极少时，常表现为低渗性脱水；当高热数天而摄入水很少时，将配方奶不正确地配成高渗或使用高渗性液体时，可出现高钠血症；当使用利尿剂、有肾脏失盐因素存在而摄入又不足时，可出现低钠血症。但是，当患儿有原发性或继发性肾源性尿崩症而水的摄入受限时，也可能发生高渗性脱水。一般腹泻的大便呈低渗，随着低渗液体的部分口服补充，使最终的脱水呈等渗性。

3. 临床表现　等渗性脱水，细胞内外无渗透压梯度，细胞内容量保持原状，临床表现视脱水的轻重而异，临床表现在很大程度上取决于细胞外容量的丢失量。应注意在严重营养不良儿往往对脱水程度估计过重。眼窝凹陷常被家长发现，其恢复往往是补液后最早改善的体征之一。

（1）轻度脱水：患儿精神稍差，略有烦躁不安。体检时见皮肤稍干燥，弹性尚可，眼窝和前囟稍凹陷；哭时有泪，口唇黏膜略干，尿量稍减少。

（2）中度脱水：患儿精神萎靡或烦躁不安。皮肤苍白、干燥、弹性较差；眼窝和前囟明显凹陷，哭时泪少，口唇黏膜干燥；四肢稍凉，尿量明显减少。

（3）重度脱水：患儿呈重病容，精神极度萎靡，表情淡漠，昏睡甚至昏迷。皮肤发灰或有花纹、弹性极差；眼窝和前囟深凹陷，眼闭不合，两眼凝视，哭时无泪；口唇黏膜极干燥。因血容量明显减少可出现休克症状，如心音低钝、脉搏细速、血压下降、四肢厥冷、尿极少甚至无尿。

低渗性脱水严重者可发生血压下降。由于血压下降，内脏血管发生反射性收缩，肾血流量减少，肾小球滤过率减低，尿量减少，而出现氮质血症。肾小球滤过率降低的另一后果是进入肾小管内的钠离子减少，因而钠几乎全部被重吸收，加之血浆容量缩减引起醛固酮分泌增加，钠的回吸收更为完全，故尿中钠、氯离子极度减少，尿比重降低。若继续补充非电解质溶液，则可产生水中毒、脑水肿等严重后果，甚至休克。由于低渗性脱水时细胞外液的减少程度相对较其他两种脱水明显，故临床表现多较严重。初期可无口渴的症状，除一般脱水现象如皮肤弹性降低、眼窝和前囟凹陷外，多有四肢厥冷、皮肤花斑、血压下降、尿量减少等休克症状。由于循环血量减少和组织缺氧，严重低血钠者可发生脑细胞水肿，因此多有嗜睡等神经系统症状，甚至发生惊厥和昏迷。当伴有酸中毒时常有深大呼吸；伴低血钾时可出现无力、腹胀、肠梗阻或心律失常；当伴有低血钙、低血镁时可出现肌肉抽搐、惊厥和心电图异常等。

高渗性脱水，水从细胞内转移至细胞外，使细胞内、外的渗透压达到平衡，其结果是细胞内容量降低。而此时因细胞外液得到了细胞内液体的补充，使临床脱水体征并不明显，皮肤常温暖、有揉面感；神经系统可表现为嗜睡，但肌张力较高，反射活跃。由于细胞外液钠浓度过高，渗透压增高，使体内抗利尿激素分泌增多，肾脏回吸收较多的水分，结果使尿量减少。细胞外液渗透压增高后，水由细胞内渗出以调节细胞内、外的渗透压，结果使细胞内液减少。因细胞外液减少并不严重，故循环衰竭和肾小球滤过率减少都较其他两种脱水轻。

由于细胞内缺水，患儿常有剧烈口渴、高热、烦躁不安、肌张力增高等表现，甚至发生惊厥。由于脱水后肾脏负担明显增加，既要尽量回吸收水分，同时又要将体内废物排出体外，如果脱水继续加重，最终将出现氮质血症。

（三）液体疗法常用的溶液

溶液张力：是指溶液中电解质所产生的渗透压，与血浆渗透压相等时为1个张力，即等张，低于血浆渗透压为低张，高于血浆渗透压为高张。葡萄糖液虽也有渗透压，但输入体内后葡萄糖逐渐被氧化成水及CO_2，液体的渗透压也随之消失，因此在液体疗法时视各种浓度的葡萄糖液为零张力溶液。

1. 非电解质溶液　常用5%和10%葡萄糖溶液。前者为等渗溶液，后者为高渗溶液，用于补充水分和部分热量，不能起到维持血浆渗透压的作用。

2. 电解质溶液　用于补充体液容量，纠正体液渗透压、酸碱和电解质失衡。

（1）0.9%氯化钠溶液（生理盐水）和复方氯化钠溶液（Ringer溶液）：均为等张溶液。盐水含Na^+及Cl^-各为154mmol/L，Na^+含量与血浆相仿，但Cl^-含量比血浆含量（103mmol/L）高1/3，大量输入可使血氯增高，血浆HCO_3^-被稀释，发生高氯性及稀释性酸中毒，尤其肾功能不佳时。

（2）3%氯化钠：用于纠正低钠血症，每毫升含Na^+ 0.5mmol。

3. 碱性溶液　用于纠正酸中毒。①碳酸氢钠：制剂为5%高张液（1ml = 0.6mmol），1.4%溶液为等张液（5%碳酸氢钠稀释3.5倍为1.4%的等张液）。可直接增加缓冲碱，故可迅速纠正酸中毒，但有呼吸衰竭和CO_2潴留者慎用。紧急抢救酸中毒时，亦可不稀释静脉推注，但多次使用后可使细胞外液渗透压增高，小婴儿慎用。②乳酸钠：制剂为11.2%溶液。1.87%溶液为等张液（11.2%的乳酸钠稀释6倍为1.87%的等张液）。需在有氧条件下经肝脏代谢才具有纠酸作用，起效较缓慢，在休克、缺氧、肝功能不全、新生儿期或乳酸潴留酸中毒时不宜使用。

4. 氯化钾　制剂为10%溶液。不可直接静脉注射，以免发生心肌抑制而死亡。一般用0.2%的浓度，最高不超过0.3%。

5. 混合溶液　把各种不同渗透压的溶液按不同比例配制成混合液使用，见表10-1-21。

表10-1-21　几种混合液的简便配制

溶液种类	张力	加入溶液（ml）		
		5%或10%葡萄糖	10%氯化钠	5%碳酸氢钠（11.2%乳酸钠）
2:1含钠液	1	加至500	30	47（30）
1:1含钠液	1/2	加至500	20	
1:2含钠液	1/3	加至500	15	
1:4含钠液	1/5	加至500	10	
2:3:1含钠液	1/2	加至500	15	24（15）
4:3:2含钠液	2/3	加至500	20	33（20）

6. 口服补液盐（oral rehydration salts，ORS） ORS 是世界卫生组织（WHO）推荐用以治疗急性腹泻合并脱水的一种溶液，经临床应用取得了良好效果，对发展中国家尤其适用。其理论基础是基于小肠的 Na^+ – 葡萄糖偶联转运吸收机制，即小肠上皮细胞刷状缘的膜上存在着 Na^+ – 葡萄糖共同载体，此载体上有 Na^+ 和葡萄糖两个结合位点，当 Na^+ – 葡萄糖同时与结合位点相结合时即能运转，并显著增加钠和水的吸收。目前有多种 ORS 配方。世界卫生组织 2002 年推荐的低渗透压口服补液盐配方与传统的配方比较同样有效，但更为安全。该配方中各种电解质浓度为［Na^+］75mmol/L，［K^+］20mmol/L，［Cl^-］65mmol/L，枸橼酸根 10mmol/L，葡萄糖 75mmol/L。可用 NaCl 2.6g、枸橼酸 2.9g、氯化钾 1.5g、葡萄糖 13.5g，加水到 1000ml 配成。总渗透压为 245mOsm/L。ORS 一般适用于轻度或中度脱水无严重呕吐者，在用于补充继续损失量和生理需要量时需适当稀释。

（四）液体疗法

液体疗法是儿科医学的重要组成部分，其目的是维持或恢复正常的体液容量和成分，以保持正常的生理功能。液体疗法包括了补充生理需要量、累积损失量及继续丢失量。上述每一部分都可独立地进行计算和补充。例如，对于空腹将接受外科手术的儿童，可能只需补充生理需要量和相应的电解质；对于腹泻病人则需补充生理需要液、累积损失量和继续丢失量。由于体液失衡的原因和性质非常复杂，在制订补液方案时必须全面掌握病史、体格检查和实验室检查资料及患儿的个体差异，分析三部分液体的不同需求，制订合理、正确的输液量、速度、成分及顺序。一般情况下，肾脏、肺、心血管及内分泌系统对体内液体平衡有较强的调节作用，故补液成分及量如基本合适，机体就能充分调整，以恢复体液的正常平衡。但如上述脏器存在功能不全，则应较严格地选择液体的成分，根据其病理生理特点选择补液量及速度，并根据病情变化而调整。

1. 生理需要量 生理需要量涉及热量、水和电解质。维持液量和电解质直接与代谢率相关，代谢率的变化可通过糖类、脂肪和蛋白质氧化影响内生水的产生。肾脏的溶质排出可影响水的排出。由于 25% 的水是通过不显性失水丢失的，能量的产生必然会影响到水的丢失，故正常生理需要量的估计可按能量需求计算，一般按每代谢 100kcal 能量需 100～150ml 水。生理需要量的需求取决于尿量、大便丢失及不显性失水。大便丢失常可忽略不计，不显性失水占液体丢失的约 1/3，在发热时增加（体温每增加 1℃，不显性失水增加 12%），肺不显性失水在过度通气，如哮喘、酮症酸中毒时增加，在有湿化功能的人工呼吸机应用时肺不显性失水降低。在极低体重儿，不显性失水可多达每天 100ml/kg 以上。电解质的需求包括每日出汗、正常大小便、生理消耗的电解质等，变化很大，平均钾、钠、氯的消耗量为 2～3mmol/100kcal。生理需要量应尽可能口服补充，不能口服或不足者可以静脉滴注 1/4～1/5 张含钠液，同时给予生理需要量的钾。发热、呼吸加快的患儿应适当增加进液量；营养不良者应注意能量和蛋白质补充，必要时用部分或全静脉营养。

2. 累积损失量 根据脱水程度及性质补充，即轻度脱水为 30～50ml/kg（体重）；中度为 50～100ml/kg；重度为 100～120ml/kg。通常对低渗性脱水补 2/3 张含钠液；等渗性脱水补 1/2 张含钠液；高渗性脱水补 1/3～1/5 张含钠液，如临床上判断脱水性质有困难，可先按等渗性脱水处理。补液的速度取决于脱水程度，原则上应先快后慢。对伴有循环不良和休克的重度脱水患儿，开始应快速输入等渗含钠液（生理盐水或 2∶1 液），按 20ml/kg 于 30～60 分钟输入。其余累积损失量补充常在 8～12 小时内完成。在循环改善出现排尿后应及时补钾。对于高渗性脱水，需缓慢纠正高钠血症（每24小时血钠下降<10mmol/L），也可在数天内纠正。有时需用张力较高甚至等张液体，以防血钠迅速下降出现脑水肿。

3. 继续丢失量　开始补充累积损失量后，腹泻、呕吐、胃肠引流等损失大多继续存在，以致体液继续丢失，如不予以补充将又成为新的累积损失。此种丢失量依原发病而异，且每日可有变化，对此必须进行评估，根据实际损失量用类似的溶液补充。

4. 补液方法

（1）口服补液法：适用于中度以下脱水、呕吐不严重的患儿。有明显休克、心肾功能不全或其他严重并发症者及新生儿不宜口服补液。口服补液主要用于补充累积损失量和继续损失量。补给累积损失量轻度脱水50~80ml/kg，中度脱水80~100ml/kg。在无静脉输液的情况下，也可用于重度失水，按100~120ml/kg补给。频频喂给（每5~10分钟喂1次，每次10~20ml），液量要求在8~12小时内服完。继续损失量根据实际损失补给。ORS含电解质较多，久用容易引起电解质过量，一旦脱水被纠正，即停服。同时观察病情变化，病情加重时，改用静脉补液。

（2）静脉补液：适用于严重呕吐、腹泻，伴中、重度脱水的患儿。主要用以快速纠正水电解质平衡紊乱。临床往往难以将补充累积损失、继续损失和生理需要三部分截然分开实施，补充累积损失量时，同时也存在继续损失和生理需要量的补充。因此宜将这三部分的需要量总合后制订方案。在静脉补液的实施过程中需做到三定（定量、定性、定速），三先（先盐后糖、先浓后淡、先快后慢）及两补（见尿补钾、惊跳补钙）。各种原因引起的脱水情况不尽相同，应当根据具体情况调整补液方案。现以小儿腹泻为例制订第1天液体疗法如下。

①定输液总量（定量）：第1天补液总量轻度脱水为90~120ml/kg，中度脱水为120~150ml/kg，重度脱水为150~180ml/kg。先按1/2~2/3量给予，余量视病情决定取舍。营养不良小儿（在估计脱水程度时易偏高）、肺炎、心肾功能损害者、学龄期小儿（其体液组成已接近成人），补液总量应酌减1/4~1/3。

②定输液种类（定性）：原则为先盐后糖。先补充电解质液，后补给糖液。低渗性脱水补给1/3张液，等渗性脱水补给1/2张液，高渗性脱水补给1/3~1/5张液。若临床上判断脱水性质有困难时，可按等渗脱水补给。脱水一旦纠正、电解质正常后不必将原计划张力的液体全部输完，应当及时修正补液方案，改为1/4~1/5张液。

③定输液速度（定速）：原则为先快后慢。补液总量的1/2应在头8~12小时内补完，输入速度为每小时8~12ml/kg。有休克时先行扩容，用2:1液或1.4%碳酸氢钠10~20ml/kg（总量不超过300ml）于30~60分钟内静脉注入，以迅速改善有效循环血量和肾功能。扩容所用的液体和电解质包括在头8~12小时的补液内。余下液体于12~16小时内补完，约每小时5ml/kg。对低渗性脱水的纠正速度可稍快，出现明显水中毒症状如惊厥等时，需用3%氯化钠液滴注，12ml/kg可提高血清钠10mmol/L，以纠正血清钠至125mmol/L为宜。高渗性脱水时补液速度要放慢，总量宜在24小时内均匀输入，纠正高钠以每日降低血清钠10mmol/L为宜。因处于高渗状态的神经细胞内的钠离子不能很快排出，如低渗液体输入过快，水分易进入细胞引起脑水肿，使病情突然恶化。

④纠正酸中毒：当脱水纠正后，组织灌流得以改善，堆积的乳酸进入血中，易产生和加重酸中毒。因此，补液后更应注意酸中毒的纠正。具体方法见上述代谢性酸中毒治疗内容。

⑤补钾：原则为有尿补钾，详见低钾血症的治疗。

⑥其他处理：a. 补钙：补液过程中如出现惊跳、手足搐搦，可用10%葡萄糖酸钙5～10ml，用等量葡萄糖液稀释后静脉滴注。心衰病人在用洋地黄制剂时慎用。b. 补镁：补钙后手足搐搦不见好转反而加重时要考虑低镁血症，可测定血镁浓度。同时用25% $MgSO_4$每次0.2～0.4ml/kg，深部肌内注射，每日2～3次，症状消失后停用。c. 补充维生素B_1：液体疗法过程中输入大量水和葡萄糖后心脏负荷加重，可用维生素B_1，50～100mg肌注，每日1次。

第2天的补液需根据病情重新估计脱水情况来决定补液量，一般只需补充继续损失量和生理需要量。继续损失量必须根据实际损失量用类似的溶液补充。这两部分液体于12～24小时内均匀输入。能够口服者应尽量口服。

（廖　伟　赵聪敏　张雨平）

第二节　机械通气

一、概念

（一）常规机械通气

机械通气是临床上利用机械辅助提供一定的驱动压以克服呼吸机管路和呼吸系统的阻力，把一定潮气量的气源按一定频率送入肺内的方式，达到维持、改善和纠正患者因诸多原因所致的急/慢性重症呼吸衰竭（包括肺通气衰竭、肺氧合衰竭）的一种治疗措施。机械通气是临床医学中最重要的生命支持手段，极大地提高了对呼吸衰竭病人的治疗水平。

（二）呼吸衰竭

完整的呼吸功能是指机体从外界吸入氧气，运输至各脏器参与细胞能量代谢并排出CO_2的过程，即包括外呼吸、内呼吸和气体运输三部分的功能。外呼吸包括呼吸/循环（肺和体循环）系统共同完成的通气和换气过程，换气功能指氧气在肺泡中与肺泡外血液交换过程；通气功能指体内代谢产生的CO_2经呼吸动作气体对流排出体外的过程。临床上通常把动脉血气测定值作为呼吸衰竭诊断的“金标准”，把$PaCO_2$和PaO_2分别作为判断通气和换气功能指标和衡量呼吸支持疗效的指标。

二、与机械通气有关的呼吸生理

（一）呼吸的动力机制

正常人自主呼吸为负压呼吸，吸气动作由胸腔负压引起。膈肌是最重要的吸气肌。正常人平静吸气前胸腔内压约$-5cmH_2O$，肺泡内压为0，随着胸廓及肺的扩张，胸内压降至$-10cmH_2O$，肺泡内压降至$-1 \sim -2cmH_2O$，外界空气随即被吸入肺内。呼气时胸廓复位，胸和肺内压增高，当肺内压超过大气压时，肺内气体即被排出。人体进行呼吸运动时，呼吸肌约占全身耗氧量的5%，严重呼吸困难时，可达30%以上。呼吸肌疲劳常是婴幼儿呼吸衰竭的重要发病机制之一。常规正压机械通气时，气体被外界正压压入肺内，吸气相开始后肺内压即高于大气压，胸内压也由负压变为正压。这种吸气时肺内和胸内压力的增高是正压机械通气影响机体正常生理功能的基本原因。

（二）潮气量

平静状态呼吸时每次吸入或呼出的气量称为潮气量（tidal volume，V_T）。成人约500ml，小儿为6～8ml/kg。部分未能进入肺泡进行气体交换的潮气量滞留在上下气道，称解剖死腔，约2ml/kg。当肺泡血流灌注减少时，肺泡内气体交换亦不能充分进行，没有进行气体交换的这部分气量称为肺泡死腔。解剖死腔和肺泡死腔之和为生理死腔（physiological dead-space，V_D）。生理死腔和潮气量之比（V_D/V_T）可反映呼吸效率高低，生理死腔变化是其主要影响因素。

（三）功能残气量

功能残气量（functional resicual capacity，FRC）是指平静呼气后残留在肺内的气量。当肺内气体容量处于功能残气量的状态时，肺内血管阻力最小。功能残气量降低，肺顺应性下降，易发生肺泡闭合。重症ARDS时，FRC可减少50%以上。机械通气时应用呼气末正压（PEEP）是恢复FRC的有效措施。另一方面，小气道阻塞，呼气时间不足等使呼气末肺容积不能回至正常FRC状态，称为动态肺过度充气状态（dynamic pulmonary hyperinflation，DPH）。此时呼气末肺泡内压与气道开口压之间存在压力差值，这一压差称为内源性呼气末正压（iPEEP）。

（四）阻力

阻力（resistance，R）包括弹性阻力和非弹性阻力。后者又可分为气体流动时与气道的摩擦阻力和肺与胸壁组织变形时受到的黏性阻力，气道摩擦阻力约占非弹性阻力的80%。上呼吸道的气道阻力占总气道阻力的40%。气道阻力与气道半径的四次方成反比。

（五）顺应性

顺应性（conpliance，C）即单位压力改变时引起的容量变化值，以ml/cmH_2O表示。肺脏为含气器官，其弹性以弹力之倒数即顺应性来表示。在机械通气中，如可测定平台压（plateau pressure，Pplat）和峰值压（PIP），即可计算出静态总顺应性（Cstat）和动态总顺应性（Cdyn）。Cstat = Vt（ml）/［Pplat − PEEP（cmH_2O）］，正常值为60～100ml/cmH_2O；Cdyn = Vt（ml）/［PIP − PEEP（cmH_2O）］，正常值为50～80ml/cmH_2O。

（六）时间常数

时间常数（time constant，TC）= R × C，决定气体在肺内的分布。在一个TC内，肺泡充气至最终容积的63%，2倍TC可充盈95%，3倍TC可充盈100%。局部肺区TC的不同造成气体在肺内分布不均。

三、应用呼吸机的适应证

1. 通气泵衰竭　呼吸中枢病变，胸廓功能障碍，呼吸肌疲劳，脑部炎症、外伤、肿瘤，脑血管意外，药物中毒等所致中枢性呼衰。

2. 换气功能障碍　功能残气量减少，V/Q比例失调，肺血分流增加，弥散障碍。小儿重症肺炎、ARDS、重症支气管哮喘、呼吸肌无力、新生儿重症肺疾病。

3. 需强化气道管理者　保持气道通畅，防止窒息；使用某些有呼吸抑制的药物时。

判断是否行机械通气可参考以下条件：呼吸衰竭一般治疗方法无效者；呼吸节律异常或自主呼吸微弱或消失；呼吸衰竭伴有严重意识障碍；严重肺水肿；PaO_2小于50mmHg，尤其是吸氧后仍小于 50mmHg；$PaCO_2$ 进行性升高，pH 动态下降，严重心脏疾病：先天性心脏病、心力衰竭、心肺复苏。

4. 心血管功能支持　过去相当长时期内，曾把休克、严重心力衰竭等循环衰竭列为机械通气禁忌证，主要理由是机械通气使胸腔压增加静脉回心血量受阻，右心后负荷增加，左心充盈减少，心输出量下降，甚至血压下降。近年来，通过对心肺功能互相影响的研究证明，心功能正常时，胸腔内压增加使心输出量减少。但在休克、心衰等循环功能异常时，正压通气使肺泡腔压力上升，减少肺泡内液体渗出，有利于氧的弥散和改善通气/血流比例。更为重要的是，机械通气提供的适宜胸腔正压和功能残气量使左心室跨壁压降低、肺血管阻力下降，从而使左心室的后负荷减少，从根本上减少心肌的耗氧。另外，机械通气通过上述三点的呼吸功能支持来间接支持心血管功能。由此可见，心血管功能支持是机械通气的重要治疗作用。

四、呼吸机的操作方法

（一）呼吸机与患者的连接

1. 气管插管　经口插管比经鼻插管容易进行，在大部分急救中，都采用经口方式。经鼻插管不通过咽后三角区，不刺激吞咽反射，患者易于耐受，插管时间保持较长。

2. 气管切开

（1）指征：①颌面外伤患儿；②原发病需应用较长时间机械通气者；③严重 ARDS：因气管插管不能保证口鼻腔护理者；④已行气管插管，但仍不能顺利吸除气管内分泌物；⑤上呼吸道狭窄或阻塞的患者；⑥解剖死腔占潮气量比例较大的患者，如单侧肺。

（2）优点：死腔减少，便于吸痰，减少了气道内分泌物梗阻危险性，且不影响进食。

（3）缺点：损伤大，不能反复应用。

（二）通气方式的选择

根据各种通气模式和病人呼吸类型不同选择通气方式。通气模式是从呼吸机工作角度分类；呼吸类型是从病人角度分类。关于病人呼吸类型名词术语的定义：根据呼吸的触发、限制和转换是决定于病人抑或呼吸机，将呼吸描述为以下四种类型，见表 10-2-1。儿科患儿衡量通气模式是否适宜的重要指标是：①自主呼吸和机械通气是否协调；②是否达到预期的组织氧合水平；③各项参数是否在安全范围。这三者缺一不可，否则不可能打断疾病的恶性循环。

表 10-2-1　自主呼吸和机械通气时的呼吸类型

呼吸类型	时相参数		
	触发	限制	转换
自主	病人	病人	病人
辅助	病人	呼吸机	呼吸机
支持	病人	呼吸机	病人
指令	呼吸机	呼吸机	呼吸机

（三）机械通气工作模式选择

通气模式是指机械通气模式。通常有以下两种基本分类方法：①控制通气（controlled ventilation，CV）和辅助通气（assisted ventilation，AV）；②容量控制通气和压力控制通气。这两种分类是从不同角度进行的，因此概念上是交叉和互相重叠的。

CV 是指呼吸机完全代替患者的自主呼吸。换言之，患儿的呼吸方式（频率、潮气量、吸呼比和吸气流速）完全由呼吸机控制，呼吸功全部由机器提供。此时患儿的自主呼吸应处于完全抑制状态，否则将产生人机对抗。归属于控制通气概念的通气模式有间歇正压通气（IPPV），包括容量控制、压力控制通气、吸/呼反比通气（IRV）、分侧肺通气（ILV）。

AV 是指患儿吸气用力时提供通气辅助，压力切换型和容积切换型呼吸机分别提供压力和容积辅助。当患儿开始自主吸气时，依靠气道压（压力触发）或气流速度（流速触发）变化，使呼吸机按预设的潮气量或吸气压力、频率、吸气和呼吸时间将气体提供给病人。正确应用 AV 的关键是预设潮气量（或压力）和触发灵敏度要恰当。否则将发生人机对抗或使患儿呼吸功消耗过大。

A－CV 是将 AV 和 CV 的特点结合应用。患儿吸气时可触发呼吸机，如无力触发或自主呼吸频率低于 CV 预设频率时，呼吸机将以预设的频率取代和输送潮气量。即自主呼吸触发时为辅助通气，无触发时为控制通气。多数呼吸机以容量转换或容量预设型通气来实行，此时需预设触发灵敏度、潮气量、备用频率、吸气流速和流速波形；压力转换或压力预设型的 A－CV，则需预设触发灵敏度、压力水平、吸气时间和备用频率。A－CV 是目前临床最常用的通气方式。设定适宜的触发灵敏度和预设的容量或压力参数是成功应用此类呼吸机的关键。

（四）呼吸机参数的调定

参数选择坚持以最低氧浓度、最低压力、最小潮气量，达到和维持正常血气水平。基本参数的设置应根据血气而定，若没有测量血气按基本指标或根据病情而定。调整参数时先调整一个参数，而不要同时调整多个参数。以满足潮气量 4～6ml/kg。

1. 吸入氧浓度（FiO_2）　>50% 时需警惕氧中毒。原则是在保证氧合的情况下，尽可能使用较低的 FiO_2。

2. 潮气量（V_T）　一般为 6～15ml/kg，实际应用时请根据血气和呼吸力学等监测指标不断调整。容积目标通气模式预置 V_T，压力目标通气模式通过调节压力控制水平（如 PCV）和压力辅助水平（如 PSV）来获得一定量的 V_T。近来的研究发现：过大的 V_T 使肺泡过度扩张，并且，随呼吸周期的反复牵拉会导致严重的气压伤，直接影响患者的预后。因此，目前对 V_T 的调节是以避免气道压过高为原则，即使平台压不超过 30～50cmH_2O；而对于肺有效通气容积减少的疾病（如 ARDS），应采用小潮气量（6～8ml/kg）通气。PSV 的水平一般不超过 25～30cmH_2O，若在此水平仍不能满足通气要求，应考虑改用其他通气方式，如仍难以维持氧合，及时使用体外膜氧合治疗（ECMO）。

3. 呼吸频率（RR）

（1）应与 V_T 相配合：以保证一定的分钟通气量（MV）。

（2）应根据原发病而定：慢频率通气有利于呼气，一般为 12～20 次/min；而在 ARDS 等限制性通气障碍的疾病以较快的频率辅以较小的潮气量通气，有利于减少克服弹性阻力所做的功和对心血管系统的不良影响。

(3) 应根据自主呼吸能力而定：如采用 SIMV 时，可随着自主呼吸能力的不断加强而逐渐下调同步间歇指令通气（SIMV）的辅助频率。

4. 吸/呼比（I/E） 一般为 1/2。采用较小 I/E，可延长呼气时间，有利于呼气，在 COPD 和哮喘常用，一般可小于 1/2。在 ARDS 可适当增大 I/E，甚至采用反比通气（I/E > 1），使吸气时间延长，平均气道压升高，甚至使 PEEPi 也增加，有利于改善气体分布和氧合。但过高的平均气道压往往会对血流动力学产生较大的不利影响，并且人机配合难以协调，有时需使用镇静剂或肌松剂。

5. 吸气末正压时间 指吸气结束至呼气开始这段时间，一般不超过呼吸周期的 20%。较长的吸气末正压时间有利于气体在肺内的分布，减少死腔通气，但使平均气道压增高，对血流动力学不利。

6. PEEP 目前推荐“最佳 PEEP”的概念：①最佳氧合状态；②最大氧运输量（DO_2）；③最好顺应性；④最低肺血管阻力；⑤最低 Q_S/Q_T；⑥达到上述要求的最小 PEEP。但在实际操作时，可根据病情和监测条件进行，一般从低水平开始，逐渐上调，待病情好转，再逐渐下调。

7. 同步触发灵敏度 可分为压力和流速触发两种。一般认为，吸气开始到呼吸机开始送气时间越短越好。压力触发很难低于 110～120ms，而流速触发可低于 100ms，一般认为后者的呼吸功耗小于前者。触发灵敏度的设置原则为：在避免假触发的情况下尽可能小。一般置于 -1～-3cmH_2O 或 1～2L/min。

8. 流速波形 一般有方波、正弦波、加速波和减速波四种。其中减速波与其他三种波形相比，使气道峰压更低、气体分布更佳、氧合改善更明显，因而临床应用越来越广泛。

9. 叹气 机械通气中间断给予高于潮气量 50% 或 100% 的大气量以防止肺泡萎陷。

五、肺保护性策略

小潮气量（5～8ml/kg），“容许性高碳酸血症”；“肺开放”原则，加用适当的 PEEP。摒弃以往的大潮气量通气，选择小潮气量。对急性肺损伤明显或合并 ARDS 的患者来说，选择小潮气量（5～8ml/kg），限制肺泡分压，维持气道平台压 <30～35cmH_2O，以严格限制跨肺压。上述选择的结果是使肺泡的有效通气较正常少，从而导致 $PaCO_2$ 增高和 pH 下降。过去 10 余年的实验和临床研究均证明，一定程度的高碳酸血症弊端，将明显低于大潮气通气所致的上述急性肺损伤。而且，只要 $PaCO_2$ 不是快速升高，导致 pH 急剧下降患者是可以耐受的。此即所谓的“容许性高碳酸血症（permissive hypercapnia，PHC）”策略。有关 PHC 中 $PaCO_2$ 及 pH 的标准，目前尚无一致意见。一般认为 pH 不应低于 7.2，$PaCO_2$ 不应高于 80mmHg。

六、撤机及注意事项

撤机需满足的条件：

1. 一般条件 ①引起呼衰的病因解除或好转；②停止应用镇静药物；③停止应用神经肌肉阻滞剂；④神志正常；⑤心血管循环正常；⑥呼吸泵功能稳定。

2. 肺气体交换 FiO_2 <0.4 和 PEEP <5cmH_2O 时，PaO_2 60mmHg，PaO_2/PAO_2 0.35，D（$A-aO_2$）<35mmHg，PaO_2/FiO_2 200。

3. 机械通气治疗的注意事项

（1）经口气管插管，烦躁患儿可选用氯胺酮、阿托品、6.5%水合氯醛、咪达唑仑镇静。氯胺酮是中枢NMDA（N-甲基-D-天门冬氨酸盐）受体阻滞剂，保证心血管稳定性。阿托品可有效避免插管所致心率下降，其使用剂量为小于5kg者0.1mg（即最低剂量0.1mg），大于5kg者为0.02mg/kg。6.5%水合氯醛0.8ml/kg鼻饲或咪达唑仑0.1~0.2mg/kg静脉注射，以期顺利插管操作及减少耗氧量。

（2）结合病人选择最佳通气模式。

（3）密切观察机械通气过程中病情的变化，从容分析、正确判断、及时处理。存在降低潮气量及吸气末平台压的需要，可给予允许性高碳酸血症。为避免肺萎陷过度，应给予足够PEEP。

（4）可试行俯卧位通气。若无禁忌证，可予半卧位，30°~45°。

（5）自主呼吸试验时应选择较低的压力支持、CPAP ≤ 5cmH_2O。

（许　煊）

第三节　连续性肾脏替代治疗

一、概念

连续性肾脏替代治疗（CRRT）又称连续性血液净化（CBP），是20世纪末开展的一种新的血液净化方法。1995年第一届国际连续性肾脏替代治疗会议规定，采用每天连续24小时或接近24小时的一种连续性血液净化疗法替代受损的肾脏功能的净化方式即为连续性肾脏替代治疗。早在1979年Krarner首次提出连续性动静脉血液滤过（continuous arterio-venous hemofiltration，CAVH）治疗多脏器功能衰竭及急性肾功能衰竭（acute renal failure，ARF）。CAVH是利用动静脉压力差作为体外循环的动力，以对流方式清除中、小分子毒素，以超滤方式清除体内水分，一般连续24小时，可缓慢进行，血流动力学影响较小，可在床旁进行。经过近30年临床发展，CAVH的技术已作了大量改进，如连续性静脉血液滤过（continuous veno-venous hemofiltration，CVVH）、连续性动-静脉血液透析滤过（continuous arterio-venous hemodiafiltration，CAVHDF）、连续性动-静脉血液透析（continuous arterio-venous hemodialysis，CAVHD）、连续性静脉-静脉血液透析（continuous veno-venous hemodialysis，CVVHD）、血浆置换（plasma exchange，PE）、血浆吸附灌流（plasma absorption and perfusion，PAP）及缓慢连续性超滤（slow continuous ultrafiltration，SCUF）等，以上统称为连续性肾脏替代治疗。

二、机制

CRRT的主要原理是以弥散、对流、吸附为主。弥散主要能够清除小分子，如水、电解质、肌酐、尿素氮等，对流主要清除中分子，如细胞因子、炎性介质，也包括上述小分子等，吸附能够清除大分子物质。CBP技术联合血浆置换、血液灌流和免疫吸附等技术可提高炎症介质尤其大分子介质的清除，如内毒素（LPS）、体内形成三聚体的肿瘤坏死因子

(TNF α)、体内与白蛋白结合的白介素 10 (IL－10) 等。特异性吸附可通过选择性(如多黏菌素 B)、特异性(如抗原、抗体等) 方法清除内毒素。高容量血液滤过(high volume hemofiltration，HVHF) 时对流及吸附作用均有所增强，可提高对大中分子溶质的清除作用，疗效可能优于常规连续血液滤过。

CRRT 能准确地控制液体的出入量，治疗时血流动力学稳定，溶质清除率高，能清除炎性介质，有助于全身炎症反应综合征和多器官功能不全的控制。应用于重症病人发生急性肾损伤合并下列情况时：①血流动力学不稳定；②液体负荷过重；③处于高分解代谢状态；④脑水肿；⑤需要大量输液。应用于慢性肾功能衰竭合并严重并发症时：①尿毒症脑病；②尿毒症心包炎；③尿毒症性神经病变。

三、实施方法

(一) 中心静脉通道

体外循环回路需要良好的中心静脉通路，通常置入双腔导管以保证高速血流通过，防止滤器中血液凝固。导管型号及穿刺部位可根据患儿年龄及体重选用 6.0～11.5 F 双腔管，可选择股静脉、锁骨下静脉或颈内静脉插管，有条件最好在 B 超引导下穿刺。导管型号与体重的关系≈(6＋0.1×体重)，即 3～5kg 可选用 6F，6～10kg 可选用 7F，11～20kg 选用 8F，超过 20kg 可选用 11.5F 或更大的双腔管。

(二) 管路和滤器型号的选择

应使用儿童型管路。滤器型号的选择以膜面积不超过患儿体表面积为宜。膜面积 0.1m^2 的滤器被使用在体重 3kg 以下的病例(新生儿)，4～20kg 0.3m^2，＞20kg 0.6m^2。有几种滤器材料可供选择，合成膜已替代醋酸纤维膜，合成膜的生物相容性好，抗凝剂的使用量较少。

(三) 预充和回血

儿童的循环血浆容量较成人少，体外循环回路(血路＋滤器) 中的容量不应超过病人血容量的 10%，以最大程度减少血流动力学的波动。预充液的选择应根据患儿体重、病情和体外循环回路的容量决定。如体重＜3kg 或体外循环回路容量大于病人血容量的 10%(8ml/kg) 用全血预充；体重在 3～15kg，多选择白蛋白、新鲜冰冻血浆等胶体液或全血；体重在 15kg 以上，则可选用生理盐水或白蛋白、新鲜冰冻血浆预充。治疗结束时，评估没有禁忌证的情况下，理论上可以不回血，但严重脓毒症常合并贫血，在注意心功能的情况下酌情回血。

(四) 抗凝

目的是防止体外循环回路血液凝固，维持足够的溶质清除且将患儿的风险降到最低。

1. *普通肝素* (unfractionated heparin，UFH)　是最常用的抗凝剂，其用量取决于 CPB 前患儿的凝血状况、血流速度及血液黏稠度等。大部分患儿首剂量 0.25～0.5mg/kg(肝素 1mg＝125IU)，平均 0.3mg/kg，维持量 0.05～0.3mg/(kg·h)，根据 ACT (activated clotting time) 或 APTT (activated partial thromboplastin time) 调整肝素用量，维持 ACT 在 140～180 秒(可以提高到 180～220 秒) 或 APTT 在正常值的 1.5～2 倍。适用于无出血风险、凝血机制无异常且未接受全身抗凝剂的患儿。

2. *无肝素治疗* (heparin－free therapy)　部分患儿存在凝血机制障碍，可在 CBP 期间实施无肝素治疗，凝血功能好转后改为普通肝素或低分子肝素抗凝。无肝素化方案需30~60分钟用50~100ml的生理盐水冲洗滤器，易致血流动力学不稳定。对高出血风险的患者，如存在活动性出血、血小板$<60\times10^9/L$、INR>2.0、APTT>60秒或24小时内曾发生出血者在接受CBP治疗时，如无相关技术和条件时可采取无抗凝剂方法。

3. 局部枸橼酸盐抗凝法（regional citrate anticoagulation）　对于活动性出血或高危出血倾向的患儿，也可采用局部枸橼酸抗凝法，此法具有出血风险低并可有效防止体外循环回路血液凝固等优点。使用时要注意血泵速度、枸橼酸盐血液保存液及5%氯化钙输注速度三者之间的比例关系约为1（ml/min）：1.3~1.5（ml/h）：0.1（ml/h），开始治疗后30分钟内，进行首次滤器后血液和患儿体循环中血液的离子钙（iCa）浓度测定，随后每小时检测1次，根据结果分别调整血液保存液和5%氯化钙输注速度，使滤器后血iCa浓度在0.25~0.40mmol/L，体内血iCa在1.0~1.3mmol/L。达到上述目标后每2~4小时测定1次，根据测定结果及时调整血液保存液和氯化钙输入速度，维持上述水平。严重肝功能损伤和休克伴低灌注禁用此法。

4. 低分子肝素（low molecular weight heparins，LMWHs）　常用的有那曲肝素（nadroparin）及达肝素钠（dalteparin），负荷量15~25IU/kg，维持量5~15IU/(kg·h)，使用过程中连续监测抗Xa活性在0.25~0.35U/ml的目标水平。禁忌证同普通肝素法。

（五）置换液和透析液

1. 置换液配制原则　置换液的配制应遵循以下原则：①无致热原；②电解质浓度应保持在生理水平，为纠正患者原有的电解质紊乱，可根据治疗目标作个体化调节；③缓冲系统可采用碳酸氢盐、乳酸盐或柠檬酸盐；④置换液或透析液的渗透压要保持在生理范围内，一般不采用低渗或高渗配方。

2. 置换液配方选择　应根据人体细胞外液的主要成分进行配置，并根据临床情况和治疗目标的不同对电解质、糖浓度进行调整。可选用市售的透析液或置换液，也可根据患儿酸碱平衡及电解质情况，配制透析液或改良PORTS置换液。置换液有乳酸、醋酸和碳酸氢钠配方，儿童建议使用碳酸氢钠配方。使用碳酸氢钠配方，不能与钙剂配方混合，应A、B两液分别同步进入管路。

（六）目前CRRT常用的治疗模式及参数设置

1. 持续静（动）-静脉血液滤过[continuous venous（arterio）-venous hemofiltration，CVVH/CVAH]

（1）连续性动静脉血液滤过（CAVH）：比普通的血液滤过更接近肾小球滤过功能，无需特殊设备，操作简单。主要适应证为急性肾功能衰竭、水电解质及酸碱失衡。CAVH的缺点：对溶质清除率较低。CAVH的禁忌证：不适用于严重低血压患者。

（2）连续性静脉-静脉血液滤过（CVVH）：是采用静脉-静脉血管通路，应用血泵驱动血液循环。CVVH的优点：应用血泵便于血流量控制，操作步骤标准化；对血流动力学影响优于CAVH；避免动脉穿刺带来的各种并发症。

2. 连续静（动）-静脉血液透析[continuous venous（arterio）-venous hemodialysis，CVVHD/CVAHD]　以弥散原理清除小分子物质。

3. 连续静（动）-静脉血液透析滤过[continuous venous（arterio）-venous hemodiafiltration，CVVHDF/CAVHDF]　这一治疗方法是在CAVH及血液透析两者结合的基础上发展

而来，它弥补了 CAVH 对小分子物质清除不足的缺点，其机制包含对流及弥散，因而对大中小分子均有清除作用，溶质清除率增加 40% 左右。CVVHDF 具有血液透析及血液滤过的双重原理，又具备较少影响血液动力学的优点，易被医护人员及患者接受。

4. *参数设置* 根据患儿血流动力学状态，血流速度的设置从 1～10ml/(kg·min) 不等，原则上不低于 20ml/min，以最大程度减少体外循环回路中血液凝固。常用流速设置如下：新生儿 20～30ml/min，婴幼儿 20～40ml/min，<20kg 儿童 50～75ml/min，>20kg 儿童 75～100ml/min。CVVH 时置换液流量 20～35ml/(kg·h)，CVVHDF 时透析液流量同置换液流量，20～35ml/(kg·h)，透析液与置换液量比为 1:1，或根据治疗目的是清除小分子还是清除中大分子为主进行调整。HVHF 时要求置换液流量至少达到 35ml/(kg·h) 以上，儿童不建议大于 100ml/(kg·h)。如使用脉冲式 HVHF（pulsed HVHF），可使用 8 小时 HVHF［置换液流量 85ml/(kg·h)］，16 小时采用 CVVH［35ml/(kg·h)］，24 小时置换量为 42.8ml/(kg·h)。

四、适应证

（一）肾性疾病

作为急、慢性肾功能衰竭时的肾替代治疗。急性肾功能衰竭伴多脏器功能衰竭者，多存在血流动力学不稳定、高分解代谢和容量超负荷，CRRT 是最理想的治疗方式。Bellomo 等回顾了 167 例各种原因导致急性肾功能衰竭的危重病例，其中 84 例接受常规透析治疗（CDT）（腹膜透析或间断血液透析），83 例予以连续血液滤过治疗（ACHD），比较 24 小时内及 3 天后血尿素、肌酐、磷酸盐水平，ACHD 组均明显优于 CDT 组，且 ACHD 组保持了更好的血糖浓度。对于 2～4 个器官衰竭的患者，ACHD 组存活率明显高于 CDT 组，分别为 41%、29.8%（$P<0.025$）。

（二）非肾性疾病

由于 CRRT 对炎性介质及其他内源性毒性溶质的清除作用，它已被广泛应用于许多非肾性疾病的治疗。

1. *全身炎症反应综合征或全身性感染* 全身炎症反应综合征与全身性感染是 CRRT 最常见的非肾性适应证，严重细菌感染所致毒血症、感染性休克在重症监护病房发病率高，死亡率为 40%～80%。尽管临床应用大量有效抗生素治疗，细菌被杀灭，血培养转阴，病情却继续恶化。近期研究发现，脓毒症的严重程度、死亡率与 TNF、IL-6、IL-8 等细胞因子有关，它们可影响心肌收缩力，使组织摄氧能力下降、耗氧障碍，促进了多器官衰竭的发生。除了感染性刺激，非感染性损伤如出血性休克、胰腺炎、多发性创伤等，如果强度足够，都会激发许多系列性或瀑布样反应，大量炎症介质表达，从而构成对机体组织器官的继发性损伤。因此，清除或拮抗炎性介质被认为是重要的治疗方法。因为血液滤过可以从循环中清除炎性介质，包括细胞因子、补体激活产物、花生四烯酸代谢产物等，从而抑制全身炎症反应，同时保留对机体有益的局部炎症反应。除了内毒素与活化的肿瘤坏死因子-α（TNF-α 三聚体，分子量为 54kD）以外，大多数炎性介质都可被高通量滤过膜以对流的方式清除（高通量滤过膜的截留分子量为 30kD）。炎性介质清除的另一重要机制是血滤膜对炎性介质的吸附作用。临床实践证明，CRRT 能有效清除细胞因子与炎性介质，成功阻断脓毒症向多器官功能衰竭的发展。过去单一的抗内毒素抗体、抗 TNF 抗体、IL-1 受体拮抗剂等治疗对预后改善不大，不能有效地终止炎症反应过程。

2. *急性呼吸窘迫综合征（ARDS）* CRRT除了可以清除炎性介质，还可以通过超滤作用清除体内多余的液体以减少血管外肺水肿。同时，CRRT治疗时的低体温可以减少二氧化碳的产生。但由于CRRT进行超滤时可能会减少心输出量，所以治疗时应密切监测血流动力学指标。

3. *充血性心力衰竭* 在充血性心力衰竭病人，血流动力学的主要改变为心肌收缩力降低、低血压、组织血液灌注不足等，这些变化激发神经内分泌因素的活性，使交感神经兴奋，儿茶酚胺浓度升高，肾素-血管紧张素-醛固酮系统（RAAS）激活，心钠素（ANP）分泌增多，以及内皮素、前列腺素、激肽类等多种神经体液因子的变化。虽然在一定程度上可代偿因血流动力学改变给机体造成的不利影响，但更重要的是加剧了血流动力学的紊乱，肾小管的钠重吸收增多，造成液体负荷过重与组织水肿，从而形成恶性循环。CRRT允许缓慢和等张排除液体，有较好的血流动力学耐受性。同时，通过应用缓慢持续超滤（SCUF）或持续血液滤过（CVVH）可有效地清除水、钠负荷，缓慢清除该类患者体内液体潴留，减轻前负荷，缩小心室内径，还能清除一些不利的神经体液因子，有可能打断恶性循环，取得较好的疗效。对于常规治疗无效的慢性心力衰竭患者，CRRT不失为一个良好的治疗方法。

4. *肝功能衰竭与肝移植术后的替代治疗* 在肝功能衰竭患者，持续性血液滤过（CVVH）与血浆置换（PE）联合应用是非生物型人工肝的主要治疗模式。CRRT通过持续、缓慢地清除氨、假性神经递质、游离脂肪酸等物质，改善患者内环境稳定，使肝性脑病患者清醒。肝性脑病是肝硬化的常见并发症，高通量的透析膜能清除中、大分子的假性神经递质，可能对促进肝昏迷患者意识的恢复有益。

5. *挤压综合征与横纹肌溶解综合征* 肌红蛋白（分子量为17kD）大量进入血液循环后会导致急性肾功能衰竭，可以应用持续血液滤过（CVVH）或血浆置换（PE）以对流方式清除循环中的肌红蛋白。但充分的液体复苏结合尿液碱化仍是治疗的主要方法，能够较好地清除肌红蛋白、血红蛋白，防止急性肾衰的发生。横纹肌的缺血、感染、过度能量消耗、直接机械损伤等都能造成横纹肌溶解、肌红蛋白血症，临床以挤压综合征最常见。对于损伤轻、血肌红蛋白浓度低或者损伤后自身肌红蛋白清除率高的患者，常规治疗效果好。对于血清肌红蛋白浓度高、自身清除率低的患者，予以血液滤过及血浆置换清除肌红蛋白是十分必要的。肌红蛋白分子量为17kD，容易通过滤过膜。1990年Winterberg等报道了用CAVH治疗7例挤压综合征患者的临床研究结果，认为CAVH对缩短肾功能恢复时间及防治并发症有益。Berns等用同样的方法治疗一例27岁的男性患者获得成功，其肌红蛋白清除率达700mg/h。血液滤过清除血中肌红蛋白的作用是肯定的，挤压综合征属高分解代谢，血液净化治疗应早期、充分。

五、CRRT应用时机

目前普遍认为，对危重症患者的急性肾功能障碍应早期干预。相对于“肾替代治疗”，有研究者提出“肾支持治疗”的概念，即在肾功能临床指标变化之前采取CRRT以支持和保护肾脏功能。在无明显肾功能损害的危重患者中，“提前”采用CRRT治疗清除某些炎症因子、重建机体水平衡可起到戏剧性的治疗效果。日本学者报告，对一组预期死亡率为67%的严重脓毒症休克患者采用高容量CRRT治疗，可使患者的实际死亡率下降为39%。

加拿大研究者报告了严重急性肾功能衰竭患者经 CRRT 的临床预后，结果表明，对于严重急性肾功能衰竭患者，在 Scr 低于 309μmol/L 或在收住 ICU 2 天内即开始“早期”透析治疗，患者死亡率明显降低，ICU 驻留时间减少，进入慢性透析的患者比例也明显减少。Mehta 提出，CRRT 开始及停止使用时机的把握基于肾功能状态、机体对肾功能（如肾脏对盐、液体、毒素等的清除能力）的需要、临床目标、器官功能紊乱状况等方面。当肾脏清除能力不能适应机体需要、肾小球滤过率下降或特异性肾功能损害标志物（如 NGAL、IL－6、IL－18）出现时，应考虑及早开始 CRRT。目前国际上几乎一致的观念是脓毒性急性重症肺损伤（AKI）时，在 RIFLE 的损伤阶段或 AKI 早期就开始 CRRT 治疗。

六、并发症和不良反应

1. 出血：由于肝素用量过多，或拔除导管压迫不当所致。

2. 感染与败血症：在穿刺过程中消毒不严格，大量置换液污染，患者本身感染经体外循环后血行播散。

3. 体温升高或下降：设定的置换液加温不当所致。

4. 生物相容性过敏反应。

5. 影响患者血压和药物清除率。

6. 血管通路的阻塞：单针双腔导管致血液再循环增加了血黏滞度，使滤器内凝血，影响超滤。

7. 空气栓塞：易在管道连接不良时发生。

总之，CRRT 是儿童重症监护病房（PICU）生命支持系统的重要组成部分，也是衡量一个医院儿科 PICU 综合实力的重要指标，已经成为目前儿科急救医学领域中重要的治疗技术。早期应用 CRRT 技术治疗儿科重症往往能取得事半功倍的效果。CRRT 技术已成为 PICU 医生挽救重症患儿生命，减少并发症的有力武器，也为急重症患儿恢复健康带来了新的希望。

（许　煊）

第四节　主动脉内球囊反搏

一、主动脉内球囊反搏原理

通过动脉系统植入一根带气囊的导管，至降主动脉内左锁骨动脉开口远端，在心脏舒张期气囊充气，收缩期排气，起到辅助心脏功能的作用。其作用有以下几方面。

1. 舒张期气囊充气，可以迅速增加主动脉舒张压，增加冠状动脉流量，从而增加心肌的氧供。

2. 心脏收缩前，气囊排气，降低左室后负荷。

3. 由于同时增加冠状动脉流量，以及左室后负荷的降低，达到降低心肌氧耗的目的。

操作相对简单，临床上多选用股动脉通路，一般仅需要中等强度的抗凝。

二、主动脉内球囊反搏的问题与不足

1. 与成人不同的是，小儿心源性休克大多数情况下并非因冠状动脉供血不足，所以 IABP 的优势并不能得到完全体现。

2. 受球囊导管大小、血管条件的制约，特别是小儿相对快的心率，很难调节反搏与心率的同步。

3. 与左心功能不全相比，右心功能衰竭在小儿发生率比成人要高，但 IABP 对右心不能提供任何辅助作用。

4. 球囊导管有可能造成肾动脉开口的受压。上述一些问题限制了 IABP 在儿科的广泛应用。

（许　煊）

第五节　体外膜肺氧合支持疗法

一、概念

体外膜肺氧合（extracorporeal memberane oxygenation，ECMO）主要由膜肺和血泵组成。ECMO 运转时，血液通过离心泵从静脉引出，进入膜肺行气体交换。经过气体交换的血，又在离心泵的推动下回到动脉（V－A 模式），也可回到静脉（V－V 模式），前者因血泵可代替心脏的泵血功能，可用于心肺支持，后者主要用于体外呼吸支持。

当患者肺功能严重受损，对常规治疗无效时，ECMO 可承担气体交换任务，使肺处于休息状态，为患者肺功能的康复赢得时间。同样，当患者心功能严重受损时，血泵可代替心脏泵血功能，维持血液循环，使心脏处于休息状态，有利于心功能恢复。

二、原理

ECMO 的基本原理是将氧合器和动脉、静脉回路组合在一起，可以同时支持呼吸及循环功能，使心、肺得到充分的休息。ECMO 期间，患儿的静脉血经过膜肺氧合后，由机械泵回输入静脉或动脉系统，使衰竭的心、肺减轻负荷，并能有效地改善机体的低氧血症，排出二氧化碳，降低肺动脉压力，避免因长时间机械通气引起的气压伤或氧中毒，以及低灌注所继发的脑、肝、肾等重要脏器的功能障碍。

三、ECMO 在儿科的适应证

（一）ECMO 心脏辅助标准

1. 心脏指数（CI）$<2L/(m^2 \cdot min)$、EF＜35%，且持续 3 小时以上。

2. 大剂量血管活性药即正性肌力药物评分（inotropic score＝多巴胺×1＋多巴酚丁胺×1＋氨力农×1＋米力农×10＋肾上腺素×100＋异丙基肾上腺素×100）＞30 仍不能维持血压正常，即平均动脉压（MAP）婴幼儿＜50mmHg，儿童＜60mmHg，加用主动脉内球囊反搏（IABA）后仍不能缓解。

3. 三度 AVB、病窦综合征等缓慢型心律失常出现三度 AVB 合并室性心动过速（室速）、心室扑动（室扑）等快速心律失常时，安装临时起搏器后，心排出量、血压等仍不能维持。

4. 混合静脉血氧饱和度（SvO_2）$<30\%$，或 $SaO_2 - SvO_2 > 40\%$，伴 BE > -5mmol/L、血乳酸（Lac）>5mmol/L 且 Lac 水平持续升高［>0.75mmol/（L·h）］持续 3 小时以上。

5. 单一经肺热指示剂技术（PiCCO）监测血管外肺水（extravascular lung water，EVLW）>15ml/kg 持续 3 小时以上。

符合上述任何一点，可应用 ECMO。

（二）ECMO 的肺辅助标准

1. 肺氧合功能障碍，PEEP $>8cmH_2O$，$FiO_2 > 0.8$ 持续 12 小时，$PaO_2/FiO_2 < 150$ 或 A－a $DO_2 > 60$kPa。

2. PIP $>40cmH_2O$ 时 pH <7.25 或发生空气渗漏综合征。

3. 急性肺损伤后 $PaO_2 < 5.3$kPa（40mmHg），pH <7.2 达 2 小时。

4. 常规呼吸支持 4 小时后，$PaO_2 < 7.3$kPa（55mmHg），pH <7.25。

5. 人工呼吸出现气道压伤。

6. EVLW >15ml/kg，持续 3 小时以上。

7. 高频震荡通气支持，氧合指数大于 25，2～4 小时以上。

一旦符合任一条指征，应进行 ECMO。

（三）心跳骤停 ECMO 的快速反应系统

突发心跳骤停患儿给予心肺复苏后，如果仍未出现复苏迹象，可启动 ECMO 的快速反应系统，以便在最短的时间内实施 ECMO 辅助。美国波士顿儿童医院将 ECMO 设备 24 小时置于 ICU 内待命，平时设备密封并保持二氧化碳预充。一旦需要使用，可以在 15 分钟内完成晶体预充，处于备用状态。这种 ECMO 的快速反应系统可用于多种场合的紧急救治，如在 ICU、导管室、急诊室，以及非心脏手术室等。一般仅需要 5 分钟（经过1～2 轮的复苏程序）的等待，以确定 CPR 以后患儿的心血管系统是否已进入稳定状态。如若没有，必须立即启动 ECMO 快速反应系统。

四、装置及管理

（一）动、静脉插管

小儿心脏手术后 ECMO 的转流方式基本上都是选择静脉－动脉（V－A）转流。插管方式多选择直接开胸后右房和主动脉根部插管，也可选择右颈内静脉－颈总动脉或股静脉－动脉的 ECMO 辅助方式插管。大多数新生儿可使用 8F 的主动脉插管，多侧孔的静脉插管（8～12F）从颈内静脉置入，使引流孔直接在右心房内引流。

（二）基本设备组成

ECMO 装置是一个密闭的系统，该系统通常由膜氧合器（膜肺）、热交换器、感应囊、滚压泵或离心泵组成。滚压泵的主要优点是操作简单，一次性管道价格低廉，缺点主要包括血液的损伤和微粒的产生、脱落。因此滚压泵的使用通常限制在 4 小时以内。婴幼儿及新生儿因体重轻、流量小，也可用于较长时间的循环辅助。离心泵的优点是体积小，预充量少，便于移动，血液损伤小，压力缓冲大，安全性高。膜肺的选择也很重要，不同类型膜肺的使用寿命差别很大。在准备 ECMO 时，应首选有肝素涂层的膜肺。

（三）循环管理

ECMO期间循环管理的宗旨是保持机体氧供－氧耗的平衡。氧运送＝氧含量×心输出量（泵流量）。最佳氧含量可通过调节血Hct及膜肺的FiO_2获得。Hct＞0.40，膜肺FiO_2＜0.6可保证血液离开膜肺后处于充分的氧合状态。此时的氧运送完全由泵流量控制。适宜氧运送的评估标准为：血乳酸＜1.5mmol/L或混合静脉氧饱和度＞70%，无代谢性酸中毒。ECMO开始后的15分钟内，应尽量提高灌注流量，儿童可用全流量80～120ml/(kg·min)的1/2～2/3，以尽快改善机体的缺氧状况，让心、肺得到充分的休息。这个阶段的血管活性药物应减至维持平均动脉压的最低水平，维持平均动脉压新生儿＞45mmHg、小儿50～60mmHg为宜。随着辅助流量的降低，相应的血管活性药物也要相应有所增大。适宜的灌注压力及流量可通过压力、皮肤颜色、酸中毒的纠正以及血乳酸的清除情况等进行综合评估。在流量及药物调整之前，首先要重新评估动、静脉插管的大小及位置是否合适。ECMO新生儿平均动脉压低于30mmHg或小儿平均动脉压低于50mmHg时需要即刻的评估及调整。ECMO期间应及时处理各种心律紊乱，维持顺行的房室传导，必要时可通过心外膜起搏器调整，以保证有效的体循环灌注和ECMO流量的稳定。ECMO期间血小板应维持在（5～7）$\times10^9$/L、Hb＞120g/L、Hct＞0.40，维持胶体渗透压15mmHg以上。辅助时间较长者，应注意补充新鲜血、血浆、凝血因子及血小板。

（四）呼吸管理

ECMO早期的氧合和通气功能基本上由膜肺完成，自体肺应调整至休息状态。一旦达到期望的ECMO流量，即应开始降低呼吸机参数，以避免进一步的肺损伤。呼吸机参数设定参考ECMO前肺的顺应性（间质水肿），以及“肺脏休息”的原则。一般设为：潮气量7～9ml/kg时气道峰压应＜25cmH_2O。在肺顺应性基本正常的情况下，RR 12～16次/min，吸气时间1秒，FiO_2 0.21～0.40，PEEP 5～10mmHg，可维持相对正常的血气，使肺脏在休息的同时，防止肺泡萎陷。ECMO治疗后前24小时，患儿可能会出现X线胸片渗出加重的表现，这种情况下不用增加呼吸机参数，肺部状况会随着强化利尿治疗，或应用肾替代治疗（腹膜透析或超滤）后改善。适宜的肺部叩击和体位引流有助于预防肺不张、肺部感染等并发症。转流期间如果在流量不变的情况下出现膜前压的增高（＞350mmHg），而膜后压没有变化，或者是膜肺出现血浆渗漏的情况，都是氧合器置换的指征。

（五）容量管理

对合并肺间质水肿、肺循环阻力较高的右心衰竭患儿，ECMO早期容量的评估与调整非常重要。因胸液的大量丢失，以及心功能不全造成的有效容量向组织及第三间隙的外渗，会加重容量评估的难度。总体的原则是，通过ECMO辅助，一方面让心脏卸负荷，使受损的心肌得到充分的休息；另一方面，尽可能在短时间内实现体液的负平衡，最大限度降低肺循环阻力和右心室的后负荷。体液负平衡的建立是顺利撤离心脏ECMO辅助的关键。在不合并急性肾功能衰竭的情况下，选择速尿1mg/kg负荷，之后按0.2～0.3mg/(kg·h）维持可获得有效的利尿效果。在最大限度的循环支持及强化利尿后，尿量仍＜1ml/(kg·h）者，可在ECMO回路中应用血液滤过装置，去除体内过多的水分及校正电解质。

（六）抗凝管理

抗凝管理是ECMO期间的一个重要内容。尽管使用肝素涂抹的ECMO系统，仍然需要在建立ECMO时给予全身肝素化，首次肝素剂量100U/kg，ACT达150秒时方可开始EC-

MO。ECMO 支持治疗期间持续泵入 10U/(kg · h)，按 ACT 仪检测结果调整肝素用量，使 ACT 维持于 150～200 秒。随着肝素代谢，ACT 将逐渐缩短，每 2～3 小时复查 ACT 来调整肝素用量。早期辅助流量较高时，ACT 一般控制在 140～160 秒即可。随着心功能的改善，泵流量的降低，ACT 应维持稍高的水平，一般以 160～180 秒为宜。

五、ECMO 的撤离

心脏原因 ECMO 辅助患儿，通常需要在 ECMO 48 小时后，根据心功能的恢复情况，可以缓慢地降低 ECMO 的辅助流量，并进行超声及血流动力学的评估。出现波动性血压波形，超声提示心室功能收缩良好，是心功能恢复的指标。这时，应逐渐增加正性肌力药物的辅助，多巴胺可增加至 5～10μg/（kg · min），调整适宜的心脏前负荷，并根据肺顺应性及氧合的需要适当增加呼吸机参数。如将 ECMO 流量降至 20ml/(kg · min）时仍可维持适宜的血压、心房压及组织灌注，可考虑夹闭 ECMO 管道。这时候需要重新进行床旁超声检查评估心室的收缩功能、瓣膜功能、左或右室流出道梗阻情况等，并且还要观察管道夹闭后是否合并有血流动力学的变化。动脉血气、血乳酸水平以及静脉氧饱和度是反映管道夹闭后循环稳定性的重要指标。单纯肺部病变 ECMO 辅助的患儿，脱机的进程有赖于肺部病变的恢复情况。在 ECMO 辅助过程中，中等剂量的正性肌力药物，配合体液平衡及电解质的管理、营养支持等措施即可达到对心脏辅助的要求。一旦肺的顺应性及气体交换功能恢复正常，X 线胸片肺野透亮度明显改善，肺部阴影消失，氧合不依赖于膜肺，循环稳定，并且已达到体液的负平衡，即可在镇静、肌松的情况下直接脱离 ECMO。

六、ECMO 的并发症

ECMO 并发症可分为机械性及病人相关性医疗并发症，前者包括氧合器衰竭、循环管道破裂、驱动泵功能障碍及插管脱出等。根据 Lewandowski 等人观察了 27 137 小时的 ECMO 运行结果，ECMO 机械性并发症主要为驱动泵功能障碍（6 例）、循环管道破裂（6 例）及插管脱出（5 例）。病人相关的医疗并发症主要是外科手术后伤口出血、渗血，神经系统并发症，肝肾功能衰竭和各种感染及代谢紊乱等。总结多篇文献报道后发现，ECMO 病人相关的医疗并发症以出血、渗血最为常见，这主要与持续静脉肝素化有关。

总之，在 ECMO 的临床实施过程中，任何一例 ECMO 应用前，首先要权衡的是适应证、并发症、与治疗效果之间的关系。其次是 ECMO 的时机，早期 ECMO 辅助，尤其要在全身器官功能损害出现前安置，是提高 ECMO 生存率的重要因素。第三，ECMO 期间的精细管理，预防并降低感染相关的多器官功能衰竭是进一步减少死亡的关键。

（许　煊）

参考文献

[1] Callahan CW，Crudo DF. Uniformed pediatricians and humanitarian assistance [J]. Mil Med，2001，166：(12)：1031－1032.

[2] Griffith JR，Schwab KA，Robinson A. Physicians′ perceptions of the status of adolescent health care within the military health system [J]. Mil Med，1999，164：683－687.

［3］ Portnova AA. Acute mental disorders in children and adolescents held as hostages by the terrorists in Beslan［J］. Zh Nevrol Psikhiatr Im S S Korsakova. 2005，105：10－15.
［4］ Morrison W，Wright JL，Paidas CN. Pediatric trauma systems［J］. Crit Care Med，2002，30（11 Suppl）：S448－456.

第六节　危重症儿童转运

一、军事活动背景下危重症儿童转运的必要性和重要性

（一）“军事活动背景下”的概念

军事儿科学是指研究在军事活动背景下如何保障儿童和青少年生长发育、身心健康，防治损伤与疾病的医学科学。在这个概念中的“军事活动背景下”除了指战争还包括处置非战时的突发公共卫生事件、重大自然灾害的抢险救灾和反恐斗争，实际上研究的就是在战争和灾害背景下的儿童医疗问题。

（二）军事活动背景下危重症儿童转运的必要性

1. *形势上的必要*　既往认为，儿童是军事活动背景下的次要受害者，但事实上并非如此。澳大利亚国防部的资料表明，最近5年的国际维和行动中，包括在卢旺达、前南斯拉夫、巴布亚新几内亚、印尼等地，三分之一的患者是儿童，其中不乏儿童重病患儿。儿童的解剖、生理、生长特点及心理因素决定了他们是非常容易受到伤害的群体。

2. *发育特点上的必要*　儿童往往不能主动地寻求帮助，主要依赖成年人对他们的帮助。儿童特别是婴幼儿一般不具备逃生技能。即便能走，但他们缺乏判断灾难是否存在的能力，所以他们不会逃生。更严重的是儿童出于好奇心，他们会趋向那些有色剂或者其他异常的地方，因而出现中毒导致多脏器功能衰竭的机会较成人高。

3. *生理特点上的必要*　儿童较成人矮小，活动和呼吸的空间更接近地面。许多化学、生物武器具有较高的蒸气密度因而漂浮在接近地面的空间，核爆炸后的放射性尘埃迅速降落到地面成为空气中的放射源，加之儿童呼吸频率快于成人、呼吸道黏膜稚嫩且血流丰富，因而儿童更容易通过呼吸道吸收到空气中气雾状毒素，且儿童的皮肤没有完全角质化、体表面积相对较大，更易直接吸收有害物质，也更容易散热导致低体温，因而更容易出现心肺循环衰竭。

4. *病理特点上的必要*　儿童虽然对治疗干预反应很快，但治疗方法及药物的使用受到年龄和体重的限制，如果不仔细监测，病情容易恶化。例如，因为儿童循环和肾脏代偿功能差，所以当腹泻或呕吐时，比成人更容易脱水甚至导致低血容量性休克。

5. *降低风险上的必要*　儿童是家庭的希望和民族的未来，因此儿童是灾难事件中的焦点。非洲战乱及灾荒导致儿童重度营养不良引起国际社会普遍关注，以及我国汶川特大地震大批儿童遇难引起家长情绪波动的事例说明，儿童被伤害的结果被放大为对家庭和社会的共同和长远的伤害。正因为如此，恐怖分子为谋求对人类造成最大程度的伤害而将袭击的矛头对准儿童。如2002年截获的埃塔恐怖组织文件中把杀死4百万美国人及他们的孩子作为袭击目标；2003年，新加坡政府阻止了的一宗恐怖袭击计划（此计划旨在攻击新加坡的美国学校中的3000名儿童）；2004年，车臣恐怖分子进行对俄罗斯学校攻击事件，导致大量的

儿童死亡。

因此，应该特别强调军事活动背景下儿童的特殊性，做好平时、战争和灾害条件下各种儿童及青少年重病患者转运准备工作，对战争和灾害发生的应急准备具有重要和特殊的意义。美国军队就十分重视平战结合的儿童医疗救援，包括从危重症儿童转运，生命支持技术，到热带疾病、传染病的防治，大规模的免疫接种等准备工作的建设，其中将危重症儿童转运、生命支持技术放到了应急准备工作的首位。

（三）军事活动背景下的危重症儿童转运的重要性

1. *儿童是最脆弱的社会群体* 2008 年 5 月 12 日，在我国四川省汶川县发生了里氏 8.0 级特大地震，造成了重大人员伤亡，在这次由地震引发的严重自然灾害中，儿童遭受了特别重大的伤亡。在战争和灾害等特殊情况下，儿童伤亡的相对数和绝对数都是惊人的，儿童的医疗救护，必须引起有关人员高度重视，并开展深入系统的研究工作，以最大限度地减轻在战争和灾害背景下儿童所受到的伤害。

2. *从平战结合意义上讲* 战争和灾害发生时的重症（包括内、外科重症）患儿在很大程度上是由战争或灾害发生地所在医院提供医疗服务，这些当地医院往往不具备完善的 PICU 技术和设备，因而需要由受训的 PICU 医护人员组织的转运小组转运至中心城市的儿童重病中心进行抢救，这个 PICU 医护人员组织的转运小组实际上是儿童重病中心的延伸，在转运过程中提供高质量的救护工作。

二、军事活动背景下的危重症儿童转运

（一）军事活动背景下危重症儿童转运小组的构成

1. *转运小组的结构* 危重症儿童转运小组是一个有组织并且技术精良的小组，主要由 PICU 高年资医师、护士及车组或机组人员构成。转运小组医生为转运过程的负责人，转运过程中的所有决策均由医生做出。患者到达接收科室/医院后，应与接收人员进行全面病情交接。

2. *转运小组成员的资质* 危重症儿童转运小组中执行转运的医师是受过 PICU 培训的有经验的医生，能在一个空间有限的环境中管理患儿气道、操作转运设备及气管插管并对危重症患儿进行独立诊断和处理。危重症儿童转运小组中执行转运的护师是受过 PICU 培训有丰富儿科护理经验的护士，其主要任务是在重症患儿转运途中执行气道管理、医疗护理、操作车载设备并与儿童重病中心保持联络及安抚随行的患儿家长，护士在执行完成转运任务后要及时补充消耗的物品，以备下次转运使用。

3. *转运小组成员的素质要求* 需要强调的是，军事活动背景下的危重症儿童转运小组的医师和护师一定要反应灵敏并且经验丰富，在相当紧急的情况可以安排两名高级医师。救护车组或机组人员是危重症儿童转运小组的一个不可缺少的部分，有经验的救护车或机组人员深知转运小组的需要，可节省大量宝贵的时间。

（二）军事活动背景下的危重症儿童转运模式

1. *转运类型及原则* 军事活动背景下的危重症儿童转运类型包括院内和院际转运，原则只有一个，就是安全有效。

2. *转运模式* 包括下列三种：①通过急救站转运重病患儿；②通过当地“120”转运儿童重病患儿；③通过专业的小儿危重病转运小组转运重病患儿。前两种称之为单向转运，第

三种为双向转运。

3. 转运模式的特点　单向转运相对比双向转运有很多不足之处，其唯一优点就是节省时间。双向转运中的医护小组接受专门的转运培训富有临床经验，所携带的机载设备如呼吸机及监护仪是专门适用于危重症儿童转运环境且所带药物及器械是有针对性的。因此，军事活动背景下的儿童重病双向转运是最值得推荐的院际转运模式。

4. 转运工具的选择　儿童重病双向转运使用的转运工具，如陆路救护车、空中直升机或固定翼飞机等，主要由下列因素所决定：①转运和接收医院之间的距离：如果陆路转运超过 2 小时路程，最好选择空中转运；②交通密度可以通过应急服务包括动用交警清理路障得到解决，如果是短途转运，不需要用直升机；③天气不理想不应该动用空中转运模式，应当机立断进行陆路转运；④儿童重病中心所在城市建筑物的高度如妨碍空中安全转运和飞机着陆，可以采用空陆结合的转运方式，飞机先降落机场，紧接着通过陆路转运至儿童重病中心。笔者所在的八一儿童医院重病中心曾采用空陆结合模式从山东临沂转运数名危重症患儿，赢得了大量的救治时间。

（三）军事活动背景下的危重症儿童转运装备

1. 装备的必要性　军事活动背景下的危重症儿童转运小组必须携带所有的用于稳定危重患儿生命体征的设备及必需的药物以利安全转运。转运设备必须定期检测，急救箱中的药物在每次使用后必须及时补充，在急救箱中放入药物清单很重要。药物更新后即刻密封并贮存于容易拿到的地方以备随时使用。

2. 转运危重患儿所需医疗装备

（1）装有脚轮的手推车。

（2）婴儿保温箱（ < 5kg）。

（3）带有固定系统的呼吸机、起搏器及监护仪。

（4）用于固定患儿的可调节的安全带。

（5）用于紧急维护的工具箱。

（6）急救药物箱。

3. 转运危重患儿途中气道管理所需设备

（1）带有活瓣的复苏囊及不同型号的面罩。

（2）各种型号的气管插管及管芯针。

（3）便携式能用于各年龄阶段的呼吸机，具有脱管及高压报警，特别是能提供 PEEP，可调节吸氧浓度、吸呼比值、呼吸频率及潮气量。

（4）可调节压力的便携式氧源，足够支持 1 ~ 2 小时的持续供氧。

（5）吸痰器及直流电源。

（6）进行动静脉穿刺的套装包。

4. 转运危重患儿途中所需静脉输注物品及药物

（1）用于心肺复苏药物。

（2）镇静剂、肌松剂及正性肌力药物。

（3）便携式输注泵，要求体积小、重量轻、直流电供电时间长。

5. 转运危重患儿途中所需监护装置　监护仪要求便携、直流电源、显示清晰；带心电、氧饱和度、无创血压、体温及二氧化碳图；2 个有创通道用于有创血压及中心静脉压测量；

报警可视及可闻。

6. 转运危重患儿途中所需其他物品

（1）文件夹：包括各种记录单、输液卡及患儿父母的信息，如住址及电话号码等。

（2）转运人员保暖衣物。

（3）急救箱内所备物品：见表 10－6－1。

表 10－6－1　急救箱内所备物品

物品	数量	物品	数量	药品	数量
复苏囊	1	驯碘	1	10% 葡萄糖（100ml）	1
喉镜	1	止血带	1	0.9% 氯化钠（100ml）	1
导丝	1	棉签	1	肾上腺素	2
电池	1	无菌手套	2	异丙肾上腺素	2
丝绸胶布	1	输液器	2	阿托品	2
一次性吸氧管	1	泵管	2	利多卡因	2
面罩	1	棉垫	2	立止血	2
胸部叩击器	1	纱布	2	鲁米那	2
负压吸引球	1	输液贴	2	安定	2
刀片	1	留置针	3	酚妥拉明	2
砂轮	1	肝素帽	3	阿拉明	2
吸痰管（6 号）	2	头皮针	3	多巴胺	2
吸痰管（8 号）	2			维生素 K_1	2
胃管（6、8 号）	2			多巴酚丁胺	2
喉镜灯泡	2			645－2	2
2.0 气管插管	2			氨茶碱	2
2.5 气管插管	2			速尿	2
3.0 气管插管	2			50% 葡萄糖	2
3.5 气管插管	2			10% 葡萄糖酸钙	2
4.0 气管插管	2			5% 碳酸氢钠	2

（四）军事活动背景下危重症儿童转运的安全

军事活动背景下儿童重病院际转运是高风险医疗活动，因此安全转运是第一要素。安全转运的含义不仅仅是避免交通事故，更要考虑到转运小组的身体状况。

1. 救护车速度（速度应该多少才合适?）要在保障行车和伤员安全情况下，尽快将伤员送达救护地。为此，司机与救护人员要密切配合，随时调整车速，不能因车速过快引发安全问题，甚至危及生命，但也不能过慢而耽误了急救时间。

2. 转运小组的安全　转运必须注意安全第一，要做到以下几方面。

（1）乘员的安全（转运小组和病人）：病人和转运小组医护人员都要系安全带。

（2）所有的设备包括呼吸机、起搏器、氧气筒都要固定好。

（3）松散的物品如药物及工具箱用皮绳捆住加以固定。

（4）病人在整个转运途中全程监护。

（5）转运小组除了给患儿保暖外，还要注意自身的保暖及补充高热量食品。

（6）要注意携带现金或信用卡以备急需。

转运小组到达转运医院，应要求对方医生交付《儿童转院病情介绍》，详细查看病情，与患儿家属交代病情和转运风险，签署《转运知情同意书》。在转运中及时了解病情，进行评估，采取行之有效的医护措施，详细情况填写在《转运记录单》上。

（五）军事活动背景下的危重症儿童转运程序

1. 转运危重患儿的第一要素

（1）在救助医院先稳定患儿的生命体征，不要为了节省几分钟而冒险转运病人。同时要将转运病人风险及作用告诉家长使其配合转运行动。

（2）在转运过程中，紧急处理危及生命的问题是第一位的，在到达儿童重病中心之前不应花太多时间为搞清诊断而耽误抢救。

2. 评估　转运小组医护人员到达危重患儿所在医院后，迅速对患儿气道（A）、呼吸（B）及循环（C）进行评估。

（1）气道及呼吸：在整个转运过程中，患儿的气道必须保持开放，如果有气道梗阻的表现，在转运之前做好气管插管。如果患儿已经口气管插管且通气良好，不推荐改为经鼻气管插管，在镇静或肌松的情况下经口气管插管能安全固定。在转运途中应连续监测血气，使婴儿氧分压维持在 6～10kPa，二氧化碳分压维持在 4～6kPa；儿童氧分压维持在 13kPa，二氧化碳分压维持在 4～4.5kPa。在转运过程中，如患儿烦躁，要保持镇静，必要时使用肌松剂。

（2）循环：要保证患儿在转运过程中有至少 1 条静脉通道。如果患儿在转运途中要进行机械通气，就需要 1 条以上的静脉通道以便连续输注镇静药及肌松剂。液体复苏应在出发前实施，如果要用正性肌力药物，也应在转运前就开始输注。

（3）转运前对原发疾病需有针对性地进行处理：因高热惊厥、癫痫可严重影响呼吸循环，转运前必须控制其发作并预防复发；颅内高压患者需经适当处理使颅内压降至正常水平后方能转运；肠梗阻和机械通气的患者需要安置鼻胃管；转运时间较长或使用利尿剂的患者，转运前需要安置尿管；如果有指征，在转运前应完成胸腔闭式引流，在转运全程中引流瓶/袋必须保持在患者身体平面下方。

3. 转运过程中的监测与处理　转运期间应确保患者的生命安全，尽可能降低转运过程对患者原有监测治疗的影响，转运过程中不应随意改变已有的监测治疗措施。护送人员必须记录转运途中患者的一般情况、生命体征、监测指标、接受的治疗、突发事件及处理措施等，并记入病历。转运方应为接收方提供相关记录，力争做到转运前后监测治疗的无缝衔接。转运接诊医生除对转运途中病情有正确估计及途中可能出现的问题有足够认识及采取急救及预防性措施外，发车前应检查所有医疗管线，保持输液、通气、引路等各种管路通畅，各种医疗设施稳固，调试至正常工作状态。行车途中主要临床观察体征为新生儿肤色，可以综合反映呼吸、心搏和周围循环状况。以持续脉率血氧饱和度仪监测氧合及脉搏情况，尚能反映循环灌注情况，当患儿远端肢体灌注不良时血氧饱和度仪反映的脉率波形缩小，反之当远端灌注良好时波形变大示末梢血管呈低阻状态。对休克早期患儿，尤其在长途转运中应注意防止休克加重，遇出血患儿必须同时带上血制品。如果发现肤色或监护指标异常，应立即展开进一步检查，分析原因。遇有心肺骤停或呼吸困难，应立即在紧急停车道停车处置。

（1）心肺复苏：为患儿进行胸外按压开始心肺复苏（C－A－B），按压－通气比为30:2（单人施救者）或15:2（两名医务人员为患儿进行复苏）。用面罩复苏皮囊、100%氧气在开放气道情况下通气，事先未插管者必要时以气管插管开放气道通气，建立人工气道后不再需中断按压进行人工通气，以100次/min频率连续进行胸外按压。有气胸时及时置管排气。复苏后根据心血管状态及灌注情况、氧合状态、意识状态采取相应措施。病人稳定后，启动车辆争取尽快到达PICU。

（2）呼吸困难：呼吸困难者随时有可能导致呼吸道阻塞及呼吸停顿，转运时必须注意观察呼吸状态，如节律、频律、深浅度等，不规则呼吸及跷跷板样呼吸示即将发展为呼吸衰竭。根据具体情况需作相应处理，如保持气道通畅、随时吸引、持续正压通气或气管插管、机械通气等。肺出血者，必须予以机械正压通气。由于小婴儿喉部更近头侧，会厌软、声带短，转运途中插管时颈的位置不能过度延伸，否则会导致气道梗塞，插管必须固定好。呼吸机的基本设置为潮气量10～15ml/kg，呼吸率15～30次/min，呼气末正压0.3～0.5kPa，吸入氧浓度置于100%。有舌后坠者可插入人工气道或将舌拉出，然后再根据不同疾病作相应处理。转运过程中可能遇到的气道并发症为气管插管脱管，转运过程必须将气管插管固定于正确位置。

（3）监测心电图、脉搏血氧饱和度、无创血压及呼吸频率：因肢体活动影响无创血压的准确性，条件许可尽可能使用有创动脉血压监测。如病情需要，可留置中心静脉导管监测中心静脉压指导补液治疗，并可通过中心静脉导管输注血管活性药物。

（4）固定：转运途中应将患者妥善固定，防止意外事件的发生，特别注意防止气管插管的移位或脱出、静脉通道的堵塞和滑脱等。若输液滑脱，补液困难，可采用骨髓穿刺的方式补液或气管插管内给予脂溶性药物。

总之，一旦作出转运决定，转出科室/医院需立即与相关人员联系确保运输工具就位，检查所有转运设备功能良好，向接收科室/医院的医师详细介绍患者病情，了解床位、设备准备情况，告知出发时间及预计到达时间；接收方应保证所有准备工作就位，一旦患者到达能及时接受监测治疗或检查。军事活动背景下要做到儿童安全转运的计划缜密、周全，联络畅通，执行转运医护人员及车组机组人员精干、配合默契、反应灵敏，途中连续监护及评估，处理及时准确并取得家长理解及配合。

（许　煊）

参考文献

[1] Callahan CW, Crudo DF. Uniformed pediatricians and humanitarian assistance [J]. Mil Med, 2001, 166(12): 1031－1032.

[2] Griffith JR, Schwab KA, Robinson A. Physicians′ perceptions of the status of adolescent health care within

the military health system [J]. Mil Med, 1999, 164 (5): 683 - 687.

[3] Portnova AA. Acute mental disorders in children and adolescents held as hostages by the terrorists in Beslan [J]. Zh Nevrol Psikhiatr Im S S Korsakova, 2005, 105 (1): 10 - 15.

[4] Morrison W, Wright JL, Paidas CN. Pediatrict rauma systems [J]. Crit Care Med, 2002, 30 (11 Suppl): S448 - 456.

[5] Wheeler DS, Sperring JL, Vaux KK, et al. Development of a pediatric critical care transport team: experience at a military medical center [J]. Mil Med, 1999, 164 (3): 188 - 193.

[6] Lovell MA, Mudaliar MY, Klineberg PL. Intrahospital transport of critically ill patients: complications and difficulties [J]. Anaesth Intens Care, 2001, 29 (2): 400 - 405.

[7] Wilson C, Webber S. Oxygenation saturation during transfer [J]. Paediatr Anaesth, 2002, 12 (1): 288 - 290.

[8] Adams K, Scott R, Perkin RM, Langga L. Comparison of intubation skills between interfacility transport team members [J]. Pediatr Emerg Care, 2000, 16 (1): 5 - 8.

第七节　重症监护与护理基础

一、概述

将重症病人集中起来，综合运用各种先进的医疗技术、监护和抢救设备，加强治疗和护理，最大限度地确保病人生存及随后的生命质量，被称为危重病医学（critical care medicine，CCM）。重症监护单位（intensive care unit，ICU）是危重病医学的临床基地，是医院中危重病人集中管理的单位。

儿科危重病医学（pediatric critical care medicine，PCCM）是 CCM 的重要组成，它研究从胎儿到青春期各年龄阶段危重病症的基础、预防和临床的理论与实践方法。PCCM 是儿科学领域近年来发展迅速的三级学科之一，是现代医学发展的产物，是医学进步的重要标志之一。PCCM 的目的是救治危及小儿生命的重大疾病，最大限度地降低小儿危重病的发生率、致残率和死亡率。

儿童重症监护单位（PICU）和新生儿重症监护单位（NICU）是危重患儿集中管理的单位，是 PCCM 主要实践基地，它关注疾病演变的整个过程和诊疗的统一性，由儿科危重症医生、护士和相关专业人员组成的人员梯队对危重病患儿进行 24 小时不间断监护、诊断和治疗，借助于监护设备和技术可进行动态、定量的监测，捕捉瞬间变化，并反馈于应用先进的理论和技术对危重病进行有效的治疗和护理。PICU 和 NICU 的救治对象是患有危及器官功能和/或内环境稳定并对生命产生威胁病症的患儿。重症患儿临床表现和病理生理机制复杂，病情瞬息变化，每个患儿疾病发生、发展有其特殊性，因而，对个体患儿实施动态监护、分析和决策是 PCCM 理念的核心。动态监护还强调早期和及时，高危患儿首先呈现生命体征代偿性的生物钟节律紊乱，而非刚开始就表现为明显偏移，对患儿实施早期监护才能事半功倍。随着监护方法和设备的发展，面对繁多的监测手段，针对具体患儿权衡利弊选择合适的监测方法和监测频率显得尤为重要。儿科患儿具有起病急、病情变化快、预后区别大、有创监测和采集标本对患儿影响大等特点，因而，儿科危重症医生具备分析与综合互补的思维模式很重要（图 10 - 7 - 1）。

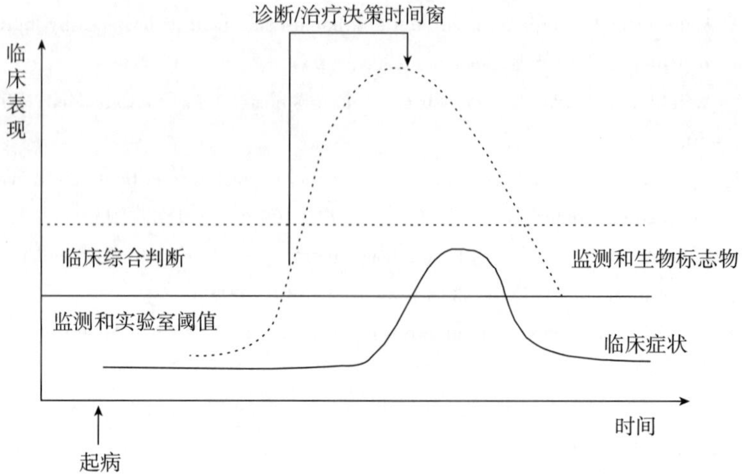

图 10－7－1　重症患儿早期/动态监测、病情分析和临床决策示意图

注：病情分析依据为对患儿的每天定性观察（如面色、整体恶化趋势）和经搜索获得资料（如病史、各种临床检验）。临床判断应用所有确认的定量资料，进行整体多因素分析＋每个因素的两两比较分析作出临床决策（引自封志纯，陈贤楠《儿科重症医学理论与诊疗技术》）

二、心血管功能监护

心血管功能监护可分为无创性和有创性两类。无创的心血管功能监护是应用对机体组织器官没有机械损伤的方法，经皮肤或黏膜等途径间接得到心血管功能的各项参数，如无创动脉压监护、心电图监护等。有创的心血管功能监护是指经体表插入各种导管或监护探头到心脏和/或血管腔内，利用各种监护设备直接获取各项监测数据，如中心静脉压、肺动脉压等。临床监测包括心率、心律、脉搏、心音强弱、面色、指（趾）颜色及温度、皮肤色泽、皮肤毛细血管再充盈时间、水肿、尿量等。

（一）心率监护

1. 正常心率　不同年龄小儿心率不同（表 10－7－1），小儿心率较成人快。心率可通过心电图和脉搏搏动而得到。心率监护常用心电监护仪，心率报警上下限可随意设置，当心率不在设定范围内时（包括心脏停搏），心电监护仪可自动报警。

表 10－7－1　各年龄儿童正常心率（次/min）

年龄	心率
新生儿	120～140
<1 岁	110～130
2～3 岁	100～120
4～7 岁	80～100
8～14 岁	70～90

2. 心率监护的临床意义

（1）计算心排血量：心排血量为每搏输出量与心率的乘积。在一定范围内，心率增快引起心排血量增加，但当心率太快（心率 >160 次/min）时，由于心室舒张期缩短，心室充盈不足，从而使每搏输出量减少，此时，虽然心率增加了，但是由于每搏输出量减少而使心排血量减少；心率减慢时（心率 <50 次/min），虽然充盈时间增加，每搏输出量增加，但是由于心搏次数减少而使心输出量减少。

（2）计算心肌耗氧：心肌耗氧与心率呈正相关，心率与收缩压的乘积反映了心肌耗氧情况。正常值小于 12 000，若大于 12 000 提示心肌负荷增加，心肌氧耗增加。

（3）计算休克指数：心率增快多发生在血压降低之前，严密监测心率变化对于早期发现失血极其重要。休克指数是心率与收缩压之比。血容量正常时，休克指数等于 0.5；失血量占血容量 20%~30%，休克指数等于 1；失血量占血容量 30%~50%，休克指数大于 1。

（二）心电图监护

1. 概述　心电图监护是一种常规的监护手段，对心律失常及传导障碍起着重要的诊断作用，对休克、心律失常、心力衰竭、呼吸衰竭、严重电解质紊乱和心脏病患儿病情监护具有重要意义。

2. 心电监护仪器　心电监护仪器组成包括：①传感器：由三个皮肤生物电位电极组成，大多采用双极胸导联，正极、负极、地极分别贴于左前胸、右前胸及大腿或腋中线下胸部皮肤上。粘贴前需将皮肤表面清洁干净。有些心电监护仪器有导联选择键，选择最佳导联，通过振幅调节键调节所需振幅，使荧光屏上波形振幅大、干扰小。②显示屏：持续显示心电波形和心率，同时有与收缩期同步的闪光灯和音响讯号，可从听觉、视觉识别心率和心律变化。③趋向显示功能和报警上下限功能。趋向显示指按键后显示屏显示过去一段时间监测的趋向图形，可观察心率增快或减慢的程度和次数。通过设定报警上、下限，当心率超出设定范围时，监护仪器发出声音和闪烁提示。

3. 心电监护临床意义

（1）及时发现心律失常：心电监护可及时发现心律失常，方便鉴别心律失常性质、判断药物治疗效果。

（2）监测电解质改变：对于危重患儿出现的低钾和低钙，心电监护有利于早期发现。

（3）观察起搏器功能：对于安装心脏起搏器的患儿，心电监护对监测心脏起搏器的起搏和感知功能起着重要作用。特别是这类患儿进行与心脏起搏器无关手术时，通过心电图监测，可区别高频电刀干扰和起搏器功能异常。

（三）血压监测

1. 血压监测方法

（1）无创性血压监测：常用的是袖袋测压和自动化无创动脉压监测。袖袋测压是指手法控制袖袋充气，压迫周围动脉（常用肱动脉）间断测压。自动化无创动脉压监测是 20 世纪后期心血管监测史上的重大发明之一，采用上臂戴着普通橡胶袖袋，测压仪里有压力换能器、充气泵和计算机，由计算机定时使袖袋充气或放气，当袖袋充气压迫肱动脉时，动脉搏动消失，接着逐渐放气。由于动脉脉搏的强弱，形成了袖袋内压力变化，换能器将压力变化转化为振荡电信号，经放大器放大电信号，振荡最大时为平均动脉压，收缩压和舒张压的数值是通过监测压力振荡变化率方程式而得到。收缩压的定点通常取振荡由最大值的 25% 升高至50%时，而舒张压的定点取自压力振荡下降达80%时。

无创性血压监测的优点：①无创伤；②操作简便；③适应证广；④与动脉内插管持续血压监测有良好的相关性。

缺点：①不能够反映每一心动周期的血压；②低温、外周血管收缩、血容量不足时，影响测量结果；③有报道可发生上肢神经缺血、麻木等并发症。

（2）动脉内插管持续血压监测：动脉内插管持续血压监测是一种有创伤的血压监测方法，可弥补无创血压监测中的不足，能监测每一心动周期内的收缩压、舒张压和平均压，通过动脉压波形可初步判断心脏功能，根据压力升高速率，可估计右心室的收缩功能。动脉内插管持续血压监测为有创性监护，其并发症有穿刺部位血肿、血栓形成等，在采用这种监护手段时需严格掌握指征。

2. 血压监护的临床意义　收缩压的重要性在于克服各脏器的临界关闭压，保证各脏器的血液灌注，如收缩压低于肾脏临界关闭压，肾小球滤过率减少，出现少尿。舒张压的重要性在于维持冠状动脉灌注压。平均动脉压是心动周期的平均血压，与心排血量和体循环血管阻力有关，反映器官灌注情况。

（三）血氧饱和度监测

1. 脉搏氧饱和度监护仪优点　脉搏氧饱和度监护仪是临床常用的血氧饱和度监护仪，它应用光电分析技术，经皮连续测定血氧饱和度，具有无创性、连续性、无烫伤危险、价格低廉、使用方便和准确等优点。

2. 脉搏氧饱和度监护仪使用注意事项　一般新生儿保持血氧饱和度（SO_2）在90%为宜。由于 SO_2 >90%时，氧解离曲线处于平坦段，因而本方法对低氧血症有监护意义，但不能监护高氧血症，用于早产儿应谨慎。

（四）血流动力学监测

1. 概述　血流动力学（hemodynamics）是指血液在循环系统中运动的物理学，通过对作用力、流量和容积三方面因素进行分析，观察并研究血液在循环系统中的运动情况。血压、心率、皮肤色泽、尿量等是血流动力学不容忽视的基本参数。

1970年，肺动脉漂浮导管（Swan－Ganz catheter）的出现是血流动力学发展史上的里程碑，近年来逐渐在儿科应用（表10－7－2）。通过Swan－Ganz导管可获得血流动力学三个方面的参数：压力参数（包括肺动脉嵌顿压、肺动脉压、右房压）、流量参数（主要为心输出量）和氧代谢方面的参数（混合动脉血标本）。

表10－7－2　儿科Swan－Ganz导管参数

参数	4F	5F	7F
可入血管长度	60～75cm	75cm	75～110cm
鞘管型号	5～6F	6F	7～8.5F
穿刺针	无	有	有
近端开口距尖端	10cm	15cm	30cm
刻度间距	5～10cm	10cm	10cm

续表

参数	4F	5F	7F
气囊容积	0.5ml	0.5～0.8ml	1～1.5ml
防污染套	无	有	有
固定	直接固定	和鞘管固定	和鞘管固定
适用对象	1～12月龄	1～12岁（体重<18kg）	体重>18kg

2. 适应证

（1）测定肺小动脉压（PAWP）是诊断急性呼吸窘迫综合征发生左心衰竭的最佳方法。低血容量进行扩容治疗时，通过监测PAWP估计前负荷变化，从而指导合理治疗。

（2）应用正性肌力药物和扩血管药物时，通过监测肺毛细血管楔压（PCWP）可指导合理用药并观察疗效。

（3）区分心源性和非心源性肺水肿。PAWP与肺毛细血管静水压基本一致，PAWP升高的常见原因是左心衰竭或输液过量。血浆胶体渗透压与PAWP之差为10～18mmHg（1.33～2.4kPa），当压差减至4～8mmHg（0.53～1.06kPa）时，发生心源性肺水肿可能性增加；当压差小于4mmHg（0.53kPa）时，发生心源性肺水肿不可避免。

3. 注意事项

（1）为了使PAWP准确反映左心房压，导管顶端应位于左心房同一水平的肺动脉第一节分支。

（2）漂浮导管前端最佳嵌入部位在肺动脉较大分支。

（3）呼气终末测PAWP。

4. 临床意义

（1）评估左、右心室功能。

（2）区别心源性和非心源性肺水肿。

（3）评估扩容、强心、利尿、血管收缩等治疗效果。

（4）有利于设定最佳呼吸末正压通气（PEEP）：PEEP常用于氧气治疗无效的低氧血症，使用PEEP会影响心脏功能，并可能导致气压伤。通过肺动脉压等项目监测，获得精确PEEP水平，使氧气最大限度输送到组织，以期达到足够氧合又避免对心脏功能影响和发生气压伤。

（5）压力波形分析：通过压力波形分析确定漂浮导管位置。

（五）超声心动图测定心功能

1. 概述　超声心动图为无创实时观测心脏功能的方法。可经胸部（TTE）或经食管（TOE）评估心脏形状、状态，测量一些动静态的心功能参数，如每搏心输出量（SV）、心脏指数（CI）、射血分数（EF）、左室舒张末容积（LVEDA）等。超声心动图可以床边开展，成为PICU最有效的心脏功能检查手段，针对不同种类的心脏疾病，超声心动图检查更具有针对性。运用超声心动图检查可及早发现急性暴发性心肌炎、巨细胞病毒性心肌炎等危急重症，为争取抢救治疗时间，提高患儿存活率提供保证。

2. 左室容积和收缩功能测定

（1）左室容积测定：包括 M 型、二维、三维重建、实时三维超声心动图等方法。M 型超声心动图测量左室的短轴径，采用单平面面积长度公式来判断左室容积。二维超声心动图较 M 型超声更加准确，采用 Simpson 公式、单面积和双平面面积长度法，在无室壁节段运动异常者中二维超声心动图测量的左室容积较 M 型更为准确。实时三维超声通过三维重建左室容积，测量结果较二维超声更接近实际左室容积。

（2）心室收缩功能测定

1）二维超声心动图测定左室收缩功能的指标：

①每搏量（SV）＝收缩末期容积（EDV）－舒张末期容积（ESV）

②有效心输出量（CO）＝每搏量（SV）×心率（HR）（无反流患儿适用）

③心指数（CI）＝有效心输出量（CO）/体表面积（BSA）

④射血分数（EF）＝每搏量（SV）/舒张末期容积（ESV）×100%

2）多普勒超声心动图定量测量左室心搏量

①主动脉瓣环血流测量法：每搏量（SV）＝主动脉瓣环面积（AOA）×主动脉收缩期流速积分（SVI）

②二尖瓣瓣环血流测量法：每搏量（SV）＝二尖瓣瓣环面积（MAA）×二尖瓣舒张期流速积分（DVI）

3）根据二尖瓣反流估测左室压力上升速度（dP/dt）评估左室收缩功能：应用连续多普勒测定二尖瓣反流频谱加速段反流压差最大上升速率与心导管测量的左室压力最大上升速率高度来评估左室收缩功能。

（3）左室壁运动分析

1）目测法：是目前纽约心脏病协会公认的用以评价左室功能的有效方法。但是，目测法的局限性在于要求观察者有一定的经验。

2）计算机分析法：是通过计算机将左室分为若干个区域，然后分析左室各区域在心动周期中的内外膜相对于中央参考点的移动幅度或面积，最后用二维或三维图表的方式显示室壁运动的程度。

3）节段运动的定量分析方法：利用组织多普勒技术及其衍生的组织追踪成像、应变率成像、组织同步性成像等技术定量计算心肌不同部位的速度、位移、变形、运动时相等，可以评价局部心肌运动功能及心肌运动同步性。

3. 左心舒张功能测定

（1）等容舒张时间（IVRT）：IVRT 是指左室射血完成，主动脉瓣关闭至二尖瓣开放与左室充盈开始之间的时间间隔，多普勒频谱上从左室流出道射血结束至二尖瓣 E 峰起点之间的时间间隔。IVRT 随左室病变的进展而不断延长，但它同时受到左房压的影响，当左房压升高时，IVRT 缩短，因此，最后的表现是上述两种机制综合影响的结果。

（2）二尖瓣血流图：二尖瓣血流图由代表早期充盈的 E 峰和晚期充盈的 A 峰组成，舒张功能正常时，E 峰大于 A 峰，2＞E/A＞1；舒张功能异常，病变早期 E/A＜1，减速时间（DT）延长；舒张功能异常，病变进一步发展，E/A＞2。

（3）肺静脉血流图：记录左房充盈情况，包括收缩期 S 波、舒张期 D 波和心房收缩期的逆向 AR 波。

4. 右室功能的评价

（1）二维超声对右室功能的评价：①右室的大小、形态、运动幅度、室间隔的偏移等；②肺动脉压、三尖瓣反流、肺动脉瓣反流等；③右心功能减低所导致的相关病变，如心包积液、胸腔积液等。

（2）评估右室功能：包括右室面积变化分数、Tei 指数、右室容积变化分数等。

三、呼吸功能监护

呼吸功能监护包括临床监护呼吸频率、呼吸幅度、呼吸节律、辅助呼吸强弱（点头、鼻翕、耸肩、三凹征）、呼吸道内分泌物性质、意识、发绀、胸部叩诊、胸部听诊（呼吸音强弱、病理性呼吸音）等，还包括监测潮气量、肺活量、肺通气量、脉搏血氧饱和度、呼吸末二氧化碳（CO_2）等。

（一）呼吸频率

1. 正常呼吸频率　因为小儿肺容量与潮气量均较成人相对小，而代谢水平及氧的需求接近成人，机体为适应代谢需要，只能以增快呼吸频率补偿。小儿年龄愈小，呼吸频率愈快（表 10－7－3）。小儿呼吸系统适应额外负担的储备能力差，如在婴幼儿患肺炎时，因缺氧代偿呼吸量最多增加 2.5 倍左右，易发生呼吸衰竭。

表 10－7－3　各年龄正常呼吸频率（次/min）

年龄	呼吸
新生儿	40～45
<1 岁	30～40
2～3 岁	25～30
4～7 岁	20～25
8～14 岁	18～20

2. 呼吸频率监护的临床意义

（1）呼吸过速：见于发热、疼痛、甲状腺功能亢进及心力衰竭等。一般体温上升 1℃，呼吸增快 4 次/min。

（2）呼吸缓慢：见于颅内压增高、麻醉药或镇静药过量等。

（二）呼吸深度

呼吸浅快，见于呼吸肌麻痹、严重腹压升高、肺炎、胸膜炎、胸腔积液、气胸等。呼吸深快，见于剧烈运动、紧张激动等情况。呼吸深慢，见于严重代谢性酸中毒，如糖尿病酮症酸中毒、尿毒症酸中毒等。

（三）肺容量监测

1. 潮气量　床边监测多数应用呼气流量表或呼吸监测仪，先测定每分钟通气量，再除以呼吸频率即得潮气量。小儿正常潮气量按每千克体重计算（6ml/kg），年龄越小潮气量越小（表 10－7－4）。潮气量增加见于酸血症、中枢神经性疾病所致过度通气。潮气量减少见于间质性肺炎、肺纤维化、肺梗死等。

表 10－7－4　不同年龄小儿的潮气量数值

年龄	潮气量（ml）
新生儿	15～20
1 岁	30～70
2 岁	86
4 岁	120
6 岁	150
8 岁	170
10～12 岁	230～260
14～16 岁	300～400

2. 肺活量　床边监测可用呼气流量表、呼吸监护仪或肺活量计。肺活量受呼吸肌肌力强弱、肺组织弹性、胸廓弹性和气道通畅程度影响，也受身高、性别及年龄等因素影响。正常新生儿第一次呼吸的肺活量为 10～70ml，出生后 30 分钟肺活量为 50～100ml，以后随年龄增长而增加（表 10－7－5）。

表 10－7－5　不同年龄阶段肺活量数值

年龄	肺活量大约值（L）
新生儿	0. 14
6 岁	1. 00～1. 80
10 岁	1. 70～2. 90
14 岁	2. 60～4. 50
18 岁（男）	3. 40～6. 30
18 岁（女）	2. 70～4. 80

3. 肺通气量　通气量中进入肺泡的部分叫做肺泡通气量（也称有效通气量），肺泡通气量＝（潮气量－死腔量）×每分钟呼吸次数。呼吸越浅促，肺泡通气量减少得越明显。

4. 功能残气量　功能残气量是平静呼气后肺内残留的气量，小儿功能余气量相对过大，占肺总容量的 40%～50%。功能残气量－补呼气量＝残气量，残气量用于估计肺泡是否通气过度。功能残气量严重降低时会导致小气道狭窄，甚至关闭，结果使 V/Q 比例失调，肺内分流量增加，导致低氧血症，如果没有及时纠正，可能发生肺不张和肺萎陷。

（四）肺通气功能监测

1. 每分钟通气量　是指静息状态下，每分钟呼出或吸入的气体量。每分钟通气量＝潮气量×每分钟呼吸频率。如果以每平方体表面积计算，小儿每分钟通气量的数值与成人相近（表 10－7－6）。

表 10－7－6 正常肺通气功能数值

项目	2 个月至 1 岁	1～3 岁	成人
每分钟通气量（L）	1.305	1.770	6.00
每分钟通气量（L/m^2）	3.741	3.691	3.530
二氧化碳排出量（L）	0.041	0.056	2.00
二氧化碳排出量（L/m^2）	0.117	0.116	0.118

2. 每分钟肺泡通气量　是指静息状态下，每分钟吸入气体量中能到达肺泡进行气体交换的有效通气量。每分钟肺泡通气量＝（潮气量－生理性死腔量）×每分钟呼吸频率。潮气量不足，机体为了维持 $PaCO_2$ 在正常范围内，就必须增加呼吸频率以代偿，但是呼吸频率增快，无效腔量增加，呼吸做功也明显增加，反而使每分钟肺泡通气量减少。

3. 生理无效腔　是指解剖无效腔加肺泡无效腔，包括口、鼻、气管、细支气管和肺泡内未能与血液发生气体交换的空间。正常情况，解剖无效腔与生理无效腔基本相等，疾病时生理无效腔增大。

（五）呼气末 CO_2 分压监测

1. 概述　临床使用的呼气末 CO_2 分压监测仪主要根据红外线原理、质谱原理、拉曼散射原理和图－声分光原理而设计。

2. 临床意义　根据呼气末 CO_2 分压可以维持机械通气时正常通气（避免发生低或高碳酸血症）、确定气管导管的位置、及时发现呼吸回路机械故障、反映循环功能（休克、心跳骤停、肺梗死或空气栓塞、肺血流减少或停止，呼气末 CO_2 分压可迅速降至零）、判断心脏按压的效果。

四、脑功能监护

（一）临床观察

意识和精神状态、深反射、浅反射、病理反射、肌力、肌张力、眼底、瞳孔、呼吸、脉搏、体温、血压、囟门张力、头围等。

通过改良 Glasgow 评分（表 10－7－7）判断患儿意识状态，观察病情进展，估计预后。

表 10－7－7 改良 Glasgow 评分标准

睁眼		最佳语言反应		最佳运动反应	
反应	评分	反应	评分	反应	评分
自动睁眼	4	正确对话	5	按指令运动	6
说话时睁眼	3	含糊对话	4	随局部痛刺激运动	5
痛刺激睁眼	2	不恰当对话	3	随痛刺激肢体抽回	4
缺如	1	不理解对话	2	随痛刺激肢体屈曲（去皮质）	3
		缺如	1	随痛刺激肢体伸展（去大脑）	2
				缺如	1

注：最差者 3 分，最佳者 15 分

（二）脑电图监测

应用脑电图记录仪将脑部产生的自发性生物电电流放大100万倍，通过脑电活动的频率、振幅、波形变化了解大脑功能状态。床旁脑电图机或有脑电图监测的心肺监护仪，可持续观察患儿脑电图，以了解患儿昏迷及麻醉的程度，是否存在脑缺血、缺氧、异常放电及脑死亡。脑电图监测不但可以反映脑部疾病，还可根据异常脑电图呈弥散性或局限性，以及脑节律变化等估计病变范围和性质，对某些颅外疾病也有诊断价值。脑电图包括普通脑电图、动态脑电图和录像脑电监测等。

（三）诱发电位监测

诱发电位（EP）是指利用计算机将神经系统对感觉性刺激所产生的瞬间电反应进行平均处理，从而获得一种恒定反应电位波形图的电生理检测技术。用于了解感觉传导通路完整性及其邻近区域的相关损害。可分为脑干听觉诱发电位、视觉诱发电位和体感觉诱发电位。常用于神经科危重患者的诊断、疗效判断和预后评估。

（四）颅内压监测

包括腰穿测压、脑室穿刺测压（脑室内、硬膜下、硬膜外监测）、非损伤性颅压监测仪测压、损伤性持续直接颅压监测等。

1. *腰穿测压* 正常情况下，人体侧卧位时侧脑室与终池内脑脊液相等，故腰穿测压在一定程度上可代替直接颅内测压。当患儿颅压增高时，采用此法可诱发脑疝，且若患儿不合作，也影响数据的准确性。如已出现脑疝，腰穿为绝对禁忌证。进行腰穿测压时，应于穿刺前用甘露醇1次，半小时后再行穿刺，穿刺时针芯不可完全拔出，放液量不宜过多［放出1ml脑脊液，可减压0.098kPa（10mmH_2O），放液5ml可减压0.245kPa（25mmH_2O）］。若放液过多，颅内压与终池压差加大，有发生脑疝危险。

2. *脑室穿刺测压* 用腰穿针刺入侧脑室直接测定脑室压，此法比腰穿测压安全可靠。同时在颅压监测下可行控制性脑脊液引流治疗颅内高压。前囟已闭的患儿需钻颅穿刺。

3. *颅压监测仪测压* 为非损伤性测压法。将传感器置于新生儿、婴儿未闭的前囟处，直接读数测压。

4. *持续直接颅压监测* 为损伤性颅压监测法。系将特别探头放入脑室、硬膜外、蛛网膜下腔，通过传感器与有压力监测的监护仪或与专门的颅压监测仪相连，荧光屏上可持续显示收缩压、舒张压、平均颅内压及颅压波形。

（五）脑血流监测

脑重量仅为体重2%，脑血流量却占心排血量的15%，脑耗氧量占全身耗氧量的20%~25%，一旦脑血氧供给障碍或血流中断，脑功能就难以维持，故监测脑血流可反映脑功能。目前常用的脑血流监测有脑电阻测定、经颅多普勒超声血流测定、同位素清除法测定、正电子发射断层扫描（PET）等监测方法。

1. *脑电阻测定* 脑电阻测定主要反映脑血管的血流充盈程度、动脉管壁弹性和血流动力学变化，用于判断脑血管和脑功能状态。

2. *经颅多普勒超声血流测定* 经颅多普勒超声血流测定为连续无创性检查，只需将探头放置于检测部位就可以检测出待查部位血流情况，可以直接反映病变部位和病变情况。经颅多普勒超声血流测定所测定的血流速度与脑血流量之间有良好相关性。

（六）脑氧供需平衡监测

1. 概述　目前心肺复苏术获得了飞跃发展，唯有脑功能衰竭的复苏还不尽如人意。原因是：①对危重病症抢救中早期脑保护认识不足，耽误了宝贵时间；②抢救中措施不当或针对性不强而贻误病情。脑复苏的关键是：防治结合。脑氧供需平衡监测在其中可起到指南针的作用。

2. 脑组织氧供需平衡监测指标

（1）脑氧代谢率（$CMRO_2$）测定：$CMRO_2$ = 脑血流量（CBF）×［动脉血氧含量（CaO_2）－颈内静脉血氧含量（$CjvO_2$）］。它反映全脑组织的氧代谢状况，结果可靠，但操作较复杂。

（2）颈内静脉血氧饱和度（$SjvO_2$）监测：由于颈静脉球部血液由大脑直接引流而至，故临床上以监测颈静脉球部血氧饱和度代替脑静脉血氧饱和度，$SjvO_2$监测是目前较常用的监测脑氧合方法。$SjvO_2 = CaO_2 - CMRO_2/CBF$。$SjvO_2$反映的是$CMRO_2$与CBF的平衡关系，即脑氧供需平衡。当CBF减少时，脑组织为维持代谢需要，从血液中摄取氧的比例相对增多，脑静脉血中氧含量降低；相反，CBF增多并超过代谢所需时，脑组织从血流中所摄取氧的比例相对减少，脑静脉血中氧含量升高。人脑血液回流主要通过颈内静脉，所以$SjvO_2$能够代表脑氧代谢水平，间接反映脑循环状态，它与CBF之间具有正相关关系。

（3）局部脑氧饱和度（rSO_2）监测：rSO_2监测利用近红外线光谱技术。rSO_2是脑氧输送代谢指标，rSO_2低于55%视为异常。

（4）脑动静脉氧含量差（$AVDO_2$）监测：$AVDO_2 = CMRO_2/CBF$，$AVDO_2$反映了CBF和脑氧耗的相对关系，即脑氧供需平衡。$AVDO_2$增加意味着脑氧摄取增加，CBF相对脑氧耗不足；$AVDO_2$降低则脑氧摄取减少，CBF相对脑氧耗有剩余。

（5）脑组织氧分压（$PbtO_2$）监测：$PbtO_2$是利用电子光纤技术的一种有创脑氧监测技术，可以直接测定脑组织氧分压，检出局灶性缺血病灶灵敏性达92%，特异性为84%。

3. 临床意义

（1）指导治疗：脑复苏是指脑缺血缺氧发生后采取治疗措施以减轻脑缺血损伤，而脑保护是在脑缺血损伤发生前给予的保护措施，二者是不同的概念，但又是相辅相成的。脑氧供需平衡监测对于二者的实施均有指导意义。

（2）评估治疗措施的有效性：脑氧供需平衡监测为评估治疗措施是否有效提供了直观的指标。

（3）判断预后：脑继发性缺血缺氧而致中枢神经损害是急性脑损伤最严重的并发症之一，脑氧供需平衡监测对于估计病人预后具有指导意义。

五、肝脏功能监护

（一）临床监测

监测内容包括出血倾向（针刺部位渗血、消化道出血、口腔黏膜出血、呼吸道出血等）、黄疸、神经症状、皮肤颜色、尿色等。

（二）蛋白质代谢功能监测

监测血清蛋白含量（白蛋白、球蛋白）、各种蛋白比值、凝血酶原时间、血氨、血浆纤维蛋白原含量等。

1. 白蛋白　白蛋白是肝脏合成的最重要蛋白质，白蛋白的含量与发挥功能的肝细胞数量成正比，是估计预后的良好指标。在急性肝炎时白蛋白正常或轻度下降，慢性肝病时白蛋白下降程度与肝病严重程度相一致。

2. 球蛋白　球蛋白并非由肝细胞产生，但是可以间接反映肝血窦内皮细胞功能受损情况。肝硬化、慢性肝炎等多有白蛋白的减少和球蛋白的升高。

3. 白蛋白/球蛋白（A/G）　A/G 比值正常为（1.5～2.5）:1，A/G 比值倒置见于肝功能严重受损，如慢性肝病、肝硬化等。

4. 凝血酶原时间（PT）　PT 检测是在血浆中加入组织凝血活酶，测定凝血酶原转变为凝血酶的速率。PT 延长可反映肝细胞损伤所致凝血因子Ⅰ、Ⅱ、Ⅴ、Ⅶ、Ⅹ、Ⅺ的单独和/或联合缺陷，可用做判断肝病预后的指标。急性肝细胞损伤时，PT 延长提示肝细胞坏死严重，有肝衰竭的可能；慢性肝细胞损伤时，PT 延长提示远期预后差。

5. 血氨　重症肝病时尿素生成功能低下、门静脉侧支循环增加、先天性鸟氨酸循环相关酶缺乏均可导致血氨升高。血氨主要用于肝昏迷的诊断、疗效观察及预后判断。

（三）胆色素代谢功能监测

监测血清总胆红素、血清结合胆红素、血清非结合胆红素、尿胆红素等。胆色素代谢功能监测主要用于：①判断有无黄疸及黄疸的严重程度；②判断黄疸的病因；③判断肝细胞损伤严重程度及判断治疗效果。血清胆红素判断肝细胞损伤不敏感，但是胆红素明显升高时反映肝细胞损伤严重。

（四）血清酶学监测

常规监测的有天门冬氨酸氨基转移酶（AST）、丙氨酸氨基转移酶（ALT）、乳酸脱氢酶（LDH）、碱性磷酸酶（AKP）、γ－谷氨酰转肽酶（γ－GT）等。

1. AST　AST 存在于肝、心、骨骼肌的胞浆和线粒体中。AST 升高见于病毒性肝炎、肝硬化、胆道阻塞等。由于红细胞内 AST 活性约为血清中的 10 倍，标本溶血可使检测结果偏高。

2. ALT　ALT 活力升高提示肝细胞坏死，在病毒性肝炎、中毒性肝坏死、肝缺氧时 ALT 活力升高。但是 ALT 活性升高幅度与肝细胞损伤严重程度不一定平行，如重症肝炎发生大量肝细胞坏死，ALT 可仅轻度升高或在症状危重时出现降低，呈“胆酶分离”现象。

3. LDH　单独使用 LDH 监测肝功能意义不大，但是 LDH_5 常在急性肝炎黄疸出现之前升高，慢性肝炎时持续升高。梗阻性黄疸时 LDH_4 和 LDH_5 均升高，以 LDH_4 升高为主。

4. AKP　AKP 主要来自肝、骨、肠、肾脏等。AKP 升高可用于诊断胆道疾病，AKP 与转氨酶联合检测有助于黄疸的鉴别：①80% 的梗阻性黄疸 AKP 明显升高，而转氨酶仅轻度升高；②肝细胞性黄疸，AKP 正常或中度升高，转氨酶明显升高。

5. γ－GT　γ－GT 是最敏感的胆汁淤积指标，但是特异性没有 AKP 高。γ－GT 的临床意义：①急性肝炎 γ－GT 下降得比 ALT 慢，如 γ－GT 持续升高，提示转为慢性肝病；②慢性肝病、肝硬化时，γ－GT 持续升高提示肝细胞有坏死，预后不好。

（五）肝血流监测

可以通过同位素标记的 ^{99m}Tc－disofenin 注入体内，进行肝扫描后计算出该化合物进出肝脏的时间差——平均运行时间（MTT），该方法能反映出尚未发生明显病理改变的轻度肝缺血，是诊断肝缺血时较敏感、迅速的指标。此外，还可以通过超声监测肝血流。

六、肾脏功能监护

（一）临床观察

临床观察内容包括水肿、血压、腹水、体重、腹围、尿量、尿性状等。

（二）尿量监测

尿量变化是肾功能改变最直接的指标。新生儿生后48小时正常尿量为1～3ml/（kg·h），2天内尿量为30～60ml/d，3～10天为100～300ml/d，～2个月为250～400ml/d，～1岁为400～500ml/d，～3岁为500～600ml/d，～5岁为600～700ml/d，～8岁为600～1000ml/d，～14岁为800～1400ml/d，大于14岁为1000～1600ml/d。若新生儿尿量小于1ml/（kg·h）为少尿，小于0.5ml/（kg·h）为无尿。学龄儿童每日排尿量少于400ml/m^2，学龄前儿童少于300ml/m^2，婴幼儿少于200ml/m^2时为少尿；每日尿量少于50ml/m^2为无尿。

（三）肾小球功能监测

包括肾小球滤过率（GFR）、肾小球滤过分数（FF）、血尿素氮（BUN）、血肌酐（Scr）、内生肌酐清除率（Ccr）、肾血浆流量（RPF）及放射性核素肾图等。

1. GFR和FF　肾小球滤过功能是指循环血液经过肾小球毛细血管时，血浆中的水和不同分子量溶质滤入肾小囊形成超滤液的功能，即肾脏清除代谢产物、毒物和体内过多水分的功能。评价肾小球滤过功能主要是检测GFR。GFR是指单位时间内两肾生成滤液的量，GFR与肾血浆流量的比值称为FF。

2. BUN　BUN是体内蛋白质代谢产物，正常情况下，血中尿素氮主要经肾小球滤过，从尿液中排出体外。当肾实质受损时，肾小球滤过功能降低，BUN浓度增高。BUN临床意义：①肾脏功能轻度受损时BUN可无变化，BUN升高时，肾脏有效肾脏单位往往已有60%～70%受损，其增高程度与病情严重程度成正比；②肾前性或肾后性原因引起尿量减少时，可使BUN浓度升高；③急性传染病、上消化道出血、大面积烧伤等，可使BUN浓度升高。

3. Scr　Scr是肌肉代谢产物，由肾小球滤过而排出体外，Scr浓度升高反映肾小球滤过功能减退。

4. Ccr　肾脏在单位时间内能把若干容积血浆中的内生肌酐全部清除出去，叫做Ccr。Ccr的临床意义：①较早反映肾小球损伤；②评估肾功能损害程度；③指导治疗。

（四）肾小管功能监测

包括尿比重、尿渗透压、自由水清除率（CH_2O）、尿糖、尿氨基酸、尿β_2微球蛋白、血气分析、肾小管酸碱负荷试验等。肾小管葡萄糖最大吸收量（TmG）提示近端肾小管最大重吸收能力。氨基马尿酸最大排泄量（TmPAH）提示近端肾小管排泄功能。N－乙酰－β－氨基葡萄糖苷酶（NAG）和γ－GT升高情况，提示肾小管损伤严重程度。

1. *尿比重*　尿比重是尿液与纯水重量的比值，反映单位容积尿中溶质的重量。

2. *尿渗透压*　尿渗透压测定反映尿中溶质分子和离子的总数，多采用冰点渗透压计测量，通常不受大分子物质（尿糖和尿蛋白等）影响，精确性高于尿比重。自由状态下尿渗透压波动幅度大，但尿渗透压应高于血浆渗透压。固定的低比重尿或低渗透压多提示远端肾小管功能极度下降。

3. CH_2O　CH_2O是指单位时间内从血浆中清除到尿液中不含溶质的水量，可较准确地反映远端肾小管的浓缩功能。正常时为负值。自由水清除功能是大多数肾脏疾病患者最先丧失的功能之一，常用于评价急性肾小管坏死时肾小管功能的恢复情况或发现移植肾的早期排异。

4. 尿β_2微球蛋白　β_2微球蛋白产生于淋巴细胞，其分子量小，能自由通过肾小球滤过膜，99.9%在近端肾小管被吸收，因而，正常情况下尿β_2微球蛋白是极微量的。临床意义：增高见于近端肾小管损害、自身免疫性疾病、恶性肿瘤、肝病、脏器移植后的排斥反应、艾滋病等。

（五）肾脏组织活检

1. 适应证　包括：①明确临床上难以诊断的疾病（如IgA肾病、薄基底膜病等）；②明确某些临床综合征或疾病的病理类型；③明确疾病病理严重程度；④估计疾病的预后；⑤指导临床治疗。

2. 禁忌证　绝对禁忌证为有出血倾向、独肾、肾形态或位置异常、固缩肾等；相对禁忌证为肾盂积液、肾内或肾周感染、肾肿瘤、多囊肾、严重高血压、大量腹水、肥胖、重度贫血、呼吸道感染等。

七、体液与酸碱平衡监护

（一）临床观察

临床观察内容包括皮肤弹性、意识和精神状态、眼眶是否凹陷、囟门、呼吸、脉搏、心率、体温、血压、尿量、体重等。

（二）电解质监测

包括血钠、氯、钾、钙、镁、磷等。

（三）水中毒监测

水中毒时红细胞计数、血红蛋白浓度、红细胞比容、红细胞平均血红蛋白浓度、血浆蛋白、血清钠和血浆渗透压均减低，红细胞平均容积增高。

（四）动脉血气监测

1. 血液酸碱度（pH值）　pH值<7.35为失代偿性酸中毒或酸血症；pH值>7.45为失代偿性碱中毒或碱血症。$7.35<$pH值<7.45有三种情况：①正常，无酸碱失衡；②代偿了的酸碱紊乱；③互相抵消的酸碱紊乱。

2. 动脉血二氧化碳分压（$PaCO_2$）　$PaCO_2$指物理溶解在动脉血中CO_2所产生的张力。临床意义：①判断肺泡通气量，$PaCO_2$降低表示肺泡通气过度，$PaCO_2$升高提示肺泡通气不足。②判断呼吸性酸碱失衡，$PaCO_2>45$mmHg表示通气不足。呼吸性酸中毒时，$PaCO_2$应有原发性升高，$PaCO_2>50$mmHg诊断为呼吸衰竭。呼吸性碱中毒时，$PaCO_2$应有原发性降低。③判断代谢性酸碱失衡是否代偿及复合性酸碱失衡。代谢性酸中毒代偿后，$PaCO_2$降低；代谢性碱中毒代偿后，$PaCO_2$升高。④诊断Ⅱ型呼吸衰竭。

3. 动脉血氧分压（PaO_2）　PaO_2指物理溶解在动脉血中O_2所产生的张力。临床意义：①衡量有无缺氧及缺氧程度；②诊断呼吸衰竭；③诊断酸碱失衡的间接指标。

4. 动脉血氧饱和度（SaO_2）　SaO_2指动脉血单位Hb带O_2的百分比。SaO_2与Hb的多少无关，与PaO_2高低、Hb与氧的亲和力有关。PaO_2越高，SaO_2越高，两者并非直线关系，呈“S”型，即HbO_2解离曲线。当pH值降低、$PaCO_2$升高、温度升高及2，3－二磷酸甘油酸增加时，曲线右移，Hb释放O_2；上述指标发生相反变化，曲线左移，O_2不易被释放出来，会加重组织缺氧。

5. 实际 HCO_3^-（AB） 实际测得的动脉血中 HCO_3^- 含量。临床意义：AB 受代谢和呼吸因素影响，AB 下降为代谢性酸中毒或呼吸性碱中毒代偿；AB 上升为代谢性碱中毒或呼吸性酸中毒代偿；当呼吸性酸中毒合并代谢性酸中毒时，AB 可正常。

6. 标准 HCO_3^-（SB） SB 是指全血在标准状态下（$PaCO_2$ 为 40mmHg，T 37℃，HbO_2 100%）测得动脉血中 HCO_3^- 的含量。临床意义：SB 升高为代谢性碱中毒，SB 下降为代谢性酸中毒。正常情况，AB = SB；AB < SB 提示低碳酸血症；AB > SB 提示高碳酸血症。

7. 碱剩余（BE） BE 指标准状态下（$PaCO_2$ 为 40mmHg，T 37℃，HbO_2 100%）将每升动脉血的 pH 值滴定到 7.40 所需的酸或碱毫摩尔数。需要用酸滴定，BE 为正值；需要用碱滴定，BE 为负值。BE 的正值增大，提示代谢性碱中毒；BE 负值增大，提示代谢性酸中毒。

8. 阴离子间隙（AG） AG 指血浆中未定阴离子和未定阳离子之差。临床意义：①AG 升高提示代谢性酸中毒，包括乳酸性、酮酸性代酸和肾性代谢性酸中毒；②鉴别复合性酸碱失衡。

八、重症护理

（一）概述

1. 军事儿科重症护理学的产生与发展 军事儿科学（military pediatrics）的概念是 20 世纪 40 年代首次出现的。1946 年，世界上第一个军事儿科学培训课程由美国开展。而军事护理学（military nursing）概念早在 18 世纪五六十年代就开始出现。1762 年，葡萄牙请求英国支援抗击西班牙，英国派出了一支远征军，其中随行的包括从英国地方医院挑选的 1 名护理部主任、2 名护士长及 18 名经过军事护理培训的护士；19 世纪 50 年代，在克里米亚战争中，军事护理学的概念由护理学的奠基人弗洛伦萨·南丁格尔真正建立了起来。近年来，随着维和任务、抗震救灾、处突维稳、抗击埃博拉等军事行动的不断增多，护士参与以上重大任务的机会越来越多，并且随着突发事件中伤亡儿童数量的增加，越来越需要儿科护士的积极参与，军事儿科护理学（military pediatrics nursing）的概念因此产生。在实际救治过程中，多数儿童病情重，伤亡大，需要采取一系列的重症救治和护理措施，才能及时挽救患儿生命，降低死亡率和致残率，这是军事儿科重症护理学产生的重要基础。

2. 军事儿科重症护理学的意义 儿童是社会中最脆弱的群体，尤其是在自然灾害、社会安全、事故灾害和维和应急等背景下，他们是最容易受到伤害的人群，其伤亡的相对数和绝对数都是惊人的，尤其需要得到特殊的照顾。对战争和灾害背景下的儿童照护问题，必须引起我们的高度重视，并进行深入研究、周密组织、严格培训、精心护理，以最大限度地减轻在战争和灾害背景下儿童所受到的伤害。例如，在 2007 年的利比亚维和行动和 2008 年汶川大地震中，由于医疗队中没有配备儿科医生和护士，很多重症儿童的伤病不能得到及时有效的救治，因此，加强对战争和灾害背景下重症儿童的护理研究具有重要意义。

目前，各国的军队中均逐渐开设了军事儿科重症护理学培训课程，形成了一套较完整的体系。例如在科威特、伊拉克和阿富汗，近 1/3 的美国军队中都配有儿科军医、护士参与军队行动，并承担为当地儿童提供医疗服务的任务。而军事儿科重症护理学却一直没有被国内专家提及或阐述，而根据现阶段军事医学、儿科学和重症护理学的发展，作为部队医学院校、部队医院，急需为在校和在院护士提供有关军事儿科重症护理学的相关理论知识、实践技能等的培训，因此，作为一门全新的专业，急需确定军事儿科重症护理学的定义、地位、内容等。据此，我们确定军事儿科重症护理学的内容就是研究在战争、自然灾害、反恐行动、局部冲突、国际突发公共卫生事件等需要军队医务人员紧急救援时，对儿童、青少年所提供的急救及危重症护理、心理护理等一系列护理活动。军事儿科重症护理学交叉融合了军事医学、儿科学和重症护理学内容。

（二）军事儿科重症护理

1. 循环系统的护理评估及护理措施

（1）护理评估

① 评估患儿的心率、脉搏、血压、氧饱和度、意识及出入量的变化。

② 评估患儿有无水肿、尿量减少、呼吸困难、咳嗽和咳痰。

③ 评估患儿有无端坐呼吸或喜欢竖抱、咳粉红色泡沫样痰的表现。

④ 评估患儿皮肤的颜色及温度。

⑤ 评估颈静脉充盈、脉搏搏动强度及监护仪上数据。

（2）护理措施

①保证患儿睡眠、休息，集中治疗及护理，尽量避免剧烈哭闹及情绪激动，根据病情安排适当活动，减轻心脏负担。

②合理营养：保证营养需求，对喂养困难小儿应耐心喂养，可少量多餐，避免呛咳。心功能不全有水钠潴留时，应根据病情给予低盐或无盐饮食。

③静脉输液时严格控制输液速度，防止发生心衰或加重心衰。心功能不全者，详细记录出入量，水肿者根据医嘱每日测体重。

④心电监护：连接心电示波，对心力衰竭的患儿进行有效监护，放置电极片前，应清洁局部皮肤，选择最佳的监护导联放置的位置，应不影响做常规心前导联心电图，也不影响除颤时放置电极板，因此必须留出并暴露一定范围的心前区。避免各种干扰所致的伪差。

⑤呼吸监护：心力衰竭的危重患儿应给予氧气吸入，每天定时给予鼻腔护理，观察患儿的呼吸困难及发绀程度是否减轻，观察咳嗽的情况、痰的量及颜色，并注意观察患儿的意识变化。

⑥中心静脉压监测：患者体位改变时，测压前应重新测量零点，以保持测压管零点始终与右心房在同一水平线上。

⑦尿量监测：观察患儿尿量，准确记录出入量。

⑧预防感染：严格执行无菌技术操作，预防感染。

⑨做好心理护理和健康教育：对患儿关心爱护，态度和蔼可亲，建立良好的护患关系，消除患儿与家长的紧张，取得他们的理解与配合。指导家长为患儿建立合理的生活制度，做到劳逸结合。避免受凉，尽量少去公共场所，预防呼吸道感染。

2. 呼吸系统的护理评估及护理措施

（1）护理评估

① 评估病史：有无呼吸困难，有无胸痛及其性质、持续时间；有无咳嗽，咳嗽性质和持续时间；痰液量、色、性状；有无咽部充血、水肿、咽痛、厌食、呕吐；口腔是否清洁。

② 评估皮肤色泽：有无发绀，观察呼吸频率、呼吸深度、吸呼气时间、呼吸运动是否

协调，有无呼吸困难、三凹征等；观察气管位置有无移位；观察胸廓形状；是否需要使用呼吸机辅助呼吸。

③ 评估呼吸道分泌物：对放置人工气道的患儿，评估吸引出的呼吸道分泌物的量和性状。

④ 评估血氧饱和度和血气分析结果。

⑤评估气管插管：对已插管的患儿评估插管型号和深度，是否妥善固定。

（2）护理措施

①一般护理：环境舒适，卧床休息，减少活动，各种操作尽量集中。

②鼻咽部护理：清除鼻腔内分泌物，使鼻腔通畅；咽部不适遵医嘱给予氧气雾化吸入，并做好口腔护理。

③氧疗护理：监测血氧饱和度，气促、发绀患儿尽早给氧，一般采用鼻导管给氧，氧流量为0.5～1L/min，并应注意湿化。

④发热的护理：发热者注意监测体温，对体温超过38.5℃以上，伴有惊厥、谵妄等应紧急降温处理，如温水擦浴，冷毛巾湿敷额部，冰袋置于颈、腋下及腹股沟处，并注意观察面色、呼吸和肢端循环等；遵医嘱使用退热药物，新生儿一般不用退热剂；在降温的同时，积极治疗原发病；保证充足的营养和水分，鼓励患儿多饮水，给予清淡易消化、高营养的流质和半流质饮食，咳嗽患儿进食时避免呛咳，必要时静脉补充营养和水分。

⑤密切观察病情：若患儿出现烦躁不安、面色苍白、呼吸加快（>60次/min）、心率增快（160～180次/min）应及时报告医生，立即给予吸氧并减慢输液速度，配合医生抢救；若患儿突然口吐粉红色泡沫痰，应考虑肺水肿，立即间歇吸氧，氧气经20%～30%酒精湿化；若患儿出现烦躁、嗜睡、惊厥、呼吸不规则等，应考虑脑水肿、中毒性脑病的可能，应立即报告医生并配合抢救；若患儿烦躁不安、高热、咳嗽或呼吸困难加重，面色青紫，患侧呼吸运动受限等，提示并发了脓胸或脓气胸，应及时配合医生进行胸穿或胸腔闭式引流。

⑥呼吸机辅助呼吸护理：妥善固定气管插管，做好刻度标记，每班评估并记录。在给患儿变换体位时，防止管道滑脱，必要时给予肢体约束，防止意外拔管。鼓励患儿咳嗽、咳痰，对不能咳嗽的患儿，选择合适的吸痰管给予吸痰，吸痰前要充分给氧，动作轻柔，吸痰时间不超过10秒，吸痰过程中要严密观察患儿面色、心率等变化。做好气道温湿化，保证气道通畅，痰液易吸出。严格无菌操作，呼吸机管道每周更换消毒一次，湿化瓶内的湿化水每日更换。及时倾倒冷凝水至1000mg/L的含氯消毒液中，防止交叉感染。加强口腔护理，每日2次。按时翻身叩背、按摩肢体，防止发生压疮和坠积性肺炎。患儿病情危重，家属容易烦躁，应做好安抚工作。

3. 神经系统的护理评估及护理措施

（1）护理评估

①评估患儿有无创伤；有无头痛；有无眩晕、身体失去平衡、黑矇、耳鸣、听觉等问题；四肢有无乏力或行走困难；感觉有无异常；有无尿潴留或排尿困难、尿失禁；有无抽搐；有无饮水呛咳、吞咽困难。

②评估患儿意识、瞳孔、肌张力的变化。

③评估患儿生命体征。观察患儿是否发热，儿童高热常会导致惊厥。

④评估患儿格拉斯哥昏迷评分。

（2）护理措施

①密切观察患儿体温、呼吸、脉搏、意识、瞳孔和肌张力的变化。保持室内安静，避免一切不必要的刺激。

②如有抽搐发作时，头偏向一侧，立即通知医生，并清除口鼻腔内分泌物，保持呼吸道通畅。上下齿之间安置牙垫，以防舌咬伤。有呼吸功能障碍时，给予吸氧，必要时进行人工辅助呼吸。勿强压肢体，以防肢体骨折。遵医嘱给予镇静药。

③遵医嘱给予抗生素、脱水剂、利尿剂、肾上腺皮质激素等，注意液体的速度和药物的作用。

④配合医生做好腰穿、侧脑室引流术，以降低颅内压；做好术后护理，定期复查脑脊液结果。

⑤给予患儿营养丰富、易消化的饮食，以增强机体的抵抗力。清醒的患儿采取舒适体位并协助进食，对昏迷、不能吞咽者，可鼻饲和静脉补液，维持水电解质平衡。口腔护理每日2～3次。

⑥保持皮肤黏膜的完整性：及时清除呕吐物和大小便，保持皮肤清洁、干燥。对昏迷及瘫痪患儿，每2小时翻身、拍背一次，防止发生压疮和坠积性肺炎。

⑦颅脑损伤的护理：清除口腔或鼻腔内的分泌物、血液、呕吐物或异物，保持呼吸道通畅。同时应持续吸氧，提高动脉血氧分压，并遵医嘱使用脱水药物，降低颅内压，减轻脑水肿；立即检查头部有无创伤，胸腹器官及四肢有无出血，并及时给予静脉补液扩容。如有伤口，观察伤口敷料是否整洁、干燥、有无渗液，引流管是否通畅，引流液的量、质、色等。

⑧昏迷的护理：严密观察患儿的面色、意识、瞳孔的变化，每2～4小时监测心率、脉搏、呼吸、血压1次，并做好记录；保持呼吸道通畅，按时给予翻身、拍背、雾化吸入、吸痰等，防止发生坠积性肺炎和压疮。

⑨心理护理：对患儿应和蔼可亲，关怀体贴，及时为其提供全身心的照顾。应加强与患儿家长的沟通，及时了解他们的心理需求，体会他们的感受，并给予耐心解释和心理上的支持，使其克服焦虑心理，配合治疗及护理。

4. 消化系统的护理评估及护理措施

（1）护理评估

①评估一般状况：患儿有无恶心、呕吐、疼痛、黄疸、便秘等症状，以及用药史、排便习惯、手术史、感染史等。

②评估口腔状况：患儿口腔内有无鹅口疮、溃疡、出血及牙龈肿块等。

③评估腹部情况：腹部有无疼痛及疼痛的性质、腹泻、腹胀、肠鸣音变化等。

④评估皮肤状况及有无脱水：评估皮肤弹性、颜色、温度、有无破损，有无臀红及程度，有无脱水及其程度等。

⑤评估营养状况：包括日常摄入、食物过敏、忌食、特殊饮食等情况。

⑥评估体温状况：有无发热等伴随症状。

⑦评估精神状态：有无烦躁、嗜睡或昏迷。

（2）护理措施

①保持口腔清洁，鼓励患儿多饮水。

②如患儿有恶心、呕吐，及时擦拭呕吐物，防止窒息。

③对感染性腹泻患儿应做好消毒隔离，对粪便和被污染的衣服、床单等严格消毒处理，防止交叉感染，并严格落实手卫生制度；观察大便量、次数、性质，保持患儿肛周清洁干燥，及时更换尿布，每次大小便后用温水清洗，轻轻拭干后涂抹护臀霜，预防臀红。

④腹痛护理：观察腹痛部位、性质、范围等，及时报告医生进行处理，遵医嘱给予药物，若患儿出现穿孔等情况时，应做好术前准备。

⑤腹胀护理：腹胀明显者立即给予胃肠减压，并观察腹胀改善情况及引流液颜色、质和量。对便秘患儿，必要时给予灌肠处理。

⑥消化道出血患儿的护理：注意休息，让患儿去枕平卧位，头偏向一侧，避免呕血时误吸，保持呼吸道通畅，必要时可给予吸氧，烦躁者遵医嘱给予镇静剂；急性大出血伴有恶心、呕吐者应暂禁食水；备好静脉通路，遵医嘱给予静脉输血、输液等治疗并观察用药后效果；严密监测生命体征，如心率、呼吸、血压、意识、尿量等变化。

⑦密切观察脱水情况：注意有无低钾血症、低钙血症、代谢性酸中毒等表现，遵医嘱及时采血做电解质和血气分析。

5. *泌尿系统的护理评估及护理措施*

（1）护理评估

①评估基本情况：患儿的症状、一般情况、体重、生命体征，实验室检查结果、尿液的性质和量等。

②评估病史：有无尿频、尿急、尿痛，有无腹痛及血尿。

③评估黏膜：评估皮肤弹性，观察有无水肿或脱水存在。

（2）护理措施

①一般护理：急性期卧床休息；高热时应给予清淡易消化的半流食，要鼓励患儿多喝水，必要时静脉输液以使尿量增加，促进细菌毒素及炎性分泌物排出；保持全身皮肤清洁，及时更换被汗液浸湿的衣被；水肿较重者要注意衣着柔软、宽松，密切观察有无红肿、破溃等情况发生；脱水严重皮肤干燥者可涂抹硅油软膏等；做好口腔和会阴护理；定时翻身、皮肤按摩，避免发生压疮和皮肤感染。

②收集尿标本时，盛尿容器必须清洁，不得混有大便。准确记录24小时出入量。

③对症护理：泌尿系感染的患儿常有高热，可采用物理降温（冷敷额头、温水擦浴）或遵医嘱药物降温。

④急性肾衰竭患儿的护理：患儿应卧床休息，并给予高热量、高维生素、低蛋白的饮食，可通过口服、鼻饲或静脉营养等方法保证摄入；密切观察血压、水肿、尿量的变化，每日记录血压、尿量，保证水电解质、酸碱平衡；严密监测心电图变化，注意有无高钾血症的表现。如患儿病情危重，持续高钾血症、氮质血症、水钠潴留、严重酸中毒等，应行肾脏替代治疗，护士应做好相应的治疗前准备，如配合深静脉置管，准备置换液、管路、仪器等。

（董建英）

九、军事儿科重症护理人员培训

（一）培训对象与目标

1. 培训对象　为了应对突发公共卫生事件和战争时的需要，有必要对部队医院的所有在岗护士，包括军人护士、非现役文职护士、聘用护士等进行儿科重症护理学方面的培训。具体要求如下。

（1）资质要求：必须拥有正规护士学校培训经历，获得大专以上护理文凭，获得护士执业资格证书。

（2）专业要求：儿科重症护理专业知识丰富，技术娴熟，至少有儿科重症监护病房工作半年以上的经验。

（3）语言沟通能力：语言沟通能力强，熟悉一般方言特点，并具有一定的英文书写和口语交流能力。

（4）心理素质要求：要求有爱心、耐心、热心、责任心，拥有豁达开朗的性格。

（5）身体素质要求：有健康的体魄、吃苦耐劳的精神。

（6）职业道德要求：具有爱岗敬业，时刻为祖国的国防卫生事业、儿科护理事业奋斗终身的理想。

2. 培训目标　近年来，随着国内外自然灾害、反恐维稳、国际维和、局部战争形势的日趋严峻，对儿童的保护和救治显得更加重要，因此军事儿科护理人员应该能够熟知儿科常见及重症伤病的护理，熟悉儿科常用抢救技术，能够与儿童进行正常的交流，帮助他们减轻恐惧心理，尤其要能达到对危重伤病儿童的抢救配合、重症护理及康复指导。

（二）培训内容与要求

1. 组织协调能力　无论是在战时还是在平时的非战争军事行动卫勤保障，对护理人员的指挥协调能力都是相当严峻的考验。因为特殊情况下，卫勤保障的指挥涉及面既有部队，又有地方政府、民众，甚至国外的相关组织和机构，指挥协调广度宽，难度大；包括与直接上级的沟通协调、与任务部队的沟通协调、与地方政府的沟通协调、与医生及相关人员的协调，都需要具备较强的沟通协调能力，所以，要加强组织指挥能力训练，尤其要充分发挥护士长的能力，着重挖掘护士的潜力，使参战的护理队伍真正成为拉得动、打得赢、一切行动听指挥的儿科“铁军”。

2. 战斗作风　军队医院护理人员都是专业技术干部，加之独生子女偏多，个人军事素质相对较弱，体能相对较差，军事执行力不强，因此，为圆满完成平战时的军事行动任务，一定要严格学习条令条例，强化军人素质和作风养成，强化体能训练。做好战前动员，了解执行任务地的地形地貌、气候特点、当地民俗、民情和宗教信仰、现存医疗条件等，使护理人员能够以饱满的战斗热情、充分的工作准备投入到医疗护理救援工作中去。

3. 理论知识　根据美国军事儿科学培训教程和当前我国军事重症儿科学内容以及国内外形势，制定相应的护理培训配套内容。突出平战结合，不断加强护理人员教育和培训，将平时创伤救治和战伤救治模式有效结合，使护理人员的战、创伤救治水平取得显著提高。

（1）平时儿科护理学：在和平时期，军队中的儿科医护人员主要为军队家庭中的儿童，尤其是为偏远和艰苦地区的青春期军人、军人子女及当地儿童，提供高水平的医疗护理服务，这是稳定军队，保持军队士气和战斗力的保障。因此，军队医院儿科护理人员应了解常见儿科疾病的预防控制、伤病预防、护理、儿童保健、人道主义危机中的传染性疾病和公共卫生护理、心理护理知识、灾难护理学知识等。

（2）战时儿科护理学：在军事行动情况下，儿童和青少年往往成为受伤害的主要人群。再加上电力供应中断、无法利用常规医疗仪器设备、缺乏必要的药品、儿童被遗弃以及儿科护士（女性占大多数）本人面临严重的安全威胁等困难的条件下，儿科护理人员应该熟悉各种急救药品和器材的准备和使用、熟悉各种儿童常见创伤的紧急处理及重症护理、心理安抚技巧以及转运后送工作安排等。

（3）灾害与应急医学救援儿科护理学：主要以人为灾害如恐怖袭击、放射性事故，自然灾害如地震、洪涝等，突发公共卫生事件如烈性传染病、群体不明性疾病、集体中毒等相关的儿童疾病和伤病护理为主要任务。培训内容应有的放矢，如人为灾害救援，应了解救援任务性质，坚持“只有确保自己安全，才能更好地救助孩子”的宗旨，做好必要的生物、放射等医学防护；如果是自然灾害救援，应该对灾害特点、受灾地域特点、风土人情、会引起的相关疾病等非常了解，准备好必要的药品、器械等；如遇其他突发公共卫生事件，如烈性传染病等，应对该疾病了解，熟知其相应的拮抗药、抢救药等；熟悉各种次生灾害的种类及防护要求，如生态环境破坏、水源污染、食品污染、媒介生物滋生、传染病流行等。

4. *儿科急救技能培训* 培训内容包括人工通气、心肺复苏、止血、包扎、固定、搬运与后送、无输液架袋状液体输液法等创伤、战伤急救基本技术。熟练掌握七大基本急救技术是保证受伤儿童现场救护质量和效率的关键。

（1）人工通气技术及心肺复苏法：在各种灾害现场或战场，一旦发现受伤儿童存在通气障碍时，必须马上采取紧急救护措施予以解除，以免危及患儿的生命或导致严重后果。如清除呼吸道异物的常用方法有指抠咽喉法、击背法、推压腹部法（海氏法）；开放气道有头后仰下颌上托法、插入通气管法、口对口人工呼吸等；当发现患儿呼吸心跳停止时，应在第一时间进行初级生命支持，开放气道、心肺复苏，为患儿后期抢救赢得宝贵时间。因此，儿科护士应熟练掌握开放气道的方法、口对口或简易呼吸器人工呼吸法、儿童心肺复苏法等。

（2）止血：止血处理是儿童创伤与战伤救治的重要内容。儿童由于全身血量少，对于成人可能尚不足以引起重视的出血，在儿童就可能造成致命的失血性休克。急救人员应该熟悉儿童的血液生理特点，在现场根据患儿出血的不同部位、不同性质采取及时、恰当的止血方法，如指压临时止血法、加压包扎止血法、填塞止血法、止血带止血法等，并应熟知每种止血方法的适应证、方法、注意事项等。

（3）包扎：包扎也是救治处理儿童创伤和战伤的重要方法。包扎不仅可以防止儿童创口再次污染，而且还具有压迫止血的作用。包扎常用方法有三角巾和绷带包扎法，儿科护士应熟悉儿科受伤部位及不同包扎方法，力争在有限时间内为患儿解除伤痛。

（4）固定：骨折是主要的儿童创伤和战伤。骨折经临时固定后，可以防止骨折断端损伤周围的血管、神经及重要器官，减轻儿童的疼痛，并利于搬运与后送。创伤或战伤造成的骨折类型各异，其固定的方法也各不相同，采用的固定材料多种多样，如绷带包裹固定三角巾悬挂、夹板固定、颈托固定等。

（5）搬运与后送：在创伤或战伤急救处置后，往往需要将患儿搬运并后送，以便使患儿在后方医院得到更进一步的治疗。搬运可以使用抱、背、担架、平车、救护车等工具或手段，但一定要根据患儿的年龄、伤情、受伤部位、情绪等采取不同的搬运方法。如对于脊柱骨折的病例，任何搬动过程中的相对运动都有可能加重脊髓损伤，造成瘫痪或死亡，所以需要多人协同平行移动搬动，并在转运过程中严格制动。对于新生儿或体重较低的患儿，搬运时还要注意保暖并保持呼吸道通畅。在转运过程中，急救车内应备有便携式呼吸机、氧气瓶、负压吸引装置、监护仪、输液装置，必要时准备婴儿暖箱。在转运途中，必须有医务人员专人护送，要密切观察和监测患儿意识、瞳孔、呼吸和脉搏变化，适时安抚患儿情绪，避免车辆颠簸，以防发生意外。

（6）野战无输液架袋状液体输液法：在野战情况下，护士还需要具备一项基本的操作技术，即无输液架袋装液体输入法。这也是目前部队医院野战训练的一项基本技术。操作时需夹紧调节夹，将袋状液体置于患儿枕部或背部，然后再进行常规的输液操作。

5. 健康宣教能力　在平时突发公共卫生事件或战时，由于家长和儿童的受教育程度不同，对疾病或创伤的认识能力、理解能力也不同。作为一名儿科护士，应根据不同的家长心理、患儿病情、接受程度进行有效的健康宣教、疾病宣传、集中授课等，从而消除家长顾虑、增长防病治病知识，起到事半功倍的作用。

十、军事儿科重症护理的评估及护理措施

人为灾害如恐怖袭击、爆炸、放射性事故，自然灾害如地震、洪涝等现场紧急医疗救护，都要求有很高的时效性，需要护理人员给予准确的护理评估，以便快捷、有效地救治伤病儿童。参加救护工作的护理人员在接到应急抢救的指令后应立即赶赴指定地点，到达现场后应立即向上级报告，并接受现场救灾指挥部的统一指挥和调遣，根据受伤儿童的数量、伤情等迅速进行评估，并采取有效的护理措施。

（一）自然灾害发生后对灾区儿童的护理评估及护理措施

自然灾害是自然界中所发生的异常现象，对人类社会所造成的危害往往是触目惊心的。它们之中既有地震、火山爆发、泥石流、海啸、台风、洪水等突发性灾害，也有地面沉降、土地沙漠化、干旱、海岸线变化等在较长时间中才能逐渐显现的渐变性灾害，还有臭氧层变化、水体污染、水土流失、酸雨等人类活动导致的环境灾害。这些自然灾害和环境破坏之间又有着复杂的相互联系。人类要从科学的意义上认识这些灾害的发生、发展以及尽可能减小它们所造成的危害，已是国际社会研究的共同主题。

1. 地震灾害发生后对灾区儿童的护理评估及护理措施　地震是危害人类生命与财产安全的重大自然灾害之一。据统计，仅 20 世纪的 100 年间，全球共发生破坏性地震 43 次，造成人员伤亡 57.18 万人，财产损失数十亿美元。地震灾害在发生时间上具有突然性，在发生地点上具有不可预见性，在发生空间上具有地域广阔性，强烈的地震引起大量泥石流、山体滑坡，导致大量房屋倒塌或被掩埋。地震还可造成道路、电力、通讯等设施损毁，处于与世界完全隔绝的状态。地震发生后，在震中灾区现场必须立即进行应急医学护理救援。

（1）护理评估

①评估施救现场环境是否安全。

②评估患儿有无呼吸道堵塞，有无心跳呼吸停止。

③评估患儿生命体征变化，评估患儿有无休克表现。

④评估患儿有无颅脑损伤、四肢损伤、腹部损伤、骨盆损伤等。

⑤评估患儿的精神应激反应及患儿的心理状态。

（2）护理措施

①维持现场救援秩序：救援现场护理人员应该分工明确，如检伤分类、一般处理、危重抢救、转运后送、卫生防疫等，把救护现场功能分区，使抢救治疗有序进行。

②明确救援目的，争分夺秒：对于现场急救来说，时间就是生命。救护人员要尽可能达到“快速反应、有效救治”的目的。应先救命，后治伤；先抢后救，抢中有救。

③准确甄别伤情，及时予以恰当、有效的初步处置：在群众自救、互救基础上，对需要进行医疗救护的患儿必须进行初步分类，分清轻重缓急。对严重威胁生命的重伤患儿，如窒息、骨折、大出血、昏迷等，先行抢救。特别要注意清除创伤患儿口鼻中的泥土等杂物，保持呼吸道通畅；脊柱骨折者要正确搬运；呼吸心跳停止者，在现场立即进行人工通气与心肺复苏；开放性创伤致出血严重者应首先制动患肢，及时包扎、控制出血，并严密观察患儿的呼吸、血压、脉搏和意识的改变。对开放性骨折不应做现场复位以防止组织再度受伤，应用清洁纱布或干净的布单等覆盖创面，做简单固定后再进行转运；大面积创伤者要保持创面清洁，用干净纱布包扎创面，给予口服糖盐水预防休克。极度衰弱及低血容量患儿要迅速补充能量及扩充血容量，休克患儿取卧位，对伴有胸腹外伤者要迅速护送转至后方医院。

④及时分类后送：在交通运输条件许可下，必须实施分级医疗救护，以减轻灾区救护任务的压力。

⑤高度关切精神应激反应：地震时强烈的精神刺激可使在场患儿出现精神应激反应，常见的症状是淡漠、迟钝、哭闹、焦虑、不安等。要加以心理护理，同时要注意后期跟踪治疗。

2. *洪涝灾害发生后对溺水患儿的护理评估及护理措施* 水灾分为“洪”和“涝”两种。“洪”，指大雨、暴雨引起水道急流、山洪暴发、河水泛滥、淹没农田、毁坏环境与各种设施等。“涝”，指水过多或过于集中或返浆水过多造成的积水成灾。20 世纪大洪水有 4 次，1 次是建国前，3 次为建国后。1931 年，中国有 16 个省遭受洪灾，受灾人口达 1 亿人，死亡 370 万人。解放后全国性的大水灾主要有 3 次，1954 年、1991 年和 1998 年大水灾。仅 1954 年受灾面积就达 2.4 亿亩，长江洪水淹没耕地 4700 余万亩，死亡 3.3 万人，国家对自然灾害的救济费为 3.2 亿元。1998 年，一场大洪灾几乎席卷了大半个中国，800 万军民与洪水进行着殊死搏斗，直接经济损失高达 1666 亿元，而洪涝灾害的发生可致人淹溺死亡，原因主要为呼吸道阻塞造成窒息。因此，医护人员要掌握对受灾现场溺水患儿急救的要领。

（1）护理评估

①评估患儿落水淹溺史、淡水或咸水、落水持续时间、被打捞经过等。

②评估患儿有无呼吸、心跳，口鼻有无泥沙等异物堵塞。

③检查患儿有无外伤。

（2）护理措施

①尽快脱离水域：尽快将溺水患儿救到陆地上或船上，同时其他人解开溺水患儿衣扣，检查溺水患儿呼吸、心跳情况。

②保持呼吸道通畅：救上岸后，将溺水者平放在地上，头偏向一侧，迅速撬开其口腔，清除其咽、鼻内的异物，如淤泥、杂草等，通畅气道。

③迅速准确判断意识状况：如救起的溺水患儿尚有呼吸、心跳，应先进行控水处理，迅速倒出肺、气管及胃内积水。动作要敏捷，争取早期采取抢救措施。如呼吸、心跳已停止，

应立即进行心肺复苏术，不可轻易放弃。在有条件的情况下，必要时进行气管内插管，吸出水分并行正压人工通气；呼吸、心跳恢复后，人工呼吸节律可与溺水者呼吸节律一致，给予辅助，待自主呼吸完全恢复后可停止人工呼吸。

④有外伤时应给予对症处理，如包扎、止血、固定等。

⑤放置胃管持续胃肠减压，排出胃内容物，以防呕吐物误吸。

⑥应用抗菌药物，以防吸入性肺炎及其他继发感染发生。

⑦观察有无急性肺水肿及脑水肿等并发症。

⑧苏醒后可转运后送继续治疗，防止溺水后并发症发生。

3. 台风灾害发生后对砸伤患儿的护理评估及护理措施　台风是热带气旋的一个类别。按世界气象组织定义：热带气旋中心持续风速达到 12 级（即每秒 32.7 米或以上），称为飓风。飓风的名称使用在北大西洋及东太平洋，而北太平洋西部使用的近义词是台风。台风给广大地区带来了充足的雨水，但是，台风也总是带来各种破坏，它具有突发性强、破坏力大的特点，是世界上最严重的自然灾害之一。如 9711 号台风于 1997 年 8 月 10 日上午 8 时在关岛以东洋面生成，8 月 18 日 21 时 30 分在浙江温岭登陆。上海随即出现狂风、暴雨、高潮“三碰头”的严峻局面。上海市普遍出现 8～10 级大风，普降暴雨 59～87 毫米，局部地区高达 152.1 毫米。长江口、黄浦江沿线潮位均超历史记录，黄浦公园站潮位达 5.72 米，超警戒线 1.17 米，相当于 500 年一遇的水位。市区防汛墙决口三处，漫溢倒灌近 20 处，39 处电线被刮断，电网发生故障 952 起，70 条街路积水，倒塌房屋 500 余间，损坏 2000 余间，郊区受灾农田近 500 平方千米。导致 135 个飞机航班不能按时起降，22 条轮渡线全部停驶。直接经济损失约 6.3 亿元以上；台风造成的人员伤害主要以砸伤、淹溺等为主。

（1）护理评估

①评估患儿有无意识，有无威胁生命的征象，如呼吸道梗阻、大出血或休克等。

②评估患儿的生命体征，如呼吸、脉搏、心率、血压等。

③评估患儿有无多处骨折，评估顺序为头、颈、颜面、胸、腹、脊柱、四肢，尤其要判断是否存在脊椎损伤的可能性。

（2）护理措施

①患儿若无意识，立即将患儿头后仰或偏向一侧，防止舌根下坠阻塞呼吸道。若呼吸已停止，立即保持呼吸道通畅，并用人工呼吸维持有效呼吸。若心跳已停止，立即开始胸外心脏按压术。

②若可见活动出血，应立即压住出血部位近端的大血管，或加压包扎止血，尽可能少用止血带，对于肢体出血，应抬高患肢以减少出血。

③若患儿有脊柱损伤的可能性，搬动患儿前必须采取良好的保护措施，防止脊柱的继发性损伤。

④若怀疑有四肢骨折时，用夹板等物暂时固定；胸部损伤、呼吸困难、有反常呼吸者，可用厚棉垫压在浮动的胸壁处，用胶布固定；颅脑损伤，应注意防止脑水肿，可用脱水疗法，限制输液量等；如怀疑腹部内脏损伤，应尽早行剖腹探查术。护士应尽快做好术前准备：建立有效的静脉通路；摆好患儿体位，做好受伤部位皮肤、无菌物品、手术配合等准备。

（二）社会安全事件发生后对危重患儿的护理评估和护理措施

突发社会安全事件管理是公共危机管理之一，一般包括重大刑事案件、重特大火灾事件、恐怖袭击事件、涉外突发事件、金融安全事件、规模较大的群体性事件、民族宗教突发群体事件、学校安全事件以及其他社会影响严重的突发性社会安全事件。

1. 爆炸事件发生后对危重患儿的护理评估及护理措施　制造爆炸事件是恐怖分子进行恐怖活动最常见的方法。近年来，伊拉克境内的自杀式袭击及汽车炸弹爆炸事件常有发生。在英国、印度、巴基斯坦以及其他的一些国家，恐怖分子制造的爆炸事件也并不少见。2007年，在我国辽宁本溪县一家歌厅发生爆炸事件，造成25人死亡，33人受伤。2008年7月，昆明两辆公交车在行驶过程中发生爆炸，造成车上乘客3死13伤。爆炸事件主要引起人员爆炸伤和烧伤。

（1）护理评估

①了解致伤原因及受伤环境，对病情做出初步判断。

②观察患儿意识状态，有无意识不清或昏迷；有无发生急性喉头梗阻、窒息；对无明显外伤而处于休克状态，并有呼吸困难、烦躁不安、腹痛、胸痛、血尿和咯血以及有大面积烧伤的患儿，应考虑有发生内脏冲击伤的可能。

③评估心率、呼吸、血压等生命体征是否平稳。

④注意有无吸入性损伤的情况，仔细检查有无声音嘶哑或有刺激性咳嗽。

⑤检查有无需要紧急处理的开放伤、复合伤或中毒等合并伤。

⑥检查伤情，粗略估计烧伤面积。

（2）烧伤的护理措施

①抢救烧伤患儿时，必须迅速将患儿与高温环境或高温物品隔离，并进行及时有效地初步处理，以防止患儿在被送入医院前病情进一步恶化。

②保证患儿呼吸道通畅。

③保护创面：患儿离开现场后，应使用无菌敷料、三角巾、消毒单、尽可能清洁的布或被单对创面进行包裹保护，以免创面被污染或二次受伤。此时对创面进行清洗，移除上皮、水疱，给创面涂抹油脂、药膏等处理都是错误的，极可能造成创面感染、加重损伤，给治疗带来困难。

④及时补充水分：烧伤患儿会出现大量的失水，早期即可出现休克。最好能现场进行静脉补液、抗休克治疗。如无此条件，则可经口服含盐液补充水分。不可单纯只补充白开水，更不可饮用碳酸饮料。

⑤创伤救护：对并发创伤的患儿，要按照创伤救治原则在现场进行必要的处理，处理完毕后再尽快转送后方医院。

（3）爆炸冲击伤的护理措施

①眼冲击伤：眼挫伤如肿胀严重时，可在伤后24小时内多次冷敷，以促进止血；24小时后改用热敷，以促进吸收。眼球内出血者，应卧床休息，口服维生素K、维生素C等；结膜和角膜有异物时，可用生理盐水冲洗，将异物取出，然后给予多黏菌素眼药水，以防铜绿假单胞菌感染。

②肺部冲击伤：A. 卧床休息；B. 保持呼吸道通畅；C. 吸氧；D. 防止出血和感染，可酌情使用止血药；E. 镇静止痛，防止患儿哭闹以加重出血；F. 输血输液，如合并外伤、失

血引起低血容量时，需及时输血输液。但发生肺冲击伤时，肺血管阻力增高，右心负担加重，如输液不当，易引起心功能不全，促进肺水肿发生或加重。因此，在输血输液时要谨慎，尽量多采用血液或胶体溶液进行复苏，少用晶体溶液补充丢失的液体，同时，输液的速度不应过快。

③心脏冲击伤：心脏有损伤时，肺常有更为严重的损伤，因此，治疗时着重于保护心肺功能，如遵医嘱给予增加心肌收缩力的强心药、利尿剂、脱水剂等。

④腹部冲击伤：A. 肝浅层撕裂，如出血已停止，可不做处理；部分肝组织损伤严重时应做肝部分切除术。B. 胃肠损伤可根据情况做缝合术或切除术。C. 脾脏破裂应立即手术。D. 肾脏损伤根据损伤情况采用修补术、部分切除术或切除术。护士应做好术前准备、术中配合和术后护理。

⑤颅脑冲击伤：轻伤员治疗包括镇静、止痛、卧床休息；有脑水肿时可用脱水疗法，无效时改用手术减压；怀疑有颅内血肿时应严密观察，症状加重时应钻孔探查，发现血肿应及时清除，彻底止血，以降低颅内压力。护士应做好术前准备、术中配合和术后护理。

2. 化学武器恐怖袭击后对危重患儿的护理评估及护理措施　战争中用来毒害人畜、毁灭生态的有毒物质叫军用毒剂，装有军用毒剂的炮弹、炸弹、火箭弹、导弹、地雷等，统称为化学武器。

（1）护理评估

①评估军用毒剂的类型和毒性作用、杀伤力。皮肤糜烂性毒剂主要有芥子气和路易剂，有很强的穿透力，能透过皮肤和黏膜，引起皮肤、眼、呼吸道、胃肠道、全身中毒症状；失能性毒剂为烟态，能透过皮肤和黏膜，主要经呼吸道侵入人体引起中毒，使中枢神经系统和周围神经系统功能紊乱；氯化氢和氢氰酸是全身中毒性毒剂，侵入人体后引起中毒，可破坏细胞对氧的利用并引起神经系统功能的严重障碍。

②评估患儿的中毒症状。

③评估患儿的中毒途径。

④评估患儿有无眼损伤。皮肤糜烂性毒剂可引起不同程度的结膜炎、角膜炎，使眼部产生灼热感，出现疼痛、流泪、结膜充血、水肿等症状，甚至引起角膜混浊和溃疡。

⑤评估患儿有无皮肤损伤。皮肤接触液态滴剂后，经30分钟至6小时的潜伏期，先是局部起红斑、水肿，伴有灼痛，而后水肿边缘出现水疱，水疱破后形成糜烂和溃疡。

⑥评估患儿有无呼吸道中毒症状。蒸气态或气溶胶态毒剂侵入人体，经一定潜伏期后，引起感冒样症状，有鼻喉部灼热、流涕、咳嗽、喉痛等症状；严重者可导致呼吸困难、气管内形成伪膜，伪膜脱落堵塞气管或喉头水肿时可导致窒息。

⑦评估患儿有无误服毒剂后引起的胃肠道中毒症状。

⑧评估患儿有无全身吸收中毒症状，如头痛、头晕、乏力、发热、烦躁不安等症状，严重者可发生抽搐及昏迷。

（2）护理措施

①处理化学武器伤患儿时，医护人员应做好全面防护，如戴好防毒面具、穿防护服等。

②皮肤糜烂性毒剂损伤的护理：A. 防止继续中毒，迅速给伤员穿戴防护用具。B. 皮肤染毒：先拭去毒剂液滴，再用皮肤消毒剂进行消毒，无消毒剂时可用水冲洗，路易剂染毒时，可用5%二巯丙醇软膏或3%磷酸酒精消毒。C. 眼睛染毒：用2%氯胺溶液或2%碳酸

氢钠溶液、大量清水冲洗。路易剂染毒时，用3%二巯丙醇软膏涂眼，轻揉1分钟，然后用清水冲洗。D. 胃肠道染毒：先刺激咽部催吐，再用2%碳酸氢钠溶液漱口、洗胃，然后将10～20g活性炭粉末加入一杯水中口服。路易剂染毒时，可先催吐或洗胃，然后口服解砷灵。E. 使用抗毒剂：芥子气中毒应尽快静脉注射25%硫代硫酸钠（中毒后1小时）。路易剂中毒应早期静脉注射二巯丁二钠，或肌注5%解砷灵，以后可根据情况继续治疗。

③失能性毒剂损伤的护理：及时使用防毒面具或简易呼吸道防护器材，防止毒剂继续吸入，并遵医嘱使用正确的解毒剂。

④全身中毒性毒剂损伤的护理：A. 立即吸入亚硝酸异戊酯：将亚硝酸异戊酯安瓿用纱布包好，捏破，置鼻前吸入30秒，间隔2分钟再吸1安瓿，必要时可连续吸入5～6安瓿；B. 及时使用抗毒剂：在吸入亚硝酸异戊酯后，应尽早给3%亚硝酸钠溶液静脉注射，随后给25%硫代硫酸钠溶液静脉注射，注射速度要缓慢。

（三）事故灾害后对危重患儿的护理评估和护理措施

随着社会经济快速发展，矿难、火灾、爆炸、踩踏、交通事故、建筑倒塌、危险化学品泄漏等不断发生，各种灾害事故日趋常态化、复合化、大型化，如何处理各种突发事件对患儿造成的伤害，也是目前对护理人员的严峻挑战。

1. 踩踏事件发生后对危重患儿的护理评估和护理措施

（1）护理评估

①评估现场秩序。

②评估伤情：正确判断重要脏器损伤，如有无颅脑损伤、胸部损伤、腹部损伤、脊柱损伤、四肢骨折。

③评估生命体征的变化。

④评估意识状况：在事故中，由于患儿受到惊吓和紧张，导致对外界事物反应迟缓，但这并不表示有实质性的脑损伤，因此对患儿首先要大声呼唤或轻推，判断是否清醒。

（2）护理措施

①保持良好的现场秩序：发生踩踏意外伤害时，不要惊慌失措，要保持镇静，设法维护好现场秩序，为患儿及时救治创造一个良好的环境。

②加强自我保护：在人群相对集中的场所，首先要有自我保护意识，并且遇险时一定要保持冷静，切忌惊慌，尽快将孩子抱起来。

③迅速、准确判断伤情并现场分检，判断生命体征的变化，有无休克、意识障碍和呼吸困难。

④对呼吸、心跳停止的患儿，迅速将头后仰，托起下颌，使呼吸道通畅，同时及时口对口人工呼吸、胸外心脏按压等复苏操作，实行就地抢救。

⑤正确运送患儿：在周围环境不危及患儿生命时，必须先抢救，妥善处理后才能搬运。运送时尽量不摇动患儿的身体，如果脊柱受伤者，应用硬木板担架搬运，并将身体固定在担架上。运送患儿时，应特别注意保持患儿的呼吸道通畅，防止窒息，并且随时观察意识、呼吸、体位、面色变化等情况。

2. 道路交通事故后对危重患儿的护理评估及护理措施

（1）护理评估

① 判断患儿的意识，如出现意识障碍、面色苍白、口唇发绀、对外界刺激无反应，则

提示意识丧失，伤情严重。

②检查患儿呼吸是否通畅、咽喉部是否有阻塞、口腔及气管内是否有异物及呕吐物等。

③评估患儿的生命体征。

④迅速为患儿行身体检查，确定有无外伤。

⑤了解患儿主要症状，如有无头痛、腹痛等及程度。

⑥了解事故中的伤亡情况。

（2）护理措施

①现场勘查及控制：要有自我保护意识，确保救护人员不受伤害，特别是事故发生在高速公路时，要设置提醒标志。不要随意搬动患儿，如果是脊柱或颅内骨折时，可能会加重患儿的伤情。

②对呼吸心跳停止的患儿给予现场心肺复苏。

③交通伤现场早期正确处理是救治成功的关键，其核心是维持循环和呼吸功能、止血、保护伤口、减少污染、挽救生命、减少残疾。A. 保持呼吸道通畅：患儿呼吸困难时可先插入口咽通气管或做环甲膜切开、气管插管，紧急情况下可用一粗针头经皮下做环甲膜穿刺。B. 止血、包扎：肢体大血管破裂时，用止血带止血。外出血时对伤口进行加压包扎止血，如果伤口有碎骨片、玻璃碎片或插入异物、腹腔脏器脱出等情况时，则包扎不加压。内出血患儿，在迅速建立静脉通路后，立即就近送医院手术止血。对开放性气胸患儿，用厚敷料在患儿呼气末将伤口暂时封闭，并做加压包扎。C. 纠正休克：迅速建立静脉通路，输入平衡液。D. 固定骨折位置：对开放性骨折，固定前必须以消毒敷料对伤口进行止血包扎，减少伤口污染。E. 迅速确定患儿伤情的严重程度，对患儿进行迅速合理的分类并后运。

3. *火灾事故发生时对现场患儿的护理评估及护理措施* 火灾是不受时间、空间限制，发生频率最高，危害最持久、最剧烈的灾害。2016 年，我国共发生火灾 31.2 万起，共造成 1582 人死亡、1065 人受伤。要想避免人员在火灾中受伤害，掌握现场救护常识显得尤为重要。

（1）护理评估

①评估火灾现场。

②评估患儿呼吸道是否通畅。

③评估患儿烧伤的严重程度、烧伤面积、烧伤深度等。

（2）护理措施

①迅速扑灭火情，脱离致热源：最简单的灭火方式是立即脱掉衣服，也可用毯子、棉被、大衣等物覆盖灭火。

②将患儿迅速转移到安全地带，以免再受损伤。

③危重患儿如呼吸心跳停止，应立即进行抢救。严重呼吸道烧伤伴有呼吸道梗阻时，应立即行气管切开或气管插管。有大出血的患儿给予止血，合并骨折者给予简单固定。

④口鼻内若残留泥土或异物应尽快清除，以保持呼吸道通畅。

⑤用清洁被单、衣物等简单包裹患儿，以避免污染和再损伤。

⑥对大面积烧伤的患儿，应争取时间优先转送到附近医疗单位开始抗休克治疗。

⑦初步分类，按轻重缓急组织后送。

（四）反恐维和任务中对危重患儿的护理评估及护理措施

1. 枪弹伤患儿的护理评估及护理措施

（1）护理评估

①评估患儿受伤部位、失血情况及严重程度。

②评估患儿的生命体征、尿量、意识、面色、口唇、指甲颜色的变化。

（2）护理措施

①及时处理伤口，包扎止血，做好术前护理工作，抢救的同时做好术前准备，如建立静脉通路、禁食、备皮、皮试、术前用药准备，必要时留置导尿，观察尿液的颜色、性质等。遵医嘱给予止血剂及新鲜血或羟甲淀粉。遵医嘱给予镇痛药等。

②观察患儿生命体征的变化。

③预防破伤风可肌内注射破伤风抗毒素血清；预防感染可根据损伤、污染情况，组织损伤程度，遵医嘱使用抗感染药物。

④注意为患儿保暖，适当增加盖被，但应避免使用热水袋，防止烫伤。

⑤鼓励安慰患儿。

2. 细菌性痢疾患儿的护理评估及护理措施

（1）护理评估

①评估患儿的年龄、发病季节、平时健康状况、痢疾病人接触史、腹泻史等。

②评估患儿有无高热、惊厥表现。

③评估小儿意识、瞳孔、呼吸节律、肤色、皮肤温度及弹性、血压等情况。

④评估大便的性质、次数、是否排黏液性脓血便。了解大便常规检查结果是否有大量脓细胞、红细胞及巨噬细胞。

（2）护理措施

①高热的护理：绝对卧床休息、监测体温、使用物理降温、药物降温等，争取在短时间内将体温维持在36～37℃，防止高热惊厥致脑缺氧、脑水肿加重，争取在2～3小时内将体温降至38℃左右。

②惊厥、呼吸衰竭的护理：反复惊厥，会加重脑缺氧和脑水肿，易致呼吸衰竭，甚至形成脑疝。此时除严密监测患儿生命体征、降温、保持呼吸道通畅、充分吸氧、加强五官护理、防坠床外，及时静脉注射20%甘露醇，配合使用呋塞米及肾上腺皮质激素降低颅内压。记录好出入水量。使用地西泮、苯巴比妥钠镇静止惊，必要时行冬眠疗法、气管插管或气管切开，使用人工呼吸机维持呼吸。

③休克的护理：患儿取平卧位、注意保暖、密切观察病情。对明显尿少者，不宜使用肾毒性药物，注意观察药物的副作用。用低分子右旋糖酐扩容并疏通微循环，待血压回升后继续输液以维持水、电解质平衡，用5%碳酸氢钠溶液纠正酸中毒。注意调节好输液速度，速度过慢休克难纠正，过快则易导致心衰、肺水肿。可加用西地兰以维持正常心功能，记录好出入水量。必要时可用多巴胺或间羟胺。有DIC者，用肝素抗凝治疗。

④腹泻的护理：评估并记录大便次数、性状及量，正确估计水分丢失量作为补液参考。供给易消化流质饮食、多饮水，不能进食者静脉补充营养。勤换尿布，便后及时清洗臀部，防臀红发生。及时采集大便标本送检，常规检查标本应取脓血部分，细菌培养标本应取黏液微带血部分（应在使用抗生素前、不可与尿混合），必要时用取便器或肛门拭子采取标本。

⑤隔离消毒措施：采取肠道隔离至临床症状消失后1周或2次粪培养阴性停止。尤其要加强患儿粪便、便器及尿布的消毒处理。向家属解释隔离消毒的重要性，具体指导消毒方法，使其自觉遵守，配合好医院的各项隔离消毒制度。

⑥心理护理：保持环境安静，护理患儿时应亲切、耐心。主动向患儿和家属解释病情，消除心理紧张和顾虑，使之配合治疗并得到充分的休息。

⑦健康教育：对家长及患儿进行卫生教育，讲究饮食卫生，养成良好的洗手习惯，增加预防疾病的常识。

3. 霍乱患儿的护理评估及护理措施

（1）护理评估

①评估腹泻和呕吐次数、颜色、量及性状，观察是否有米泔样呕吐物或喷射样呕吐。

②评估体温、脉搏、呼吸、血压等生命体征。

③评估皮肤弹性程度。

④评估出入量是否平衡。

（2）护理措施

①严格消化道隔离，防止交叉感染。

②嘱患儿卧床休息，泄吐严重者绝对卧床休息。

③饮食以高热量、高维生素、易消化流食、半流食为主。吐泻剧烈者应禁食，并遵医嘱给药，吐泻后给予漱口及肛周护理。

④对于出现烦躁不安、皮肤弹性差、眼窝凹陷、指纹皱瘪、舟状腹等脱水症时，应遵医嘱迅速、足量给予静脉补液，选择大静脉快速输入，必要时可两条通路同时输液，尽可能使用同侧肢体，便于病人翻身，输液原则应先快后慢，见尿补钾，记录24小时出入量，观察脱水改善情况，做好床边交接班。

⑤如出现休克、急性肾衰、急性肺水肿时，应采取相应的急救护理。

⑥关心患儿，给予必要的心理安慰。

（五）重症患儿各系统的护理评估及护理措施

1. 体温的护理评估及护理措施

（1）护理评估

①评估患儿发热起病的缓急，起病时间、季节及诱因，有无受寒、有无外伤史，有无到过疫区，有无传染病接触史等。

②评估患儿的一般情况，如精神状态、食欲、大小便等。

③评估患儿多系统症状，是否伴有咳嗽、咳痰、呕吐、腹泻、咯血、头痛、肌肉关节痛、尿频、尿急、皮疹、出血等。

④评估患儿既往史、药物应用史及诊治过程史等。某些变态反应与过敏性疾病、血液系统疾病、结缔组织疾病、理化因素所致疾病、急性肿瘤、内分泌及代谢障碍引起的疾病往往是引起非感染性发热的重要原因。

⑤评估发热的临床过程、特点及热型。

⑥评估体温、脉搏及呼吸是否在正常范围内。

⑦评估患儿皮肤有无发红、干燥，有无皮疹，有无黏膜出血，肢端有无发绀，淋巴结有无肿大，胸部听诊有无啰音、哮鸣音，腹部有无腹水，肝、脾有无肿大等。

⑧观察患儿是否伴有神经系统症状，儿童高热常会导致惊厥。

⑨评估患儿是否伴有寒战。

⑩评估患儿辅助检查结果是否正常，如血常规、胸片等。

（2）护理措施

①急救处理：对体温超过 38.5℃，伴有惊厥、谵妄等应紧急降温处理。A. 物理降温：温水擦浴，冷毛巾湿敷额部，冰袋置于颈、腋下及腹股沟处，并注意观察面色、呼吸和肢端循环等。B. 药物降温：遵医嘱使用退热药物，新生儿一般不用退热剂。C. 有脑水肿者酌情给予 20% 甘露醇快速静滴。D. 脱水患儿，应积极补充水、电解质。注意监测，以防止肝、肾、脑等重要脏器的损伤。E. 在降温的同时，积极治疗原发病。

②一般护理：A. 卧床休息：降低代谢率，减少能量消耗。B. 保证营养和水分的摄入：给予高热量、高营养、易消化的流质或半流质食物，不能经口摄入者可给予静脉补液，要详细记录液体出入量。C. 基础护理：加强口腔护理，保证皮肤清洁，重症患儿要定时翻身拍背，以防压疮。D. 密切观察病情变化：要注意观察患儿发热的热型、退热时间及退热速度，温度骤降者要防止虚脱。注意呼吸、脉搏及血压变化。E. 伴随症状的护理。

③发热伴昏迷的护理：除按高热患儿进行一般护理外，尚需注意：A. 应严格执行昏迷者的常规护理；B. 预防并发症，眼睑不能闭合者，易引起角膜干燥、角膜溃疡，每日用盐水棉球洗眼，定时用抗生素眼膏；C. 注意补充营养，必要时可经鼻饲补充营养。

④发热伴关节疼痛的护理：A. 体温升高时，应让患儿绝对卧床休息；B. 退热后可适当活动，但不能剧烈；C. 可适当做肌肉按摩，预防肌萎缩，定时协助患者进行关节活动，指导患者多做主动运动和被动运动。

⑤发热伴惊厥的护理：A. 遵医嘱给药；B. 注意安全：在惊厥发作时应有专人守护，解开患儿衣扣，用包好的压舌板或类似物品放入口内，以防止舌咬伤；加护栏，以防坠床。

2. 循环系统的护理评估及护理措施

（1）护理评估

①评估患儿的心率、脉搏、血压、氧饱和度、意识及出入量的变化。

②评估患儿有无水肿、尿量减少、呼吸困难、咳嗽和咳痰。

③评估患儿有无端坐呼吸或喜欢竖抱、咳粉红色泡沫样痰的表现。

④评估患儿皮肤的颜色及温度。

⑤评估颈静脉充盈、触摸脉搏搏动强度及监护仪上显示的数据。

（2）护理措施

①安排好患儿的作息时间，保证睡眠、休息，集中治疗及护理，尽量避免患儿剧烈哭闹及情绪激动，根据病情安排适当活动量，减轻心脏负担。

②给氧，改善气体交换：患儿有呼吸困难和青紫时遵医嘱吸氧。必要时喂奶前后吸氧。必要时给予面罩吸氧、无创或有创呼吸机辅助呼吸。

③合理营养：保证营养需求，对喂养困难小儿应耐心，可少量多餐，避免呛咳。心功能不全时有水钠潴留，应根据病情给予低盐或无盐饮食。

④静脉输液时严格控制输液速度，防止发生心衰或加重心衰。心功能不全者，详细记录出入量，水肿者根据医嘱每日测体重。

⑤心电监护：连接心电示波，对心力衰竭的患儿进行有效监护，放置电极片前，应清洁

局部皮肤，选择最佳的监护导联放置的位置，应不影响做常规心前导联心电图，也不影响除颤时放置电极板，因此必须留出并暴露一定范围的心前区。避免各种干扰所致的伪差。

⑥呼吸监护：心力衰竭的危重患儿应高浓度、高流量给氧，病情稳定后持续给氧，持续吸氧的患儿应保持鼻导管通畅，每天定时给予鼻腔护理；吸氧后观察患儿的呼吸困难及发绀程度是否减轻，观察咳嗽的情况、痰的量及颜色，评估患儿的皮肤颜色，并注意观察患儿的意识变化。

⑦中心静脉压监测：患者体位改变时，测压前应重新测量零点，以保持测压管零点始终与右心房在同一水平线上；每次测压后及时将三通管转向生理盐水输入管道持续滴注，以保持管道通畅；严格无菌操作，定期更换测压管道，防止污染。

⑧尿量监测：观察患儿尿量，准确记录出入量。

⑨预防感染：严格执行无菌技术操作，预防感染性心内膜炎。

⑩做好心理护理：对患儿关心爱护，态度和蔼可亲，建立良好的护患关系，消除患儿与家长的紧张，取得他们的理解与配合。

⑪健康教育：指导家长为患儿建立合理的生活制度，做到劳逸结合，按时进行预防接种，预防各种感染。避免受凉，尽量少去公共场所，预防呼吸道感染。

3. 呼吸系统的护理评估及护理措施

（1）护理评估

①评估病史：有无呼吸困难，有无胸痛及其性质、持续时间；有无咳嗽，咳嗽性质和持续时间；痰液量、色、性状；有无咽部充血、水肿、咽痛、厌食、呕吐；口腔是否清洁；是否有牙齿松动。

②评估皮肤色泽：有无发绀，观察呼吸频率、呼吸深度、吸呼气时间、呼吸运动是否协调，有无呼吸困难、三凹征等；观察气管位置有无移位；观察胸廓形状；是否需要使用辅助呼吸机。

③评估呼吸道分泌物：对放置人工气道的患儿，评估吸引出的呼吸道分泌物的量和性状。

④评估血氧饱和度和血气分析结果。

⑤评估气管插管：对已插管的患儿评估插管型号和深度，是否妥善固定。

（2）护理措施

①一般护理：环境舒适，卧床休息，减少活动，各种操作尽量集中。

②鼻咽部护理：清除鼻腔内分泌物，使鼻腔通畅；咽部不适遵医嘱给予氧气雾化吸入，年长儿遵医嘱给予润喉片，并做好口腔护理，避免进食刺激性的食物，以免引起咽部疼痛。

③氧疗护理：监测血氧饱和度，气促、发绀患儿尽早给氧，一般采用鼻导管给氧，氧流量为0.5~1L/min，氧气应湿化，以免损伤呼吸道黏膜。

④发热的护理：发热者注意监测体温，警惕高热惊厥发生，并采取物理降温或者药物降温措施。保证充足的营养和水分，鼓励患儿多饮水，给予清淡易消化、高营养的流质和半流质饮食，咳嗽患儿进食时避免呛咳，必要时静脉补充营养和水分。

⑤密切观察病情：若患儿出现烦躁不安、面色苍白、呼吸加快（>60次/min）、心率增快（>160~180次/min）应及时报告医生，立即给予吸氧并减慢输液速度，配合医生抢救；若患儿突然咳粉红色泡沫痰，应考虑肺水肿，立即间歇吸氧，氧气经20%~30%酒精湿化，

每次吸入不宜超过20分钟；若患儿出现烦躁、嗜睡、惊厥、呼吸不规则等，应考虑脑水肿、中毒性脑病的可能，应立即报告医生并配合抢救。

⑥呼吸机使用护理：A. 妥善固定：用胶布妥善固定管道气管插管，做好插管刻度的标记，每班评估并记录。在给患儿变换体位时，防止管道滑脱。因患儿配合性差，必要时给予肢体约束，防止意外拔管。B. 保持呼吸道通畅，鼓励患儿咳嗽、咳痰，对于不能咳嗽的患儿，给予吸痰，选择合适的吸痰管，吸痰前要充分给氧，动作要轻柔，吸痰时间不宜超过10秒，吸痰过程中要严密观察患儿的面色、心率等变化。C. 保持气道湿化：痰液黏稠的患儿，可通过雾化吸入湿化气道。D. 防止感染：严格无菌操作，呼吸机管道每周更换消毒一次，湿化瓶内的湿化水每日更换一次。及时倾倒冷凝水至1000mg/L的消毒液中，防止交叉感染。E. 加强口腔护理，每日2次。F. 心理护理：患儿病情危重，家属容易烦躁，应对其做好安慰工作。对于患儿，可在床旁放其喜欢的玩具等。G. 按时翻身叩背和按摩肢体，防止发生压疮和坠积性肺炎。

4. 神经系统的护理评估及护理措施

（1）护理评估

①评估患儿有无创伤，有无头痛，有无眩晕、身体失去平衡、黑矇、耳鸣、听觉等问题，四肢有无乏力、笨拙或行走困难，感觉有无异常，有无尿潴留或排尿困难、尿失禁，有无抽搐，有无饮水呛咳、吞咽困难。

②评估患儿意识、瞳孔、肌张力的变化。

③评估患儿生命体征。

④评估囟门。前囟未闭的患儿评估囟门的饱满程度。

⑤评估患儿格拉斯哥昏迷评分。

（2）护理措施

①密切观察患儿体温、呼吸、脉搏、意识、瞳孔大小、前囟和肌张力的变化。保持室内安静，避免一切不必要的刺激，治疗、护理操作尽量集中完成。

②如有抽搐发作时，头偏向一侧，立即通知医生，并清除口鼻腔内分泌物，保持呼吸道通畅；上下齿之间安置牙垫，以防舌咬伤；有呼吸功能障碍时，给予吸氧，必要时进行人工辅助呼吸；勿强压肢体，以防肢体骨折；遵医嘱给于镇静药。

③遵医嘱给予脱水剂、利尿剂、肾上腺皮质激素等，注意液体的速度和药物的作用。

④配合医生做好腰穿术、侧脑室引流术，以降低颅内压；做好术后护理，定期复查脑脊液结果。

⑤颅脑损伤的护理：A. 维持呼吸道通畅，清除口腔或鼻腔内的分泌物、血液、呕吐物或异物。对颅脑严重损伤者，可尽早做气管切开。同时应持续吸氧，提高动脉血氧分压，以减轻脑水肿，降低颅内压。B. 抗休克。如出现休克，立即检查头部有无创伤，胸腹器官及四肢有无出血，并及时给予静脉补液扩容。C. 遵医嘱使用脱水药物，降低颅内压，减轻脑水肿。D. 做好伤口的护理：观察伤口敷料是否整洁、干燥，有无渗液，引流管是否通畅，引流液的量、质、色等。

⑥给予患儿营养丰富、易消化的饮食，保证足够能量以增加机体的抵抗力，清醒的患儿采取舒适体位并协助进食，对昏迷、不能吞咽者，可鼻饲和静脉补液，维持水电解质平衡。

⑦保持皮肤黏膜的完整性：保持床单位的整洁，干燥。及时清除呕吐物和大小便，保持

皮肤清洁、干燥。对昏迷及瘫痪患儿，每 2 小时翻身、拍背 1 次，以防止压疮和坠积性肺炎。对昏迷、眼不能闭合者，可涂眼膏并用纱布覆盖，保护角膜。每日清洁口腔 2～3 次，以免因呕吐致口腔不洁细菌繁殖或并发吸入性肺炎。

⑧心理护理：对患儿应和蔼可亲，关怀体贴，及时为其提供全身心的照顾。应加强与患儿家长的沟通，及时了解他们的心理需求，体会他们的感受，并给予耐心解释和心理上的支持，使其克服焦虑心理，配合治疗护理。

⑨健康教育：患儿病情好转出院后，应给予下述健康指导：A. 自觉执行治疗计划，坚持全程、合理用药，并做好病情及药物毒副作用的观察，定期门诊复查。B. 为患儿制定良好的生活制度，保证休息时间，适当的户外活动。注意饮食，供给充足的营养。C. 积极治疗和预防各种急性传染病，防止疾病复发。D. 指导家长进行功能锻炼，帮助肢体的功能恢复，防止肌肉萎缩或挛缩。对失语和智力低下者，进行语言训练和适当教育。

5. 消化系统的护理评估及护理措施

（1）护理评估

①评估一般状况：患儿有无恶心、呕吐、疼痛、黄疸、便秘、腹泻、出血等症状；营养史包括日常摄入、食物过敏、忌食、特殊饮食等情况；用药史、排便习惯、手术史、感染史等。

②评估口腔及腹部状况：患儿口腔内有无鹅口疮、溃疡、出血及牙龈肿块等；腹部有无疼痛及疼痛的性质等。

③评估皮肤状况：患儿有无臀红及程度。

④评估脱水状况：患儿有无脱水症状及其程度。

⑤评估体温状况：患儿有无发热等伴随症状。

⑥评估营养精神状况：患儿的营养状况及精神状态。

（2）护理措施

①保持口腔清洁，鼓励患儿多饮水。为患儿做口腔护理前后要洗手，患儿的食具、玩具、毛巾等应及时消毒，防止交叉感染。

②如患儿有恶心、呕吐症状，及时擦拭呕吐物，密切观察，防止窒息。

③密切观察病情：注意脱水纠正情况及全身情况；观察患儿精神状态；排便次数，大便的性质及量，有无腹痛、腹胀等。

④遵医嘱用药，并观察用药后效果。

⑤加强臀部护理：保持患儿肛周清洁干燥，及时更换尿布，每次大小便后用温水清洗、轻轻拭干后涂抹护臀霜，预防臀红。

⑥便秘的患儿应多饮温开水，多进富含纤维素的食物，或遵医嘱使用开塞露等。

⑦消化道出血患儿的护理：A. 注意休息，让患儿去枕平卧位，头偏向一侧，避免呕血时误吸，保持呼吸道通畅，必要时可吸氧，烦躁者遵医嘱给予镇静剂。B. 严密监测生命体征，如心率、呼吸、血压、意识等的变化。C. 饮食管理：急性大出血伴有恶心、呕吐者应暂禁食水。D. 开放静脉通路，遵医嘱给予静脉输血、输液等治疗。

6. 泌尿系统的护理评估及护理措施

（1）护理评估

①评估基本状况：患儿的症状、一般情况、体重、生命体征、实验室检查结果等。

②评估病史：A. 有无尿频、尿急、尿痛。B. 有无腹痛及血尿。C. 尿液的性质和量。

③检查皮肤弹性，观察有无水肿或脱水情况存在。

④评估生命体征：是否稳定。

（2）护理措施

①皮肤护理：水肿较重者要注意衣着柔软、宽松，做好全身皮肤清洁，密切观察有无红肿、破溃等情况发生。脱水严重者，要注意保持皮肤清洁，必要时涂抹硅油软膏等保持湿润。

②收集尿便标本时，盛尿容器必须清洁，不得混有大便。并准确记录24小时出入量。

③对症护理：泌尿系感染的患儿常有高热，可采用物理降温（冷敷额头、温水擦浴）或遵医嘱药物降温。要鼓励患儿多喝水，使尿量增多，有利于冲洗尿道，既可抑制细菌生长繁殖，又可促进细菌毒素和炎性分泌物的排出。

④急性肾衰竭患儿的护理：A. 休息与饮食：患儿应卧床休息以减轻肾脏负担，降低代谢率，减少蛋白质的分解代谢，从而减轻氮质血症。同时，应给予高热量、高维生素、低蛋白的饮食，可通过口服、鼻饲或静脉营养等方法保证摄入。B. 密切观察病情：密切观察血压、水肿、尿量的变化，每日记录血压、尿量。严密监测心电图变化，注意有无高钾血症的表现。C. 预防和控制感染：每日紫外线消毒；做好口腔和会阴护理；定时翻身、皮肤按摩，避免发生压疮和皮肤感染；指导患儿有效咳嗽，协助排痰，避免上呼吸道感染及肺炎等发生。D. 少尿期和多尿期，保证水电解质、酸碱平衡。E. 心理护理：给予患儿细心照料，安慰患儿等。

（聂晓晶　余自华　董建英）

参考文献

[1] 薛辛东. 儿科学（7年制规划教材）[M]. 北京：人民卫生出版社，2002：273－275.

[2] 张国成. 儿科学 [M]. 北京：高等教育出版社，2003：95－120.

[3] 毕清泉. 重症监护学 [M]. 上海：第二军医大学出版社，2007：13－36.

[4] 封志纯，陈贤楠. 儿科重症医学理论与诊疗技术 [M]. 北京：北京大学医学出版社，2011：169－258.

[5] 陈绍洋，王强，路志红，等. 脑复苏与脑组织氧供需平衡监测的进展 [J]. 麻醉与监护论坛，2006，13（2）：105－108.

[6] 汪承滋. 实用重症监护学 [M]. 北京：人民卫生出版社，2005：191－196.

[7] de Caen A，Bhanji F. What´s new in pediatric resuscitation? A practical update for the anesthesiologist [J]. Can J Anaesth，2012，61：121－125.

[8] Joffe AR，Lequier L，Robertson CM. Pediatric outcomes after extracorporeal membrane oxygenation for cardiac disease and for cardiac arrest：a review [J]. ASAIO J，2012，30：120－122.

[9] Bronicki RA. Perioperative management of pulmonary hypertension in children with critical heart disease [J]. Curr Treat Options Cardiovasc Med，2011，13（5）：402－413.

[10] Kochanek PM，Kissoon N. Pediatric Critical Care Medicine：re－tooling to accommodate growth and success while preserving excellence [J]. Pediatr Crit Care Med，2011，12（1）：1.

[11] Srinivasan S, Cornell TT. Bedside ultrasound in pediatric critical care: a review [J]. Pediatr Crit Care Med, 2011, 12 (6): 667 - 674.

[12] Oishi P, Datar SA, Fineman JR. Advances in the management of pediatric pulmonary hypertension [J]. Respir Care, 2011, 56 (9): 1314 - 1339, 1340.

[13] Cheifetz IM. Management of acute lung injury: sharing data between adults and children [J]. Respir Care, 2011, 56 (9): 1258 - 1272.

[14] Yager PH, Lok J, Klig JE. Advances in simulation for pediatric critical care and emergency medicine [J]. Curr Opin Pediatr, 2011, 23 (3): 293 - 297.

[15] Cheifetz IM. Pediatric acute respiratory distress syndrome [J]. Respir Care, 2011, 56 (10): 1589 - 1599.

[16] 陈海花. 应急护理学 [M]. 北京: 人民卫生出版社, 2011: 247 - 249.

[17] 封志纯. 实用儿童重症医学 [M]. 北京: 人民卫生出版社, 2012.

[18] 麻晓林. 灾害医学 [M]. 北京: 人民卫生出版社, 2010: 64 - 81.

[19] 朱宗涵. 灾害儿科学 [M]. 北京: 人民卫生出版社, 2010: 86 - 87.

[20] 封志纯, 史源. 军事儿科学 [M]. 北京: 军事医学科学出版社, 2010: 162 - 165.

第八节　微创治疗学基础

一、概述

微创外科（minimally invasive surgery, MIS）是通过微小创伤或微小入路，将特殊器械、物理能量或化学药剂送入人体内部，完成对人体内病变、畸形、创伤的灭活、切除、修复或重建等外科手术操作，以达到治疗目的的医学科学分支，其特点是对病人的创伤明显小于相应的传统外科手术。“尽可能少或小的创伤”，使患者达到和保持最佳的内环境稳定（局部和全身）状态，是医生不断追求的目标。“达到病人付出尽量小的代价而达到同样良好的效果，这是医学史上永恒的主题”。虽然在 1985 年 Payne 等最早引入“微创手术”“微创操作”或“微创技术”的概念，但是直到 1986 年德国外科医生 Muhe 完成了世界上首例腹腔镜胆囊切除术，以及 1987 年法国妇产科医师 P. Mouret 在成功完成世界首例电视腹腔镜下胆囊切除术后，在腹腔镜外科的基础上，出现了 MIS，专家建议译为“微创手术”“微创操作”或“微创技术”，但惯用和广泛使用的直译名词为“微创外科”。

微创外科的发展经历了近 100 年的历史，从最初对疾病的诊断，发展成现在的涉及几乎所有专业的一种技术，它本身不是一种专科，而更是一种外科的思维方式。微创手术利用高精尖的图像系统及微型器械，将传统手术操作的创伤减少到最小程度。微创外科从最初的用烛光作照明的“原始腹腔镜”，对腹腔内肝脏及其他脏器进行观察，至今几乎 50% 以上的操作都在微创下完成。从简单的内镜摘除息肉至复杂的微创冠状动脉搭桥术，这一切离不开现代科学技术的发展，特别是图像技术的发展。高清晰度腹腔镜（硬镜）及纤维内镜（软镜）早在 20 世纪 60 年代就已出现，一直用于临床诊断及少量治疗，主要是由于没有图像显示系统，只有操纵者一人透过镜子能看到操作过程，限制了该技术的推广与普及。直至 80 年代出现了连接镜子的摄像系统后，腹腔镜手术、脑显微手术、眼科显微手术等得到迅猛发展。

近十年来国际内镜外科特别是腹腔镜外科发展异常迅速，世界数万名内镜外科专家为之奋斗，探索新技术、新方法。随着内镜外科技术的不断进步，现代高科技的发展，使仪器和器械不断改进。目前就腹腔镜手术技术而言，腹腔镜外科起步于胆囊切除术，现在腹部外科中的胰十二指肠手术切除、肝/胰部分切除、胃切除、肠切除等都可用腹腔镜完成。在腹部外科以外，妇科、泌尿外科、胸外科、骨科、心血管外科甚至成形外科均已采用内镜完成多种手术。腹腔镜胆囊切除术作为经典手术已基本取代了开腹手术，欧美等发达国家已作为胆囊急诊手术的最佳选择。远程操纵的人工智能机器人电视腹腔镜手术成功，为电视腹腔镜技术的发展揭开了新的篇章。数十年来，世界各国专家共同努力所取得的成就，进一步说明了未来外科领域，原本需要“开胸剖腹手术”的大多数病例，均可通过微创外科技术来完成，如被电视腹腔镜手术所取代。简言之，微创外科这一跨世纪的人类外科领域的新技术革命正席卷全球。

由于对手术技术、麻醉技术和器械的要求要高于成人，小儿外科微创技术的发展迟于成人。1980 年 Gans 利用腹腔镜进行小儿性腺探查成为国际上首例小儿腔镜手术。近十年来小儿微创手术得到了长足的发展。超过 60% 的手术可以在内镜下成功完成。前沿发展方向在新生儿和胎儿手术方向。单孔腹腔镜也得到广泛开展。

二、微创治疗在创伤和急症中的应用

如果存在一个系统或多个系统或脏器功能不全，围术期的风险会成倍增加。传统意义上，如果病人存在呼吸、循环功能不全或凝血功能障碍等情况，无论胸腔镜或腹腔镜手术都是相对禁忌证。在儿童患者也是一样。近年来随着腔镜技术的发展，对于重症病人的手术适应证有逐渐扩大的趋势，特别在儿童，重症往往就是需要手术治疗的部分，而较少合并心肺等的基础疾患。这些情况逐渐成为腔镜手术或探查的适应证。

腔镜手术对于重症儿童的创伤，除去麻醉和手术操作的影响以外，还有二氧化碳气胸或气腹对机体的影响。如果是正常腔镜手术的儿童，这些影响常常很微弱或很快恢复而容易被外科医生忽略。而在重症病人，应该了解这些情况可能对手术的影响。在腔镜操作时，一般来说，气腹对呼吸和循环的影响较大，气胸相对好一些，对呼吸的影响甚至要低于开胸手术的影响。了解腔镜手术对患儿机体生理功能的影响，对于手术风险的评估和决策都有重要的帮助。

（一）对心脏和循环的影响

1. *血流动力学反应* 气胸或气腹所引发的血流动力学特征性改变包括心输出量减少、动脉压升高、体循环和肺循环的血管阻力增加。心率维持不变或轻微增加。心输出量的减少可以通过漂浮导管、术中食管超声多普勒等检查得到确证。有人证实心输出量的减少与压力的增加成正比。

血容量的高低与高腹压时的静脉回流有关，也与二氧化碳气腹期间达到高碳酸血症的时间和程度有关。有效循环血容量的减少使气腹期间已经非常复杂的血流动力学变化更加难以掌握。由于气腹或气胸引起的胸腔压力增高可以导致心脏充盈压力增高。此时，右心房和肺动脉嵌压不再与心脏充盈压力指数相依赖。总体而言，在手术前增加循环容量可以缓解静脉回流和心输出量的减少，对于创伤或循环不佳的患儿尤其应当予以注意。

全身血管阻力增加的机制可能是神经激素的作用。儿茶酚胺，肾素血管紧张素系统，特别是血管加压素在气腹时都增加释放，可能导致后负荷的增加。然而，只有血管紧张素释放的时间过程与全身血管阻力的增加相平行。血浆血管紧张素浓度的增加与胸腔内压力改变和右心房跨壁压改变相关。腹膜感受器的压力刺激同样导致血管紧张素释放的增加，全身血管阻力和心房压力的升高。

如果是心功能不全的患儿，最严重的血流动力学改变是伴有低氧供的情况下，术前存在心输出量和中心静脉压偏低，平均动脉压和全身血管阻力增高。此时由于右心房和肺毛细血管嵌压对心充盈压评价指数不可靠，后负荷的增加成为血流动力学改变的主要因素。对于此类病人手术前要小心评估，有时需要提前给予血管扩张药物。

2. 心律失常　心律失常并非腔镜手术特有的病理改变。诱发因素包括高碳酸血症、迷走神经反射以及气栓。

（二）对通气和呼吸功能的影响

1. 通气改变　腹腔内充入一定数量和压力的气体以后，可以使膈肌上抬，肺底部肺段受到压迫，呼吸系统的顺应性降低，气道的压力上升，功能残气量下降，潮气量及肺泡通气量减少，从而影响通气功能，其程度与气腹压力的大小有关。

正常情况下，胸壁顺应性的高低主要取决于胸廓、膈肌和腹壁张力以及腹腔内容，同时，呼吸深度及频率可随着代谢需要而不断地变化。但是在麻醉状态下，自调能力减弱，很难代偿由于气腹所致的通气障碍。此外，当气腹压力增高时，膈肌上升，肺底部肺段受到压迫，气管隆突向头侧移位，心胸比例增高，胸腔纵轴缩短，同时腹壁紧张，活动受限，此时的胸壁顺应性几乎完全取决于胸廓，但是其扩张程度有限，故胸壁及肺的顺应性明显降低。膈肌位置、胸壁及肺弹性的改变又可导致功能残气量的减少，并且随着气腹压力的增高继续减少。功能残气量越小，则呼气末肺容量越接近余气量，气道的压力升高越明显，如果患者合并有先天性发育异常，如存在食道裂孔疝时，则可导致纵隔气肿及气胸等并发症发生。

2. 氧合的改变　从理论上来说，气腹可以通过干扰肺内气体的分布和通气/灌流比例从而影响机体氧合功能。一般情况下，肺内气体分布是否均匀取决于肺顺应性以及气道的阻力，顺应性越高或气道的阻力越低，气体的分布越均匀。气腹压力升高，顺应性降低，气道压力明显上升，这就使气体主要分布于灌流较差的肺上段。但是从国内外大多数研究报道来看，在腹腔镜手术过程中，由于气腹影响氧合作用而发生缺氧的病例还非常罕见。

气腹的压力越高，上述的这些改变也就越明显。目前临床上所采用的气腹压力一般不超过 2.0kPa，对于没有严重肺功能障碍的病人来说，这些改变影响不大，但是对于合并有严重肺功能障碍如肺气肿、肺不张和肺心病的患者，无疑会带来不良的后果，尤其是当病人采取自主呼吸时，这些表现会更加显著。

（三）对血气和酸碱平衡的影响

正常情况下，机体的二氧化碳生成和排出处于一个动态平衡状态，血液和组织中的二氧化碳在一个相对恒定的水平。临床上是否出现高碳酸血症，与机体气腹压力的高低、全身组织细胞代谢状态、腹部血流、肺的通气功能等都有一定的关系。对于大多数病人来说，腹腔内的二氧化碳吸收后不会引起体内二氧化碳稳态的急剧变化，仅有轻微的高碳酸血症，其余大多数吸收入血的二氧化碳很快就会被排出。二氧化碳稳态的维持，主要是通过血浆和细胞内缓冲系统的调节和加速二氧化碳的转运经肺排出。然而在重症情况下，如患者因严重创伤、感染而处于高代谢状态，严重的阻塞性肺部疾病、低心排出量等，在这个时候增加的二氧化碳负荷很容易破坏机体的稳态机制，导致严重的高碳酸血症和酸中毒。

在儿童手术中引起 $PaCO_2$ 增高的一个重要原因是多数患儿手术时采用压力控制性机械通气。虽然定压通气更适合儿童麻醉，但在气腹时常常出现潮气量下降而导致 CO_2 潴留随气腹时间加重。

手术中监测呼吸末 CO_2 分压（$PETCO_2$）是衡量存在高碳酸血症的主要指标。但在重症患儿，特别是存在肺损伤、CO_2 排泄功能障碍，或者是存在急性心肺疾病的患者，$PaCO_2$ 和 $PETCO_2$ 的相关性明显变差。因此，如果临床上怀疑存在高碳酸血症，即便 $PETCO_2$ 正常，也要进行动脉血气检查。

年龄越小或存在腹壁创伤的儿童在气腹时出现皮下气肿的概率增大，这也是导致 $PaCO_2$ 增高的一个因素，在操作时应引起注意。其他导致 $PaCO_2$ 增高的原因还包括气胸、纵隔气肿、心包气肿、气管插管移位到支气管内、空气栓塞等。

对于通常的儿科腔镜手术患儿来说，手术中一定时间内的“容许性高碳酸血症”是可以接受而且安全的。而在重症儿童手术时，机体对酸中毒更加敏感，在处理时要引起足够的重视。

（四）对脑功能的影响

Schob 等发现气腹可致颅内压升高，认为诱导气腹后，$PaCO_2$ 及 $ETCO_2$ 升高和 pH 降低导致脑血流量增加，从而引起颅内压升高。Rosenthal 等证明与对照组相比，气腹压升高及 Trendelenburg 体位使颅内压升高 150% 以上。气腹压急剧升高时膈肌上移、胸内压升高，使腔静脉受压，血液自脑回心受阻，脑静脉压升高，颅内压亦升高。如同时存在通气不足及高碳酸血症，则颅内压升高更为明显。但气腹压急剧升高时，过度通气并不能有效地降低颅内压。因此当病人有颅脑创伤或其他引起颅内压升高的疾病时，必须注意病人的体位及升高的水平及速度。

（五）对肝脏的影响

动物实验研究表明，在二氧化碳气腹状态下，随着气腹压力的升高，平均动脉压也升高，而门静脉的血流量则进行性降低，门脉压以及门脉－肝内血流阻力进行性上升，除去气腹，这三者即刻回到基础值。同时还观察到即使是在同一气腹压力水平，门静脉血流量减少的幅度要比肝动脉大，这说明在可接受的气腹压力范围内，平均动脉压正常也可以使肝脏的灌流减少，其程度主要与气腹压力的高低有关，但由于动脉血流同时减少，提示气腹压力的机械压迫作用并非影响肝脏灌流的唯一因素。

（六）对肾脏的影响

Harman 等在动物模型中发现，随着气腹压力的升高，肾血流量和肾小球滤过率逐渐下降，肾功能也同时下降，提示气腹可以导致肾灌流量的减少，功能降低，而且还提示增高的气腹压力对肾实质和静脉的压迫作用是引起可逆性低灌流的主要原因。

但是在人体，2.0kPa 左右的气腹压力对肾功能的影响也许是微不足道的，这是因为人体肾周围有丰富的脂肪囊，而且肾包膜与腹膜也较动物的坚韧，这可能是至今未见有气腹引起肾功能减退报道的原因。但是尽量降低气腹压力，尤其是对手术时间较长，或患者肾功能本身已受损的情况下，无疑是更为安全的。

（七）腔镜在儿童重症中的应用

重症儿童腔镜手术治疗已经有较为成熟的报道，例如重症肺炎合并脓胸不能自主呼吸，膈疝合并肺发育不良、腹部创伤出血循环不稳定等。以下以腹腔镜治疗腹部创伤为例介绍腔镜在儿童重症中的实际应用。

休克和感染是腹部创伤对儿童造成生命威胁的主要原因，也就是实质性脏器、大血管损伤所引起的出血或空腔脏器破裂穿孔造成的腹腔感染。尽管有很多影像学的检查可以提供诊断依据，诊断性腹腔穿刺或腹腔灌洗也是诊断的重要手段，手术探查依然是上述手段不能替代的重要方法。腹腔镜探查腹部创伤最早于 1963 年 Heselson 报道。他用腹腔镜检查，如果发现较多出血或肠液，立即开腹手术。而随着腹腔镜技术的发展，特别是近 10 年来腹腔镜设备和器械的飞速发展，对腹腔脏器的观察越来越准确，同时越来越多的止血、修补操作可以在镜下完成，从而避免了不必要的开腹或者替代了不可避免的开腹手术。

麻醉应选择静脉吸入复合全身麻醉。脐部切口采用开放式技术更加安全。气腹压力尽可能控制得低一些，儿童一般以 6~10mmHg 为宜。提高压力有造成气胸（有膈肌损伤时）或静脉栓塞的风险。但近来也有人认为适当提高气腹压力（15~18mmHg）是安全的并且有利于控制出血。

腹腔镜下探查的顺序是肝脏、膈肌、脾脏、胃、小肠、结肠、盆腔脏器。有凝血块包裹或有脓苔附着的地方往往是受损伤的地方，要反复冲洗，仔细观察。容易被遗漏的部位包括小肠的系膜缘、结肠的腹膜后部分、小网膜囊、胃后壁和十二指肠部分。可以在腔镜下治疗的情况如出血，一般的出血可以通过镜下电凝、喷灼、涂胶、压迫以及缝补等办法。如出血速度快，视野难以保证时尽早开腹。膈肌损伤可以缝合修补。空腔脏器损伤可以在镜下修补或从脐部扩大切口提出在腹壁外吻合。如果存在胆道损伤要根据术者能力决定中转开腹的时机。手术结束前确认是否妥当安放引流管。

总体而言，血流动力学不稳定或凝血功能障碍是腔镜手术治疗重症患儿的相对禁忌证，但即便是开腹手术，此种情况也是十分危险的。能否进行腔镜手术治疗重症患儿，更主要的是靠术者的经验判断。需要遵循的共同原则是：

1. 尽量缩短气腹或气胸的时间。
2. 控制尽可能低的气腹压力。
3. 面临困难或患儿越来越不稳定时，要毫不犹豫中转开腹或开胸。

（黄柳明）

参考文献

［1］ Ishizaki Y，Bandai Y，Shimomura K，et al. Safe intraabdominal pressure of penumoperitoneum during laparoscopic surgery［J］. Surgery，1993，114：549.

［2］ Cunningham AJ，Turner J，Rosenbaum S，et al. Transoesophageal assessment of haemodynamic function during laparoscopic cholecystectomy［J］. Br J Anaesth，1993，70：621.

［3］ Rasmussen JP，Dauchot PJ，De Palma RG. Cardiac function and hyercarbia［J］. Arch Surg，1978，113：1196.

［4］ Ho HS，Saunders CJ，Corso FA，et al. The effects of CO_2 pneumoperitoneum on haemodynamics in haemorrhaged animals［J］. Surgery，1993，114：381.

［5］ Joris JI，Noirot DP，Legrand MJ，et al. Hemodynamic changes during laparoscopic cholecystectomy［J］. Anesth Analg，1993，76：1067.

第九节　介入治疗学基础

一、概述

儿科介入放射学是介入放射学的一个分支学科，包括儿童心脏、神经、血管、非血管、肿瘤介入放射学等。由于儿童疾病谱具有自身特点，儿科介入放射学各分支发展并不均衡。儿童心脏介入放射学是儿科介入放射学发展最成熟的一个领域，诊断性心导管术、心血管造影和先心病介入治疗在国内外得到广泛开展，成为先天性心脏病最重要的诊疗方法之一，特别是先心病介入治疗已经替代部分外科手术或成为外科手术的重要补充和辅助手段。血管瘤及血管畸形也是儿科介入治疗开展较多的一个领域。其余儿科介入诊疗仅见于少量报道，仍有待进一步发展。

儿科介入治疗具有一些特殊性：首先，儿科介入治疗通常需要在镇静或全身麻醉下进行，比较小的儿童需全身固定，术中必须持续监测患儿血氧和心律，术后仍需持续监测直至患儿完全清醒。其次，需要注意维持患儿体温及液体的平衡，造影剂和药物用量都需按患儿的体重计算比例，一次手术非离子造影剂的总量最多可用至 8～10ml/kg，并且需要维持水化。此外，需要事先准备各种合适规格的急救和介入器材，包括吸氧面罩、气管插管、吸痰管、血管鞘和导管等。

二、先天性心脏病介入诊疗

（一）诊断性心导管术和心血管造影

诊断性心导管术和心血管造影曾经是先天性心脏病诊断的主要手段，包括心血管解剖畸形的诊断、生理资料的获取、肺血管病变的评价等几个方面，为手术指征的选择和手术方案的制定提供了重要的依据。近年来，心脏超声、CT、磁共振等技术进展迅速，绝大多数心血管解剖畸形已经可以依靠这些无创的检查手段来诊断，一些常见、简单的先天性心脏病患儿可不经心导管和/或心血管造影检查直接外科手术。但是对于复杂型及重症先天性心脏病的外科手术治疗，心导管和心血管造影检查在获取生理资料和评价肺血管病变等方面仍具有不可替代的作用。

（二）先天性心脏病介入治疗

先天性心脏病介入治疗始于 20 世纪 60 年代后期，但是直到 80～90 年代随着介入器材的进步才得到较快发展。目前在我国已开展的先心病介入治疗包括：①血管及心内缺损封堵术：动脉导管未闭、房间隔缺损、卵圆孔未闭、室间隔缺损以及其他先天性血管异常通路如冠状动脉瘘、肺动静脉瘘、体－肺循环血管侧支等。②经皮球囊瓣膜及血管狭窄扩张成形术：肺动脉瓣狭窄球囊扩张成形术、主动脉瓣狭窄球囊扩张成形术、主动脉缩窄球囊扩张成形术等。③心律失常射频消融术。④心内及血管内支架在先心病中的应用：肺动脉分支狭窄支架植入、主动脉缩窄支架植入、右心室－肺动脉管道狭窄支架植入等。

三、血管瘤与血管畸形介入治疗

血管瘤特指一种来源于血管内皮细胞异常增殖的良性肿瘤，一般在出生后 1 周左右出现，1 岁以内快速增殖，随后继发缓慢的退化，至 7 岁时约 95% 的病例完全退化或仅剩余相应部位皮肤色素沉着。绝大多数血管瘤不需要治疗，仅有少数血管瘤或因病变较大而产生高输出性充血性心力衰竭，或因生长于头面部浅表部位可能毁容，或因生长于呼吸系统、眼或消化系统可能出现严重的临床问题，需要进行积极的临床干预。介入治疗的方法包括经皮穿刺肿瘤局部药物注射和经导管动脉栓塞。局部使用的药物包括平阳霉素、博来霉素、曲安奈德、倍他米松、无水乙醇等。动脉栓塞的材料包括明胶海绵、不锈钢圈、平阳霉素碘油乳剂、博来霉素碘油乳剂、聚乙烯醇（PVA）颗粒等。

血管畸形是指血管结构的先天性发育畸形，90% 在出生时即存在，很多病例没有明显症状，不会自行消退，随个体的生长发育而生长。血管畸形按照流量高低和病变中主要异常的通道类型分为动静脉畸形、静脉畸形以及淋巴管畸形。血管畸形是否需要治疗取决于病变的大小和生长的位置，以及由此产生的临床症状。因为血管畸形一般来说生长缓慢，所以对于没有临床症状的病变多建议保守治疗。动静脉畸形介入治疗以经导管动脉栓塞为主，栓塞材料与血管瘤介入治疗相同；静脉畸形以局部穿刺硬化治疗为主，硬化剂包括无水乙醇、十二烷基硫酸钠等；淋巴管畸形目前尚没有理想的治疗方法。

介入治疗是血管瘤与血管畸形综合治疗中很重要的一个组成部分，临床实践时有两个要点：①血管瘤与血管畸形是良性病变，应尽量避免过度治疗导致皮肤坏死、神经或运动功能损伤等并发症；②介入治疗主要目标是栓塞或硬化“畸形血管床”，应避免单纯栓塞供血动脉近端，从而导致病变复发，且由于复发后产生大量供血动脉，常使病变在解剖学上更加复杂难以处理。

四、恶性肿瘤介入治疗

儿童恶性实体肿瘤起病隐匿，神经母细胞瘤、肝母细胞瘤、肾母细胞瘤、横纹肌肉瘤及视网膜母细胞瘤等常见肿瘤就诊时半数以上已为Ⅲ、Ⅳ期，无法手术切除，术前全身化疗可以提高完整手术切除率和治愈率。经导管动脉化疗栓塞代替全身化疗具有不错的疗效，文献报道相当一部分不能手术切除的肝母细胞瘤采取经导管肝动脉化疗栓塞术后，可以获得延期手术机会。也有部分学者报道肾母细胞瘤和视网膜母细胞瘤经导管动脉化疗栓塞取得了较好疗效。

五、神经系统疾病介入治疗

成人神经介入技术日趋成熟促进了儿童神经介入治疗的发展。目前报道主要应用于颅内动脉瘤、颈内动脉海绵窦瘘、脑动静脉畸形等。儿童颅内动脉瘤较为罕见，临床症状与成人无明显差别，但是外伤性动脉瘤占很大比例，还有一部分为感染性动脉瘤。介入治疗方法主要是微导管超选择至动脉瘤内用可脱性弹簧圈进行栓塞，如果颅内动脉侧支代偿循环良好，也可以考虑隔绝载瘤动脉。儿童颈内动脉海绵窦瘘也可以用类似方法进行栓塞，栓塞材料包括可脱性弹簧圈或球囊。

六、非血管途径介入治疗

（一）尿路梗阻

在儿童先天性尿路梗阻疾病中，引起上尿路梗阻以肾盂输尿管连接处狭窄、扭曲和连接处瓣膜最为常见，下尿路梗阻则更多见于男性儿童的后尿道瓣膜。上尿路梗阻采用经皮肾造口引入导丝及球囊进行狭窄处扩张，下尿路梗阻需要经尿道口逆行插管球囊扩张，术后留置引流管 7~14 天，梗阻改善不理想者可以反复多次扩张。

（二）食管狭窄

球囊扩张是成人食管良性狭窄的首选治疗方法，儿童食管狭窄也不例外。主要并发症是食管穿孔，因此球囊直径的选择以及扩张时间、次数和压力的控制尤为重要。

（三）骨囊肿

骨囊肿病因尚不明确，好发于青少年，可导致病理性骨折，治疗方法包括外科治疗、经皮穿刺硬化治疗和动脉栓塞。外科治疗疗效最确切，但是并发症较多，而硬化治疗与外科手术相比具有更安全、创伤小、费用少的优点。硬化剂多选择无水酒精。

（四）其他

1. *咯血* 引起咯血的病因很多，包括支气管扩张、支气管内膜结核、肺结核、肺部炎症、肺脓肿、原发性肺动脉高压、肺动静脉瘘等，儿童常见病因是支气管囊性纤维化。多数咯血病人可以通过支气管动脉栓塞来进行治疗，栓塞材料包括明胶海绵和聚乙烯醇（PVA）颗粒等。

2. *消化道出血* 儿童消化道出血的原因通常是十二指肠溃疡，其他少见原因包括胃溃疡、Meckel 憩室、血管畸形等。消化道出血多采用内科保守治疗和内镜下治疗。内科治疗无效时可考虑介入治疗。血管造影发现造影剂外渗到胃肠腔内是消化道出血最可靠的征象。应尽可能选择插管至出血动脉分支进行栓塞，明胶海绵和不锈钢圈是最常用的栓塞材料。

3. *肾动脉狭窄* 近 10% 儿童高血压患者的病因是肾动脉狭窄，其中 40%~70% 是肌纤维发育不良，其他病因还包括 Takayasu 动脉炎、神经纤维瘤病等。据文献报道，球囊扩张成形术对肌纤维发育不良导致的肾动脉狭窄疗效较好。

4. *腹部外伤* 大多数儿童腹部外伤所致肝脏和/或脾脏创伤经保守治疗可以自行愈合。但是，如果临床观察到患儿生命体征不平稳、血红蛋白进行性下降以及影像学检查显示血肿逐渐增大，则提示需要积极干预。经导管栓塞创伤部位供血动脉是常用的方法。当经动脉入路困难时，可以在超声引导下直接经皮穿刺血肿，向血肿内注入凝血酶。

介入放射学具有微创、疗效切实、安全、恢复快的特点，随着儿童内、外科医师对此学科的逐步认识，各种介入诊疗技术已经越来越多的应用于儿童。但是与成人相比，儿科介入放射学在开展的广度与深度方面仍有着巨大的差距。因此，介入放射医师应积极向临床医师和患儿家属宣传介入放射学知识，并与临床医师通力合作，促进儿科介入放射学的发展，为患儿带来福音。

（刘　涛）

第十节　血液净化治疗学基础

一、血液透析

血液净化包括血液透析、血液滤过、血液透析滤过、血液灌流、血浆置换、免疫吸附、连续性肾脏替代治疗（CRRT）等。

血液透析（hemodialysis，HD）指血液和透析液借助于透析器，通过其生物物理机制，完成对溶质及水的清除和转运，其基本原理是通过弥散、对流及吸附清除血液中各种内源性和外源性“毒素”；通过超滤和渗透清除体内潴留的水分，同时纠正电解质和酸碱失衡，使机体内环境接近正常从而达到治疗的目的。HD是应用最广的血液净化方式之一。

（一）血液透析的原理

所谓透析就是在血液与透析液间放置一透析膜，利用弥散、对流等原理清除体内溶质与水分，并向体内补充溶质的方法。衡量透析器效果的指标称为透析率，是指在一定的血液流速条件下，透析器清除溶质的量，用以比较各种透析器的效能。影响透析率的因素包括溶质的浓度梯度、溶质相对的分子质量、分子的形状和所带电荷、脂溶性、透析膜的阻力、血液与透析液流速等。

1. 弥散　溶质依靠浓度梯度差从浓度高的部位向浓度低的部位运动，这种运动方式称为弥散。弥散的量一般只与溶质浓度梯度差及弥散面积有关。

2. 对流　对流是溶质通过半透膜转运的第二种机制。水分子小，能够自由通过所有半透膜。当水分子在静水压或渗透压的驱动下通过半透膜时就发生超滤，溶质随水分子等浓度通过膜孔而得到清除，称为对流。利用对流清除溶质的效果主要由超滤率和膜对此溶质的筛选系数两个因素决定。影响对流的因素包括膜的特性、消毒剂、血液成分、液体动力学以及血液透析或血液滤过时的温度。

3. 吸附　通过正负电荷的相互作用使膜表面的亲水性基团选择性吸附某些蛋白质、毒物或药物，如β-微球蛋白、补体、内毒素等。运用炭吸附进行血液灌注可有效地降低蛋白结合化合物的血液浓度，但不能常规用于尿毒症的长期治疗。

（二）血液透析的设备

血液透析机（dialysis machine），简称血透机，由透析液供给系统、血循环控制系统和超滤控制系统三部分组成。新一代血透机增加了患者监测系统，包括患者体温、血压、血容量及心电图等监测指标。

1. 透析液供给系统　透析液供给系统分为中心供给和单机供给两种方式（图10-10-1）。大多数透析单位使用单机供给系统，该系统可分为反渗水预处理、透析液配比和透析液监控三部分。

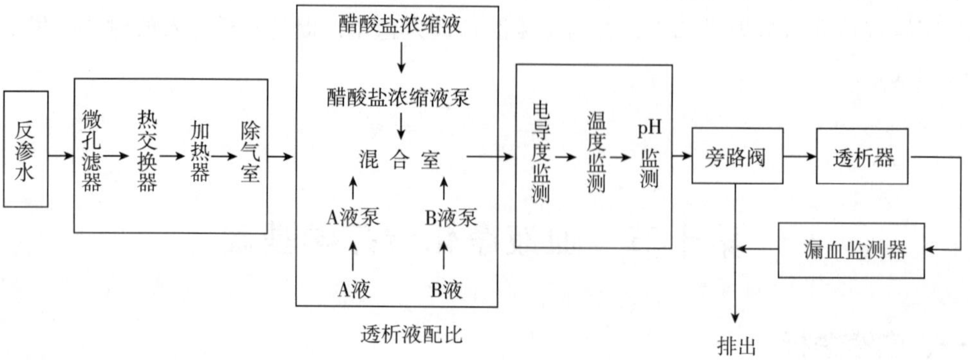

图10-10-1　透析液供给系统流程

透析液监测：主要有电导度、温度、pH 及漏血监测，通过微处理器反馈系统对透析液供给进行调控。

2. 血循环控制系统　血液透析体外循环由动脉血路、透析器和静脉血路三部分组成（图 10－10－2）。动脉血路上有血泵、肝素泵、动脉壶和动脉压监测器。静脉血路上有静脉壶、静脉压监测器、空气探测器和静脉夹。

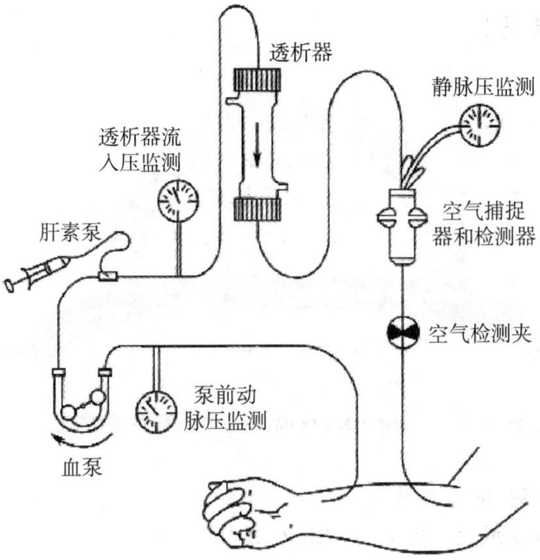

图 10－10－2　血循环控制系统流程图

3. 超滤控制系统　超滤控制系统位于透析液进入透析器之前和出透析器之后的一段水路上，超滤准确性是衡量透析机性能优劣的一项重要指标。常用的超滤方式有三种：定压超滤、定容超滤和程序化超滤。

（1）定压超滤：通过控制透析液的负压，直接改变跨膜压的大小，从而产生相应的超滤量，这种超滤控制方式不够精确，易引起低血压，超滤系数大的透析器不能采用定压超滤血透机。

（2）定容超滤：通过独立的超滤泵，直接从水路中恒速地抽取所需的超滤量，而跨膜压的大小则随透析负压的改变而变化。定容超滤一般比较准确。

（3）程序化超滤：将不同超滤程序录入电脑，根据病人需要，采用不同的超滤程序，可达到理想的超滤目标，而不发生低血压。

4. 病人监测系统　新一代透析机增加了患者监测系统，可根据透析患者状况，及时调整透析方案，给予适当处理，避免低血压并发症的发生。

（1）体温监测：主要监测血液和透析液温度，以保持透析期间产热和散热平衡。也可控制体温在某个范围内，如 35℃，对防止低血压特别有用。

（2）血压监测：血透机自动监测血压，当血压超过设定值时，血透机自动报警。

（3）心电图监测：血透机可记录血透时心电图，并可传送到监测中心，实现远程透析监测。

（4）血容量监测：血透机通过测定计算可监测出血容量下降程度，便于及时干预，防止低血压的发生。干预措施包括降低超滤率，增加透析液钠浓度，输入生理或高渗盐水等。

（5）瘘管血流量或再循环测定：这两项指标根据稀释原理测定，见图 10－10－3。

（6）联机清除率监测器：能够测定透析期间的平均有效尿素清除率，透析剂量（Kt/V）和血浆钠浓度。在透析期间随时可以进行联机清除率测定，从而决定治疗期间内的清除率以及检测治疗期间内治疗效率是否降低。

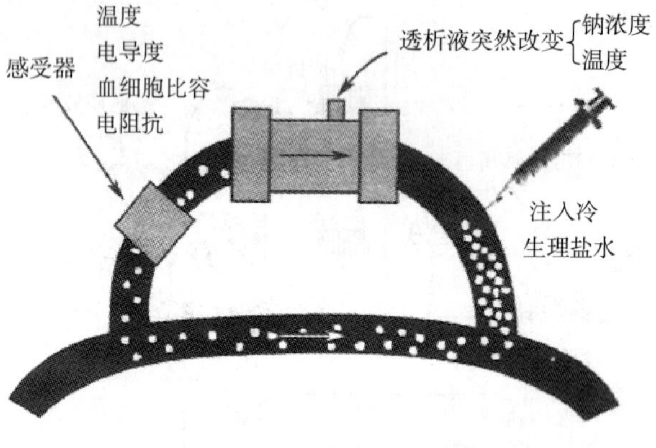

图 10－10－3　血管通路再循环测量方法

5. 其他功能　主要包括可调钠透析、血液透析滤过、自动化学或热消毒，以及单针透析等功能。

（三）血液净化的血管通路

1. 中心静脉临时导管置管术　中心静脉导管有单腔、双腔和三腔导管，目前双腔导管最常用。导管置入的部位有颈内静脉、股静脉和锁骨下静脉。

（1）适应证：有透析指征的急性肾损伤、急性中毒等需要急诊进行血液净化治疗的患者。

（2）禁忌证：无绝对禁忌证。相对禁忌证为广泛腔静脉系统血栓形成、穿刺局部有感染、凝血功能障碍、患者不合作。

（3）器材及药物：穿刺针、导丝、扩张器、肝素帽、注射器、缝皮针等，2% 利多卡因 5ml、肝素 100mg 和生理盐水 200ml，双腔导管等。

（4）操作方法：以常用的钢丝导引置入法（Seldinger 技术）为例。采用穿刺针或套管针静脉穿刺，穿入静脉后有静脉血液抽出。

固定穿刺针并插入导引钢丝沿导引钢丝插入中心静脉，抽出导引钢丝，将导管缝合固定到皮肤上，局部行无菌包扎。

（5）拔管指征和方法：导管有感染、导管失去功能或周围出血不止应拔管。按常规消毒，拔除导管，局部压迫止血、包扎。

2. 经皮颈内静脉置管术

（1）适应证：同中心静脉临时导管置管术。优点是易于保护、不易感染，使用时间相对较长，容易压迫止血。

（2）禁忌证：有明显充血性心力衰竭、呼吸困难、颈部较大肿瘤者不选用经皮颈内静脉置管术。

（3）穿刺部位：因右颈内静脉与无名静脉和上腔静脉几乎成一直线且右侧胸膜顶低于左侧，右侧无胸导管，首选右颈内静脉插管。分前、中、后三种路径，以中路最为常用。中路以胸锁乳突肌三角的顶端作为穿刺点，距锁骨上缘3～5cm。颈总动脉前外侧进针。此路穿刺成功机会大。

（4）操作方法：按穿刺常规进行，进针过程中边进边回抽。有突破感后如见暗红色回血，说明针尖已进入静脉内，如呈鲜红色，可能误穿动脉。进针深度一般1.5～3cm，置管长度小儿5～8cm。置管方法同上。

（5）注意事项：颈内静脉穿刺并发症相对较多，术前应向患者及家属充分说明并签知情同意书。避免同一部位反复穿刺，以减少组织和血管的损伤。操作要小心，避免误穿动脉，防止发生气胸、血气胸或空气栓。严格无菌操作预防感染，导丝插入不能过深以防引起心律失常和导丝断裂。如因气管受压发生窒息时，应及时做气管插管或气管切开。

3. 经皮股静脉置管术

（1）适应证：插管后需紧急透析者，卧床及全身情况较差者，无需长期留置导管及其他插管有困难者。优点是操作较容易、安全。缺点是导管易折且不易固定、易误穿入股动脉、易发生感染等。

（2）操作方法：患者仰卧位，屈膝、大腿外旋外展45°，特殊患者如心衰不能平卧可采用半坐位。用长19～20cm双腔导管，按颈内静脉穿刺方法常规操作。

（3）注意事项：术前应向患者及家属说明征得同意并签字后方可进行。预冲导管时应注意避免混入气泡。穿刺部位出血或血肿可压迫处理，腹膜后大血肿需要外科处理。其余同颈内静脉置管术。

4. 经皮锁骨下静脉置管术

（1）优缺点：优点是不易感染，可保持较长时间；活动不受限，易于固定，不外露，患者耐受性好；血流量较高。缺点是穿刺技术难度较高，并发症多，一般不推荐应用。

（2）径路：有锁骨下径路和上径路。下径路在锁骨中、外1/3交界处，锁骨下1.0cm。上径路在胸锁乳突肌锁骨头外侧缘，锁骨上约1.0cm。按常规消毒穿刺。

（3）注意事项：进入血管2～3cm为宜，以免损伤血管。避免发生血气胸、上腔静脉或右心房穿孔、纵隔出血、心脏压塞、心律失常、胸导管损伤、锁骨下静脉狭窄等并发症。

5. 中心静脉长期导管置管术

（1）适应证：肢体血管条件差，心功能较差，病情较重，或短期可以行肾移植，用血液透析过渡。

（2）禁忌证：无绝对禁忌证。患者不能配合，不能平卧，有严重出血倾向，置管部位皮肤或软组织存在破损、感染、血肿、肿瘤等。

（3）操作步骤：同中心静脉临时导管置管术。

6. 自体动静脉内瘘成形术

（1）概述：自体动静脉内瘘成形术是通过手术，吻合外周动脉和浅表静脉，使动脉血液流至浅表静脉，达到血液透析所需的血流量，从而建立血液透析体外循环。

（2）适应证：慢性肾衰竭，肾小球滤过率<25ml/min或血清肌酐>352μmol/L（4mg/dl），老年患者，糖尿病、系统性红斑狼疮以及需要长时间血液透析治疗的患者。

（3）绝对禁忌证：四肢近端大静脉或中心静脉存在严重狭窄、明显血栓或因邻近病变影响静脉回流。前臂 ALLEN 试验阳性，禁止行前臂动静脉内瘘端端吻合。

（4）相对禁忌证：手术部位存在感染。心血管状态不稳，心力衰竭未控制或低血压患者。同侧锁骨下静脉安装心脏起搏器导管。预期患者存活时间短于 3 个月。

（5）手术部位：可选用前臂腕部桡动脉 – 头静脉、腕部尺动脉 – 贵要静脉、贵要静脉 – 桡动脉、头静脉、贵要静脉、大隐静脉 – 足背动脉、大隐静脉 – 胫前或胫后动脉等。按常规手术方法进行静脉端 – 侧、端 – 端或侧 – 侧吻合。具体方法参考《外科学》。

（6）并发症与处理

①血栓：高凝状态、低血压、低温等是常见诱因。血栓形成 24 小时内，可采用局部血管内注射尿激酶等进行药物溶栓或取栓术治疗。

②感染：免疫功能缺陷，瘘管附近容易感染。使用有效抗生素，如广谱的万古霉素联合头孢类或青霉素类药物，必要时进行瘘管切除手术。

③血管狭窄：与手术操作不当或局部增生有关。可行经皮血管内成形术和/或放置支架，也可再次手术重建内瘘。

④血管瘤、静脉瘤样扩张或假性动脉瘤：血管比较表浅或内瘘血流量较大，需切除血管瘤，重新吻合血管，重建内瘘或行血管成形术。

⑤心力衰竭：心脏病或慢性心功能不全者，容易并发心力衰竭。可采用内瘘包扎压迫，必要时采取外科手术缩小瘘口或闭合内瘘。

⑥肿胀手综合征：由于回流静脉被阻断或者动脉血流压力的影响，造成肢体远端静脉回流障碍所致。早期可抬高术侧肢体，减轻水肿，严重肿胀需要重新制作内瘘。

⑦窃血综合征：侧 – 侧吻合或端 – 侧吻合易发生血管通路相关性的窃血综合征，导致肢体末端缺血，轻度可对症治疗。手部疼痛、水肿或发绀严重者应进行外科处理。

7. 移植血管搭桥造瘘术

（1）适应证：上肢血管纤细不能制作自体内瘘；由于反复制作内瘘使上肢动静脉血管耗竭；由于糖尿病、周围血管病、银屑病等使上肢自身血管严重破坏；原有内瘘血管瘤或狭窄切除后需用移植血管搭桥。

（2）绝对禁忌证：四肢近端大静脉或中心静脉存在严重狭窄、明显血栓或因邻近病变影响。相对禁忌证：同自体动静脉内瘘成形术。

（3）移植血管材料：自体血管（大隐静脉），异种血管（牛颈动脉），同种异体血管，尸体大隐静脉、股动脉，胎盘脐静脉等，目前应用最广泛的是聚四氟乙烯人工血管。

（4）术前准备：选择合适做吻合的动静脉，内径应不小于 3mm，决定手术方式。选择合适的移植血管，大隐静脉或人造血管。常用配对动静脉为肱动脉和肱静脉或正中静脉。手术方法：参见外科手术。

（5）常见并发症：血栓形成、感染、血清性水肿、心力衰竭、窃血综合征、肿胀手综合征等，处理同自体血管内瘘术。

（四）血液透析的适应证

1. 急性肾损伤

（1）凡急性肾功能衰竭合并高分解代谢者，应立即透析。检验指标表现为：每日 BUN 上升≥10.7mmol/L（30mg/dl）、SCr 上升≥176.8μmol/L（2mg/dl）。

（2）非高分解代谢者，但无尿 48 小时以上，BUN≥21.4mmol/L（60mg/dl），高钾血症，血清钾≥6.5mmol/L，Cr≥442μmol/L（5mg/dl），HCO_3^- <15mmol/L，CO_2结合力<13.4mmol/L，误输异型血或溶血（游离血红蛋白>12.4mmol/L）以及体液过多等，也可进行透析。

2. 慢性肾衰竭

（1）一般指征：有尿毒症的临床表现，血清肌酐>707.2μmol/L，GFR<10ml/min。

（2）早期透析指征：肾衰竭进展迅速，血细胞比容在15%以下、糖尿病肾病、结缔组织病性肾病、妊娠、高龄及儿童患者，尽管血清肌酐未达以上指标，也应开始透析治疗。

（3）紧急透析指征：药物不能控制的高血钾（>6.5mmol/L）；水钠潴留、少尿、无尿、高度水肿伴有心力衰竭等；代谢性酸中毒 pH <7.2；并发尿毒症性心包炎、昏迷、抽搐等。

3. 急性中毒　凡不与蛋白质结合，分子质量较小的药物或毒物均可血透或腹透清除。包括巴比妥类、水合氯醛、地西泮、地高辛、阿司匹林、非那西丁等，抗生素如氨基糖苷类、磺胺类等，其他如甲醇、乙醇、尿酸、胆红素、造影剂、汞、铝、鱼胆等。

4. 其他疾病　难治性充血性心力衰竭、急性肺水肿、严重水电解质代谢紊乱及酸碱失衡、急性重症胰腺炎、肝性脑病、高胆红素血症等。

以下情况腹膜透析较血液透析更适宜：婴儿或幼年儿童，糖尿病患者，心功能差、缺血性心脏病，建立血管通路有困难，要求在家透析等。

（五）血液透析禁忌证

无绝对禁忌证。相对禁忌证包括休克或低血压（血压低于80mmHg），严重心肌病变导致的肺水肿、心力衰竭、心律失常，严重出血倾向或脑出血，晚期恶性肿瘤，极度衰竭或精神病不合作者。

（六）血液透析并发症及处理

1. 透析中低血压　是指透析中收缩压下降>20mmHg或平均动脉压降低10mmHg以上，并有低血压症状。需要紧急处理，应立即采取头低位，停止超滤，补充生理盐水100ml或20%甘露醇，或白蛋白溶液等。如血压好转，则逐步恢复超滤，如血压无好转，应再次予以补充生理盐水等扩容治疗，减慢血流速度，并立即寻找原因，对可纠正诱因进行干预。如上述处理后血压仍快速降低，则需应用升压药物治疗，并停止血透，必要时可以转换治疗模式，如单纯超滤、血液滤过或腹膜透析。

2. 肌肉痉挛　肌肉痉挛多出现在每次透析的中后期。应寻找诱因，血电解质紊乱和酸碱失衡，如低镁血症、低钙血症、低钾血症等可引起肌肉痉挛，予以及时纠正。可快速输注生理盐水100ml（可酌情重复）、高渗葡萄糖溶液或甘露醇溶液，对痉挛肌肉进行外力挤压按摩也有一定疗效。

3. 恶心和呕吐

（1）原因：有透析低血压、透析失衡综合征、透析器反应、糖尿病导致的胃轻瘫、透析液受污染或电解质成分异常（如高钠、高钙）等。

（2）治疗：对低血压导致者采取紧急处理措施（见“透析低血压”内容），进行对症处理，如应用止吐药。避免透析中低血压发生。

4. 头痛

（1）原因：有透析失衡综合征、严重高血压和脑血管意外等。对于长期饮用咖啡者，由于透析中咖啡血浓度降低，也可出现头痛表现。

（2）治疗：针对病因进行干预。如无颅内器质性病变，可应用对乙酰氨基酚等止痛药对症治疗。

5. 胸痛和背痛

（1）原因：心绞痛（心肌缺血）、溶血、低血压、空气栓塞、透析失衡综合征、心包炎、胸膜炎等。

（2）治疗：应针对胸背疼痛的原因采取相应的治疗和预防措施。

6. 皮肤瘙痒

（1）原因：与尿毒症、钙磷代谢紊乱、透析器反应等变态反应有关。一些药物或肝病也可诱发皮肤瘙痒。

（2）治疗：可采取适当的对症处理措施，包括应用抗组胺药物、外用含镇痛药的皮肤润滑油等。尽量穿全棉制品的衣服等。

7. 失衡综合征

（1）病因：由于血液透析引起颅内压增高所致。轻者可表现为头痛、恶心、呕吐及躁动，重者出现抽搐、意识障碍甚至昏迷。可有脑电图异常。

（2）治疗：轻者仅需减慢血流速度，同时输注高张盐水或高渗葡萄糖，如无缓解提前终止透析。重者立即终止透析，输注甘露醇。首次透析不要短时间内快速清除大量溶质。

8. 透析器反应

（1）原因：有A型反应（过敏反应型），常于透析后5分钟内发生，可表现为皮肤瘙痒、荨麻疹、咳嗽、喷嚏、流清涕、腹痛、腹泻，甚至呼吸困难、休克、死亡等；B型反应，常于透析后20~60分钟出现，多表现为胸痛和背痛。

（2）治疗：A型透析器反应，应立即停止透析，夹闭血路管，采取处理措施，给予抗组胺药、激素或肾上腺素药物治疗。如出现呼吸循环障碍，立即心肺复苏。B型反应，给予鼻导管吸氧及对症处理即可，常不需终止透析。

9. 心律失常

（1）原因：常见的诱发因素有血电解质紊乱，如高钾血症或低钾血症、低钙血症等，酸碱失衡如酸中毒，心脏器质性疾病等。

（2）治疗：对因处理，对于有症状或一些特殊类型心律失常如频发室性心律失常，需要应用抗心律失常药物，但应用时须考虑肾衰竭导致的药物蓄积。必要时可安装起搏器。

10. 溶血

（1）病因：透析中错误输血。透析液钠过低或透析液受消毒剂等污染。表现为胸痛、胸部压迫感、呼吸急促、腹痛、发热、畏寒等。

（2）治疗：一旦发现溶血，应立即予以处理。终止透析，夹闭血路管，丢弃管路中血液。及时纠正贫血，必要时可输新鲜全血，将Hb提高至许可范围。避免发生高钾血症。

11. 空气栓塞

（1）原因：可能导致空气进入管腔部位的连接松开、脱落，如动脉穿刺针脱落、管路接口松开或脱落等，另有部分与管路或透析器破损开裂等有关。

（2）治疗：立即夹闭静脉血路管，停止血泵。采取左侧卧位，并头和胸部低、脚高位。心肺支持，包括吸纯氧或气管插管。如空气量较多可右心房或右心室穿刺抽气。

12. 发热

（1）原因：多由致热原进入血液引起，如透析管路和透析器等复用不规范、透析液受污染等。透析时无菌操作不严，感染而引起发热。急性溶血、高温透析等也可发热。

（2）治疗：先予对症处理，包括物理降温、口服退热药等，并适当调低透析液温度。细菌感染时予抗生素治疗。考虑非感染引起者，体温过高可以应用小剂量糖皮质激素。

13. 透析器破膜

（1）原因：透析器质量差，储存不当。透析中因凝血或大量超滤等而导致跨膜压过高。复用次数过多也易发生破膜。

（2）处理：立即夹闭透析管路的动脉端和静脉端，丢弃体外循环中血液。更换新的透析器和透析管路进行透析。透析器复用时应严格进行破膜试验。

14. 体外循环凝血

（1）原因：不用抗凝剂或用量不足，血流速度过慢，外周血 Hb 过高，超滤率过高，透析中输血、血制品或脂肪乳剂，透析通路再循环过大，血液暴露于空气等。

（2）处理：轻度凝血，常追加抗凝剂用量，调高血流速度。重度凝血，常须立即回血。如凝血重而不能回血，则丢弃体外循环管路和透析器，以免凝血块进入体内发生栓塞。

二、连续性血液净化（CRRT）

参见本书有关章节。

三、血浆置换

血浆置换（plasma exchange，PE）又称血浆分离，就是将患者的血液抽出体外后，将血浆中的致病成分选择性地分离后弃去，然后将血浆的其他成分以及所补充的平衡液或白蛋白输回体内，以清除血浆内的致病物质的一种血液净化方法。20 世纪 70 年代又发明了膜式血浆分离装置；近年，又提出了血浆成分分离。目前，血浆置换可用于治疗 200 多种疾病，包括肾小球基底膜抗体肾炎、免疫复合物肾炎、坏死性血管炎肾损害、狼疮性肾炎、急性吉兰-巴雷综合征、肾移植排异反应等。

（一）血浆置换治疗原理

血浆置换主要是先分离出血浆，再从其中清除某些疾病的相关致病因子，包括抗体（IgG、IgM 等）、免疫复合物、异型抗原和异常增多的低密度脂蛋白和一些副蛋白、毒素等。丢弃血浆（血浆置换）也就等于清除了这些致病因子。

在血浆置换后脾对自体热变性细胞的清除能力有增加，说明这种疗法还能改善一些疾病的网状内皮系统功能。

（二）血浆分离的方法

1. 离心式血浆分离法　血液的各种成分由于重量不同，在离心时，出现不同的沉降速率，从而达到血液各种成分分离的目的。除能分离血浆外，血液中的各种有形成分亦可分离，如红细胞、白细胞、血小板等。缺点是血流慢，易损害血小板和血细胞，因而可导致出血和感染等合并症。

2. 膜式血浆分离法　是血浆通过滤过器的微孔被分离出来，有形成分被输入体内，从而达到血浆分离的目的。方法简便，且可连续进行，是目前多数透析中较常采用的方法。其操作步骤是：先由第一个滤过器分离出含有致病因子的血浆后，通过第二个孔径较小滤过器把血浆再分离出含有致病因子的大分子物质（被截流在滤过器内），而把小分子的物质（主要是白蛋白）输入患者体内，达到选择性清除致病的血浆成分的目的。

（三）血浆容量（PV）的估算

为了进行合适的 PE，首先应较准确地估算出病人的 PV。

临床较常用的方法是按每千克体重 PV 量 35～40ml 来计算，对于血细胞比容（Hct）正常者取 35ml/kg 来计算，Hct 低于正常者按 40ml/kg 来估算。

1992 年 Kaplan 提出应用下列公式预测 PV：PV = [0.065 × 体重（kg）] ×（1 − Hct）。

也可根据患者的性别、血细胞比容和体重计算 PV：PV =（1 − 血细胞比容）× [b +（c × 体重）]，其中：血浆容量的单位为 ml，体重的单位为 kg。b 值：男性为 1530，女性为 864；c 值：男性为 41，女性为 47.2。

（四）置换液

在血浆置换的过程中，为防止低血容量、低血压等应持续补充与置换容量相当的等渗溶液。补充原则：要等量等速置换，避免血容量波动；保持血浆胶体渗透压正常；维持水、电解质平衡；适当补充凝血因子和免疫球蛋白。

目前最常用的置换液为新鲜冰冻血浆和 4%～5% 的人体白蛋白液。应注意调整钾、钙、镁离子浓度，其他还有新鲜血浆（FP）、新鲜冰冻血浆（FFP）、纯化的血浆蛋白等。也可使用血浆代用品（如右旋糖酐、明胶和羟乙基淀粉等），但用量不宜超过白蛋白置换液量的 1/4。

（五）抗凝

膜式血浆分离置换过程中可使用肝素作为抗凝剂。普通肝素一般首剂量 0.5～1.0mg/kg，追加剂量 10～20mg/h，间歇性静脉注射或持续性静脉输注（常用），并在血浆置换的过程中严密观察出血情况。

对肝素过敏或采用离心式血浆分离者，可采用枸橼酸钠（ACD）抗凝，其使用的剂量为每 15～30ml 血液用 1ml 枸橼酸钠。血浆置换还应注意低钙血症的发生。

（六）PE 的适应证

适应证：神经系统疾病、肾脏病、血液病、肝脏病、代谢性疾病、结缔组织病及移植等诸多领域。

1. *风湿免疫性疾病*　系统性红斑狼疮（尤其是狼疮性脑病）、难治性类风湿关节炎、系统性硬化症、抗磷脂抗体综合征等。

2. *免疫性神经系统疾病*　重症肌无力、Guillain − Barrè syndrome、Lambert − Eaton 肌无力综合征、多发性硬化病、慢性炎症性脱髓鞘性多发性神经病等。

3. *消化系统疾病*　重症肝炎、肝衰竭、肝性脑病、胆汁淤积性肝病、高胆红素血症等。

4. *血液系统疾病*　新生儿溶血性疾病、白血病、淋巴瘤、多发性骨髓瘤、高 γ − 球蛋白血症、高黏滞综合征、血栓性微血管病、重度血型不合的妊娠、自身免疫性血友病甲等。

5. *肾脏疾病*　抗肾小球基底膜病、急进性肾小球肾炎、肾小球硬化症、系统性小血管炎、重症狼疮性肾炎等。

6. *器官移植*　注意器官移植前去除抗体（ABO 血型不兼容移植、免疫高致敏受者移植等）、器官移植后排斥反应。

7. *自身免疫性皮肤疾病* 大疱性皮肤病、天疱疮、类天疱疮、中毒性表皮坏死松解症、坏疽性脓皮病等。

8. *其他* 药物中毒或过量（如洋地黄中毒等）、代谢性疾病（家族性高胆固醇血症）、浸润性突眼等自身免疫性甲状腺疾病、多脏器衰竭等。

（七）PE 的频度和置换量

血浆置换频度应取决于病情的严重程度及疗效，多数学者主张每隔 24～48 小时置换 1 次为宜。每次的血浆置换量，以置换病人的血浆容量 1～1.5 倍为宜。

（八）PE 的并发症

1. *与血管道路有关的并发症* 包括穿刺局部血肿、气胸等，选择有经验的术者操作即可明显减少此类并发症。

2. *与抗凝剂有关的并发症* 包括抗凝剂过量导致出血，枸橼酸盐的输入还可导致代谢性碱中毒及低钙综合征，后者可有心律紊乱、低血压、四肢末端麻木及刺痛等临床表现。

3. *与置换有关的并发症* 包括低血压（体外循环容积过大或回输液胶体渗透压偏低）、出血（血浆凝血因子丢失）、水肿、血液成分（如血小板）丢失等。

常见的并发症是过敏反应、发热、低血压、低钙血症、出血等；严重的并发症有过敏性休克和肺水肿等。一旦发生，应立即停止血浆置换，并做相应的处理。血浆置换的副作用主要与使用的置换液的成分及置换的速度有关，一般血浆置换液的输注速度应控制在 30～50ml/min 为宜。

（九）PE 的禁忌证

PE 无绝对禁忌证。相对禁忌证包括对血浆、人血白蛋白、肝素等有严重过敏史；药物难以纠正的全身循环衰竭；非稳定期的心、脑梗死；颅内出血或重度脑水肿伴有脑疝；存在精神障碍而不能很好配合治疗者。

（十）操作程序

1. *血浆置换前准备* 检查设备运转情况，按照医嘱配置置换液。查对姓名，检查健康状况，根据病情确定单重或双重血浆置换。给予患者抗凝剂等。

2. *血浆置换流程* 按说明开机、操作，设置血浆置换参数、报警参数等。血浆置换液需经加温后输入。开始时速度宜慢，观察 2～5 分钟，无反应后再以正常速度运行。通常血浆分离器的血流速度为 80～150ml/min。

密切观察患者生命体征，定时测血压、心率等，记录病情变化及血浆置换治疗参数和结果。密切观察机器运行情况，如有异常立即处理。

四、吸附疗法

吸附疗法是利用体外循环灌流器中吸附剂的吸附作用清除体内的外源性或内源性物质、药物，以达到血液净化目的的一种血液净化技术与方法。

（一）吸附材料的种类

常用吸附材料有活性炭、树脂、碳化树脂、离子型吸附剂、免疫吸附剂。

1. *活性炭* 主要采用椰子壳为原料制成。经过蒸馏、炭化、酸洗、高温、高压、活化而成。可用于血液灌流的炭主要为石油炭、树脂炭、子母囊炭。活性炭的形状有不规则粒状、球形、柱状、纤维状、粉状，其中以粒状的吸附能力最强，柱状次之。活性炭是多孔性结构，能吸附多种化学物质如肌酐、尿酸、胍类物质、中分子物质，对于外源性小分子物质特别是药物、毒物具有很高的清除率，接触血液后有可能导致血小板与白细胞的减少、补体活化、溶血、过敏反应、热原反应等。

包裹技术的应用改善了活性炭的临床应用。表面包裹一层光滑的半透膜，既不影响吸附效果，又防止了活性炭微粒的脱落。

2. 树脂　吸附树脂是一种球形合成交联共聚物，具有多孔性、高比表面积的特点，在制备过程中可控制其化学反应、改变物理性状，达到调节其吸附特性。吸附树脂易吸附脂溶性物质，对各种亲脂性、带有疏水基团的物质如胆红素、芳香族氨基酸、有机磷农药吸附率高，但略差于活性炭。树脂吸附直接与血液接触可能会导致有形成分的变化，特别是血小板减少，但包裹后血小板减少可明显减轻。

3. 碳化树脂　又称球形活性炭。是近年研制的新型吸附剂，基本分子骨架与活性炭相似，对水溶性的极性物质与脂溶性物质均有良好的吸附能力。具备活性炭与树脂的结构与吸附特性，可以不经包裹直接与血液进行吸附反应。

4. 阳离子型吸附剂　吸附剂表面带有一些阳离子功能基团，如固定有多黏菌素的纤维载体、聚乙烯酰胺与二乙烯二胺等阳离子修饰包裹的纤维素珠、琼脂糖、硅土、树脂等，对血液中带阴离子的溶质成分具有较好的吸附能力，如内毒素等。

5. 免疫吸附剂　常用的免疫吸附剂有金黄色葡萄球菌蛋白 A、抗人免疫球蛋白抗体、补体 C1q、疏水性氨基酸、硫酸葡聚糖、己二异氰酸酯、合成多肽等，在制备过程中将这些吸附剂交联固定在载体分子上，而后者多为琼脂糖、聚乙烯醇、纤维素、聚丙烯酰胺等。

（1）抗原抗体结合型吸附剂：将抗原结合在固定载体上，吸附血液中相应的抗体或免疫复合物的一种方法。可用于重症肌无力、天疱疮、抗排异等。

（2）固定抗体型吸附剂：指将抗体固定在载体上，吸附相应抗原的方法。主要用于清除低密度脂蛋白、抗 HLA 抗体、自身抗体性疾病等。

（3）补体结合型吸附剂：主要应用于系统性红斑狼疮等自身免疫性疾病。C1q 是补体可吸附免疫复合物、纤维蛋白原、多种病毒蛋白、抗 C1q 抗体及其抗原抗体复合物等。

（4）Fc 结合型吸附剂：如金黄色葡萄球菌蛋白 A 吸附剂，可结合免疫球蛋白中的 IgG1、IgG2、IgG4、Fc 片段，还可以非免疫反应方式结合 IgG3、IgM、IgA、Fab 片段等。

（5）静电结合型吸附剂：指吸附剂与被吸附物质以静电作用相结合并清除出体内的方法，如硫酸葡聚糖、白蛋白等。

（6）疏水结合型吸附剂：此法是将苯丙氨酸或色氨酸交联于含有微孔结构的聚乙烯醇凝胶的羟基上，通过疏水方式相对特异性地清除致病因子。色氨酸吸附可用于重症肌无力、Fisher 病等，苯丙氨酸吸附剂主要应用于系统性红斑狼疮、类风湿关节炎。

五、血液灌流

血液和吸附剂直接接触，溶质分子通过生物亲和力、静电作用力和分子间力被吸附剂吸附的过程即为血液灌流（HP）。

（一）血液灌流吸附的原理

血液灌流是采用动脉血液体外分流的技术，将病人动脉血流经管道引向灌流器，血液经过灌流器时受到吸附剂或其他生物材料的作用而得到净化或生化处理，灌流后的血液再经管道返回静脉。灌流器是由特殊结构材料组成，具有大孔、中孔及微孔结构的球型吸附剂，血液中的溶质直接与其接触到达吸附剂表面，经弥散通过微囊进入吸附剂的大中孔道，最后才进入微孔，在静电力等作用下被吸附。

（二）吸附剂血液灌流的临床应用

近年来血液灌流治疗已广泛应用于药物或毒物中毒、急性肝衰竭、危重症、皮肤病等自身免疫性疾病。

1. *药物、毒物中毒* 巴比妥类药物，其他如导眠能、安定、利眠宁等在血液灌流中常可达到很高的清除率。还用于抢救有机磷农药、毒鼠强、有机氮化合物等中毒。

2. *清除代谢废物* 树脂吸附剂血液灌流对尿毒症患者血中的尿酸、肌酐、中分子量的代谢毒物，以及肝衰竭血中的芳香氨基酸类、硫醇有机酸酚类和中分子代谢药物也有显著的吸附作用。

3. *联合应用* 在某种特殊情况下血液灌流可以与血液透析联合使用。如某些中毒导致的急性肾衰或在原有的肾功能衰竭基础上又发生急性药物中毒便可考虑联合使用。

4. *其他适应证* 在危重病的救治中吸附剂能有效清除循环中的细胞因子和炎症介质、内毒素等。在治疗急性肝功能衰竭方面的作用也受到关注。

（三）血液灌流操作规程

1. *治疗前准备* 血管通路的建立与选择：详见“血液净化血管通路制备”内容。一次性应用的灌流器出厂前已经消毒，注意检查包装是否完整等。用体外循环的动力模式：

（1）非外源性动力模式：依靠患者良好的心功能与血压，推动体外血路中的血液循环。仅限于医院无专用设备的急诊抢救时，而且患者无循环衰竭时的治疗。

（2）外源性辅助动力模式：利用专业血液灌流机或常规血透机或 CRRT 设备，驱动并调控体外循环。

2. *操作程序*

（1）灌流器与血路的冲洗：治疗前将灌流器安置妥当。启动血泵，以速度 200～300ml/min，预冲盐水总量 2000～5000ml 为宜。如有游离的炭粒冲出，提示已经破膜，要立即更换。预冲即将结束前，采用肝素生理盐水充满灌流器与整个体外血路，最后将灌流器反转至动脉端向上、静脉端向下的固定方式，准备开始治疗。

如果患者处于休克或低血容量状态时，可于灌流治疗开始前进行体外预冲，预冲液可采用生理盐水、代血浆、新鲜血浆或 5% 白蛋白，从而降低体外循环对患者血压的影响。

（2）体外循环体系的建立：冲洗结束后，将动脉端血路与已经建立的灌流用血管通路正确牢固连接（如深静脉插管或动静脉内瘘），然后开动血泵（以 50～100ml/min 为宜），逐渐增加血泵速度。当血液经过灌流器即将达到静脉端血路的末端出口时，与已经建立的灌流用血液通路正确牢固地连接。

（3）抗凝：治疗前患者凝血状态评估和抗凝药物的选择参照“血液净化的抗凝治疗”内容。抗凝方案：

①普通肝素：一般首剂量 0.5～1.0mg/kg，追加剂量 10～20mg/h，静滴；预期结束前 30 分钟停止追加。肝素剂量应依据患者的凝血状态个体化调整。

②低分子肝素：一般选择 60～80U/kg，推荐在治疗前 20～30 分钟静脉注射，无需追加

剂量。同样肝素生理盐水预冲有助于增强抗凝效果（方法同上）。

（4）体外循环血流量的调整：一般以100～200ml/min为宜。体外循环中血液流速不宜过快或过慢，速度过慢易于出现凝血。

（5）治疗的时间与次数：常用活性炭吸附剂对大多数溶质的吸附在2～3小时内达到饱和。如果需要可每间隔2小时更换一个灌流器，但一次灌流时间一般不超过6小时。急性药物中毒抢救结束后可采用空气回血。

六、腹膜透析

腹膜透析是利用腹膜作为半渗透膜，利用重力作用将配制好的透析液经导管灌入患者的腹膜腔，通过弥散、渗透作用不断地更换腹腔透析液，以达到清除体内代谢产物、毒性物质及纠正水、电解质平衡紊乱的目的。

（一）透析原理

腹膜是一种具有半渗透性的生物膜。腹膜血管和透析液之间可透过物质，依浓度梯度从浓度高的一侧向浓度低的一侧移动，而水分则按渗透梯度从渗透浓度低的一侧流向渗透浓度高的一侧，使代谢废物及时地清除，血中缺乏的物质得以补充，并达到纠正水、电解质、酸碱失调的目的。

（二）影响透析效能的因素

成人腹膜面积为2.2m^2，较两侧肾小球毛细血管表面积（1.5m^2）或一般人工肾透析面积大。且透析液的温度、容量、流速、接触面积、停留时间、附加剂、腹膜本身的病变等均可影响透析效能。温度保持在37℃，留置1小时为宜。病情平稳，可留置90～120分钟。

（三）类型

1. 紧急腹膜透析　短期内做整日持续性透析。多作为急性肾功能衰竭及急性药物中毒的抢救措施。

2. 间歇腹膜透析（IPD）　每周透析5～7日，每日用透析液6000～10 000ml，分4～8次输入腹腔内，每次留置1～2小时，每日透析10～12小时。用于慢性肾衰竭伴体液潴留者。

3. 持续性不卧床腹膜透析（CAPD）　每周透析5～7日，每日透析4～5次，每次用透析液1500～2000ml，输入腹腔，每3～4小时更换1次，夜间1次可留置腹腔内10～12小时。用“双联双袋”的连接管路，每次只需更换一袋即可，透析时可自由活动。

4. 持续循环腹膜透析（CCPD）　用计算机程序控制的自动循环腹膜透析机（APD），在睡眠时，腹膜透析管端与自动循环腹膜透析机连接，用8～12L透析液持续透析9～10小时，清晨和机器分离，整个白天（10～14小时）不需再更换透析液，患者可自由活动。此外，还有夜间间断性腹膜透析（NIPD）、白天自动化腹膜透析（DAPD）和潮式腹膜透析（TPD）等。

（四）透析管及其置管方法

Tenckoff腹膜透析导管是最常用的腹透管，有直管和卷曲管（俗称：猪尾巴管）两种。目前植管方法有：外科直视手术切开法、盲穿法和腹膜镜置管术。盲穿法容易损伤内脏，危险性大，目前在临床上极少使用。

（五）透析液的配方

腹膜透析液通常由渗透剂、缓冲剂和电解质三部分组成，目前常用的腹膜透析液以乳酸盐为缓冲剂，主要是 Dianeal 腹透液。国外新型腹透液，如葡聚糖腹透液、氨基酸腹透液、碳酸氢盐腹透液或三腔袋透析液。

（六）并发症及其处理

1. 腹膜炎　细菌性感染多见。感染细菌可来自出口处、血液、肠道或透析液。如有腹痛、发热、透析液色泽变浊和白细胞数增至100/ml、透析液内细菌检查阳性可明确诊断。腹膜炎可导致腹膜透析失效，甚至危及生命。应及时选用合适的抗生素。若感染仍不能控制，应考虑拔出透析管。

2. 腹痛　高渗性透析液、透析液温度过低或过高、腹腔注入液量过多或进入空气过多、透析液 pH 不当、腹腔感染、导管移位刺激等均可引起腹痛。应调节好温度，降低透析液的渗透压和速度，并可在透析液中加入1%~2%普鲁卡因3~10ml，或酌减透析次数。

3. 透析管引流不畅或透析管堵塞　原因有导管移位或扭曲，被纤维蛋白、血块或大网膜脂肪阻塞，肠腔或腹腔气体过多，透析后肠粘连，透析管端的小孔有部分露在腹腔内液体表面上，致使虹吸作用消失。处理方法：及时找出原因进行相应处理，如腹膜透析管内注入肝素等使纤维块溶解或用透析管内芯疏通透析管；改变体位、按摩腹部等，如仍然堵塞可更换透析管。

4. 水过多或肺水肿　透析早期因患者有明显的氮质血症，如连续用高浓度葡萄糖透析液脱水，此时血浆渗透压往往高于透析液渗透压，一旦改为常规透析液，可引起水潴留，甚至有发生肺水肿的危险。注意密切观察，避免连续用高渗葡萄糖，防止水过多。

（七）适应证

适用于急慢性肾衰、容量负荷过多、水电解质平衡紊乱、肝功能衰竭和中毒性疾病等。近年来，随着透析技术和设备的改进，临床观察发现腹膜透析可减缓残余肾功能的丢失，使儿童生活质量提高，回归社会的机会增多。

（八）禁忌证

无绝对禁忌证，但广泛腹膜粘连、腹腔内脏外伤、近期腹部大手术、结肠造瘘或粪瘘、腹壁感染、腹腔恶性肿瘤、膈疝、严重肺部病变、妊娠、糖尿病等禁忌。

（九）腹膜透析的优点

1. 操作简单，应用范围广泛　不需要特殊的设备，在基层医院也可进行。病人可以在家中自己进行，基本不影响工作，携带方便。且不需要全身应用抗凝血药，腹腔内用肝素量较少且不易被吸收，不增加出血危险，适用于有出血倾向的透析患者。

2. 无体外循环，无血流动力学改变　透析平稳，避免了血容量急剧减低引起的低血压，无失衡综合征，故对于老年人，尤其是心血管疾病伴循环不稳定的患者，安全性较大。

3. 保护残余肾功能　有较多的研究表明，腹膜透析患者残余肾功能下降速度明显低于血液透析的患者。而残余肾功能对改善透析患者的生活质量，提高透析患者的生存期均是非常重要的。

4. 对中分子物质的清除较血液透析好　对贫血及神经病变的改善优于血液透析。

（十）腹膜透析的缺点

1. 感染的可能　由于腹膜透析专用的导管在换液时需和透析袋连接，故有腹腔感染的可能，所以在腹膜透析治疗时，都要先彻底地洗净双手，注意严格消毒。

2. 体重和血中甘油三酯增加　由于透析液是利用葡萄糖，可使病人的体重增加、血甘油三酯及其他脂质升高，所以需要适当的运动及减少糖分摄取。

3. 蛋白质流失　在透析的过程中会流失少许蛋白质及维生素，所以需从食物中补充。可多摄取一些鱼、肉、蛋、奶等，蛋白质摄入量为1.2～1.5g/(kg·d)，其中50%以上为优质蛋白。多吃水果蔬菜补充维生素的损失。病人无明显高血压、水肿等，可正常饮水。

七、军事背景下血液净化技术的临床应用

在灾害环境下，需要血液净化的病人多数为急性外伤、休克等引起的急性肾功能衰竭。中毒等有关适应证参见本篇有关章节。

临床应用：①先急救稳定生命体征；②用简单方法解决——腹透、置换；③有条件用机器透析；④需要时及时后送至有条件单位。

（一）肾性适应证

重症病人发生急性肾功能衰竭合并下列情况时即可开始行肾替代治疗（RRT）治疗。

1. 少尿（<200ml/12h）尤其是无尿（<50ml/12h）。

2. 尿毒性脑病、心包炎、心肌病变和神经病变等。

3. 高钾血症（K^+>6.5mmol/L）、重度低钠或高钠血症（<115mmol/L或>160mmol/L）或氮质血症（BUN>30mmol/L）。

4. 器官水肿（尤其是肺水肿）、高热、药物过量或中毒等。

同时存在多项异常时，即使未达到上述极限值，也应开始治疗。

（二）非肾性适应证

参见本书有关章节。

（何　旭　夏正坤）

第十一节　细胞治疗学基础

细胞治疗是指用自体或异体细胞作为“药物”植入患者体内以改善体内微环境、修复病变的组织和器官，从而达到治疗目的的一种技术手段。

一、细胞生物学特性及其治疗作用

（一）胚胎干细胞

胚胎干细胞（embryonic stem cells，ESCs）是从早期胚胎（原肠胚之前）或原始生殖腺中分离出来的一类细胞，具有无限增殖、自我更新和多向分化的特性。胚胎干细胞具有发育的全能性，能分化形成成体动物的所有组织和器官，包括生殖细胞。所有种类的ESCs都能在体内外被诱导分化为机体所有的细胞类型，包括心肌细胞、造血细胞、平滑肌细胞、脂肪细胞、软骨细胞、成骨细胞、内皮细胞、神经元、星形胶质细胞、少突胶质细胞、淋巴细胞、胰岛细胞等。同时，ESCs还易于在体外进行遗传学操作，比如导入基因使其表达、基因打靶使基因失去功能以及诱导某个基因突变等。

目前，国际上已经开展的采用胚胎干细胞来源细胞移植治疗难治性疾病，包括脊髓损伤、斯塔加特黄斑变性及年龄相关性黄斑变性等疾病。

近年来，诱导多能干细胞（induced pluripotent stem cells，iPS）是由终末分化细胞如皮肤成纤维细胞经过一定的操作产生的类似于 ESCs 样的多能干细胞。目前科学家已经建立多种遗传病的 iPS，如肌萎缩侧索硬化症、腺苷脱氨酶缺乏性重度联合免疫缺陷症、SBDS 综合征、Ⅲ型戈谢病、进行性假肥大性肌营养不良、贝氏肌营养不良、帕金森病、亨廷顿病、青少年 1 型糖尿病、唐氏综合征和 Lesch－Nyhan 综合征等。而且，iPS 也是药物筛选理想的靶细胞，从而检测药物对特定疾病的疗效。

（二）成体干细胞

成体干细胞是指存在于一种已经分化组织中的未分化细胞，这种细胞能够自我更新并且能够特化形成组成该类型组织的细胞。目前已经在多个组织和器官中发现了成体干细胞的存在，如骨髓、皮肤、脂肪、脊髓、肝脏、小肠等。由于具有获取相对容易、可以自体移植避免免疫排斥、致癌风险低等特点，成体干细胞已经被临床用于多种疾病的治疗。

1. *间充质干细胞的特性和功能*　间充质干细胞（mesenchymal stem cells，MSCs）是属于中胚层的一类多能干细胞，主要存在于结缔组织和器官间质中。具有低免疫原性，体外可分化为成骨、软骨和脂肪细胞。MSCs 不仅能分化为间质细胞，经过一定的诱导还能跨胚层分化为神经元、心肌、肝、胰岛细胞等非中胚层的细胞，既具备转分化能力，也具有高度的增殖潜能，连续传代培养和冷冻保存后仍具有多向分化潜能。此外，MSCs 还具有免疫调节和保护神经轴突的效应。

目前，MSCs 临床应用于联合造血干细胞移植、自身免疫性疾病、组织损伤的修复等。此外，还可以作为基因治疗的载体。

2. *造血干细胞的特性和功能*　造血干细胞（hematopoietic stem cell）是指骨髓中存在的一群有自我更新能力，并能够分化为各种血细胞的细胞群。在形态上和小淋巴细胞类似，至今仍无法从形态上来鉴定造血干细胞。目前普遍认为造血干细胞的表型为：$CD34^+$、$CD38^-$、Lin^-、$HLA-DR^-$、$Thy-1^+$、$C-kit^+$、$CFA-1^-$、$CD45\ RA^-$、$CD71^-$，而分离纯化基本都是以 $CD34^+$ 细胞的筛选富集为基础。

（1）造血干细胞的生物学特征

① 高度自我更新能力，即能维持自己的数量不变：造血干细胞分布于骨髓、外周血、脐血中，但含量均很低，在正常人骨髓中造血干细胞比例为 0.35%～1.71%，在外周血中则更低，而且绝大多数造血干细胞均处于 G0 期。但一旦发生造血细胞群明显耗竭，这些潜在的造血干细胞就能大量地分裂，补充消耗的造血细胞，当恢复正常造血后，造血干细胞的增殖状态又重新恢复正常水平。

② 多向分化能力，即能分化成各种细胞：造血干细胞在体外不同条件诱导下还可向非造血细胞分化，如神经细胞、心肌细胞和血管内皮细胞等，为造血干细胞的应用开辟了更为广阔的前景。

（2）造血干细胞的主要临床应用

①造血干细胞移植治疗：造血干细胞移植是目前最成熟、疗效最确切的干细胞临床治疗手段。适应证有急慢白血病、淋巴瘤、多发性骨髓瘤、骨髓增生异常综合征等造血系统恶性疾病及其他系统的实体瘤，也包括再生障碍性贫血、噬血细胞综合征等非恶性疾病。近年

来，还拓展用于多种自身免疫性疾病、部分先天性血液系统疾病、部分遗传代谢性疾病及部分先天免疫缺陷病等。

②作为基因治疗的载体：造血干细胞也是基因治疗的理想靶细胞之一。目前已有戈谢病、腺苷脱氨酶缺乏等先天性疾病采用造血干细胞为载体细胞进行临床基因治疗的报道。

③作为组织损伤的修复细胞：随着对造血干细胞可塑性的认识进一步加深，有人尝试将骨髓来源造血干细胞用于心肌梗死、神经系统组织损伤性疾病，并取得了一定的疗效。证明造血干细胞可分化为多种其他组织细胞，修复已有损伤。

3. 神经干细胞的特性和功能　神经干细胞（neural stem cells，NSCs）是神经系统各种细胞的前体细胞，它起源于胚胎干细胞，具有很强的增殖分裂能力，能分化成本系所有类型的细胞，即神经元、星形胶质细胞和少突胶质细胞。还可能转化为造血细胞。

神经系统的自我修复能力随着中枢神经系统的发育逐渐降低，成年后中枢神经系统的再生和修复能力非常有限。而NSCs的自我维持、自我更新能力以及多向分化潜能可参与神经组织的再生和修复。目前，在啮齿类和灵长类动物模型已积累了移植NSCs治疗帕金森病、中风、脊髓损伤等中枢神经系统疾病的经验，但临床上还处于疾病的探索性治疗阶段。NSCs移植也初步应用于儿科神经系统损伤疾病的治疗。美国斯坦福大学Daadi MM等将人神经干细胞移植到新生儿缺氧缺血性脑损伤模型大鼠前脑，俄罗斯科学家们用胎脑细胞移植治疗儿童脑性瘫痪，取得了一些效果。海军总医院儿科在以上理论及实践基础上将神经干细胞移植用于儿童脑性瘫痪、重度新生儿缺氧缺血性脑病、一氧化碳中毒性脑病等儿科中枢神经系统疾病的治疗，也取得了初步疗效。由于儿童的中枢神经系统疾病多为非进行性损伤，大脑处于发育期，可塑性强，NSCs移植的疗效较成人出现早且无倒退现象，因此，NSCs移植在儿科中枢神经系统损伤的治疗中可能具有更广阔的应用前景。

4. 其他成体干细胞

（1）肝干细胞（hepatic stem cells）：其前体细胞是卵圆细胞和小型肝细胞。最新研究认为，肝脏中存在的H－CFU－C（C－kit$^-$/CD45$^-$/TER19$^-$）细胞为肝干细胞，正常成年肝脏处于相对静止状态，但当肝脏严重受损时，则肝内大量肝细胞增生，间质细胞与细胞外基质也相继被修复。一方面，在肝脏损伤的修复与重建过程中，除成熟的肝细胞参与以外，可以自我增殖的肝干细胞也发挥着重要作用。另一方面，肝干细胞可以分化为具有功能的成熟肝细胞，将为肝细胞移植和生物型人工肝提供重要的细胞来源。在临床治疗中，如能取自患者自身进行治疗，则可以避免免疫排斥反应。

（2）胰腺干细胞（pancreatic stem cells）：胰脏干细胞是一种嗜碱性的单核细胞，直径约8μm，呈圆形，细胞核圆形或肾形，胞核较大，多含2个核仁，染色质细腻而分散，胞浆中不含颗粒，在形态上与小淋巴细胞极为相似，但淋巴细胞体积较小，染色质浓染，核仁不明显且有细胞器。因此，可用形态学方法鉴别胰脏干细胞。胰腺干细胞参与了胰腺疾病的病理生理过程。干细胞定向分化理论为干细胞移植治疗糖尿病奠定了理论基础，胰腺干细胞向胰岛β细胞分化及其移植将成为治疗糖尿病的理想方法。此外，胰腺干细胞移植治疗也可能为治疗胰腺其他疾病开辟新途径。

（3）血管内皮祖细胞（endothelial progenitor cells）：主要来源于脐静脉血、成人外周血、骨髓，外周血中的血管内皮祖细胞起源于骨髓，而脐血中的血管内皮祖细胞起源于胎儿的肝脏。正常情况下，血管内皮祖细胞的数量极少，外周血中为2～3个/ml，脐血中的数量约高

3.5 倍。在生理或病理因素刺激下，血管内皮祖细胞可从骨髓动员到外周血参与损伤血管的修复。近年来的研究显示，血管内皮祖细胞在心脑血管疾病、外周血管疾病、肿瘤血管形成及创伤愈合等方面均发挥重要作用，并为缺血性疾病的治疗研究提供了新思路。

（三）免疫细胞

免疫细胞是指参与免疫应答或与免疫应答相关的细胞。主要有细胞毒性 T 淋巴细胞、树突状细胞、自然杀伤细胞、细胞因子诱导的杀伤细胞、调节性 T 细胞等。

1. *细胞毒性 T 淋巴细胞*　是最重要的免疫监视细胞，其功能特点是可以在 MHC 限制的条件下，直接、连续、特异性地杀伤靶细胞。CTL 的杀伤机制是由穿孔素导致靶细胞溶解，颗粒酶和肿瘤坏死因子使靶细胞凋亡。

CTL 的应用主要在治疗组织器官或造血干细胞移植后的病毒感染，包括 EBV 感染和 CMV 感染。

（1）移植后 EBV 感染：造血干细胞移植后 EBV 相关移植后淋巴细胞增殖性疾病致死率高达 90%。EBV 为细胞内感染，难以清除，目前尚无特异的抗 EBV 药物。近年临床上治疗只能是免疫抑制剂减量或停药和通过外科手术切除或放疗。20 世纪 90 年代初以来，有人应用 EBV－CTL 预防和治疗 EBV 相关移植后淋巴细胞增殖性疾病，取得一定效果，有效率超过 Rituximab 和其他疗法（表 10－11－1）。

表 10－11－1　各种方法治疗 EBV－PTLD 疗效对比

治疗方法	总例数	有效例数	有效率（%）	注释
Rituximab 预防性治疗	341	306	89.7	常联合其他治疗
Rituximab 治疗 PTLD	146	92	63	
CTL 预防性治疗	135	127	94.1	大部分的病例是单一治疗
CTL 治疗 PTLD	17	15	88.2	
免疫抑制剂减量	76	43	56.6	常联合其他治疗
DLI	39	16	41.0	常联合其他治疗
化疗	15	4	26.7	常联合其他治疗
抗病毒药物	62	21	33.9	

（2）移植后 CMV 感染：CMV 感染是器官移植包括 SOD 和 HSCT 后常见的并发症。大约 50% 的移植受者在接受器官移植后的不同阶段从体液（如唾液、尿液）分泌 CMV，通常起始于移植后 1 个月，在 2～3 个月达高峰。CMV 感染同样是临床治疗的难题，临床研究发现针对靶抗原进行 EMV－CTL 治疗成为了 CMV 治疗的一个新的可行策略。

1992 年 Riddell 第一次报道了应用 CMV－CTL 治疗移植后 CMV 感染，证实了其安全有效。虽然 T 细胞过继免疫治疗尚未广泛应用，但是大量的临床实验及个案报告表明，输入特异性 T 淋巴细胞对于部分患者具有显著、持久的疗效。

2. *树突状细胞*　树突状细胞（dendritic cell，DC）是诺贝尔奖获得者 Steinman 在 1973 年发现的，是目前所知的功能最强的抗原提呈细胞，因其形态呈树枝状突起而得名。

DC的抗原提呈能力远强于巨噬细胞、B细胞等其他抗原提呈细胞，它能高效地摄取、加工处理和提呈抗原。未成熟DC具有较强的迁移能力，成熟DC能有效激活初始型T细胞，处于启动、调控并维持免疫应答的中心环节。人树突状细胞起源于造血干细胞，主要有髓样干细胞在GM-CSF的刺激下分化为DC，称为髓样DC和淋巴样干细胞；来源于淋巴样细胞，称为淋巴样DC或浆细胞样DC。DC广泛分布于机体的组织和器官，根据其分布部位不同可分为淋巴样组织DC、非淋巴样组织DC和循环DC。

DC的生物学功能主要有：抗原提呈，诱导静息T细胞增殖和应答，对T、B淋巴细胞产生趋化，调节生长分化，诱导免疫耐受，以及参与B细胞发育、分化及激活。

其主要应用方向如下：

（1）抗肿瘤：肿瘤特异性抗原或肿瘤相关抗原多肽负载DC的肿瘤疫苗较早被应用于临床，在临床Ⅰ~Ⅱ期试验中已取得了满意的效果。Cranmer等对54项DC疫苗治疗633例各种晚期恶性肿瘤的疗效进行了总结，结果表明，能检测到特异性细胞免疫应答反应的病例占到60.7%，但临床总体疗效没有达到预期。

（2）治疗自身免疫性疾病：DC对维持B细胞的成熟和分泌免疫球蛋白也具有重要作用，B细胞稳态的改变将导致过多抗自身抗体的产生，是自身免疫性疾病发生的主要体液免疫机制。因此DC与自身免疫性疾病关系密切，可作为自身免疫性疾病治疗的新靶点。

（3）移植免疫耐受：耐受性DC提呈抗原时不能提供共刺激分子或者提供抑制性刺激分子，使T细胞应答无能、死亡或者激活调节性T细胞对免疫应答负调控。

但DC临床应用也存在一定的局限性，并且维持DC的功能也是急需解决的问题。

3. 自然杀伤细胞　1973年Herberman、Kiessling等首次发现自然杀伤细胞（natural killer cell，NK细胞），因来源于骨髓淋巴样干细胞，被划分为淋巴细胞谱系。

NK细胞主要分布于外周血中，正常成年人外周血中NK细胞的数量可能超过2×10^9个，占淋巴细胞总数的5%~15%。干扰素及巨噬细胞来源的细胞因子均是NK细胞极强的活化因子，NK细胞活化过程迅速，在趋化介质的作用下离开血液循环系统进入到外周组织部位，在病毒感染后2~3天NK细胞即可聚集于感染灶。NK细胞通过分泌穿孔素和颗粒酶B等分子降解细胞膜、破坏靶细胞完整性而发挥溶细胞效应，在天然和获得性免疫中发挥重要作用。NK细胞活化后产生大量的细胞因子，包括IFN-γ、TNF-α、GM-CSF、LT、IL-3等间接杀伤肿瘤。另外还可通过细胞膜FcγRⅢ（CD16）与抗体Fc段结合从而介导抗体依赖的细胞毒作用。

目前NK细胞的临床应用主要集中在以下几个方面：

（1）治疗病毒感染及恶性肿瘤：利用IL-2进行体内扩增，激活NK细胞和体外产生淋巴因子激活的杀伤细胞、CIK细胞杀伤自体肿瘤细胞，在HIV感染及恶性肿瘤患者中可以较好耐受。

（2）与异基因造血干细胞联合移植：同种异体反应性NK细胞具有强的移植物抗白血病效应（GVL），同时抑制移植物抗宿主病（GVHD）。干细胞移植联合应用NK细胞在治疗儿童白血病方面已取得良好效果。

（3）NK细胞系：目前在NK抗肿瘤研究中已经建立了人NK-92、NKL、YT、NK3.3等NK细胞系，NK-92是唯一进入临床研究的细胞系。研究发现，NK-92几乎完全缺乏KIR表达，却保留有穿孔素和颗粒酶B介导的细胞毒作用。

4. 细胞因子诱导的杀伤细胞　细胞因子诱导的杀伤细胞（cytokine - induced killer cells，CIK）为体外扩增的T淋巴细胞，目前广泛应用的CIK免疫治疗主要有自体DC - CIK、与自体DC共刺激培养的CIK和DC及单用CIK三种。

CIK/DC治疗技术具有杀瘤谱广、使用安全的优势。成熟的DC细胞可通过Ⅱ型组织相容性抗原等途径提呈肿瘤抗原，有效抵制肿瘤细胞的免疫逃避机制。DC和CIK细胞两者在抗肿瘤细胞中有一定的互补作用。近些年携带特异肿瘤抗原的特异性DC的临床试验广泛开展。肿瘤抗原主要包括多肽、编码整个序列或主要抗原成分及肿瘤蛋白的DNA或RNA。

5. 调节性T细胞　调节性T细胞（regulatory T cell，Treg）可分为$CD4^+CD25^+$Treg细胞、Treg1和Th3等多种亚型。$CD4^+CD25^+$调节性T细胞在诱导移植耐受方面起着重要作用，占人体外周血单个核细胞的1%~2%。

$CD4^+CD25^+$调节性T细胞诱导移植耐受主要通过直接细胞接触途径、分泌抑制性细胞因子途径和间接抑制途径。

（四）其他体细胞

除了上述细胞外，还有一些细胞对儿科疾病临床治疗有重要意义，比如单个核细胞和嗅鞘细胞，它们在儿科疾病的治疗中也发挥了积极的意义。

1. 单个核细胞　单个核细胞（mononuclear cell，MNC）指血液中具有单个核的细胞，包括淋巴细胞和单核细胞。单个核细胞可以来源于骨髓、外周血以及脐血。单个核细胞是多种细胞的混合物，其中有$CD34^+$、$CD45^+$、$CD133^+$等细胞，间充质干细胞也是从单个核细胞中贴壁培养而获得。其临床治疗的优势在于单个核细胞采集后即可应用，不必进行体外培养，而且有大量的前体细胞，可以分泌多种营养因子和免疫调节因子，如肿瘤坏死因子 - α、白细胞介素 - 6、白细胞介素 - 10、内皮细胞生长因子、粒细胞集落刺激因子等。

在多种系统疾病，如心血管疾病、神经系统疾病、成骨病变等，国内外已经有大量采用单个核细胞移植治疗成功的报道。对于中枢神经系统疾病，如脑卒中、脊髓损伤、侧索性硬化等患者进行单个核细胞移植后，可以发现患者的神经功能得到了明显的改善。单个核细胞移植在儿童疾病中的临床应用，国内外报道了脐血单个核细胞移植治疗小儿脑瘫的临床疗效，证实该方法安全有效，移植后患儿运动及语言功能获得了明显改善。美国、墨西哥和我国开展的单个核细胞治疗新生儿缺氧缺血性脑病还在临床试验研究中。

2. 嗅鞘细胞　嗅鞘细胞（olfactory ensheathing cells，OECs）是一种嗅神经的支持细胞，能够支持和促进神经系统神经元的生长和存活，还可以分泌多种神经营养因子，如神经生长因子、脑源性神经营养因子、胶质源性神经营养因子等，能够发挥神经营养、抑制胶质增生、瘢痕形成、成髓鞘等作用。

OECs也是治疗儿童脑瘫的种子细胞之一，有报道采用OECs额叶移植治疗脑瘫患者后，患者GMFM - 66评分相比对照组显著提高，提示OECs移植对小儿脑瘫具有一定疗效。

二、军事活动背景下的细胞库建设与意义

细胞库是指长期保存有很多细胞系和细胞株的设施。临床细胞库有两种：一种与普通细胞库相似，保存有多种可供临床使用细胞，需要时即可使用，如脐血库；另外一种则只保存有细胞供者信息，需要时根据信息联系供者提供细胞，如骨髓库。

（一）骨髓库

1. 骨髓库的建设意义　骨髓库也叫造血干细胞捐献者资料库。骨髓库里保存的只是志愿捐献造血干细胞人的名字、年龄、性别、健康状况、详细地址、HLA 基因检查结果等。如果有一个白血病患者需要做造血干细胞移植，患者的 HLA 基因与所有志愿者的 HLA 基因进行配对，配对相合，便通知该志愿者捐献造血干细胞。因此骨髓库参加的志愿者越多，库容量越大，患者找到相合捐献者的机会就越多。

骨髓库必须建立有数万乃至数十万、数百万志愿者供体的骨髓库，才有实际意义。

目前，发达国家已建立了多达 500 万人的社会骨髓库，并有全球网络，使 70% 需要移植的病人可以获得捐赠造血干细胞而得以挽救生命。当今世界，军事竞争日益激烈，各种核动力武器装备列装部队，面临可能出现的放射性物质泄漏及核武器应用导致的放射性损伤。造血干细胞移植是治疗大剂量辐射伤的有效手段，一定数量的骨髓库库容是在紧急情况下可以为辐射伤伤员尽快寻找到 HLA 相合配型的重要物质保障。

2. 骨髓库的建设现状　目前，全球有 37 个国家和地区建立了 48 个骨髓库。美国是登记资料最多的国家，共有 460 万份库容。欧洲有 370 万份库容。中国台湾地区有 23 万份库容，是目前最大的华人骨髓库。中国大陆有 5 万多份库容。中国有 13 亿人口，完全具备建成全球最大华人骨髓库的条件。现在中华骨髓库及分库建设已经全面展开，已有 10 多万人报名捐献骨髓，检测入库工作正在紧张进行中。中国计划用 7 年时间建成有 50 万份资料的骨髓库，使其成为世界最大的华人骨髓库，届时大多数需要骨髓移植的华人都能在库中找到合适的配型。中华骨髓库的主要业务包括负责中国造血干细胞捐献者资料库总体规划的制定和实施；组织开展宣传、募捐活动；领导、管理和监督各分库的业务工作；负责管理全国造血干细胞捐献者资料库的 HLA 分型资料，面向全国及国（境）外开展检索；负责组织专家审定组织配型实验室、高分辨实验室、造血干细胞移植医院及采集中心的相关工作；负责造血干细胞采集、移植等相关服务工作。

（二）脐血库

1. 脐血库的建设意义

（1）脐血干细胞的概述：脐带血干细胞是指将没有经病毒和细菌污染的脐带血，经过抗凝处理，用分离液分离出的造血干细胞。可为需要造血干细胞移植（HSCT）的患者储备资源，治疗很多不治之症。

脐带血作为继骨髓、外周血后的第三种造血干细胞的来源，远较后两者更为简便、来源丰富。脐带血干细胞与骨髓及外周血干细胞的区别，在于它具有免疫不成熟性的特点，因此移植后的免疫排斥率也低。已成为异基因造血干细胞移植的一种有效替代方法，成为近十余年来造血干细胞移植领域中最重大的进展。

（2）脐血干细胞的应用：目前应用造血干细胞可以治疗 40 多种疾病，它在造血干细胞移植、修复损伤或衰老的人体器官等方面有着广阔的应用前景。临床上用它治疗血液系统恶性肿瘤，主要用来救治白血病、再生障碍性贫血等致命性疾病以及实体瘤。近年来，脐血移植在遗传代谢性疾病的应用也有上升趋势。

（3）建立脐血库的意义：脐血库全称叫“脐带血造血干细胞库”，是国家卫生部批准的特殊血站，是专门提取和保存脐带血造血干细胞并为患者提供配型查询及临床应用的特殊血站，国际上也称之为脐血银行或生命银行。中国每年有超过 2000 万的婴儿出生，是一个巨大的脐带血库资源，因此建立脐带血库就可以把脐带血造血干细胞这一人类重要的生物资源储存起来，以备日后不时之需。

脐血库与资料库相比有其明显的优势：首先，从世界范围看，脐血库利用率大大高于资料库。据介绍，骨髓资料库被使用率不到2‰，而国际脐血库平均被使用率为3.7%，其中美国库为7.4%，日本东京库高达9.2%。其次，按使用人数和总消费进行经济核算，脐血库花费也低于资料库。

（4）脐血库的建立在军事活动中的意义：急性放射病是军事活动中的常见病，是机体在短时间内受到大剂量电离辐射照射引起的全身性疾病。其中骨髓型是造血组织损伤，HSCT是唯一治疗措施，可进行自体或异基因移植。在中华骨髓库查询此类造血干细胞寻找周期长，且非实物型，并非适合此类病人。脐血库作为实物，基数大，寻找周期短，且HLA配型要求不高，适合于此类患者。

2. *脐血库的建设现状* 由卫计委（原卫生部）批准设置的有北京、天津、上海、广东、四川、山东、江苏、重庆、陕西、江苏10家脐带血库。脐血库分为“公共库”和“自体库”。“公共库”接受捐赠、免费保存；自体脐血保存需要支付费用，主要供自己或亲属使用。

（三）其他细胞库

其他细胞库包括胎盘干细胞库、脐带间充质干细胞库、乳牙牙髓干细胞库以及iPS细胞库等。

1. *胎盘干细胞库* 胎盘干细胞库主要以保存新生胎儿胎盘来源干细胞为目标，利用产妇生产后的胎盘，分离出与婴儿组织配型相同的干细胞并为该婴儿终生保存。在其一生中，如患有白血病、糖尿病、老年痴呆症、脊椎损伤等需要干细胞治疗的疾病时，可及时得到自身的干细胞来治疗相关疾病。

2. *脐带间充质干细胞库* 脐带间充质干细胞是指存在于新生儿脐带组织中的一种多功能干细胞，和其他组织来源的间充质干细胞相似，能分化成多种组织细胞。脐带中含有丰富的干细胞，脐带MSCs具有增殖能力强、基因稳定、免疫原性低等特点，可作为理想的种子细胞，不论是自体还是同种异源的间充质干细胞，一般都不会引起宿主的免疫反应。

脐带MSCs同其他来源MSCs功能相似，能修复受伤或病变的多种组织器官，可治疗心、脑和肢体血管疾病、神经系统疾病、肝脏疾病、骨组织病、角膜损伤、烧伤烫伤、肌病等多种疾病；可与造血干细胞共移植治疗白血病等血液病，单独使用可治疗细胞或器官移植后免疫排斥反应，提高移植成功率；还能治疗红斑狼疮、硬皮病等自身免疫性疾病。

3. *乳牙牙髓干细胞库* 乳牙牙髓干细胞（stem cells from human exfoliated deciduous teeth，SHED）取自于个体脱落的乳牙，有取材简便可行、不受伦理学的限制、对供体（儿童）伤害最少易于被父母接受等优点。SHED可以与脐带血来源的干细胞互为补充：脐带血干细胞能提供血液中的主要细胞，如红细胞、白细胞和血小板，用于治疗多种血液疾病，而SHED则可在造血干细胞难以实现的软硬组织再生方面起作用。

4. *iPS细胞库* iPS是类似于ES的全能性细胞，由于是从成体细胞去分化获得，iPS细胞在形态、基因和蛋白表达、表观遗传修饰状态、细胞倍增能力和畸胎瘤形成、分化能力等方面都与胚胎干细胞相似，能够分化为人体的各个组织，更由于iPS可以来源于自体，没有伦理学争议，可以完全避免移植排斥反应，是细胞治疗最佳的种子细胞库，同时也为研究个体特异的疾病发生机制及治疗途径提供了有力方法。

三、细胞治疗在战争及灾害救援中的应用前景与意义

（一）核辐射病

1. *核辐射病发病机制* 核辐射中放射性物质所放射出的 γ－射线、β－射线和 X 射线等，能破坏机体组织的蛋白质、核蛋白和酶等，导致体内新陈代谢紊乱，引起头痛、头昏、恶心、呕吐、白细胞下降、贫血等，导致儿童智力残缺、白血病和其他恶性肿瘤的发生。

儿童处在生长发育的旺盛时期，婴幼儿还处在器官、组织的生长阶段，他们对辐射更加敏感，同时因儿童的预期生命比成人长，所以辐射的有害效应在儿童中表现出更大的潜在危险。因此对于儿童的核辐射问题要更加重视。

组织器官受照射后，实质细胞先出现退行性变，继而坏死、崩解；在不能自我更新的组织中，实质细胞缺失，组织器官萎缩并引起相应的功能障碍；在自我更新的组织中，实质细胞受损伤后丧失繁殖能力，导致更新过程的失常，产生相应的功能紊乱。实质细胞逐渐变性，甚至坏死，致使组织器官的主要功能逐渐减退，甚至消失。

2. *造血干细胞移植在核辐射病中的应用* 核辐射病一般发生于核泄露事故或核战争，进行造血干细胞移植的病例不可能做充分的移植前准备和筛选，不能机械地照搬白血病等其他疾病的移植方法进行。

（1）移植适应证：由于受辐射后病人病情常进展迅速，移植医师须及时判断病人的造血衰竭状况和是否需要进行移植。根据国内外的经验，患者出现以下情况时可初步判断其需要接受移植治疗：

①照射后半小时内开始频繁呕吐。

②照射后 1～2 小时内出现腹泻。

③照射后 24～36 小时内出现腮腺肿胀。

④照射后 12～48 小时内淋巴细胞绝对数 $<0.2\times10^9/L$。

⑤在比较均匀照射时，面部明显潮红，似醉酒样，球结合膜充血。

⑥在比较均匀照射条件下，唇、鼻出现弥漫性单纯疱疹。

⑦未合并大面积皮肤烧伤等复合伤或内污染者。

⑧照射后立即抽血查早熟凝集染色体（PCC，一种辐射生物剂量估算方法），可提示照射范围 1～18Gy，6 小时可出结果。

⑨根据前苏联设计出的“急性放射病造血损伤程度诊断系数（DC）计算表”（表 10－11－2）计算 DC 值，该值达到 +10 以上提示造血功能不能自行恢复，－10 以下说明造血功能可能恢复；如 DC 值介于 －10～ +10 之间，则不能下结论。

表 10－11－2　急性放射病造血损伤程度诊断系数（DC）计算表

指标	DC	指标	DC
开始呕吐时间（小时）		第 2 天淋巴细胞数（个/μl）	
0～0.4	+8	0～200	+6
0.41～0.8	+4	201～400	+2
0.81～1.2	+2	401～600	－2
1.21～1.6	－2	601～800	－8
1.61～2.0	－6	＞800	－15
＞2.0	－10		
第 3 天淋巴细胞数（个/μl）		第 3～5 天网织红细胞数（$\times 10^3$/μl）	
0～100	+8	0～0.8	+2
101～200	+2	8.1～10.0	0
201～300	－2	10.1～14.0	－4
301～400	－9	14.1～18.0	－6
＞400	－10	18.1～20	－10
第 4 天淋巴细胞数（个/μl）		第 4～7 天淋巴细胞数（个/μl）	
0～100	+4	0～100	+5
101～200	+2	101～200	+2
201～300	0	201～300	－1
301～700	－2	301～400	－5
701～800	－3	401～500	－13
801～900	－8	＞500	－15
第 6～7 天白细胞最低值（个/μl）			
0～300	+12		
301～600	+5		
601～900	+3		
901～1200	0		
1201～2400	－3		
2401～3000	－6		

（2）移植方案

①供者选择：极重度急性放射病行造血干细胞移植时，可依次选择同卵双胞胎进行同基因移植；HLA 全相合同胞移植；家庭内单倍体移植；HLA 全相合无关供者移植。

②预处理：预处理方案，对一次高剂量率 TBI＞12Gy 均匀照射的事故病人，可不追加

CTX 等预处理，而用非清髓性 MMF 等作预处理，但应行淋巴细胞清除。可给予 CD3 单抗 5mg/d，5～10 天；或 ATG 20～90mg/kg，分 5 次在 5 天内应用。有条件时进行纯化的 $CD34^+$ 干细胞移植，这种移植尤其适合单倍体移植。

③紧急的全环境保护：最好在 24 小时内施行全环境保护，病人立即进入无菌层流病房，2 次药浴，并给予眼、外耳道、鼻腔、口腔、肛门、阴道、肚脐等部位额外的药物灭菌消毒处理，肠道清洁处理，入层流病房前对龋齿等明显存在的感染病灶进行必要的快速处理，预防性应用抗感染药物。

④间质性肺炎的防治：事故性急性辐射病中，目前尚缺乏逆转放射性间质性肺炎的有效方法，可能单次照射 8～11Gy 以下的剂量时，肺的损伤有可能恢复。大剂量激素或/和丙球治疗对间质性肺炎可能有帮助。治疗放射性肺损伤时还应注意合并 CMV 肺炎的可能。

（二）神经系统损伤

1. 神经系统损伤的临床前研究　目前已开展细胞移植治疗多种神经系统损伤疾病，如帕金森病、亨廷顿病、脑卒中、多发性硬化、侧索性硬化、脑性瘫痪、脊髓损伤等实验研究，取得了一定疗效。

有学者对人神经前体细胞移植治疗重度 HIE 进行了长期的研究，证实神经前体细胞移植能改善 HIE 症状，移植细胞能迁移至病灶并分化为相应的神经细胞，同时采用细胞因子或其他辅助治疗手段能进一步提高移植细胞的神经元分化率、提高疗效。

新生儿脑处于发育状态，含有丰富的易于神经细胞存活或者生长的生长因子，细胞移植在新生儿中可能具有比成人更大的优势，可能取得更好的结果。

2. 神经系统损伤的临床研究　Seledtsov 等用胎脑组织细胞悬液治疗 30 例（年龄 2～12 岁）脑性瘫痪患儿，临床研究发现，移植组多数患儿在移植后几天内临床症状得到改善，治疗 1 年后移植组在大运动功能（头控，翻身，独坐，站立，行走）、注视玩具、语言理解及语言表达方面较对照组明显改善，获得每种功能的比例移植组都较对照组明显增高，神经功能提高两组相比有显著性差异（$P<0.001$）。Mehta 等对 180 例各种神经系统疾病患者（病种包括脊髓损伤、儿童脑性瘫痪、运动神经病 4 例等）进行了经蛛网膜下腔 MSCs 和造血干细胞联合治疗，其中 57 例（31.67%）患者出现了明显的功能进步，脑性瘫痪患儿表现为肌张力和强直痉挛状态改善。海军总医院儿科采用 MSCs 或神经前体细胞移植治疗脑瘫、智力发育迟滞、孤独症等疾病，发现细胞移植可以显著恢复患儿的神经功能，包括运动能力和智力。

（三）骨创伤

细胞移植同样可以用于治疗许多由于骨、软骨细胞数量不足或功能缺陷引起的疾病或退行性病变。这给成骨不全和软骨发育不良等遗传性疾病的患者带来了希望。同样，可将培养的干细胞移植入关节炎患者受损的关节软骨区，或因骨折、手术等损伤造成的大的骨间隙中，以助损伤修复。

干细胞移植治疗儿童股骨头坏死的原理是利用成骨分化能力和旁分泌作用，一方面，移植细胞可以向成骨方向分化，加快缺损骨组织的修复，另一方面，细胞可以分泌血管内皮生长因子，促进重建血液循环。

儿童骨不连采用细胞移植治疗容易获得骨性愈合，愈合率高，愈合平均时间较短，同时创伤小且并发症少。

（四）角膜再生

人骨髓间充质干细胞移植可促进角膜损伤的修复，为自体移植治疗角膜损伤提供一种新来源，为人类治愈角膜疾病探索了新的途径。

1. 角膜再生的临床前研究　Son 等利用从兔子眼角膜外层提取的干细胞成功培育出部分眼角膜和结膜最外层细胞。

日本名古屋大学医学部研究出一种用口腔黏膜细胞再生眼角膜的新技术。这一技术的优点是避免了角膜移植，因而不会发生排异反应；而且采取和培养口腔黏膜的干细胞也很容易。研究人员将人骨髓来源的 MSCs 移植到碱烧伤的兔角膜表面，观察干细胞的成活、迁移和分化情况。表明人 MSCs 移植到碱烧伤兔角膜表面后，能够成活并向角膜基质迁移，未发生移植排斥反应。

Li 等将取自健康人的骨髓间充质干细胞体外扩增、种植于羊膜，手术缝合于大鼠化学烧伤的角膜。结果表明，移植的人的骨髓间充质干细胞成功地重建大鼠损伤的角膜表面。

2. 角膜再生的临床研究　Pellegrini 等使用培养于纤维蛋白上的自体角膜缘干细胞来治疗 112 例有角膜损伤的病人，其中大多数病人有烧伤导致的角膜缘干细胞缺乏。远期临床结果表明，角膜缘干细胞可以作为治疗烧伤导致的人类角膜损坏时的细胞来源。卡罗尔·布里等从患者口腔黏膜内提取干细胞加以培养，移植到 26 名患者眼部，有效地恢复了患者的视力。

（五）皮肤再生及伤口愈合

1. 皮肤再生的临床前研究　Ishii T 等将骨髓 MSCs 以皮内局部注射方式移植到大鼠的皮肤，然后立即对大鼠皮肤做一线形的深及全层的切口，发现骨髓 MSCs 可以促进伤口的愈合。Alexander Stoff 等将人骨髓 MSCs 通过局部注射的方式移植到兔皮肤线性切口处，发现移植后可减少切口处瘢痕的形成，增加皮肤损伤愈合处的抗拉强度。

Christy RJ 等研究表明，即使在身体严重烧伤后，在皮下脂肪组织中存在的干细胞治疗患者自身皮肤烧伤仍然有效。在无胸腺大鼠的伤口切除模型中移植 ASCs 时发现，ASCs 在 12 天后植入到伤口处，表明来源于烧伤皮肤的皮下脂肪中的干细胞可以用于伤口的修复和皮肤再生的治疗。

2. 皮肤再生的临床研究　波士顿大学医学研究人员采用自体骨髓细胞治疗三名患者。这些患者伤口不能愈合达 1 年以上，并且常规和新的治疗方法，如生物工程皮肤、自体皮肤移植等均无效。骨髓细胞移植后发现所有患者的伤口均完全闭合，并出现皮肤重建征象。

美国匹兹堡大学采用了利用干细胞在较短时间内治疗Ⅱ°烧伤的新技术，将患者的自体细胞喷洒在被烧伤的皮肤上，以促使皮肤迅速愈合。目前已在 10 多位耳部和全脸烧伤患者进行的临床实验中获得成功，烧伤皮肤通过这种疗法可在数天内痊愈，促进了皮肤的愈合。

Fu 等研究表明，骨髓来源的间充质干细胞可以防止皮肤移植的收缩。Blasko M 等研究表明，自体骨髓干细胞移植是治疗糖尿病足的有效方法，且简便、安全，值得临床推广。

徐荣祥等利用人体烧伤部位活组织医疗模型，原位培植皮肤干细胞再生新皮肤技术治疗大面积深度烧伤获得成功，并取得多项研究成果。这些成果表明，烧伤皮肤再生医疗技术在人类器官复制的前沿科学研究上有了突破性进展，使干细胞研究进入了原位干细胞器官复制应用领域。

（杨印祥　卢雅彬　吴南海　杜庆安　郝庆飞　王　凯
程艳蕊　王彩英　杜　宏　唐湘凤　栾　佐）

参考文献

[1] Evans MJ, Kaufman MH. Establishment in culture of pluripotential cells from mouse embryos [J]. Nature, 1981, 292 (5819): 154 - 156.

[2] Martin GR. Isolation of a pluripotent cell line from early mouse embryos cultured in medium conditioned by teratocarcinoma stem cells [J] . Proc Natl Acad Sci U S A, 1981, 78 (12): 7634 - 7638.

[3] Thomson JA, Itskovitz - Eldor J, Shapiro SS, et al. Embryonic stem cell lines derived from human blastocysts [J] . Science, 1998, 282 (5391): 1145 - 1147.

[4] Couzin J. Biotechnology. Celebration and concern over U. S. trial of embryonic stem cells [J] . Science, 2009, 323 (5914): 568.

[5] Takahashi K, Yamanaka S. Induction of pluripotent stem cells from mouse embryonic and adult fibroblast cultures by defined factors [J] . Cell, 2006, 126 (4): 663 - 676.

[6] Hanna J, Wernig M, Markoulaki S, et al. Treatment of sickle cell anemia mouse model with iPS cells generated from autologous skin [J] . Science, 2007, 318 (5858): 1920 - 1923.

[7] Pittenger MF, Mackay AM, Beck SC, et al. Multilineage potential of adult human mesenchymal stem cells [J] . Science, 1999, 284 (5411): 143 - 147.

[8] Engela AU, Baan CC, Dor FJ, et al. On the interactions between mesenchymal stem cells and regulatory T cells for immunomodulation in transplantation [J] . Front Immunol, 2012, 3: 126.

[9] Lu X, Liu T, Gu L, et al. Immunomodulatory effects of mesenchymal stem cells involved in favoring type 2 T cell subsets [J] . Transpl Immunol, 2009, 22 (1 - 2): 55 - 61.

[10] Franquesa M, Hoogduijn MJ, Bestard O, et al. Immunomodulatory effect of mesenchymal stem cells on B cells [J] . Front Immunol, 2012, 3: 212.

[11] Zhao ZG, Xu W, Sun L, et al. Immunomodulatory function of regulatory dendritic cells induced by mesenchymal stem cells [J] . Immunol Invest, 2012, 41 (2): 183 - 198.

[12] Einstein O, Karussis D, Grigoriadis N, et al. Intraventricular transplantation of neural precursor cell spheres attenuates acute experimental allergic encephalomyelitis [J] . Mol Cell Neurosci, 2003, 24 (4): 1074 - 1082.

[13] Qu SQ, Luan Z, Yin GC, et al. Transplantation of human fetal neural stem cells into cerebral ventricle of the neonatal rat following hypoxic - ischemic injury: survival, migration and differentiation [J]. Chin J Pediatr, 2005, 43 (8): 576 - 579.

[14] Akesson E, Wolmer - Solberg N, Cederarv M, et al. Human neural stem cells and astrocytes, but not neurons, suppress an allogeneic lymphocyte response [J] . Stem Cell Res, 2009, 2 (1): 56 - 67.

[15] Martino G, Pluchino S. The therapeutic potential of neural stem cells [J] . Nat Rev Neurosci, 2006, 7 (5): 395 - 406.

[16] Gordon PH, Yu Q, Qualls C, et al. Reaction time and movement time after embryonic cell implantation in Parkinson disease [J] . Arch Neurol, 2004, 61 (6): 858 - 861.

[17] Brundin P, Pogarell O, Hagell P, et al. Bilateral caudate and putamen grafts of embryonic mesencephalic tissue treated with lazaroids in Parkinson's disease [J] . Brain, 2000, 123 (Pt 7): 1380 - 1390.

[18] Madrazo I, Franco - Bourland RE, Castrejon H, et al. Fetal striatal homotransplantation for Huntington's disease: first two case reports [J] . Neurol Res, 1995, 17 (4): 312 - 315.

[19] Mendez I, Viñuela A, Astradsson A, et al. Dopamine neurons implanted into people with Parkinson's disease survive without pathology for 14 years [J] . Nat Med, 2008, 14 (5): 507 - 509.

[20] Seledtsov VI, Kafanova MY, Rabinovich SS, et al. Cell therapy of cerebral palsy [J] . Bull Exp Biol

Med, 2005, 139 (4): 499 - 503.

[21] Brunstein CG, Weisdorf DJ, DeFor T, et al. Marked increased risk of Epstein - Barr virus - related complications with the addition of antithymocyte globulin to a nonmyeloablative conditioning prior to unrelated umbilical cord blood transplantation [J]. Blood, 2006, 108 (8): 2874 - 2880.

[22] Rooney CM, Smith CA, Ng CY, et al. Use of gene - modified virus - specific T lymphocytes to control Epstein - Barr - virus - related lymphoproliferation [J]. Lancet, 1995, 345 (8941): 9 - 13.

[23] Heslop HE, Slobod KS, Pule MA, et al. Long - term outcome of EBV - specific T - cell infusions to prevent or treat EBV - related lymphoproliferative disease in transplant recipients [J]. Blood, 2010, 115 (5): 925 - 935.

[24] Haque T, Wilkie GM, Jones MM, et al. Allogeneic cytotoxic T - cell therapy for EBV - positive posttransplantation lymphoproliferative disease: results of a phase 2 multicenter clinical trial [J]. Blood, 2007, 110 (4): 1123 - 1131.

[25] Styczynski J, Einsele H, Gil L, et al. Outcome of treatment of Epstein - Barr virus - related post - transplant lymphoproliferative disorder in hematopoietic stem cell recipients: a comprehensive review of reported cases [J]. Transpl Infect Dis, 2009, 11 (5): 383 - 392.

[26] Riddell SR, Watanabe KS, Goodrich JM, et al. Restoration of viral immunity in immunodeficient humans by the adoptive transfer of T cell clones [J]. Science, 1992, 257 (5067): 238 - 241.

[27] Cobbold M, Khan N, Pourgheysari B, et al. Adoptive transfer of cytomegalovirus - specific CTL to stem cell transplant patients after selection by HLA - peptide tetramers [J]. J Exp Med, 2005, 202 (3): 379 - 386.

[28] Mackensen A, Herbst B, Chen JL, et al. Phase I study in melanoma patients of a vaccine with peptide - pulsed dendritic cells generated in vitro from CD34 (+) hematopoietic progenitor cells [J]. Int J Cancer, 2000, 86 (3): 385 - 392.

[29] Itoh K, Yamada A, Mine T, et al. Recent advances in cancer vaccines: an overview [J]. Jpn J Clin Oncol, 2009, 39 (2): 73 - 80.

[30] Cranmer LD, Trevor KT, Hersh EM. Clinical applications of dendritic cell vaccination in the treatment of cancer [J]. Cancer Immunol Immunother, 2004, 53 (4): 275 - 306.

[31] Herberman RB, Nunn ME, Lavrin DH. Natural c ytotoxic reactivity of mouse lymphoid cells against syngeneic acid allogeneic tumors. I. Distribution of reactivity and specificity [J]. Int J Cancer, 1975, 16 (2): 216 - 229.

[32] Kiessling R, Klein E, Wigzell H. " Natural" killer cells in the mouse. I. Cytotoxic cells with specificity for mouse Moloney leukemia cells. Specificity and distribution according to genotype [J]. Eur J Immunol, 1975, 5 (2): 112 - 117.

[33] Huntington ND, Vosshenrich CA, Di Santo JP. Developmental pathways that generate natural - killer - cell diversity in mice and humans [J]. Nat Rev Immunol, 2007, 7 (9): 703 - 714.

[34] Grégoire C, Chasson L, Luci C, Tomasello E, Geissmann F, Vivier E, Walzer T. The trafficking of natural killer cells [J]. Immunol Rev, 2007, 220: 169 - 182.

[35] Taylor PA, Lees CJ, Blazar BR. The infusion of ex vivo activated and expanded CD4 (+) CD25 (+) immune regulatory cells inhibits graft - versus - host disease lethality [J]. Blood, 2002, 99 (10): 3493 - 3499.

[36] Joffre O, Gorsse N, Romagnoli P, et al. Induction of antigen - specific tolerance to bone marrow allografts with $CD4^+CD25^+$ T lymphocytes [J]. Blood, 2004, 103 (11): 4216 - 4221.

[37] Edinger M, Hoffmann P, Ermann J, et al. $CD4^+CD25^+$ regulatory T cells preserve graft - versus - tumor

activity while inhibiting graft - versus - host disease after bone marrow transplantation [J]. Nat Med, 2003, 9 (9): 1144 - 1150.

[38] Brunstein CG, Miller JS, Cao Q, et al. Infusion of ex vivo expanded T regulatory cells in adults transplanted with umbilical cord blood: safety profile and detection kinetics [J]. Blood, 2011, 117 (3): 1061 - 1070.

[39] Di Ianni M, Falzetti F, Carotti A, et al. Tregs prevent GVHD and promote immune reconstitution in HLA - haploidentical transplantation [J]. Blood, 2011, 117 (14): 3921 - 3928.

[40] Moniche F, Gonzalez A, Gonzalez - Marcos JR, et al. Intra - arterial bone marrow mononuclear cells in ischemic stroke: a pilot clinical trial [J]. Stroke, 2012, 43 (8): 2242 - 2244.

[41] Perin EC, Willerson JT, Pepine CJ, et al. Effect of transendocardial delivery of autologous bone marrow mononuclear cells on functional capacity, left ventricular function, and perfusion in chronic heart failure: the FOCUS - CCTRN trial [J]. JAMA, 2012, 307 (16): 1717 - 1726.

[42] Huang H, Xi H, Chen L, et al. Long - term outcome of olfactory ensheathing cell therapy for patients with complete chronic spinal cord injury [J]. Cell Transplant, 2012, 21 (S1): S23 - 31.

[43] Kögler G, Sarnowski A, Wernet P. Volume reduction of cord blood by Hetastarch for long term stem cell banking [J]. Bone Marrow Transplant, 1998, 22 Supp l: S1 14 - 15.

[44] Mao JJ. Stem cells and the future of dental care [J]. N Y State Dent J, 2008, 74 (2): 20 - 24.

[45] Arora V, Arora P, Munshi AK. Banking stem cells from human exfoliated eciduous teeth (SHED): Saving for the future [J]. J Clin Pediatr Dent, 2009, 33 (4): 289 - 294.

[46] 屈素清，栾佐，尹国才，等. 新生鼠缺氧缺血性脑损伤后经脑室人神经干细胞移植的实验研究 [J]. 中华儿科杂志，2005，43 (8): 576 - 579.

[47] Shen LH, Li Y, Chen J, et al. Therapeutic benefit of bone marrow stromal cells administered 1 month after stroke [J]. J Cereb Blood Flow Metab, 2007, 27 (1): 6 - 13.

[48] Isakova IA, Baker K, DuTreil M, et al. Age - and dose - related effects on MSC engraftment levels and anatomical distribution in the central nervous systems of nonhuman primates: identification of novel MSC subpopulations that respond to guidance cues in brain [J]. Stem Cells, 2007, 25 (12): 3261 - 3270.

[49] Pal R, Venkataramana NK, Bansal A, et al. Ex vivo - expanded autologous bone marrow - derived mesenchymal stromal cells in human spinal cord injury/paraplegia: a pilot clinical study [J]. Cytotherapy, 2009, 11 (7): 897 - 911.

[50] Karussis D, Karageorgiou C, Vaknin - Dembinsky A, et al. Safety and immunological effects of mesenchymal stem cell transplantation in patients with multiple sclerosis and amyotrophic Lateral Sclerosis [J]. Arch Neurol, 2010, 67 (10): 1187 - 1194.

[51] Bang OY, Lee JS, Lee PH, et al. Autologous mesenchymal stem cell transplantation in stroke patients [J]. Ann Neurol, 2005, 57 (6): 874 - 882.

[52] Lee JS, Hong JM, Moon GJ, et al. A long - term follow - up study of intravenous autologous mesenchymal stem cell transplantation in patients with ischemic stroke [J]. Stem Cells, 2010, 28 (6): 1099 - 1106.

[53] Mehta T, Feroz A, Thakkar U, et al. Subarachnoid Placement of Stem Cells in Neurological Disorders [J]. Transplant Proc, 2008, 40 (4): 1145 - 1147.

[54] 屈素清，栾佐，刘卫鹏，等. 骨髓间充质干细胞移植治疗重度精神发育迟滞儿童的临床观察 [J]. 中华神经医学杂志，2011，10 (4): 393 - 396.

[55] 栾佐，刘卫鹏，屈素清，等. 人神经前体细胞移植治疗新生儿获得性脑损伤的临床观察 [J]. 中华儿科杂志，2011，49 (6): 445 - 450.

[56] Luan Z, Liu W, Qu S, et al. Effects of neural progenitor cell transplantation in children with severe cere-

bral palsy [J]. Cell Transplant, 2012, 21 (S1): S91 -98.
[57] 屈素清，栾佐，刘卫鹏，等. 人神经干细胞移植治疗脑性瘫痪并重度视觉障碍患儿的疗效 [J]. 实用儿科临床杂志，2009，24 (10): 771 -776.
[58] Gangji V, De Maertelaer V, Hauzeur JP. Autologous bone marrow cell implantation in the treatment of non -traumatic osteonecrosis of the femoral head: Five year follow -up of a prospective controlled study [J]. Bone, 2011, 49 (5): 1005 -1009.
[59] 王大武，张德文，李明，等. 经皮自体骨髓移植治疗儿童骨不连 [J]. 临床小儿外科杂志，2006，5 (2): 95 -97.
[60] Park KS, Lim CH, Min BM, et al. The side population cells in the rabbit limbus sensitively increased in response to the central cornea wounding [J]. Invest Ophthalmol Vis Sci, 2006, 47 (3): 892 -900.
[61] Rama P, Matuska S, Paganoni G, et al. Limbal stem -cell therapy and long -term corneal regeneration [J]. N Engl J Med, 2010, 363 (2): 147 -155.
[62] Koizumi N, Okumura N, Kinoshita S. Development of new therapeutic modalities for corneal endothelial disease focused on the proliferation of corneal endothelial cells using animal models [J]. Exp Eye Res, 2012, 95 (1): 60 -67.
[63] Ma Y, Xu Y, Xiao Z, et al. Reconstruction of chemically burned rat corneal surface by bone marrow -derived human mesenchymal stem cells [J]. Stem Cells, 2006, 24 (2): 315 -321.
[64] Liu H, Zhang J, Liu CY, et al. Cell Therapy of Congenital Corneal Diseases with Umbilical Mesenchymal Stem Cells: Lumican Null Mice [J]. PLoS One, 2010, 5 (5): e10707.
[65] Kuo YR, Wang CT, Cheng JT, et al. Bone marrow -derived mesenchymal stem cells enhanced diabetic wound healing through recruitment of tissue regeneration in a rat model of streptozotocin -induced diabetes [J]. Plast Reconstr Surg, 2011, 128 (4): 872 -880.
[66] Natesan S, Wrice NL, Baer DG, et al. Debrided skin as a source of autologous stem cells for wound repair [J]. Stem Cells, 2011, 29 (8): 1219 -1230.
[67] Maharlooei MK, Bagheri M, Solhjou Z, et al. Adipose tissue derived mesenchymal stem cell (AD -MSC) promotes skin wound healing in diabetic rats [J]. Diabetes Res Clin Pract, 2011, 93 (2): 228 -34.
[68] Yoshikawa T, Mitsuno H, Nonaka I, et al. Wound therapy by marrow mesenchymal cell transplantation [J]. Plast Reconstr Surg, 2008, 121 (3): 860 -877.
[69] Huang S, Lu G, Wu Y, et al. Mesenchymal stem cells delivered in a microsphere -based engineered skin contribute to cutaneous wound healing and sweat gland repair [J]. J Dermatol Sci, 2012, 66 (1): 29 -36.

第十一章　遗传学基础和技术

第一节　遗传学基础

随着生命科学和医学科学的发展，人们逐渐认识到医学实践中所遇到的一些问题需要用遗传学的理论和方法才能得以解决。例如，第一胎生了一个有先天缺陷的婴儿，第二胎也为先天缺陷患儿的（再发）危险有多大，是否可能出生健康的第二胎？唐氏综合征是如何发生的？等等。由于人们对疾病发生、发展本质的认识有了进一步提高，认为绝大多数疾病的发生、发展和转归都是遗传和环境因素综合作用的结果，与环境一样，遗传已成为现代医学中的另一个重要方面，儿科医生在儿科临床工作中正在遇到越来越多的遗传学问题，因此对于遗传学基础知识的了解显得尤为重要。下面简单介绍一些与儿科临床学相关的遗传学的基础内容。

一、孟德尔遗传

任何一门学科的形成与发展总是与热衷于这门学科研究的杰出人物紧密相关，遗传的形成与发展也不例外，孟德尔就是遗传学杰出的奠基人。他揭示出遗传学的两个基本定律——分离定律和自由组合定律，统称为孟德尔遗传规律。而按照孟德尔遗传方式传递的疾病称为孟德尔遗传病。这些疾病通常由单个基因突变引起，又称为单基因遗传病。按照致病基因所在染色体及其显、隐性，可将单基因遗传病分为常染色体显性、常染色体隐性、性连锁遗传等遗传方式。

（一）常染色体显性遗传

常染色体显性（autosomal dominant，AD）遗传的致病基因都位于1～22号常染色体上，通常基因中只要有一个等位基因异常就能导致常染色体显性遗传病，有以下遗传特点。

1. 垂直传递，代代相传。每代都有可能出现患者，患者的父母有一方患病，患者和正常人所生的孩子中，患病和不患病的平均数相等。
2. 患者的任何一个子代的患病概率都为50%。
3. 父母是患者的可同等地将致病基因向下一代传递，而且男女相同。
4. 表型正常的个体不会有患病的子女，除非有生殖腺镶嵌体和外显不全的存在。

（二）常染色体隐性遗传

常染色体隐性遗传（autosomal recessive，AR）是指一对常染色体上的隐性等位基因表达遗传性状的遗传方式。患者为突变基因的纯合子，杂合子为携带者。其有如下遗传特点。

1. 患者的双亲往往无病，但都是隐性致病基因的携带者（Aa）。
2. 患者同胞中约有1/4的个体发病，但在小家系中难得看到1/4的比例。如果几个双亲都是 Aa 的家系结合起来分析，后代患者 aa 的可能性接近 1/4。由于致病基因在常染色体上，因此男女发病的机会均等。

3. 系谱中没有连代遗传，表现为散发的遗传。很可能只是在某一代中出现病人。

4. 近亲婚配的后代隐性遗传病发病风险比非近亲婚配者高得多。

（三）性连锁遗传

控制疾病的基因位于性染色体上，这些基因可随性染色体向后代传递，疾病的遗传与性别有关，这种遗传方式称性连锁遗传，亦称伴性遗传。对人类而言，男性性染色体组合为 XY，因 Y 染色体短小，缺乏 X 染色体上基因的等位基因，故常把 XY 叫半合子（hemizygote）。性连锁遗传分类：

1. X 连锁显性遗传　控制某性状的基因位于 X 染色体上且为显性。其遗传特点为：① 男性患者与正常女性婚配生下来的子女，男孩全部正常，而女孩全部是患者；② 女性杂合子的子女中，有 1/2 患病，其传递方式与常染色体显性遗传的相同。

2. X 连锁隐性遗传　位于 X 染色体上控制某性状的基因是隐性基因。X 连锁隐性遗传可总结为：①患者大都为男性；②男性患者的子女都正常，代与代之间有明显的不连续性；③男性患者的女儿表型正常，但是可能是致病基因携带者，生出来的外孙可能是患病者。

3. Y 连锁遗传　控制某种性状或某种疾病的基因位于 Y 染色体上，随 Y 染色体传递并表现出相应的性状，称 Y 连锁遗传。其遗传特点是：父传子，子传孙，女性不会出现相应的遗传性状和遗传病，也不传递有关基因，故 Y 遗传又叫全男性遗传。

二、非经典孟德尔遗传

大多数的遗传性疾病都属于孟德尔遗传病的范畴，其传递方式遵循孟德尔遗传规律。目前许多研究显示，除了孟德尔遗传机制外，还存在其他的遗传机制，其中比较明确的是非经典孟德尔遗传。目前比较明确的非孟德尔遗传机制为动态突变、基因组印记和表观遗传。

（一）动态突变

1. 动态突变和遗传早现的概念　动态突变是指 DNA 中的重复序列拷贝数发生不稳定的持续扩增为特征的一类突变。动态突变中的重复序列从 3～33bp 不等。这种突变很不稳定，可能随着世代的传递而累积，当重复序列的拷贝数超过某个正常范围时，便会引起疾病或出现脆性位点。动态突变所引起的疾病可有早现和性别差异的特点。早现是指某些遗传病在代代相传的过程中，发病年龄逐渐提前，临床表现逐渐加重的一种现象。早现是由于重复拷贝数在传代过程中不断增加所致，其发病年龄与重复拷贝数之间存在很强的相关性。性别差异的产生则与基因印记有关。

2. 动态突变引起的疾病　目前已发现许多疾病或脆性位点的产生是由于动态突变所致，其中大约有 20 种疾病由三核苷酸重复扩增引起。动态突变疾病中，属遗传性神经变性病的有 Huntington 舞蹈病（HD）、齿状核红核苍白球路易氏体萎缩（DRPLA）、脊髓－延髓型肌萎缩（SBMA）或称 Kennedy 病、Friedreich 共济失调（FRDA）、许多型脊髓小脑性共济失调（SCA）。与动态突变有关的脆性位点包括 FRAXA（导致脆性 X 综合征）、FRAXE（导致精神阻滞）、FRAXF、FRA11B（导致 Jacobsen119－缺失综合征）、FRA16A、FRA16B 等。其他的疾病还有强直性肌营养不良（DM）、进行性肌阵挛性癫痫（EPM1）、精神分裂症、双极性精神障碍（bipolar disorder）等。

（二）基因组印记（imprinting）

1. 概念　指一对同源染色体或等位基因之间存在着功能上的差异，或者活性的差别，即其表达取决于其亲本来源是父亲还是母亲。其中父（母）源等位基因不表达者，称为父（母）源印记。

2. 基因组印记病的遗传学原因

（1）染色体片段的微小缺失：当染色体某个片段上携带印记表达的基因时，此片段的丢失可以引起疾病的发生，如 Prader－Willi 和 Angelman 综合征均是由于同一片段染色体上微小缺失所致。

（2）单亲双体（uniparental bisomy，UPD）：单亲双体是一对同源染色体中的两条都来源于同一亲代，而不是父、母各提供 1 条。造成单亲双体需要有 2 次错误事件发生。首先，是由于减数分裂的不分离导致三体型生成，随之在有丝分裂中再丢失 1 条染色体。此现象称为三体挽救。UPD 可以是杂合的，也可以是同位的。由于重组的原因，通常有同位片段与杂合片段的组合，UPD 由于仅存不表达的基因，因而导致基因组印记病的发生。

（3）印记突变：由于印记基因的突变，导致染色体上的印记基因不能激活（表达）或者关闭（不表达），导致印记病的发生。目前，受到特别关注的是由于印记缺失（loss of imprinting，LOI）而导致肿瘤抑制基因的失活，与肿瘤的发生相关。

（三）表观遗传

1. 概念　表观遗传是指 DNA 序列不发生变化，但基因表达却发生了可遗传的改变。这种改变是细胞内除了遗传信息以外的其他可遗传物质发生的改变，且这种改变在发育和细胞增殖过程中能稳定传递。

2. 特征　几十年来，人们一直认为基因决定着生命过程中所需要的各种蛋白质，决定着生命体的表型。但随着研究的不断深入，科研人员也发现一些无法解释的现象：同卵双生的两人具有完全相同的基因组，在同样的环境中长大后，他们在性格、健康等方面会有较大的差异，并不符合经典遗传学理论预期的情况。这说明，在相应的基因碱基序列没有发生变化的情况下，一些生物体的表型却发生了改变。同时还发现，有些特征只是由一个亲本的基因来决定，而源自另一亲本的基因却保持“沉默”。人们对于这样一些现象无法用经典的遗传学理论去加以阐明。现在，遗传学中的一个前沿领域：表观遗传学，为人们提供了解答这类问题的新思路。表观遗传学是研究表观遗传变异的遗传学分支学科。表观遗传变异是指，在基因的 DNA 序列没有发生改变的情况下，基因功能发生了可遗传的变化，并最终导致了表型的变化。它是不符合孟德尔遗传规律的核内遗传。由此我们可以认为，基因组含有两类遗传信息，一类是传统意义上的遗传信息，即 DNA 序列所提供的遗传信息，另一类是表观遗传学信息，它提供了何时、何地、以何种方式去应用遗传信息的指令。

3. 分子机制

（1）DNA 甲基化：为 DNA 化学修饰的一种形式，能够在不改变 DNA 序列的前提下，改变遗传表型。

（2）RNA 干扰：指一种分子生物学上由双链 RNA 诱发的基因沉默现象。

（3）组蛋白质修饰：通过改变蛋白结构而导致蛋白质产生不同的作用和特性。

（4）染色质改型：指染色体透过增加并改变结构，减少或增加基因与蛋白质的接触，从而控制基因表型。

三、线粒体遗传

（一）线粒体 DNA 概述

线粒体是人体细胞中唯一具有自主 DNA 的细胞器。在线粒体中要进行很多人体细胞重要的生化过程，包括三羧酸循环、β-氧化和部分尿素合成过程。其中线粒体最重要的功能为氧化磷酸化，其合成的 ATP 为细胞内各个耗能过程提供直接能源，因此线粒体又被称为细胞的能源加工厂。

在每个线粒体中都存在有二至十几个线粒体 DNA（mitochondrial DNA，mtDNA）。每个细胞通常具有一百至数百个线粒体，因此每个细胞中含有数百至数千个 mtDNA。人类的 mtDNA 是闭合双链 DNA，长度为 16559bp。由于两条链中 G 和 C 含量不同，将 G 含量高的一条链称为重链（H），C 含量高的链为轻链（L），在此双链闭合环中有一区域，没有基因编码区且在人群中有很高的多态性，被称为 D-Loop 区段。mtDNA 的复制起点有两个，重链的复制起点位于 D-Loop 区段内。mtDNA 复制的调控机制并未完全清楚，但已知与细胞核的 DNA 复制并不完全同步。mtDNA 复制时由重链的复制起始点开始，单方向进行，直到新合成的重链越过轻链的起始点后，轻链才开始复制，也同样是单一方向。因此在复制的过程中，有一段时间，即轻链开始复制之前，mtDNA 由三股组成，这是 mtDNA 在复制过程中产生大片段缺失突变的主要原因。

mtDNA 虽能合成蛋白质，但其种类十分有限。迄今已知，mtDNA 编码的 RNA 和多肽有：线粒体核糖体中 2 种 rRNA（12S 及 16S），22 种 tRNA，13 种多肽（每种约含 50 个氨基酸残基）。组成线粒体各部分的蛋白质，绝大多数都是由核 DNA 编码并在细胞质核糖体上合成后再运送到线粒体各自的功能位点上。

人身体所有细胞里面都有线粒体，但只有女性的线粒体基因能随其卵子遗传给后代。男人线粒体只伴随此男人生活一生，然后终结，不能遗传给后代。mtDNA 表现为母系遗传。mtDNA 结构类型是反映母系脉络的重要指标。通过检测现代人 mtDNA，能弄清各民族、各地人的母系血缘关系。通过检测古尸线粒体，可弄清历史上各个民族间的母系血缘关系、历史故事、迁徙路线、历史名人的民族、身份。

（二）线粒体疾病遗传特征

由线粒体功能障碍导致的疾病称为线粒体疾病，由于线粒体 DNA 自身的生物学特点，线粒体疾病的遗传具有以下特征。

1. *母系遗传*　由于受精时精子的线粒体不进入卵子，合子细胞中的线粒体只是从卵子而来，因此，mtDNA 只由母亲传递给下一代。线粒体疾病属母系遗传。母亲的线粒体疾病能往下一代遗传，男女都可能得病，也只有下一代的女性，而不是男性个体，才能将线粒体疾病继续往下一代传递。

2. *异质性*　一个个体中一般仅有一个类型的线粒体 DNA。当不止一种类型的 mtDNA 在单个个体中存在时称线粒体 DNA 的异质性（heteroplasmy），也就是说，同一个体同时存在两种或两种以上类型的 mtDNA。异质性的程度以突变 mtDNA 的比例为指标。异质性可以出现在同一细胞，也可出现在同一组织、器官，这样就造成疾病表型的复杂性，同一突变在同一家系的不同成员间的不同表现，同一病人在不同发育期的不同临床表现等。对于线粒体 DNA 异质性的检测目前可采用原位 PCR、PCR-RFLP、实时荧光定量 PCR、长 PCR、时相温度梯度凝胶电泳、变性高效液相色谱（DHPLC）等技术。

3. *阈值效应* 异质性细胞的表现型依赖于细胞内突变和正常 mtDNA 的相对比例。能引起特定组织器官功能障碍的突变 mtDNA 的最少数量称阈值，在特定组织中，突变 mtDNA 积累到一定程度，超过阈值时，可引起某些器官或组织功能异常，其异常程度与突变 mtDNA 所占的比例大致相当。阈值是一个相对概念，易受突变类型、组织、老化程度变化的影响，个体差异很大。例如，缺失 5kb 的变异的 mtDNA 比率达 60%，就急剧地丧失产生能量的能力。线粒体脑肌病合并乳酸血症及卒中样发作（MELAS）患者 tRNA 点突变的 mtDNA 达到 90% 以上，能量代谢急剧下降。

4. *不均等的有丝分裂分离* 细胞分裂时，正常和突变 mtDNA 发生分离，随机地分配到子细胞中，使子细胞拥有不同比例的突变 mtDNA 分子，这种随机分配导致 mtDNA 异质性变化的过程称为复制分离。在连续的分裂过程中，异质性细胞中突变 mtDNA 和正常 mtDNA 的比例会发生漂变，向同质性的方向发展。分裂旺盛的细胞（如血细胞）往往有排斥突变 mtDNA 的趋势，经无数次分裂后，细胞逐渐成为只有野生型 mtDNA 的同质性细胞。突变 mtDNA 具有复制优势，在分裂不旺盛的细胞（如肌细胞）中逐渐积累，形成只有突变型 mtDNA 的同质性细胞。漂变的结果，表型也随之发生改变。

（王　艳）

第二节　遗传学常用技术及方法

遗传学的研究方法需针对不同的研究目的而设计。这里主要介绍一些诊断和筛查遗传性疾病所用的技术和方法，包括核酸杂交技术、PCR、核酸序列分析和质谱分析等技术。

一、核酸杂交技术

核酸杂交（hybridization）是两条互补的核苷酸单链在特定的条件下退火形成异质双链的过程。核酸杂交是建立在以碱基互补为基础、以双链核酸分子在特定条件下的变性和复性为手段的，对核酸分子进行定性和定量检测的技术。即把经酶切的、电泳分离的，经碱变性后生成单链分子的待检测核酸片段转印到特定的膜上，用已知特定序列的标记探针与之杂交，以检验该核酸片段是否与已知的探针有同源序列。目前应用于人类遗传病诊断的有以下几种。

（一）荧光原位杂交（fluorescence in situ hybridization，FISH）技术

1. *基本原理* FISH 技术是一种重要的非放射性原位杂交技术。它的基本原理是：如果被检测的染色体或 DNA 纤维切片上的靶 DNA 与所用的核酸探针是同源互补的，二者经变性—退火—复性，即可形成靶 DNA 与核酸探针的杂交体。将核酸探针的某一种核苷酸标记上报告分子如生物素、地高辛，可利用该报告分子与荧光素标记的特异亲和素之间的免疫化学反应，经荧光检测体系在镜下对待测 DNA 进行定性、定量或相对定位分析。

2. *特点* 包括：①荧光试剂和探针经济、安全；②探针稳定，一次标记后可在两年内使用；③实验周期短、能迅速得到结果、特异性好、定位准确；④FISH 可定位长度在 1kb 的 DNA 序列，其灵敏度与放射性探针相当；⑤多色 FISH 通过在同一个核中显示不同的颜色

可同时检测多种序列；⑥既可以在玻片上显示中期染色体数量或结构的变化，也可以在悬液中显示间期染色体 DNA 的结构。既可以识别常规染色体分析不能识别的标记染色体，又可以分析一部分显带染色体技术不易分辨的异常，如某些倒位、易位、微小缺失、复杂畸变等。

3. 应用

（1）产前诊断：1993 年 FISH 技术就被美国遗传学会（ACMG）允许用于产前辅助诊断，而到 2000 年鉴于 FISH 技术具有高度的敏感性和特异性，美国宣布 FISH 技术可以用于常见染色体数目异常的确诊，而不再仅仅作为辅助性产前诊断手段。由于 13、18 及 21 号染色体以及 X 和 Y 染色体数目异常占胎儿染色体异常的 65%，占胎儿染色体数目异常的 80%~95%，因此目前 FISH 方法检测试剂盒主要是针对这 5 条染色体，检测结果一般可以在 24~48 小时就可以获得，且检测结果与核型分析结果的一致性可以达到 99.5% 以上。

（2）遗传疾病诊断：20 世纪 90 年代以后，FISH 技术广泛应用于遗传病的检测，杜梅君等利用生物素标记的 X 着丝粒探针、特异区域单拷贝序列探针 21q22.3、地高辛标记的重复序列探针 pY3.4 通过单色及双色荧光原位杂交分别对 7 例性腺发育不全、5 例唐氏综合征患者外周血染色体及间期细胞进行荧光原位杂交（FISH），成功地诊断出 21 三体；45，XO；46，XX/45，XO；45，XO /47，XXX；46，Xi（Xq）；47，XXY 等染色体异常的病例。

（二）基因芯片

1. 基本原理　基因芯片（gene chip）通常指 DNA 芯片，其基本原理是将大量寡核苷酸分子固定于支持物上，然后与标记的样品进行杂交，通过检测杂交信号的强弱进而判断样品中靶分子的数量。基因芯片的概念现已泛化到生物芯片（biochip）、微阵列（microarray）、DNA 芯片（DNA chip），甚至蛋白芯片。基因芯片集成了探针固相原位合成技术、照相平板印刷技术、高分子合成技术、精密控制技术和激光共聚焦显微技术，使得合成、固定高密度的数以万计的探针分子以及对杂交信号进行实时、灵敏、准确的检测分析变得切实可行。

2. 特点　包括高通量、大规模、高度平行性、快速高效、高灵敏度、高度自动化。

3. 应用

（1）在优生方面：目前知道有 600 多种遗传疾病与基因有关。妇女在妊娠早期用 DNA 芯片做基因诊断，可以避免许多遗传疾病的发生。

（2）在疾病诊断方面：由于大部分疾病与基因有关，而且往往与多基因有关，因而，利用 DNA 芯片可以寻找基因与疾病的相关性，从而研制出相应的药物和提出新的治疗方法。DNA 芯片的高密度信息量和并行处理器的优点不仅使多基因分析成为可能，而且保证了诊断的高效、廉价、快速和简便。

（3）应用于器官移植、组织移植、细胞移植方面的基因配型，如 HLA 分型。

（4）病原体诊断：如细菌和病毒鉴定、耐药基因的鉴定。

（5）在环境对人体的影响方面：已知花粉过敏等人体对环境的反应都与基因有关。若对与环境污染相关的 200 多个基因进行全面监测，将对生态环境控制及人类健康有重要意义。

（6）在法医学方面：DNA 芯片比早先的 DNA 指纹鉴定更进一步，它不仅可做基因鉴定，而且可以通过 DNA 中包含的生命信息描绘生命体的脸型长相外貌特征。这种检验常用于灾难事故后鉴定尸体身份以及鉴定父母和子女之间的血缘关系。

（三）微阵列－比较基因组杂交（microarray comparative genomic hybridization，array-CGH）

1. *基本原理*　比较基因组杂交技术是在染色体荧光原位杂交技术（FISH）的基础上发展起来的一种新的遗传学技术。基本原理为分别应用不同的荧光标记体系统标记来自待检组织（测试DNA）和正常组织（参照DNA）的全基因组DNA，各取等量标记产物制备成混合探针，与足够量的同一种属来源的Cot－1DNA先进行预杂交以封闭基因组上的重复序列，然后与正常中期分裂相进行染色体原位抑制杂交。测试DNA探针和参照DNA探针竞争性地与染色体上的靶序列杂交，经计算机软件分析，将染色体上每一像素上测试DNA/参照DNA荧光强度的差异进行换算，以研究测试DNA拷贝数的增多或缺失。该技术不需染色体培养，一次杂交实验即可在整条染色体或染色体区带水平对不同基因组间DNA序列拷贝数的差异进行检测并定位。而arrayCGH是将基因芯片和CGH相结合的技术，实际上就是用微阵列取代传统CGH的中期分裂相，使荧光标记的测试DNA探针和参照DNA探针竞争性地与微阵列上的短片段靶序列杂交。

2. *特点*

（1）灵敏度和精确性：由于染色体上的DNA是以高度密集和超螺旋的形式存在着，传统CGH只有在DNA序列缺失达10～20Mb（细胞株）或20～30Mb（原发肿瘤）以上或序列扩增时扩增子与扩增拷贝数之积至少2Mb才能被检测出来。故传统CGH所提供的信息中必然包含为数众多的基因，需要作进一步的精确定位。ArrayCGH避开了复杂的染色体结构，所杂交的靶序列仅为包含了少数基因的一段短DNA片段，能找出DNA序列拷贝数的差异，并同时将扩增或缺失的范围精确地定位在某个或某几个已知基因或EST上。

（2）自动化和程序化：染色体带型的复杂性和个体差异决定了核型分析不可能全部实现机械化，必须依靠经验丰富的细胞遗传学家对核型分析软件得出的结果进行校正后才能进一步分析基因组的不平衡性。arrayCGH技术中不需要染色体核型的制备和分析，与普通的基因芯片检测表达谱的过程一样，其结果完全可以由机器和计算机自动操纵控制，既快速又直观。

3. *应用*　许多先天性疾病，如各种畸形和智力缺陷，常常伴随着染色体的异常，array CGH技术可对遗传性疾病所伴随的染色体异常进行全面系统的分析，与G显带和FISH的结果相一致，并且前者具有更高的分辨率，能够大规模、高通量地一次性检测所有染色体位点的异常，并能够自动分析结果。ArrayCGH技术还能检测人群中DNA拷贝数的改变，DNA拷贝数的改变是引起基因表达异常的机制之一。

二、聚合酶链式反应

聚合酶链式反应（polymerase chain reaction，PCR），是体外酶促合成特异DNA片段的一种方法，由高温变性、低温退火及适温延伸等几步反应组成一个周期，循环进行，使目的DNA得以迅速扩增，具有特异性强、灵敏度高、操作简便、省时等特点。

（一）基本原理

PCR技术的基本原理类似于DNA的天然复制过程，其特异性依赖于与靶序列两端互补的寡核苷酸引物。PCR由变性—退火—延伸三个基本反应步骤构成：①模板DNA的变性：模板DNA经加热至93℃左右一定时间后，使模板DNA双链或经PCR扩增形成的双链DNA

解离，使之成为单链，以便它与引物结合，为下轮反应作准备；②模板 DNA 与引物的退火（复性）：模板 DNA 经加热变性成单链后，温度降至 55℃左右，引物与模板 DNA 单链的互补序列配对结合；③引物的延伸：DNA 模板 - 引物结合物在 TaqDNA 聚合酶的作用下，以 dNTP 为反应原料，靶序列为模板，按碱基互补配对与半保留复制原理，合成一条新的与模板 DNA 链互补的半保留复制链，重复循环变性—退火—延伸三过程就可获得更多的“半保留复制链”，而且这种新链又可成为下次循环的模板。每完成一个循环需 2 ~ 4 分钟，2 ~ 3 小时就能将待扩目的基因扩增放大几百万倍。

（二）以 PCR 为基础的相关技术

1. *巢式 PCR* 巢式 PCR 是一种变异的聚合酶链反应（PCR），使用两对 PCR 引物扩增完整的片段。第一对 PCR 引物扩增片段和普通 PCR 相似。第二对引物称为巢式引物（因为它们在第一次 PCR 扩增片段的内部），结合在第一次 PCR 产物内部，使得第二次 PCR 扩增片段短于第一次扩增。巢式 PCR 的好处在于，如果第一次扩增产生了错误片段，则第二次能在错误片段上进行引物配对并扩增的概率极低。因此，巢式 PCR 的扩增非常特异。

2. *多重 PCR* 多重 PCR（multiplex PCR），又称多重引物 PCR 或复合 PCR，它是在同一 PCR 反应体系里加上二对以上引物，同时扩增出多个核酸片段的 PCR 反应，其反应原理、反应试剂和操作过程与一般 PCR 相同。

3. *逆转录 PCR（reverse transcription PCR）* 由一条 RNA 单链转录为互补 DNA（cDNA）称作“逆转录”，由依赖 RNA 的 DNA 聚合酶（逆转录酶）来完成。随后，DNA 的另一条链通过脱氧核苷酸引物和依赖 DNA 的 DNA 聚合酶完成，随每个循环倍增，即通常的 PCR。原先的 RNA 模板被 RNA 酶 H 降解，留下互补 DNA。

4. *定量 PCR（real time PCR）* 对 DNA 或 RNA 样本的靶序列进行定量分析。real time PCR 与 reverse transcription PCR 相结合，能用微量的 RNA 来找出特定时间、细胞、组织内的特别表达的遗传基因。这两种 RT - PCR 的组合又被称之为“定量 RT - PCR（quantitative RT - PCR）”。

三、核酸序列分析法

核酸的核苷酸序列测定方法已经过 20 多年的发展，测序的具体方法五花八门、种类繁多。但究其所依据的基本原理，无外乎 Sanger 的双脱氧链终止法及 Maxam 和 Gilbert 的化学降解法两大类。

（一）Sanger 的双脱氧链终止法

双脱氧链终止法是 1977 年英国剑桥大学生物化学家 Sanger 等人发明的，是一种简单快速的 DNA 序列分析法，利用 DNA 聚合酶和双脱氧链终止物测定 DNA 核苷酸序列。其基本原理为核酸模板在核酸聚合酶、引物、四种单脱氧碱基存在条件下复制或转录时，如果在四管反应系统中分别按比例引入四种双脱氧碱基，只要双脱氧碱基掺入链端，该链就停止延长，链端掺入单脱氧碱基的片段可继续延长。如此每管反应体系中便合成以共同引物为 5′端，以双脱氧碱基为 3′端的一系列长度不等的核酸片段。反应终止后，分 4 个泳道进行电泳，以分离长短不一的核酸片段（长度相邻者仅差一个碱基），根据片段 3′端的双脱氧碱基，便可依次阅读合成片段的碱基排列顺序。

（二）Maxam－Gilbert 化学修饰法

几乎与双脱氧法发展的同时，1977 年又发明了一种以化学修饰为基础的 DNA 序列分析法。化学修饰法是是由美国哈佛大学的 Maxam 和 Gilbert 发明的，所以又叫做 Maxam－Gilbert DNA 序列分析法。其基本原理是：用化学试剂处理末端已被放射性同位素标记的 DNA 分子片段，造成碱基在特异性位点的切割。由此产生一组具有不同长度的 DNA 链的反应混合物，经凝胶电泳按大小分离和放射自显影之后，便可根据 X 线片所显现的相应谱带，直接读出待测 DNA 的核苷酸序列。

（三）DNA 序列分析自动化

Sanger 的双脱氧链终止法和 Maxam－Gilbert 化学修饰法是目前公认的两种最有效的 DNA 序列分析技术，但两者在实际应用中实验过程繁琐、效率低下，结果判读过程复杂而乏味，因此科学家又发展了 DNA 序列分析自动化技术。1986 年安索吉等人发明设计了 DNA 序列分析自动仪。其工作原理为：用四甲基若丹明作为荧光剂，预先标记 M13 引物 DNA。四甲基若丹明在激光的诱导下能产生出荧光，可以取代同位素标记待测的 DNA 样品，按照标准的双脱氧链终止法同引物进行反应，然后用聚丙烯酰胺凝胶作电泳分离。在凝胶的侧面，固定上一个激光通过小孔，在凝胶板的上面装上一套荧光信号接收器。电泳过程中，当 DNA 条带经过激光通道小孔时，带有荧光标记的 DNA 在激光的激发下产生荧光。荧光感受器收到这种荧光信号，可通过信号转换器把它转换成电信号，电信号再输入到数据处理系统，完成 DNA 序列测定。

（四）第二代 DNA 测序技术

随着科学的发展，传统的测序技术已经不能完全满足研究的需要，对模式生物进行基因组重测序以及对一些非模式生物的基因组测序，都需要费用更低、通量更高、速度更快的测序技术，第二代测序技术（next－generation sequencing）应运而生。第二代测序技术的核心思想是边合成边测序（sequencing by synthesis），即通过捕捉新合成的末端的标记来确定 DNA 的序列，现有的技术平台主要包括 Roche/454 FLX、Illumina/Solexa Genome Analyzer 和 Applied Biosystems SOLID system。这三个技术平台各有优点，454 FLX 的测序片段比较长，高质量的读长能达到 400bp；Solexa 测序性价比最高，不仅机器的售价比其他两种低，而且运行成本也低，在数据量相同的情况下，成本只有 454 测序的 1/10；SOLID 测序的准确度高，原始碱基数据的准确度大于 99.94%，而在 15X 覆盖率时的准确度可以达到 99.999%，是目前第二代测序技术中准确度最高的。

四、质谱分析技术

近十年以来，质谱分析在医学临床诊断和研究方面得到广泛应用，尤其是新生儿代谢筛查和遗传代谢病的诊断方面质谱分析技术更是有着不可替代的作用。目前联合气相色谱质谱联用法（GC/MS）、串联质谱法（MS/MS）、MALDI TOF MS 对体液和组织进行分析，综合所有检测信息对生物体的代谢组学以及蛋白组学的研究手段更是受到了医学和药学研究的瞩目，特别是病因学解析、诊断指标的探索、药物治疗效果的评估等方面，质谱分析法的代谢组学以及蛋白组学研究可列入最前沿的研究技术。从本质上讲，各种类型的质谱都具有相同的分析过程，包括分析物的电离、质量分离和检测三个步骤，首先是分析样品在特定的条件下电离，转变为高速运动的离子，由于这些离子的质量/电荷比（m/z）不同，在静电场和磁场的作用下就能够实现分离，用特定的检测器可以记录各种离子的相对强度并形成质谱图，最后进行质谱分析。质谱提供的典型信息包括分子量、分子结构和化合物的元素组成。本节只对在新生儿代谢筛查和遗传代谢病诊断等方面应用广泛的质谱技术进行简介。

（一）气相色谱质谱联用（GC/MS）

气相色谱－质谱联用是当前最为活跃的联用技术，一般供试物经 GC 分离为单一组分，按其不同保留时间，与载气同时流出色谱柱，再经接口，进入质谱仪，然后可通过 EI 或其他方法产生一定的 MS 图谱。GC－MS 有很好的分离效率，可由计算机对 MS 图谱进行化合物数据库的自动检索核对，有利于迅速鉴定样品。缺点是需要对样品进行衍生化预处理，这一步骤额外费时，甚至引起样品的变化；衍生化预处理限制了 GC－MS 的应用范围，无法分析热不稳定性的物质和分子量较大的代谢产物。

（二）液相串联质谱法（LC－MS/MS）

串联质谱是采用两种或更多的质量分离步骤，获得比普通的质谱条件下更加详细的样品信息。串联质谱法可监测离子结构碎片的质荷比，提供离子的结构信息。串联质谱主要由离子源、多级质量分析器及碰撞室组成。第一级质量分析器起质量过滤器的作用，即从总离子谱中挑选出进一步进行结构分析的母离子进入碰撞室，母离子在碰撞室内经高流速惰性气体碰撞诱导解离产生碎片离子/子离子，由第二级质量分析器分析子离子的质荷比。通过母离子和子离子的质量，研究两者关系及母离子的裂解规律，可以获得母离子的结构信息。

（三）基质辅助激光解吸电离飞行时间质谱（MALDI TOF MS）

MALDI 是在 20 世纪 80 年代由德国科学家 Karas 和 Hillenkamp 发现的质谱电离方式，其基本原理是将微量样品与过量小分子基质混合到一起，点加到样品盘上，溶剂挥发后样品与基质形成共结晶。经脉冲激光作用后，基质吸收激光的能量跃迁到激发态，导致了样品的电离和气化。电离可以是基质的质子转移到样品分子上，也可以是样品分子的质子转移到基质的分子上，前者较为常见。然后在高电压作用下将样品离子转送到质量分析器内。MALDI 源最常用的分析器是飞行时间分析器（time of flight，TOF）。根据离子在飞行管内的飞行速度与 $m/z^{-1/2}$ 成正比，不同 m/z 值的样品离子到达检测器的时间不同，从而得到具有不同 m/z 值的图谱，实现对样品的鉴定。

MALDI 具有许多优点：灵敏度高；能够提供样品的精确分子量；结合源后衰变（post－source decay，PSD）技术和串联质谱，也可以获得样品分子的结构信息；高的检测范围使其很适合研究蛋白质、多肽、核酸和多糖等生物大分子；对样品的纯度要求不高，能耐受一定量的小分子像盐、去污剂等，可以直接分析细菌培养液、菌体、动物组织等非常复杂的生物样品。在 MALDI 中引进其他技术可大大提高分析性能，延迟抽取技术（decay extract，DE）的引入，极大地提高了分辨率；将反射型（reflectron）MALDI TOF MS 与 DE 技术结合，在多肽的常规分析中质量准确度可高达几个 ppm。反射型 MALDI TOF MS 利用亚稳离子的分解，可进行源后衰变分析，获得多肽的序列信息。对低分子量的生物分子可采用反射器和延迟提取技术降低 TOF 分析器的质量分析范围。

（王　艳）

第三节 遗传咨询

作为医学遗传学的重要组成部分，遗传咨询是专业人员与人类进行生育活动必须面对的话题，其发挥的重要性也日益凸显。随着人类对遗传性疾病认识的不断完善和深入，公众对遗传咨询的需求和依赖也越来越强。

一、遗传咨询的定义

遗传咨询是一个程序过程，通过它帮助人们理解和适应遗传因素对疾病的作用及其对医学、心理和家庭的影响。

遗传咨询内容包括：依靠家族史来评估遗传疾病的发生或再发风险率；进行遗传病的诊断、治疗、预防相关知识教育，提供解决疾病的途径和进行研究的方向；辅导和促进病人及其家属的知情选择，促进其对疾病再发风险的逐步认知和接受。其基本要素是确立诊断、评估风险和相互交流。

随着知识的不断积累，遗传咨询范围不断扩大，已由目前单纯的产前咨询延伸到包括肿瘤等常见病的遗传咨询。未来遗传咨询的内容会更广泛，将包括机体对药物治疗反应或对环境污染物反应、对人的正常行为和生理特征的遗传咨询。随着检测技术的发展，要求遗传咨询师不断更新知识，不仅要咨询解释疾病的遗传性质、风险、实验室结果及其在诊断、治疗预后上的意义，商讨生育方法的选择，还要与咨询者讨论由检查结果导致的以医疗保险和就业歧视为重点的伦理问题。咨询时还要了解不同文化的差异。

二、遗传咨询的指征

遗传咨询指征通常包括遗传筛查阳性者、年龄超过35岁的高龄孕妇、以前曾经怀过或生育过有遗传病的孩子、反复发生自发性流产或有不孕不育的夫妇、父母是遗传性疾病携带者、夫妇之一是遗传病患者或有遗传病家族史、近亲结婚家庭、有致畸物接触史、肿瘤和遗传因素明显的常见病。

遗传咨询的基本信息包括遗传风险的大小、疾病的严重程度、能否进行治疗、父母的文化和伦理价值观。

三、遗传咨询的原则

美国国家遗传协会2006年对遗传咨询必须遵循的伦理道德原则和法律进行了阐述，我国卫计委（原卫生部）在2002年12月在《产前诊断技术管理办法》中，制定了遗传咨询的技术规范，明确了遗传咨询的原则。

1. 遗传咨询人员应态度亲和，密切注意咨询对象的心理状态，并给予必要疏导。遗传咨询者在了解咨询者的社会地位、文化、受教育程度、经济能力、情感和经历后要聆听、理解和应用这些信息，针对咨询者心理特点，帮助咨询者建立应对遗传病、遗传风险的能力及做出困难选择的能力。同时咨询师要了解咨询者对资讯信息的理解程度、了解这些信息对他们可能产生的影响。有些病人之所以对遗传诊断产生恐惧，部分原因是担心有人利用遗传信息伤害自己。

2. 遗传咨询人员应尊重咨询对象的隐私权，对咨询对象提供的病史和家族史给予保密。有关咨询者本人或后代的家族史、携带者状态、诊断或遗传病分析的信息可能成为潜在的烙印，并可能成为雇主或保险公司不予医疗保险的理由。基于此，保证这些信息安全是非常重要的。另一方面，知道个体的基因型，当风险是肯定的并且是严重的，同时具备有效的预防措施存在的时候，咨询时有责任告知病人家属有关遗传信息。在极少情形下，可考虑采取适当的方法违背病人隐私，如新生儿筛查、军事秘密的辨认时可通过正确的法律途径获得相关信息。

3. 必须遵守自愿和知情同意。一方面要遵循咨询者自己的意愿，被检查者和家人有权利自己做出决定，不应受外界压力或暗示影响；另一方面遵循知情同意的原则，尽可能让咨询对象了解疾病可能发生的风险，建议采用的产前诊断技术的目的、必要性、风险等，是否采用某项诊断技术由受检者本人或其家属决定。

四、遗传咨询的程序

1. *采集与获取信息*　遗传咨询的第一步是获得被咨询的相关信息，遗传咨询人员要全面了解咨询对象的情况，详细询问咨询对象的家族史，并用家系谱方式来记录和描述先症者和家族中的受累者，其他具有潜在的家族史信息如民族、宗族等也需要收集。

同时还要采集相关的医疗史、生育史（流产史、死胎史、早产史）、婚姻史（婚龄、配偶健康状况）、环境因素和特殊化学物接触及特殊反应情况、年龄、居住地域。

2. *确定遗传病诊断及遗传方式*　遗传咨询人员根据确切的家系分析及医学资料、各种检查化验结果，确立咨询对象遗传病诊断或确立遗传病种类、遗传方式，分析遗传病基因型及表型的关联，明确遗传病预后及严重程度。

3. *评估遗传病再现风险*　大多数咨询者关注的重点是将来再生育时的风险或未来发病概率。针对单基因遗传病，遗传咨询师科根据遗传方式进行家系分析，计算出发病风险估计并预测其子代患病风险。染色体病和多基因遗传病需要根据其群体发病率参照其他家庭成员的健康状况进行统计学分析。

4. *提供建议*　遗传诊断或风险一旦确定，是通过交流为受咨询者及其家人提供建议的阶段，遗传咨询人员应向咨询对象解释获得结果的过程及结果所包含的意义，提供结婚、生育、产前或种植前诊断或其他建议，提出针对诊断可以采取的对策。

5. *心理咨询*　咨询者及其家人在了解诊断和再发风险时会产生情绪和心理的变化，咨询者应了解并关注这些变化，建立应对情绪变化的措施，必要时要配合心理师为受累家庭及其成员提供心理援助。

五、遗传咨询需注意的问题

1. 阐明各种遗传病诊断技术应用的有效性、局限性，所进行筛查或诊断的时限性、风险和可能结局。

2. 说明使用的遗传学原理，用科学的语言解释风险。

3. 解释疾病性质，提供病情、疾病发展趋势和预防的信息。

4. 在咨询过程中尽可能提供客观依据充分的信息，在遗传咨询过程中尽可能避免医生本人的导向性意见。

六、出生缺陷与儿童遗传病遗传咨询

由于遗传病的种类很多，针对不同的遗传病及要求，遗传咨询会有不同的侧重点。遗传学咨询主要包括再生育遗传咨询、出生缺陷与儿童遗传异常咨询、成年起病遗传病咨询、肿瘤咨询、近亲婚配遗传咨询。下面就简单介绍出生缺陷及再生育的遗传咨询。

由于社会、环境、文化及医学知识与诊断技术的局限性，很多遗传病及出生缺陷是在出生后才被发现的。新生儿的畸形表现对产妇及家庭在心理和感情上是沉重的打击，且会产生负罪感，对受累家庭给予精神安慰和心理疏导在咨询中显得尤为重要。因为先天出生缺陷在不同的文化背景中，人们会产生一些迷信和错误认识，咨询时要做好疏导和正确引导。这类遗传咨询的另一个重点是明确诊断后进行病因分析，全面帮助家庭及患儿进行正确的治疗及康复，同时要做好风险评估，向受累家庭解释清楚风险度，帮助其认识和理解再发风险。

（何玺玉）

第四节　军事条件下遗传学的应用

近年来，随着分子遗传学的快速发展，一系列遗传诊断分析技术应运而生，它们不仅仅应用于微生物遗传信息分析，也推动了对人类个体、群体之生命本质及疾病发生机制等人类遗传学和医学遗传学领域的深刻认识。与此同时，在军事条件下，在战争环境中，为保障战斗人员，遗传学的新技术、新知识越来越多地得到应用，在军事医学方面发挥着极其重要的作用。因此，了解和掌握当前国内外遗传学在军事条件下、军事医学中的应用非常重要，同时为将来推动和发展我国的军事遗传学提供了借鉴。

一、战时传染性疾病的病原学检测

战争条件下，特殊环境及恶劣的自然条件下，常常造成传染性疾病的暴发流行，如果病因不能快速查明，病情不能有效抑制，会造成大规模非战斗减员，对战斗力和作战人员的心理造成影响，干扰军事行动的执行。快速、准确是战时传染性疾病病原学检测的基本要求。在病原学分析中，分子遗传学相关的 PCR 扩增、DNA 片段长度扩增（AFLP）、病毒基因分析（包括突变分析、序列测定、基因芯片）技术被逐渐开发和运用，并取得良好效果。

美国海军医学中心为了研究 2004 年 10 月至 2005 年 10 月期间在阿富汗和伊拉克战争中美军伤员伤口鲍曼不动杆菌感染情况，运用了 DNA 片段长度扩增（AFLP）技术比较不动杆菌菌株基因相似性、多重 PCR 技术分析耐碳青霉烯类不动杆菌 OXA 基因型和表型关系，明确了美军伤员伤口中不动杆菌种类来源于欧洲的两个亚型及其耐药性，为合理治疗减少其并发症提供依据。

2012 年 4 月在我国北方某部驻军发生呼吸道感染局部暴发流行，在确定为病毒感染的情况下，通过基因芯片分析技术，取患者外周血进行 2000 余种脊椎动物相关病毒 DNA 结构筛查并通过基因测序复验，快速确定了致病微生物类型为腺病毒，及时控制了疫情。

2005 年以色列科学家首次运用分子遗传学技术分析 RNA 依赖性 RNA 聚合酶基因序列，阐明了 1999～2004 年间在以色列军营中腹泻病流行时致病微生物 Noroviruies 病毒亚型和基

因型。

二、军事条件下战斗人员高危遗传因素识别与防范

人类机体功能和结构由于存在某些先天不足或遗传多态性，虽然在平时的生活中无任何显现，但是在极端情况下会较其他人更易发生异常。

1. 压力性骨折与遗传易感基因　压力性骨折是部队官兵从事野外训练时最易发生的骨折类型，压力性骨折往往会导致严重并发症甚至会造成永久性残疾，研究表明遗传因素会增加发生压力性骨折的风险。美国的一项研究表明，遗传因素在官兵从事高强度训练和负重超载时发生股骨颈骨折起重要作用。通过对与骨代谢和骨病密切相关的 8 个功能基因（*COL1*，*COL1A*，*OPG*，*ESR1*，*VDR*，*CTR*，*LRP5*，*IL－6*）对照研究中，发现体重轻和体质系数 BMI 小，发生股骨颈骨折风险显著增高，*CTR*（rs1801197）基因缺少碱基 C 同时合并 *VDR* 基因单倍体 C－A 变异时，发生股骨颈骨折风险比正常对照增高 3 倍；*LRP5* 基因单倍体出现 A－G－G－C 变异时骨折风险增加 3 倍，且当 *LRP5* 基因与 *VDR* 基因单倍体 C－A 变异同时存在时骨折风险会增加 4 倍。

2. 创伤后压力综合征以及自杀的遗传易感性　据报道，2004～2008 年美军的自杀率增加了 80%，2011 年有 164 名在执行任务美军初级军官和士兵及 117 名非执行任务美军士兵自杀，截止到 2012 年 3 月份又有 45 名执行任务、20 名非作战海军和空军士兵有自杀倾向。因此 2012 年 4 月美国开展了针对发生在美军士兵中高居不下的自杀行为及参加海湾战争、伊拉克和阿富汗战争士兵中出现的创伤后压力心理失衡综合征及精神问题的遗传背景专项研究。该研究拟采集 5.5 万份服役美军官兵血样，运用遗传学技术及原理，探究美军自杀及在战争创伤后压力综合征的遗传易感性，为有效干预和防范美军出现的精神及心理疾患提供帮助。目前我军兵员组成出现变化，独生子多，因此由独生子女衍生的心理及精神变化也应引起高度重视，也要加强我国相关的遗传学研究，防患于未然。

三、战时遗骸身份鉴定

遗传学中短串联重复（short term repeat，STR）分析技术，广泛用于法医学同一身份认定和亲缘关系分析，战争时期发生战斗人员及平民伤亡事件，针对战争阵亡将士遗骸身份确定，对于还原战争场面、平复战争创伤、告慰缅怀战场上牺牲的将士是非常重要的。

鉴定人类遗骸身份的方法很多，如根据容貌确认，通过指纹及牙齿分析、特殊体征、衣着、法医学鉴定，后来又发展了根据颅骨进行重塑面容确定身份及 DNA 分析。目前，对过世时间过长的遗骸进行鉴定的唯一方法是 DNA 分析。

20 世纪及 21 世纪初，应用此技术成功对全世界很多遗骸身份进行了确认。如 2009 年斯洛文尼亚境内发现了多处的第二次世界大战大型墓葬坑，为了确定死难者的身份，科学家提取遗骸的骨骼和牙齿中的 DNA，经过纯化、DNA 定性定量，分析了 15 个人类位于不同染色体上的 STR 短串联重复基因座，与家属及时进行比对确定了亡者的身份。如果遗骸因为年代久远，DNA 分解严重，在进行 DNA 扩增峰通常会非常弱，为鉴定带来了很大难度，此时需要同时加测位于 Y 染色体上的 STR 12 个 DNA 基因标志物。

四、战斗人员DNA身份档案建立

为军队作战人员建立身份档案历史久远，是现代军队管理的重要部分。随着科学技术的不断发展，更多的生物信息被添加到其中，从最初的血型类型到近年来国外军队开展的STR分型信息，美军将要采集军队官兵外周血和口腔黏膜脱落细胞进行全基因DNA信息分析。

早在1992年美国国防部就签署一项法令，收集和储存美军血液标本，迄今已收集500万份储藏在格拉斯大学细胞和DNA标本库的液氮罐中。DNA标本将和指纹、牙齿排列图及其他信息组合一起建立美军作战人员档案，初衷是便于在战争中阵亡将士身份识别。应用的技术为短串联重复序列分析。

（一）基于短串联重复序列分析的DNA档案

分子生物学和分析遗传学研究表明，在人类已知的几万个DNA片段中都存在数千个短串联重复序列（short tandem repeats，STR），又称为微卫星DNA，重复单位为2～6bp，重复次数10～60多次，多形成400bp以下串联重复基因片段。常见于非编码的内含子中。

其产生原理主要是DNA复制过程中滑动链与互补链碱基错配，导致一个或几个重复单位的缺失或插入。由于重复单位及重复次数不同，使其在不同种族、不同人群之间的分布具有很大差异性，不同个体之间在一个同源STR位点的重复次数不同，构成了STR遗传多态性。

STR遗传符合孟德尔遗传定律。一个良好的遗传标记应高度稳定，具丰富的多态性，且在全基因组的分布较均匀，从简单高效的使用要求出发，又希望尽可能少的遗传标记基因座，STR基本符合上述要求。STR绝大多数位于非编码区，不转录，不编码蛋白质和RNA，不受选择压力的影响。而KSTR还具有容易扩增、具有高杂合性、片段小、序列简单等特点。因此，STR是很有发展前途的一种作为应用于筛选候选目的基因和研究人类进化史的遗传标记。在每一条染色体上，都存在一些串联重复序列，但重复的次数不同个体可以出现差异，形成片段长度等位基因，构成了人类遗传的多型性。

目前已经有超过10000个STR位点被确定，收录在人类基因STR数据库中。且在上世纪90年代，发现形成了基于通过识别基因组在特定位点的特定序列重复的分析技术，称之为STR分析技术。也称之为遗传指纹分析（genetic imprinting analysis）。目前有20个稳定且具有多态性的STR位点应用最广泛，即D5S818、D13S317、D7S820、D16S539、vWA、TH01、AMEL、TPOX、CSF1PO、FGA、D18S51、D21S11、D8S1179、Penta E、D3S1358、Penta D、D19S433、D6S1043、D12S391和D2S1338。同时分析超过15个STR基因座，可以准确判断交叉污染和细胞类型；而且灵敏度高，可以检测最低至0.1ng DNA（约15个二倍体基因组）；同时具有高通量和系统化平台，数据分析比对采用自动化软件分析系统。主要应用于遗传连锁图谱分析、家系鉴定、身份认证等领域，成为法医学领域个体识别和亲权鉴定的重要分析方法，已广泛应用于司法案件调查。可以创建个人基因档案。“基地”组织领导人本·拉登被美军击毙后就是用DNA检测确定其身份的，显示正确率有“99.9%”。

（二）基于全基因DNA序列图谱的DNA档案

到2011年初，由美国最顶尖的科学家组成的Jackson军事科学顾问小组，向美国国防部提交一项议案，建议继续收集美军官兵DNA样本，建立军事人员全基因序列信息的DNA档案库。议案指出，每个样本进行全基因扫描，筛选出遗传标记物，了解和分析遗传信息，用于特殊目的的遗传预测。报告认为，未来军队人员岗位配置的选择依据遗传背景将比训练水平、努力、个人意愿更重要。

生物信息档案的功效也从人员身份识别、战伤救治上升到遗传风险防范、体格和心理遗传特征。换言之，通过 DNA 档案可以从遗传角度判定战士遗传特征，遗传原因诱发疾病对疫苗、药物及各种环境条件件的反应，以及忍受饥饿、高温、高原、严寒、脱水、骨折、失血的能力。对选拔特殊军事人才，提高部队战斗力有重要意义。

（何玺玉）

参考文献

[1] 陆国辉，徐湘民. 临床遗传咨询［M］. 北京：北京大学医学出版社，2007

[2] Petersen K, Cannegieter SC, van der Reijden TJ, et al. Diversity and clinical impact of Acinetobacter baumannii colonization and infection at a military medical center［J］. J Clin Microbiol, 2011, 49 (1): 159 – 166.

[3] Korvala J, Hartikka H, Pihlajamäki H. Genetic predisposition for femoral neck stress fractures in military conscripts［J］. BMC Genet, 2010, 11: 95.

[4] Marjanoviĉ D, Durmiĉ – Pasiĉ A, Kovaceviĉ L. Identification of skeletal remains of Communist Armed Forces victims during and after World War II: combined Y – chromosome (STR) and MiniSTR approach［J］. Croat Med J, 2009, 50 (3): 296 – 304.

第三篇

军事临床儿科学

第十二章　新生儿出生救治与常见疾病

战争或自然灾害，不仅可以对儿童造成巨大的伤害，也导致了早产、难产、围生期感染及窒息等相关新生儿疾病的高发。本章简要介绍战争与自然灾害下新生儿出生救治与常见疾病的处理要点。

第一节　产房内保暖

胎儿宫内生长及运动可产热，足月的胎儿体温大概 37.5～38℃（比母亲高 0.5～1℃），新生儿从温暖潮湿的子宫娩出后一方面启动呼吸及自适应机制，消耗热量，一方面暴露于比母体温度低下的外界环境，通过辐射、蒸发、对流、传导的散热量很大，如保暖不当，短时间内皮肤温度可迅速下降。研究发现，超低出生体重儿（very low birth weight infant，VLBWI）入院体温每下降 1℃，死亡率增加 28%，晚发性败血症发生率增加 11%，并与脑室内出血、新生儿坏死性小肠结场炎及机械通气时间等密切相关。我国施丽萍等报道，VLBWI 入院体温小于 35℃发生率高达 56.1%，均发生于产房和转运途中。因而产房及转运途中的保暖成为提高新生儿救治质量的一项重要工作。

一、世界卫生组织（WHO）关于体温的定义

WHO 规定，人体正常体温是 36.5～37.5℃，36～36.5℃为轻度低体温，32～36℃为中度低体温，32℃以下为重度低体温。

二、产热与散热

维持体温在正常范围内波动，需要产热与散热的动态平衡。新生儿产热包括基础代谢产热、食物特殊动力作用、肌肉活动、寒战产热、非寒战产热，其中对前三者体温调节作用微乎其微。寒战产热是通过骨骼肌的收缩产生，新生儿在冷应激时很少出现。非寒战产热以含有大量线粒体的棕色脂肪产热为主，为需氧代谢产热，是新生儿主要的产热方式。机体散热途径主要有辐射、传导、对流、蒸发四种。皮肤是主要散热部位，部分患儿也可因吸入大量低温及干燥气体经呼吸道丢失较多热量。辐射、传导、对流散热的多少与皮肤和周围环境的温度差及有效散热面积的大小相关。而蒸发散热是通过体表水分的蒸发来散失体热，是新生儿散热最主要的途径。据测定，每蒸发 1g 水可使机体丢失 2.43kJ 的热量，在皮肤湿润的情况下热量丢失可达 0.42kJ/(kg·min)，擦干后热量丢失仍达 0.34kJ/(kg·min)。胎龄越小，蒸发越多。

新生儿尤其是早产儿不出现寒战、棕色脂肪少、肝脏糖原储备少，产生及储存的热量也少；体表面积相对大，皮下脂肪薄，皮肤角化差，四肢伸展暴露面积大，热量易于丢失；体温调节中枢功能不完善，增加产热和减少散热的调节功能差，因而生后更容易发生低体温。

三、低体温对新生儿的危害

1. 呼吸系统　轻度低温时可兴奋呼吸，持续而严重的低温会抑制延髓呼吸中枢，颈动脉体感受器对 PCO_2 刺激的敏感性下降，易发生吸入性肺炎、呼吸衰竭。低温时肺毛细血管收缩，压力升高，血管通透性增加，易出现肺出血。

2. 循环系统　轻度低温使交感神经兴奋、血压升高；中度低温时出现心肌传导功能障碍，几乎中断，心肌细胞严重缺血缺氧，可出现室颤、死亡。

3. 血液系统　低体温时凝血酶及血小板的活性降低、血小板聚集受影响，加之外周血管通透性增加，容易形成微血栓，加重凝血功能障碍，而白细胞数量减少，趋化能力下降，导致机体抵抗力下降，感染概率增加。

4. 肾脏　体温下降，心输出量减少，肾脏微循环障碍，肾小球滤过率降低，肾小管分泌重吸收功能下降，可出现氮质血症、酸中毒甚至肾功能衰竭。

5. 消化系统　可出现吞咽不协调、喂养不耐受，严重者可出现消化道出血以及肠管缺血缺氧性坏死。

6. 神经系统　体温过低可使患儿反应迟钝，严重者可出现神经细胞大面积坏死凋亡、颅内出血等严重脑损伤，甚至脑死亡。

7. 其他　可引起内环境稳态失衡，包括水、电解质、酸碱平衡紊乱，血糖、胆红素等代谢异常。

四、产房内体温管理

产房内（手术室）保暖主要通过外界热源和防止热量丢失两方面实施。AHA2015 新生儿复苏指南建议胎龄小于 32 周新生儿需要采取联合保暖措施，包括：辐射加热台、塑料包裹、戴帽；提高房间温度；热床垫；复苏用气体加温加湿；对胎龄大于 30 周新生儿，通过皮肤接触袋鼠式护理亦有助于升高体温。产房内体温管理推荐方案如下。

1. 保持适宜的环境温度和湿度，减少热对流。目前 WHO 推荐产房温度应在 25℃以上，若有较小早产儿出生时，更需要提高产房内环境温度，湿度 50%，关闭门窗或空调，减少人员走动。建议根据胎儿体重设置室温：胎儿体重 1.0～1.5kg 时推荐室温 30～33℃，1.5～2.0kg 推荐室温 28～30℃，2.0～2.5kg 推荐室温 26～28℃。

2. 分娩前 10～15 分钟启动辐射台，预热婴儿接触的物表和用品，如衣帽、包被、聚乙烯袋或保鲜膜、体温计及肤温探头等，以减少传导散热。有条件时预热化学床垫。如预计需转运暖箱者，提前预热转运暖箱。

3. 呼吸支持或氧疗时加温加湿气体准备。

4. 足月儿分娩后立即用干燥的预热毛巾擦干，胎龄小于 29 周或体重小于 1.5kg 早产儿聚乙烯袋封闭式包裹（娩出后立即放入聚乙烯袋中，露出颈部以上的部位），头/颜面擦干迅速戴帽（双层帽子或 1 顶帽子 +1 层塑料膜）。

5. 迅速撤换湿毛巾及打湿的床单。

6. 称重时覆盖预热棉被，或推迟称重。

7. 衣被包裹，减少不必要的操作。

8. 复苏团队准备：低出生体重及窒息新生儿，如需复苏或用药，一定要在辐射台上进行，同时不要忽略保暖问题。肺表面活性物质、液体使用前预热。

9. 转运：包被包裹、辐射台、转运暖箱等形式转运过程中保持暖性密闭。如薄膜覆盖辐射台或使用双层暖箱，操作时尽量通过暖箱的 Porthole 操作。

10. 重视体温监测管理，保持体温在 36.5～37.5℃，过低或过高对机体都是不利的。

（李秋平　陈海花）

参考文献

［1］ 施丽萍，杜立中，孙眉月．620 例极低出生体重儿的临床资料分析［J］．中华儿科杂志，2002，40（4）：202－205.

［2］ World Health Organization（WHO）．Thermal control of the newborn：a practical guide. Maternal Health and Safe Motherhood Programme（WHO/FHE/MSM/93.2）［M］．Geneva：WHO，1996.

［3］ Laptook AR，Salhab W，Bhaskar B，et a1. Admission tcmpcratum of low birth weight infants：predictors and associated morbiditics［J］．Pediatrics，2007，l19：643～649.

［4］ Wyckoff MH，Aziz K，Escobedo MB，et al. Part13：Neonatal Resuscitation：2015 American Heart Association Guidelines Update for Cardiopulmonary Resuscitation and Emergency Cardiovascular Care［J］．Circulation，2015，132：S543－560.

第二节　新生儿窒息复苏

新生儿窒息是由产前、产时或产后各种原因导致的气体交换障碍，新生儿出生后无自主呼吸或呼吸抑制，伴有低氧血症、高碳酸血症和酸中毒。2007 年广东省多中心抽样调查结果显示，新生儿窒息发病率为 9.85%。而我国整体新生儿窒息死亡率（2‰～3‰）远高于发达国家（0.1‰），新生儿窒息仍是我国新生儿死亡的重要原因，且致残率高，危害我国儿童的生命与健康，因此，提高新生儿窒息复苏水平意义重大。

在新生儿窒息复苏的临床管理中需要强调产科和新生儿科合作的整体性以及新生儿复苏—复苏后急性期管理的连续性。现参考我国的《新生儿窒息复苏指南》（2016 修订版）、2015 年 AHA 和欧洲新生儿窒息复苏指南，对新生儿窒息复苏流程及并发症防治简要介绍如下。

一、复苏前准备

1. *复苏设备及药品准备*　包括吸球、吸引管、吸引器、婴儿复苏气囊、面罩、吸氧装置、供氧设备、喉镜、气管插管、金属芯、剪刀、手套、辐射保暖台、听诊器、注射器、胃管等。有条件单位可配备喉罩气道及 T－组合复苏器、脉搏氧监护仪、脐血管导管和插管包。药品：1∶10 000 肾上腺素、生理盐水、5% $NaHCO_3$。

2. *复苏人员准备*　①每次分娩时有 1 名熟练掌握新生儿窒息复苏技术的医护人员在场。②高危孕妇分娩时需要有儿科医师参加的复苏团队。③多胎分娩的每例新生儿都应有专人负责和专门的复苏器械设备。

二、复苏基本程序

在整个复苏过程中：评估—决策—措施的 3 项程序循环进行，贯穿始终。主要基于呼吸、心率、脉搏氧饱和度 3 项体征评估每一步骤是否有效，其中心率对于决定是否进入下一步骤最为重要。

三、复苏术步骤

（一）遵循国际公认 A（airway）、B（breath）、C（circulation）、D（drugs）、E（evaluation）步骤

① 清理呼吸道；②建立有效呼吸；③ 胸外按压，维持正常循环；④ 药物治疗。在完成上一步骤后方可进入下一步骤。

（二）出生后快速评估

婴儿出生后在数秒钟内完成快速评估：①是否足月儿；② 羊水是否清；③是否有呼吸或哭声；④ 肌张力是否正常。如 4 项均为“是”，则对婴儿进行常规处理；如任何一项为“否”，则进行初步复苏术。

（三）初步复苏

1. 保暖　目前各指南均强调复苏中的保温。AHA 及欧洲新生儿复苏指南推荐有条件医疗单位胎龄小于 32 周联合保暖措施：升高产房温度，辐射加热台 + 塑料包裹 + 戴帽，加热垫，复苏用气体加温加湿。资源有限地域体温维持：AHA 建议擦干后塑料膜包裹和 skin – to – skin 接触或母亲袋鼠式护理方案；欧洲指南建议对院外出生孩子：擦干后应用食品级塑料袋包裹，胎龄大于 30 周 skin – to – skin 接触护理方案。国内建议产房温度设置为 25 ~ 28℃，提前预热辐射保暖台。足月儿辐射保暖台温度设置为 32 ~ 34℃，或腹部体表温度 36. 5℃；早产儿根据中性温度设置。用预热毛巾包裹新生儿放在辐射保暖台上，注意头部擦干和保暖。

2. 体位　保持头部轻度伸仰，即“鼻吸气位”，使后咽部、喉、气管位于一条直线。

3. 吸引　分泌物多或有气道梗阻时吸引，先口咽后鼻腔。应限制吸管深度和吸引时间（小于 10 秒），吸引负压不超过 100mmHg。避免过度吸引导致心动过缓和呼吸抑制。羊水有胎粪污染时：AHA 及欧洲新生儿复苏指南对于非阴道产新生儿，无论有无活力，均不推荐常规气管内吸引胎粪。我国指南推荐：羊水污染时，新生儿呼吸规则或哭声响亮、肌张力好及心率≥100 次/min（有活力）时继续初步复苏；无活力时，20 秒内气管插管并用胎粪吸引管吸引胎粪，若不具备气管插管条件时，则快速清理口鼻后立即正压通气。

4. 擦干和刺激　彻底擦干头部、躯干、四肢并移去湿毛巾；如仍未建立呼吸则可用手轻拍打足底或摩擦背部，刺激 2 次后仍无效立即给予正压通气。

5. 正压通气

（1）指征：①呼吸暂停或抽泣样呼吸；②心率 < 100 次/min；要求在“黄金一分钟”内实施有效正压通气（胸廓起伏良好、心率迅速增快）。若有自主呼吸，心率 100 次/min 以上，但有呼吸困难或持续发绀者，应清理气道，监测脉搏血氧饱和度，可常压给氧或给予持续气道正压通气，特别是早产儿，AHA 及欧洲指南均推荐 CPAP 优先于常规气管插管。

（2）方法：国内建议通气压力 20 ~ 25cmH_2O，频率 40 ~ 60 次/min；少数病情严重新生儿可用 2 ~ 3 次 30 ~ 40cmH_2O；关于“开肺”策略：目前复苏指南均不建议持续膨肺时间大于 5 秒；欧洲指南推荐前 5 次正压通气均膨肺 2 ~ 3 秒；早产儿正压通气建议给予 PEEP 5cmH_2O，AHA 推荐正压通气频率 40 ~ 60 次/min；而欧洲指南则推荐每分钟给予 30 次正压通气并允许膨肺 1 秒。

(3) 复苏用氧：要在脉搏血氧饱和度仪监测下进行。推荐医疗单位产房配备空氧混合仪、空气压缩器及脉搏血氧饱和度仪。国内复苏开始用氧浓度建议足月儿空气，早产儿21%~40%，AHA 及欧洲指南建议胎龄 < 35 周复苏开始用氧推荐 21%~30%。复苏过程中根据新生儿动脉导管前脉搏氧饱和度（右上肢）调整用氧浓度。胸外按压时给氧浓度要提高到 100%。

对于无氧监测及空氧混合装置的单位用自动充气式复苏囊复苏获得 21%、40% 及 100% 三种不同氧浓度。

(4) 评估心率：可触摸脐带搏动或听诊心率，计数 6 秒，快速估测。亦可参照脉搏血氧饱和度监测仪监测值。AHA 及欧洲复苏指南均推荐使用 3 导联心电图。

(5) 矫正通气步骤：如达不到有效通气，需矫正通气步骤，包括检查面罩和面部密闭性、再次通畅气道及增加气道压力。目前临床正压通气的设备有气囊面罩通气、复苏囊喉罩气道和 T－组合复苏器。矫正通气后心率 < 100 次/min，可进行气管插管或使用喉罩通气。

(6) 评估及处理：经 30 秒正压通气后如有自主呼吸，心率≥100 次/min，可逐步减少并停止正压通气，根据脉搏血氧饱和度决定是否常压给氧；如心率 < 60 次/min，则气管插管并开始胸外按压。

(7) 其他：持续气囊面罩正压通气可导致胃泡充气，常规经口插入 8 号胃管远端开放减压。

6. 气管插管　指征：① 羊水胎粪污染，新生儿无活力；② 气囊、面罩正压通气无效或要延长时；③需要胸外按压；④需经气管内给药或补充 PS；⑤特殊复苏情况：先天性膈疝或超低出生体重儿。根据患儿体重选择合适型号的气管插管，20 秒内完成，判断并调整插管位置及深度。

7. 胸外心脏按压

(1) 指征：有效通气 30 秒后心率 < 60 次/min。此时应气管插管正压通气并配合胸外按压，胸外按压时给氧浓度增加至 100%。

(2) 方法：按压部位为胸骨体下 1/3（双乳头连线中点下方），避开剑突，按压深度约为前后胸直径的 1/3，按压和放松的比例为按压时间稍短于放松时间，放松时拇指或其他手指不应离开胸壁。有拇指法和双指法两种方式，首选拇指法。

(3) 胸外按压和通气配合：胸外按压和人工呼吸的比例应为 3:1，即 90 次/min 按压和 30 次/min 呼吸。30 秒再次评估，如心率仍 <60 次/min，继续胸外按压并考虑使用肾上腺素。

8. 药物

(1) 肾上腺素：应用指征：心跳停止或 45~60 秒正压通气和胸外按压后，心率持续 < 60 次/min。配成 1:10 000 肾上腺素溶液，静推每次 0.1~0.3ml/kg，气管注入每次 0.5~1ml/kg，必要时 3~5 分钟重复 1 次。给药途径首选脐静脉，有条件可脐静脉插管。

(2) 扩容剂：应用指征：有低血容量、怀疑失血或休克的新生儿在对其他复苏措施无反应时。推荐 0.9% NaCl 等渗晶体液，首次剂量：10ml/kg，5~10 分钟缓慢静推，必要时可重复扩容 1 次。碳酸氢钠：AHA 不推荐使用。欧洲指南对经长时间复苏术步骤后无改善可予以 1~2mmol/kg 缓慢静推。

(四) 复苏后管理

NRP 提出 STABLE（sugar，temperature，assisted breathing，blood pressure，labwork，emotional support）策略。避免过高热；对符合亚低温治疗条件的重度窒息新生儿 AHA 推荐尽早亚低温干预，欧洲仅在医疗资源发达单位推荐全身性或选择性头部亚低温干预，监测生命体征，维持内环境稳定。

（五）窒息复苏术常见并发症

1. 新生儿气胸　多是由于复苏操作及正压通气应用不当所致。预防新生儿复苏时医源性气胸，要求操作熟练规范，复苏时保持气道通畅，避免胸外按压过度用力；正压通气最好配备压力表，避免压力过高，早产儿推荐使用 T 组合复苏器。

2. 新生儿低体温　窒息复苏过程中，如保暖不当，很容易出现新生儿低体温。尤其是早产儿容易出现低血糖、酸中毒、硬肿症甚至 PPHN、肺出血等情况，导致不良预后。新版指南对胎龄 <32 周建议采取联合保温措施，包括升高产房温度，预热辐射抢救台、衣物和包、塑料包裹、戴帽、复苏用气体加温加湿以及有条件使用加热床垫，应尽可能采用适中性温度的转运暖箱来保持体温。

3. 高氧相关损伤　窒息复苏中长时间吸入高浓度氧气，可能导致 BPD 及 ROP 风险增加。尤其是早产儿复苏开始建议给氧浓度低于 65%，并进行脉搏氧饱和度或血气动态监测，维持氧饱和度在目标值，及时调整用氧浓度。

4. 脑出血　窒息缺氧、酸中毒、休克、低体温等因素均可显著影响早产儿脑血流，增加颅内出血的风险。故窒息复苏过程中应注意保暖，动作轻柔，避免暴力操作及快速推注高渗液体等引起血压和颅内压大幅波动。

5. 坏死性小肠结肠炎　围生期窒息的早产儿，潜水反射效应，胃肠道缺血缺氧，发生 NEC 风险增加，应避免增加胃肠道负荷，可考虑延迟开奶或微量开奶。

（六）终止复苏的判断

国际新生儿复苏指南对确认的孕周 <23 周或体重 <400g 超未成熟儿、无脑儿、确认为 18 - 三体综合征或 13 - 三体综合征可不进行复苏术。如经正确持续复苏术，仍无生命体征时间超过 10 分钟的新生儿可由产科医师、新生儿科医师和新生儿父母共同讨论决定是否终止复苏。

（李秋平　陈海花）

参考文献

[1] 石晓东，杨军，李秋平，等. 广东省新生儿窒息发病率调查及危险因素分析［J］. 南方医科大学学报，2007，27（11）：1688 - 1691.

[2] 中国新生儿复苏项目专家组. 新生儿窒息复苏指南（2016 北京修订）［J］. 中华围产医学杂志，2016，10（4）：219 - 223.

[3] Wyckoff MH，Aziz K，Escobedo MB，et al. Part13：Neonatal Resuscitation：2015 American Heart Association Guidelines Update for Cardiopulmonary Resuscitation and Emergency Cardiovascular Care［J］. Circulation. 2015，132：S543 - 560.

[4] Wyllie J，Bruinenberg J，Roehr CC，et al. European Resuscitation Council Guidelines for Resuscitation 2015［J］. Resuscitation，2015，95：249 - 263.

第三节　新生儿黄疸

新生儿黄疸是指新生儿时期，由于胆红素代谢异常，引起血中胆红素水平升高，而出现皮肤、黏膜及巩膜黄疸为特征的病症。黄疸在新生儿期非常常见，约60%新生儿会不同程度出现，其中多数无需干预，可自然消退。但亦有少数患儿，因疾病因素或干预不力，导致严重高胆红素血症，甚至发生胆红素脑病。针对新生儿黄疸的病因，进行适时、有效、安全、经济的干预，避免胆红素脑病发生，是黄疸临床管理的目标。

一、新生儿黄疸的定义与分类

（一）新生儿生理性黄疸

（1）单纯由于新生儿胆红素代谢的特殊性引起的黄疸。

（2）生后2～3天出现，4～6天达高峰，足月儿10～14天消退，早产儿2～3周消退。一般情况好，无其他临床症状。

（3）血清胆红素水平低于新生儿黄疸干预水平。

（二）新生儿病理性黄疸

（1）生后24小时内出现黄疸：胆红素浓度>6mg/dl（102.6μmol/L）。

（2）血清胆红素水平超过干预值。

（3）血清结合胆红素>2mg/dl（34.2μmol/L）。

（4）血清胆红素每天上升>5mg/dl（85.5μmol/L）。

（5）黄疸持续时间较长，足月儿超过2周，早产儿超过4周，或进行性加重。

（6）黄疸退而复现。

对于胎龄≥35周的新生儿目前多采取美国Bhutani等制作的新生儿小时胆红素列线图或AAP推荐的光疗参考曲线作为诊断或干预标准参考（图12－3－1）。胆红素水平超过95百分位定义为高胆红素血症。

二、诊断要点

（一）详细询问病史

1. *母亲情况*　包括母亲孕、产史及孕期合并症、孕期用药，各种围产因素（分娩方式、产程时间、催产素使用情况、产时用药、吸引产出、脐带晚扎、Apgar评分）。

2. *家族情况*　父母血型、籍贯，父母或兄弟姐妹有无黄疸或贫血、兄弟姐妹新生儿黄疸史、肝病史如囊性纤维化、半乳糖血症、酪氨酸血症、高蛋氨酸血症、Crigler－Najjar综合征等。

3. *患儿情况*　详细了解生后热卡摄入、呕吐情况、生理性体重下降情况、感染因素、黄疸出现时间及进展情况、有无胎粪排出延迟或便次减少、尿量或尿次、目前大小便颜色。

（二）临床表现

除皮肤黄疸外，胆红素神经毒性可导致脑损伤，包括急性胆红素脑病、核黄疸、胆红素所致神经功能障碍（又称隐匿性核黄疸）。

1. *胆红素脑病Van Praagh分期*　警告期：肌张力减退、嗜睡、吸吮反射弱，为12～24

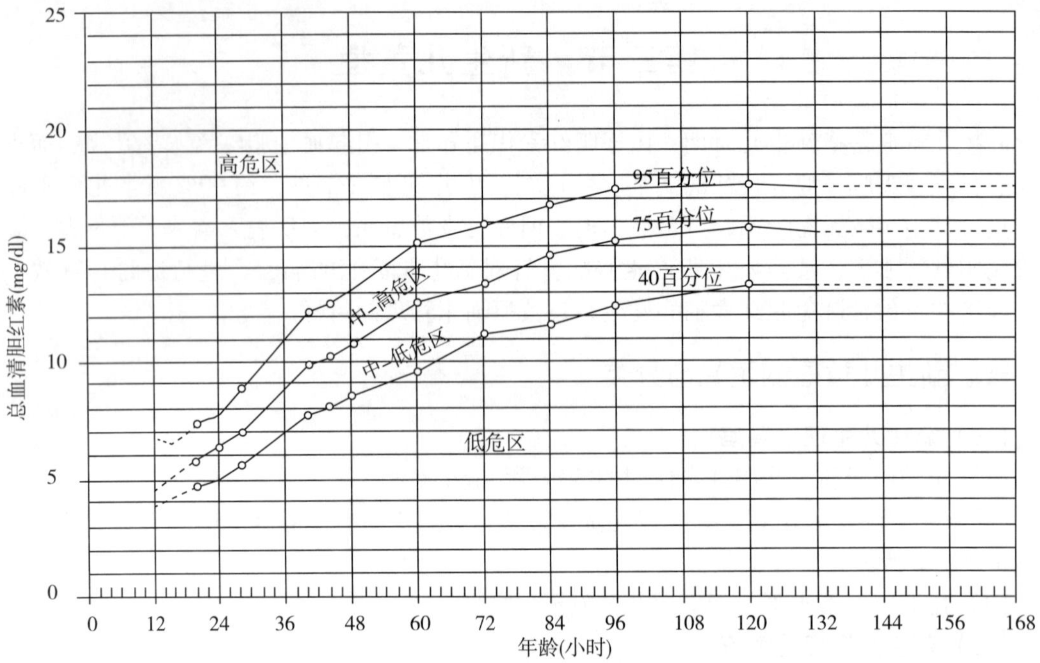

图 12-3-1　新生儿小时胆红素列线图

小时。痉挛期：发热、肌张力增高、痉挛，12~24 小时。恢复期：上述症状消退，约 2 周。后遗症期：持续性锥体外系神经异常，1 个月后。

评估高胆红素血症神经损伤的客观指标：急性胆红素脑病典型的临床表现，神经系统影像学改变（MRI）以及核黄疸后遗症表现。头颅 MRI 急性期基底神经节苍白球 T_1WI 高信号，后转为 T_2WI 高信号。脑干听觉诱发电位可见各波潜伏期延长，甚至听力丧失，早期改变常呈可逆性。

2. *急性胆红素脑病*　主要指生后 1 周内胆红素神经毒性所致的急性神经系统损害。

3. *核黄疸*　出生数周以后出现的胆红素神经毒性作用引起的慢性、永久性损害及后遗症，包括锥体外系运动障碍、感觉神经性听力丧失、眼球运动障碍和牙釉质发育异常。

4. *胆红素所致神经功能障碍*　又称隐匿性核黄疸，可能与小脑损伤有关。包括感觉和感觉-运动整合、中枢性听力处理、协调以及肌张力的异常，可表现为感音障碍、失语症、听处理紊乱、笨拙、不协调、低肌张力、共济失调。

（三）体格检查

1. 体格发育情况，包括是否为小于胎龄儿、先天异常，监测头围大小等。
2. 皮肤黄染的程度，有无苍白、出血点及红细胞增多表现，皮肤、脐带有无感染，脐疝。
3. 有无头颅血肿，肝脾是否肿大。
4. 核黄疸注意有无神经系统症状。

（四）辅助检查

1. 血细胞计数、红细胞比容测定，血红蛋白、网织红细胞测定和红细胞形态。
2. 肝功能、血清总直胆测定，胆红素/白蛋白比值。
3. 血型、新生儿溶血三项（Coomb 试验、游离抗体试验和抗体释放试验）、G-6-PD

测定。

4. 甲状腺功能测定。

5. TORCHES、细菌培养（血、尿、便）。

6. 血、尿遗传代谢筛查，染色体、基因检测等。

7. 影像学检查，包括超声、胆道造影、CT、MRI。

三、鉴别诊断

（一）高未结合胆红素血症病因

1. 溶血性黄疸。先天性：红细胞本身缺陷（G－6－PD 缺乏、遗传性球/珠蛋白生成障碍）；获得性：母婴血型不合（ABO、Rh、MN）、感染或药物所致溶血。

2. 红细胞增多症。

3. 血管外出血：严重压迫，周围性青紫，头颅血肿，帽状腱膜下的出血，脑室内出血，肝、脾、肾上腺的出血。

4. 胆红素结合缺陷：Crigler－Najjar 综合征 1 型；Crigler－Najjar 综合征 2 型；Gillbert 病；Lucey－Driscoll 综合征。

5. 母乳性黄疸。

6. 代谢障碍，如半乳糖血症、甲状腺功能低下。

7. 肠肝循环增加，如肠梗阻，胎粪栓塞，囊性纤维病。

8. 胆红素和蛋白结合受阻：药物、窒息、酸中毒、低体温、低血糖、败血症等。

（二）高结合胆红素血症病因

1. 肝外胆道疾病，如胆道闭锁、狭窄，胆总管囊肿、胆石症、肿瘤。

2. 肝内胆道疾病，如胆管缺如、胆汁黏稠、进行性肝内胆汁淤积。

3. 肝细胞性疾病，如代谢性及先天性 α_1－抗胰蛋白酶缺乏，脑肝肾综合征，囊性纤维性病变，Dubin－Johson 综合征、Rotor 综合征、Citrin 综合征。

4. 感染，如先天性各种病毒感染、败血症。

5. TPN 所致胆汁淤积。

6. 新生儿特发性肝炎。

7. 其他，如休克。

四、治疗

高结合胆红素血症的原发病不同，治疗方案差别较大。这里主要介绍高未结合胆红素血症的治疗。

出生胎龄 35 周以上新生儿黄疸干预方案见图 12－3－2（光疗干预参考值）、图 12－3－3（换血干预参考值）。

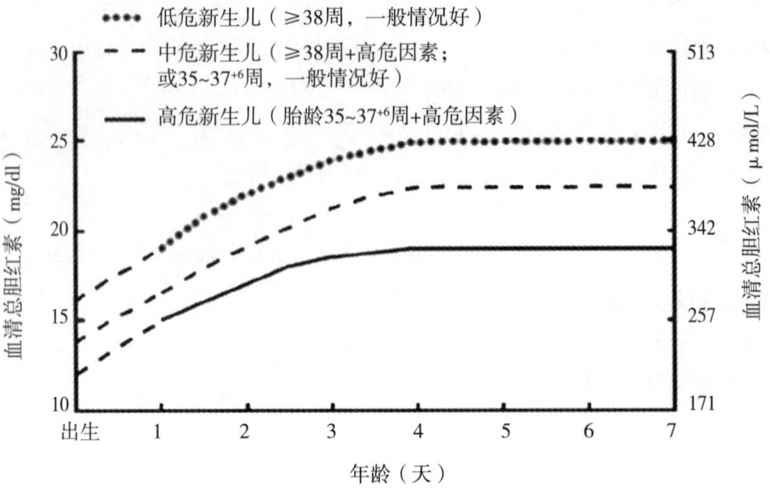

图 12－3－2　新生儿黄疸光疗干预参考值

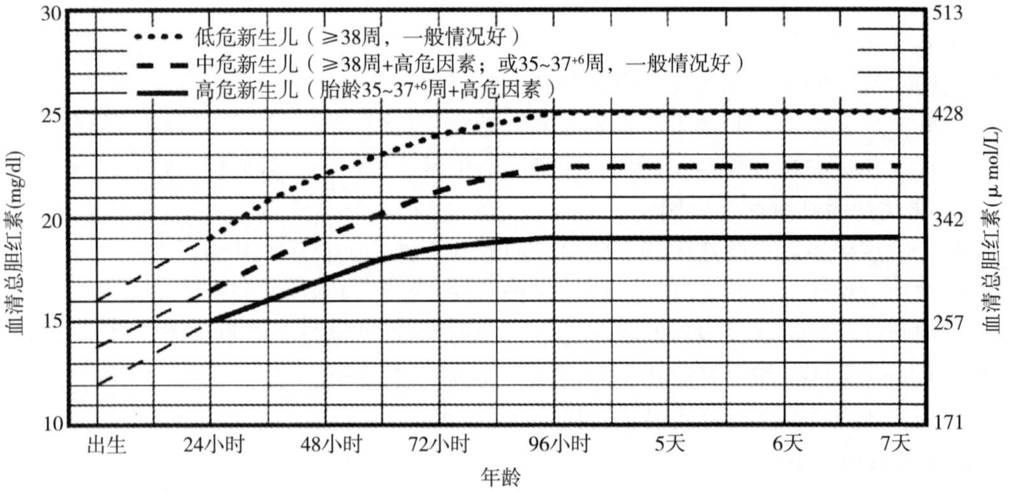

图 12－3－3　新生儿黄疸换血干预参考值

新生儿溶血症、G－6－PD 缺陷、窒息、体温不稳定、败血症、明显嗜睡、酸中毒或者白蛋白小于 3.0g/L 为胆红素脑病高危因素。对合并感染、胆红素与白蛋白值高者可放宽干预指征。

1. 光疗

（1）光疗副作用：常见的有发热、腹泻、皮疹、青铜症，部分环境温度过低的早产儿可出现体温下降。

（2）光疗 4～6 小时后，血清胆红素仍上升 0.5mg/(dl·h)。如果达到上述标准可视为光疗失败准备换血。

2. 换血治疗

（1）血型的选择

①Rh 血型不合采用 Rh 血型与母亲同型，ABO 血型与新生儿同型血。

②在 Rh（抗 D）溶血病无 Rh 阴性血时，也可用无抗 D（IgD）的 Rh 阳性血。

③ABO 血型不合换血时，最好采用 AB 型血浆和 O 型红细胞混合血，也可选用 O 型血或与新生儿同型血。

④换血前应积极进行光疗及采用其他辅助治疗。

（2）方法

①用枸橼酸血或肝素抗凝血 150～160ml/kg，动－静脉同步换血。

②换血前 1 小时和换血后 5～6 小时禁食、禁水。

（3）监测

①持续监测心率、呼吸、氧合。

②监测血压、血气、血钙、血糖、血钾、红细胞比容、血小板、胆红素情况。

（4）换血合并症：栓塞、心输出量和血压不稳定、肝或脾破裂、高钾、低钙、糖代谢紊乱、代谢性酸中毒、感染、输血反应等。

3. 药物治疗

（1）利用静脉注射丙种球蛋白（IVIG）的免疫抑制作用防止新生儿溶血。在重症溶血病的早期用量 1000mg/（kg・d），共 1 天，或 500mg/kg 连用 3 天，同时进行光疗。

（2）酶诱导剂：苯巴比妥 5mg/（kg・d）。

（3）白蛋白：适用于早期重度黄疸或早产儿。白蛋白 1g/（kg・d）加入 5% 葡萄糖 10～20ml 静滴，心衰者禁用。

4. 积极针对病因治疗。

五、出院后随访

1. 出院后 48 小时应于社区或医院复查胆红素，以监测胆红素水平。
2. 贫血检查（2～4 周）。
3. 听力筛查。
4. 生长及神经发育监测。

（李秋平　陈海花）

参考文献

［1］ 邵肖梅，叶鸿瑁，丘小汕，主编．实用新生儿学［M］．第 4 版．北京：人民卫生出版社，2010，271－273.

［2］ 全国新生儿黄疸与感染学术研讨会纪要（附新生儿黄疸干预推荐方案）［J］．中华儿科杂志，2001，39：184－187.

［3］ American Academy of Pediatrics Clinical Practice Guideline Subcommitteeon Hyperbilirnbinemia. Management of hyperbilirubinemiain the newborn infant 35 or more weeks of gestation［J］. Pediatrics，2004，114（1）：297－316.

［4］ New guideline for managementof hyperbiiirnbinemia in newborns［J］. Adv Neonatal Care，2004，4（4）：225.

第四节　新生儿缺氧缺血性脑病

新生儿缺氧缺血性脑病（hypoxic - ischemic encephalopathy，HIE）是指在围生期缺氧窒息而导致脑的缺氧缺血性损害，包括特征性的神经病理和病理生理过程，并在临床上出现一系列的脑病表现。HIE 发病率为 0.2%~0.4%，为我国新生儿死亡及伤残的重要原因。

一、诊断

HIE 的诊断主要依据异常产科史、出生时 Apgar 评分、意识改变及反射异常等临床表现。目前尚无早产儿 HIE 诊断标准。

足月新生儿 HIE 的诊断标准：同时具备以下 4 条者可确诊，第 4 条暂时不能确定者可作为拟诊病例。①有明确的可导致胎儿宫内窘迫的异常产科病史，以及严重的胎儿宫内窘迫表现（胎心 < 100 次/min，持续 5 分钟以上；和/或羊水Ⅲ度污染），或者在分娩过程中有明显窒息史；②出生时有重度窒息，指 Apgar 评分 1 分钟 ≤3 分，并延续至 5 分钟时仍≤5 分，和/或出生时脐动脉血气 pH ≤ 7.00；③出生后不久出现神经系统症状，并持续至24 小时以上，如意识改变（过度兴奋、嗜睡、昏迷），肌张力改变（增高或减弱），原始反射异常（吸吮、拥抱反射减弱或消失），病重时可有惊厥、脑干征（呼吸节律改变、瞳孔改变、对光反射迟钝或消失）和前囟张力增高；④排除电解质紊乱、颅内出血和产伤等原因引起的抽搐，以及宫内感染、遗传代谢性疾病和其他先天性疾病所引起的脑损伤。

二、临床分度

HIE 临床表现一般于前 24 小时表现为兴奋、激惹，72 小时达高峰，随后转入恢复期。根据新生儿 72 小时内意识状态、肌张力、原始反射、惊厥情况、有无中枢性呼吸衰竭、瞳孔改变症状，临床分为轻、中、重度。

三、辅助检查

1. *血液及体液分析*　包括血、尿、便常规，血气分析，肝、肾功能，心肌酶，凝血功能等。窒息患儿 LDH、CK - MB 常显著升高，生化指标、血气及尿中乳酸、肌酐比值可评估窒息严重程度及脏器损伤情况。研究发现，HIE 患儿血清细胞间黏附分子 - 1、神经元特异性烯醇化酶也明显升高。

2. *脑电图*　表现为脑电活动延迟，异常放电，缺乏变异，以低电压和爆发抑制为主的背景活动异常以及癫痫样放电波。振幅整合脑电图（aEEG）可连续监测脑功能，对评估预后有较高预测价值。

3. *B 超*　早期可评估脑水肿、颅内出血及梗死情况，监测颅内血管血流速度等，对 IVH 和 PVL 敏感及特异性较高。可床旁动态检查。但对检查者专业水平及经验要求高。

4. CT　一般出生 72 小时后检查。脑水肿及梗死呈低密度影，颅内出血、基底核和丘脑损伤时呈双侧对称性高密度影。图像清晰，但有一定的放射线。

5. MRI　对脑水肿、基底核和丘脑损伤、矢状旁区损伤时皮质缺血缺氧敏感性优于 CT。可冠状位、矢状位多轴面成像，分辨率高，无放射。但检查所需时间长、费用高。

四、鉴别诊断

1. 电解质紊乱 严重的低钙血症、低钠血症、高钠血症等均可引起惊厥。

2. 低血糖脑病 巨大儿、早产儿、糖尿病母亲婴儿、小于胎龄儿以及其他摄入不足、感染等危险因素者为低血糖高危群体，监测血糖及 MRI 特征性改变可诊断。

3. 宫内感染所致脑损伤 多为宫内病毒感染，可伴有小头畸形、肝脾肿大、出血点、眼睛异常等，影像学检查钙化点及病毒学检查阳性。

4. 代谢性疾病和其他先天性疾病所引起的脑损伤 惊厥出现相对较晚，且随进奶增加病情进行性加重，常表现为顽固性频繁抽搐伴顽固性酸中毒等，需完善代谢相关检查确诊。CT 及 MRI 初步排除产伤所致颅内出血及先天脑发育异常。

五、治疗

1. 三支持疗法 ①维持适当的通气和氧合，氧分压和二氧化碳分压均要避免出现过高或者过低，使血气在正常范围：根据病情给予氧疗或通气支持，pH 7.2 以下考虑纠酸。②维持各脏器良好的血液灌流，维持血压在正常范围，低血压可加重脑缺血。如有容量不足，可适当扩容，考虑小剂量应用多巴胺或多巴酚丁胺，但仍需避免出现高血压，因脑出血风险增加。③维持血糖在正常高值（4.2～5.6mmol/L），以保证神经细胞能量供给。

2. 三对症处理 ①控制惊厥：首选苯巴比妥，首剂负荷量为 20mg/kg，若效果不理想1 小时后给予 10mg/kg，12 小时后给维持量 5mg/（kg·d）静滴或肌注。若仍无效，可选择咪唑安定等。②降低颅内压：保证血压正常及内环境稳定前提下，限制液体入量。国外指南推荐前 3 天严格液量限制［40～60ml/（kg·d），并维持尿量 1ml/（kg·h）］。有颅内高压表现时可选用速尿，严重者考虑应用甘露醇。③目前不再主张伴有脑干症状 HIE 患儿应用纳洛酮治疗。

3. 亚低温治疗 亚温治疗是用人工诱导方法使体温下降 2～5℃，通过降低脑细胞代谢，减少脑细胞耗能及无氧酵解，阻断或延迟继发性能量衰竭的发生及细胞毒性因子聚集，延迟或减轻细胞凋亡，从而保护脑细胞功能。目前国外对亚低温治疗中重度 HIE 的疗效及安全性持肯定态度，美国和欧洲多个国家将亚低温纳入 HIE 治疗指南。我国王来栓等对 11 项随机对照研究 Meta 分析结果显示，亚低温治疗可降低中重度 HIE 18～24 月龄时的死亡及严重神经系统伤残联合发生率，差异有显著统计学意义，且未见严重不良反应发生。推荐亚低温治疗用于胎龄大于 35 周龄中重度 HIE。对符合亚低温治疗条件窒息患儿，复苏后 6 小时内尽早开始实施亚低温治疗，最好产后 2 小时内实行，有助于改善神经系统预后。

4. 其他治疗 人神经干细胞移植、促红细胞生成素、高压氧、胞二磷胆碱、脑活素、神经节苷脂等治疗 HIE 的有效性及安全性，目前尚无设计较好的多中心大样本的随机对照研究证实，国外多不主张。后期的积极干预、功能训练对 HIE 预后改善也十分重要。临床需重视神经发育的长期随访。

（李秋平 陈海花）

参考文献

［1］ 易波，刘康玲，沈红．缺氧缺血性脑病患儿血清 sICAM－1 和 NSE 水平变化及意义［J］．山东医

药，2014，54（47）：54－55.
［2］ Guillet R，Edwards AD，Thoresen M，et al. Seven－to eight－year follow－up of the cool captrial of head cooling for neonatal encephalopathy［J］. Pediatr Res，2012，71（2）：205－209.
［3］ 王来栓，程国强，周文浩，等. 亚低温治疗胎龄大于35周龄新生儿缺氧缺血性脑病效果及安全性的荟萃分析［J］. 中华医学杂志，2012，92（20）：1400－1404.
［4］ 邵肖梅，叶鸿瑁，丘小汕，主编. 实用新生儿学［M］. 第4版. 北京：人民卫生出版社，2010：699－706.

第五节　新生儿呼吸窘迫综合征

新生儿呼吸窘迫综合征（neonatal respiratory distress syndrome，NRDS）常见于早产儿，主因肺表面活性物质（pulmonary surfactant，PS）缺乏，以生后不久出现进行性呼吸困难为主要临床表现的肺部疾病。随着医学技术的进步，NRDS的死亡率明显降低，但BPD发生率近年来呈增高趋势，严重影响早产儿日后生存质量。

一、病理生理

PS由肺泡Ⅱ型上皮细胞分泌，其主要由棕榈酰卵磷脂（DPPC）和4种表面活性物质结合蛋白（surfactant protein，SP）组成。PS分布于肺泡液体分子层表面，具有降低肺泡表面张力防止肺泡塌陷，维持肺泡容量稳定，维持肺泡顺应性，防止肺水肿的作用。其中SP－A和SP－D参与呼吸道的免疫调节和防御，对维持呼吸系统的免疫屏障功能有重要作用。

PS分泌量不足时，肺泡塌陷，肺顺应性下降，气道阻力增加，通气/血流值下降，换气功能障碍。毛细血管渗出增加，肺间质水肿和肺泡表面形成嗜伊红透明膜，又加重气体弥散障碍。通气及换气功能障碍伴有低氧、酸中毒，进一步导致PS灭活增加、合成受阻，形成恶性循环。

二、流行病学

美国NICHD新生儿研究网络资料显示，出生体重501～1500g早产儿NRDS发生率为42%，其中501～750g发生率为71%，751～1000g发生率为54%，1001～1250g为36%，1251～1500g为22%。而我国一项深圳调查结果显示，<28周，28～31^{+6}周，32～33^{+6}周，34～36^{+6}周NRDS发病率分别为55.17%、45.36%、21.91%和5.79%。

三、高危因素

NRDS高危因素包括早产、男婴、母亲糖尿病、选择性剖宫产、窒息、双胎之小、SP－B基因缺陷。而窒息、感染性肺炎、胎粪吸入、肺出血、肺发育不良等可能加重PS缺乏。产前激素应用、胎膜早破、慢性妊高征、母亲麻醉药物成瘾等一定程度上可能为RDS保护因素。

四、临床表现及诊断

（一）临床表现

多表现为生后6～12小时内出现进行性加重的呼吸困难，可表现为呼吸急促、吸气费力、呼气性呻吟、鼻翕、青紫、呼吸暂停等，听诊双肺呼吸音减低，有时可闻及少许吸气相细湿啰音。依据早产、生后早期出现进行性呼吸困难及典型X线表现，NRDS诊断较易明确。

（二）辅助检查

1. 血气分析　NRDS患儿动脉血气可显示呼吸和代谢性酸中毒、低氧血症。

2. 胸片　可呈特征性改变。Ⅰ级：双肺呈细颗粒样或网格样改变；Ⅱ级：可见支气管充气征，但心缘尚清晰；Ⅲ级：肺野呈毛玻璃状，心缘及膈面模糊；Ⅳ级：肺内不显示气体，整个呈白肺改变。胸片肺野出现条纹状模糊影时，需警惕可能合并解脲脲原体或支原体感染。

3. 心脏超声　对NRDS患儿，应选择性进行心脏超声检查以评估PDA、肺动脉压力及心功能情况，并排除其他先天性心脏病。

4. 其他　如胎肺成熟度检测、肺功能评估、SP－B基因检测等。

五、鉴别诊断

1. 湿肺　为自限性疾病。呼吸轻度增快，患儿多吃奶佳、反应良好、哭声婉转有力，重者也可出现青紫和呼气呻吟等。听诊呼吸音减低，可闻及湿啰音。典型X线胸片显示肺门纹理增粗和斑点状云雾影，叶间积液。

2. B组链球菌（GBS）肺炎　临床及X线表现有时与RDS十分相似，不易鉴别。但母孕晚期多有感染、胎膜早破或羊水腥臭病史；母血或宫颈拭子培养有B组链球菌生长；对呼吸机参数要求相对低于RDS，且病程多较长。

部分RDS患儿可能合并肺炎、湿肺、吸入综合征、气胸、先天性膈疝、肺发育异常、先天性心脏病等情况，需要引起临床警惕。

六、治疗

（一）支持治疗

建议在体温36.5～37.5℃、严密监测液体平衡及电解质时，适当限制液体的摄入及钠盐的补充；循环、氧合稳定时，早期微量喂养，机体耐受情况下相对积极静脉营养策略。

（二）PS替代治疗

优先选择天然来源PS，单次剂量如固尔苏100～200mg/kg，气管内滴入。

PS替代治疗，越早效果越好。在首次PS给药后，效果不佳，4～6小时后可重复用药，多数病例需给药2～3次。

对胎龄<26周需氧浓度>30%和胎龄>26周但需氧浓度>40%在RDS发病前就建议给予PS治疗。

重复给药指征为有证据证实NRDS进展，如持续不能离氧、需要机械通气，首剂给药后FiO_2>40%。如果PS治疗不理想，应积极查找原因，积极控制感染和纠正酸中毒。

（三）呼吸支持

早产儿氧饱和度维持在90%～95%的目标值。

1. 非侵入性呼吸支持　包括持续正压通气（CPAP）、无创正压通气（NIPPV）、高流量吸氧。尽早使用NIPPV和CPAP可减少PS及机械通气的使用。NRDS早期CPAP联合补救性

PS 治疗使用 INSURE 方案（即插管—PS—拔管 CPAP），常可避免机械通气。建议对所有 RDS 高危的早产儿（如胎龄 <30 周不需要机械通气者），生后尽早给予呼气末正压通气（PEEP）不低于 $6cmH_2O$ 的 CPAP 支持。

2. *侵入性呼吸支持* 常频和高频机械通气。

NRDS 患儿机械通气建议采取允许性低氧血症及高碳酸血症的保护性通气策略，维持最佳 PEEP 和合适潮气量（4 ~ 6ml/kg）。目标容量通气模式可减少肺损伤、缩短机械通气时间。高频振荡通气（HFOV）可作为常频通气失败后的补救性通气措施，可减少气漏和 BPD 的发生率，但存在增加 IVH 的风险。

（四）合并症处理

RDS 肺部情况改善时，肺血管压力下降，左向右分流增加，肺血增加、体循环灌注不足。正压通气可减少导管水平分流，对于合并动脉导管未闭（PDA）患儿，撤离正压通气时，应注意避免因肺内压力下降过速致肺血急速增加，出现肺出血。

出现症状性 PDA 时应该积极药物或手术干预。常用药物有布洛芬及消炎痛。对药物治疗 2 个疗程仍不能关闭或存在药物禁忌的症状性 PDA，可行手术结扎。

严重 RDS 可合并新生儿持续性肺动脉高压（PPHN），应注意原发病治疗，避免过多刺激，适当镇静镇痛，维持体循环血压，积极纠正低氧血症及酸中毒。NO 吸入仍是降低肺血管阻力的最有效手段。但在胎龄 34 周以下尤其低于 28 周的超早产儿中 NO 吸入仍存在一定争议。

（五）其他治疗

1. *抗感染治疗* 目前仍主张选择窄谱抗生素预防性应用，一旦排除感染，尽早停用抗生素。

2. *输血治疗* 对 RDS 患儿早期应积极纠正贫血，对需呼吸支持的患儿 Hb 干预的阈值：出生第 1 周 120g/L，出生第 2 周 110g/L，出生 2 周后 90g/L。

3. *咖啡因* 治疗呼吸暂停，并有利于撤机。

4. *地塞米松* 有创机械通气时间超过 1 ~ 2 周为支气管肺发育不良（BPD）高危儿，可考虑应用极小剂量激素。

七、预防

1. *产前预防* 应正确处理高危因素，如糖尿病、高血压、宫颈功能不全、绒毛膜羊膜炎。对有分娩极早产儿风险的高危产妇应转运至有 RDS 管理经验的围产中心处理。

2. *产前皮质激素应用* 两种产前激素促胎儿肺成熟应用方案可任选一种：地塞米松 6mg，q12h，肌内注射共 4 剂；倍他米松 12mg，q24h，肌内注射共 2 剂。

孕 23 ~ 34 周有早产风险的孕妇及孕周超过 34 周有证据表明肺不成熟者，均为产前糖皮质激素治疗指征。对 34 周以上至足月前行选择性剖宫产孕妇，也可考虑给予产前皮质激素应用促胎肺成熟。

如首个疗程皮质激素已结束超过 2 ~ 3 周，且胎儿 <33 周、产科医生判断 1 周内早产可能性高时，可考虑再给予 1 个疗程的皮质激素。

3. *延迟结扎脐带* AHA 推荐延迟脐带结扎至少 30 秒，欧洲新生儿复苏指南推荐至少 60 秒。

4. PS 预防性应用　2013 欧洲 RDS 指南中仅推荐对 26 周以下早产儿予以 PS 预防性应用。对母亲未接受产前激素应用或在产房中即需插管抢救的超早产儿，在产房内即给予 PS 治疗，无需等待 X 线确诊 RDS。

（李秋平　陈海花）

参考文献

［1］ Hintz SR，Van Meurs KP，Perritt R，et al. Neurodevelopmental outcomes of premature infants with severe respiratory failure enrolled in a randomized controlled trial of inhaled nitric oxide［J］. J Pediatr，2007，151（1）：16－22.

［2］ 田青，吴本清，刘晓红，等. 深圳地区新生儿呼吸窘迫综合征流行病学调查［J］. 中华实用儿科临床杂志，2013，28（14）：1083－1085.

［3］ Yang CF，Lin CH，Chiou SY，et al. Intratracheal budesonide supplementation in addition to surfactant improves pulmonary outcome in surfactant－depleted newborn piglets［J］. Pediatr Pulmonol，2013，48（2）：151－159.

［4］ Sweet DG，Carnielli V，Greisen G，et al. European consensus guide－lines on the management of neonatal respiratory distress syndrome in preterm infants－2013update［J］. Neonatology，2013，103：353－368.

第六节　新生儿坏死性小肠结肠炎

新生儿坏死性小肠结肠炎（neonatal necrotizing enterocolitis，NEC）是一种新生儿期多因素的严重疾病，病理特征为小肠、结肠局限性或广泛性坏死，临床表现为呕吐、腹胀、腹泻、便血，严重者可发生休克及多系统器官功能衰竭，腹部 X 线检查以肠壁囊性积气为特征，严重者可发生穿孔、气腹。胎龄、体重越低，NEC 的发病率和死亡率越高。文献报道，NEC 90%～95% 发生于34 周以下早产儿。美国 NICHD 关于6075 例超早产儿死亡资料显示，与2000～2003 年比较，2008～2011 年死于肺部原因、不成熟、感染和中枢神经系统损伤的超早产儿已有减少，但死于 NEC 者明显增多，值得关注。2011 年中华医学会儿科分会新生儿学组调查结果显示，我国极低出生体重儿 NEC 发生率为 6.6%（170/2564），NEC 病死率高达 20%～30%。

一、病因

与 NEC 发生相关的主要因素：

1. 缺氧缺血　如新生儿窒息、肺透明膜病、脐动脉插管、红细胞增多症、低血压、休克等，均可引起肠道循环障碍，引发 NEC。

2. 喂养因素　高渗乳汁或高渗药物溶液可损伤肠黏膜，过快、过量的不当喂养方式也很容易引发 NEC。

3. 细菌感染　如大肠埃希菌、克雷伯杆菌、铜绿假单胞菌、沙门菌、梭状芽胞杆菌等过度繁殖，侵入肠黏膜造成损伤，或引起败血症及感染中毒性休克加重肠道损伤。

4. 早产　由于肠道功能不成熟，血供调节能力差，肠蠕动弱，食物易滞留发酵，导致细菌易繁殖，同时肠道内 SIgA 低下，也利于细菌侵入及繁殖。

5. 肠道菌群紊乱　近年来研究发现，肠道菌群紊乱，异常肠道菌群导致的不成熟肠道发生过度的炎症反应，是 NEC 重要的发病机制之一。

二、诊断

NEC 的诊断主要依靠临床表现、实验室检查和 X 线片进行。

（一）临床表现

NEC 发病男性多于女性，一般以散发为主，也可有小的流行。临床表现轻重差异较大，可表现为典型胃肠道症状腹胀、呕吐、腹泻或便血，也有部分起病快，进展迅速，表现为全身非特异性败血症症状，并很快出现感染性休克、酸中毒，此类常预后不良。

1. *腹胀* 多先有喂养不耐受、胃排空延迟、潴留增加，后出现腹胀，轻者仅有腹胀，严重病例症状迅速加重，腹胀如鼓，肠鸣音减弱，穿孔后可完全消失，早产儿 NEC 腹胀常不典型。

2. *呕吐* 呕吐先为奶汁，逐渐出现胆汁样或咖啡样物。部分患儿无呕吐，但胃内可抽出含咖啡或胆汁样胃内容物。

3. *腹泻或血便* 开始可有水样便，1～2 天后出现便血，血便可为黑便或鲜血。也有患儿无腹泻、便血，仅表现为大便潜血阳性。

3. *全身症状* 可出现反应差、拒乳、体温异常、呼吸暂停、心动过缓、嗜睡、休克等感染中毒症状。

（二）实验室检查

1. *外周血检查* 呈感染性血常规，外周血白细胞计数明显增高或降低，血小板多降低。对于白细胞明显降低、血小板下降迅速者，提示感染严重，进展快，预后不良，需要高度重视。

2. *大便检查* 镜检可见红细胞、白细胞、潜血试验阳性。大便细菌培养以大肠埃希菌、克雷伯杆菌和铜绿假单胞菌多见。

3. *微生物培养* 血、粪、腹腔穿刺液可培养出相应细菌。

4. *血气分析和电解质测定* 可有助于了解内环境、酸碱平衡以及循环状况，指导液体治疗。

5. *其他检查* 目前进行的呼吸道氢气、尿及血液中 D 乳酸盐、粪便钙卫蛋白、α_1－抗胰蛋白酶含量、血中脂肪酸结合蛋白等的测定有助于坏死性小肠结肠炎的诊断。

（三）影像学检查

1. *腹部平片* 怀疑 NEC 患儿应每 8～12 小时做腹部 X 线检查，典型征象包括：①肠腔积气：小肠为主，立位腹平片可见多个液平，肠曲间距增宽。② 肠壁积气：肠壁内可见泡沫状、线状、环状透亮影。③ 门静脉积气：自肝门向肝内呈树枝状透亮影，可在 4 小时内消失。④ 腹膜外积气或胃壁积气：有时可见。⑤ 可有腹腔积液或气腹影。

2. *腹部 B 超* 腹部 B 超作为一种无损性检查手段，近年来在 NEC 诊断方面受到关注。B 超可用于探测肝及门脉系统以及肠壁的微小气泡，此外对肠系膜血流的监测也有重要意义。

（四）鉴别诊断

1. *肠扭转* 足月儿多见，多继发于先天性肠旋转不良。早期可有正常胎便排出，生后 3～5 天开始，出现大量胆汁性呕吐，严重者很快出现便血，继而发生穿孔、腹膜炎，X 线检查可发现近段十二指肠梗阻征象，中段扭转很少有肠壁积气现象。肠扭转需紧急手术，否则将短时间内死亡。

2. 气漏　正压通气时发生气漏，如间质性肺气肿、气胸、纵隔积气，可导致腹胀，甚至腹部积气，容易与 NEC 混淆，可做穿刺或上消化道造影除外肠穿孔。

3. 其他胃肠道疾病　容易混淆的有各种急性、慢性腹泻病，但很少出现肠壁积气征。此外，尚需与先天性巨结肠、中性粒细胞减少症及肠系膜静脉血栓形成等鉴别。

三、治疗

（一）内科治疗

1. 禁食　应视病情决定禁食时长，轻症或疑似病例一般需绝对禁食 72 小时，重症患儿需严格禁食 7～14 天，特别严重者可延长至第 3 周。恢复喂养需逐步增加喂养渗透压，可从水开始，再用稀释奶逐渐过渡到正常。如有异常，应及时停止或减少喂养。

2. 胃肠减压　可用胃管定期或持续抽吸减压。

3. 抗生素　国外目前一线推荐氨苄西林联合庆大霉素，二线推荐应用头孢噻肟或哌拉西林他唑巴坦，三线为美罗培南，对怀疑为耐甲氧西林金黄色葡萄球菌（MRAS）和耐氨苄西林的肠球菌，推荐万古霉素。如果需要手术，建议加用甲硝唑，以覆盖厌氧菌。

4. 支持疗法　NEC 患儿容易出现内环境紊乱、酸碱失衡，严重者可出现休克、顽固性酸中毒、循环不良、DIC 等，故支持治疗至关重要。应注意维持水电解质平衡、纠正酸中毒。可输注血浆、全血或白蛋白，保证肠道外静脉营养的实施，并防治休克、弥散性血管内凝血（DIC）、溶血等。此外，对有疼痛及严重应激状态的患儿，应注意镇静镇痛。

（二）外科治疗

既往仅对合并消化道穿孔的 NEC 患儿进行手术治疗，但近年来，NEC 手术指征趋于相对宽松，尤其是对于小胎龄、低体重早产儿，如果出现以下情况，也可考虑手术：①肠壁明显积气；②门静脉积气；③肠袢固定；④严重腹胀、压痛或发红等腹部体征明显；⑤内科保守治疗顽固性休克酸中毒无法纠正。

应视患儿病情决定手术处理方式，一般采取分期手术方式，先行造瘘术，如果患儿病情严重，暂时无法耐受开腹手术，可暂时行腹腔引流结合内科治疗，待病情初步稳定后再择期手术。

NEC 改良性 Bell 分期及治疗见表 12－6－1。

表 12－6－1　改良式 Bell 分期方法

分级		全身症状	腹部症状	放射线检查	治疗
Ⅰ：疑似	ⅠA	体温不稳定，呼吸暂停，心率下降	胃潴留增加，轻度腹胀，大便隐血	正常或轻度肠梗阻	禁食，抗生素×3 天
	ⅠB		同ⅠA 肉眼血便		

续表

<table>
<tr><th colspan="2">分级</th><th>全身症状</th><th>腹部症状</th><th>放射线检查</th><th>治疗</th></tr>
<tr><td rowspan="2">Ⅱ：确诊</td><td>Ⅱ A：轻度病变</td><td>同Ⅰ</td><td>同Ⅰ，及肠鸣音异常，腹壁紧张</td><td>肠梗阻，肠壁积气</td><td>禁食，抗生素×7~10天</td></tr>
<tr><td>Ⅱ B：中度病变</td><td>同Ⅰ，及轻度代酸、轻度血小板减少</td><td>同Ⅰ，及肠鸣音异常，明确的腹胀，蜂窝织炎，右下腹肿块</td><td>同ⅡA，及门静脉积气，有或无腹水</td><td>禁食，抗生素×14天</td></tr>
<tr><td rowspan="2">Ⅲ：晚期</td><td>Ⅲ A：严重病变，肠道无穿孔</td><td rowspan="2">同Ⅱ B，及低血压，心率下降，呼酸，代酸，DIC，粒细胞减少</td><td rowspan="2">同Ⅰ和Ⅱ，及腹膜炎症状，明显的腹胀、腹壁紧张</td><td>同Ⅱ B，及明确的腹水</td><td>禁食，抗生素×14天，补液，通气治疗，穿刺术</td></tr>
<tr><td>ⅢB：严重病变，肠道穿孔</td><td>同Ⅱ B，及气腹</td><td>同Ⅱ A，及手术</td></tr>
</table>

四、预防

1. *病因预防* 应注意预防早产、感染、红细胞增多症、缺氧缺血、不当脐血管置管等危险因素。

2. *合理喂养* 母乳喂养可有效保护早产儿胃肠道，无论是母亲母乳还是捐赠母乳，均可明显降低早产儿 NEC 的发生率，故应作为首选。特别强调早期初乳的喂养，以形成正常肠道微生态。如无母乳或存在母乳喂养禁忌，采用早产儿配方奶时应注意渗透压，可选择渗透压偏低的深度水解奶粉作为早期开奶乳品。强调早期微量喂养，加奶量不宜过快，对于有合并 NEC 危险因素的极低出生体重儿在 5~7 天保持奶量在 20ml/(kg·d) 以下，有利于预防 NEC。

3. *其他措施* 现有研究显示，益生菌添加有利于减少 NEC 发生，目前推荐鼠李糖乳酸杆菌和双歧杆菌为佳。美国儿童外科协会推荐出生后 1 周内开始，至少补充 1 种以上益生菌，持续至少 2 周。此外，乳铁蛋白、表皮生长因子、L－精氨酸、谷氨酰胺、长链不饱和脂肪酸等也有用于 NEC 预防的研究报道，但应用尚未达成一致意见。

五、预后

NEC 平均死亡率为 30%~40%，需要外科手术治疗者死亡率更是高达 50%~60%。存活者 25%~30% 可遗留有胃肠道的长期后遗症，如胃酸分泌过多、短肠综合征、肠道狭窄、胆汁淤积症等。早产儿 NEC 存活者，还可能发生脑室出血、脑损伤等，出现神经发育障碍，约 25% 的 NEC 患儿后期将发生小头畸形和严重的神经发育迟缓，需长期跟踪随访并及时进行神经发育促进干预。

（李秋平　陈海花）

参考文献

[1] Lin HC, Wu SF, Underwood M. Necrotizing enterocolitis [J]. N Engl J Med, 2011, 364 (19): 1878–1879.

[2] 邵肖梅. 实用新生儿学 [M]. 北京：人民卫生出版社，2011.

[3] 崔其亮. 新生儿坏死性小肠结肠炎治疗中的矛盾与对策 [J]. 实用儿科临床杂志，2012，27 (2): 84–86.

[4] Qi L C. Contradictions and countermeasures in treatment of neonatal necrotizing enterocolitis [J]. Applied Clin Pediatr, 2012, 27 (2): 84–86.

[5] Patel RM, Kandefer S, Walsh MC, et al. Causes and timing of death in extremely premature infants from 2000 through 2011 [J]. N Engl J Med, 2015, 372 (4): 331–340.

[6] Lin HJ, Du LZ, Ma XL, et al. Mortality and morbidity of extremely low birth weight infants in the mainland of China: A multi-center study [J]. 中华医学杂志（英文版），2015, 128 (20): 2743–2750.

[7] Neu J. Probiotics and necrotizing enterocolitis [J]. Clin Perinatol, 2014, 41 (4): 967–978.

[8] Munaco AJ, Veenstra MA, Brownie E, et al. Timing of optimal surgical intervention for neonates with necrotizing enterocolitis [J]. Am Surg, 2015, 81 (5): 438–443.

[9] Kim JH. Necrotizing enterocolitis: the road to zero [J]. Semin Fetal Neonatal Med, 2014, 19 (1): 39–44.

[10] Kastenberg ZJ, Sylvester KG. The surgical management of necrotizing enterocolitis [J]. Clin Perinatol, 2013, 40 (1): 135–148.

第十三章　营养性疾病

第一节　概　论

营养素分为：能量；宏量元素（蛋白、脂类、碳水化合物）；微量元素（矿物质、常量元素、微量元素及维生素）；其他膳食成分（膳食纤维、水）。

一、能量

能量是由蛋白质、脂肪及碳水化合物三大营养素在体内氧化释放出来的。人体总能量来源：蛋白质：12%~15%；脂肪：30%~35%；碳水化合物：50%~60%。热能的单位用千卡路里（kcal）即大卡，简称卡，国际单位用千焦耳（kJ），1kcal =4. 184kJ。

1g 蛋白质产热 16. 8kJ（4kcal/g），1g 脂肪产热 37. 86kJ（9kcal/g），1g 糖产热 16. 8kJ（4kcal/g）。

能量不足，轻则影响生长发育，使生长发育迟缓或停滞，重则引起营养不良；能量过多，则致肥胖。

小儿对能量需要有五个方面。

1. 基础代谢　基础代谢是指在清醒静卧、情绪平静、空腹状态下，在 20 ~25℃环境中维持人体功能的最低能量。包括维持体温、肌肉张力和各器官基本生理活动的代谢所需之能量，占总能量的 50%~60%。

基础代谢每日每公斤体重需能：1 岁内 55kcal，7 岁：44kcal，12 ~13 岁：25 ~30kcal。成人：25 ~30kcal。

2. 生长发育　此项能量需要为小儿所特有，占总需要能量的 25%~30%。若能量供给不足，则生长发育迟缓或停滞。

<6 个月婴儿每日所需能量 40 ~50kcal/kg，6 个月至 1 岁 15 ~20kcal/kg，周岁以后减少到 5kcal/kg，到青春期又增强。

3. 食物热动力作用　指食物的消化、吸收、代谢所需的热量，婴儿占总能量 7%~8%，年长儿 5%。

4. 活动消耗　此项能量所需与身体重量，活动类型、强度和持续时间有关，好动的小儿耗能量多、不易胖。1 岁以内每日每公斤体重所需能量 15 ~20kcal，年龄渐长，活动增多，12 ~13 岁需 30kcal/(kg · d)。

5. 排泄损失　正常情况下约 10% 以内的食物未经消化吸收而排出体外。当有腹泻或胃肠道功能紊乱时可成倍增加。

二、营养素的需要

营养素有6类：蛋白质、脂肪、碳水化合物、维生素、矿物质、水。目前第七营养素指纤维素。其中蛋白质、脂肪、碳水化合物又称三大营养素。年龄越小蛋白质供给量应相对越多。

（一）蛋白质

1. 作用

（1）构成身体细胞、组织、各种酶、激素、抗体的重要成分。

（2）促进身体的生长发育，并补充代谢的消耗。

（3）维持正常的胶体渗透压。

（4）必要时供给热能，供能占总能量8%~15%。

2. 需要量　年龄愈小，需要量愈多，婴儿1.5~3g/(kg·d)，1岁以后蛋白质需要量逐渐减少，直到成人的每日1.1g/kg。

婴幼儿由于生长发育旺盛，处于正氮平衡，需要的蛋白质相对较年长儿和成人为多。动物蛋白质优于植物蛋白质，但有互补作用。小儿不宜长期摄食单一的谷类食物，以免发生蛋白质营养不良，提倡优质蛋白（富含必需氨基酸蛋白质）、五谷杂粮。小儿生长发育期间较成人多一种必需氨基酸——组氨酸。

（二）脂肪

1. 作用

（1）是构成细胞膜和细胞核的重要物质之一。

（2）是体内的重要热能来源。

（3）有利于脂溶性维生素的吸收。

（4）保温、隔热和保护脏器功能。

2. 来源　主要靠进食动物性及植物性食物。不饱和脂肪酸：油酸、亚麻酸、亚油酸、花生四烯酸等，必须由食物提供。花生四烯酸和二十二碳六烯酸（DHA）在婴儿大脑和视网膜发育中起重要作用。

3. 需要量　婴儿4g/(kg·d)，4~6岁2~3g/(kg·d)，学龄儿童2~2.5g/(kg·d)。

4. 脂肪供给不足　可致营养不良，脂溶性维生素缺乏。

5. 脂肪供给过多　可致食欲不振，消化不良，腹泻，高脂血症，肥胖。

（三）碳水化合物（糖）

1. 作用

（1）是人体热量的主要来源，供热占总热量的50%~60%。

（2）防止脂肪过多氧化，产生酮血症、酸中毒。

（3）促进蛋白质在体内合成，同时节省蛋白质的消耗。

（4）也是构成组织的成分，如糖蛋白、糖脂、蛋白多糖。

2. 需要量　1岁以内12g/(kg·d)，2岁以上需10g/(kg·d)。

3. 糖缺乏

（1）身体动用脂肪和蛋白质作为热能来源，使蛋白质和脂肪消耗。

（2）发生能量营养不良。

4. 糖过剩

（1）可在肝脏内转化为糖原而储存备用。

（2）可转化为脂肪。

（3）食物中糖类过多、发酵过剩、过多刺激可致腹泻。

（4）长期只用糖类（淀粉）喂养小儿，开始体重增加，但日久肌肉松软，面色苍白、发亮，虚胖如泥膏样，抵抗力差。

（四）维生素

1. 作用　维生素虽不能供给热能，却是构成许多辅酶的成分，参与机体的代谢，为维持正常生长及调节生理功能所必需。

2. 需要量　每日需要量很少，却不能长期缺乏。

3. 意义

（1）缺乏某种维生素，会患此种维生素缺乏症。

（2）新生儿易患维生素 K_1 缺乏症，婴儿易患维生素 D 缺乏。

（3）维生素摄入过多致中毒（维生素 A、D）。

（五）矿物质

也是重要的营养素，虽不能产热，却是构成机体组织不可缺少的物质，是许多酶的辅酶，参与调节人体生理活动及代谢过程。

1. 常量元素　钙、磷、钠、氯、钾。

2. 微量元素　碘、硒、铜、钼、铬、钴、铁、锌。

3. 最易缺乏的矿物质　铁、锌、钙等。

4. 过多　铅中毒、镉中毒、汞中毒等。

（六）水

水对人体的重要性仅次于空气，对人体的生存是举足轻重的，它是体液的重要组成部分。

需要量：年龄愈小，需水量愈多。婴儿 100～150ml/(kg·d)，成人 50ml/(kg·d)。

意义：供水不足，易发生脱水。

给水过量，正常时能从尿中排出，但在心、肾或内分泌功能不全时，可发生水中毒。

（七）食物纤维

又称第七类营养素，来自植物细胞壁的碳水化合物，不为肠道消化酶所水解，故常以原形排出。具有生理功能的食物纤维有：①纤维素：能吸收水分，增加粪便体积；②半纤维素：能与铁、锌、钙等阳离子和磷结合，减少其吸收；③木质素：能吸附胆酸，减少其重吸收，故可降低血清胆固醇浓度；④果胶：吸水后可形成凝胶，降低食物中糖的密度，减轻食饵性胰岛素的分泌。年长儿、青少年摄入食物纤维 20～35g，婴幼儿可从谷类、新鲜水果蔬菜中获得一定食物纤维。

（张月萍）

第二节　蛋白质－营养不良

蛋白质－营养不良（protein－energy malnutrition，PEM）是由于缺乏能量和/或蛋白质所致的一种营养缺乏症，主要见于3岁以下婴幼儿。临床上以体重明显减低、皮下脂肪减少和皮下水肿为特征，常伴有各器官系统的功能紊乱。急性发病者常伴有水、电解质紊乱，慢性者常有多种营养素缺乏。临床上常见三种类型：能量供应不足为主的消瘦型、以蛋白质供应不足为主的水肿型以及介于两者之间的消瘦－水肿型。

一、病因

1. 摄入不足　小儿处于生长发育的阶段，对营养素尤其是蛋白质的需要相对较多，喂养不当是导致营养不良的重要原因，如母乳不足而未及时添加其他富含蛋白质的食品；奶粉配制过稀；突然停奶而未及时添加辅食；长期以淀粉类食品（粥、米粉、奶糕）喂养等。较大儿童的营养不良多为婴儿期营养不良的继续，或因不良饮食习惯，如偏食、挑食、吃零食过多、不吃早餐等引起。

2. 消化吸收不良　消化吸收障碍，如消化系统解剖或功能上的异常（包括唇裂、腭裂、幽门梗阻）、迁延性腹泻、过敏性肠炎、肠吸收不良综合征等均可影响食物的消化和吸收。

3. 需要量增加　急、慢性传染病（如麻疹、伤寒、肝炎、结核）的恢复期、生长发育快速阶段等均可因需要量增多而造成营养相对缺乏；糖尿病、大量蛋白尿、发热性疾病、甲状腺功能亢进、恶性肿瘤等均可使营养素的消耗量增多而导致营养不足。先天不足和生理功能低下如早产、双胎等因需要量增加可引起营养不良。

二、病理

1. 新陈代谢异常

（1）蛋白质：由于蛋白质摄入不足或蛋白质丢失过多，使体内蛋白质代谢处于负平衡。当血清总蛋白浓度 <40g/L、白蛋白 <20g/L 时，便可发生低蛋白性水肿。

（2）脂肪：能量摄入不足时，体内脂肪大量消耗以维持生命活动的需要，故血清胆固醇浓度下降。肝脏是脂肪代谢的主要器官，当体内脂肪消耗过多，超过肝脏的代谢能力时可造成肝脏脂肪浸润及变性。

（3）糖类：由于摄入不足和消耗增多，引起糖原不足和血糖偏低，轻度时症状并不明显，重者可引起低血糖昏迷甚至猝死。

（4）水、盐代谢：由于脂肪大量消耗，故细胞外液容量增加，低蛋白血症可进一步加剧而呈现水肿；PEM 时 ATP 合成减少可影响细胞膜上钠－钾－ATP 酶的运转，钠在细胞内潴留，细胞外液一般为低渗状态，易出现低渗性脱水、酸中毒、低血钾、低血钠、低血钙和低镁血症。

（5）体温调节能力下降：营养不良儿体温偏低，可能与热能摄入不足、皮下脂肪菲薄而散热快、血糖降低、氧耗量低、脉率和周围血循环量减少等有关。

2. 各系统功能低下

（1）消化系统：由于消化液和酶的分泌减少、酶活力降低，肠蠕动减弱，菌群失调，致消化功能低下，易发生腹泻。

（2）循环系统：心脏收缩力减弱，心排出量减少，血压偏低，脉细弱。

（3）泌尿系统：肾小管重吸收功能减低，尿量增多而尿比重下降。

（4）神经系统：精神抑郁但时有烦躁不安、表情淡漠、反应迟钝、记忆力减退、条件反射不易建立。

（5）免疫功能：非特异性（如皮肤黏膜屏障功能、白细胞吞噬功能、补体功能）和特异性免疫功能均明显降低。患儿结核菌素等迟发性皮肤反应可呈阴性，常伴 IgG 亚类缺陷和 T 细胞亚群比例失调等。由于免疫功能全面低下，患儿极易并发各种感染。

三、症状

1. 临床表现　体重不是营养不良的早期表现。随营养失调加重，体重逐渐下降，患儿主要表现为消瘦，皮下脂肪渐减少以至消失，皮肤干燥、苍白、逐渐失去弹性，前额出现皱纹如老人状，肌张力逐渐降低、肌肉松弛、肌肉萎缩呈皮包骨，四肢可有挛缩。皮下脂肪层消耗的顺序首先是腹部，其次为躯干、臀部、四肢，最后面颊。皮下脂肪层厚度是判定营养不良程度的重要指标之一。营养不良初期，身高并无影响，但随着病情加重，骨骼生长减慢，身高亦低于正常。轻度营养不良时，精神状态正常；重度可精神萎靡，反应差，体温偏低，脉细无力，无食欲，腹泻、便秘交替。合并血浆蛋白明显下降时，可有凹陷性水肿、皮肤发亮，严重时破溃、感染形成慢性溃疡。重度营养不良时可有重要脏器功能损害，如心脏功能下降，可有心音低钝、血压偏低、脉搏变缓、呼吸浅表等。

2. 并发症　常见的并发症有营养性贫血，以小细胞低色素性贫血最为常见，贫血与缺乏铁、叶酸、维生素 B_{12}、蛋白质等造血原料有关。营养不良可有多种维生素缺乏，以脂溶性维生素 A、D 缺乏常见。在营养不良时，维生素 D 缺乏的症状不明显，在恢复期生长发育加快时症状比较突出。约 3/4 的患儿伴有锌缺乏，由于免疫功能低下，故易患各种感染，反复呼吸道感染、鹅口疮、肺炎、结核病、中耳炎、尿路感染等；婴儿腹泻常迁延不愈加重营养不良，形成恶性循环。

营养不良可并发自发性低血糖，患儿可突然表现为面色灰白、意识不清、脉搏减慢、呼吸暂停、体温不升，若不及时诊治，可致死亡。

四、诊断

1. 临床诊断　诊断不难，需注意分型与分度。

（1）体重低下：儿童的年龄别体重低于同年龄、同性别参照人群值的正常变异范围。反映过去和/或现在有慢性和/或急性营养不良。

（2）生长迟缓：儿童的年龄别身高低于同年龄、同性别参照人群值的正常变异范围。反映过去或长期慢性营养不良。

（3）消瘦：儿童的身高别体重低于同年龄、同性别参照人群值的正常变异范围。主要反映近期或急性营养不良。

（4）水肿：蛋白质长期缺乏所导致的白蛋白水平显著下降，血浆胶体渗透压下降，导致大量组织液聚集，形成水肿。

2. 辅助诊断　血清白蛋白浓度降低是最重要的改变，但其半衰期较长（19 ~ 21 天），故不够灵敏。视黄醇结合蛋白（半衰期 10 小时）、前白蛋白（半衰期 1.9 天），甲状腺结合前白蛋白（半衰期 2 天）和转铁蛋白（半衰期 3 天）等代谢周期较短的血浆蛋白质具有早期诊断价值。胰岛素样生长因子 1（IGF1）不仅反应灵敏且受其他因素影响较小，是诊断蛋白质营养不良的较好指标。营养不良小儿牛磺酸和必需氨基酸浓度降低，而非必需氨基酸变化不大；血清淀粉酶、脂肪酶、胆碱酯酶、转氨酶、碱性磷酸酶、胰酶和黄嘌呤氧化酶等活力均下降，经治疗后可迅速恢复正常；胆固醇、各种电解质及微量元素浓度皆可下降；生长激素水平升高。

五、治疗

营养不良的治疗原则是积极处理各种危及生命的合并症、祛除病因、调整饮食、促进消化功能。

1. 处理危及生命的并发症　严重营养不良常发生危及生命的并发症，如腹泻时的严重脱水和电解质紊乱、酸中毒、休克、肾功能衰竭、自发性低血糖、继发感染及维生素 A 缺乏所致的眼部损害等。有真菌感染的患儿，除积极给予支持治疗外，要及时进行抗真菌治疗及其他相应的处理。

2. 祛除病因　在查明病因的基础上，积极治疗原发病，如纠正消化道畸形，控制感染性疾病、根治各种消耗性疾病、改进喂养方法等。

3. 调整饮食　营养不良患儿的消化道因长期摄入过少，已适应低营养的摄入，过快增加摄食量易出现消化不良、腹泻，故饮食调整的量和内容应根据实际的消化能力和病情逐步完成，不能操之过急。轻度营养不良可从每日 250～330kJ/kg（60～80kcal/kg）开始，中、重度可参考原来的饮食情况，从每日 165～230kJ/kg（40～55kcal/kg）开始，逐步少量增加；若消化吸收能力较好，可逐渐加到每日 500～727kJ/kg（120～170kcal/kg），并按实际体重计算热能需要。母乳喂养儿可根据患儿的食欲哺乳，按需哺喂；人工喂养儿从给予稀释奶开始，适应后逐渐增加奶量和浓度。除乳制品外，可给予蛋类、肝泥、肉末、鱼粉等高蛋白食物，必要时也可添加酪蛋白水解物、氨基酸混合液或要素饮食。蛋白质摄入量从每日 1.5～2.0g/kg 开始，逐步增加到 3.0～4.5g/kg，过早给予高蛋白食物可引起腹胀和肝肿大。食物中应含有丰富的维生素和微量元素。

4. 促进消化　其目的是改善消化功能。

（1）药物：可给予 B 族维生素和胃蛋白酶、胰酶等以助消化。蛋白质同化类固醇制剂如苯丙酸诺龙能促进蛋白质合成，并能增加食欲，每次肌注 10～25mg，每周 1～2 次，连续 2～3 周，用药期间应供给充足的热量和蛋白质。对食欲差的患儿可给予胰岛素注射，降低血糖，增加饥饿感以提高食欲，通常每日 1 次皮下注射正规胰岛素 2～3U，注射前先服葡萄糖 20～30g，每 1～2 周为 1 个疗程。锌制剂可提高味觉敏感度，有增加食欲的作用，每日可口服元素锌 0.5～1mg/kg。

（2）中医治疗：中药参苓白术散能调整脾胃功能，改善食欲；针灸、推拿、抚触、捏脊等也有一定疗效。

5. 其他　病情严重、伴明显低蛋白血症或严重贫血者，可考虑成分输血。静脉点滴高能量脂肪乳剂、多种氨基酸、葡萄糖等也可酌情选用。此外，充足的睡眠、适当的户外活动、纠正不良的饮食习惯和良好的护理亦极为重要。

六、预防

预后取决于营养不良的发生年龄、持续时间及其程度，其中尤以发病年龄最为重要，年龄愈小，其远期影响愈大，尤其是认知能力和抽象思维能力易发生缺陷。本病的预防应采取综合措施。

1. 合理喂养　大力提倡母乳喂养，对母乳不足或不宜母乳喂养者应及时给予指导，采用混合喂养或人工喂养并及时添加辅助食品；纠正偏食、挑食、吃零食的不良习惯；小学生早餐要吃饱，午餐应保证供给足够的能量和蛋白质。

2. 合理安排生活作息制度　坚持户外活动，保证充足睡眠，纠正不良的卫生习惯。

3. 防治传染病和先天畸形　按时进行预防接种；对患有唇裂、腭裂及幽门狭窄等先天畸形者应及时手术治疗。

4. 推广应用生长发育监测图　定期测量体重，并将体重值标在生长发育监测图上，如发现体重增长缓慢或不增，应尽快查明原因，及时予以纠正。

（张月萍）

第三节　维生素营养障碍

一、营养性维生素 D 缺乏性佝偻病

营养性维生素 D 缺乏性佝偻病（rickets of vitamin D deficiency）是由于儿童体内维生素 D 不足使钙、磷代谢紊乱，产生的一种以骨骼病变为特征的全身慢性营养性疾病。典型的表现是生长的长骨干骺端和骨组织矿化不全，维生素 D 不足使成熟骨矿化不全，则表现为骨质软化症（osteomalacia）。婴幼儿特别是小婴儿是高危人群，北方佝偻病患病率高于南方。近年来，随社会经济文化水平的提高，我国营养性维生素 D 缺乏性佝偻病发病率逐年降低，病情也趋于轻度。

【病因】

1. 围生期维生素 D 不足　母亲妊娠期，特别是妊娠后期维生素 D 营养不足，如母亲严重营养不良、肝肾疾病、慢性腹泻，以及早产、双胎均可使婴儿的体内贮存不足。

2. 日照不足　因紫外线不能通过玻璃窗，婴幼儿被长期过多地留在室内活动，使内源性维生素 D 生成不足。大城市高大建筑可阻挡日光照射，大气污染如烟雾、尘埃可吸收部分紫外线。气候的影响，如冬季日照短，紫外线较弱，亦可影响部分内源性维生素 D 的生成。

3. 生长速度快，需要量增加　如早产及双胎婴儿生后生长发育快，需要维生素 D 多，且体内贮存的维生素 D 不足。婴儿早期生长速度较快，也易发生佝偻病。重度营养不良婴儿生长迟缓，发生佝偻病者不多。

4. 食物中补充维生素 D 不足　因天然食物中含维生素 D 少，即使纯母乳喂养，婴儿若户外活动少亦易患佝偻病。

5. 疾病影响　胃肠道或肝胆疾病影响维生素 D 吸收，如婴儿肝炎综合征、慢性腹泻等，肝、肾严重损害可致维生素 D 羟化障碍，1，25－（OH）D_3 生成不足而引起佝偻病。长期服用抗惊厥药物可使体内维生素 D 不足，如苯妥英钠、苯巴比妥，可刺激肝细胞微粒体的氧化酶系统活性增加，使维生素 D 和 25－（OH）D_3 加速分解为无活性的代谢产物。糖皮质激素有对抗维生素 D 及钙的转运作用。

【病理】

维生素D缺乏性佝偻病可以看成是机体为维持血钙水平而对骨骼造成的损害。长期严重维生素D缺乏造成肠道吸收钙、磷减少和低血钙症，以致甲状旁腺功能代偿性亢进，甲状旁腺素（PTH）分泌增加以动员骨钙释出使血清钙浓度维持在正常或接近正常的水平。但PTH同时也抑制肾小管重吸收磷，继发机体严重钙、磷代谢失调，特别是严重低血磷的结果。细胞外液钙、磷浓度不足破坏了软骨细胞正常增殖、分化和凋亡的程序；钙化管排列紊乱，使长骨钙化带消失、骺板失去正常的形态，参差不齐；骨基质不能正常矿化，成骨细胞代偿增生，碱性磷酸酶分泌增加，骨样组织堆积于干骺端，骺端增厚，向两侧膨出形成“串珠”“手镯”“脚镯”。骨膜下骨矿化不全，成骨异常，骨皮质被骨样组织替代，骨膜增厚，骨皮质变薄，骨质疏松；负重出现弯曲；颅骨骨化障碍而颅骨软化，颅骨骨样组织堆积出现“方颅”。临床即出现一系列佝偻病症状和血生化改变。

【症状】

1. 临床表现　营养性维生素D缺乏性佝偻病，多见于婴幼儿，特别是小婴儿。主要表现为生长最快部位的骨骼改变，并可影响肌肉发育及神经兴奋性的改变。因此年龄不同，临床表现不同。佝偻病的骨骼改变常在维生素D缺乏数月后出现，围生期维生素D不足的婴儿佝偻病出现较早。儿童期发生佝偻病的较少。一般症状为多汗、易惊、夜啼、枕秃。重症佝偻病患儿还可有消化和心肺功能障碍，并可影响行为发育和免疫功能。

2. 体征　主要为骨骺变化和骨软化。

（1）头部颅骨软化，手压枕部或顶骨有乒乓球感，囟门较大且闭合晚。顶骨和额骨隆起形成方颅或臀形颅。乳牙萌出迟，易患龋齿。

（2）胸部肋骨和肋软骨交界处膨大成串珠状，膈肌附着处牵引形成肋软沟或郝氏沟及肋下缘外翻；胸骨前突成鸡胸，胸骨下缘内陷成漏斗胸。

（3）脊柱重症患者脊柱后弯或侧弯。

（4）骨盆脊柱畸形可伴有骨盆畸形，入口变窄，前后径缩短，女孩长大后可致难产。

（5）四肢各骨骺膨大。腕和踝最明显，成“手镯、脚镯”状。开始行走后，下肢骨不能支撑体重而变弯，呈“O”形腿或“X”形腿，并易骨折。开始坐、立、走的时间延迟。

3. 并发症　重症佝偻病患儿常伴营养不良和贫血，易患各种呼吸道及消化道感染，先天性喉软骨软化也可能与维生素D缺乏有关，还可伴有智力发育迟缓。

【诊断】

1. 临床诊断　详细询问有无维生素D缺乏的高危因素，根据临床表现如多汗、易惊、夜啼等症状和各期骨骼发育畸形的体征，作初步诊断。本病在临床上可分期如下。

（1）初期（早期）：多见于6个月以内，特别是3个月以内小婴儿。多为神经兴奋性增高的表现，如易激惹、烦闹、汗多刺激头皮而摇头等。但这些并非佝偻病的特异症状，仅作为临床早期诊断的参考依据。此期常无骨骼病变，骨骼X线可正常，或钙化带稍模糊；血清25－（OH）D_3下降，PTH升高，血钙下降，血磷降低，碱性磷酸酶正常或稍高。

（2）活动期（激期）：早期维生素D缺乏的婴儿未经治疗，继续加重，出现甲状旁腺功能亢进和钙、磷代谢失常的典型骨骼改变。6月龄以内婴儿的佝偻病以颅骨改变为主，前囟比较软，颅骨薄，检查者用双手固定婴儿头部，指尖稍用力压迫枕骨或顶骨的后部，可有压乒乓球样的感觉。6月龄以后，尽管病情仍在进展，但颅骨软化消失。正常婴儿的骨缝周围亦可有乒乓球样感觉。额骨和顶骨中心部分常常逐渐增厚，至7~8个月时，变成“方盒样”头型，即方头（从上向下看），头围也较正常增大。骨骺端因骨样组织堆积而膨大，沿肋骨方向于肋骨与肋软骨交界处可扪及圆形隆起，从上至下如串珠样突起，以第7~10肋骨最明显，称佝偻病串珠；手腕、足踝部亦可形成钝圆形环状隆起，称“手、足镯”。1岁左右的小儿可见到胸骨和邻近的软骨向前突起，形成“鸡胸样”畸形；严重佝偻病小儿胸廓的下缘形成一水平凹陷，即肋膈沟或郝氏沟。由于骨质软化与肌肉关节松弛，小儿开始站立与行走后双下肢负重，可出现股骨、胫骨、腓骨弯曲，形成严重膝内翻（“O”形）或膝外翻（“X”形），有时有“K”形样下肢畸形。患儿会坐与站立后，因韧带松弛可致脊柱畸形。

（3）恢复期：以上任何期经治疗或日光照射后，临床症状和体征逐渐减轻或消失。血钙、磷逐渐恢复正常，碱性磷酸酶需1~2个月降至正常水平。治疗2~3周后骨骼X线改变有所改善，出现不规则的钙化线，以后钙化带致密增厚，骨骺软骨盘<2mm，逐渐恢复正常。

（4）后遗症期：多见于2岁以后的儿童。因婴幼儿期严重佝偻病，残留不同程度的骨骼畸形。无任何临床症状，血生化正常，X线检查骨骼干骺端病变消失。

2. 辅助诊断

（1）血生化检查：血清25－（OH）D_3水平进行性降低是最可靠的诊断标准。血钙正常，血磷下降，碱性磷酸酶上升。

（2）X线检查：婴儿以腕部X线片变化最早，初期尺桡骨远侧干骺端边角突出，激期尺桡骨远端出现毛刷样改变，恢复期X线片可见新的先期钙化带出现，干骺端有厚的骨化带。后遗症期只留有不同程度的骨骼畸形。

3. 鉴别诊断

（1）低血磷性抗维生素D佝偻病：本病多为性连锁遗传，亦可为常染色体显性或隐性遗传，也有散发病例。为肾小管重吸收磷及肠道吸收磷的原发性缺陷所致。佝偻病的症状多发生于1岁以后，因而2~3岁后仍有活动性佝偻病表现；血钙多正常，血磷明显降低，尿磷增加。对用一般治疗剂量维生素D治疗佝偻病无效时应与本病鉴别。

（2）远端肾小管性酸中毒：为远曲小管泌氢不足，从尿中丢失大量钠、钾、钙，继发甲状旁腺功能亢进，骨质脱钙，出现佝偻病体征。患儿骨骼畸形显著，身材矮小，有代谢性酸中毒，多尿，碱性尿，除低血钙、低血磷之外，血钾亦低，血氨增高，并常有低血钾症状。

（3）维生素D依赖性佝偻病：为常染色体隐性遗传，可分两型：Ⅰ型为肾脏1－羟化酶缺陷，使25－（OH）D_3转变为1，25－（OH）D_3发生障碍，血中25－（OH）D_3浓度正常；Ⅱ型为靶器官1，25－（OH）D_3受体缺陷，血中1，25－（OH）D_3浓度增高。两型临床均有严重的佝偻病体征，低钙血症、低磷血症、碱性磷酸酶明显升高及继发性甲状旁腺功能亢进，Ⅰ型患儿可有高氨基酸尿症，Ⅱ型患儿的一个重要特征为脱发。

（4）肾性佝偻病：由于先天或后天原因所致的慢性肾功能障碍，导致钙磷代谢紊乱，血钙低，血磷高，甲状旁腺继发性功能亢进，骨质普遍脱钙，骨骼呈佝偻病改变。多于幼儿后期症状逐渐明显，形成侏儒状态。

（5）肝性佝偻病：肝功能不良可使25－（OH）D_3生成障碍。若伴有胆道阻塞，不仅影响维生素D吸收，而且由于钙皂形成，进一步抑制钙的吸收。急性肝炎、先天性肝外胆管缺乏或其他肝脏疾病时，循环中25－（OH）D_3可明显降低，出现低血钙性、抽搐和佝偻病的体征。

【治疗】

1. 一般治疗　适当户外活动，给予充足的日照时间，膳食中补充钙和磷。

2. 对症治疗　防治营养不良、贫血和各种感染性疾病。

3. 特效治疗　治疗的原则应以口服维生素D为主，不主张采用大剂量维生素D治疗。一般维生素D口服剂量为每日50～125μg（2000～5000IU），持续4～6周后改预防量每日400IU，大于1岁婴儿改为每日600IU，同时给予多种维生素。

大剂量维生素D与治疗效果无正比例关系，不缩短疗程，与临床分期无关，且采用大剂量治疗佝偻病的方法缺乏可靠的指标来评价血中维生素D代谢产物浓度、维生素D的毒性、高血钙症的发生以及远期后果。因此大剂量治疗应有严格的适应证。当重症佝偻病有并发症或无法口服者可一次大剂量肌内注射维生素D 20万~30万IU，3个月后改预防量。

治疗1个月后应复查，如临床表现、血生化与骨骼X线改变无恢复征象，应与抗维生素D佝偻病鉴别。

【预防】

营养性维生素D缺乏性佝偻病是自限性疾病，一旦婴幼儿有足够时间户外活动，可以自愈。有研究证实日光照射和生理剂量的维生素D（400IU）可治疗佝偻病。因此，现认为确保儿童每日获得维生素D 400IU是预防和治疗的关键。

1. 围生期　孕母应多户外活动，食用富含钙、磷、维生素D以及其他营养素的食物。妊娠后期适量补充维生素D（800IU/d）有益于胎儿贮存充足维生素D，以满足生后一段时间生长发育的需要。

2. 婴幼儿期　预防的关键在日光浴与适量维生素D的补充。出生1个月后可让婴儿逐渐开始户外活动，冬季也要注意保证每日1～2小时户外活动时间。有研究显示，每周让母乳喂养的婴儿户外活动2小时，仅暴露面部和手部，可维持婴儿血25－（OH）D_3浓度在正常范围的低值（>11ng/dl）。早产儿、低出生体重儿、双胎儿生后1周开始补充维生素D每日800IU，3个月后改预防量；足月儿生后2周开始补充维生素D每日400IU，均补充至1～2岁。夏季阳光充足，可在上午和傍晚户外活动，暂停或减量服用维生素D。一般可不加服钙剂，但乳类摄入不足和营养欠佳时可适当补充微量营养素和钙剂。

二、维生素A缺乏病

维生素A缺乏病（vitamin A deficiency）是指体内维生素A缺乏所致的以眼和皮肤黏膜病变为主的全身性疾病，多见于1~4岁小儿，目前已被明确界定为公共卫生重大营养问题。轻度维生素A缺乏时，仅表现为免疫功能下降而无典型的临床表现，又称“亚临床状态维生素A缺乏”。近年来，我国严重的维生素A缺乏已不多见，但亚临床缺乏仍相当普遍。1995年WHO也将中国列为中度亚临床状态维生素A缺乏国家，提示该病目前仍是威胁我国儿童健康的主要疾病。

【病因】

1. 先天储存不足　维生素A和胡萝卜素不易通过胎盘，因此，胎儿维生素A储存量均甚少。初生婴儿肝脏维生素 A 浓度仅为成人的 1/10，初乳和配方乳喂养后，其含量可迅速提高。另外，新生儿血浆中视黄醇结合蛋白仅为成人的一半，因此小婴儿如不注意补充，极易引起维生素 A 缺乏。

2. 摄入不足　长期食用缺乏维生素 A 和胡萝卜素的膳食。

3. 吸收障碍　维生素 A 是脂溶性维生素，小肠中足够的胆汁和脂肪量是维生素 A 和胡萝卜素吸收良好的重要条件，因此，慢性肠道疾病、肝胆胰疾病、长期低脂饮食、脂肪吸收障碍综合征等可致维生素 A 缺乏。肿瘤、泌尿系统疾病或慢性感染性疾病可致维生素 A 排泄增加，也影响维生素 A 的消化、吸收和储存。

4. 需要增加　早产儿及各种急、慢性传染病，尤其是麻疹、结核病等长期发热疾病，或肿瘤等，机体对维生素 A 的需要量增多，导致相对缺乏。

5. 代谢障碍　由于高蛋白膳食能增加维生素 A 的利用，胡萝卜素在小肠黏膜和肝细胞内转变成维生素 A 过程中需要锌参与，因此，缺乏蛋白质和锌可影响维生素 A 的转运和利用。肝病、甲状腺功能低下、糖尿病及先天性胡萝卜素转变成维生素 A 障碍时，维生素 A 缺乏而血中胡萝卜素增多，引起皮肤黄染而巩膜不黄。

【生理功能和病理改变】

维生素 A 缺乏会影响很多生理功能并产生不少病理变化。

1. 维持皮肤黏膜层的完整性　维生素 A 是调节糖蛋白合成的一种辅酶，对上皮细胞的细胞膜起稳定作用，维持上皮细胞的形态完整和功能健全。维生素 A 缺乏的初期病理改变是上皮组织干燥，继而使正常柱状上皮细胞转变为角状复层扁平上皮，形成过度角化变性和腺体分泌减少。这种变化累及全身上皮组织，最早受影响的是眼睛的结膜和角膜，表现为结膜和角膜干燥、软化甚至穿孔，以及泪腺分泌减少。皮肤改变则为毛囊角化，皮脂腺、汗腺萎缩。消化道表现为舌味蕾上皮角化，肠道黏膜分泌减少，食欲减退等。呼吸道黏膜上皮萎缩、干燥，纤毛减少，抗病能力减退。消化道和呼吸道感染性疾病的发病率提高，且感染常迁延不愈。泌尿和生殖系统上皮细胞也有同样改变，影响其功能。

2. 构成视觉细胞内的感光物质　视网膜上对暗光敏感的杆状细胞含有感光物质视紫红质，由 11 – 顺式视黄醛与视蛋白结合而成，为暗视觉的必需物质。经光照漂白后，11 – 顺式视黄醇转变为全反式视黄醛并与视蛋白分离。此过程产生电能刺激视神经形成视觉。全反式视黄醛还原为全反式视黄醇，再经酶的作用重新转化为 11 – 顺式视黄醛，可在暗光下与视蛋白结合再次形成视紫红质。在此过程中，除了消耗能量和酶外，还有部分视黄醛变成视黄醇被排泄，所以必须不断地补充维生素 A，才能维持视紫红质的合成和整个暗光视觉过程。

3. 促进生长发育和维护生殖功能　维生素 A 参与细胞的 RNA、DNA 合成，对细胞分化、组织更新有一定影响。参与软骨内成骨，缺乏时长骨形成和牙齿发育均受障碍。维生素 A 缺乏时还会导致男性睾丸萎缩，精子数量减少、活力下降，也可影响胎盘发育。

4. 维持和促进免疫功能　目前已经明确，维生素 A 对许多细胞功能活动的维持和促进作用是通过其在细胞核内的特异性受体 – 视黄酸受体实现的。视黄酸受体可以形成异源性二聚体或同源性二聚体与视黄酸反应元件结合从而调控靶细胞基因的相应区域。这种对基因调控结果可以促进免疫细胞产生抗体的能力，也可以促进细胞免疫功能，以及促进 T 淋巴细胞产生某些细胞因子。维生素 A 缺乏时，免疫细胞内视黄酸受体的表达相应下降，因此影响机体的免疫功能。

【症状】

1. 眼部表现　眼部的症状和体征是维生素 A 缺乏病的早期表现。夜盲或暗光中视物不清最早出现，但往往不被重视，婴幼儿也常常不会叙述。上述暗适应力减退的现象持续数周后，开始出现干眼症的表现，眼结膜和角膜干燥，失去光泽，自觉痒感，泪减少，眼部检查可见结膜近角膜边缘处干燥起皱褶，角化上皮堆积形成泡沫状白斑，称结膜干燥斑或毕脱斑（Bitot′s spots）。继而角膜发生干燥、混浊、软化，自觉畏光、眼痛，常用手揉搓眼部导致感染。严重时可发生角膜溃疡、坏死，以致引起穿孔，虹膜、晶状体脱出，导致失明。这些表现多见于小年龄儿童罹患消耗性感染性疾病，如麻疹、疟疾等之后，多数为双侧同时发病。

2. 皮肤表现　开始时仅感皮肤干燥、易脱屑，有痒感，渐至上皮角化增生，汗液减少，角化物充塞毛囊形成毛囊丘疹。检查触摸皮肤时有粗砂样感觉，以四肢伸面、肩部为多，可发展至颈、背部甚至面部。毛囊角化引起毛发干燥，失去光泽，易脱落，指（趾）甲变脆易折、多纹等。

3. 生长发育障碍　严重维生素 A 缺乏会影响儿童的生长发育，主要是骨骼系统的生长发育。表现为长骨增长迟滞，同时齿龈发生增生和角化，影响成釉质细胞发育。临床表现为身高落后，牙齿釉质易剥落，失去光泽，易发生龋齿。由于颅骨、脊椎骨发育受阻而神经系统发育正常，使两者不相称，引起脑和脊髓组织受压，导致颅内压增高和脊神经萎缩。

4. 易发生感染性疾病　在维生素 A 缺乏早期甚或亚临床状态缺乏时，免疫功能低下就已经可能存在，表现为消化道和呼吸道感染性疾病发生率增高，且易迁延不愈。

5. 其他　维生素 A 可促进肝脏中储存铁释放入血后的转运，使铁能正常地被红细胞摄入利用。因此维生素 A 缺乏时会出现贫血，其表现类似缺铁性贫血。血红蛋白、红细胞比容和血清铁水平降低，血清铁蛋白正常，肝脏和骨髓储存铁反而增加。维生素 A 缺乏能使泌尿器官的上皮发生角化脱屑，并形成一个中心病灶，钙化物以此为中心不断沉淀而形成泌尿系统的结石。

【诊断】

1. 临床诊断　长期动物性食物摄入不足，有各种消化道疾病或慢性消耗性疾病史、急性传染病史等情况下，应高度警惕维生素 A 缺乏症。如出现夜盲症或眼干燥症等眼部特异性表现，以及皮肤的症状和体征，即可临床诊断。

2. 辅助诊断

（1）血浆维生素 A 测定：婴幼儿血浆正常水平为 300 ~ 500μg /L，年长儿和成人为 300 ~ 800μg/L，低于 200μg /L 可诊断为维生素 A 缺乏，200 ~ 300μg /L 为亚临床状态缺乏可疑。血浆维生素 A 水平并不能完全反映全身组织维生素 A 营养状态，因此在高度怀疑时可以使用相对剂量反应试验（RDR）进一步确定。其方法是在空腹时采取静脉血，然后口服视黄醇制剂 450μg，5 小时后再次采取静脉血，测定两次血浆中维生素 A 的水平并按公式计算 RDR 值，如 RDR 值大于 20% 为阳性，表示存在亚临床状态维生素 A 缺乏。

（2）血浆视黄醇结合蛋白测定：血浆视黄醇结合蛋白（RBP）水平能比较敏感地反映体内维生素 A 的营养状态，低于正常范围有维生素 A 缺乏的可能。

（3）尿液脱落细胞检查：加 1% 甲紫于新鲜中段尿中，摇匀计数尿中上皮细胞，如无泌尿道感染，超过 3 个/mm^3 为异常，有助于于维生素 A 缺乏诊断，找到角化上皮细胞具有诊断意义。

（4）暗适应检查：用暗适应计和视网膜电流变化检查，如发现暗光视觉异常，有助于诊断。有明确摄入不足或消耗增加的病史，以及明显的维生素 A 缺乏的临床表现者即可作出临床诊断，进行治疗。实验室检查结果表明血清维生素 A 低于正常水平则有助于确认和疗效随访。亚临床状态的维生素 A 缺乏往往没有明显的临床表现，其诊断主要依靠实验室检查。

【治疗】

无论临床症状严重与否，甚或是无明显症状的亚临床状态维生素 A 缺乏，都应该尽早进行维生素 A 的补充治疗，因为多数病理改变经治疗后都可能逆转而恢复。

1. 一般治疗　包括去除病因，治疗并存的营养缺乏症，以及给予富含维生素 A 和胡萝卜素的食物。

2. 对症治疗　有干眼病时双眼同时滴消毒的鱼肝油及 0.25% 氯霉素眼药水，或红霉素眼药膏防止继发感染；有角膜溃疡者可加滴 1% 阿托品扩瞳以防止虹膜脱出及粘连。治疗及护理时动作要轻柔，以免角膜穿孔。

3. 特效治疗

（1）亚临床状态维生素 A 缺乏：每天口服维生素 A 1500μg（1μg = 3.3IU）即可。

（2）有症状者：轻症维生素 A 缺乏且消化吸收功能良好者可口服维生素 A 制剂 7500～15 000μg/d，分 2～3 次服用，2 天后减量为 1500μg/d。有眼症或吸收障碍者可先深部肌注油剂维生素 A 7500μg/d（每支维生素 AD 注射剂含维生素 A 7500μg 和维生素 D 62.5μg），5 天后改口服维生素 A 1500μg/kg，直至痊愈。夜盲可于治疗 2～3 天后恢复，干眼症状 3～5 天消失，角膜病变亦迅速好转，皮肤角化则较慢，需 1～2 个月方能恢复。治疗中应注意避免维生素 A 过量而中毒。

【预防】

应供给富含维生素 A 的食物，婴儿每天至少应接受维生素 A 500μg，年长儿应接受维生素 A 600～1500μg 或胡萝卜素，维生素 A 缺乏地区产妇分娩后应立即补充维生素 A 30 000μg；患有慢性消化紊乱、麻疹及结核等消耗性疾病的小儿每天应补充维生素 A 1500～3000μg。对维生素 A 缺乏症高发地区的小儿，可采取每隔半年一次性口服维生素 A 的预防措施：6 个月以下婴儿每次给维生素 A 17 000μg，6～12 个月婴儿每次给 33 000μg，大于 12 个月儿童每次给 66 000μg。上述措施可使小儿干眼病、呼吸道及消化道的发病率及死亡率明显降低。

三、核黄素缺乏病

核黄素，即维生素 B_2，存在于食物中，大多与蛋白质结合存在。核黄素缺乏时可出现舌、唇、口和外生殖器等处的皮肤黏膜病变，称为核黄素缺乏病。

【病因】

1. 摄入不足　动物性蛋白质和新鲜蔬菜摄入不足者，易发生核黄素缺乏。

2. 吸收障碍　慢性胃肠疾患、肝炎、胆道狭窄均影响核黄素的吸收。

3. 需要量增加　长期发热、结核病、创伤等均使蛋白质消耗增多，核黄素需要量增加，易导致核黄素缺乏。

4. 医源性核黄素缺乏　新生儿高胆红素血症接受光疗时，胆红素和核黄素同时被降解，血中核黄素水平下降，尤以母乳喂养者为著。肾功能衰竭行血液透析时水溶性维生素丢失，也易发生核黄素缺乏病。

【症状】

1. 唇舌症状　年长儿常见。

（1）口角炎：又称口角疮。初起时口角湿润、发白、糜烂，渐渐发生裂缝。裂缝由口角向外侧延伸可达1～2cm长，一侧或双侧均有。表皮剥脱，形成溃疡，常有黄色或黄黑色结痂，张口时易出血。年长儿口角疮已变慢性，与皮肤连接处常见深棕色色素沉着。

（2）唇炎：口唇黏膜呈鲜红色，唇部纵裂增多，易出血，易留瘢痕。

（3）舌炎：舌面光滑鲜红，强光下可见微蓝的光彩。早期有舌乳头肥厚，以后萎缩变平。舌中部发红、萎缩，有裂隙，疼痛且味觉减退。

2. 眼部症状　比唇舌症状少见。一般呈血管增生性结膜炎。于结膜边缘可见到毛细血管形成的环角膜炎，角膜边缘可出现1～2粒小白疱。有畏光、流泪、烧灼感或痒感。进一步发展，角膜混浊发生溃疡，引起虹膜炎。睑缘亦发炎，常见红肿和黏稠分泌物。

3. 皮肤症状　主要是脂溢性皮炎，多发生于鼻唇交界处，鼻翼、耳后、额及眉间等皮脂腺较多处。开始时皮脂溢出，为丝状皮脂，高出皮面，多则结成干痂，可见黄白色脱屑，擦拭后皮褶中可见红点。有时可出现阴囊皮炎或阴唇炎。

4. 其他症状　可见正细胞正色素贫血伴骨髓发育不良。

【诊断】

1. 临床诊断　依靠本病的特殊症状，详细询问饮食习惯，以及对核黄素治疗的快速反应。

2. 辅助诊断　实验室检查有助于早期诊断，早期发现亚临床的生化改变。

（1）直接检测血及尿中核黄素浓度或排出量不能真实反映体内核黄素缺乏情况。

（2）红细胞谷胱甘肽还原酶活性系数（activation coefficient，AC）测定是目前公认的唯一检测体内核黄素有无缺乏的方法。正常AC值为0.2～1.2。若AC值升高，则诊断为核黄素缺乏。

【治疗】

1. 一般治疗　平衡饮食，短期内给予较多富含维生素B_2的食物。

2. 特效治疗　口服核黄素，每次5mg，每日2～3次。症状大多于2周左右消失。

【预防】

1. 鼓励摄入富含核黄素的食品，如动物肝脏、蛋类、猪肉及牛乳等。

2. 接受光疗的新生儿、接受血液透析的患儿以及接受静脉营养的患儿都应该注意补充核黄素。

四、维生素B_6缺乏及依赖症

维生素B_6是一种水溶性维生素，广泛存在于各种食物中。乳类和谷类都含有适于人体需要量的维生素B_6，去糠和麸皮后维生素B_6被去除了60%～80%，烹饪可使食物内维生素B_6减少25%。有几种维生素B_6依赖综合征，主要系由于酶结构及功能的缺陷而导致。若孕母在妊娠反应期服用过大剂量维生素B_6，则可致婴儿出生后仍依赖较大剂量的维生素B_6。

【病因】

1. 常规量的摄入不足

（1）摄入不足：乳母长期热量摄入不足，或牛奶加温过高，乳母口服避孕药等。

（2）需要量增加：服用异烟肼、肼苯哒嗪、青霉胺、环丝氨酸及维生素 B_6 拮抗剂等。

2. 依赖量的不足　指患维生素 B_6 依赖症者。如患有犬尿氨酸酶结构及功能异常者，维生素 B_6 活性仅为正常的1%，其维生素 B_6 需要量为正常情况下的5～10倍。

【症状】

1. 非维生素 B_6 依赖型

（1）婴儿抽搐：多见于1～6月龄婴儿，可表现为烦躁、全身性抽搐、胃肠不适，以及惊吓加重等症状。

（2）周围神经炎：常发生于异烟肼治疗结核病过程中，同时服用维生素 B_6 能减轻或改善症状。

（3）皮炎及贫血：口角炎，舌炎，眼周、鼻周及口周皮脂溢出。可出现小细胞贫血，草酸尿、草酸膀胱结石，高血糖，淋巴细胞减少，抗体生成减少。易发生各种感染。

2. 维生素 B_6 依赖综合征

（1）抽搐：可发生于生后数小时至6个月后。脑电图改变为典型的肌阵挛高振幅型。

（2）贫血：小细胞低色素性贫血。血清铁浓度增加，铁结合蛋白饱和度上升。

（3）对维生素 B_6 依赖所致的黄尿酸尿症、胱硫醚尿症及同型半胱氨酸尿症患者，服用大剂量 B_6 后，症状均得以缓解。

【诊断】

1. 临床诊断　婴儿如遇不明原因的惊厥、贫血或慢性腹泻，排除低血钙、低血糖、低血钠及感染性疾病后，应考虑维生素 B_6 缺乏或依赖症。

2. 辅助诊断

（1）色氨酸负荷试验可明确诊断。口服50～100mg/kg色氨酸（每次总量不超过2g），患儿尿中可出现大量黄嘌呤酸。但在维生素 B_6 依赖症患者此试验可为阴性。

（2）血清及红细胞谷草转氨酶降低。

（3）脑电图显示异常频率和振幅改变。

【治疗】

1. 一般治疗　摄入富含维生素 B_6 的食物，如肝、肉、全麦及大豆。

2. 特效治疗　当怀疑抽搐系因维生素 B_6 缺乏时，应立即肌注维生素 B_6 100mg。对维生素 B_6 依赖的患儿，每日肌注2～10mg或10～100mg，直至痊愈。当服用维生素 B_6 拮抗剂时，需每天口服维生素 B_6 2mg/kg。

【预防】

儿童摄取高蛋白膳食，应补充维生素 B_6。当母亲妊娠期服用过大剂量维生素 B_6 时，婴儿出生后应服用大剂量维生素 B_6。任何小儿接受维生素 B_6 拮抗剂治疗时，应服用维生素 B_6。为预防维生素 B_6 缺乏症，婴儿每日补充0.3～0.5mg/d，儿童0.5～1.2mg/d。

五、叶酸缺乏症

叶酸是一种水溶性B族维生素，在食物中多以谷氨酸叶酸的形式存在，加热后50%～

90%被破坏。叶酸缺乏可引起神经管畸形和巨幼红细胞性贫血。

【病因】

1. 摄入不足　孕母哺乳期较少摄入富含叶酸的食物如肝、肾、鸡蛋、豆类、绿叶蔬菜等；母乳喂养的婴儿未及时添加辅食；人工喂养不当，或严重偏食者。

2. 需要量增加　多见于6~18个月的小儿，生长发育迅速，对营养物质的需要增加。若未及时添加辅食，则易患本病。

3. 疾病因素　感染时叶酸需要量增加，腹泻时影响叶酸吸收，均可导致叶酸缺乏。

4. 维生素C缺乏　维生素C缺乏时，机体对叶酸的需要量增加，易造成叶酸缺乏。

5. 锌缺乏　缺锌可降低叶酸结合酶的活性，妨碍叶酸的吸收，造成叶酸缺乏。

6. 药物影响　某些抗惊厥药物可抑制叶酸吸收，阿司匹林可降低叶酸与血浆蛋白的结合力，广谱抗生素抑制了肠道细菌，减少叶酸合成，均可促发本病。

【症状】

1. 巨幼红细胞性贫血　本病发病缓慢。全身症状轻重和贫血程度不一定成正比。患儿肤色苍黄，口唇、睑结膜、甲床苍白，可出现黄疸，头发枯黄，肝脾肿大，食欲减退，腹胀、腹泻或便秘。

2. 神经管畸形　脊柱裂、脑脊膜膨出、无脑畸形等。

【诊断】

1. 亚临床叶酸缺乏　临床无异常表现，生物化学检查有所改变。

（1）第一期：血清叶酸低于6.8nmol/L（3ng/ml），但体内红细胞叶酸储备仍大于454nmol/L（200ng/ml）。

（2）第二期：红细胞叶酸低于363nmol/L（160ng/ml）。

（3）第三期：DNA合成缺陷，体外脱氧尿嘧啶抑制试验阳性，粒细胞过多分裂。

2. 临床叶酸缺乏　即第四期，根据喂养史、临床表现和实验室检查而诊断。

【治疗】

1. 一般治疗　加强护理，治疗原发病。选择富含蛋白质和叶酸的易消化食物。血常规恢复期宜加铁剂，预防造血旺盛后的铁不足。

2. 对症治疗　严重病例应小剂量多次输血；严重患儿在治疗开始48小时，血钾可突然下降，加之心肌慢性缺氧，可能发生突然死亡，所以对于严重巨幼红细胞性贫血的患儿，应同时补钾。

3. 特效治疗　每日口服叶酸5~158mg，维生素C 300mg，后者可加强前者作用。网织红细胞于治疗1~2日开始上升，4~7日达高峰，2~6周后恢复正常。叶酸的疗程需数月。在应用抗叶酸或抗癫痫药物的同时，需要加大叶酸剂量。

【预防】

1. 重视孕前、孕早期和乳母叶酸的供给。

2. 合理喂养婴儿，按时添加辅食。

3. 早期治疗诱发疾病，如腹泻、营养不良等。

六、坏血病

坏血病是由于长期缺乏维生素C所引起的全身性疾病。维生素C缺乏可导致胶原纤维形成障碍，细胞间结合质减少，牙质及骨样组织形成停滞，毛细血管出血，创伤愈合延迟，也可引起叶酸和铁代谢障碍而导致贫血。

【病因】

1. 摄入不足　孕母和乳母饮食缺乏维生素 C，婴儿未按时添加辅食，年长儿严重偏食，均可引起维生素缺乏。

2. 需要增加　生长速度快时，体内维生素 C 会相对缺乏。如早产儿，热性病，急慢性感染性疾病，如腹泻、痢疾、肺炎、肺结核等，未增加维生素 C 摄入时，易并发轻重不等的坏血病。

3. 其他因素　如果长期摄入大量维生素 C 却突然停用，可发生坏血病；孕期长期应用大量维生素 C，新生儿生后即使摄入常规剂量的维生素 C，也可能患坏血病。

【症状】

1. 临床表现

（1）全身症状：病初表现为倦怠、苍白、激动、食欲减退、体重不增等，也可出现呕吐、腹泻等消化紊乱症状。一般有低热，呼吸较浅。

（2）局部症状：小腿肿痛，压之无凹陷，胫骨骨干部位压痛显著，局部温度略高，但不发红。晚期，两腿外展，小腿内弯如蛙状，不愿移动，呈假性瘫痪。由于剧痛，常因恐惧而哭泣。肋骨与肋软骨交接处形成坏血病串珠。

（3）出血症状：全身任何部位都可出现不同程度的出血，常见长骨骨膜下出血，这种出血不易被 X 线检查发现。皮肤瘀点和瘀斑多见于骨骼病变的附近，膝部与踝部最多见。牙龈黏膜下经常出血，牙龈呈紫红色，肿胀光滑而松脆，按压时溢血。肿胀严重时可遮盖牙齿，继发感染时引起局部坏死、腐臭与牙齿脱落。眼睑或结膜也可出血。眼窝部骨膜下出血可使眼球突出，约三分之一患者出现镜下血尿。晚期偶见胃肠道、生殖道和脑膜出血。

2. 并发症　本病可与佝偻病、营养不良同时存在。坏血病患儿抵抗力低，易并发感染，如中耳炎、肺炎和疥病等。

【诊断】

1. 临床诊断　根据喂养史和临床症状，可提供坏血病诊断线索。用维生素 C 治疗有特效，可协助诊断。

2. 辅助诊断

（1）X 线检查：四肢长骨的 X 线检查对本病极为重要。在病程的不同阶段可见以下几种变化。

①骨皮质变薄，骨小梁萎缩，骨干透明度增加，如毛玻璃样。

②上述的稀疏缝增大，成为全宽度的黑色带，称为“坏血病带”。

③骨化骨骺的中心也如毛玻璃样，其周绕以明显的白色环线，与骨干端相近处最为稠密。

④在骨骺端两侧线与增厚的骨骺线相连处，出现细小骨刺，称为“侧刺”。

⑤骨膜下出血处的阴影，使受累的长骨形如杵状或梭状，若长骨的两个远端出血，则形成哑铃状。

⑥严重病例，出现骨骺与骨干分离和错位。

⑦肋骨前端增宽，其顶端圆突如压舌板状。

（2）实验室检查

①禁食后血浆维生素 C 浓度 >34.1mmol/L（0.6mg/dl），可排除坏血病。

②测定抗坏血酸浓度，正常值为 1590.4～1704mmol/L（28～30mg/dl），若降到零，却无症状，则诊断隐性坏血病。

③耐受实验：用抗坏血酸 20mg/kg 置于生理盐水中制成 4% 溶液，静脉注射。如 4 小时后尿标本维生素 C 量 >15mg/L（1.5mg/dl），可排除坏血病。

④24 小时尿维生素 C 减少（正常值为 20～40mg）。

⑤毛细血管脆性试验在显性坏血病为阳性。凝血酶原时间延长。碱性磷酸酶活性降低。晚期有明显贫血。

【治疗】

1. *一般治疗*　给予富含维生素 C 的食物如鲜橘汁。骨骼病变明显的患儿应安静少动，牙龈出血者注意口腔清洁。

2. *对症治疗*　针对病因和症状给予适当处理。如合并巨幼红细胞贫血者，另给予叶酸和适量维生素 B_{12}，同时应加大维生素 C 的治疗量。合并感染者，积极抗感染治疗。

3. *特效治疗*　对于轻症患儿给予口服维生素 C，每次 100～150mg，每日 3 次。对于重症患儿及有呕吐、腹泻症状者，应静脉给予维生素 C。

【预后】

经维生素 C 治疗后，一般在 1～2 天内局部疼痛减轻，食欲好转，4～5 天下肢可活动，7～10 天体重增加，3 周内局部压痛消失。骨骼病变及骨膜下出血所致的血肿需较长时间恢复，重者需经数月才能消失。

若不治疗，坏血病患儿可并发营养不良、出血或感染而死亡。

【预防】

1. 孕妇和乳母应合理饮食，包括维生素 C 丰富的食物，如新鲜蔬菜和水果。

2. 新生儿生后 2～4 周应补充维生素 C，如橘汁、番茄汁、白菜汤、萝卜汁等；4～5 月龄时应添加菜泥。

七、维生素 E 缺乏病

维生素 E 是一种脂溶性维生素，当肠道对膳食脂肪的吸收发生障碍时，易致维生素 E 吸收不良，继而发生缺乏和不足。

【病因】

1. *早产*　早产儿体内维生素 E 储存低于正常新生儿。极低体重的早产儿对脂肪及脂溶性维生素吸收差，维生素 E 更易缺乏。

2. *人工喂养*　母乳中维生素 E 的含量与不饱和脂肪酸含量的比例系数适宜（0.5 左右）。配方奶中这一系数小于 0.4 时，人工喂养儿更易出现维生素 E 缺乏。

3. *胆道疾病*　胆汁流出受到阻碍，或肠内脂蛋白合成有缺陷时，可能发生严重的维生素 E 缺乏。

4. *利用过度*　患地中海贫血、镰状细胞性贫血及葡萄糖 -6- 磷酸脱氢酶缺乏等疾病时，由于红细胞破裂或缺乏其他抗氧化途径而可能引起维生素 E 利用过度，导致缺乏。

5. *铁剂摄入量过大*　过早使用铁剂治疗早产儿贫血，则破坏胃肠道中的维生素 E，阻止其吸收，加重其缺乏。

【症状】

1. 临床表现　体重小于1500g的早产儿，在生后4~6周出现溶血性贫血；早产儿易发生新生儿硬肿症；幼儿的认知和运动发育可能受到不良影响。若母亲妊娠期缺乏维生素E，新生儿患颅内和内脏出血的可能性较大。

2. 体征　皮肤苍白、水肿，平衡与协调功能改变，深层腱反射减弱或消失，肌力下降，视野障碍，眼移动障碍（眼肌麻痹）。

【诊断】

1. 临床诊断　根据维生素E摄入不足、早产、脂肪吸收不良等病史及临床表现可作出诊断。

2. 辅助诊断

（1）血浆维生素E浓度低于12mmol/L（0.5mg/dl）时可确诊。因为血脂对维生素E的水平有直接影响，如维生素E与血脂比值小于0.6mg:1g，可认为维生素E缺乏。

（2）血红蛋白多在60~100g/L之间，网织红细胞轻度升高，周围血涂片可见棘形和固缩红细胞，血小板可增高，骨髓象可见多核的幼红细胞。

【治疗】

1. 一般治疗　平衡膳食，治疗原发病。

2. 对症治疗　新生儿贫血严重者给予输血。

3. 特效治疗　口服维生素E 10mg/d，血常规改善后改为5mg/d维持量。对于慢性脂肪吸收不良或胆汁瘀滞症患儿，应采用水溶性维生素E口服或肌内注射。

大剂量维生素E摄入可能干扰维生素A和K的吸收；也可抑制正常嗜中性白细胞的杀菌能力，使脓毒血症的风险增高；具有高渗透性的维生素E口服制剂可能增加早产儿坏死性小肠结肠炎的风险，这可能归因于配方的渗透性。

【预防】

1. 预防早产。

2. 平衡膳食。

3. 人工喂养儿，服用维生素E 0.5~1.5mg/d预防缺乏。

4. 体重低于1500g的早产儿和脂肪吸收不良的患儿，最好用水溶性维生素E 5mg/d，预防缺乏。

（李　凌　张月萍）

第四节　微量元素缺乏

人体含有60多种元素。根据元素在人体内的含量不同，可分为宏量元素和微量元素两大类。凡是占人体总重量0.01%以上的元素，如碳、氢、氧、氮、钙、磷、镁、钠等，称为宏量元素；凡是占人体总重量0.01%以下的元素，如铁、锌、铜、锰、铬、硒、钼、钴、氟等，称为微量元素。微量元素是人体摄入量极少但却必不可少的一类元素的统称，是指低于人体重量的0.01%、每人每天的需要量在100mg以下的化学元素。必需的微量元素有铁、铜、锌、钴、锰、铬、钼、镍、锗、钒、锡、碘、硒、硅、硼、氟等20多种。

微量元素虽然在人体内的含量不多，但与人的生存和健康息息相关。每种微量元素都有其特殊的生理功能。尽管人体对它们的需要量很小，但它们的摄入过量、不足或缺乏都会不同程度地引起人体生理的异常或发生疾病。微量元素最突出的作用是与生命活力密切相关，它们作为各种酶、激素、维生素、核酸的成分，保持生命的代谢过程。微量元素不能在体内合成，人体必须完全依赖于外界环境（食物、饮水、空气等）来获取这些元素。机体内含铁、铜、锌总量减少，均可减弱免疫功能（抵抗疾病力量），降低抗病能力，助长细菌感染，而且感染后的死亡率亦较高。微量元素在抗病、防癌、延年益寿等方面也起着不可忽视的作用。

本节主要介绍锌缺乏、碘缺乏、铜缺乏，缺铁请参看《营养性缺铁性贫血》相关章节内容。

一、锌缺乏

锌为人体重要的必需微量元素之一，参与体内100多种酶的形成。正常人体含锌2～2.5g，缺锌可影响核酸和蛋白质的合成和其他生理功能，如生长发育减缓、免疫功能低下，性成熟障碍等。

【病因】

1. 摄入不足　动物性食物不仅锌含量丰富，而且易于吸收，植物性食物含锌少，故素食者或不喜食动物性食物者容易缺锌。全胃肠道外营养如未添加锌也可导致严重缺锌。

2. 吸收障碍　各种原因所导致的腹泻皆可妨碍锌的吸收。谷类食物中含多量植酸和粗纤维，这些均可与锌结合而妨碍其吸收。牛乳含锌量与母乳相似，为45.9～53.5μmol/L（300～350μg/dl），但牛乳锌的吸收率（39%）远低于母乳锌（65%），长期纯牛乳喂养可导致缺锌。肠病性肢端皮炎是一种常染色体隐性病，因小肠缺乏吸收锌的载体，故表现为严重缺锌。

3. 需要量增加　在生长发育迅速阶段的婴儿，或组织修复过程中，或营养不良恢复期等皆可发生锌需要量增多，而发生相对的锌缺乏。

4. 丢失过多　如反复出血、溶血、长期多汗、大面积灼伤、蛋白尿以及应用金属螯合剂（如青霉胺）等均可因锌丢失而导致锌缺乏。

【症状】

1. 消化功能减退　缺锌影响味蕾细胞更新和唾液磷酸酶的活性，或舌黏膜增生、角化不全，以致味觉敏感度下降，发生食欲不振、厌食、异食癖等症状。

2. 生长发育落后　缺锌直接影响核酸和蛋白质合成及细胞分裂，并妨碍生长激素轴功能以及性腺轴的成熟，故常表现为生长发育停滞，体格矮小，性发育延迟。

3. 免疫功能降低　缺锌会严重损害细胞免疫功能而容易发生感染。

4. 智能发育延迟　缺锌可使脑DNA和蛋白质合成障碍，脑内谷氨酸浓度降低，从而引起智能发育迟缓。

5. 其他　如地图舌、反复口腔溃疡、创伤愈合延迟、视黄醛结合蛋白减少出现视敏度降低等。

【诊断】

1. 临床诊断　根据缺锌的病史和临床表现，锌剂治疗有显效等可临床诊断。

2. 辅助诊断

（1）血清锌测定：正常最低值为11.47μmol/L（75μg/dl）。

（2）餐后血清锌浓度反应试验（PICR）：测空腹血清锌浓度（A_0）作为基础水平，然后给予标准饮食（按全天总热量的20%计算，其中蛋白质为10%~15%，脂肪为30%~35%，碳水化合物为50%~60%），2小时后复查血清锌（A_2），按公式 $PICR = (A_0 - A_2)/A_0 \times 100\%$ 计算，若PICR>15%提示缺锌。

（3）发锌测定：不同部位的头发和不同的洗涤方法均可影响测定结果，轻度缺锌时发锌浓度降低，严重时头发生长减慢，发锌值反而增高，故发锌不能反映近期体内的锌营养状况。

【治疗】

1. 针对病因　治疗原发病。

2. 饮食治疗　鼓励多进食富含锌的动物性食物，如肝、鱼、瘦肉、禽蛋、牡蛎等。初乳含锌丰富。

3. 补充锌剂　常用葡萄糖酸锌，每日剂量为锌元素0.5~1.0mg/kg，相当于葡萄糖酸锌3.5~7mg/kg，疗程一般为2~3个月。其他制剂如硫酸锌、甘草酸锌、醋酸锌均较少应用。如患儿存在急性或严重缺锌，因胃肠道功能紊乱、腹泻、呕吐等原因不能进行口服或口服达不到治疗目的，可静脉注射锌剂，早产儿体重<3kg，按照0.3mg/(kg·d）补给，足月儿至5岁按照0.1mg/(kg·d）补给，>5岁可补给2.5~4mg/d；如给予静脉营养支持时，补锌为0.05mg/(kg·d)，即可满足生理需要量。

4. 锌过量　锌剂量过大可引起恶心、呕吐、胃部不适等消化道刺激症状，甚至脱水和电解质紊乱。长期服用高浓度锌盐可抑制铜的吸收而造成贫血、生长迟缓、肝细胞中细胞色素氧化酶活力降低等中毒表现。

【预防】

我国营养学会推荐的每天锌摄入量为：6个月以内的婴儿1.5mg，7个月至1岁为8mg，1~3岁为9mg，4~6岁为12mg，7~10岁为13.5mg，11~17岁为18~19mg（男）和15~15.5mg（女）。母乳中含锌量较高，3~23μg/L，母乳喂养可预防锌缺乏，应提倡母乳喂养。锌在鱼类、肉类、动物肝肾中含量较高。多食用含锌高而且容易吸收的食物，牡蛎、可可、鲱鱼中含量最高且易吸收；奶品及蛋品次之；水果、蔬菜等含量一般较低。平时应提倡平衡膳食，改正挑食、偏食、吃零食的习惯。对可能发生缺锌的情况，如早产儿、人工喂养者、营养不良儿、长期腹泻、大面积烧伤等，均应适当补锌。

二、碘缺乏

碘缺乏是由于自然环境碘缺乏而造成胚胎发育到成人期由于摄入碘不足所引起的一组有关联疾病的总称。包括地方性甲状腺肿、克汀病、地方性亚临床克汀病、单纯性聋哑、流产、早产、死胎、先天性畸形等。碘缺乏是一种分布极为广泛的地方病，除了挪威、冰岛等少数国家，世界各地都不同程度地受到缺碘的威胁。

【病因】

食物和饮用水中缺碘是其根本原因。碘的主要功能是合成甲状腺素，缺碘使甲状腺素合成障碍，从而影响生长发育。

【症状】

临床表现的轻重取决于缺碘的程度、持续时间以及患病的年龄。胎儿期缺碘可导致死胎、早产及先天畸形；新生儿期则表现为甲状腺功能低下；儿童和青春期则引起地方性甲状腺肿、地方性甲状腺功能减低症。儿童长期轻度缺碘则可出现亚临床型甲状腺功能减低症，常伴有体格生长落后。

【诊断】

1. 临床诊断　亚临床型甲状腺功能减低症的诊断标准。

（1）必备条件

①出生后居住于低碘地方性甲状腺肿病流行区。

②智能发育障碍。

（2）辅助条件

①神经系统障碍：主要表现为轻度听力障碍（电测听高频或低频异常）、极轻度语言障碍、精神运动发育障碍。

②甲状腺功能障碍：主要表现为极轻度体格发育障碍，极轻度骨龄发育落后，甲状腺功能低下（T_3、T_4 降低，TSH 增高）。

具备上述必备条件，以及辅助条件中神经系统障碍或甲状腺功能低下中任何 1 项及 1 项以上，并能排除其他原因，如营养不良、锌缺乏、中耳炎影响便可作出诊断。

2. 实验室诊断

（1）血清总 T_3、T_4 或游离 T_3、T_4 明显降低，而 TSH 增高。

（2）尿碘 $<25\mu g/g$，是判断个体缺碘的有力佐证。

此外，人群尿碘普查结果是判断该地区是否缺碘的一项简便而又有效的方法，群体尿碘中位数 $<20\mu g/L$ 为重度缺碘区，$20\sim49\mu g/L$ 为中度缺碘区，$50\sim99\mu g/L$ 为轻度缺碘区，$>100\mu g/L$ 为正常。

【治疗】

1. 碘剂　主要用于缺碘所引起的弥漫性重度甲状腺肿大且病程较短者。复方碘溶液每日 1～2 滴（约含碘 3.5mg），或碘化钾（钠）每日 10～15mg，连服 2 周为 1 个疗程，2 个疗程间停药 3 个月，反复治疗 1 年。长期大量服用碘剂应注意甲状腺功能亢进的发生。

除了过敏，一般人均能耐受大剂量的碘。但对缺碘并伴有结节性甲状腺肿的患者进行补碘，则有发生碘性甲状腺功能亢进的危险，临床表现如食欲亢进、体重减轻、肌无力、畏热等均较轻微，突眼也不明显，但如果患者原有器质性心脏病，就有一定的危险性。

2. 甲状腺素制剂　甲状腺制剂有以下 2 种。

（1）L－甲状腺素钠：每片 $100\mu g$ 或 $50\mu g$，含 T_4，半衰期为 1 周，每日仅有 T_4 浓度的小量变动，血清浓度较稳定，每日服 1 次即可。婴儿用量为每日 $8\sim14\mu g/kg$，儿童为每日 $4\mu g/kg$。

（2）干甲状腺片：每片 40mg，是从动物中提取出来的，含 T_3、T_4，若长期服用，可使 T_3 升高。干甲状腺片 60mg 相当于 L－甲状腺素钠 $100\mu g$。开始剂量应从小到大，间隔 1～2

周加量 1 次，直至临床症状改善，血清 T_4、TSH 正常即作为维持使用（表 13－4－1）。

表 13－4－1　甲状腺片治疗甲低的参考剂量

年龄	开始剂量（mg/d）	维持剂量（mg/d）
~6 个月	5~10	15~30
~1 岁	10~30	30~60
~3 岁	30~40	60~80
~7 岁	60	80~140
~14 岁	80	120~180

【预防】

正常人每日碘供给量为：<6 个月，40μg；7~12 个月，50μg；1~7 岁，70μg；7~12 岁，120μg；>13 岁 150μg。孕妇及乳母 200μg。烹饪时应采用碘化食盐（按 1:10 万的比例加入碘酸钾）。平时应鼓励多吃海带等富含碘的食物。临床上用的碘油每毫升含碘 475mg，成人 1 次肌内注射 1ml，小儿 0.5ml，作用可维持 5 年左右，但孕妇须慎用。适当补充碘酸钾制剂也是一种有效的预防方法。

推广碘化食盐可使广大人群，特别是小儿免受缺碘所带来的种种危害，但甲状腺功能亢进和患有结节性甲状腺肿的病人应使用无碘盐并避免食用富碘食物。

三、铜缺乏症

铜缺乏症综合征（copper deficiency syndrome）又称卷发综合征（kinky hair syndrome）或毛发灰质营养不良（trichopolio dystrophy）。铜缺乏，直接影响细胞氧化还原、组织呼吸和生化代谢、电子传递、铁的吸收及神经递质的形成等，可致大脑皮质、造血、骨骼等功能异常。

【病因】

1. 摄入不足　主要见于以牛奶为主喂养儿，牛奶含铜极少（平均浓度 135μg/L），长期喝牛奶，且有营养不良、久泻、肠外营养缺乏铜等。

2. 储存不足　早产、低体重儿从母体获铜不足，致体内铜储存少，因此，以牛奶喂养的早产儿易发生铜的缺乏。

3. 吸收障碍　先天性肠吸收铜障碍，为 X 性联隐性遗传，属先天性铜酶活性降低，致肠吸收铜障碍。锌可影响铜的吸收，有报道每天服用 150~200mg 锌，可致铜的缺乏。

4. 排泄增加　长期使用增加尿铜排泄的螯合物制剂，可导致体内铜缺乏。有关低铜血症病因及其相应的病理情况见表 13－4－2。

表 13-4-2 低铜血症发病原因及病症

原因	伴随病症
铜蓝蛋白合成减少	
生理性	新生儿
肝功能发育不成熟	未成熟儿
由于铜的缺乏	
营养性	铜缺乏综合征、蛋白-热能营养不良
铜吸收减少	Menkes 综合征、慢性肠道疾病
铜排泄增加	蛋白丢失性肠病、肾上腺皮质功能亢进、肾病综合征

【症状】

1. 主要表现为白细胞减少、中性粒细胞减少和铁治疗无效的低色素性贫血。

2. 皮肤及毛发色素减少、苍白、类似皮脂溢出性皮炎样皮疹，皮肤呈特有的苍白干厚。特征性的毛发异常，头发卷曲，色淡质脆，易断，显微镜下可见毛发膨大与狭窄部交替出现，称为念珠毛。

3. 浅表静脉扩张、厌食、腹泻、肝脾肿大及生长发育停滞。

4. 小婴儿可有呼吸暂停，中枢神经系统变性表现，精神运动发育迟钝，生后 1~2 个月即出现进行性智力减退、癫痫样发作，还可表现有视力减退、失明、反复感染及顽固性贫血等。多数患儿体温偏低，甚至有 35℃以下者。

5. 先天性肠吸收铜障碍仅男孩发病，主要表现为生长发育不良、毛发卷曲、惊厥发作及低体温等。极低出生体重儿易有铜缺乏，临床表现除有贫血、中性粒细胞减少外，还有骨骼改变，自发性骨折与骨膜反应等。

6. 容易有低色素性贫血、癫痫样发作、失明、易复感染、自发性骨折等并发症。

【诊断】

1. 临床诊断　典型病例诊断不困难，婴幼儿有上述症状及体征，尤其是毛发的特征性改变，可以作出诊断。凡遇有白细胞减少与中性粒细胞减少，且伴有难以解释的贫血而骨骼的放射学改变提示矿物质供给障碍的病例，应考虑铜缺乏。

若血清铜与铜蓝蛋白水平低，含铜酶活性降低，血清铜的吸收减少，而补充铜后迅速出现网状细胞反应，则可初步诊断。

2. 实验室诊断　血清铜检查：其临床意义与血浆铜蓝蛋白氧化酶活性一致。总血清铜的正常值，新生儿为 6.3~8.6μmol/L（40~55μg/dl），生后逐渐增多，1 个月时（13±2.2）μmol/L［（83±14）μg/dl］，2 个月显著减少，平均（10±0.8）μmol/L［（64±5）μg/dl］，3 个月后又开始增多，6 个月后接近成人水平，成人平均值为 17.1~20.4μmol/L（109~130μg/dl）。健康儿童血清铜的正常值为 18~26.5μmol/L（115~169μg/dl），铜缺乏症患儿血清铜减低、血清铜蓝蛋白水平降低。

3. 其他诊断

（1）X 线检查：长骨干骺端增厚且伴骨折，骨皮质疏松，骨膜增厚并有水肿。

（2）病理诊断：肝穿刺活检，测肝铜含量下降（正常成人肝铜浓度测定为16～31μg/g）。

（3）脑血管造影：可见脑动脉迂曲、血管腔不规则或闭塞。

（4）骨髓检查：电子显微镜显示红细胞系统受累及巨幼红细胞改变，且有空泡形成。

（5）其他：皮肤成纤维细胞内铜浓度显著升高，对先天性铜代谢利用缺陷性疾病的诊断颇有助益，而且能用于出生前诊断。羊水细胞培养发现具有摄取^{64}Cu的能力，故羊水培养亦可用于先天性铜代谢缺陷性疾病的诊断。

4. 鉴别诊断

（1）坏血病：铜缺乏的骨骼改变部分与胶原合成缺陷有关，此与坏血病较类似，因两者均导致异常胶原，出现骨的病变。

（2）苯丙酮酸尿症：本病应与苯丙酮酸尿症鉴别。

【治疗】

1. 补铜　一旦铜缺乏的诊断确定后，铜盐制剂是唯一有效的药物，口服1%硫酸铜溶液2～3mg/d（含铜400～600μg），即可使临床症状与血常规很快改善。对于先天性铜利用障碍的婴幼儿，多采取静脉滴注法进行治疗，一般用硫酸铜1～2mg溶于50～100ml生理盐水内，2小时滴完，每3～4天1次。

应用铜剂治疗时应注意定期监测血浆铜水平，血清铜不能超过78.5μmol/L（500μg/dl），以防铜中毒。铜盐对组织有刺激性，故应注意经常调换注射部位。

2. 治疗原发病　对原发病治疗很重要，对以牛奶或奶制品喂养的患儿，最好改为母乳喂养，每天给予硫酸铜2.5mg；对长期腹泻肠吸收不良患儿，于补充铜的同时，着重病因治疗。

3. 促进铜吸收与利用　补充铜时还需注意排除干扰铜吸收和利用的因素（如钼、镉、汞与植酸等），并充分利用能促进铜吸收与利用的因素（如锰等），以提高疗效。

【预防】

一般病例经小量铜盐治疗症状很快能改善，但铜利用障碍的遗传性疾病患儿预后不好，不能改变该病的神经系统进行性变性过程，常于婴儿期即死亡（平均成活仅19个月），少数存活时间较长。铜缺乏在临床上很少见，一般不需要常规用药预防，以免中毒。预防方法：

1. 合理喂养　提倡母乳喂养。

2. 防治缺铜　单纯牛乳喂养，每天给予硫酸铜2.5mg，对未成熟儿与胃肠道丢失者应每天给予铜30～50μg/kg。对施用肠道外营养的患儿，每天由静脉输液中加入铜20～30μg/kg（相当于硫酸铜0.1～0.15mg/kg），可防治缺铜（表13－4－3）。

表 13－4－3　美国铜建议摄取量（2001）

年龄	性别	RDA（mg/d）
1～3 岁	男、女	0.34
4～8 岁	男、女	0.44
9～13 岁	男、女	0.70
14～18 岁	男、女	0.89
14～50 岁	怀孕女性	1.0
14～50 岁	哺乳女性	1.3

摘自 RDA（Recommended Dietary Allowances）每日建议摄取量

3. *防治肠道疾病*　对长期腹泻、肠吸收不良患儿，着重病因治疗，同时补充铜剂。

4. *产前诊断*　对先天性铜代谢利用缺陷性疾病的产前诊断，可做皮肤成纤维细胞内铜浓度测定和羊水细胞培养。

四、铜中毒症

【病因】

印度童年肝硬化、非印度童年肝硬化和自发性铜中毒可能是相同的疾病，过量的肝铜可引起肝硬化并伴有 Mallory 透明素小体。所有的表现是由于摄入在已腐蚀的铜或黄铜容器内煮沸或贮存的牛奶所引起的。但近来也有研究指出，自发性铜中毒可能仅在有不明遗传缺陷的婴儿中发生。

遗传性铜中毒（Wilson 病）是一种进行性、致命的铜代谢障碍，每 3 万人中有 1 人受累及，患者经遗传获得位于染色体 13 上一对 ATB7B 突变型基因。杂合子携带者从不出现症状，他们仅有一个突变基因，似乎占了所研究的每个种族和地区人口的 1.1% 左右。

【症状】

Wilson 病的铜中毒，从出生开始，其特征为肝铜平均浓度比正常高 20 倍；血浆铜蛋白即铜蓝蛋白缺乏，平均约为正常的 30%。但每个出生后头 2～3 个月的婴儿均有铜蓝蛋白缺乏，使得诊断在 6 月龄之前不可靠。因为临床表现从未出现在 5 岁以前，所以在 2 岁以前，对有明显 Wilson 病危险性的儿童进行确证或排除诊断的研究可以被推迟。

40%～50% 病人疾病的最初表现始发于肝脏，可能是一次急性肝炎发作，偶尔被误诊为感染性单核细胞增多症。虽然病人可以几年无症状，但急性肝炎、慢性活动性肝炎或暴发性肝炎在任何时间均可发生，肝脏病理学发展为纤维化，最终为肝硬化。任何表现为暴发性肝炎、Coombs 阴性溶血性贫血、铜蓝蛋白的缺乏、高铜尿的病人几乎可确诊为 Wilson 病。

40%～50% 的病人，疾病首先影响中枢神经系统。虽然铜扩散出肝脏而进入血液，然后进入其他组织，但它仅对脑有灾难性的作用。在脑中它能引起运动神经性疾病，表现为震颤、张力障碍、构音障碍、咽下困难、舞蹈病、流涎和共济失调等症状任意组合。有时铜对脑的毒性首先引起注意的是严重的不恰当行为，在校学习突然退步，或极为少见的不能与精神分裂症或躁狂抑郁症相区别的精神失常。当铜从肝向脑移动时，其中有一些沉积在角膜 Descemet 膜上，出现金色或淡绿金色的 Kayser－Fleischer 环或新月形环。除了头痛，从未见感觉障碍。

5%~10%病人，Wilson 病可以首先表现为在眼屈光检查时检出 Kayser - Fleischer 环；经闭或反复流产；或因为肾脏铜沉积，而有肉眼或显微镜下血尿或有异常低的血清尿酸水平，这是由于异常高的尿排出引起的。

本病未经及时、终生和特异性治疗，一般在 30 岁以前或患病数年之后即可致命。

【临床诊断】

1. 可疑诊断　除非疑有 Wilson 病，因其罕见常常致诊断失误。年龄在 40 岁以下具有下列任何情况者应疑及此病。

（1）一种其他原因不明的肝脏、神经性或精神性疾病。

（2）其他原因不明的持久、无症状的高转氨酶血症。

（3）有 Wilson 病的兄弟姐妹、双亲或堂、表兄弟姐妹。

2. 确定诊断　疑似 Wilson 病，有下列异常之一，一般能明确诊断。

（1）氧化酶活性铜蓝蛋白缺乏（$<20mg/dl$），肝铜过高［$>250\mu g/g$（$>3.9\mu mol/g$）肝干重］并伴有与 Wilson 病一致的组织病理学变化。

（2）铜蓝蛋白缺乏和经眼科医生用裂隙灯确认的 Kayser - Fleischer 环。

（3）肯定存在 Kayser - Fleischer 环和上述运动神经学的异常。

（4）肝铜过高和掺入铜蓝蛋白的 ^{64}Cu 极低，但铜蓝蛋白的浓度正常（20~30mg/dl）。

（5）铜蓝蛋白缺乏和 24 小时尿铜排出 $>100\mu g$（$1.6\mu mol$），而未服用青霉胺。

注意：不能单独根据铜蓝蛋白缺乏作出诊断，因为约 2%的 Wilson 病杂合子携带者也有铜蓝蛋白缺乏，但不会出现 Wilson 病的症状或体征。杂合子无需治疗。诊断也不能单独根据肝铜过量，因为同样高的铜浓度也见于原发性胆汁性肝硬化和其他胆汁淤积综合征。

【治疗】

1. 药物治疗　如果已经吞下上百克重的铜，应迅速洗胃，随后每天肌内注射至少 300mg 的二巯基丙醇（BAL）可以防止死亡。每天口服 1~4g 青霉胺可以促进从灼伤皮肤吸收的铜排出。青霉胺、三乙撑四胺和醋酸锌已被公认用于治疗 Wilson 病。

（1）青霉胺：青霉胺是首选药物。5 岁以上的病人通常剂量为每天 1g，口服，分 2~4 次空腹服用（幼儿为每天 0.5g）。病人还应每天口服 1 次维生素 B_6，每次 25mg，并尽量减少富含铜食物的摄入量（如有壳的水生动物、巧克力、肝、蘑菇和干果），但并不一定严格坚持低铜膳食。约 20%的病人在开始 2~3 周对青霉胺有过敏反应（如发热、出疹、淋巴结病、粒细胞减少、血小板减少）。在第 1 个月应每周 2 次检查病人的体温、皮肤、淋巴结和血细胞计数，如果出现异常，应撤去青霉胺，直到反应平息，然后再重新开始，剂量为每天 250mg 服用 1 周，然后逐周每天增加 250mg，直到每天服用 1g 为止。如果再发生反应，此后的脱敏则应同时口服强的松每日 20mg。如果发生粒细胞减少，应停药，但无需给强的松。当白细胞计数升高到正常值下限，应给予三乙撑四胺取代青霉胺。其他变态反应一般能予克服，极少需要放弃青霉胺治疗。

在青霉胺治疗的头几周神经症状可能首先出现或更为恶化。在治疗开始之前必须告知病人有这种可能，在持续治疗后症状最终会得以改善。如果持续恶化，应用三乙撑四胺取代青霉胺。

Wilson 病孕妇可与正常妊娠，将青霉胺的剂量降低至每天 0.75g。如果计划行剖宫产，则应进一步减至每天0.5g，将对伤口愈合的干扰减至最低。

（2）盐酸三乙撑四胺：约5%的病人对青霉胺产生严重反应，通常发生在治疗的前几周或前几个月；在剂量超过每天1～2g时，肾病综合征或蛋白尿最为常见。如果中断青霉胺，则必须立即用三乙撑四胺进行治疗。剂量一般为每天1g（妊娠期间无需减少），分2～4次空腹服用。高铁成红细胞贫血是已报告的三乙撑四胺唯一的有害反应。2例Wilson病的病人分别给予每天2g和2.5g三乙撑四胺，当剂量降至为每天1g时，贫血、外周循环的高铁红细胞和红细胞宽度增加均消失。

（3）二巯基丙醇（BAL）：神经系统障碍的病人，在应用青霉胺或三乙撑四胺治疗几个月后游离血清铜（即非铜蓝蛋白铜）已降低到<20μg/dl（3.14μmol/L），但仍继续恶化并无明显改善，则用二巯基丙醇（BAL），可产生明显的（偶尔极其惊人的）神经性改善。一个疗程为300mg二巯基丙醇，臀部肌内系统注射，每周5天，注射4周。例如，首次注射部位在左侧臀部上外1/4；第二次则在右侧臀部；第三次在第一次部位之下2cm；第四次在第二次部位之下2cm，依此类推，以避开坐骨神经，直到一个新的系列在起始系列侧面或中间2cm开始为止。每4周疗程应有2周间隔，如果前一疗程有效，则接着进行下一疗程。为产生最大治疗效果可能需要多达6个疗程。

有临床报告提出，口服硫酸锌、醋酸锌或葡萄糖酸锌，剂量为每日100～150mg锌元素，也可使病人维持在以前用青霉胺或三乙撑四胺足量治疗所达到的一样状态。此外，在一些以前未予治疗的病人中用锌治疗能改善肝脏和神经学的表现。

青霉胺或三乙撑四胺决不能与锌一起给予，因为此两种药物能结合锌，形成一种毫无治疗作用的化合物。

2. 肝脏移植　对有暴发性肝炎（不论其为最初表现或是不可抗拒的必然结果）的Wilson病的病人，有肝脏移植的指征，可挽救生命。有严重肝脏功能不全的病人，螯合剂和利尿剂联合治疗无效，也是移植的合适人选。

（邹丽萍　胡琳燕）

第五节　肥胖症

肥胖症（obesity）是常见的营养性疾病之一，是由于长期能量摄入超过人体的消耗，使体内脂肪过度积聚、体重超过一定范围的一种营养障碍性疾病。对体重超过同性别同身高人群均值标准20%的儿童，称为小儿肥胖症。其发病率由于诊断标准不一而变异较大，国内报告为2.4%～3.92%，而西安对青少年的调查则高达8.39%。小儿单纯性肥胖症在我国呈逐步增多的趋势，目前占5%～8%。肥胖不仅影响儿童的健康，且儿童期肥胖可延续至成人，容易引起高血压、糖尿病、冠心病、胆石症、痛风等疾病，对本病的防治应引起社会及家庭的重视。

一、病因

肥胖症中95%～97%为单纯性肥胖症，不伴有明显的内分泌和代谢性疾病。主要原因是能量摄入过多，摄入的营养超过机体代谢需要，多余的能量便转化为脂肪贮存体内导致肥胖。其次是活动量过少，活动过少和缺乏适当的体育锻炼是发生肥胖症的重要因素，即使摄食不多也可引起肥胖，肥胖儿童大多不喜爱运动，如此形成恶性循环。其他如进食过快、精神创伤、中枢调节失衡、心理异常等因素亦可致儿童过量进食。肥胖有高度的遗传性，有报道，肥胖双亲的后代发生肥胖者高达70%~80%；双亲之一肥胖者，后代肥胖发生率为40%~50%；双亲正常的后代发生肥胖者仅10%~14%。按病因不同可以分为：

1. 单纯性肥胖症　无明显疾病因素者为单纯性肥胖症。常常与营养摄入过多、活动量太少、遗传及精神心理等因素有关。约95%以上属于此类。

2. 继发性肥胖症　有明显病因者称继发性肥胖症，常由内分泌紊乱（甲状腺、肾上腺和性腺）、代谢性疾病或脑部疾病等引起，常常伴有智力障碍或肢体异常。

3. 医源性肥胖症　由于服用了某些药物引起的肥胖称医源性肥胖症，药物包括糖皮质激素、胰岛素、三环类抗抑郁药，以及手术损伤到下丘脑等。

二、病理

肥胖是由于脂肪细胞数目增多或体积增大的结果。人体脂肪细胞数量的增多主要在出生前3个月、生后第1年和11~13岁这几个阶段，若肥胖发生在这三个时期，即可引起脂肪细胞数目增多性肥胖，治疗较困难且易复发。而不在此脂肪细胞增殖时期发生的肥胖，脂肪细胞体积增大而数目正常，治疗较易奏效。

肥胖患儿常伴有血浆甘油三酯、胆固醇、极低密度脂蛋白（VLDL）及游离脂肪酸增加，但高密度脂蛋白（HDL）减少，故以后易并发动脉硬化、冠心病、高血压、胆石症等疾病。由于蛋白质、嘌呤代谢异常，血尿酸增高，易发生痛风症。

女性肥胖患者雌激素水平增高，可有性早熟、月经不调和不孕；男性患者因体内脂肪将雄激素芳香化转变为雌激素，雌激素水平增高，可有阴茎发育不良、性功能低下、阳痿，但不影响睾丸发育和精子形成。肥胖患儿尿17－羟类固醇、17－酮类固醇及皮质醇均可增加。肥胖者有高胰岛素血症的同时又存在胰岛素抵抗，致糖代谢异常，可出现糖耐量减低或糖尿病。

三、症状

肥胖可发生于任何年龄，但最常见于婴儿期、5~6岁和青春期。患儿食欲旺盛且喜吃甜食和高脂肪食物。明显肥胖儿童常有疲劳感，用力时气短或腿痛。严重肥胖者由于脂肪的过度堆积限制了胸廓和膈肌运动，使肺通气量不足、呼吸浅快，故肺泡换气量减少，造成低氧血症、气急、发绀、红细胞增多、心脏扩大或出现充血性心力衰竭甚至死亡，称肥胖－换氧不良综合征（Pickwickian syndrome）。

体格检查可见患儿皮下脂肪丰满，分布均匀，腹部膨隆下垂，严重肥胖者可因皮下脂肪过多，使胸腹、臀部及大腿皮肤出现皮纹；因体重过重，走路时两下肢负荷过重可致膝外翻和扁平足。女孩胸部脂肪堆积应与乳房发育相鉴别，后者可触到乳腺组织硬结。男性肥胖儿因大腿内侧和会阴部脂肪堆积，阴茎可隐匿在阴阜脂肪垫中而被误诊为阴茎发育不良。

肥胖小儿性发育常较早，故最终身高常略低于正常小儿。由于怕被别人讥笑而不愿与其他小儿交往，故常有心理上的障碍，如自卑、胆怯、孤独、焦虑、抑郁等。有些可能表现为心因性头痛、胃痛、失眠等。如有合并症，可出现并发症状，如多尿、多饮、多食的糖尿病症状，头痛、眩晕、心慌等高血压症状，呼吸暂停、呼噜声等呼吸不畅症状。对于继发性肥胖患者，还可能出现引起肥胖的原发疾病的表现（参见有关章节）。

四、诊断

（一）临床诊断

小儿体重为同性别、同身高参照人群均值10%~19%者为超重，超过20%以上者便可诊断为肥胖症。20%~29%者为轻度肥胖；30%~49%者为中度肥胖；超过50%者为重度肥胖。确诊时需与可引起继发性肥胖的疾病鉴别。

体质指数（body mass index，BMI）是评价肥胖的另一种指标。BMI 是指体重（kg）/身长的平方（m^2）。亚太地区人群根据 BMI 不同可分为：健康 18.5~22.9kg/m^2；超重 23~24.9kg/m^2；1 度肥胖 25~29.9kg/m^2；2 度肥胖 30~34.9kg/m^2；3 度肥胖 >35kg/m^2。

小儿 BMI 随年龄性别而有差异，评价时可查阅图表，如 BMI 值在 P85~P95 为超重，超过 P95 为肥胖。

（二）辅助诊断

甘油三酯、胆固醇大多增高，严重患者血清 β 白蛋白也增高，常有高胰岛素血症，血生长激素水平减低，生长激素刺激试验的峰值也较正常小儿为低。肝脏超声波检查常有脂肪肝。

（三）鉴别诊断

1. 伴肥胖的内分泌疾病

（1）肥胖生殖无能症（Fröhlich syndrome）：本症继发于下丘脑及垂体病变，其体脂主要分布在颈、颏下、乳房、下肢、会阴及臀部，手指、足趾显得纤细，身材矮小，第二性征延迟或不出现。

（2）其他内分泌疾病：如肾上腺皮质增生症、甲状腺功能减低症、生长激素缺乏症等虽有皮脂增多的表现，但均各有其特点，不难鉴别。

2. 伴肥胖的遗传性疾病

（1）Prader - Willi 综合征：呈周围型肥胖体态、身材矮小、智能低下、手脚小、肌张力低、外生殖器发育不良。本病可能与位于 15q12 的 SNRPN 基因缺陷有关。

（2）Laurence - Moon - Biedl 综合征：周围型肥胖、智能轻度低下、视网膜色素沉着、多指趾、性功能减低。

（3）Alstrom 综合征：中央型肥胖、视网膜色素变性、失明、神经性耳聋、糖尿病。

3. 假性肥胖　婴儿淀粉质营养不良，常常见于劣质奶粉、米粉或其他代乳粉喂养的婴儿，由于缺乏蛋白质，皮下出现水肿，造成孩子的虚胖，看似肥胖，实际上并不胖，俗称“泥膏样”体质，是一种假性肥胖。严重的还会出现营养不良性水肿、多种维生素和微量元素的缺乏，对小儿正常生长发育产生严重不利的影响。常常伴有贫血、精神不振、多病等，预后不良，多死于严重感染、肺炎等并发症。

五、治疗

肥胖症的治疗原则是减少高热能性食物的摄入和增加机体对热能的消耗，使体内脂肪不断减少，体重逐步下降。饮食疗法和运动疗法是两项最主要的措施，药物治疗效果不很肯定。外科手术治疗的并发症严重，不宜用于小儿。

1. 饮食疗法

（1）低脂、低糖和高蛋白饮食：低脂饮食可迫使机体消耗自身的脂肪储备，但也会使蛋白质分解，故需同时供应优质蛋白质。糖类分解成葡萄糖后会强烈刺激胰岛素分泌，从而促进脂肪合成，故必须适量限制。食物的体积在一定程度上会使患儿产生饱腹感，故应鼓励其多吃体积大而热能低的蔬菜类食品，其纤维还可减少糖类的吸收和胰岛素的分泌，并能阻止胆盐的肠肝循环，促进胆固醇排泄，且有一定的通便作用。萝卜、胡萝卜、青菜、黄瓜、番茄、莴苣、苹果、柑橘、竹笋等均可选择。还需要补充必要的维生素、矿物质及充足的水分。

（2）养成良好饮食习惯：良好的饮食习惯对减肥具有重要作用，如避免晚餐过饱、不吃夜宵、不吃零食、少吃多餐、减慢进食速度、细嚼慢咽等。这样可以减慢营养物质吸收，控制能量摄入。饮食控制目标是体重不增或逐渐降低，不宜快速下降。

2. 运动治疗　适当的运动能促使脂肪分解，减少胰岛素分泌，使脂肪合成减少，蛋白质合成增加，促进肌肉发育。肥胖小儿常因动作笨拙和活动后易累而不愿锻炼，可鼓励和选择患儿喜欢和有效易于坚持的运动，如晨间跑步、散步、做操等，每天坚持至少运动 30 分钟，活动量以运动后轻松愉快、不感到疲劳为原则。运动要循序渐进，不要求之过急。如果运动后疲惫不堪、心慌气促以及食欲大增均提示活动过度。

3. 药物治疗　苯丙胺类和马吲哚类等食欲抑制剂以及甲状腺素等增加消耗类药物均有明显副作用，儿童应慎用。

4. 外科治疗　饮食、运动或药物治疗无效者，外科手术治疗可使肥胖症病人获得长期而稳定的减重效果，同时可改善甚至治愈肥胖症相关的多种代谢性疾病。但儿童正在生长发育阶段，不宜手术减肥。

六、预防

孕妇在妊娠后期要适当减少摄入脂肪类食物，防止胎儿体重增加过重；要宣传肥胖儿不是健康儿的观点，使家长摒弃“越胖越健康”的陈旧观念；父母肥胖者更应定期监测小儿体重，以免小儿发生肥胖症。肥胖一旦发生，再想校正就比较困难，因此预防尤为重要。

1. 提高认识　提高对肥胖危害的认识，了解人在婴幼儿期、青春期、妊娠前后、更年期、老年期各年龄阶段容易发胖的知识及预防方法。父母要协助小孩控制体重，慎防日后发生肥胖。

2. 平衡饮食　采用合理的饮食方法，做到每日三餐定时定量，科学安排每日饮食，如饮食不过油、不过甜和不过多，宜适当增食蔬菜和粗粮，少食肥甘厚味，多素食，少零食。

3. 加强运动　要鼓励孩子经常参加活动、游戏、慢跑、爬山、打球等户外活动，既能增强体质，使形体健美，又能预防肥胖的发生。不要长时间看电视、玩游戏机或做作业，不要久坐，要定时起来活动。

4. 生活规律　保持良好的生活习惯，根据年龄合理安排自己的睡眠时间，既要满足生理需要，又不能睡眠太多，养成早起早睡、自己的事自己做、不贪睡、不偷懒的生活习惯。

5. 保持心情舒畅　良好的情绪能使体内各系统的生理功能保持正常运行，要使儿童保持愉快、乐观的情绪，对预防肥胖能起一定作用。

（王永午　徐　通）

第六节　军事环境下小儿营养性疾病的防治

20多年的战乱和不时发生的旱涝灾害，使索马里很多地区面临严重的粮食短缺。尤为严重的是，索马里儿童，特别是5岁以下的婴幼儿，普遍患有严重的营养不良。根据有关统计，目前大约有20万儿童营养不良，其中约3.8万人需立即进行治疗性喂养。目前，国际红十字会在索中部拜多阿市和南部基斯马尤市分别设立了营养中心，为当地民众提供住院式医疗性喂养，并为当地妇女传授哺乳知识。然而，对于中南部大量饥饿儿童来说，这只是杯水车薪。战争环境下通常会使战场及附近区域物资补给中断，大量百姓沦为难民，儿童会成为最先的受害者，在积极营救儿童脱离战争环境的努力之外，合理饮食和营养支持是维持战争环境下儿童生命的重要因素。

一、针对战争的不同阶段分析儿童营养性疾病的主要特点

战争发生具有突然性的特点，可能导致儿童出现特别紧急缺乏营养供应的状态，而战争焦灼持续时间较长的话，可能会使营养缺乏的状况加重，即使在战争结束后的很长一段时间之内，战后重建工作仍十分艰巨。

1. *战争初期儿童营养的紧急缺乏*　儿童在战争初期面临巨大的环境变化所带来的心理创伤，很多儿童也会在战争中受到伤害，保证必需营养素的供应，能增强儿童的抵抗力和耐力，直到得到进一步诊治。此时战场环境切断了与外界的一切联系，物品一时无法到达，食品及饮水成了最紧迫的问题。战争初期就餐条件艰苦，严重限制了救援食品的种类。而送往战场的食品大部分是些军用食品，如压缩干粮、方便面、饼干等，这些食物营养极不均衡，再加上灾害发生后，儿童极度恐慌，营养问题极其严重。确保充足食物和水，合理的膳食对于伤口的愈合以及维持生命至关重要。

2. *战争持续时间长短将很大程度影响儿童的营养状况*　战争初期生命物资通道很难快速打通，导致所在区域食品极度匮乏，空投食品也非常有限，食品种类单一，从营养学角度很难满足儿童的需求；战争后期各种捐赠食品物资繁多，其质量、数量、分配管理过程的问题日益突出。

3. *战后重建过程中的营养缺乏仍不可忽视*　虽然战争结束，生活逐渐步入正轨，但战争对儿童的影响仍然存在。严重的心理应激影响了很多儿童的正常生活和营养状况。

二、战争条件下儿童营养状况堪忧

叙利亚战争持续已打4年之久，难民收容中心饮食中碳水化合物所占比例偏高，缺少蔬菜以及肉、鱼、蛋和豆类等富含蛋白质的食物，最大的原因是碳水化合物类食物储备过多，其他类食物储备不足和采购障碍。有研究发现，难民营儿童不明原因的感冒、咳嗽、减重、胃肠紊乱、紧张和易怒等症状与绿色蔬菜的摄入较少有关。

战争难民中婴幼儿是最特殊的群体，他们没有成年人逃生能力强。战争发生后，儿童比其他人更容易发生营养不良，他们对于食品营养的需求不同于一般人群，但在战争条件下往往无法满足，战后即使提供给他们与其他人同样的食品量，仍易受到营养摄入量不足的影

响。很多儿童，尤其是婴幼儿人群有较大的营养风险。此外，为防止各种营养素缺乏等疾病的恶化，膳食均衡、种类齐全是非常必要的，但在难民营多为盐腌的袋装食品或罐装食品，所以难民营容易出现多种微量营养素缺乏。

如果战争发生在贫困、落后地区，战争发生前儿童的营养不良已经广泛存在。儿童的年龄越小就越容易受到疾病的侵害，其中6月龄至2岁的婴幼儿为主要营养不良群体。战争发生后，因食物短缺、正常饮食模式受到干扰，蛋白质能量营养不良症发生率会增加，若此时的营养不良不能得到及时纠正，营养素供给无法满足生长需要，将对儿童身高、智力造成不可逆的损害，成年期肥胖、高血压和糖尿病等慢性非感染性疾病发生的比例会增加，若灾后营养状况进一步恶化，不能进食或消化不良，将会增加死亡风险。灾害前期常见铁、锌、维生素A、维生素C、烟酸和硫胺素的缺乏，这些儿童可能因此患贫血、坏血病、糙皮病或脚气病。以阿富汗战争为例，战后有72.6%的婴幼儿进食与成人完全相同的食物，6~23月龄儿童贫血发生率高达50%以上，各年龄段儿童佝偻病、舌炎、口角炎、上呼吸道疾病、腹泻患病率高发。鉴于持续的战争环境可能长期摄入能量和蛋白质不足，因此需要优先为他们提供足量的食物和营养支持。

三、战后如何救治营养缺乏相关疾病

战争发生后，通常优先救治急重症患者，然而在膳食和营养保健方面，应该优先考虑婴幼儿群体，对他们来说不合理的饮食可能长期影响健康甚至有致命风险。

1. 做好婴幼儿营养宣教　要对战争环境下的难民做好宣教工作，使婴幼儿营养补充在战争条件下能够更合理。建议多储备耐贮存的食材、牛奶、婴幼儿食品、营养强化食品（如硫胺素强化大米）、代谢性疾病等专供食品以及烹饪器具，以备不时之需。

2. 战争环境下简易营养解决方案　在战争发生后，为了维持儿童生命，保证儿童健康，以下四点是至关重要的。

（1）足量饮水：注意饮水卫生，少量多次饮水。为满足每天基本需求，需从饮水和食物中获取2.5~3L水。

（2）摄入足够的食物：优先保障顺序：第一为水和热量，其次为蛋白质和水溶性维生素。

（3）保证安全、营养。

（4）尽可能的维持活力。

3. 膳食营养参考摄入量　为了改善食品和营养条件，每日营养素摄入参考值为能量2000 kcal，蛋白质55g，硫胺素1.1g，核黄素1.2g，维生素C 100mg，战争发生后，因体内储备量有限，人们将处于营养缺乏初期阶段，所以应将补充这几类营养素作为营养计划的首要任务。在膳食营养参考和计划中还特别提出，对于生长期的儿童，钙和维生素A的补充是必不可少的。

4. 战场环境下也应尽可能坚持母乳喂养　6个月以内的母乳喂养婴儿，应为哺乳的母亲提供充足的营养，保证母乳的数量及质量。6月龄至2岁的婴幼儿应根据该区域儿童群体特定需要，提供含有完整的能量、蛋白质和微量营养素的营养包。对于2岁以上的儿童，及时补充所需营养，尽早减轻或消除营养不良状况。

对于战争条件下急需营养补充的儿童，需注重饮食搭配，及时添加辅食，多吃血红素铁含量较高的食物，同时通过增加动物蛋白摄入来提高铁的吸收。对于严重贫血的儿童，应用铁剂结合叶酸进行治疗。多摄入深色蔬菜、动物肝脏及蛋黄等富含维生素 A 的食物。

5. 战争结束，营养延续　重建期的营养问题也是非常需要引起重视的。伊拉克战争 1 年后对 466 名 60 月龄以下儿童的营养状况调查发现，维生素 A、D，铁和锌缺乏较为普遍，肉、豆、奶、水产和蔬菜类食物摄入不足，通过发放营养包等营养干预，贫血等情况得到一定改善。在重建期，应对儿童进行营养评估并提供治疗或补充喂养方案，提高人群的营养意识，将能提高整个地区人口的营养状况。

四、在战争风险较高时提前准备，防患未然

在战争发生的不同阶段，食品和营养支持方式有所不同，因此很难制定统一的膳食供应标准。为了更好地进行营养支持，需要提升营养意识，建立一个救援营养保障系统，通过营养政策的调整或适宜的有针对性的干预手段支持，在非紧急时期做好婴幼儿等特殊人群的营养保障工作准备。确保紧急情况发生后，必需的储备食品、强化食品、微量营养素补充剂和救援物资能第一时间提供给需要的儿童。

（王永午　徐　通）

第十四章　呼吸系统疾病

小儿呼吸道疾病包括上、下呼吸道急、慢性感染性疾病，呼吸道变态反应性疾病，胸膜疾病，呼吸道异物，呼吸系统先天畸形及肺部肿瘤等，其中急性呼吸道感染最为常见，占儿科门诊的60%以上。在住院患儿中，上、下呼吸道感染占60%以上，绝大部分为肺炎，且仍是全国5岁以下儿童第一位的死亡原因。因此需积极采取措施，降低呼吸道感染的发病率和死亡率。

第一节　概　论

小儿时期易患呼吸道疾病与小儿呼吸系统的解剖、生理、免疫特点密切相关。呼吸系统以环状软骨下缘为界，分为上、下呼吸道。上呼吸道包括鼻、鼻窦、咽、咽鼓管、会厌及喉；下呼吸道包括气管、支气管、毛细支气管、呼吸性细支气管、肺泡管及肺泡。

一、解剖特点

1. 上呼吸道

（1）鼻：鼻腔相对短小，鼻道狭窄。婴幼儿鼻黏膜柔嫩并有丰富的血管，感染时黏膜肿胀，易造成堵塞，导致呼吸困难或张口呼吸。

（2）鼻窦：新生儿上颌窦和筛窦极小，2岁以后迅速增大，至12岁才充分发育。额窦2~3岁开始出现，12~13岁时才发育。蝶窦3岁时才与鼻腔相通，6岁时很快增大。由于鼻窦黏膜与鼻腔黏膜相连续，鼻窦口相对大，故急性鼻炎常累及鼻窦，易发生鼻窦炎。

（3）鼻泪管和咽鼓管：婴幼儿鼻泪管短，开口接近于内眦部，且瓣膜发育不全，故鼻腔感染常易侵入结膜引起炎症。婴儿咽鼓管较宽，且直而短，呈水平位，故鼻咽炎时易致中耳炎。

（4）咽部：咽部较狭窄且垂直。扁桃体包括腭扁桃体及咽扁桃体，腭扁桃体1岁末才逐渐增大，4~10岁发育达高峰，14~15岁时渐退化，故扁桃体炎常见于年长儿，婴儿则少见。咽扁桃体又称腺样体，6个月已发育，位于鼻咽顶部与后壁交界处，严重的腺样体肥大是小儿阻塞性睡眠呼吸暂停综合征的重要原因。

（5）喉：以环状软骨下缘为标志。喉部呈漏斗形，喉腔较窄，声门狭小，软骨柔软，黏膜柔嫩而富有血管及淋巴组织，故轻微炎症即可引起声音嘶哑和吸气性呼吸困难。

2. 下呼吸道

（1）气管、支气管：婴幼儿的气管、支气管较成人短且较狭窄，黏膜柔嫩，血管丰富，软骨柔软，因缺乏弹力组织而支撑作用差，因黏液腺分泌不足易致气道干燥，因纤毛运动较差而清除能力差。故婴幼儿容易发生呼吸道感染，一旦感染则易于发生充血、水肿，导致呼吸道不畅。左支气管细长，由气管向侧方伸出，而右支气管短而粗，为气管直接延伸，故异物较易进入右支气管。毛细支气管平滑肌在生后5个月以内薄而少，3岁以后才明显发育，故小婴儿呼吸道梗阻主要是由黏膜肿胀和分泌物堵塞引起。

（2）肺：肺泡数量少且面积小，弹力纤维发育较差，血管丰富，间质发育旺盛，致肺含血量多而含气量少，易于感染。感染时易致黏液阻塞，引起间质炎症、肺气肿和肺不张等。

3. 胸廓　婴幼儿胸廓较短，前后径相对较长，呈桶状；肋骨呈水平位，膈肌位置较高，胸腔小而肺脏相对较大；呼吸肌发育差。因此在呼吸时，肺的扩张受到限制，尤以肺的后下部受限更甚，不能充分换气，故当肺部病变时，容易出现呼吸困难。小儿纵隔体积相对较大，周围组织松软，在胸腔积液或气胸时易致纵隔移位。

二、生理特点

1. 呼吸频率与节律　小儿呼吸频率快，年龄越小，频率越快。新生儿40～44次/min，≤1岁30次/min，>1～3岁24次/min，>3～7岁22次/min，>7～14岁20次/min，>14～18岁16～18次/min。新生儿及生后数月的婴儿，呼吸极不稳定，可出现深、浅呼吸交替，或呼吸节律不整、间歇、暂停等现象。

2. 呼吸型　婴幼儿呼吸肌发育不全，胸廓活动范围小，呼吸时肺主要向膈方向扩张而呈腹膈式呼吸。随年龄增长，膈肌和腹腔脏器下降，肋骨由水平位变为斜位，逐渐转化为胸腹式呼吸。7岁以后以混合式呼吸为主。

3. 呼吸功能特点

（1）肺活量（vital capacity）：小儿肺活量为50～70ml/kg。在安静情况下，年长儿仅用肺活量的12.5%来呼吸，而婴幼儿则需用30%左右，说明婴幼儿呼吸储备量较小。小儿发生呼吸障碍时，其代偿呼吸量最大不超过正常的2.5倍，而成人可达10倍，因此小儿易发生呼吸衰竭。

（2）潮气量（tidal volume）：小儿潮气量为6～10ml/kg，年龄越小，潮气量越小。死腔/潮气量比值大于成人。

（3）每分钟通气量和气体弥散量：均与成人相近。每分钟通气量按体表面积计算；气体弥散量按单位肺容积计算。

（4）气道阻力：由于气道管径细小，小儿气道阻力大于成人，小儿发生喘息的机会较多。随年龄增大气道管径逐渐增大，从而阻力递减。

4. 呼吸道免疫特点　小儿呼吸道的非特异性和特异性免疫功能均较差。如咳嗽反射及纤毛运动功能差，难以有效清除吸入的尘埃和异物颗粒。肺泡吞噬细胞功能不足，婴幼儿辅助性T细胞功能暂时性低下，使分泌型IgA、IgG，尤其是IgG_2亚类含量低微。此外，乳铁蛋白、溶菌酶、干扰素及补体等的数量和活性不足，故易患呼吸道感染。

三、检查方法

1. 体格检查

（1）视诊

①呼吸频率改变：呼吸困难的第一征象为呼吸频率增快，年龄越小越明显。呼吸频率减

慢或节律不规则也是危险征象。

②发绀：肢端发绀为末梢性发绀，舌、黏膜的发绀为中心性发绀。中心性发绀较末梢性发绀发生晚，但更有意义。

③吸气时胸廓软组织凹陷：上呼吸道梗阻或严重肺病变时，胸骨上窝、锁骨上窝及肋间隙软组织凹陷，称为"三凹征"。

④其他：小婴儿呼吸困难时常有呻吟、鼻翕和口吐泡沫等表现。

（2）吸气喘鸣和呼气喘息：吸气时出现喘鸣音，同时伴吸气延长，是上呼吸道梗阻的表现。呼气时出现哮鸣音，同时伴呼气延长，是下呼吸道梗阻的表现。

（3）肺部听诊：哮鸣音常于呼气相明显，提示细小支气管梗阻。不固定的中、粗湿啰音常来自支气管的分泌物。于吸气相，特别是深吸气末，听到固定不变的细湿啰音提示肺泡内存在分泌物，常见于各种肺炎。小婴儿因呼吸浅快，啰音可不明显，刺激其啼哭方可在吸气末闻及。

2. 血气分析　反映气体交换和血液的酸碱平衡状态，为诊断和治疗提供依据。小儿血气分析正常值见表 14 -1 -1。

表 14 -1 -1　小儿血液气体分析正常值

项目	新生儿	~2 岁	>2 岁
pH 值	7.35 ~ 7.45	7.35 ~ 7.45	7.35 ~ 7.45
PaO_2（kPa）	8 ~ 12	10.6 ~ 13.3	10.6 ~ 13.3
$PaCO_2$（kPa）	4.00 ~ 4.67	4.00 ~ 4.67	4.67 ~ 6.00
HCO_3^-（mmol/L）	20 ~ 22	20 ~ 22	22 ~ 24
BE（mmol/L）	-6 ~ +2	-6 ~ +2	-4 ~ +2
SaO_2（%）	90 ~ 97	95 ~ 97	96 ~ 98

当动脉血氧分压（PaO_2）<60mmHg（8kPa），动脉二氧化碳分压（$PaCO_2$）>50mmHg（6.67kPa），动脉血氧饱和度（SaO_2）<85%时为呼吸衰竭。

3. 肺脏影像学　胸部平片仍为呼吸系统疾病影像学诊断的基础，可满足 70% 以上的临床需要。胸透对儿童生长发育影响较大，目前已经不用于儿童常规检查。CT 特别是高分辨率 CT（HRCT）和螺旋 CT（spiral CT）技术的发展，小儿呼吸系统疾病的诊断率已大为提高。

4. 儿童纤维支气管镜检查　利用纤维支气管镜和电子支气管镜不仅能直视气管和支气管内的各种病变，还能利用黏膜刷检技术、活体组织检查技术和肺泡灌洗技术提高对儿童呼吸系统疾病的诊断率。

5. 肺功能检查　5 岁以上儿童可做较全面的肺功能检查。脉冲振荡技术的优点是受试者可以自由呼吸，无须配合，无创伤性，特别适用于儿童和重症患者的肺功能检查。应用潮气 -流速容量曲线（TFV）技术使婴幼儿肺功能检查成为可能。

（何念海）

第二节　小儿呼吸道感染性疾病

一、急性上呼吸道感染

急性上呼吸道感染（acute upper respiratory infection，AURI）系由各种病原引起的上呼吸道的急性感染（简称上感），俗称“感冒”，是小儿最常见的疾病。该病主要侵犯鼻、鼻咽和咽部，根据主要感染部位的不同可诊断为急性鼻炎、急性咽炎、急性扁桃体炎等。

【病因】

各种病毒和细菌均可引起急性上呼吸道感染，但90%以上为病毒，主要有鼻病毒、呼吸道合胞病毒、流感病毒、副流感病毒、腺病毒、冠状病毒、柯萨奇病毒、人类偏肺病毒等。病毒感染后可继发细菌感染，最常见为溶血性链球菌，其次为肺炎链球菌、流感嗜血杆菌等。肺炎支原体不仅可引起肺炎，也可引起上呼吸道感染。

婴幼儿时期由于上呼吸道的解剖和免疫特点而易患本病。营养障碍性疾病如维生素D缺乏性佝偻病，亚临床维生素A、锌或铁缺乏症等或免疫缺陷病，被动吸烟，护理不当，气候改变和环境不良等因素，则易发生反复上呼吸道感染或使病程迁延。

【症状】

1. 一般类型　由于年龄大小、体质强弱、病原体及病变部位的不同，病情的缓急、轻重程度也不同。年长儿症状较轻，婴幼儿则较重。

（1）局部症状：鼻塞、流涕、喷嚏、干咳、咽部不适和咽痛等，多于3~4天内自然痊愈。

（2）全身症状：发热、烦躁不安、头痛、全身不适、乏力等。部分患儿有食欲不振、呕吐、腹泻、腹痛等消化道症状。腹痛多为脐周阵发性疼痛，无压痛，可能为肠痉挛所致；如腹痛持续存在，多为并发急性肠系膜淋巴结炎。

婴幼儿起病急，全身症状为主，常有消化道症状，局部症状较轻。多有发热，体温可高达39~40℃，热程2天至1周，起病1~2天内可因高热引起惊厥。

（3）体征：体格检查可见咽部充血，扁桃体肿大。有时可见下颌和颈淋巴结肿大。肺部听诊一般正常。肠道病毒感染者可见不同形态的皮疹。

2. 特殊类型

（1）疱疹性咽峡炎（herpangina）：病原体为柯萨奇A组病毒。好发于夏秋季。起病急骤，临床表现为高热、咽痛、流涎、厌食、呕吐等。体格检查可发现咽部充血，在咽腭弓、软腭、悬雍垂的黏膜上可见数个至十数个2~4mm大小灰白色的疱疹，周围有红晕，1~2日后破溃形成小溃疡。疱疹也可发生于口腔的其他部位。病程为1周左右。

（2）咽结合膜热（pharyngo - conjunctival fever）：病原体为腺病毒3、7型。以发热、咽炎、结膜炎为特征。好发于春夏季，散发或发生小流行。临床表现为高热、咽痛、眼部刺痛，有时伴消化道症状。体检发现咽部充血，可见白色点块状分泌物，周边无红晕，易于剥离；一侧或双侧滤泡性眼结合膜炎，可伴球结合膜出血；颈及耳后淋巴结增大。病程1~2周，并发症以婴幼儿多见，病变若向邻近器官组织蔓延可引起中耳炎、鼻窦炎、咽后壁脓肿、扁桃体周围脓肿、颈淋巴结炎、喉炎、支气管炎及肺炎等。年长儿若患A组溶血性链球菌咽峡炎，以后可引起急性肾小球肾炎和风湿热，其他病原体也可引起类风湿病等结缔组织病。

【诊断】

1. 临床诊断 ①一般类型上感表现为鼻塞、流涕、喷嚏、干咳、咽部不适和咽痛等，伴有发热、烦躁不安、头痛、全身不适、乏力等。体格检查可见咽部充血，扁桃体肿大。有时可见下颌和颈淋巴结肿大即可做出临床诊断。②疱疹性咽峡炎表现为高热、咽痛、流涎、厌食、呕吐等。体格检查可发现咽部充血，在咽腭弓、软腭、悬雍垂的黏膜上可见数个至十数个 2~4mm 大小灰白色的疱疹，周围有红晕、1~2 日后破溃形成小溃疡。疱疹也可发生于口腔的其他部位。③咽结合膜热表现为高热、咽痛、眼部刺痛，有时伴消化道症状。体检发现咽部充血，可见白色点块状分泌物，周边无红晕，易于剥离；一侧或双侧滤泡性眼结合膜炎，可伴球结合膜出血；颈及耳后淋巴结增大。

2. 辅助诊断 病毒感染者外周血白细胞计数正常或偏低，中性粒细胞减少，淋巴细胞计数相对增高。病毒分离和血清学检查可明确病原。近年来免疫荧光、免疫酶及分子生物学技术可做出早期诊断。

细菌感染者外周血白细胞可增高，中性粒细胞增高，在使用抗菌药物前行咽拭子培养可发现致病菌。C 反应蛋白（CRP）和前降钙素原（PCT）有助于鉴别细菌感染。

3. 鉴别诊断

（1）流行性感冒：简称流感，由流感病毒、副流感病毒引起。有明显的流行病史，局部症状较轻，全身症状较重。常有高热、头痛、四肢肌肉酸痛等，病程较长。

（2）急性传染病早期：上感常为各种传染病的前驱症状，如麻疹、流行性脑脊髓膜炎，百日咳、猩红热等，应结合流行病史、临床表现及实验室资料等综合分析，并观察病情演变加以鉴别。

（3）急性阑尾炎：伴腹痛者应注意与急性阑尾炎鉴别。本病腹痛常先于发热，腹痛部位以右下腹为主，呈持续性，有固定压痛点、反跳痛及腹肌紧张、腰大肌试验阳性等体征，白细胞及中性粒细胞增高。

（4）过敏性鼻炎：某些学龄前或学龄儿童“感冒”症状如流涕、打喷嚏持续超过 2 周或反复发作，而全身症状较轻，则应考虑过敏性鼻炎的可能。鼻拭子涂片嗜酸粒细胞增多有助于诊断。

在排除上述疾病后，尚应对上呼吸道感染的病因进行鉴别，以便指导治疗。

【治疗】

1. 一般治疗 病毒性上呼吸道感染者，应告诉患儿家长该病的自限性和治疗目的，防止交叉感染及并发症。注意休息、保持良好的周围环境、多饮水和补充大量维生素 C 等。

2. 抗感染治疗

（1）抗病毒药物：大多数上呼吸道感染由病毒引起，可试用利巴韦林，剂量为 10~15mg/(kg·d)，口服或静脉点滴或 2mg 含服，每 2 小时一次，每日 6 次，3~5 日为一个疗程。若为流感病毒感染，可用磷酸奥司他韦口服。合并结膜炎者，可用 0.1% 阿昔洛韦滴眼液滴眼。

（2）抗生素：细菌性上呼吸道感染或病毒性上呼吸道感染继发细菌感染者可选用抗生素治疗，常选用青霉素类、头孢菌素类、复方新诺明及大环内酯类抗生素。咽拭子培养阳性结果有助于指导抗菌治疗。若证实为链球菌感染，或既往有风湿热、肾炎病史者，青霉素疗程应为10～14日。

3. 对症治疗

（1）高热：可口服对乙酰氨基酚或布洛芬，亦可用冷敷、温湿敷或酒精浴降温。

（2）高热惊厥：可予以镇静、止惊等处理。

（3）咽痛：可含服咽喉片。

（4）中成药：亦有较好的效果。

二、急性支气管炎

急性支气管炎（acute bronchitis）是病毒或细菌等病原体感染所致的支气管黏膜炎症。是婴幼儿时期的常见病、多发病，往往继发于上呼吸道感染之后，也常为肺炎的早期表现。临床以咳嗽伴（或不伴）有支气管分泌物增多为特征。

【病因】

病毒、细菌或肺炎支原体是主要病原。病毒感染中，以流感病毒、副流感病毒、腺病毒及呼吸道合胞病毒等占多数。较常见的细菌是肺炎链球菌、β溶血性链球菌A组、葡萄球菌及流感杆菌，有时为百日咳杆菌、沙门菌属或白喉杆菌。凡可引起上呼吸道感染的病原都可成为急性支气管炎的病原体，在病毒感染的基础上，致病性细菌可引起继发感染。环境污染、空气污浊或经常接触有毒气体亦可刺激支气管黏膜引发炎症。免疫功能失调、营养不良、佝偻病、特应性体质以及慢性鼻炎、鼻窦炎等皆可成为本病的诱因。

【症状】

发病大多先有上呼吸道感染症状，也可忽然出现频繁而较深的干咳，以后渐有支气管分泌物。在胸部可闻及干、湿啰音，多不固定，偶尔可限于一侧。可伴有发热，热型不定，2～3天热退。可伴有食欲不振、呕吐、腹泻、腹痛等消化道症状。咳嗽一般延续7～10天，有时迁延2～3周，或反复发作。如不经适当治疗可引起肺炎。一般白细胞正常或稍低，增高者可能有继发性细菌感染。

身体健壮的儿童少见并发症，但在营养不良、免疫功能低下、先天性呼吸道畸形、慢性鼻窦炎、佝偻病等患儿中，易并发肺炎、中耳炎、喉炎、鼻窦炎等。

【诊断】

1. 临床诊断　根据发热、咳嗽、咳痰或痰鸣、肺部不固定的干性或中粗湿性啰音，X线检查仅显示有肺纹理增粗，一般诊断不难。

2. 鉴别诊断

（1）支气管异物：常见于5岁以内小儿，有异物吸入史或有突发呛咳史，临床有一部分患儿病程迁延，继发肺部感染，可反复发热，肺部可闻及湿啰音等，类似肺炎的表现，严重可发生阻塞性肺气肿或肺不张，必要时行支气管镜检查以确诊。

（2）支气管淋巴结结核：临床可有咳嗽、肺部管状呼吸音及哮鸣音等表现，胸部X线显示支气管淋巴结肿大和肺部病变，结核菌素试验多呈强阳性。故可根据结核接触史、结核菌素试验、胸部X线片检查等加以区别。

（3）支气管肺炎：根据发热、咳嗽、气促或呼吸困难，肺部有较固定的中细湿啰音，胸片点片状阴影，可明确诊断。

【治疗】

1. 一般治疗　宜采取综合疗法，注意休息、经常变换体位、多饮水；注意呼吸道隔离，预防并发症。重点为控制感染和保持呼吸道通畅。

2. 控制感染　由于病原体多为病毒，一般不采用抗生素；对婴幼儿有发热、痰黄、白细胞或C反应蛋白增高者，考虑有细菌感染时可适当选用抗生素，如青霉素类、头孢菌素类等。

3. 对症治疗

（1）化痰止咳：对于刺激性咳嗽可选用复方甘草合剂、急支糖浆等；气道湿化可使痰液变稀薄，易于排出；盐酸氨溴索静滴或雾化可促进呼吸道内黏稠分泌物的排出及减少黏液的滞留；一般不用镇咳剂或镇静剂，以免抑制咳嗽反射，影响黏痰咳出。

（2）止喘：伴有喘憋者可应用吸入用布地奈德和沙丁胺醇雾化吸入；喘息严重者可加用激素，甲泼尼龙每日1mg/kg，共2~3天。

三、毛细支气管炎

毛细支气管炎（bronchiolitis）是一种婴幼儿较常见的下呼吸道感染，多见于1~6个月的小婴儿，以喘憋、三凹征和气促为主要临床特点。临床上较难发现未累及肺泡与肺泡间壁的纯粹毛细支气管炎，故国内认为是一种特殊类型的肺炎，有人称之为喘憋性肺炎。

【病因】

主要由呼吸道合胞病毒（RSV）引起，副流感病毒、鼻病毒、人类偏肺病毒（human meta-pneumovirus，hMPV）、某些腺病毒及肺炎支原体也可引起本病。

【病理】

病变主要侵犯直径75~300μm的毛细支气管，表现为上皮细胞坏死和周围淋巴细胞浸润，黏膜下充血、水肿和腺体增生、黏液分泌增多。病变会造成毛细支气管腔狭窄甚至堵塞，导致肺气肿和肺不张。炎症还可波及肺泡、肺泡壁及肺间质，出现通气和换气功能障碍。

【症状】

1. 发病时间　本病发生于2岁以内小儿，多数在6个月以内首次发作。

2. 喘憋和肺部哮鸣音为其突出表现　主要表现为下呼吸道梗阻症状，出现呼气性呼吸困难，呼气相延长伴哮鸣音。呼吸困难可呈阵发性，间歇期呼气性哮鸣音消失。严重发作者，可见面色苍白、烦躁不安，口周和口唇发绀。

3. 全身症状　全身中毒症状较轻，可无发热、低热、中度发热，少见高热。

4. 体格检查　呼吸浅而快，60~80次/min，甚至100次/min，伴鼻翼翕动和三凹征；心率加快，可达150~200次/min。肺部体征主要为呼气相哮鸣音，亦可闻及中、细湿啰音，叩诊可呈鼓音。肝、脾可由于肺气肿而被推向肋缘下，故可触及肝脏和脾脏。

5. 病程特点　本病高峰期在呼吸困难发生后的48~72小时，病程一般为1~2周。

【诊断】

1. 临床诊断　发生于2岁以内小儿，多数在6个月以内首次发作。表现为下呼吸道梗阻症状，出现呼气性呼吸困难，呼气相延长伴哮鸣音。全身中毒症状较轻。呼吸浅而快，60~80次/min，甚至100次/min，伴鼻翼翕动和三凹征；心率加快，可达150~200次/min。

肺部体征主要为呼气相哮鸣音，亦可闻及中、细湿啰音，叩诊可呈鼓音。

2. 辅助诊断

（1）外周血常规：白细胞总数及分类大多在正常范围内。

（2）血气分析：血气分析可了解患儿缺氧和CO_2潴留程度。重度喘憋者可有PaO_2降低，$PaCO_2$升高。

（3）胸部X线检查：可见不同程度肺气肿或肺不张，也可以见到支气管周围炎及肺纹理增粗。

（4）病原监测：采集鼻咽拭子或分泌物使用免疫荧光技术、免疫酶技术及分子生物学技术可明确病原。

3. 鉴别诊断

（1）支气管哮喘：婴儿的第1次感染性喘息发作，即为毛细支气管炎，但若3次以上，则应考虑为哮喘的可能。毛细支气管炎发展为哮喘的危险因素包括过敏体质、哮喘家族史、抗RSV－IgE升高、先天性小气道、被动吸烟等。

（2）原发型肺结核：常伴有喘息，可闻及哮鸣音，可根据结核接触史、结核中毒症状、结核菌素试验和胸部X线改变予以鉴别。

（3）其他疾病：如纵隔占位、充血性心力衰竭、心内膜弹力纤维增生症、异物吸入及先天性气管支气管畸形等均可发生喘息，应结合病史和体征及必要的检查做出鉴别。

【治疗】

1. 对症治疗

（1）吸氧：重症患儿可采用不同方式吸氧，如鼻前庭导管、面罩或氧帐等。

（2）对症处理：保持呼吸道通畅，保证液体摄入量、纠正酸中毒，并及时发现和处理呼吸衰竭及其他生命体征危象。

2. 控制喘憋　重症患儿可用沙丁胺醇喷射雾化吸入。糖皮质激素用于严重的喘憋发作或其他治疗不能控制者，琥珀酸氢化可的松5～10mg/(kg·d)或甲泼尼松龙1～2mg/(kg·d)，数小时内静脉滴入。也可采用喷射雾化吸入吸入型糖皮质激素（如丁地去炎松等）。

3. 抗病原体药物治疗　如系病毒感染所致，可用利巴韦林静脉滴注或雾化吸入；亦可试用α－干扰素肌注，但其疗效均不肯定。支原体感染者可应用大环内酯类抗生素，有细菌感染者应用适当的抗生素。

4. 生物制品治疗　静脉注射免疫球蛋白（IVIG）400mg/(kg·d)，连续3～5天，可缓解临床症状，减少患儿排毒量和缩短排毒期限。静脉注射抗合胞病毒免疫球蛋自（RSV IVIG）的疗效与IVIG相当，抗RSV单克隆抗体（Palivizumab^R）对高危婴儿（早产儿、支气管肺发育不良、先天性心脏病、免疫缺陷病）和毛细支气管炎后反复喘息发作者的预防效果确切，但容易导致RSV发生基因突变，而对该单克隆抗体产生抗性。

四、支气管肺炎

小儿支气管肺炎（bronchial pneumonia）多继发于上呼吸道感染或支气管炎之后，主要表现为发热、咳嗽、气急，甚至发绀及肺部细湿啰音等。

【病因】

病毒和细菌是主要病原，发展中国家的小儿肺炎病原中细菌多于病毒。病毒主要有呼吸道合胞病毒、腺病毒，其次有流感病毒、副流感病毒、呼肠病毒，偶有麻疹病毒、EB病毒、巨细胞病毒等；近年报告有人偏肺病毒、博卡病毒也可引起小儿肺炎。细菌主要有肺炎链球菌、流感嗜血杆菌，其次有葡萄球菌、卡他莫拉菌、肺炎克雷伯杆菌、大肠埃希菌、铜绿假单胞杆菌等，偶有嗜肺军团菌、A族链球菌、厌氧菌等。支原体和衣原体引起的小儿肺炎有上升趋势。

【病理生理】

小儿肺炎的主要病理生理改变是由于病原体的侵袭破坏及毒性作用，使肺气体交换功能障碍，从而导致不同程度的感染中毒症状及缺氧和二氧化碳潴留。

【症状】

（一）轻型肺炎

大多起病较急，主要症状为发热、咳喘、气促，但无全身中毒症状及其他脏器功能的损害。

（二）重型肺炎

当肺炎并发呼吸衰竭或有其他系统功能明显损害者称为重症肺炎。凡新生儿肺炎或伴超高热、先心病、营养不良，也属重型肺炎。

1. 呼吸系统　有明显的鼻翼翕动、口唇发绀及三凹征等呼吸困难的症状，甚至发生程度不同的Ⅰ型或Ⅱ型呼吸衰竭。其发热多不规则，可为弛张热或稽留热；部分患儿可体温不升。初起咳嗽频繁，为刺激性干咳，以后有痰，咳剧时常伴有呕吐。呼吸增快，频率可达60~80次/min，尤以活动后更甚，可有鼻翼翕动及吸气三凹征，甚至口周及指（趾）端发绀。肺部听诊，早期不明显，可仅为呼吸音粗糙或呼吸音稍减低，数日后可闻中、细湿啰音，尤以细湿啰音为显著，于背部两肺下部及脊柱旁在深吸气末更为清楚。

2. 循环系统　主要表现为不同程度的心功能不全，常发生于有先心病或心肌炎的患儿。其临床特征有：

（1）心率突然超过180次/min，或已超过200次/min。

（2）突然呼吸加快，超过60次/min。

（3）突然发生极度烦躁不安。

（4）明显发绀，面色、皮肤苍白、发灰、发花、发凉、指（趾）甲微血管再充盈时间延长，尿少或无尿。

（5）有奔马律，心音低钝，颈静脉怒张。X线检查示心脏扩大。

（6）肝脏迅速增大。

（7）足背或下肢胫骨前下1/2处出现水肿。

3. 神经系统　早期出现烦躁不安或嗜睡，亦可发生惊厥、昏迷、脑水肿等中毒性脑病症状，甚至脑疝形成，危及生命。

4. 消化系统　除有纳差、呕吐、腹泻外，可有明显腹胀、呕吐咖啡样物及便血，甚至出现中毒性肠麻痹及中毒性肝炎。

（三）几种不同病原体所致肺炎

1. 金黄色葡萄球菌肺炎（Staphylococcal Aureus pneumonia）　新生儿及婴幼儿发病率高。临床特点：

（1）起病急骤，进展迅速，中毒症状重。肺部体征与严重症状不成比例，尤其是婴幼儿早期体征不甚明显，两肺细湿啰音出现稍晚。

（2）并发症多，预后凶险。可形成肺脓肿、肺大疱、脓胸、脓气胸、皮下气肿、纵隔气肿或其他器官的迁徙性化脓性病灶。

（3）白细胞总数多在（20~30）$\times10^9$/L，以中性粒细胞为主，可有核左移及中毒颗粒；白细胞 $<5\times10^9$/L 者预后较差。

（4）X 线胸片可显示由初期大片云絮状阴影或大小不等的斑点状结节阴影，在数小时内发展为肺脓肿及脓气胸等。

2. 腺病毒肺炎（adenovirus pneumonia） 常见于1~2岁小儿。主要由3、7 两型腺病毒引起，11 型及 21 型次之。临床特点：

（1）病情重，常有中毒症状，尤其是 7 型腺病毒较 3 型严重。常突然起病，发热 39℃以上，同时有口腔黏膜充血或眼结膜炎。发热呈稽留热或弛张热，一般 7~10 天退热；严重病例可持续 2~3 周，并且疾病早期（发病 3~4 天后）即有中毒症状，如面色灰白、精神萎靡或烦躁不安；严重者可出现呕吐、昏迷或惊厥等脑炎症状。

（2）极期（第 6~15 日），易并发中毒性心肌炎、心力衰竭及其他脏器的功能衰竭，少数可并发 DIC。

（3）呼吸困难及肺部体征出现迟，呼吸困难及发绀等症状多数开始于第 3~6 日，并逐渐加重。重症有鼻翼翕动、三凹征、喘憋及口唇指甲青紫。肺部体征在疾病早期常不明显，仅有呼吸音粗糙或呼气延长及喘鸣音，于高热 3~7 天后才出现肺部细湿啰音。当病灶融合时，叩诊呈浊音，尤以两肺下叶为著。部分患儿于疾病早期即并发胸膜炎或胸膜腔积液，出现相应体征。

（4）易引起支气管腔内阻塞，通气障碍，故低氧血症、高碳酸血症较为严重。

（5）恢复慢，病死率高。本病一般病程 10~14 天，轻症一般在 7~11 日体温骤降，其他症状也较快消失，唯肺部阴影则需 2~6 周甚至更长时间才能完全吸收；重症可并发中毒性脑病、心力衰竭等多脏器功能损害，死亡率高。生存者于第 10~15 日退热；肺部恢复需 1~4 个月之久，少数可延长至数年，甚至留有肺部后遗症，如支气管扩张、肺气肿、肺心病、肺不张、肺纤维化等。

（6）X 线检查显示：发病第 1 天肺部多无变化或仅有轻度肺纹理增粗，2~10 天后出现阴影。轻症可见模糊、密度不均匀、边缘不清的斑片状阴影。重者大片融合为整个肺段或肺叶病变，尤以两下肺为主。肺部阴影消失较慢，轻症在 3~6 周消失，重症多在 4~12 周才消失。

3. 呼吸道合胞病毒肺炎（respiratory syncytial virus pneumonia） 多见于 1 岁以内小儿，尤以 6 个月内的小婴儿更为常见。主要以阵发性喘憋和伴有两肺广泛的喘鸣音为临床特点。一般在感染合胞病毒后，经 3~5 日的潜伏期，即出现上呼吸道症状。发热一般不高，甚至无发热；但也可高热，多数热程为 4~10 天，少数持续 10 日以上。阵发性喘憋时，患儿面色苍白、口唇发绀、额出冷汗。肺部叩诊呈过清音，听诊呼吸音减弱，有弥散的喘鸣音及中、细湿啰音。肝脾常因肺气肿而被推向肋缘下。由于喘憋引起 PaO_2、SaO_2 降低及 $PaCO_2$ 上升，而发生呼吸性酸中毒，重症可并发呼吸衰竭及心力衰竭，甚至窒息死亡，尤在先天性心脏病患儿病死率高。

4. 支原体肺炎（mycoplasma pneumonia） 多见于学龄儿童及青少年，小婴儿也可患病。临床表现：

（1）潜伏期较长（一般为2～3周），大多起病缓慢。病初有头痛、疲倦、厌食、咽痛、胸骨下疼痛等症状。发热常达39℃左右，热型不定，可持续1～2周。

（2）咳嗽剧烈，肺部体征多不明显，初期干咳，后转为顽固性剧咳，甚至类似于百日咳样咳嗽；痰液黏稠，甚至带血丝，咳嗽持续长达1～4周。一般无呼吸困难，但婴儿可明显憋气，年长儿感胸闷胸痛。查体肺部可闻及干、湿啰音，但消失迅速，肺部体征与剧咳等临床表现不一致，为本病特点之一。

（3）可伴肺外多个系统的症状，如风湿性关节痛，多样皮疹，溶血性贫血，腹泻、呕吐、腹痛等消化道症状及嗜睡、昏迷甚至抽搐等中枢神经系统症状。

【诊断】

（一）临床诊断

轻型肺炎大多起病较急，主要症状为发热、咳喘、气促，但无全身中毒症状及其他脏器功能的损害。重型肺炎为肺炎并发呼吸衰竭或有其他系统（循环系统、神经系统、消化系统等）功能明显损害者。

（二）辅助诊断

1. 白细胞检查　细菌性肺炎时，白细胞总数增高，为（15～20）$\times 10^9$/L。中性粒细胞增高有核左移及胞浆内中毒颗粒，但重症金黄色葡萄球菌肺炎和流感杆菌肺炎有时白细胞总数反而减低。病毒性肺炎的白细胞数正常或减少，淋巴细胞数比例增加，中性粒细胞数无增高。

2. C反应蛋白试验（CRP）　细菌性感染时CRP升高，并与感染的严重程度成正比；当治疗有效时下降，治疗无效时继续上升。病毒及支原体感染时不增高。

3. 细菌病原学检查　目前细菌性肺炎的可靠病原学诊断主要依靠从血培养或胸腔积液中分离出细菌。

4. 病毒病原学检查　国内已研制出腺病毒、合胞病毒、流感病毒、副流感病毒等检测试剂盒，可用间接免疫荧光法、碱性磷酸酶抗碱性磷酸酶法（A－PAAP）、酶联免疫吸附试验法（ELISA）等直接检测鼻咽分泌物中病毒抗原或检测急性期血清中特异性IgM。

5. X线检查　胸片大多显示为支气管肺炎的改变，常为中、下肺野炎性改变的阴影。

（三）鉴别诊断

1. 急性支气管炎　发热、咳嗽、咳痰或痰鸣、肺部不固定的干性及中粗湿性啰音，X线检查仅示有肺纹理增粗。

2. 肺结核　支气管淋巴结结核一般起病缓慢，咳嗽持续时间长，抗生素治疗无效。根据结核病接触史、症状、体征、结核菌素试验、血清抗结核抗体检测、胸片特点，结合洗胃液或痰片找结核杆菌等以资区别。

3. 支气管异物　有异物吸入史或有突发呛咳史，临床有一部分人病程迁延，继发肺部感染，可反复发热，肺部可闻及湿啰音等，类似肺炎的表现。

【治疗】

宜采取综合疗法，重点为积极控制感染，保持呼吸道通畅，改善肺的通气功能和防治并发症，同时应注意增强机体的抵抗力以利于康复。

（一）一般治疗

1. 输氧　普通给氧的方法为鼻导管（插入鼻前庭）吸氧。重症肺炎时可用头罩雾化法给氧，可同时湿化呼吸道并稀释痰液，使其易于排出，有利于保持呼吸道通畅。

2. 对症治疗　加强护理及支持疗法，保持呼吸道通畅，降温止惊，纠正水及电解质紊乱，祛痰、止咳、平喘，及时吸痰，湿化痰液，解除支气管痉挛等。

（二）抗病毒药物的应用

三氮唑核苷（RBV）对 RSV 感染较好，阿昔洛韦（ACV）对 HSV 较好，更昔洛韦（GCV）则对 CMV 具有特效，并可望用于 EBV、HHV－6 和 ADV 感染的治疗。

（三）抗生素疗法

1. 抗生素合理使用原则

（1）首先，从临床及 X 线胸片表现和初步的实验室检查结果来考虑可能的病原体，然后选择一种或数种敏感的抗生素类药物进行治疗，最后，根据疾病的严重程度和病儿的年龄决定用药途径。

（2）应强调多病原学联合检测，尽早地确立病原学诊断，但检测方法要严格规范。病毒性肺炎无使用抗生素指征，以对症疗法、支持疗法为主，并动态观察有无继发细菌感染，一旦确立有细菌感染就应该使用抗生素。细菌性肺炎、支原体肺炎、衣原体肺炎均应使用抗生素。

2. 抗生素经验治疗　小儿肺炎治疗多按经验选用抗生素，即医生根据患儿肺炎严重程度、年龄、胸部 X 线片特征及当地细菌流行病学监测资料等而选择抗生素。

3. 病原菌已明确时抗生素的选用——病原治疗

（1）肺炎链球菌：青霉素敏感者首选青霉素 G 或羟氨苄青霉素；青霉素低度耐药者仍可首选青霉素 G，但剂量要加大，也可选用第 1 代或第 2 代头孢菌素，备选头孢曲松或头孢噻肟或万古霉素。

（2）流感嗜血杆菌：首选羟氨苄青霉素＋克拉维酸或氨苄青霉素＋舒巴坦，备选第 2～3 代头孢菌素或新大环内酯类。

（3）葡萄球菌：MSSA、MSSE 首选苯唑青霉素或氯唑青霉素，备选第 1 代、第 2 代头孢菌素。MRSA、MRSE 首选万古霉素或联用利福平。

（4）卡他莫拉菌：首选羟氨苄青霉素＋克拉维酸，备选第 2 代或第 3 代头孢菌素或新大环内酯类。

（5）肠杆菌科：首选头孢曲松或头孢噻肟，备选有替卡西林＋克拉维酸或氨曲南或亚胺培南或第 4 代头孢菌素如头孢吡肟等。

（6）铜绿假单胞杆菌：首选替卡西林＋克拉维酸或哌拉西林＋他唑巴坦或美洛西林或头孢他啶或头孢哌酮＋舒巴坦或头孢吡肟，备选有氨基糖苷类联用氨曲南或亚胺培南。

（7）B 族链球菌：首选青霉素 G 或羟氨苄青霉素或氨苄青霉素。

（8）厌氧菌：首选青霉素 G 联用克林霉素或甲硝唑，或羟氨苄青霉素＋克拉维酸或氨苄青霉素＋舒巴坦。

（9）单核细胞增多性李司特菌：首选羟氨苄青霉素或氨苄青霉素。

（10）嗜肺军团菌：首选红霉素、新一代大环内酯类，病情严重者可以联用利福平。

（11）百日咳杆菌、支原体、衣原体：选用大环内酯类抗生素。

（12）真菌：首选氟康唑、咪康唑，备选两性霉素 B、氟胞嘧啶、伊曲康唑。

4. 抗生素疗效评估　在初选抗生素治疗48小时左右应对病情和疗效进行评估，有效者表现为体温趋降、全身症状及呼吸症状改善；如治疗72小时症状无改善或一度改善又加重，应视为无效，并重新评估肺炎的诊断。疗程视不同病原细菌、病情轻重程度以及有无菌血症存在等决定：一般用至热退和主要呼吸道症状明显改善后3～7天；肺炎链球菌肺炎疗程7～10天，流感嗜血杆菌肺炎14天；葡萄球菌肺炎尤其由MRSA、MRSE引起者疗程宜适当延长，平均28天；肠杆菌肺炎14～21天，铜绿假单胞杆菌肺炎14～28天，支原体或衣原体肺炎、嗜肺军团菌肺炎需21天或更长；真菌性肺炎疗程则需1～2个月。

（五）重要脏器衰竭的处理

1. 心力衰竭的治疗　除吸氧及用镇静剂、利尿剂外，应给予速效洋地黄制剂，如西地兰、毒毛花苷K、地高辛。如纠正心衰的效果不显著可加用或改用血管活性药物以提高疗效。

2. 呼吸衰竭的治疗　在积极控制感染的基础上保持呼吸道通畅，改善通气功能，吸氧，纠正酸中毒，正确使用呼吸兴奋剂，适时应用辅助呼吸。

3. 中毒性脑病的治疗　主要是纠正缺氧，减轻脑水肿。脱水剂常用甘露醇静滴，可加用呋塞米或地塞米松。

（六）肾上腺糖皮质激素的使用

重症肺炎中毒症状严重，高热不退、喘憋，或出现休克、顽固性心力衰竭、中毒性脑病、胸膜腔积液等时，均可考虑在足量有效的抗生素控制下应用肾上腺糖皮质激素。常用氢化可的松每日5～10mg/kg静脉滴注，疗程一般3～5天。

（七）并发症的治疗

支气管肺炎常见并发症有：肺不张、肺大疱、肺脓肿、脓胸或脓气胸及败血症。如合并有脓胸、脓气胸等应及时排脓、抽气或作胸腔闭式引流；合并败血症应联合使用足量抗生素，有效地控制感染。其他合并症也给予相应的治疗。

（八）物理疗法

对于病程较长，肺内湿啰音经久不吸收者，可用超短波或红外线照射，每日1次。

（张国成　何念海　杨　光　唐锁勤）

第三节　支气管哮喘

支气管哮喘（asthma）是一种由炎性细胞（嗜酸粒细胞、肥大细胞、T淋巴细胞、中性粒细胞等）、气道结构细胞（平滑肌细胞、上皮细胞等）和细胞组分参与的气道慢性炎症性疾病，导致易感个体气道反应性增高，在受到物理、化学、生物等因素刺激时，发生广泛多变的可逆性气道阻塞症状。临床以反复发作性喘息、呼吸困难、气促、胸闷为特点，常在夜间与清晨发作或加剧。经过治疗，多数患儿可获缓解，或自行缓解。

儿童哮喘发病率发达国家高于发展中国家，城市高于农村。70%～80%的儿童哮喘发病于5岁以前，如诊治不及时，随病程的延长可产生气道不可逆性狭窄和气道重塑。

在战争和灾害等特殊情况下，儿童的生活环境发生巨大变化，居住条件简陋，空气污染严重，同时恐慌、害怕等不良情绪刺激，使儿童呼吸道免疫功能降低，导致易感个体罹患各种呼吸道疾病的风险大大增加。感染、情绪障碍、空气污染等刺激因素持续存在，使患儿气道呈持续高反应性。战争环境中的各种物理、化学、生物刺激因素明显增加，使儿童哮喘急性发作增多，病情较重，加之治疗条件不足，易引发哮喘持续状态，甚至引起死亡。

一、病因

遗传、过敏体质与哮喘的发病关系很大，多数哮喘患儿有婴儿湿疹、过敏性鼻炎、食物（药物）过敏史。部分患儿伴有轻度免疫缺陷，如 IgG 亚类缺陷病、调理功能缺乏、补体活性降低等。本病为多基因遗传性疾病，发病常与环境因素有关，如寒冷刺激、呼吸道感染、过敏原吸入、过度情绪激动等。战争环境中，卫生状况差，儿童免疫功能发育不完善，容易出现各种感染性疾病，特别是学龄前儿童、婴幼儿。此外，各种燃料、弹药及化学武器（芥子气等）引起严重的空气污染，使得儿童哮喘发病风险增高。最近还有研究发现，男性接触芥子气后，其子女发生哮喘和先天畸形的风险大大增高，提示化学暴露不仅对人体产生急性伤害，还会对人体发育等产生长期的影响。

二、病理

哮喘的病理生理和发病机制极为复杂，主要为气道过敏性慢性炎症和气道高反应性，与免疫、神经、精神、内分泌因素、遗传学背景等关系密切。

1. 免疫因素　气道慢性炎症是哮喘的本质。无论病程长短、病情轻重，均存在气道慢性炎症性改变。最近的研究表明，Ⅰ型树突状细胞成熟障碍，分泌 IL－12 不足，使 Th0 细胞不能向 Th1 细胞分化；在 IL－4 诱导下，Ⅱ型树突状细胞促进 Th0 细胞向 Th2 细胞发育，导致 Th1/Th2 细胞功能失衡。Th2 细胞促进 B 细胞产生 IgE 和分泌炎性细胞因子，刺激其他细胞（嗜酸粒细胞、上皮细胞、内皮细胞、嗜碱粒细胞、肥大细胞等）产生一系列炎症介质，最终诱发速发型变态反应和慢性气道炎症。

2. 神经、精神和内分泌因素　哮喘患儿的 β－肾上腺素能受体功能低下和迷走神经张力亢进，或同时伴有 α－肾上腺能神经反应性增强，从而发生气道高反应性（airway hyperresponsiveness，AHR）。同时非肾上腺能非胆碱能（nonadrenergic noncholinergic，NANC）神经系统功能失调（抑制性 NANC 和兴奋性 NANC 平衡失调），可引起支气管平滑肌收缩。

3. 遗传学因素　哮喘具有明显的遗传倾向，患儿及其家庭成员患过敏性疾病和特应性体质者明显高于正常人群。哮喘为多基因遗传病，已发现 IgE、IL－4、IL－13、T 细胞抗原受体等呈基因多态性。

4. 病理生理　因哮喘死亡的患儿肺组织明显肺气肿，气道内充满黏液栓。黏液栓由黏液、血清蛋白、炎症细胞、细胞碎片组成。在显微镜下，可见支气管及毛细支气管的上皮细胞脱落，管壁嗜酸粒细胞和单核细胞浸润，血管扩张和微血管渗漏，平滑肌增生肥厚，杯状细胞增生，黏膜下腺体增生。

哮喘病理生理改变的核心是气流受阻，原因是支气管痉挛、管壁炎症性肿胀、黏液栓形成和气道重塑。

（1）支气管痉挛：接触刺激因素后，即刻反应为支气管平滑肌痉挛所致。4～6 小时后，出现迟发性气道反应。

（2）管壁炎症性肿胀：抗原对气道刺激后 6～24 小时发生的气道直径减小，是微血管通透性和漏出物增加导致的气道黏膜增厚和肿胀所致。伴随或不伴随气道平滑肌收缩。

(3) 黏液栓形成：主要发生于迟发型哮喘，黏液分泌增多，形成黏液栓。重症病例黏液栓广泛阻塞细小支气管，引起严重呼吸困难，甚至发生呼吸衰竭。

(4) 气道重塑：因慢性和反复的炎症损害，导致气道重塑，表现为气道壁增厚和基质、胶原沉积，上皮下纤维化，平滑肌增生和肥大，肌成纤维细胞增殖及黏液腺杯状细胞化生、增生，上皮下网状层增厚，微血管形成。

三、症状

(一) 临床表现

支气管哮喘的典型症状为咳嗽、胸闷、喘息及呼吸困难。特别是上述症状反复出现，而且常在夜间、清晨加重。

起病可急可缓，发作前可有流涕、打喷嚏等感染症状。发作时呼吸困难，呼气相延长，伴有喘鸣声。严重者呈烦躁不安，呼吸困难，以呼气困难为主，端坐呼吸，大汗淋漓，面色青灰。随支气管痉挛缓解，排出黏稠白色痰液。哮喘发作经合理应用缓解药物治疗后，仍有严重或进行性呼吸困难者，称为哮喘持续状态（status asthmaticus），是哮喘危重状态。

体格检查可见桶状胸、三凹征，肺部满布哮鸣音。严重者气道广泛阻塞，哮鸣音反而消失，称“闭锁肺”（silent lung），是最危险的体征。在发作间歇期可无症状和体征，有些患儿在用力呼吸时才能听到哮鸣音。

儿童慢性或反复咳嗽可以是哮喘的唯一症状，即咳嗽变异型哮喘（cough variant asthma，CVA）。

战争或灾害情况下，因环境、应激等诱发儿童哮喘，常致急性重症哮喘或呈持续状态，易危及生命。

(二) 哮喘的分级与分度

哮喘的分级包括病情严重程度分级、哮喘控制水平分级和急性发作严重度分级。

1. *病情严重程度的分级（表 14－3－1）* 病情严重程度分级主要用于初次诊断和既往虽被诊断但尚未按哮喘规范治疗的患儿，用于判定哮喘发作严重程度，作为制订起始治疗方案级别的依据。

表 14－3－1 儿童哮喘严重程度分级

严重程度	日间症状	夜间症状/憋醒	应急缓解药的使用	活动受限	肺功能（5 岁者适用）	急性发作（需使用全身激素治疗）
<5 岁						
间歇状态（第 1 级）	≤2d/周，发作间歇无症状	无	≤2d/周	无		0～1 次/年
轻度持续（第 2 级）	>2d/周，但非每天有症状	1～2 次/月	>2d/周，但非每天使用	轻微受限		6 个月内≥2 次，根据发作的频度和严重程度分级
中度持续（第 3 级）	每天有症状	3～4 次/月	每天使用	部分受限		
重度持续（第 4 级）	每天持续有症状	>1 次/周	每天多次使用	严重受限		

续表

严重程度	日间症状	夜间症状/憋醒	应急缓解药的使用	活动受限	肺功能（5 岁者适用）	急性发作（需使用全身激素治疗）
≥5 岁						
间歇状态（第 1 级）	≤2d/周，发作间歇无症状	≤2 次/月	≤2d/周	无	FEV_1 或 PEF ≥ 正常预计值的 80%，PEF 或 FEV_1 变异率 <20%	0～1 次/年
轻度持续（第 2 级）	>2d/周，但非每天有症状	3～4 次/月	> 2d/周，但非每天使用	轻微受限	FEV_1 或 PEF ≥ 正常预计值的 80%，PEF 或 FEV_1 变异率 20%～30%	≥2 次/年，根据发作的频度和严重程度分级
中度持续（第 3 级）	每天有症状	>1 次/周，但非每晚有症状	每天使用	部分受限	FEV_1 或 PEF 达正常预计值的 60%～79%，PEF 或 FEV_1 变异率 >30%	
重度持续（第 4 级）	每天持续有症状	经常出现，通常每晚均有症状	每天多次使用	严重受限	FEV_1 或 PEF < 正常预计值的 60%，PEF 或 FEV_1 变异率 >30%	

注：（1）评估过去 2～4 周日间症状、夜间症状/憋醒、应急缓解药使用和活动受限情况；（2）患儿只要具有某级严重程度的任一项特点，就将其列为该级别；（3）任何级别严重程度，包括间歇状态，都可以出现严重的急性发作

摘自：儿童支气管哮喘诊断与防治指南，中华儿科杂志，2008，46（10）：747

2. 控制水平的分级（表 14－3－2） 哮喘控制水平分级用于评估已规范治疗的哮喘患儿是否达到哮喘的治疗目标，以及指导治疗方案的调整以达到并维持哮喘控制。以哮喘控制水平为主导的哮喘长期治疗方案可使患者得到更充分的治疗，使大多数哮喘患者达到临床控制。

表 14－3－2 儿童哮喘控制水平分级

控制程度	日间症状	夜间症状/憋醒	应急缓解药的使用	活动受限	肺功能（5 岁者适用）	定级标准	急性发作（需使用全身激素治疗）
控制	无（或≤2d/周）	无	无（或≤2 次/周）	无	≥正常预计值或本人最佳值的 80%	满足前述所有条件	0～1 次/年
部分控制	>2d/周或≤2d/周但多次出现	有	>2 次/周	有	<正常预计值或本人最佳值的 80%	在任何 1 周内出现前述 1 项特征	2～3 次/年
未控制						在任何 1 周内出现≥3 项“部分控制”中的特征	>3 次/年

注：（1）评估过去 2～4 周日间症状、夜间症状/憋醒、应急缓解药使用和活动受限情况；（2）出现任何一次急性发作都应复核维持治疗方案是否需要调整

摘自：儿童支气管哮喘诊断与防治指南，中华儿科杂志，2008，46（10）：747

3. 哮喘急性发作严重度分级（表14-3-3） 哮喘急性发作常表现为进行性加重的过程，以呼气流量降低为其特征，常因接触变应原、刺激物或呼吸道感染诱发。其起病缓急和病情轻重不一，可在数小时或数天内出现，偶尔可在数分钟内即危及生命，故应对病情作出正确评估，以便给予及时有效的紧急治疗。

表14-3-3 哮喘急性发作严重度分级

临床特点	轻度	中度	重度	危重度
气短	走路时	说话时	休息时	
体位	能平卧	喜坐位	前弓位	
讲话方式	能成句	成短句	说单字	难以说话
精神意识	可有焦虑、烦躁	常焦虑、烦躁	常焦虑、烦躁	嗜睡、意识模糊
呼吸频率	轻度增加	增加	明显增加	减慢或不规则
辅助呼吸肌活动及三凹征	常无	可有	通常有	胸腹反常运动
哮鸣音	散在，呼气末期	响度、弥漫	响度、弥漫、双相	减弱乃至消失
脉率	略增加	增加	明显增加	减慢或不规则
奇脉（kPa）	不存在 <1.33	可有 1.33~3.33	通常有 2.67~5.33	不存在（提示呼吸肌疲劳）
使用速效 β_2 受体激动剂后PEF占正常预计值或本人最佳值的百分数（%）	>80	60~80	<60或治疗效应维持<2小时	<33
PaO_2（吸空气）（kPa）	正常	>8	<8，可能有发绀	呼吸衰竭
$PaCO_2$（kPa）	<6	<6	≥6，短时期内明显上升	呼吸衰竭
SaO_2（吸空气）（kPa）	>0.95	>0.92~0.95	0.90~0.92	<0.90

注：（1）正常儿童清醒时呼吸频率上限：<2个月，<60次/min；~12个月，<50次/min；~5岁，<40次/min；~8岁，<30次/min；（2）正常儿童脉率上限：2~12个月，<160次/min；~2岁，<120次/min；~8岁，<110次/min；（3）小龄儿童较年长儿和成人更易发生高碳酸血症（低通气）；（4）判断急性发作严重度时，只要存在某项严重程度的指标（不必全部指标存在），就可归入该严重度等级

摘自：儿童支气管哮喘诊断与防治指南，中华儿科杂志，2008，46（10）：748

四、诊断

（一）临床诊断

反复出现咳嗽、胸闷、喘息及呼吸困难，而且常在夜间、清晨加重。体格检查可见桶状胸、三凹征，肺部满布哮鸣音，即可作出临床诊断。

儿童慢性或反复咳嗽可以是哮喘的唯一症状，即咳嗽变异型哮喘。

（二）辅助诊断

1. 肺功能检查 主要用于5岁以上的儿童，采用第1秒用力呼吸量/用力肺活量（FEV_1/FVC）、呼气峰流速（PEF）了解有无气流受限及其程度，也可用于监测病情变化及昼夜变化。FEV_1/FVC < 70% ~ 75%提示气流受阻，比值越低，气流受限越严重。吸入支气管扩张剂后15 ~ 20分钟增加12%或更多，表明为可逆性气道受阻。PEF的日间变异率是诊断哮喘和反映哮喘严重程度的重要指标，如日间变异率 > 20%，或使用支气管扩张剂后增加20%，可以诊断为支气管哮喘。

2. 胸部X线检查 急性期胸片正常或呈间质性改变，可有肺气肿或肺不张。另外，需检查以排除其他肺部疾病，如肺炎、肺结核、气道异物、先天发育畸形等。

3. 过敏原测试 变应原皮肤试验是诊断变态反应的主要方法。血清特异性IgE测定也很有价值。

4. 气道高反应性 能通过使用支气管扩张剂后气流受阻的可逆性、PEF昼夜变化、激发试验、糖皮质激素试验治疗等来反映。肺功能正常范围时，可用激发试验观察气道高反应性。

在战争或灾害情况下，因缺乏大型检查设备，常选择简易肺功能检查。如呼气峰流速仪，设备小巧，操作简单，通过监测一段时间内的清晨、晚间PEF日间变异率，可以很好地监测肺功能变化，是哮喘诊断和观察治疗效果的有效方法。支气管扩张试验安全、可靠，也可作为辅助哮喘诊断的措施。

（三）诊断标准

1. 中华医学会儿科分会呼吸学组2008年修订的儿童诊断标准

（1）反复发作喘息、咳嗽、气促、胸闷，多与接触变应原、冷空气、物理、化学刺激、呼吸道感染以及运动等有关，常在夜间和/或清晨发作或加剧。

（2）发作时在双肺可闻及散在或弥漫性、以呼气相为主的哮鸣音，呼气相延长。

（3）上述症状和体征经抗哮喘治疗有效或自行缓解。

（4）除外其他疾病所引起的喘息、咳嗽、气促和胸闷。

（5）临床表现不典型者（如无明显喘息或哮鸣音），应至少具备以下1项：①支气管激发试验或运动激发试验阳性。②证实存在可逆性气流受限。a. 支气管舒张试验阳性：吸入速效β_2受体激动剂（如沙丁胺醇）后15分钟第1秒用力呼气量增加≥12%；b. 抗哮喘治疗有效：使用支气管舒张剂和口服（或吸入）糖皮质激素治疗1 ~ 2周后，FEV_1增加≥12%；c. 最大呼气流量（PEF）每日变异率（连续监测1 ~ 2周）≥20%。

符合第（1）~（4）条或第（4）（5）条者，可以诊断为哮喘。

2. 咳嗽变异型哮喘的诊断标准

（1）咳嗽持续 >4周，常在夜间和/或清晨发作或加重，以干咳为主。

（2）临床上无感染征象，或经较长时间抗生素治疗无效。

（3）抗哮喘药物诊断性治疗有效。

（4）排除其他原因引起的慢性咳嗽。

（5）支气管激发试验阳性和/或PEF每日变异率（连续监测1 ~ 2周）≥20%。

（6）个人或一、二级亲属特应性疾病史，或变应原检测阳性。

以上1 ~ 4项为诊断基本条件。

3.5 岁以下儿童喘息的评估　80%以上的哮喘起始于3岁前，具有肺功能损害的持续性哮喘患者，其肺功能损害往往开始于学龄前期，因此从喘息的学龄前儿童中把可能发展为持续性哮喘的患儿识别出来，进行有效早期干预是必要的。

但是目前尚无特异性的检测方法和指标，可用于对学龄前喘息儿童作出哮喘的确定诊断。喘息儿童如具有以下临床特点时高度提示哮喘的诊断：

（1）多于每月1次的频繁发作性喘息；

（2）活动诱发的咳嗽或喘息；

（3）非病毒感染导致的间歇性夜间咳嗽；

（4）喘息症状持续至3岁以后。

哮喘预测指数能有效地用于预测3岁内喘息儿童发展为持续性哮喘的危险性。哮喘预测指数：在过去1年喘息≥4次，具有1项主要危险因素或2项次要危险因素。

主要危险因素包括：父母有哮喘病史；经医生诊断为特应性皮炎；有吸入变应原致敏的依据。

次要危险因素包括：有食物变应原致敏的依据；外周血嗜酸粒细胞≥4%；与感冒无关的喘息。如哮喘预测指数阳性，建议按哮喘规范治疗。

（四）鉴别诊断

以喘息为主要表现的患儿应注意与毛细支气管炎、气道异物、肺结核、先天性气管支气管畸形、先天性心血管病等相鉴别。咳嗽变异性哮喘应注意与支气管炎、鼻窦炎、胃食管反流、嗜酸粒细胞支气管炎等相鉴别。

五、治疗

（一）治疗原则

哮喘控制治疗应越早越好。要坚持长期、持续、规范、个体化治疗原则。

1. 急性发作期　快速缓解症状，如平喘、抗炎治疗。

2. 慢性持续期和临床缓解期　防止症状加重和预防复发，如避免触发因素、抗炎、降低气道高反应性、防止气道重塑，并做好自我管理。重视哮喘防治教育、变应原回避、患儿心理问题的处理、生命质量的提高、药物经济学等诸方面在哮喘长期管理中的作用。

（二）治疗目标

1. 达到并维持症状的控制，预防哮喘急性发作，预防哮喘导致死亡的原因。

2. 维持正常活动，包括运动能力。使肺功能水平尽量接近正常，防止发生不可逆的气流受限。避免药物不良反应。

（三）哮喘急性期的治疗

1. β_2受体激动剂　可舒张气道平滑肌，增加黏液纤毛清除功能，调节肥大细胞、嗜碱粒细胞介质的释放，是目前临床应用最广的支气管扩张剂。根据起作用的快慢分为速效和缓慢起效两类，根据药效维持时间的长短分为短效和长效两类。吸入型β_2受体激动剂是缓解哮喘急性症状的首选药物，疗效可维持4～6小时。剂量：每次沙丁胺醇2.5～5.0mg，或特布他林2.5～5.0mg，使用氧气驱动或空气压缩泵雾化吸入，严重哮喘发作时第1小时可20分钟吸入1次，以后每2～4小时可重复吸入。也可使用压力型定量气雾剂，适用于年长儿童，配合储雾罐时也可用于低龄儿童，用药间隔与雾化吸入相同。病情较轻时也可选择短期口服

短效 β_2受体激动剂。

2. *全身性糖皮质激素* 是最有效的抗炎药物。病情较重时应给予短程口服治疗，一般不主张长期使用口服糖皮质激素，可选用泼尼松，每日 1～2mg/kg（一般不超过每日 30mg），分 2～3 次，疗程 1～7 天。严重哮喘发作时应静脉给予琥珀氢化可的松，每次 5～10mg/kg，或甲基泼尼松，每次 1～2mg/kg，每日 2～3 次。必要时可加大剂量。一般症状缓解后即停止静脉用药。

3. *抗胆碱能药物* 吸入型抗胆碱能药物如溴化异丙托品舒张支气管的作用比 β_2受体激动剂弱，起效也较慢，但长期使用不易产生耐药，不良反应少。

4. *短效茶碱* 具有舒张支气管、强心、利尿、扩张冠状动脉等作用，还可兴奋呼吸中枢和呼吸肌，可用于哮喘急性发作的治疗。注意应将其作为哮喘综合治疗方案中的一部分，不应单独应用治疗哮喘。

5. *吸入治疗在哮喘急性发作时的应用* 治疗哮喘药物的吸入装置有压力驱动定量吸入器（pMDIs）、呼吸启动 MDIs、干粉吸入器（DPIs）、雾化装置等。pMDIs 需要训练和技巧才能使吸气与喷出药同步，呼吸启动 MDIs、DPIs 需要一定的吸气流速，低龄患儿难以使用。配合使用适用于儿童的储雾罐和面罩时，pMDIs 也可应用于低龄儿童。雾化装置是儿童哮喘常用的吸入治疗方法，不需要协调用药和吸气，可应用于所有哮喘儿童。临床常用的有硫酸沙丁胺醇、硫酸特布他林等速效 β_2 受体激动剂，是目前最有效的支气管扩张剂，可以迅速缓解支气管痉挛，是所有年龄儿童急性哮喘的首选药物。在哮喘急性发作时应用，必要时在 1 小时内，每间隔 15～20 分钟重复 1 次，共 3 次，以迅速缓解症状。定量吸入型糖皮质激素常作为控制药物长期使用。

射流雾化器以压缩泵或氧气驱动，产生的药雾微粒直径 1～5μm，最为适宜，且最不需要患儿刻意配合，适用于任何年龄阶段儿童，是目前临床最常用的雾化吸入方法。通过射流雾化器可以将糖皮质激素、速效 β_2 受体激动剂、抗胆碱能药物等直接输送到气道黏膜。大剂量糖皮质激素雾化吸入能有效启动膜受体快速通道，作用快，使得吸入激素可用于哮喘急性发作时的快速缓解治疗；而低剂量时与胞浆受体结合，起效缓慢，作为长期维持治疗。常用布地奈德，与支气管扩张剂联合使用，每次 1mg，每 6～8 小时 1 次；发作严重时，可增加初始剂量及用药频率。

6. *战争或灾害情况下哮喘治疗的合理选择* 战争等特殊情况下，患儿发病急、病情重，而诊疗场所、医护力量、药品供应等条件受到限制，应选择有效、方便、经济的治疗手段。吸入装置药物容量大，携带方便，治疗效果肯定，副作用小，是理想的治疗方法；特别是速效 β_2 受体激动剂，可以迅速缓解支气管痉挛，是哮喘严重发作时的急救药物，避免致死性哮喘的发生。病情较重时可以选择短程口服糖皮质激素治疗。

（四）哮喘缓解期的治疗

1. *吸入型糖皮质激素（ICS）* 能有效控制哮喘症状、改善生命质量、改善肺功能、减轻气道炎症和气道高反应性、减少哮喘发作、降低哮喘死亡率，是哮喘长期控制的首选药物，也是目前最有效的抗炎药物。优点是通过吸入，药物直接作用于气道黏膜，局部抗炎作用强，全身不良反应少。应长期、规范吸入治疗 1～3 年才能起预防作用。每 3 个月评估病情，以决定升级治疗、维持目前治疗或降级治疗。常用的有布地奈德、丙酸氟替卡松、丙酸倍氯米松等。

2. 白三烯调节剂　白三烯调节剂可分为白三烯受体拮抗体（LTRA，如孟鲁司特、扎鲁司特）和白三烯合成酶（5-脂氧化酶）抑制剂。白三烯调节剂是一类新的非激素类抗炎药，能抑制气道平滑肌中的白三烯活性，并预防和抑制白三烯导致的血管通透性增加、气道嗜酸粒细胞浸润和支气管痉挛。目前应用于儿童的主要为LTRA，可单独应用于轻度持续哮喘的治疗，尤其适用于无法应用或不愿使用ICS者，或伴过敏性鼻炎的患儿；但单独应用的疗效不如ICS。LTRA可部分预防运动诱发性支气管痉挛。与ICS联合治疗中重度持续哮喘患儿，可以减少糖皮质激素的剂量，并提高ICS的疗效。可减少2~5岁间歇性哮喘患儿的病毒诱发性喘息发作。该药副作用少，服用方便。常用的制剂为孟鲁司特钠片：≥15岁，10mg，每日1次；6~14岁，5mg，每日1次；2~5岁，4mg，每日1次。孟鲁司特钠颗粒剂（4mg）可用于1岁以上儿童。

3. 长效β_2受体激动剂（LABA）　包括沙美特罗和福莫特罗。LABA用于经中等剂量吸入糖皮质激素仍无法完全控制的≥5岁儿童哮喘的联合治疗。由于福莫特罗起效迅速，可以按需用于急性哮喘发作的治疗。ICS与LABA联合应用具有协同抗炎和平喘作用，可获得相当于（或优于）加倍ICS剂量时的疗效。鉴于临床有效性和安全性的考虑，不应单独使用LABA。

4. 缓释茶碱　用于长期控制时，主要协助ICS抗炎，每日分1~2次口服，以维持稳定血药浓度。

5. 肥大细胞膜稳定剂　可抑制IgE诱导的肥大细胞释放介质。常用于预防运动及其他刺激诱发的哮喘，治疗儿童哮喘效果好，副作用小。

6. 抗过敏药物　对哮喘的治疗作用有限，但对具有明显特应症体质者，如伴变应性鼻炎和湿疹等患儿的过敏症状的控制，有助于哮喘的控制。其中，酮替芬对哮喘预防效果明显。

7. 变应原特异性免疫治疗（SIT）　对于已证明对变应原致敏的哮喘患者，在无法避免接触变应原和药物治疗症状控制不良时，可以考虑针对变应原的特异性免疫治疗。一般不主张多种变应原同时脱敏治疗。皮下注射的临床疗效在停止特异性免疫治疗后可持续6~12年甚至更长时间。应在良好环境控制和药物治疗的基础上，才考虑对确定变应原致敏的哮喘儿童进行SIT。但5岁以下儿童SIT治疗的有效性尚未确定，宜慎用，要特别注意可能出现的严重不良反应，包括急性全身过敏反应（过敏性休克）和哮喘严重发作。

8. 全身性糖皮质激素　在哮喘慢性持续期控制哮喘发作过程中，全身性糖皮质激素仅短期在重度持续患儿、长期使用高剂量ICS加吸入型LABA及其他控制药物疗效欠佳的情况下使用。

9. 联合治疗　对重度持续和单用ICS病情控制不佳的中度持续哮喘提倡长期联合治疗，如ICS联合LABA、ICS联合LTRA、ICS联合缓释茶碱等。

（五）阶梯治疗方案

1. ≥5岁儿童哮喘的长期治疗方案（图14-3-1）　我国地域广，社会经济发展很不平衡，因此联合治疗方法的选择除了考虑疗效外，还需要同时考虑地区、经济的差异。在战时条件下，为达到哮喘控制的目的，还需要考虑药品的连续供应能力。这时，更需要合理地选择治疗药物。吸入型糖皮质激素是最有效的抗炎药物，作为哮喘长期控制药物，有方便、经济等优点，结合峰流速仪监测PEF，可以有效控制哮喘。必须强调，任何年龄都不应将吸

入型长效 β_2 受体激动剂（LABA）作为单药治疗，只能在使用适量吸入糖皮质激素（ICS）时作为缓解哮喘发作时联合治疗使用，不能作为哮喘预防使用。

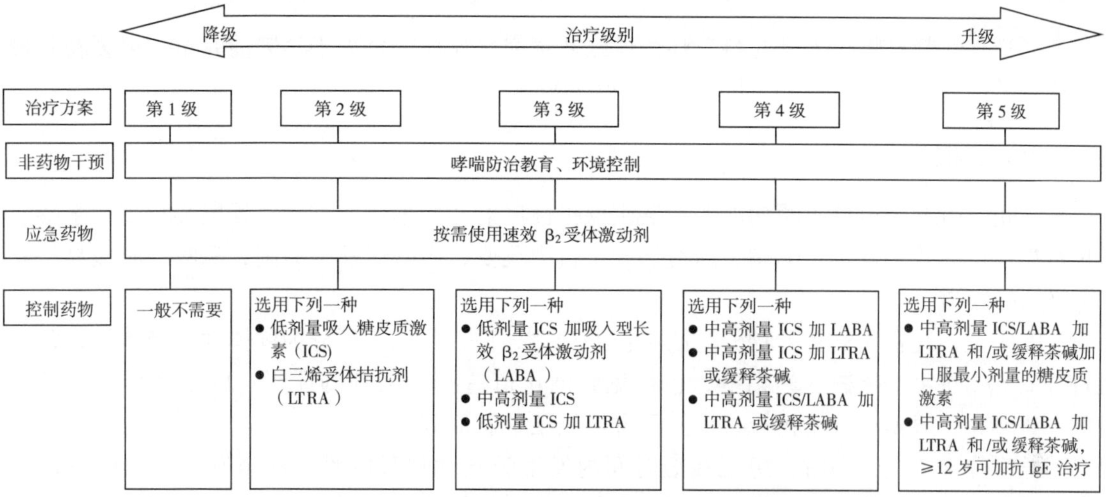

图 14－3－1　≥5 岁儿童哮喘的长期治疗方案

摘自：儿童支气管哮喘诊断与防治指南，中华儿科杂志，2008，46（10）：748

2. <5 岁儿童哮喘的长期治疗方案（图 14－3－2）　对于 5 岁以下儿童哮喘的长期治疗，最有效的治疗药物是 ICS，对于大多数患儿推荐使用低剂量 ICS（第 2 级）作为初始控制治疗。如果低剂量 ICS 不能控制症状，增加 ICS 剂量是最佳选择。无法应用或不愿使用 ICS，或伴过敏性鼻炎的患儿可选用白三烯受体拮抗剂（LTRA）。LABA 或联合制剂尚未在 5 岁以下儿童中进行充分的研究。酮替芬也可用于 5 岁以下哮喘预防治疗。用量为 0.5mg，每日 1～2 次。1 个月为一个疗程。如果 3 个疗程无效，加吸入糖皮质激素。

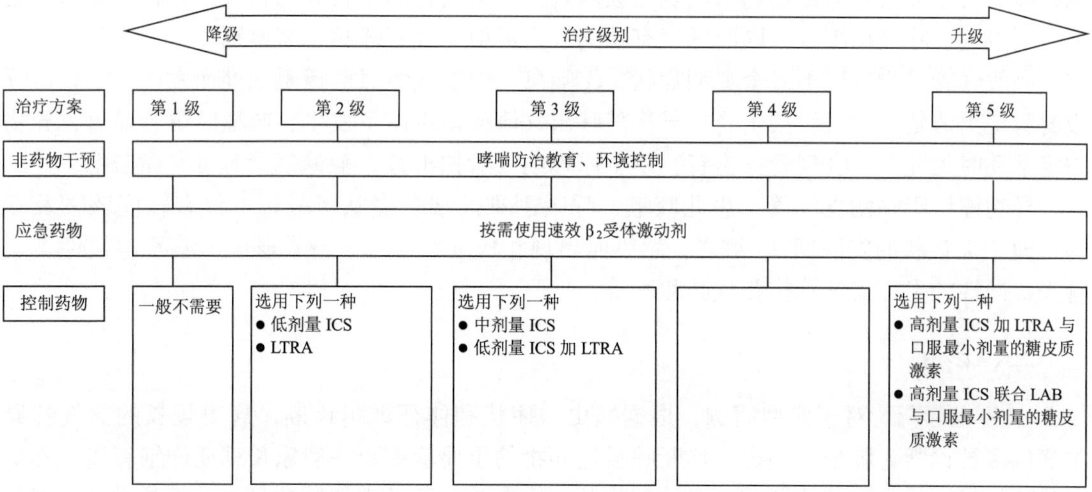

图 14－3－2　<5 岁儿童哮喘的长期治疗方案

（蒋瑾瑾）

第四节　小儿呼吸道异物吸入

气管支气管异物吸入是儿科急症，可致儿童突然死亡。多见于学龄前儿童，以婴幼儿最多见。男孩多于女孩，5 岁以下患儿占 80%~90%。

一、病因

小儿臼齿未萌出且咀嚼功能差；喉头保护性反射功能不良；进食时爱哭笑打闹；学龄前儿童喜欢将一些小玩具、笔帽、球类等含于口中玩耍，当受惊吓、哭闹，深吸气时极易将异物吸入呼吸道。

临床上，气管支气管异物分为两类：外源性异物，多见，可分为固体性和液体性，常见的有瓜子、花生、果核、笔帽等，也可见到消化道造影时钡剂的误吸；内生性异物，较少见，如肉芽、假膜、分泌物栓、支气管淋巴结结核破溃等。

异物位于主气管内时，患儿在短时间内发生吸气性呼吸困难，甚至发生窒息而危及生命；异物位于支气管内时，阻塞一侧，而另一侧支气管仍保持通畅，仍然能够保证呼吸；少数病人双侧支气管异物，与主气管异物表现情况相似。由于右支气管短粗，似气管直接延伸，异物较易坠入右支气管。

二、症状

异物进入气管后，多有刺激性呛咳及憋气，部分异物可被咯出，之后引起反射性呕吐及呼吸困难，片刻后症状减轻或缓解。视异物的大小和停留于气道的部位而产生不同的症状。如异物嵌于声门区可发生严重的呼吸困难，甚至窒息死亡。较小的异物可无症状；异物停留时间较长者，可有疼痛及咯血等。异物若停留在气管，多随呼吸移动而引起剧烈的阵发性咳嗽，睡眠时咳嗽及呼吸困难均减轻。呼吸困难多为吸气性的，若异物较大，嵌在气管隆凸之上，则吸气、呼气均困难，同时呼气有喘鸣音，极似支气管哮喘，需鉴别。

一般气管异物有以下三个典型症状。①喘息：因空气经过气道阻塞处而发生，于张口呼吸时听得更清楚。②气管拍击音：异物随呼出气流撞击声门下发生，咳嗽时更为显著，异物固定不动时无此音。③气管撞击音：发生原理同气管拍击音，触诊气管时可有撞击感。

异物停留于一侧支气管，患儿咳嗽、呼吸困难及喘息症状可减轻，仅有轻度咳嗽及喘鸣，即“无症状的安静期”。继之，感染而出现相应症状，如发热、咳嗽、咳痰等慢性支气管炎，慢性肺炎、支气管扩张或肺脓肿等。

三、诊断

1. 临床诊断　对于典型病例，根据病史、症状和体征即可诊断。病史较长的支气管异物病例多被诊断为肺炎。病史是诊断呼吸道异物的重要依据，一般家长都能详细叙述，不少家长须反复询问。胸部体征与梗阻的部位及性质有关。活动于气管的异物，除咳嗽时可闻及拍击音外，两肺有不同程度的呼吸音降低及痰鸣。若异物梗阻一侧支气管，可表现一侧或某叶肺不张或肺气肿的体征，患侧胸部叩诊浊音或鼓音，但听诊呼吸音均减低，如有继发感染，则可闻及痰鸣或喘鸣音。异物取出后，有时可闻及中小水泡音，这是因为潴留的分泌物排出所致，一般术前多不易听到。

2. 辅助诊断

（1）实验室检查：继发感染后外周血白细胞增高，CRP 增高。

（2）影像学检查：对于可透过 X 线的异物，可以通过观察呼吸道梗阻的情况，如肺气肿、肺不张及纵隔移位等协助诊断。对于不透过 X 线的异物，可通过影像学确定其部位、大小及形状，以区别气道或食管异物。肺部螺旋 CT 对难于诊断和形态特异的异物具有一定的诊断意义。

①气管异物：在透视下可表现双侧肺透亮度增高，横膈位置低平。因气道有阻塞，呼气末肺变暗及横膈上升不明显，心影有反常大小（正常小儿吸气时心影缩小，呼气时心影增大；气管异物患儿呼气时心影横径较吸气时缩小，即所谓心影有反常大小）。

②支气管异物：如果患侧有阻塞性肺气肿时，透视时可见患侧肺透亮度高，横膈低平，活动度受限，纵隔向健侧移位。吸气时，纵隔向患侧摆动，随即回到原位。如果支气管异物患侧有阻塞性肺不张时，透视时可见患侧肺透亮度减低，横膈上升，健侧有代偿性肺气肿，吸气时纵隔向患侧移位。

（3）支气管镜检查：支气管镜检查是确诊支气管异物最直接准确的方法。

3. 鉴别诊断　需要鉴别的疾病包括支气管哮喘、支气管炎、肺炎、支气管内膜结核、塑型性支气管炎等。

四、治疗

异物进入气管或支气管，自然咳出的概率只有 1% 左右，因此必须设法将异物取出。

1. 气管和支气管镜治疗。

2. 胸科手术：对于异物位置深，嵌塞时间长，局部肉芽增生包裹明显，周围局部支气管压迫严重的情况，或者采用支气管镜取出难度大，容易造成支气管撕裂、大出血等危险，可考虑采取胸科手术治疗。

3. 并发症的处理：严重并发症包括气胸、纵隔气肿、心力衰竭等并发症，须立即处理。硬质气管镜取异物后有可能性损伤喉部而发生喉水肿，术后应给予抗生素及肾上腺皮质激素治疗，喉梗阻严重者应行气管切开术。

五、预防

气管支气管异物是完全可以预防的。应广泛地向家长及保育员进行宣教，3 岁以下的小儿不应给花生、瓜子、豆类及其他带核的食物。小儿进食时不乱跑乱跳，进食时不可惊吓、逗乐或责骂。教育儿童改掉口含笔帽、小玩具等不良习惯。对于幼儿可能吸入或吞下的物品，均不应作为玩具。

（何念海　赵文利）

第五节　军事环境下小儿呼吸系统疾病的防治

一、军事环境下小儿呼吸系统疾病的种类

1. 上下呼吸道感染性疾病：上感、支气管炎、肺炎等。

2. 变态反应性疾病：过敏性鼻炎、哮喘等。

3. 支气管异物。

4. 胸膜疾病：胸腔积液。

5. 先天畸形：气管、肺、血管畸形。

6. 肺部及气管肿瘤。

7. 呼吸道传染病。

（1）流行性腮腺炎：以腮腺急性肿胀、疼痛并伴有发热和全身不适为特征。

（2）麻疹：以发热、皮疹、疹后脱屑为特点，可并发肺炎、心肌炎、喉炎、脑炎。

（3）风疹：临床特点为低热、皮疹和耳后、枕部淋巴结肿大，全身症状轻。

（4）水痘：全身症状轻微，皮肤黏膜分批出现迅速发展的斑疹、丘疹、疱疹与痂皮。

（5）流脑：主要表现为突发高热、剧烈头痛、频繁呕吐、皮肤黏膜瘀斑、烦躁不安，可出现颈项强直、神志障碍及抽搐等。

（6）肺结核：是一种慢性传染病，主要表现为发热、盗汗、全身不适及咳嗽、咳痰、咯血、胸痛、呼吸困难等。

二、军事环境下小儿易患呼吸系统疾病的原因

1. 小儿自身的特点　小儿的呼吸系统具有气道狭窄、黏液分泌少、纤毛运动差、肺弹力组织发育差、血管丰富、气道易被黏液所阻塞等生理特点，且免疫系统尚未发育完善，体内无法产生足够的免疫球蛋白来抵抗细菌、病毒的侵害，因此任何陌生的细菌及病毒都会造成威胁，容易发生各种感染性疾病。

2. 季节因素　秋冬气候变化复杂，早晚室内外的温度和湿度相差很大。气温突降时期，呼吸道黏膜的抵抗力下降，细菌、病毒可乘虚而入，最常见的疾病就是呼吸道感染，诸如流感、急性支气管炎、肺炎等。另外秋季天气干燥，对呼吸道非常不利，这是因为呼吸道黏膜上的纤毛运动减缓，灰尘、细菌等容易附着于黏膜，刺激喉部引发咳嗽，病菌容易随着空气中的灰尘扩散，引发疾病。除了呼吸道感染以外，支气管哮喘等过敏性疾病也与空气干燥有关。

3. 环境因素　在我们日常生活的环境中，常见的比如二手烟、厨房油烟、过敏原颗粒、装修污染等都会对婴幼儿娇嫩的呼吸系统造成潜在风险。在一些环境污染严重的城市，可吸入颗粒物，如PM2.5等严重超标，被吸入后会侵害婴幼儿的呼吸系统，更是会引发呼吸道疾病。军事环境下前述有害因素更加突出。

病毒和细菌是呼吸道感染最常见的病原体，除此之外还有支原体、衣原体、真菌等。呼吸道疾病不加以重视，则症状就会逐步明显加重，出现寒战、高热（可诱发高热惊厥），伴有头痛、全身无力，不久即可因鼻咽部分泌物引起较频繁的咳嗽。同时，咽痛和全身症状均

加重，甚至出现并发症，如中耳炎、肺炎、心肌炎、败血症等严重的疾病。

三、军事环境下小儿呼吸系统疾病的预防

1. 保持室内空气新鲜，温湿度适宜　秋冬天气多变，许多家庭因怕冷，不愿经常开窗通风，应注意纱窗的污染，经常清洗纱窗，以避免造成室内空气污浊、不流通。空气中的病原微生物含量增多，极易侵入人体呼吸道造成感染，因此，在晴好的天气要注意开窗通风。而在雾霾严重等恶劣气候下，家庭可配备空气净化器，具备 PM2.5 检测功能的空气净化器，对于降低孩子和老人呼吸道感染的发生有很大帮助，尤其是当家中有人患感冒时，具备杀菌功能的空气净化器效果更佳。除此之外，油烟作为家庭空气环境的最大污染源，长期吸入可引起鼻炎、咽喉炎、气管炎等呼吸系统疾病，甚至导致哮喘恶化，所以，家庭配备空气净化器也要考虑到净化器是否具有去除油烟功能。

2. 注意及时增减衣物　当秋冬季来临时，不要急于给婴幼儿添加衣服。最好的办法是成人与婴幼儿穿一样厚薄的衣服，如果成人静坐时感觉不冷，婴幼儿就不会冷。家长们往往会给孩子穿得很多很厚，有时，解开衣服后发现孩子身上都是潮湿的。其实，没有必要给孩子穿得太厚。只要注意室内外温差，及时增减衣服就可以了。

3. 保持室内湿度　秋冬季干燥寒冷，气温变化大，会对呼吸道黏膜造成刺激，所以保护呼吸道要从秋季开始，不仅要注意室内温度，还要保持一定的湿度，防止呼吸道黏膜出现干涩、皲裂、变薄等情况，失去防卫能力。另外，寒潮袭来时不要随便放孩子到户外遭受冷风袭击。

4. 坚持户外活动　户外运动和冷空气的刺激对于增强孩子呼吸道的抗病能力很有帮助。秋冬季，家长可以选择风小、阳光充足、一天中气温相对较高的时段让孩子在户外运动。

5. 饮食合理　饮食上坚持多样、平衡、适量的原则，避免偏食、挑食和饮食单一。秋冬季因为空气干燥寒冷，可以给孩子适当多饮水，多吃些新鲜的蔬菜、水果来补充维生素。同时多吃豆制品、鱼虾蛋类等高蛋白质食品，从而增强机体的抗病能力。

6. 避免接触传染源　尽量少带孩子去人多、空气污浊的地方，尽量避免到有感冒患者的亲戚朋友家做客，减少被传染的机会。家中有人感冒时最好少与孩子接触或让患者戴上口罩。

7. 预防接种　儿童全身和局部的免疫功能不足，呼吸道和肺部发育不完善，缺乏有效的自身保护和防御功能。通过预防接种可以提高婴幼儿的免疫力，增强呼吸系统对病原的免疫作用，有效预防呼吸道疾病。

<6 岁的儿童，预防接种是防止患传染病的最有效办法。在流感、肺炎即将流行的季节，及时做好相应的接种。另外，卡介苗、白喉、百日咳、麻疹等疫苗的接种，也要按期进行。

四、军事环境下小儿呼吸系统疾病的治疗

军事环境下小儿呼吸系统各种疾病的治疗参见相关章节内容。

（何念海　赵文利）

第十五章　消化系统疾病

第一节　概　述

一、儿童消化系统解剖生理特点

（一）解剖生理特点

1. 口腔　是消化道的起端，具有吸吮、吞咽、咀嚼、消化、味觉、感觉和语言等功能。足月新生儿出生时已具有较好的吸吮及吞咽功能。新生儿及婴幼儿口腔黏膜薄嫩，血管丰富，唾液腺不够发达，口腔黏膜干燥，易受损伤和局部感染；3～4个月时唾液分泌开始增加。婴儿口底浅，尚不能及时吞咽所分泌的全部唾液，常发生生理性流涎。

2. 食管　食管长度在新生儿为8～10cm，1岁时为12cm，5岁时为16cm，学龄儿童为20～25cm，成人为25～30cm。食管全长相当于从咽喉部到剑突下的距离。插胃管时，从鼻根至剑突的距离作为插入的长度。食管横径婴儿为0.6～0.8cm，幼儿为1cm，学龄儿童为1.2～1.5cm。食管pH值通常在5.0～6.8。新生儿和婴儿的食管呈漏斗状，黏膜纤弱、腺体缺乏、弹力组织及肌层尚不发达，食管下段括约肌发育不成熟，控制能力差，常发生胃食管反流。婴儿吸奶时常吞咽过多空气，易发生溢奶。

3. 胃　胃容量在新生儿为30～60ml，1～3个月时90～150ml，1岁时250～300ml，5岁时为700～850ml，成人约为2000ml。哺乳后不久幽门即开放，胃内容陆续进入十二指肠，故实际胃容量不受上述容量限制。婴儿胃略呈水平位，当开始行走时其位置变为垂直。盐酸和各种酶的分泌均较成人为少，且酶活性低下，消化功能差。胃平滑肌发育尚未完善，在充满液体食物后易使胃扩张。胃排空时间随食物种类不同而异，稠厚含凝乳块的乳汁排空慢；水的排空时间为1.5～2小时；母乳2～3小时；牛乳3～4小时；早产儿胃排空更慢，易发生胃潴留。

4. 肠　儿童肠管相对比成人长，一般为身长的5～7倍（成人仅为4倍）。小肠的主要功能包括运动（蠕动、摆动、分节运动）、消化、吸收及免疫保护。大肠的主要功能是贮存食物残渣、进一步吸收水分以及形成粪便。婴幼儿肠黏膜肌层发育差，肠系膜柔软而长，结肠无明显结肠带与脂肪垂，升结肠与后壁固定差，易发生肠扭转和肠套叠。肠壁薄故通透性高，屏障功能差，加之口服耐受机制尚不完善，肠内毒素、消化不全产物等过敏原可经肠黏膜进入体内，引起全身感染和变态反应性疾病。由于婴儿大脑皮层功能发育不完善，进食时常引起胃-结肠反射，产生便意，所以大便次数多于成人。

5. 肝　年龄愈小，肝脏相对愈大。正常新生儿至1周岁，在右锁骨中线上、肋缘下1～3cm可触及肝；3岁以内大部分在右肋缘下1～2cm；4岁以后在肋弓以下不易扪及，仅少数能触及 1cm 以下的肝缘。在剑突下，从生后到 7 岁可触及 2~2.5cm 的肝脏。婴儿肝结缔组织发育较差，肝细胞再生能力强，不易发生肝硬变，但易受各种不利因素的影响，如缺氧、感染、药物等均可使肝细胞发生肿胀、脂肪浸润、变性、坏死、纤维增生而肿大，影响其正常功能。婴儿时期胆汁分泌较少，故对脂肪的消化、吸收功能较差。

6. 胰腺　出生后 3~4 个月时胰腺发育较快，胰液分泌量也随之增多；出生后 1 年，胰腺外分泌部分生长迅速，为出生时的 3 倍。胰液分泌量随年龄生长而增加，至成人每日可分泌 1~2L。酶类出现的顺序为：胰蛋白酶最先，而后是糜蛋白酶、羧基肽酶、脂肪酶，最后是淀粉酶。新生儿胰液所含脂肪酶活性不高，直到 2~3 岁时才接近成人水平。婴幼儿时期胰液及其消化酶的分泌易受炎热天气和各种疾病的影响而被抑制，容易发生消化不良。

（二）肠道细菌

在母体内，胎儿肠道是无菌的，生后数小时细菌开始经口、鼻、肛门等进入胃肠道，但主要分布在结肠和直肠，正常情况下胃及十二指肠几乎没有细菌。肠道菌群受食物成分以及周围环境的细菌污染程度的影响，单纯母乳喂养儿以双歧杆菌占绝对优势，人工喂养和混合喂养儿肠内的大肠埃希菌、嗜酸杆菌、双歧杆菌及肠球菌所占比例几乎相等。正常肠道菌群除了对侵入肠道的致病菌有一定的拮抗作用外，还对一些儿童期重要生理功能如免疫、代谢、营养、消化、吸收等的发育成熟过程起着决定性的作用。婴幼儿肠道正常菌群脆弱，易受许多内外界因素影响而菌群失调，导致消化功能紊乱。

（三）粪便

食物进入消化道至粪便排出时间因年龄而异：母乳喂养的婴儿平均为 13 小时，人工喂养者平均为 15 小时，成人一般为 18~24 小时。

1. 胎便　新生儿最初 3 日内排出的粪便，形状黏稠，呈橄榄绿色，无臭味。它由脱落的肠上皮细胞、浓缩的消化液、咽下的羊水所构成，2~3 日内转变为普通的婴儿粪便。

2. 母乳喂养儿粪便　为黄色或金黄色，多为均匀膏状或带少许黄色粪便颗粒，或较稀薄，绿色、不臭，呈酸性反应（pH 4.7~5.1）。每日排便 2~4 次，一般在添加辅食后次数即减少。

3. 人工喂养儿粪便　人工喂养的婴儿粪便为淡黄色或灰黄色，较干稠，呈中性或碱性反应（pH 6~8）。因牛乳含蛋白质较多，粪便有明显的蛋白质分解产物的臭味，有时可混有白色酪蛋白凝块。大便 1~2 次/d，易发生便秘。

4. 混合喂养儿粪便　与喂牛乳者相似，但较软、黄，添加淀粉类食物可使大便增多，稠度稍减，稍呈暗褐色，臭味加重。便次每日 1~3 次不等。添加各类蔬菜、水果等辅食时大便外观与成人粪便相似，初加菜泥时，常有小量绿色便排出。

二、儿童消化系统疾病常用检查方法

（一）胃肠影像学

1. 胸腹部平片及透视　主要用于食管闭锁、胃肠道穿孔、肠梗阻、肛门闭锁、腹部肿块、脏器异位、组织钙化等病变的诊断。根据病情及诊断的需要可取仰卧位、立位、水平侧位及倒立侧卧位等进行摄片。

2. 消化道造影　常用造影剂（对比剂）有阴性造影剂和阳性造影剂。阴性造影剂有空气、氧气等。阳性造影剂有钡剂、碘剂。碘造影剂有油质及水溶性两类。

（1）上消化道造影：用于检查先天发育异常，如食管气管瘘、食管狭窄、食管裂孔疝、胃肠道旋转不良、肥厚性幽门狭窄、贲门痉挛或松弛及膈疝等疾病的检查，可以全面细致地观察各部位黏膜及其充盈状态，并可以测量钡剂通过的时间及有无反流。还可以用于胃、十二指肠溃疡，胃食管反流的诊断。

（2）钡灌肠：主要用于肠套叠、巨结肠及肠位置异常等的诊断，还可以用于结肠和小肠梗阻的鉴别。婴幼儿一般不需清洁洗肠，在检查当日不给固体食物，检查前3小时禁食。学龄前和学龄儿童应在检查前清洁洗肠。

3. 胆管造影　如经腹腔镜胆管造影和内镜逆行胰胆管造影（ERCP）。经腹腔镜造影可用于了解胆管解剖，胆管闭锁术前评估及进行冲洗、引流等治疗。

4. 电子计算机体层扫描（computed tomography，CT）　可以用于腹部包块、腹腔脓肿、外伤及肝脏和胰腺疾病的诊断，也可以用于小肠和腹部血管性病变的检查。螺旋CT扫描可增快扫描速度，减少呼吸运动造成的伪影。静脉增强扫描可清楚地显示血管的解剖及鉴别肿瘤和正常组织。

5. 磁共振成像（magnetic resonance imaging，MRI）　适用于肝脏肿瘤，特别是血管瘤与囊性病变的诊断，对于局限性脂肪浸润显示较清晰，对胰腺囊性纤维化伴脂肪沉积及囊肿形成有明显的诊断价值。MRI对血管的显示优于CT，特别是磁共振血管造影对肝脏病变的血管显示清晰。近年来亦将MRI技术用于小肠疾病的诊断，由于其无创、无射线的特点，受到了儿科界的推崇。

（二）消化道内镜检查

由于消化道内镜的不断改进，该项检查能清晰地观察细微的病变，并可用多种方式记录和保存图像，便于多人同时观看，为诊断、治疗、研究消化道疾病提供了良好的条件。同时可以做黏膜活检或微生物学检查，还可以实施一些治疗。

1. 儿童上消化道内镜检查（upper gastrointestinal endoscopy）　适用于急性上腹疼痛、反复呕吐、呕血和黑便、咽下困难和疼痛，可以发现食管、胃及十二指肠黏膜炎症，消化性溃疡、憩室、息肉、血管瘤及血管扩张等。还可进行介入性治疗，如上消化道异物取出、内镜下止血、食管静脉曲张硬化治疗、狭窄的扩张、息肉切除等。

2. 儿童结肠镜检查（colonoscopy）　适用于下消化道出血、炎症性肠病、慢性腹泻、各种息肉综合征等的诊断，经结肠镜介入治疗，如摘除息肉、取出异物、扩张狭窄及止血等。

3. 小肠镜检查（双气囊推进式）（double - balloon enteroscopy，DBE）　主要用于儿童不明原因的肠道出血、腹泻等慢性小肠病变如克罗恩病的检出。其与普通内镜的区别是在内镜头部有一气囊，内镜外再置有一气囊的外套管，通过气囊的来回充气、放气和外套管移行、钩拉等动作，使内镜插入小肠深处，达到检查的目的。

4. 胶囊内镜　又称医用无线内镜（wireless capsule endoscopy），是小肠病变诊断方法之一。受试者通过口服内置摄像和信号传导的胶囊，借胃肠道蠕动使其在消化道内移行并拍摄图像，医师利用体外的图像接收和成像工作站，了解受检者的消化道变化。本方法是无创伤的，但缺点是图像欠清晰且发现病灶后不能做活体组织检查或内镜治疗。

5. 内镜超声检查（endoscopic ultrasonography，EUS）　是经胃镜、肠镜导入高频微型超声探头，通过体腔在内镜直视下对消化道壁或邻近脏器进行超声扫描的方法，可以获得清晰的消化道管壁的各层次结构和周围邻近脏器的超声显像。同时，可以在超声引导下对病灶进行细针穿刺活检。此外，借助 EUS 引导，还可以对病变进行引流、药物的局部注射或置入治疗。

6. *内镜下逆行胰胆管造影检查*（endoscopic retrograde cholangiopancretography，ERCP） 是将十二指肠镜插到十二指肠降段，在十二指肠乳头经内镜活检孔插入一造影导管，向胆管或胰管注入造影剂，X 线观察下行胰胆管造影，主要适用于肝内外胆管梗阻，如胆管闭锁、异位、结石及蛔虫，先天性胆管囊肿，反复发作胰腺炎，胰腺假囊肿等的诊断。在 ERCP 检查的同时，也可进行十二指肠乳头肌切开术、乳头肌球囊扩张术、胰胆管支架引流术等介入治疗。

（三）胃肠动力学检查

1. *核素检查* 将标记同位素的液体及固体食物给受试者服用后，借助计算机分析的摄像系统对液相和固相同时进行监测，与起始计数比较，得出单位时间的排空率和半排空时间，了解胃排空及胃食管反流、肠胃胆汁反流情况。

2. *胃肠测压法* 利用连续灌注导管测压系统，用微泵向导管内匀速注水，导管末端侧孔溢水时克服的阻力即为胃肠腔内压力。常用的有食管测压、直肠肛门测压、胃内压测定、Oddi 括约肌压力测定等。

3. *超声检查* 应用实时 B 超或三维超声，观察进食一定量液体后胃各部位及十二指肠的动态运动情况，并将胃排空情况量化，得出胃排空和半排空时间。

4. *胃电图* 测定人体胃电活动的方法有腔内胃电和体表胃电记录。体表胃电记录技术，即胃电图（EGG），是一种非侵入性检查方法，其定量指标包括 EGG 的主频率、正常胃慢波所占时间百分比、胃动过速、胃动过缓及其他动力紊乱所占比例。

5. *pH 监测* 采用柔软的 pH 微电极，放置在食管和/或胃内监测 pH，监测期间不限制正常生理活动，记录进餐、体位变化和一些症状的起止时间，数据存储在便携式 pH 记录仪上，可持续监测 24～96 小时，应用电脑程序进行数据处理。食管 pH 监测可以发现胃食管反流，了解反流与进食、体位及症状的关系。主要用于胃食管反流病的诊断，判断治疗效果；还可以用于查找一些反复发作性呼吸道疾病的病因。胃 pH 监测主要用于评价酸相关性疾病的疗效，检测十二指肠胃反流；胃与食管 pH 同时监测，以及食管胆汁反流动态监测可用于诊断碱性胃食管反流。

（四）呼吸试验

1. *氢呼吸试验* 哺乳动物的新陈代谢过程中不产生 H_2，呼气中的 H_2 是由肠道的细菌发酵碳水化合物而产生。在某些病理情况下，肠黏膜细胞某些酶，如乳糖酶、蔗糖－麦芽糖酶或麦芽糖酶缺乏时，相应的糖如乳糖、蔗糖和麦芽糖直接进入结肠，经结肠细菌发酵产生的 H_2 大部分从肠道排出，14%～21% 被吸收入血循环经肺呼出。通常应用气相色谱法检测收集呼出气中的 H_2。氢呼吸试验主要用于诊断乳糖、蔗糖吸收不良，小肠细菌过度生长和检测胃肠道传递时间。

2. *二氧化碳呼吸试验* CO_2 是能量代谢的终末产物，CO_2 呼吸试验是经口服或静脉注射放射性同位素如 ^{13}C 或 ^{14}C 标记的化合物后，经一系列代谢最终以 $^{13}CO_2$ 或 $^{14}CO_2$ 形式从肺排出，收集呼出气，经液闪测定检测呼出气中 $^{13}CO_2$ 或 $^{14}CO_2$ 含量。CO_2 呼吸试验可用于检测脂肪、乳糖吸收不良，小肠细菌过度生长，评价肝功能等，^{14}C 或 ^{13}C－尿素呼吸试验还可以用于检测幽门螺杆菌感染。由于^{14}C半衰期较长，不适用于儿童和孕妇，可采用^{13}C标记化合物。^{13}C为稳定性同位素，无放射性，但须用质谱仪检测。

（胡章雪）

第二节 小儿腹泻

小儿腹泻（infantile diarrhea）是一组由多病原、多因素引起的以大便次数增多和大便性状改变为特点的消化道综合征，是我国婴幼儿最常见的疾病之一。6个月至2岁婴幼儿发病率高，<1岁约占半数，是造成小儿营养不良、生长发育障碍的主要原因之一。

一、病因

肠道内感染可由病毒、细菌、真菌、寄生虫引起，以前两者多见，尤其是病毒。病毒感染主要病原体为轮状病毒，其次为星状和杯状病毒、肠道病毒（包括柯萨奇病毒、埃可病毒、肠道腺病毒）、诺沃克病毒、冠状病毒。细菌感染包括致腹泻大肠埃希菌、空肠弯曲菌、耶尔森菌，其他如沙门菌、嗜水气单胞菌、难辨梭状芽胞杆菌、金黄色葡萄球菌、铜绿假单胞菌。致腹泻的寄生虫为蓝氏贾第鞭毛虫、阿米巴原虫和隐孢子虫。滥用抗生素也可引起腹泻，有学者称之为抗生素相关性腹泻（AAD）。另外饮食因素、气候因素可诱发消化功能紊乱致腹泻。

二、病理生理

导致腹泻的病理生理过程有：肠腔内存在大量不能吸收的具有渗透活性的物质——“渗透性”腹泻，肠腔内电解质分泌过多——“分泌性”腹泻，炎症所致的液体大量渗出——“渗出性”腹泻及肠道运动功能异常——“肠道功能异常”性腹泻等。但临床上不少腹泻并非由某种单一机制引起，而是在多种机制共同作用下发生的。

三、诊断

【临床表现】

不同病因引起的腹泻常各具临床特点和不同临床过程，故在临床诊断中常包括病程、轻重及估计可能的病原。

临床分期：连续病程在2周以内的腹泻为急性腹泻，病程2周至2个月为迁延性腹泻，慢性腹泻的病程为2个月以上。

（一）急性腹泻

1. 腹泻的共同临床表现

（1）轻型：常由饮食因素及肠道外感染引起。病程可急可缓，以胃肠道症状为主，食欲不振，偶有溢乳或呕吐，大便次数增多，但每次大便量不多，稀薄或带水，呈黄色或黄绿色，有酸味，常见白色或黄白色奶瓣和泡沫。无脱水及全身中毒症状，多在数日内痊愈。

（2）重型：多由肠道内感染引起。常急性起病，也可由轻型渐加重，转变而来。除有较重的胃肠道症状外，还有较明显的脱水、电解质紊乱和全身中毒症状，如发热、精神烦躁或萎靡、嗜睡，甚至昏迷、休克。①胃肠道症状：食欲低下，常有呕吐，严重者可吐咖啡色液体；腹泻频繁，大便每日 10 余次至数十次，多为黄色水样或蛋花样便，含有少量黏液，少数患儿也可有少量血便。②水、电解质及酸碱平衡紊乱。

2. 几种常见类型腹泻的临床特点

（1）轮状病毒性肠炎

①是秋、冬季小儿腹泻最常见的病原。

②多发生于 6~24 个月婴幼儿，4 岁以上者少见。

③起病急，常伴发热和上呼吸道感染症状，无明显感染中毒症状。大便次数多、量多、水分多，黄色水样或蛋花样便带少量黏液，无腥臭味。

④常并发脱水、酸中毒及电解质紊乱。

⑤近年报道，轮状病毒感染亦可侵犯多个脏器，可产生神经系统症状，如惊厥等；50% 左右患儿血清心肌酶谱异常，提示心肌受累。

⑥本病为自限性疾病，数日后呕吐渐停，腹泻减轻，不喂乳类的患儿恢复更快。自然病程为 3~8 天，少数较长。

⑦大便镜检偶有少量白细胞，感染后 1~3 天即有大量病毒自大便中排出，最长可达 6 天。血清抗体一般在感染后 3 周上升。

（2）诺沃克（Norwalk）病毒性肠炎

①主要发病季节为头年 9 月份至次年 4 月，发病年龄为 1~10 岁，多见于年长儿和成人。

②潜伏期 1~2 天，起病急慢不一。

③可有发热、呼吸道症状。

④腹泻和呕吐轻重不等，大便量中等，为稀便或水样便，伴有腹痛。病情重者体温较高，伴有乏力、头痛、肌肉痛等。

⑤本病为自限性疾病，症状持续 1~3 天。

⑥粪便及周围血常规检查一般无特殊发现。

（3）产毒性细菌引起的肠炎

①多发生在夏季。

②潜伏期 1~2 天，起病较急。

③轻症者仅大便次数稍增，性状轻微改变。重症者腹泻频繁，量多，呈水样或蛋花样混有黏液，镜检无白细胞，伴呕吐，常发生脱水、电解质和酸碱平衡紊乱。

④自限性疾病，自然病程 3~7 天，亦可较长。

（4）侵袭性细菌性肠炎

①全年均可发病，多见于夏季。

②潜伏期长短不等。

③起病急，高热甚至可以发生热惊厥。腹泻频繁，大便呈黏液状，带脓血，有腥臭味。

④常伴恶心、呕吐、腹痛和里急后重，可出现严重的中毒症状如高热、意识改变，甚至感染性休克。

⑤大便镜检有大量白细胞及数量不等的红细胞。粪便细菌培养可找到相应的致病菌。

（5）出血性大肠埃希菌肠炎

①大便次数增多，开始为黄色水样便，后转为血水便，有特殊臭味。

②大便镜检有大量红细胞，常无白细胞。

③伴腹痛，个别病例可伴发溶血尿毒综合征和血小板减少性紫癜。

（6）抗生素诱发的肠炎

①金黄色葡萄球菌肠炎：多继发于使用大量抗生素后，病程与症状常与菌群失调的程度有关，有时继发于慢性疾病的基础上。表现为发热、呕吐、腹泻、不同程度中毒症状、脱水和电解质紊乱，甚至发生休克。典型大便为暗绿色，量多带黏液，少量为血便。大便镜检有大量脓细胞和成簇的革兰阳性球菌，培养有葡萄球菌生长，凝固酶阳性。

②伪膜性小肠结肠炎：由难辨梭状芽胞杆菌引起。除万古霉素和胃肠道外用的氨基糖苷类抗生素外，几乎各种抗生素均可诱发本病。可在用药1周内或迟至停药后4~6周发病。轻症腹泻，大便每日数次，停用抗生素后很快痊愈。重症频泻，黄绿色水样便，可有伪膜排出，黏膜下出血可引起大便带血，可出现脱水、电解质紊乱和酸中毒。伴有腹痛、腹胀和全身中毒症状，甚至发生休克。大便厌氧菌培养、组织培养法检测细胞毒素可协助确诊。

③真菌性肠炎：多为白色念珠菌所致，2岁以下婴儿多见。常并发于其他感染，或肠道菌群失调时。病程迁延，常伴鹅口疮。大便次数增多，黄色稀便，泡沫较多带黏液，有时可见豆腐渣样细块（菌落）。大便镜检有真菌孢子和菌丝，如芽胞数量不多，应进一步以沙氏培养基做真菌培养确诊。

（二）迁延性、慢性腹泻

病因复杂，感染、营养物质过敏、酶缺陷、免疫缺陷、药物因素、先天性畸形等均引起。以畸形腹泻未彻底治疗或治疗不当，迁延不愈最为常见。人工喂养、营养不良小儿患病率高。对于迁延性、慢性腹泻的病因诊断，必须详细询问病史，全面体格检查，正确选用有效的辅助检查。

【辅助检查】

1. 粪便检查　包括粪便常规及细菌培养，有条件地区应同时进行快速病原学诊断。

2. 粪便酶联免疫吸附试验　有助于病毒性肠炎诊断。

3. 血常规　细菌性感染性腹泻，在急性期，外周血白细胞计数和中性粒细胞大多增高，慢性期轻度贫血。

4. 纤维结肠镜检查　该检查可深达回盲部，不仅可对病变进行活检，而且可录像。

5. 食物不耐受试验　用于排除过敏性腹泻患儿，指导治疗。

四、鉴别诊断

（一）大便无或偶见少量白细胞者

为侵袭性细菌以外的病因（如病毒、非侵袭性细菌、寄生虫等肠道内外感染或喂养不当）引起的腹泻，多为水泻，有时伴脱水症状，应与下列疾病鉴别。

1. 生理性腹泻　多见于6个月以内婴儿，外观虚胖，常有湿疹，生后不久即出现腹泻，除大便次数增多外，无其他症状，食欲好，不影响生长发育。近年来发现此类腹泻可能为乳糖不耐受的一种特殊类型，添加辅食后，大便即逐渐转为正常。

2. 导致小肠消化吸收功能障碍的各种疾病　如乳糖酶缺乏、葡萄糖－半乳糖吸收不良、失氯性腹泻、原发性胆酸吸收不良、过敏性腹泻等，可根据各病特点进行粪便酸度、还原糖试验等检查方法加以鉴别。

（二）大便有较多的白细胞者

常由各种侵袭性细菌感染所致，仅凭临床表现难以区别，必要时应进行大便细菌培养，细菌血清型和毒性检测，尚需与下列疾病鉴别。

1. *细菌性痢疾*　常由流行病学病史，起病急，全身症状重。便次多，量少，排脓血便伴里急后重。大便镜检有较多脓细胞、红细胞和吞噬细胞，大便细菌培养有志贺痢疾杆菌生长可确诊。

2. *坏死性肠炎*　中毒症状较严重，腹痛、腹胀、频繁呕吐、高热，大便暗红色糊状，渐出现典型的赤豆汤样血便，常伴休克。腹部立位、卧位X线摄片呈小肠局限性充气扩张，肠间隙增宽，肠壁积气等。

五、治疗要点

原则为：调整饮食，预防和纠正脱水，合理用药，加强护理，预防并发症。

（一）急性腹泻的治疗

1. *饮食治疗*　腹泻时应强调继续饮食，满足生理需要，补充疾病消耗，以缩短腹泻后的康复时间，应根据疾病的特殊病理生理状况、个体消化吸收功能和平时的饮食习惯进行合理调整。有严重呕吐者可暂时禁食4～6小时（不禁水），待好转后继续喂食，由少到多，由稀到稠。腹泻停止后逐渐恢复营养丰富的饮食，并每日加餐1次，共2周。

2. *纠正水、电解质紊乱及酸碱失衡*

（1）口服补液：ORS可用于腹泻时预防脱水及纠正轻、中度脱水。轻度脱水口服液量为50～80ml/kg，中度脱水为80～100ml/kg，于8～12小时内将累积损失量补足。

（2）静脉补液：适用于中度以上脱水、吐泻严重或腹胀的患儿。输用溶液的成分、量和滴注持续时间必须根据不同的脱水程度和性质决定，同时要注意个体化，结合年龄、营养状况、自身调节功能而灵活掌握。

3. *药物治疗*

（1）控制感染

①水样便腹泻患者（约占70%）多为病毒及非侵袭性细菌所致，一般不用抗生素，应合理使用液体疗法，选用微生态制剂和黏膜保护剂。如伴有明显中毒症状不能用脱水解释者，尤其是对重症患儿、新生儿、小婴儿和衰弱患儿应选用抗生素治疗。

②黏液、脓血便患者（约占30%）多为侵袭性细菌感染，应根据临床特点，针对病原经验性选用抗菌药物，再根据大便细菌培养和药敏试验结果进行调整。大肠埃希菌、空肠弯曲菌、耶尔森菌、鼠伤寒沙门菌所致感染常选用庆大霉素、卡那霉素、氨苄青霉素、红霉素、氯霉素、头孢霉素等。金黄色葡萄球菌肠炎、伪膜性肠炎、真菌性肠炎应立即停用原使用的抗生素，根据症状可选用万古霉素、新青霉素、利福平、甲硝唑或抗真菌药物治疗。婴幼儿选用氨基糖苷类及其他副作用较为明显的抗生素时应慎重。

（2）微生态疗法：有助于恢复肠道正常菌群的生态平衡，抑制病原菌定植和侵袭，控制腹泻。常用双歧杆菌、嗜乳酸杆菌、粪链球菌、需氧芽胞杆菌、腊样芽胞杆菌制剂。

（3）肠黏膜保护剂：能吸附病原体和毒素，维持肠细胞的吸收和分泌功能，与肠道黏液糖蛋白相互作用可增强其屏障功能，阻止病原微生物的攻击，如蒙脱石散。

（4）避免用止泻剂：如洛哌丁醇，因为它具有抑制胃肠动力、增强细菌繁殖和毒素吸收作用，所以对于感染性腹泻有时是很危险的。

（二）迁延性和慢性腹泻治疗

1. 积极寻找引起病程迁延的原因，针对病因进行治疗，切忌滥用抗生素，避免顽固的肠道菌群失调。

2. 预防和治疗脱水，纠正电解质及酸碱平衡紊乱。

3. 营养治疗：此类患儿多有营养障碍，继续喂养对促进疾病的恢复是必要的治疗措施，禁食反而对机体有害。

（1）继续母乳喂养。

（2）人工喂养儿应调整饮食，<6 个月婴幼儿用牛奶加等量米汤或水稀释，或用发酵奶，也可用奶－谷类混合物，每天 6 次，以保证足够热卡。>6 个月的婴儿可食已习惯的平常饮食。

（3）双糖不耐受患儿由于有不同程度的原发性或继发性双糖酶缺乏，食用含双糖的饮食可使腹泻加重，其中以乳糖不耐受最多见，治疗宜采用去双糖饮食，可采用豆浆、酸奶或去乳糖配方奶粉。

（4）过敏性腹泻：患儿在应用无双糖饮食后腹泻仍不改善时，须考虑对蛋白质过敏的可能性，应改用其他饮食。

（5）要素饮食：是肠黏膜受损伤患儿最理想的食物。

（6）静脉营养：少数严重病儿不能耐受口服营养物质时，可采用静脉高营养。推荐方案为：脂肪乳每日 2～3g/kg，复方氨基酸每日 2～2.5g/kg，葡萄糖每日 12～15g/kg，电解质及多种微量元素适量，液体每日 120～150ml/kg，热卡每日 50～90cal/kg。通过外周静脉输入，好转后改为口服。

4. 药物治疗

（1）抗生素：仅用于分离出特殊病原的感染患儿，并根据药敏试验选用。

（2）补充微量元素和维生素。

（3）应用微生态调节剂和肠黏膜保护剂。

六、预防

1. 合理喂养，提倡母乳喂养，及时添加辅助食品。

2. 对于生理性腹泻的患儿应避免不适当的药物治疗。

3. 养成良好的卫生习惯。

4. 气候变化时，避免过热或受凉，居室要通风。

5. 感染性腹泻患儿，应积极治疗患者，做好消毒隔离工作，防止交叉感染。

6. 避免长期滥用广谱抗生素。

7. 轮状病毒肠炎流行甚广，接种疫苗为理想的预防方法。

（江　逊）

第三节　胃食管反流及反流性食管炎

胃食管反流（gastroesophageal reflux，GER）是较常见的食管动力障碍性疾病，指胃内容物反流入食管，依据临床症状及反流程度可分为生理性和病理性反流。生理性反流多无明显症状，并可随年龄增加逐渐缓解。病理性反流即胃食管反流病（GERD），往往症状明显，并可影响患儿正常生长发育，或导致严重合并症如呼吸系统疾病、反流性食管炎等。

一、病因

既往认为食管下段括约肌（lower esophageal sphincter，LES）是防止胃内容物反流的唯一解剖结构，但研究发现 GER 并非是 LES 单一作用所致，而是由多种因素共同作用引起。目前认为其病因主要是抗反流防御机制的下降和反流物对食管及气道黏膜的攻击。抗反流防御机制包括诸多方面，其中 LES 是首要的抗反流屏障，其他的抗反流防御机制包括食管正常蠕动、食管末端黏膜瓣、膈食管韧带、腹段食管长度、横膈脚肌钳夹作用及食管与胃 His 角等，上述解剖结构如发生器质或功能上的病变，胃内容物即可反流到食管。反流物包括胃酸、胃蛋白酶和胰酶等刺激食管及气道黏膜而引起相应的临床表现。

二、病理生理

1. *LES 病变*　LES 是机体抗胃食管反流的第一屏障。其抗反流主要依赖于正常的食管下端括约肌压力（lower esophageal sphincter opening pressure，LESP）。LESP 是食管下端环形平滑肌形成的功能高压区，是最主要亦是最有效的抗反流屏障。当胃内压力增高时，LES 反应性主动收缩以达到抗反流的目的。LESP 降低的患儿其胃内容物易反流通过张力低的 LES 而进入食管。研究发现相比足月儿，早产儿的 LESP 明显偏低，因此早产儿有更多的 GER 发生。多种因素可影响 LESP，如迷走神经兴奋可使 LESP 增加，而酒类、某些激素（如促胰液素、胆囊收缩素等）和组胺拮抗药等则可使 LESP 降低。

除 LESP 低下外，频发的 LES 一过性松弛（transient LES relaxation，TLESR）也是造成 GERD 的重要原因。TLES 与吞咽无关，发生时 LES 完全松弛，LESP 降低，持续时间 5～35 秒。正常的 LES 松弛有利于食管残留物清除，而频发的 TLSER 则导致 GERD。近年研究显示 GERD 患儿中 LESP 降低仅占 14%，而频发 TLESR 则占 34%。TLESR 频发的原因尚不清楚，认为迷走神经介导的非胆碱能神经抑制反射可诱发。胃、十二指肠功能减弱，胃排空减缓导致的胃容量和压力增加亦可引起 LESR。

2. *食管正常蠕动功能减低*　食管蠕动可发挥有效的食管清除作用。正常状态下，GER 能引起食管继发性蠕动，同时唾液正常分泌冲洗，中和并迅速清除反流物。GERD 患儿食管蠕动及唾液分泌异常，继发性蠕动减弱或消失，则胃内容物可由逆蠕动波继续向上而反流，使反流物停滞损伤黏膜。

3. *胃食管交界解剖结构异常*　与抗反流防御有关的胃食管交界解剖结构包括：腹腔内食管段长度、食管与胃 His 角、食管末端黏膜瓣等。食管为软性的消化管道，腹腔压力增高时其腹腔段即可被钳夹呈扁形，食管腹腔段长度越长，功能越完善，但食管裂孔疝患儿此作用消失。年龄<3 个月的婴儿其腹腔段甚短，故容易发生 GER。His 角由胃肌层悬带形成，

正常呈锐角，胃底扩张时悬带紧张是角度变锐起瓣膜作用，可防止反流。新生儿较钝，所以易出现反流。食管下端黏膜的玫瑰花瓣状折叠，可增强括约肌收缩，加强抗反流。

4. 胃的因素　胃排空延迟是导致 GER 的重要因素。食管炎、激素分泌及胃动力异常等因素均可使胃排空减慢、胃内压增高，LES 松弛，加重反流。

5. 反流物的作用　正常情况下，食管上皮存在由食管黏液层、多层鳞状上皮细胞、细胞内缓冲离子、细胞代谢和血液供应组成的黏膜屏障。但在上述防御机制下降基础上，反流物包括胃酸、胃蛋白酶及十二指肠胃反流物（胆汁及胰酶）可破坏该黏膜屏障，进而形成反流性食管炎。

二、诊断

（一）临床表现

GER 的主要临床表现为呕吐、反流性食管炎及由于反流造成的呼吸系统疾病。

1. 呕吐　呕吐是 GER 的主要症状，婴儿期的溢奶和呕吐常与反流有关。60% 的患儿未经治疗可在 6～12 个月时症状消失，主要是因为食管下端括约肌解剖和抗反流机制完善。但国内外也有对早产儿 GER 的研究发现明显的呕吐仅占较少百分比。核素扫描和食管 24 小时 pH 监测显示，GER 患儿食管下端反流物最终被吐出的 <20%。在年长儿，呕吐不是 GERD 的主要症状。

2. 反流性食管炎（reflux esophagitis）　是食管黏膜因反流物损伤造成的炎性改变。婴幼儿反流性食管炎的症状不典型，可表现为易激惹、睡眠不安、拒食以及喂养困难。年长儿可自诉咽下疼痛和胸骨后烧灼感或胸痛。

Barrett 食管是指由于慢性 GER 食管下端鳞状上皮被化生为柱状上皮所代替。其抗酸能力增强但易发生食管溃疡、狭窄和腺癌。儿童期 Barrett 食管发生率远低于成人。

3. 反流所致呼吸系统疾病　GERD 与某些呼吸系统疾病（尤其是小婴儿反复肺部感染及难治性哮喘）的相关性越来越受到重视。其引起呼吸系统疾病的机制包括：反流时胃内容物或酸雾的气道吸入；反流物对咽部的刺激促进炎症介质释放使气道的反应性增加；食管炎症使迷走神经作用增强。

（1）反复肺部感染：对于反复肺部感染的儿童尤其是婴幼儿应注意是否合并 GERD。报道同时有 GERD 和反复呼吸道感染的患儿，经抗胃食管反流治疗后，52%～92% 的患儿呼吸道症状明显好转。

（2）难治性哮喘：反流物可刺激食管黏膜感受器反射性引起支气管痉挛而出现哮喘。国内外研究表明 25%～80% 的哮喘有 GERD，对于发病早、抗哮喘治疗无效的患儿则更应该注意考虑合并 GERD 所致。

（3）呼吸暂停：呼吸暂停是 GERD 所导致的最严重的呼吸系统合并症，多见于小婴儿及早产儿，是由于反流物刺激引起喉痉挛导致呼吸道梗阻所致。

4. 生长停滞和贫血　除上述症状外，GERD 所致的呕吐和食管炎使儿童喂养困难、营养物质及热卡的摄入不足，进而可导致营养不良和生长停滞。反流性食管炎较重时可有出血、呕血，此时患儿可有贫血表现。

（二）辅助检查

1. 食管钡餐造影　可适于任何年龄，但对新生儿尤其早产儿应慎重。检查前禁食 3～

4 小时,分次给予相当于正常摄食量的钡剂。诊断标准为 5 分钟内出现 3 次以上反流。X 线检查的诊断阳性率低，仅 25%~75%，并且对于轻度的反流性食管炎不敏感，但可发现如食管裂孔疝等改变。

2. 食管测压　主要了解食管运动情况及 LES 功能，检查安全、简便且无损伤。能显示 LESP 低下、频发 TLESR 及食管蠕动收缩波幅低下或消失。对于 LESP 正常患儿应 24 小时连续测压，以动态观察食管运动功能，可提高诊断率。LESP 降低与 GER 的发生相符合率约 87%。

3. 消化内镜检查　主要用于明确是否存在反流性食管炎，可直观判断食管黏膜病变以及有无 Barrett 食管，但不能反映反流的严重程度，仅可反映食管炎的严重程度。食管炎可分为 3 度。1 度为充血；2 度为糜烂和/或浅溃疡；3 度为溃疡和/或狭窄。小婴儿食管炎常须组织活检确诊。

4. 同位素扫描　胃管注入或患儿吞服 ^{99m}Tc 标记液体，安静状态下行定时闪烁扫描记录，可观察食管清除、GER、胃排空。如肺内出现标记的 $^{99m}T_C$ 则证实呼吸道症状与 GER 有关。但对早产儿检查不便。

5. 食管 24 小时 pH 监测　24 小时食管下段 pH 监测诊断 GER 的敏感性为 88%，特异性为 95%，能客观地反映反流情况，并可根据参数判断 GERD 及疗效，被认为是诊断 GERD 的“金标准”。方法简便易行，亦适用于早产儿。

三、鉴别诊断

因 GERD 的症状可见于多系统疾病，所以首先应详细询问病史，认真体格检查并进行适当的辅助检查以鉴别诊断。如呕吐应鉴别神经、代谢系统原因；胸痛应鉴别心源性和非心源性各种病因；食管炎应鉴别感染性和药物性食管炎等；也须区分生理反流和病理反流。生理反流仅出现在进餐时或餐后短时间内，如时间长并伴有其他症状则考虑 GERD。

四、治疗要点

GERD 的治疗方法和效果取决于反流的程度和病因。对于无合并症的婴幼儿可先采用体位和饮食治疗，早产儿喂养不耐受及年长儿有明显症状者应用食物和其他治疗。

（一）一般治疗

包括体位治疗及饮食治疗。在新生儿和小婴儿的治疗中，体位与饮食治疗十分重要。临床观察头高体位能改善婴儿呕吐，较大儿童可采用右侧卧位、上半身抬高的睡眠体位能减轻 GERD 的症状。但亦有研究显示体位不能改变 LESP，且俯卧有增加婴儿猝死的可能。生理性 GER 很少发生在睡眠期，所以婴儿饮食中采用黏稠糊状食物、少量多次喂养、避免能降低 LESP 和增加胃酸分泌的食物和药物等均可减轻反流。

（二）药物治疗

药物治疗近年来发展很快，主要包括胃肠促动力剂、抑酸剂和黏膜保护剂，其合用对反流性食管炎有较好的疗效。

1. 胃肠促动力剂　GERD 是上胃肠动力性疾病，治疗理论上应首先改善动力。

（1）甲氧氯普安（胃复安）：为周围和中枢性多巴胺受体拮抗剂，可增加节后神经末梢乙酰胆碱释放，对胃酸分泌无作用，能提高 LES 张力，增加食管蠕动和胃排空。但由于其可引起锥体外系症状，婴儿应慎用。剂量为每次 0.1mg/kg，4 次/d。

（2）多潘立酮（吗丁啉）：是周围性多巴胺受体拮抗剂，能使胃肠道上部的蠕动和张力恢复正常，促使胃排空，增加胃窦和十二指肠的运动，对食管动力及食管下端括约肌张力的改善作用不确定。剂量每次 0.2~0.3mg/kg，3~4 次/d，饭前 10~30 分钟或睡前口服。副作用偶见轻度瞬时性腹部痉挛，但停药后即可恢复正常。

（3）西沙必利：是新型的食管、胃肠道动力剂，为非胆碱能非多巴胺拮抗剂，可刺激消化道壁肌间神经丛运动神经元 5-HT4 受体释放乙酰胆碱，促进全消化道动力。能增加胃排空和 LESP，部分作用类同胆碱能机制，对胃酸分泌无作用也不增加食管蠕动。儿童剂量每次 0.3mg/kg，3 次/d。生后 5 天至 11 个月婴儿可用每次 0.15~0.2mg/kg，3 次/d。西沙必利已被证实是临床最有效的治疗早产儿喂养不耐受及小儿 GERD 的药物，但因其对心脏的副作用，其在儿科的应用有争议。目前的观点是，应用必须有指征，有心脏 QT 间期延长等疾患或应用延长 QT 间期药物时不用，必要时心脏监护。

2. 抑酸剂

（1）西咪替丁：为组胺 H_2受体阻滞剂，可减少胃酸分泌，减少反流物对食管黏膜刺激。儿童剂量 20~40mg/kg。其副作用少，未发现严重不良反应。

（2）雷尼替丁：作用机制与西咪替丁类似，较西咪替丁强。能抑制胃酸分泌，既减少其分泌量，亦降低其所含的酸与胃蛋白酶，对治疗反流性食管炎有良好疗效。儿童剂量 5~10mg/kg，副作用少，未见有严重副作用报道。

（3）奥美拉唑：是新型的胃酸分泌抑制剂，为质子泵抑制剂，其抑酸作用明显强于西咪替丁及雷尼替丁。同时其服药简便，儿童剂量 0.5mg/kg，每日 1 次口服即可。临床已渐取代西咪替丁和雷尼替丁作为治疗反流性食管炎的重要治疗药物。

3. 黏膜保护剂　黏膜保护剂的作用在于保护黏膜免受盐酸、胆盐和胰蛋白酶的侵蚀。常用硫糖铝，能与糜烂、溃疡面上带正电荷的蛋白结合形成带电荷屏障，组织黏膜被侵袭物消化。剂量 3 岁以上每日 40~80mg/kg，3 次/d，两餐间以及睡前口服。其他应用的还有胶体次枸橼酸铋剂和麦滋林。国内也有报道采用蒙脱石散治疗食管炎，认为蒙脱石散对消化道黏膜有很强的覆盖保护能力，并通过与黏液糖蛋白相互结合促使黏膜修复。

（三）外科治疗

有 5%~10% 的 GERD 患儿经一般治疗和药物治疗后症状仍严重，对于这些患儿如有严重并发症如食管狭窄等应考虑手术治疗。常用手术为 Nisson 胃底折叠术。现已开展腹腔镜手术，取得了较好疗效。如合并食管裂孔疝可进行修补和抗反流术。手术近期效果好，但远期效果尚不肯定。

（张　薇　王宝西）

第四节　胃炎和消化性溃疡

一、胃炎

胃炎（gastritis）是指由各种物理性、化学性或生物性有害因子引起的胃黏膜或胃壁炎性改变的一种疾病。根据病程分急性和慢性两种。

【病因】

1. 急性肺炎　多为继发性，可由严重感染、休克、颅内损伤、严重烧伤、呼吸衰竭和其他危重疾病所致的应激反应引起。误服毒性物质和腐蚀剂，摄入由细菌及其毒素污染的食物，服用对胃黏膜有损伤的药物，食物过敏，胃内异物，情绪波动、精神紧张和各种因素所致的变态反应等均能引起胃黏膜的急性炎症。

2. 慢性胃炎　是有害因子长期反复作用于胃黏膜引起损伤的结果，小儿慢性胃炎中以浅表性胃炎为常见，占 90%～95%，萎缩性胃炎极少。病因迄今尚未完全明确，可能与感染、胆汁反流、长期服用刺激性食物和药物、精神神经因素、多种慢性病影响，其他如 X 线照射、胃窦内容物滞留、遗传、免疫、营养等因素有关。

【病理生理】

1. 急性胃炎　表现为上皮细胞变性、坏死，固有膜大量中性粒细胞浸润，无或极少有淋巴细胞、浆细胞，腺体细胞呈不同程度变性坏死。

2. 慢性胃炎　浅表性胃炎见上皮细胞变性，小凹上皮细胞增生，固有膜炎症细胞主要为淋巴细胞、浆细胞浸润。萎缩性胃炎主要为固有腺体萎缩，肠腺化生及炎症细胞浸润。

【诊断】

（一）临床表现

1. 急性胃炎　发病急骤，轻者仅有食欲不振、腹痛、恶心、呕吐，严重者可出现呕血、黑便、脱水、电解质及酸碱平衡紊乱。有感染者常伴有发热等全身中毒症状。

2. 慢性胃炎　常见症状为反复发作、无规律性的腹痛，疼痛经常出现于进食过程中或餐后，多数位于上腹部、脐周，部分患儿部位不固定，轻者为间歇性隐痛或钝痛，严重者为剧烈绞痛。常伴有食欲不振、恶心、呕吐、腹胀，继而影响营养状况及生长发育。胃黏膜糜烂出血者伴呕血、黑便。

（二）辅助检查

1. 胃镜检查　为最有价值、安全、可靠的诊断手段。可直接观察胃黏膜病变及其程度，同时可取病变部位组织进行幽门螺杆菌和病理学检查。

2. X 线钡餐检查　多数胃炎病变在黏膜表层，钡餐造影难有阳性发现，气、钡双重造影效果较好。

3. 幽门螺杆菌检测　可采用胃黏膜组织切片染色与培养、尿素酶试验、血清学检测抗 Hp 抗体、核素标记尿素呼吸试验，尤其尿素酶试验法快速、简单，特异性和敏感性可达 90% 以上。

【鉴别诊断】

1. 肠蛔虫病　常有不固定腹痛、偏食、异食癖、恶心、呕吐等消化功能紊乱症状，往往有吐、排虫史，粪便查找虫卵，驱虫治疗有效可协助诊断。

2. 肠痉挛　婴儿多见，可出现反复发作的阵发性腹痛，腹部无异常体征，排气、排便后可缓解。

3. 心理因素所致非特异性腹痛　原因不明，与情绪改变、生活事件、过度焦虑等有关。表现为弥漫性、发作性腹痛，持续数十分钟至数小时而自行缓解，可伴有恶心、呕吐等症状，临床和辅助检查无阳性发现。

【治疗要点】

（一）急性肺炎

1. 去除病因，积极治疗原发病，避免服用一切刺激性食物和药物，及时纠正水、电解质紊乱。

2. 有上消化道出血者应卧床休息，保持安静，监测生命体征及呕吐与黑便情况。

3. 静滴 H_2受体拮抗剂，口服胃黏膜保护剂，可用局部黏膜止血的方法。

4. 细菌感染者应用有效抗生素。

（二）慢性胃炎

1. 去除病因，积极治疗原发病。

2. 饮食治疗，养成良好的饮食习惯和生活规律。

3. 药物治疗

①黏膜保护剂：如次碳酸铋、硫糖铝、蒙脱石散等。

②H_2受体拮抗剂：常用西咪替丁、雷尼替丁、法莫替丁等。

③胃肠动力药：腹胀、呕吐或胆汁反流者加用吗丁啉、西沙必利。

④有幽门螺杆菌感染者应进行规范的 Hp 治疗。

二、消化性溃疡

消化性溃疡（peptic ulcer）是指胃和十二指肠的慢性溃疡，也可发生在与酸性胃液相接触的其他胃肠道部位。各年龄儿童均可发病，以学龄儿童多见。婴幼儿多为急性、继发性溃疡，常有明确的原发疾病，胃溃疡和十二指肠溃疡发病率相近；年长儿多为慢性、原发性溃疡，以十二指肠溃疡多见，男孩多于女孩，可有明显的家族史。

【病因】

原发性消化性溃疡的病因与诸多因素有关，目前认为溃疡的形成是由于对胃和十二指肠黏膜有损害作用的侵袭因子（酸、胃蛋白酶、胆盐、药物、微生物及其他有害物质）与黏膜自身的防御因素（黏膜屏障、黏液重碳酸盐屏障、黏膜血流量、细胞更新、前列腺素、表皮生长因子等）之间失去平衡的结果。

【病理生理】

十二指肠溃疡好发于球部，偶尔位于球后以下的部位称球后溃疡。多为单发，也可多发。胃溃疡多发生于胃窦、胃体交界的小弯侧，少数可发生在胃窦、胃体、幽门前方或幽门管内。溃疡大小不等，深浅不一，胃镜下观察呈圆形、不规则圆形或线形，底部有灰白苔，周围黏膜充血、水肿。球部因黏膜充血、水肿，或因多次复发后纤维组织增生和收缩而导致球部变形。胃和十二指肠同时有溃疡时称复合溃疡。

【诊断】

（一）临床表现

由于溃疡在各年龄段的好发部位、类型和演变过程不同，临床症状和体征也有所不同，年龄愈小，症状愈不典型。不同年龄患者的临床表现有各自的特点。

1. 新生儿　继发性溃疡多见，常见原发病有：早产、缺氧、窒息、败血症、低血糖、呼吸窘迫综合征和中枢神经系统疾病等。常表现急性起病，呕吐、黑便。生后 2～3 天亦可发生原发性溃疡。

2. 婴儿期　继发性溃疡多见，发病急，首发症状可为消化道出血和穿孔。原发性以胃溃疡多见，表现为食欲差、呕吐、进食后啼哭、腹胀、生长发育迟缓，也可表现为呕血、黑便。

3. 幼儿期　胃和十二指肠溃疡发病率相等，常见进食后呕吐，间歇发作脐周及上腹部疼痛，烧灼感，饥饿时或夜间多发，可持续数分钟至数小时。严重者可出现呕血、便血、贫血。

（二）辅助检查

1. 粪便隐血试验　素食 3 天后检查，阳性者提示可能有活动性溃疡。

2. 上消化道内镜检查　是当前公认诊断溃疡病准确率最高的方法。内镜不仅能准确诊断溃疡、估计病灶大小、溃疡周围炎症的轻重、溃疡表面有无血管暴露，而且可以评估药物治疗的效果，同时又可采取黏膜活检做病理组织学和细菌学检查，还可以在内镜下控制活动性出血。

3. 胃肠 X 线钡餐造影　虽然应用较广泛，但此诊断手段不够敏感和特异。

4. 幽门螺杆菌检测

【鉴别诊断】

由于儿童消化性溃疡的症状和体征不如成人典型，常易误诊和漏诊。应与以下疾病相鉴别。

1. 腹痛　应与肠痉挛、蛔虫症、腹内脏器感染、结石等疾病鉴别。

2. 呕血　新生儿和小婴儿呕血可见于新生儿自然出血症、食管裂孔疝等；年长儿须与肝硬化致食管静脉曲张破裂及全身出血性疾病鉴别。

3. 便血　消化性溃疡出血多为柏油样便，鲜红色便仅见于大量出血者。应与肠套叠、梅克尔憩室、息肉、腹型过敏性紫癜及血液病所致出血鉴别。

【治疗要点】

目的是缓解和消除症状，促进溃疡愈合，防止复发，并预防并发症。

（一）一般治疗

（二）药物治疗

1. 抑制胃酸治疗

（1）H_2 受体抑制剂

①西咪替丁：每日 10～15mg/kg，分 4 次饭前 10～30 分钟口服，或分 1～2 次/d 静脉滴注。

②雷尼替丁：每日 3～5mg/kg，每 12 小时 1 次，或每晚 1 次口服，或分 2～3 次/d 静脉滴注，疗程均为 4～8 周。

③法莫替丁：0.9mg/kg，睡前 1 次口服，或 1 次/d 静脉滴注，疗程均为 2～4 周。

（2）质子泵抑制剂：常用奥美拉唑，剂量为每日 0.6～0.8mg/kg，清晨顿服，疗程均为 2～4 周。

（3）中和胃酸的抗酸剂：常用碳酸钙、氢氧化铝、氢氧化镁等。

（4）胃泌素受体阻滞剂：如丙谷胺。

2. 胃黏膜保护剂

（1）硫糖铝：常用剂量为每日 10～25mg/kg，分 4 次口服，疗程 4～8 周。

（2）枸橼酸铋钾：常用剂量为每日 6～8mg/kg，分 3 次口服，疗程 4～6 周。

（3）蒙脱石散。

（4）米索前列醇。

3. *抗幽门螺杆菌治疗* 目前多主张联合用药，以下方案可供参考。

（1）以 PPI 为中心药物的“三联”方案：①PPI＋2 种抗生素（羟苄青霉素、克拉霉素、甲硝唑、呋喃唑酮），持续 2 周；②PPI＋以上抗生素中的 2 种，持续 1 周。

（2）以铋剂为中心药物的“三联”方案：①枸橼酸铋钾 4～6 周＋2 种抗生素（羟苄青霉素 4 周、克拉霉素 2 周、甲硝唑 2 周、呋喃唑酮 2 周）；②枸橼酸铋钾 4～6 周＋H_2RI 4～8 周＋上述 2 种抗生素 2 周。

4. *手术治疗* 消化性溃疡一般不需要手术治疗，但如有以下情况，应根据个体情况考虑手术治疗：①溃疡合并穿孔；②难以控制的出血，失血量大，48 小时内失血量超过血容量的 30%；③有幽门完全梗阻，经胃肠减压等保守治疗 72 小时无改善；④慢性难治性疼痛。

（江　逊）

第五节　先天性肥厚性幽门狭窄

先天性肥厚性幽门狭窄是先天性消化道畸形的常见多发病，占消化道畸形的第 3 位，依地理和种族不同，其发病率也不相同。国内发病率为 0.3%～0.1%，男婴占 90% 以上。其机制是由于幽门环肌肥厚，导致幽门狭窄，出现幽门梗阻的症状，临床表现主要为呕吐、胃蠕动波、右上腹肿块三大主征。

一、病因

病因不清，存在不同学说。

1. *原发性幽门肌肉发育异常* 认为生后幽门梗阻症状不完全，当喂养后奶液通过幽门梗阻，须强力蠕动使食物通过幽门管，机械性刺激局部黏膜，造成水肿增厚，幽门肌痉挛，形成幽门狭窄。

2. *幽门肌间神经丛异常* 由于神经节细胞发育不正常、数目减少或退行性病变，使括约肌神经控制不平衡，长期处于痉挛状态，使幽门肌肉肥厚、增生，幽门管腔狭窄而形成幽门部不全梗阻。

3. *遗传因素* 本病系多基因遗传，同胞发生概率为 3%～6%，同卵双胞胎为 22%。母亲患病子女风险率为 19% 和 7%，父亲患病子女风险率为 5.5% 和 2.4%。

4. *其他因素* 本病患儿血清胃泌素增高，认为与内分泌有关。

二、病理生理

是由于幽门肌肉肥厚、增生，以环形肌为著，肌纤维增粗和肌束间结缔组织增生所致。肥厚的肌肉组织逐渐向正常胃壁移行，在十二指肠侧，因胃壁肌层与十二指肠壁肌层不延续，所以肥厚部突然终止于十二指肠起端，使幽门呈纺锤状，长 2～3cm，直径 1.5～2cm，肌层厚达 0.4～0.6cm，表面颜色苍白而光滑，坚如软骨。肿块随年龄增大。肥厚肌层将黏膜向内推压，并形成皱折，致使幽门管腔狭窄，造成不全梗阻。胃排空受阻，胃蠕动增强，胃壁增厚，继发胃扩张。在十二指肠侧，胃强烈蠕动使幽门管部分被推入十二指肠球部，使十二指肠黏膜反折。幽门梗阻后，奶汁潴留刺激胃黏膜，产生充血水肿。

三、诊断

（一）临床表现

1. 呕吐　为首发及主要临床症状。频繁呕吐多出现于出生后 2～3 周，一般于喂奶后 10～30 分钟，呈喷射状呕吐，为奶汁或乳凝块，无胆汁，有酸味。部分患儿呕吐物含咖啡色，为食管黏膜损伤出血所致。少数病例生后数天内即出现呕吐，个别患儿为生后 7～8 周出现呕吐。

患儿呕吐频繁，但食欲亢进，饥饿感强，吃奶迅速有力。

2. 胃蠕动波及腹部肿物　患儿上腹部饱满，90% 患儿有胃型及由左向右推进的蠕动波，喂奶后或以手轻拍腹壁易见。安静时 70% 患儿可在右上腹肋缘下与右侧腹直肌之间触到一表面光滑、硬似软骨、可移动的橄榄样肿物，即肥厚的幽门。呕吐后，腹肌放松，更易触及。

3. 脱水、电解质紊乱、酸碱失衡和营养不良　患儿长期频繁呕吐，摄入量不足，导致脱水、营养物质吸收障碍，表现为体重不增，皮下脂肪少，皮肤干燥，前囟、眼窝凹陷，呈老人貌。长期呕吐，胃酸及氯化物、钾丢失，导致低氯低钾性碱中毒。表现为呼吸浅慢，甚至发生喉痉挛、抽搐；动脉血气：HCO_3^-、PCO_2、pH 均增高。部分严重脱水患儿，肾功能低下，酸性代谢产物潴留体内，部分碱性物质被中和，可无明显碱中毒表现。

2%～3% 患儿可出现黄疸，间接胆红素升高，梗阻解除后，迅速消退。

（二）辅助检查

根据呕吐、胃蠕动波、右上腹肿块三大主征，较易诊断，可借助 X 线、B 超、内镜检查确诊。

1. 腹部 X 线平片及钡餐造影　立位腹部平片显示胃扩张，胃下界达第 2 腰椎水平以下，肠道气体减少，卧位可见胃蠕动波。钡餐造影显示胃不同程度扩张，蠕动增强，可有胃食管反流，钡剂至幽门停止通过或少许钡剂进入十二指肠。幽门管狭窄细长，呈“线样征”。幽门肥厚的环形肌压迫胃窦，显示“肩征”。压迫十二指肠球基底部，使十二指肠球部似蘑菇状改变，称“菌征”。幽门管不充盈，仅幽门入口充钡，似鸟嘴状，称“鸟嘴征”。水肿的黏膜夹在幽门管中间，两侧有平行的钡剂充盈，称“双轨征”。

2. 超声检查　肥厚的幽门环行肌显示低密度回声，相应的黏膜层为高密度回声，幽门肌长径≥16mm，厚度≥4mm，直径≥15mm，确诊率为 81%～93%。

3. 内镜检查　可见幽门管呈菜花样狭窄，镜头不能通过幽门管，有胃潴留，确诊率为 97%。

（三）鉴别诊断

以呕吐为主要鉴别点。

1. 幽门痉挛　发病较早，多在生后几天出现呕吐，呈间歇性、非进行性、非喷射性。呕吐量不大，不影响患儿营养状态。体检可见胃蠕动波，但不能触及肿物。X 线示肥厚性幽门狭窄的征象，用解痉剂疗效好。

2. 新生儿胃扭转　发病可早可晚，多在喂奶后，移动体位后出现非喷射性呕吐，呕吐物为奶汁，不含胆汁。腹部无阳性体征。钡餐造影可见双泡征，双液平、胃大弯于胃小弯之上，幽门窦高于十二指肠等征象。体位治疗可缓解症状。

3. 贲门松弛和食管裂孔疝　生后几天出现呕吐，非喷射性，呕吐量不大，呕吐与体位有关，竖立位不吐。腹部无阳性体征，钡餐造影有助于诊断。

4. 新生儿胃食管反流　呕吐发生可早可晚，呕吐物有时含有胆汁。腹部无阳性体征，钡餐造影及食管24小时pH监测有助于诊断。

5. 胃内膈膜　生后不久出现呕吐，吃后即吐，喷射性，含乳汁和乳凝块，无胆汁和血液。可呈间歇性呕吐。钡餐造影有助于诊断。

6. 喂养不当　腹部无阳性体征，喂养调整后好转。

本病呕吐物不含胆汁，应除外各种原因引起的高位不全肠梗阻，如肠狭窄、肠扭转不良、肠重复畸形等。

四、治疗

1. 外科治疗　早期行幽门环行肌切开术。

目前已开展腹腔镜治疗，创伤小，疗效好。

2. 内科治疗

（1）姑息疗法：适用于有合并症暂时不能手术者。

（2）抗痉挛治疗：1∶（1000～2000）的阿托品溶液，奶前30分钟滴喂，1滴开始，每次增加1滴，直至皮肤发红为止，一般达3～6滴。

（3）使用增稠奶粉。

（4）纠正电解质紊乱。

（5）十二指肠管喂养。

（6）预防感染。

五、预后

及时诊断治疗，预后良好；未及时诊治，常导致婴儿营养不良和生长发育迟缓，重者衰竭死亡。

（兰　莉）

第六节　肠套叠

肠套叠（intussusception）系指部分肠管及其系膜套入邻近肠腔所致的一种绞窄性肠梗阻。是婴幼儿时期常见的急腹症之一，也是3个月至6岁引起肠梗阻的最常见原因。男孩发病率多于女孩，约为4∶1。健康肥胖儿多见，常伴发胃肠炎和上呼吸道感染。

一、病因

肠套叠分原发性和继发性两种。95% 为原发性，多见于婴幼儿，可能与婴儿回盲部系膜尚未完全固定、活动度较大有关；5% 继发病例多为年长儿，多有明显的机械原因，如梅克尔憩室翻入回肠腔内，常为肠套叠的起点。肠息肉、肠肿瘤、肠反复畸形、腹型紫癜致肠壁血肿等可牵引肠壁而发生肠套叠。

有些促发因素可导致肠蠕动的节律发生紊乱，从而诱发肠套叠，如饮食改变、病毒感染及腹泻等。有研究表明，病毒感染可引起末段回肠集合淋巴结增生，局部肠壁增厚，甚至凸入肠腔，构成套叠起点，加之肠道受病毒感染后蠕动增强而导致肠套叠发生。

二、病理生理

肠套叠多为近端肠管套入远端肠腔内，依据其套入部位不同分为如下几种类型。①回盲型：回盲瓣是肠套叠头部，带领回肠末端进入升结肠，盲肠、阑尾也随着翻入结肠内，此型最常见；②回结型：回肠从距回盲瓣几厘米处起，套入回肠最末端，穿过回盲瓣进入结肠；③回回结型：回肠先套入远端回肠内，然后整个再套入结肠内；④小肠型：小肠套入小肠，较少见；⑤结肠型：结肠套入结肠，少见；⑥多发型：回结肠套叠和小肠套叠合并存在。

由于鞘层肠管持续痉挛，致使套入部肠管发生循环障碍，初期静脉回流受阻，组织充血水肿，静脉曲张。黏膜细胞分泌大量黏液，进入肠腔内，与血液及粪质混合呈果酱样胶冻状排出。肠壁水肿、静脉回流障碍加重及动脉供血不足，导致肠壁坏死并出现全身中毒症状，严重者可并发肠穿孔和腹膜炎。

三、诊断

凡婴幼儿突然发生阵发性腹痛或哭闹、呕吐，便血，腹部扪及“腊肠样”肿块时可确诊。肠套叠早期在未排出血便前可以做直肠指检。

（一）临床表现

1. 急性肠套叠

（1）腹痛：既往健康的孩子突然发作剧烈的阵发性肠绞痛，哭闹不安、屈膝缩腹、面色苍白、拒食、出汗，持续数分钟或更长时间后腹痛缓解，安静或入睡，间歇 10～20 分钟又反复发作。阵发性腹痛由于肠系膜受牵拉和套叠鞘部强烈收缩所致。

（2）呕吐：初为乳汁、乳块和食物残渣，后可含胆汁，晚期可吐粪便样液体，说明有肠管梗阻。

（3）血便：为重要症状。出现症状的最初几小时大便可正常，以后大便少或无便。约 85% 病例在发病后 6～12 小时排出果酱样黏液血便，或做直肠指检时发现血便。

（4）腹部包块：多数患者在右上腹季肋下可触及轻微触痛的套叠肿块，呈腊肠样，光滑不太软，稍可移动。晚期发生肠坏死或腹膜炎时，可出现腹胀、腹水、腹肌紧张和压痛，不易扪及肿块，有时腹部扪诊和直肠指检双合检查可触及肿块。

（5）全身情况：患儿在早期一般情况尚好，体温正常，无全身中毒症状。随着病程延长、病情加重，并发肠坏死或腹膜炎时，全身情况恶化，常有严重脱水、高热、嗜睡、昏迷及休克等中毒症状。

2. 慢性肠套叠　年龄愈大，发病过程愈缓慢。主要表现为阵发性腹痛，腹痛时上腹部或脐周可扪及肿块，不痛时腹部平坦柔软无包块，病程有时长达十余日。由于年长儿肠腔较宽阔可无梗阻现象，肠管亦不易坏死。呕吐少见，便血发生也较晚。

（二）辅助检查

1. 腹部B超检查　在套叠部位横断扫描可见同心圆或靶环状肿块图像，纵断扫描可见"套筒征"。

2. B超监视下水压灌肠　经肛门插入Foley管并将气囊充气20～40ml，将"T"形管一端接Foley管，侧管接血压计监测注水压力，另一端为注水口，将37～40℃生理盐水匀速推入肠内，可见靶环状块影推至回盲部，"半岛征"由大到小，最后消失，诊断治疗可同时完成。

3. 空气灌肠　由肛门注入气体，在X线透视下可见杯口阴影，能清楚看见套叠头的块影，并可同时进行复位治疗。

4. 钡餐灌肠　可见套叠部位充盈缺损和钡剂前端的杯口影，以及钡剂进入鞘部与套入部之间呈现的线条状或弹簧状阴影。只用于慢性肠套叠的疑难病例。

四、鉴别诊断

诊断本病时应与下列疾病鉴别。

1. 细菌性痢疾　夏季发病多，大便含黏液、脓血，里急后重，多伴有高热等感染中毒症状。粪便检查可见成堆脓细胞，细菌培养阳性。但必须注意细菌性痢疾偶尔亦可引起肠套叠，两种疾病可同时存在或肠套叠继发于细菌性痢疾后。

2. 梅克尔憩室出血　大量血便，常为无痛性，亦可并发肠套叠。

3. 过敏性紫癜　有阵发性腹痛、呕吐、便血，由于肠管有水肿、出血、增厚，有时左右下腹可触及肿块，但绝大多数患儿有出血性皮疹、关节肿痛，部分病例有肾脏病变，该病由于肠蠕动功能紊乱和肠壁血肿，也可并发肠套叠。

五、治疗要点

急性肠套叠是危及生命的急症，其复位是紧急的治疗措施，一旦确诊须立即进行。

1. 非手术疗法

（1）灌肠疗法的适应证：肠套叠在48小时内，全身情况良好，无腹胀，无明显脱水及电解质紊乱。

（2）禁忌证：①病程已经超过48小时，全身情况差，有脱水、精神萎靡、高热、休克等症状者，对3个月以下婴儿尤应注意；②高度腹胀，腹部有腹膜刺激征者；③X线腹部平片可见多数液平面者；④套叠头部已达脾曲，肿物硬且张力大者；⑤多次反复发作，疑有器质性病变者；⑥小肠型套叠。

（3）方法：①B超监视下水压灌肠；②空气灌肠；③钡剂灌肠复位。

（4）灌肠复位成功的表现：①拔出肛管后排出大量带臭味的黏液血便和黄色粪水；②患儿很快入睡，不哭闹及呕吐；③腹部平软，触不到原有的包块；④灌肠复位后给予0.5～0.1g活性炭口服，6～8小时后应有炭末排出，表示复位成功。

2. 手术治疗　肠套叠48～72小时，或虽时间不长但病情严重疑有肠坏死或穿孔者，以及小肠型肠套叠均须手术治疗。根据患儿全身情况及套叠肠管的病变程度，选择进行肠套叠手法复位、肠切除吻合术或肠造瘘术等。

5%~8%患儿可有肠套叠复发，灌肠复位比手术复位的复发率高。

（徐　华　毕淑英）

第七节　先天性巨结肠

先天性巨结肠（congenital megacolon）又称先天性无神经节细胞症（aganglionosis）或赫什朋病（Hirschsprung disease，HD），是由于直肠或结肠远端的肠管持续痉挛，粪便瘀滞在近端结肠，使该肠管肥厚、扩张。本病是婴儿常见的先天性肠道畸形，发病率为1/5000~1/2000，男女之比为3:1~4:1，有遗传倾向。

一、病理生理

该病发生是多基因遗传和环境因素共同作用的结果。其基本病理变化是肠壁肌间和黏膜下神经丛内缺乏神经节细胞。在形态学上可分为痉挛段、移行段和扩张段三部分。除形成巨结肠外，其他病理生理变化还有排便反射消失等。根据病变肠管痉挛段的长度，本病可分为①常见型（约占85%）；②短段型（10%左右）；③长段型（4%左右）；④全结肠型（1%左右）。

二、诊断

（一）临床表现

1. 胎便排出延缓、顽固性便秘和腹胀　患儿生后48小时内多无胎便或仅有少量胎便排出，可于生后2~3天出现低位肠梗阻症状。以后即有顽固性便秘，3~7天以至于1~2周排便一次。

严重者发展成不灌肠不排便。痉挛段愈长，出现便秘时间愈早，愈严重。腹胀逐渐加重，腹壁紧张发亮，有静脉扩张，可见肠型及蠕动波，肠鸣音增强，膈肌上升引起呼吸困难。

2. 呕吐、营养不良和发育迟缓　由于功能性肠梗阻，可出现呕吐，量不多，呕吐物含少量胆汁，严重者可含粪样液，加上长期腹胀、便秘使患儿食欲下降，影响营养物质吸收致发育迟缓、消瘦、贫血或有低蛋白血症伴水肿。

3. 直肠指检　直肠壶腹部空虚，拔指后由于近端肠管内积存多量粪便，可排出恶臭气体及大便。

（二）并发症

1. 小肠结肠炎　为本病的常见并发症，可见于任何年龄尤其是新生儿期。由于远端结肠高度扩张，肠腔内压增高导致肠黏膜缺血，降低了黏膜的屏障作用，使粪便的代谢产物、细菌、毒素进入血循环，患儿出现高热、高度腹胀、呕吐、排出恶臭并带血的稀便。肠黏膜缺血处可产生水肿、溃疡，引起血便及肠穿孔。重者炎症侵犯肌层，出现浆膜充血、水肿、增厚，导致渗出性腹膜炎。由于吐泻及扩张肠管内大量肠液的积存，迅速出现脱水和酸中毒，死亡率极高。

2. 肠穿孔　多见于新生儿，常见的穿孔部位为乙状结肠和盲肠。

3. 继发感染　如败血症、肺炎等。

（三）辅助检查

凡新生儿生后胎粪排出延迟或不排胎粪，伴有腹胀、呕吐应考虑本病。婴幼儿有长期便秘史和腹胀等体征者即应进行特殊检查。

1. X 线检查

（1）腹部立位平片：多显示低位结肠梗阻，近端结肠扩张，盆腔无气体。

（2）钡餐灌肠检查：其诊断率在 90% 左右，可显示痉挛段及其上方的扩张肠管，排钡功能差。若黏膜皱襞变粗（锯齿状改变），提示伴有小肠结肠炎。

2. 直肠、肛门测压检查　测定直肠、肛门括约肌的反射性压力变化，患儿压力升高。2 周内新生儿可出现假阴性，故不适用。

3. 直肠黏膜活体组织检查　HE 染色用以判断神经节细胞的有无。组织化学方法测定乙酰胆碱含量和胆碱酯酶活性，患儿两者均较正常儿高出 5 ~ 6 倍，但对新生儿的诊断率较低。还可用免疫组织化学方法检测神经元特异性烯醇化酶等。

4. 直肠肌层活体组织检查　从直肠壁取肌层组织做活体组织检查，计数神经节细胞数量。患儿缺乏神经节细胞，而无髓鞘的神经纤维增殖。

5. 肌电图检查　患儿直肠和乙状结肠远端的肌电图波形低矮，频率低，不规则，峰波消失。

三、鉴别诊断

本病应与以下疾病相鉴别。

1. 新生儿期

（1）胎粪栓综合征（胎粪便秘）：由于胎粪浓缩稠厚可出现一过性低位肠梗阻症状，经灌肠排出胎粪后，即可正常排便且不再复发。

（2）先天性肠闭锁：新生儿回肠或结肠闭锁，表现为低位肠梗阻症状，直肠指检仅见少量灰白色胶冻样便，用盐水灌肠亦不能排便。腹部直立位平片可见整个下腹部无气，钡剂灌肠 X 线造影可明确诊断。

（3）新生儿坏死性小肠结肠炎：与先天性巨结肠伴发小肠结肠炎者很难鉴别。本病多为早产儿，围生期多有窒息、缺氧、感染、休克的病史，且有便血。X 线平片示肠壁有气囊肿和/或门静脉积气。

2. 婴儿和儿童期

（1）继发性巨结肠：肛门、直肠末端有器质性病变，如先天性肛门狭窄、术后瘢痕狭窄或直肠外肿瘤压迫等使排便不畅，粪便滞留，结肠继发扩张。经肛诊检查可诊断。

（2）特发性巨结肠：该症与排便训练不当有关，特点是患儿直、结肠有正常的神经节细胞。表现为无新生儿期便秘史，2 ~ 3 岁时出现症状，慢性便秘常伴肛门污便，便前常有腹痛。肛诊检查感觉除直肠扩张积便外，括约肌处于紧张状态，直肠肛门测压有正常反射。

（3）功能性便秘：是一种原因不明的慢性便秘，分为慢传输型、出口梗阻型及混合型。表现为排便次数少、排便费力、粪质较硬或呈球状、排便不尽感，有时需借助人工方式

（手抠）来协助排便。诊断须钡剂灌肠或肠镜检查排除器质性疾病。

四、治疗

应进行根治手术切除无神经节细胞肠段和部分扩张结肠。先天性巨结肠许多并发症发生在生后2个月内，故要特别重视此期间的治疗。

1. 保守治疗　①口服缓泻剂、润滑剂，帮助排便；②使用开塞露、扩肛等刺激括约肌，诱发排便；③灌肠：肛管插入深度要超过狭窄段，每日1次注入生理盐水，揉腹后使灌肠水与粪水排出，反复数次，逐渐使积存的粪便排出。

2. 手术治疗　包括结肠造瘘术和根治术。凡合并小肠结肠炎不能控制者，合并营养不良、高热、贫血、腹胀、不能耐受根治术者，或保守治疗无效、腹胀明显影响呼吸者，均应及时行结肠造瘘术。现多主张早期进行根治手术，一般认为体重在3kg以上，全身情况良好即可行根治术。

（徐　华）

第十六章　心血管系统疾病

第一节　概　述

循环系统包括心脏和血管系统，主要功能是为全身各组织器官输送血液，提供氧和营养物质等，同时将代谢产物带走，以维持机体正常新陈代谢。心肌细胞和血管内皮细胞具有内分泌功能，能分泌心钠肽和内皮素、内皮舒张因子等活性物质，还具有受体和信号转导系统，在调节心血管的功能方面具有重要作用。心血管系统疾病包括心脏疾病和血管疾病，是危害儿童健康的重要疾病。

一、分类

1. 病因分类

（1）先天性心血管病：胎儿时期发育异常所致，病变累及心脏及大血管，是小儿最常见的心脏病。

（2）后天性心血管病：出生后外来因素作用所致，主要有以下几种类型：①感染性心脏病：为病毒、细菌等微生物侵犯心脏而导致的心脏病；②风湿性心脏病：为A组乙型溶血性链球菌感染后诱导的机体异常免疫反应所致；③其他：如川崎病、动脉粥样硬化引起的心肌细胞血供障碍、内分泌性心脏病、营养代谢性心脏病、药物及毒物所致心脏病、心脏神经症等。

2. 病理解剖分类　心血管病可分别或同时表现为心内膜、心肌、心包以及大血管的病变。①心内膜病：如心内膜炎、心内膜弹力纤维增生症等；②心肌病和心律失常：如心肌炎症、肥厚、变性、缺血、坏死，各种心律失常；③心包病：如心包炎症、积液、积血、缺损等；④大血管病：如血管炎症、狭窄、扩张等。

3. 病理生理分类　同一病理生理变化可以由不同的疾病引起，心血管病的病理生理变化如下。①心力衰竭：指心肌收缩和舒张功能不全，分为急性或慢性，左心、右心或全心衰竭；②休克：为有效循环血量下降所致组织缺血、微循环障碍的表现；③心律失常：为心脏自律、兴奋或传导功能失调引起的心动过速、过缓和心律不规则的变化；④乳突肌功能不全：指二尖瓣或三尖瓣乳突肌功能障碍，不能正常启闭；⑤冠脉循环功能不全：指冠状动脉供血不足导致心肌缺血改变；⑥心脏压塞：指心包大量积液、积血或缩窄导致心脏充盈受限、排血减少以及静脉瘀血的变化。

二、诊断

诊断心血管病需结合病史、体格检查和辅助检查综合分析。

（一）病史

儿童心血管病的主要症状有呼吸困难、发绀、晕厥、咳嗽等，其中发绀也是一种体征，在先天性心血管病的诊断中具有重要价值。

1. 呼吸困难　指呼吸异常不适的感觉，是心脏和肺部疾病的一个主要症状，但年幼儿常不能正确表述。

2. 发绀　为皮肤和黏膜青紫。发绀分为两种类型：①中心性发绀，提示动脉血氧饱和度降低，由于右向左分流或肺功能受损所致；②周围性发绀，常继发于皮肤血管收缩，由于心输出量降低或暴露于寒冷环境中所致。

3. 晕厥　为意识的丧失，常见于脑血流灌注的减少，可由心输出量降低引起。

4. 咳嗽　严重的咳嗽、咯痰常提示呼吸道感染，反复呼吸道感染是左向右分流先心病的证据之一。咯血伴有先心病和发绀提示艾森曼格综合征。

（二）体格检查

1. 一般检查　评价生长发育，注意特殊面容及全身合并畸形、皮肤及黏膜的颜色、下肢有无水肿、呼吸困难症状、杵状指（趾）、肝颈回流征、肝脾大小、四肢脉搏强弱、皮肤瘀点等。

2. 心脏检查

（1）视诊：观察心前区有无隆起，心尖搏动的强弱和范围。心前区隆起者常提示心脏扩大，心尖搏动增强，范围扩大提示心室扩大或肥厚。心尖搏动减弱见于心包积液和心肌收缩力减弱。

（2）触诊：进一步确定心尖搏动的位置、强弱和范围，心前区有无抬举性搏动及震颤，注意震颤的部位和强弱。胸骨左缘第 3、4 肋间及剑突下抬举性搏动提示右室肥大，左侧第 5、6 肋间锁骨中线外抬举性搏动提示左室肥大，震颤的部位有助于判断杂音的来源，震颤的强弱有助于判断分流或反流量及瓣膜狭窄的程度。

（3）叩诊：可粗略估计心界的范围。

（4）听诊：包括各瓣膜区第一、第二心音的强弱，异常心音和杂音，心率、心律。杂音对鉴别先天性心脏病的类型具有重要意义，需注意其部位、时相、性质、响度、传导方向和范围。

3. 周围血管征　包括枪击音、Duroziez 双重杂音、毛细血管搏动征，阳性提示主动脉瓣重度关闭不全或动脉导管未闭等。

（三）辅助检查

1. 普通 X 线检查　包括胸部透视和摄片。透视可动态观察心脏和大血管的搏动以及呼吸运动；摄片可观察心脏和大血管的位置、形态，以及肺血管的粗细和走行，并留下永久记录。

2. 超声心动图　包括 M 型超声心动图、二维超声心动图、多普勒超声心动图、三维超声心动图。M 型超声心动图常用于测量心腔、血管内径，计算多种心功能指标；二维超声心动图可以在任意切面显示心脏和大血管的解剖结构和活动情况，以及各结构的空间关系；多普勒超声心动图可以检测血流的方向及速度，极大地增强了二维超声心动图诊断的准确性；三维超声心动图具有成像直观、立体感强的优点，可以为心脏手术提供丰富的信息。

通过对超声探头的改进，形成了经食管超声和经血管腔内超声。经食管超声可以用于常规经胸检查有困难或部分诊断不明的病人，以及术中监测；经血管腔内超声常用于评价血管壁的状态。

3. *心电图* 心电图是确诊各种心律失常的手段，对于心脏病的诊断有一定的帮助，对心室肥厚、心房扩大、心肌病的诊断有重要参考价值，但在分析小儿心电图时需注意年龄及体型的影响。

4. *心导管术* 根据检查部位不同分为右心导管和左心导管，具有一定的危险，多用于无创检查不能明确诊断时，或一些发绀型先天性心脏病有病情迅速恶化的危险，需迅速提供紧急手术所需的解剖异常诊断，同时进行治疗性操作；心导管术还可进行心内膜活检、心脏电生理检测和治疗。

5. *心血管造影* 心导管检查时，将导管置于心腔或大血管，注射造影剂后观察心脏的收缩和舒张以及血流的走行情况，是诊断复杂性先心病和血管畸形的主要检查手段。

6. *心血管放射性核素造影* 常用放射性核素锝－99m（^{99m}Tc）标记的化合物进行，可用于心肌灌注显像及心功能评估，不仅具有诊断作用，而且在确诊病人的功能分类方面具有一定的优势。

7. *心脏磁共振成像* 是一种无损伤性成像技术，包括自回旋波MRI技术和电影MRI技术，在血池和心血管结构间存在很好的对比，不需要造影剂，逐渐成为了复杂心脏及大血管疾病的重要诊断手段。

8. *计算机断层扫描* 检查时需使用含碘造影剂，320排CT已应用于心血管领域，对大血管及其分支的病变、心肌病、心包病、心腔内血栓和肿块、冠心病、先天性心脏病均具有较高的诊断价值。

（余　健）

第二节　常见先天性心脏病

一、房间隔缺损

房间隔缺损（atrial septal defect，ASD）是小儿时期常见的先天性心脏病之一，属于左向右分流型心脏病，是由于房间隔在胚胎发育过程中发育不良所致。

【病理解剖】

根据胚胎发生的异常，房间隔缺损可分为以下四个类型：

1. *原发孔型房间隔缺损* 又称Ⅰ孔型房间隔缺损、部分房室通道，缺损位于心内膜垫与房间隔交界处，常合并二尖瓣或三尖瓣畸形和关闭不全。

2. *继发孔型房间隔缺损* 最常见，缺损位于房间隔中部，属继发孔型，亦称为中央型。

3. *静脉窦型房间隔缺损* 分上腔型和下腔型。上腔型的缺损位于上腔静脉入口处，右上肺静脉可回流入右房；下腔型缺损位于下腔静脉入口处，右下肺静脉可回流入右房。

4. *冠状静脉窦型房间隔缺损* 最少见，缺损位于冠状静脉窦上端与左心房间，造成左心房血流经冠状静脉窦缺口分流入右心房，此型缺损常合其他心脏畸形。

【病理生理】

出生后左房压高于右房，房间隔缺损时则出现左向右分流，分流量与缺损大小、两侧心房间的压力差，以及心室的相对顺应性和肺循环、体循环的相对阻力有关。分流使右心血流量增加，舒张期负荷加重，故右房、右室增大，早期肺循环血量增加，压力增高（图16－2－1）。晚期可导致肺小动脉肌层及内膜增厚，管腔狭窄，引起肺动脉高压，使左向右分流减少，甚至出现右向左分流，临床出现发绀、右心衰竭。

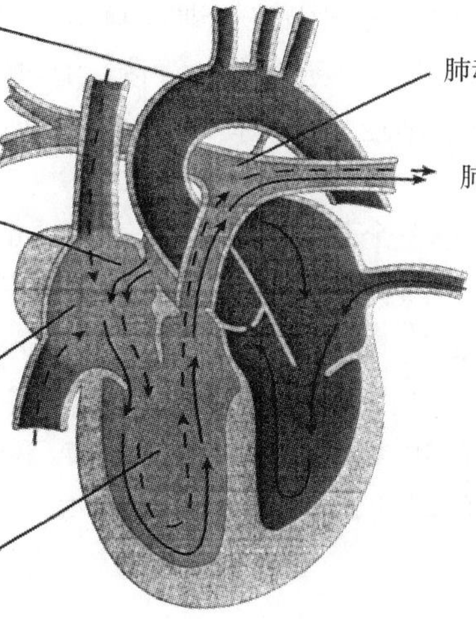

图16－2－1　房间隔缺损

【诊断】

（一）临床表现

随缺损大小有所不同，缺损小的可无症状，缺损较大时导致肺充血、体循环血流量不足，表现为乏力、活动后气促和体格发育不良，易发生呼吸道感染，晚期可发生肺动脉高压，出现右向左分流，患儿出现发绀。

体格检查：视诊前胸隆起，触诊心前区可有抬举冲动感，一般无震颤，少数大缺损分流量大者可出现震颤，叩诊心界增大，听诊第一心音亢进，肺动脉第二心音增强，第二心音固定分裂，胸骨左缘第2肋间可闻及2/6或3/6级收缩期吹风样杂音，三尖瓣听诊区可闻及舒张早中期杂音，吸气时更响，呼气时减弱。随着肺动脉高压的不断进展，可出现肺动脉瓣及三尖瓣关闭不全的杂音，此时第二心音增强，固定性分裂消失，收缩期杂音缩短，舒张期杂音消失。

（二）辅助检查

1. X线检查　右房及右室增大，肺动脉及其分支扩张，肺血管纹理增加，主动脉影缩小；透视下可见肺动脉总干及分支随心脏搏动而一明一暗的“肺门舞蹈”征，心影略呈梨形。冠状静脉窦型房间隔缺损偶可见上腔静脉近端扩张，原发孔型房间隔缺损伴二尖瓣反流时，左房及左室增大。

2. 心电图　一般为窦性心律，继发孔型房间隔缺损可见电轴右偏，右室增大，P－R间期延长，以及不完全性右束支传导阻滞的图形，分流量较大患者R波可出现切迹。原发孔型房间隔缺损可见电轴左偏及左室肥大。

3. *超声心动图* M型超声可见肺动脉和右室扩大，右室容量负荷增加显著时可见室间隔前向运动。二维超声可以显示房间隔缺损的位置及大小，结合彩色多普勒超声可以提高诊断的可靠性并能判断分流的方向，多普勒超声可以估测分流量的大小、右心室收缩压及肺动脉压力。经食管超声心动图可以很好地观察到房间隔缺损。动态三维超声心动图可以从左房侧或右房侧直接观察到缺损的整体形态、缺损与毗邻结构的空间关系，从而提供更详细的诊断信息。

4. *心导管检查* 导管能通过房间隔缺损即可确诊，可采用不同部位抽血检查血氧饱和度以计算肺动脉阻力和分流量大小。选择性血管造影有助于明确诊断合并的畸形。

5. *磁共振* 磁共振可以清晰地显示缺损的位置、大小及其肺静脉回流情况。

【治疗】

＜3mm的房间隔缺损多在3个月内自然闭合，＞8mm的房间隔缺损一般不会自然闭合。房缺分流量较大时一般可在2~4岁时手术修补，对于反复呼吸道感染、发生心力衰竭或合并肺动脉高压者应尽早手术治疗。部分继发孔型房间隔缺损也可通过介入性心导管术关闭缺损，适应证：①年龄通常≥3岁；②缺损直径≥5mm，≤36mm，伴右心容量负荷增加，继发孔型左向右分流；③缺损的边缘至冠状静脉窦，上、下腔静脉及肺静脉的距离≥5mm，至房室瓣的距离≥7mm；④房间隔的直径大于所选封堵伞左房侧的直径；⑤不合并必须外科手术的其他心脏畸形。

二、室间隔缺损

室间隔缺损（ventricular septal defect，VSD）属于左向右分流型先天性心脏病，由胚胎期室间隔发育不全所致，是最常见的先天性心脏病，可单独存在，也可合并其他复杂性先天性心脏病。

【病理解剖】

室间隔由4部分组成：膜性间隔、流入道间隔、小梁间隔、流出道间隔或漏斗部间隔。缺损最常发生在室间隔膜部，因为缺损大于室间隔膜部本身，故缺损常伴肌部缺损，可根据其相邻结构定义为流入道、小梁部、流出道室间隔缺损。第二种缺损是完全的肌性缺损，可分为流入道、小梁部、中央部、心尖部、边缘部。第三种缺损为室间隔流出道部缺损，通常分为嵴上、肺动脉下、流出道、漏斗部，可同时累及主动脉瓣下和肺动脉瓣下。流出道室间隔缺损累及室间隔小梁部左面时，可合并法洛四联症，心室双出口、永存动脉干，某些情况下合并大动脉转位。

【病理生理】

由于存在室间隔缺损，左房血液进入左室后，一部分到主动脉至体循环，另一部分则自左室经室缺分流入右室，与来源于右房的血液一起到肺动脉至肺循环（图16-2-2），此时体循环和肺循环血流量不再相等，肺循环血流量大于体循环血流量，从肺动脉瓣或二尖瓣血流量中减去主动脉瓣或三尖瓣血流量即分流量。分流量多少取决于缺损面积、心室间压差及肺动脉阻力，缺损大致可分为3种类型：

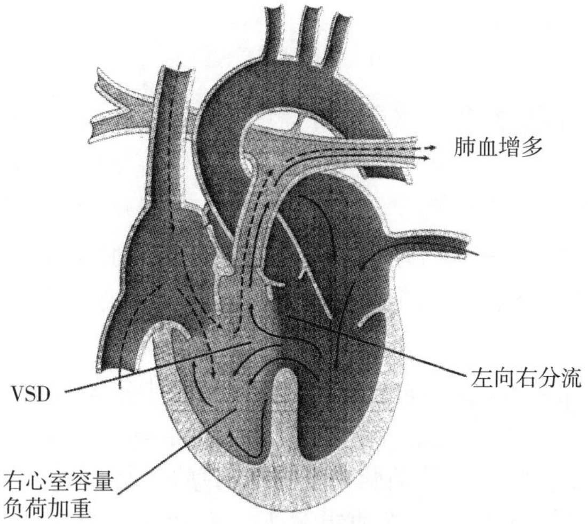

图 16-2-2 室间隔缺损

1. 小型室间隔缺损（Roger 病） 指缺损直径小于 5mm 或缺损面积 $<0.5cm^2/m^2$ 体表面积。Roger 病缺损小，心室水平左向右分流量少，血流动力学改变不大，患儿可无症状或症状轻微。

2. 中型室间隔缺损 指缺损直径 5～15mm 或缺损面积 $0.5\sim1.0cm^2/m^2$ 体表面积。此型室缺缺损较大，分流量较多，肺循环血流量可达到体循环的 1.5～3.0 倍，此型可出现生长发育迟缓和反复呼吸道感染。

3. 大型室间隔缺损 指缺损直径大于 15mm 或缺损面积 $>1.0cm^2/m^2$ 体表面积。此型室缺缺损大，缺损口对分流基本不构成阻力，亦称非限制性室缺，对肺血管床影响大。

三、艾森曼格（Eisenmenger）综合征

为不可逆的肺血管梗阻性疾病，主要病理改变为肺血管梗阻性病变引起肺循环阻力增高，肺动脉压力异常升高，右室收缩压超过左室收缩压，导致左向右分流逆转为右向左分流出现持续性发绀，称为艾森曼格综合征。凡有左向右分流的心血管畸形，如动脉导管未闭、房间隔缺损、室间隔缺损等，均可能引起艾森曼格综合征。

【诊断】

（一）临床表现

1. 临床表现 与分流量相关，决定于缺损大小和心室间压差。小型缺损可无症状，或仅在剧烈运动时发生呼吸急促，一般活动不受限制，生长发育基本正常。缺损较大时左向右分流量多，体循环血流量显著减少，患儿出现生长缓慢，喂养困难，发育不良，呼吸急促，易反复呼吸道感染及心力衰竭等，有时因扩张的肺动脉压迫喉返神经可引起声音嘶哑。

2. 体格检查 小型室缺心脏大小多为正常或轻度扩大，胸骨左缘第 3、4 肋间可触及收缩期震颤，闻及粗糙、响亮的全收缩期杂音，向四周广泛传导，肺动脉瓣区第二音不亢进或轻度增强。大型室缺心脏逐渐扩大，心尖及剑突下搏动强烈，心尖区可闻及较柔和舒张中期杂音，这是由于肺静脉回流至左房的血流过多引起相对性二尖瓣狭窄所致，伴有明显肺动脉

高压时，右室压力显著升高，逆转为右向左分流，出现发绀，并逐渐加重，此时心脏杂音较轻而肺动脉第二音显著亢进。

（二）辅助检查

1. X 线检查　小型室间隔缺损心影大小正常或稍增大，肺动脉段可稍饱满，肺野轻度充血，肺纹理正常或稍增加。中型室间隔缺损心影轻度到中度增大，左、右室增大，以左室增大为主，主动脉弓影较小，肺动脉段扩张，肺野充血。大型缺损心影中度以上扩大，呈球状或烧瓶状，左、右室扩大，左房也可增大，肺动脉段膨隆，肺野明显充血。当肺动脉压增高后分流转为双向或右向左分流时，出现艾森曼格综合征，主要特点为肺动脉主支增粗，而肺外周血管影很少。

2. 超声心动图　可探查室间隔缺损的部位和大小，小室间隔缺损不易被发现，可结合彩色多普勒超声诊断。彩色多普勒超声可显示分流束的起源、部位、数目、大小及方向，频谱多普勒超声可测量分流速度。无肺动脉狭窄时，可通过血流速度估测肺动脉压力。

3. 心电图　小型缺损心电图可正常或表现为轻度左室高电压，一般无右室肥大及房室传导阻滞；中型缺损主要为左室舒张期负荷增加表现，RV_5、V_6 升高伴深 Q 波，T 波直立高尖对称，以左室肥厚为主；大型缺损为双室肥厚或右室肥厚，部分病例可见右束支传导阻滞及一或二度房室传导阻滞。

4. 心导管检查　心导管检查可进一步证实诊断及进行血流动力学评估，判断肺动脉高压程度，计算肺血管阻力及体肺循环分流量等。一般不须造影检查；如合并多个室间隔缺损，重度肺动脉高压需与合并动脉导管未闭鉴别时，或需了解主动脉瓣脱垂情况时，可行左室造影或主动脉根部逆行造影。对于伴有发绀的病例，可行右室造影，观察心室水平右向左分流及观察右心室的“显影缺损”来判断双向分流程度。

【治疗】

室间隔缺损有自然闭合可能，小型缺损不必限制患儿活动，应注意防治细菌性心内膜炎；中型缺损如有临床症状，可在学龄前根治；大型缺损临床症状明显，易引起心力衰竭或发展成艾森曼格综合征，应及时处理。室间隔缺损治疗方法包括外科体外循环下直视手术修补和介入性心导管术关闭缺损。介入治疗适应证如下。

1. 膜周部 VSD：①年龄不小于 3 岁；②对心脏有血流动力学影响的单纯性 VSD；③VSD 上缘距主动脉右冠瓣不小于 2mm，无主动脉右冠瓣脱入 VSD 及主动脉瓣反流。

2. 肌部 VSD：通常不小于 5mm。

3. 外科手术后残余分流。

4. 其他：心肌梗死或外伤后室缺等。

四、动脉导管未闭

动脉导管未闭（patent ductus arteriosus，PDA）属于左向右分流型先天性心脏病，为小儿先天性心脏病常见类型之一。胎儿时期动脉导管正常连接肺动脉干和降主动脉，在左锁骨下动脉远端，右室输出的血流通过动脉导管绕过未膨胀的肺，进入降主动脉。动脉导管在解剖学上完全关闭多在生后 6 个月之前完成，极少数延迟不超过 1 年，若持续开放，并产生病理、生理改变，即称动脉导管未闭。动脉导管未闭可以是单一的独立疾病，也可合并其他先天性心脏畸形，如主动脉异常、大动脉转位、间隔缺损及心瓣膜病。

【病理解剖】

动脉导管的形状、大小、长短变化不一，常见有漏斗型、管型和窗型。最窄处直径在几毫米至数厘米之间，窗型最短。

【病理生理】

通常情况下，主动脉和肺动脉在整个心动周期中均存在压力阶差，故动脉导管未闭引起的左向右分流是连续性的，分流量的大小与导管的粗细及主、肺动脉的压差有关。分流使肺循环及左房、左室、升主动脉的血流量明显增加，左负荷加重，导致左房扩大，左室肥厚扩大，甚至发生充血性心力衰竭（图 16－2－3）。长期肺血大量增加可导致重度的肺动脉高压，产生右向左分流，即艾森曼格综合征。右室后负荷增加，可引起右室肥厚、扩张，产生三尖瓣关闭不全。由于升主动脉扩张，可出现主动脉瓣关闭不全。艾森曼格综合征病人可出现差异性发绀（differential cyanosis），即双下肢青紫，左上肢有轻度发绀，右上肢正常。

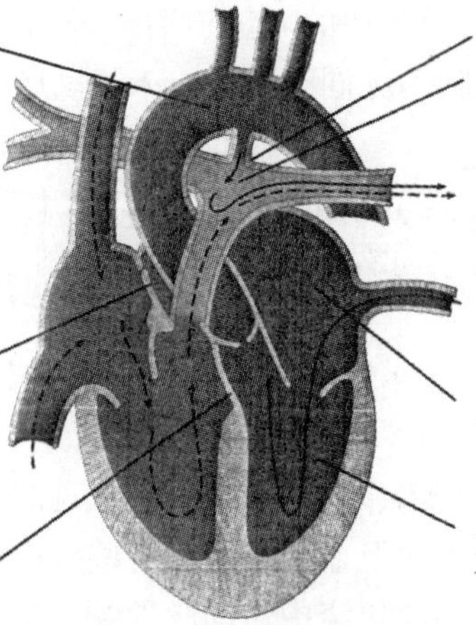

图 16－2－3　动脉导管未闭

【诊断】

（一）临床表现

1. 临床症状　主要取决于分流量大小，动脉导管细小者临床上可无症状；导管粗大者肺循环血流增多显著，较早出现肺动脉高压，有咳嗽、气急、喂养困难及生长发育落后等。

2. 体格检查　胸骨左缘第 2 肋间可闻及连续性“机器”样杂音，占整个心动周期，在收缩末期最响，杂音向左锁骨下、颈部和背部传导，可触及震颤。早产儿动脉导管未闭时，因肺动脉舒张压增高，舒张期杂音可消失。分流量大者因相对性二尖瓣狭窄在心尖部可闻及较短的舒张期杂音。肺动脉瓣区第二心音增强。当合并肺动脉高压或心力衰竭时，多仅有收缩期杂音。由于舒张压降低，脉压差增宽，可出现周围血管征，如水冲脉、毛细血管搏动征等。

（二）辅助检查

1. X 线检查　分流量少、病情轻者可正常；中、重度分流者肺血增多，肺动脉段突出，肺门血管影增粗。透视下左室和主动脉搏动增强。肺动脉高压时，肺门处肺动脉总干及其分支扩大，而远端肺野肺小动脉狭小。主动脉结正常或凸出。心脏扩大，以左室、左房扩大多见，心尖向下扩张，有时右室扩大伴/不伴右房扩大。

2. *超声心动图* 小的 PDA 利用多普勒超声检测到自降主动脉连续流向肺动脉的血流可能为唯一发现；中至大的 PDA 除可检测到流向肺动脉的连续血流外，二维超声还可直接探查到未闭合的动脉导管，常选用胸骨旁肺动脉长轴观或胸骨上主动脉长轴观。脉冲多普勒在动脉导管开口处可探测到典型的收缩期与舒张期连续性湍流频谱。在重度肺动脉高压时，当肺动脉压超过主动脉时，可见血流自肺动脉经未闭导管进入降主动脉。

3. *心电图* 轻者心电图可正常，分流量大者可有不同程度的左室、左房肥大，肺动脉压力显著增高者，双室肥厚伴 ST-T 改变。部分病人可出现房颤或房扑。

4. *心导管检查和心血管造影* PDA 通常通过体格检查及非创伤性检查即可作出诊断，但为准确评价血流动力学变化（如严重肺动脉高压）时须行心导管检查和/或心血管造影，右心导管检查可通过外周静脉经腔静脉，右房、右室和肺动脉测压，取血测血氧含量，可发现肺动脉血氧含量较右室为高。部分病人右心导管可通过 PDA 进入降主动脉。选择性血管造影是诊断并准确勾画出 PDA 最为确切的方法，通常采用逆行主动脉造影，在主动脉根部注入造影剂可见主动脉弓降部与肺动脉同时显影，未闭动脉导管也能显影。

【治疗】

生后 1 周内 PDA 可使用吲哚美辛、布洛芬治疗，如不能闭合，可通过手术或介入方法予以闭合。介入治疗适应证：①左向右分流不合并需外科手术的心脏畸形的 PDA；②PDA 最窄直径不小于 2mm；③患者年龄不小于 6 个月，体重不小于 4kg；④外科术后的残余分流；⑤直径 14mm 以上的 PDA 常合并较重的肺动脉高压，其操作困难，成功率低，并发症多，应慎重。

感染性动脉炎、充血性心力衰竭、心内膜炎等是常见的并发症，少见的并发症有肺动脉和动脉导管瘤样扩张、动脉导管钙化及血栓形成。有些病例中，如完全性大血管转位、肺动脉闭锁、三尖瓣闭锁、严重的肺动脉狭窄中，动脉导管对维持患儿生命至关重要，此时宜应用前列腺素 E_2 以维持动脉导管开放。

五、肺动脉瓣狭窄

肺动脉瓣狭窄（pulmonary stenosis，PS）是一种常见的先天性心脏病，指血流从右室流入肺动脉时所遇到的局部狭窄，是孤立性右室梗阻最常见的原因，发病率约占先天性心脏病的 10%。肺动脉瓣狭窄也常常与其他先天性心脏畸形并存。

【病理解剖】

正常肺动脉瓣叶为 3 个半月瓣，瓣叶交界处完全分离，瓣环与右室漏斗部肌肉相连。典型肺动脉瓣狭窄时，通常是 3 个瓣，偶尔为 2 个瓣，或 4 个瓣叶交界处融合呈穹隆状凸向肺动脉，瓣叶无交界处仅留一小孔，瓣膜开放受限，瓣叶可增厚。肺动脉瓣环也可能狭窄，肺动脉壁变薄并扩张（窄后扩张）。如为发育不良型肺动脉瓣狭窄，则病理改变为肺动脉瓣叶形态不规则、明显增厚、变硬或呈结节状，瓣叶启闭不灵活，瓣叶间常无粘连，伴肺动脉发育不良，肺动脉干不扩张。

【病理生理】

胎儿时期，肺动脉瓣狭窄使右室肥厚，右室输出量基本正常，对胎儿循环无明显影响；如狭窄很重，右室输出量显著减少，腔静脉血回流右房后通过卵圆孔或房间隔缺损流入左房、左室，则导致右室偏小。

大多数患轻、中度肺动脉瓣狭窄的婴儿与儿童生长发育正常，但随年龄增长体肺循环血流量增多，如狭窄的肺动脉瓣不能相应改善，右室收缩压则必须明显增加以维持心输出量，此外，由于年长儿的心率低于婴儿，随着心率的下降，每搏量将相应增加，因而越过狭窄瓣膜的收缩期血流也将相应增加，右室向肺动脉射血受限于狭窄的瓣口，需提高收缩压以克服阻力，导致右室肥厚，右心房可出现继发性增大，心房壁增厚，卵圆孔开放（图 16－2－4）。如狭窄严重，右室极度增厚可引起心肌供血不足，出现右心衰竭。

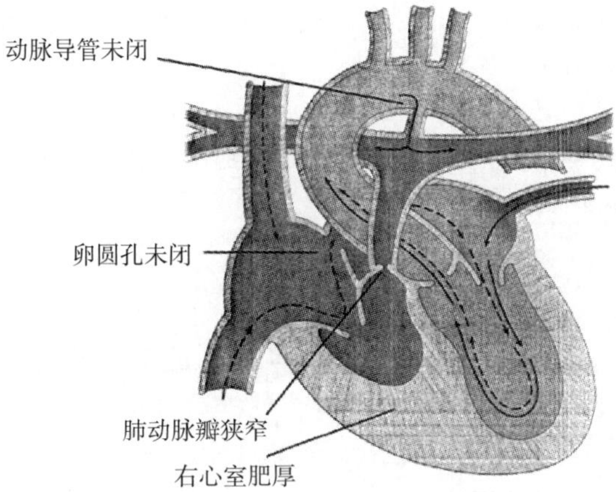

图 16－2－4　肺动脉瓣狭窄

【诊断】

（一）临床表现

1. 临床症状　与狭窄程度相关，轻度狭窄可无症状；中度狭窄在婴幼儿期可无症状，但年长后活动时即易感疲乏及气促；严重狭窄者易出现呼吸困难和乏力，突发昏厥甚至猝死。活动时胸痛或上腹痛提示心肌可能缺血，提示预后不良。发绀大多见于狭窄严重导致卵圆孔开放出现右向左分流时，如伴有大型房间隔缺损可有严重青紫，并有杵状指（趾）及红细胞增多。

2. 体格检查　体检常可提示阻塞的严重度。心前区可较饱满；胸骨左侧上端可触及抬举性搏动及收缩期震颤，在心前区搏动弥散，甚至可延伸到腋前线；胸骨左缘第 2、3 肋间可闻及 4/6 级以上喷射性收缩杂音，向左上胸、心前区、颈部、腋下及背面传导。第一心音正常，轻度和中度狭窄者可听到收缩早期喀喇音，系由于增厚但仍具弹性的瓣膜在开始收缩时突然绷紧所致，狭窄越重，喀喇音出现越早，甚至与第一音相重，使第一音呈金属样的声音。瓣膜阻塞严重时，由于右室收缩期明显延长，收缩期杂音更响，其递增部分发生在收缩晚期，与第二心音主动脉瓣成分相混淆。第二心音分裂，分裂程度与狭窄严重程度成比例。

（二）辅助检查

1. X 线检查　主肺动脉和左肺动脉狭窄后扩张为本病特征性的改变，常见于儿童期及以后。轻、中度狭窄时心脏大小正常，重度狭窄时如心功能尚可，心脏仅轻度增大，主要为右室和右房扩大。如有心力衰竭，心脏则明显增大。

2. 心电图　典型表现为电轴右偏，右室肥大、右房扩大。右胸前导联显示 R 波高耸，狭窄严重时出现心脏缺血表现，T 波倒置、ST 段压低。

3. 超声心动图　可确定阻塞部位解剖状况及阻塞严重程度。二维超声心动图可显示肺动脉瓣叶的数量、厚度、开启情况及狭窄后的肺动脉扩张。多普勒超声可估测肺动脉瓣狭窄的严重程度，以及检查心房水平有无分流。

4. 心导管检查　右室压力明显增高，可与体循环压力相等甚至高于体循环压力，而肺动脉压力明显降低，心导管从肺动脉到右室连续测压过程中出现明显的无过渡区的压力阶差。如合并卵圆孔未闭，导管可以从右房进入左房。

5. 心血管造影　右心室造影可见明显的“喷射征”，同时可显示肺动脉总干的狭窄后扩张，以及肺动脉瓣叶和瓣环情况。

【治疗】

经皮腔内球囊瓣膜成形术是典型的肺动脉瓣狭窄和中重度阻塞病人的首选治疗，如无该术适应证，则应行外科瓣膜切开术。

六、法洛四联症

法洛四联症（tetralogy of Fallot，TOF，简称 F4）是最常见的发绀型先天性心脏病，约占所有先天性心脏病的 10%。

【病理解剖】

法洛四联症属于圆锥动脉干畸形，包括 4 种基本畸形。

1. 肺动脉、肺动脉瓣和/或瓣下狭窄　狭窄范围可自右心室漏斗部入口至左、右肺动脉分支，狭窄的严重程度差异较大，可为漏斗部狭窄、动脉瓣狭窄或两者同时存在，常合并肺动脉瓣环、肺动脉总干的发育不良和肺动脉分支的非对称性狭窄。

2. 室间隔缺损　缺损为膜部周围型缺损并向流出道延伸，多位于主动脉下，有时可向肺动脉下方延伸，称对位不良型室间隔缺损。

3. 主动脉骑跨　主动脉根部增粗且顺钟向旋转右移并骑跨在室间隔缺损上，骑跨范围 15%~95%。

4. 右心室肥厚

以上 4 种畸形中右心室流出道狭窄是决定患儿的病理生理、病情严重程度及预后的主要因素，狭窄可随时间推移而逐渐加重；室间隔缺损必须足够大使左右心室的压力相等。本病可合并其他心血管畸形，如右位主动脉弓、右位心、左上腔静脉残留、房间隔缺损、动脉导管未闭、冠状动脉异常、肺动脉瓣缺如等。

【病理生理】

由于室间隔缺损为非限制性，左右心室压力基本相等，因此，右心室流出道狭窄程度决定了血液从心室进入主动脉和肺动脉之间的阻力关系，从而确定了血流动力学的特点。由此将法洛四联症分为三型。

1. Ⅰ型　为轻型法洛四联症，畸形特点：肺动脉瓣狭窄，不伴或仅有轻度右室流出道异常、室间隔缺损、主动脉骑跨，在心室射血期分流以左向右为主，亦称“无发绀”型法洛四联症。

2. Ⅱ型　为典型法洛四联症，有右室流出道狭窄并存肺动脉瓣狭窄，以及一定程度的肺动脉干发育不良，室间隔缺损，主动脉骑跨，右心室肥厚，射血期以右向左分流为主。

3. Ⅲ型　为重型法洛四联症，肺动脉闭锁或右室流出道、肺动脉瓣及肺动脉严重发育不良，甚至闭锁，射血期大量血液自右室流向主动脉。

右室流出道的梗阻使右室后负荷加重，引起右心室的代偿性肥厚，由于主动脉骑跨，主动脉除接受左心室的血液外，还接受一部分来自右心室的静脉血，输送到全身各部（图16－2－5），因而出现发绀；同时因肺动脉狭窄，肺循环进行气体交换的血流减少，更加重了发绀的程度；此外，由于进入肺动脉的血流减少，增粗的支气管动脉与肺血管之间形成侧支循环。在动脉导管关闭前，肺循环血流量减少程度较轻，发绀可不明显，随着动脉导管的关闭和漏斗部狭窄的逐渐加重，发绀日益明显，并出现杵状指（趾）。缺氧刺激骨髓代偿性产生过多的红细胞，血液黏稠度高，血流缓慢，可引起脑血栓。若为细菌性血栓，则易形成脑脓肿。

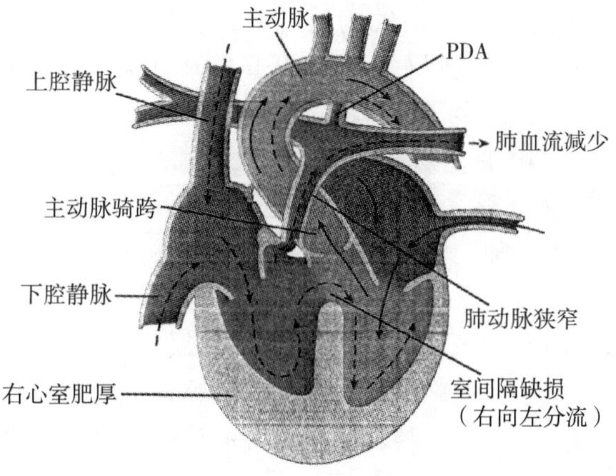

图16－2－5　法洛四联症

【诊断】

（一）临床表现

右室流出道梗阻的程度决定了临床表现。

1. 发绀　发绀程度和出现的早晚与肺动脉狭窄程度有关。多见于毛细血管丰富的浅表部位，如唇、指（趾）甲床、球结合膜等活动时加剧。

2. 蹲踞姿态　患儿活动时，常主动下蹲片刻。因为蹲踞时下肢屈曲，使静脉回心血量减少，减轻了心脏负荷，同时下肢动脉受压，体循环阻力增加，使右向左分流量减少，从而缺氧症状暂时得以缓解。

3. 杵状指（趾）　患儿长期缺氧时，指、趾端毛细血管扩张增生，局部软组织和骨组织增生肥大，表现为指（趾）端膨大。

4. 阵发性缺氧发作　是主要死因之一，常在2~9个月时发作，因突然肺血流量减少引起，可导致脑缺氧加重。常见诱因为吃奶、哭闹、情绪激动、贫血、感染等，表现为阵发性呼吸困难，严重者可引起突然昏厥、抽搐，甚至死亡。其原因是由于在肺动脉漏斗部狭窄的基础上，突然发生该处肌部痉挛，引起暂时性肺动脉梗阻。

体格检查：可有不同程度的发育不良和发绀，智能发育亦可能稍落后于正常儿。心前区略隆起，胸骨左缘第2~4肋间可闻及2/6~4/6级收缩期粗糙喷射性杂音，杂音的高低决定于右室流出道的狭窄程度，狭窄越重，杂音越低，肺动脉瓣第二心音减弱或消失。狭窄极严重者或在阵发性呼吸困难发作时，可听不到杂音，有时可听到侧支循环的连续性杂音。发绀持续6个月以上，可出现杵状指（趾）。

（二）辅助检查

1. *血液检查* 外周血红细胞计数和血红蛋白浓度明显增高，红细胞比容也增高，血小板降低，凝血酶原时间延长。

2. *X线检查* “靴型”心脏是法洛四联症的典型表现，即右室突出心尖圆钝上翘，肺动脉段凹陷，心影呈木靴状；肺血流量减少，肺门血管影缩小，搏动不明显，两侧肺纹理稀疏、纤细，透亮度增加，年长儿可因侧支循环形成，肺野呈网状纹理，部分患儿可见到右位主动脉弓阴影。

3. *超声心动图* 二维超声左室长轴切面可见到主动脉内径增宽，骑跨于室间隔之上，室间隔中断；大动脉短轴切面可见到右心室流出道及肺动脉狭窄。此外，还可见右室、右房内径增大，左室内径缩小，彩色多普勒血流显像可见右室血流直接入骑跨的主动脉内。

4. *心电图* 右室肥大，电轴右偏，偶见右房肥大。

5. *心导管检查和心血管造影* 右室压力明显增高，一般在60~90mmHg之间，收缩压峰值与左室及升主动脉相等，肺动脉与右室连续压力曲线有“移行区”，表明肺动脉瓣及右室流出道均存在狭窄。右室血氧含量比右房增高或无明显差别，右心导管可自右室至升主动脉或左心室。心血管造影的典型表现是右室造影后可见到主动脉与肺动脉几乎同时显影。增粗的主动脉位置偏前、稍偏右。造影可同时了解肺动脉狭窄的部位和程度以及肺动脉分支的形态。选择性左室及主动脉造影可了解左心室发育的情况及冠状动脉的走向。此外，造影可发现伴随的畸形。

【治疗】

1. *内科治疗*

（1）一般治疗：防治感染、脱水、反向栓塞、红细胞增多症、凝血性疾病等，缺铁者补充铁剂，避免阵发性缺氧发作。

（2）缺氧发作的治疗：①取胸膝位，下肢屈曲，可以使周围血管阻力增加，右向左分流减少，减轻缺氧发作；②立即吸氧；③药物治疗，去氧肾上腺素每次0.05mg/kg静注增加周围血管阻力，普萘洛尔每次0.05~0.1mg/kg缓慢静注减轻右室流出道痉挛，吗啡每次0.1~0.2mg/kg皮下、肌肉或静脉注射镇静，5%碳酸氢钠1.5~5.0ml/kg静注纠正代谢性酸中毒。经上述处理后仍不能有效控制发作者，可考虑急症外科手术。

2. *外科治疗* 右室流出道解剖情况，肺动脉发育状况是决定手术方式的关键因素。

（1）姑息手术：对于显著肺动脉发育不全的患儿，可以行姑息手术。目前常用的姑息手术有：锁骨下动脉-肺动脉吻合术（Blalock-Taussig手术），升主动脉-肺动脉吻合术（Waterstor手术），上腔静脉-右肺动脉吻合术（Glenn手术）等。姑息手术的目的是增加肺血流量，缓解肺血流量减少引起的低氧血症；待一般情况改善，肺血管发育好转后，再行根治术。

（2）根治手术：采用体外循环下切开右室，一次根治全部畸形，是理想的手术方式。

【预防】

1. 普萘洛尔 1～3mg/(kg·d) 口服，分 3～4 次。

2. 去除引起缺氧发作的诱因如贫血、感染，尽量保持患儿安静。

3. 禁止使用血管扩张剂、洋地黄制剂及儿茶酚胺类药物。

七、完全性大动脉转位

完全性大动脉转位（complete transposition of the great arteries，c－TGA）是新生儿期常见的发绀型先天性心脏病，为最常见的致死性心脏疾病之一。

【病理解剖】

正常情况下，肺动脉瓣下圆锥发育，肺动脉位于左前上方；主动脉瓣下圆锥萎缩，主动脉位于右后下方。大动脉转位时，主、肺动脉与左、右室的正常连接关系倒置，有以下重要的解剖标志。

1. 主动脉与肺动脉空间关系异常，主动脉位于右前上方，肺动脉位于左后下方。

2. 主动脉起自右室，肺动脉起自左室，但房室连接关系正常。

3. 主动脉瓣下有圆锥存在，与三尖瓣间呈肌性连接；肺动脉瓣下无圆锥结构存在，与二尖瓣呈纤维连接。

完全性大动脉转位常见的合并畸形有：卵圆孔未闭或房间隔缺损、室间隔缺损和动脉导管未闭，这是患儿赖以生存的基础，还可合并肺动脉狭窄等。

【病理生理】

由于右室与阻力高的主动脉相连，右房、右室压力升高而扩张、肥厚，左室与阻力低的肺动脉相连而出现不同程度的发育不良；体、肺循环的分离导致体静脉血未经氧合又进入体动脉，造成组织缺氧（图 16－2－6）。此外，完全性大动脉转位的血流动力学还受体、肺循环间交通口的部位和大小，有无肺动脉或左室流出道狭窄及其程度的影响。根据是否合并室间隔缺损及肺动脉或左室流出道狭窄可将完全性大动脉转位分为三大类：

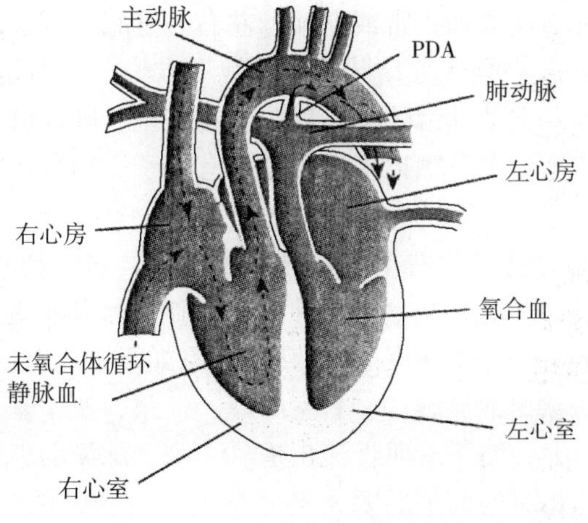

图 16－2－6　完全性大动脉转位

1. 室间隔完整　体、肺循环间依赖未闭的卵圆孔及动脉导管沟通混合，故发绀、缺氧严重，肺血流量增多不显著，无肺动脉高压。右室负荷增加而扩大肥厚，左室压力降低，室间隔常偏向左室。

2. 合并室间隔缺损　室间隔缺损可使左右心血液沟通混合较多，使发绀减轻，但肺血流量增加可导致心力衰竭，易发生肺动脉高压及肺血管阻塞性病变。

3. 合并室间隔缺损及肺动脉或左室流出道狭窄　两室压力趋于平衡，分流量减少，肺血流量少，体、肺循环血液混合及肺的氧合作用均不充分，发绀明显。

【诊断】

（一）临床表现

主要表现为发绀、呼吸困难及心力衰竭，受体、肺循环间血液混合程度的影响。

1. 发绀　为全身性，出现早，半数出生时即存在，绝大多数始于1个月内，活动后发绀加重；若同时合并动脉导管未闭，则出现差异性发绀，上肢青紫较下肢重。

2. 呼吸困难及心力衰竭　生后即可出现气促、喂养困难、多汗、肝大和肺部细湿啰音等心力衰竭症状逐渐加重，常伴发育不良。

体格检查：早期出现杵状指、趾，单一响亮的第二心音是出自靠近胸壁的主动脉瓣关闭音。杂音的诊断价值不大，杂音特点与伴随畸形有关，如合并动脉导管未闭，可在胸骨左缘第2肋间闻及连续性杂音；合并室间隔缺损，可在胸骨左缘第3、4肋间闻及全收缩期杂音；合并肺动脉狭窄，可在胸骨左缘上方闻及收缩期喷射性杂音。杂音较响时常伴有震颤。伴有大型室隔缺损者早期可出现心力衰竭伴肺动脉高压，伴有肺动脉狭窄者则发绀明显，而心力衰竭少见。

（二）辅助检查

1. X线检查　随血流动力学改变而异，典型表现为：婴儿早期心脏不同程度增大，体、肺循环间分流量大者胸片后前位心影呈斜卵形，上纵隔影由于主、肺动脉的错位、前后重叠而变窄，肺动脉右移明显者右肺门呈瀑布征；合并肺动脉或左室流出道狭窄者，肺血减少，主动脉影增宽。

2. 心电图　常见心电图表现为电轴右偏，右室肥大和右房增大，反映右室连接体循环。肺血流量明显增加时则可出现电轴正常或左偏、左右心室肥大等。

3. 超声心动图　是诊断完全性大动脉转位的常用方法。二维超声可显示房室连接正常，心室与大动脉连接不一致，主动脉常位于右前，发自右室，肺动脉位于左后，发自左室；还可检测出并存的畸形。结合彩色及频谱多普勒超声有助于心内分流方向、大小的判定及合并畸形的检出。

4. 心导管检查　右心导管可从右室直接进入主动脉，右室压力与主动脉相等，也有可能经卵圆孔或房间隔缺损、左房、左室进入肺动脉，肺动脉血氧饱和度高于主动脉。

5. 心血管造影　需行左室造影和右室造影，征象如下：①显影顺序异常，右室和主动脉相继显影、左室和肺动脉相继显影；②右室肥厚、扩张，左室基本正常或缩小；③主动脉瓣位于肺动脉瓣的右前上方，瓣下有肌性流出道；④肺动脉瓣与二尖瓣呈纤维连接；⑤左右冠状动脉发自与肺动脉瓣相对的两个后窦，但分布正常；⑥可见合并畸形，如室间隔缺损、动脉导管未闭可见局部双向分流。

【治疗】

1. 内科治疗　疗效欠佳，对症支持治疗包括：氧气应用、强心、利尿、纠正代谢性酸中毒，对于早期新生儿应用前列腺素 E_1 扩张动脉导管以增加肺血流量。

2. 姑息性治疗方法

（1）球囊房隔成形术（Rashkind procedure）：缺氧严重而又不能进行根治手术时可行球囊房隔造瘘或房间隔缺损扩大术，建立或扩大房间分流，使血液在心房水平大量混合，提高动脉血氧饱和度，使患儿存活至适合根治手术。

（2）肺动脉环缩术：完全性大动脉转位伴大型室间隔缺损者，可在 6 个月内做肺动脉环缩术，预防充血性心力衰竭及肺动脉高压引起的肺血管病变。

3. 根治性手术

（1）生理纠治术（Senning 或 Mustard 手术）：肺静脉血及上下腔静脉血在心房水平改向，使肺静脉血回流至右室，上下腔静脉血回流至左室，形成房室连接不一致及心室大血管连接不一致，从而在功能上矫正大动脉转位所致的血液循环异常。

（2）解剖纠正手术（Switch 手术）：可在生后 4 周内进行，即主动脉与肺动脉互换及冠状动脉再植，达到解剖关系上的纠正。该手术能保存左心室的功能，防止心律失常的产生，远期疗效好，为目前首选治疗方法。

（余　健）

第三节　病毒性心肌炎

病毒性心肌炎（viral myocarditis，VM）是指病毒侵犯心脏使心肌发生局限性或弥漫性炎性病变的一种感染性心肌疾病。临床主要以心脏扩大、心律失常，甚至心力衰竭或心源性休克为特征。各年龄均可发病，但以学龄前及学龄儿童多见，好发于夏秋季。

一、病因

引起儿童病毒性心肌炎的常见病毒有柯萨奇病毒（B 组和 A 组）、埃可病毒、脊髓灰质炎病毒、腺病毒、传染性肝炎病毒、流感和副流感病毒、麻疹病毒、单纯疱疹病毒以及流行性腮腺炎病毒等。

二、病理生理

儿童病毒性心肌炎的病理改变轻重不等，以间质炎症为主，呈局灶或弥漫性分布。随着病情进展，炎症可消散或纤维组织增生形成瘢痕。病毒除侵犯心肌外还可累及心内膜、传导系统及冠状动脉。

三、诊断

（一）临床表现

1. 症状　患儿表现轻重不一，取决于年龄和感染的急性或慢性过程。部分病人起病隐匿，有乏力、活动受限、心悸胸痛症状，少数重症病人可发生心力衰竭并发严重心律紊乱、心源性休克，甚至猝死。部分病人呈慢性进程，演变为扩张性心肌病。新生儿心肌炎特点是症状不典型，常表现为嗜睡、厌食、呕吐、腹泻、上呼吸道感染症状，甚至黄疸；发病急，呼吸急促、呻吟不安、苍白或发绀。

2. 体征 心脏有轻度扩大，伴心动过速、心音低钝及奔马律，可导致心力衰竭及昏厥等。反复心衰者，心脏明显扩大，肺部出现湿啰音，肝、脾肿大，呼吸急促和发绀。重症患者可突然发生心源性休克，脉搏细弱，血压下降。

（二）辅助检查

1. 实验室检查

（1）心肌酶谱：急性期以肌酸磷酸激酶（CK 或 CPK）的敏感性最高，磷酸激酶心肌同工酶（CK－MB）特异性高于 CK。乳酸脱氢酶（LDH）在发病 5 天内达高峰，$LDH_1 > LDH_2$ 或 $LDH_1 > 40\%$ 对诊断心肌炎更具参考价值。

（2）肌钙蛋白：心肌蛋白钙 T（cTnI）在心肌损伤后不久即可测出，并持续数日，特异性较 CK－MB 强。

（3）抗心肌抗体：抗心肌抗体在心肌炎早期阳性率较高（58.8%～74.0%），病程 > 3 个月后仅 25% 阳性，仅可作心肌炎诊断的非特异性指标。

（4）病毒学检查

①直接检测病毒：收集急性期患儿的鼻洗液、鼻拭子、咽拭子、粪便、血、心包液、心肌及有关组织进行病毒分离，或电镜直接检查病毒颗粒，也可用 PCR 法检测病毒核酸。

②血清病毒抗体测定：包括中和试验、血凝抑制试验及 ELISA 法。用捕捉法 ELISA 测定特异性 IgM 比间接 ELISA 法测定 IgG 更具有特异性和早期诊断价值。

2. 心电图（ECG）检查 急性期多有心动过速、心律失常、不同程度的传导阻滞、T 波平坦或倒置及 QRS 波低电压、S－T 段压低或抬高、Q－T 延长。若心肌有坏死或瘢痕形成，则可见原有 Q 波加深或出现新的 Q 波。必要时可做 ECG 运动试验以发现异常。

3. X 线检查 急性期胸部透视可见心搏减弱，左心室扩大；心肌张力差时心影呈烧瓶形或失去正常的弓形；病久者心影可轻至重度增大，呈普大型，右室为主。心衰时可见肺水肿或肺瘀血。少数有心包少量积液。

4. 心脏超声心动图检查 轻者可表现正常，左室不增大，但左室游离壁有局部收缩减弱。如有心衰，左室舒张末期或收缩末期内径增大，缩短分数和射血分数降低，左房内径增大。有时可见左室游离壁运动不协调。

5. 放射性核素检查 如局部心肌血流减少，细胞受损，放射性核素摄取减少，则可出现“冷区”现象，该区放射性核素分布稀疏或缺损。单光子放射性核素计算机断层摄影（SPECT）检查，心肌炎表现为左室射血分数（LVET）降低，室壁运动减弱。

6. 心肌活检 心肌活检被认为是诊断的“金标准”，目前沿用的诊断标准是美国心脏病学会提出的 Dallas 标准。近年来提出应用免疫组织学来诊断心肌炎，通过相应的单克隆抗体来检测心肌组织中具有各种标志的浸润淋巴细胞，可明显提高诊断阳性率。对心肌活检组织进行原位杂交和 PCR 方法检测，可使病毒的检出率明显提高。

（三）诊断标准

1. 临床诊断依据

（1）心功能不全、心源性休克或心脏综合征。

（2）心脏扩大（X 线、超声心动图检查具有表现之一）。

（3）心电图改变：以 R 波为主的 2 个或 2 个以上主要导联（Ⅰ，Ⅱ，aVF，V_5）的 ST

-T改变持续4天以上伴动态变化，窦房、房室传导阻滞，完全右或左束支传导阻滞，呈联律、多型、多源、成对或并行早搏，非房室结及房室折返引起的导位性心动过速，低电压（新生儿除外）及异常Q波。

（4）CK-MB升高或心肌肌钙蛋白（cTnI或cTnT）阳性。

2. 病原学诊断依据

（1）确认指标：自心内膜、心肌、心包（活检、尸检）或心包穿刺液中分离到病毒；或用病毒核酸探针查到病毒核酸；或特异性病毒抗体阳性。

（2）参考依据：①自粪便、咽拭子或血液中分离到病毒，且恢复期血清同型抗体滴度较第1份血清升高或降低4倍以上；②病程早期血中特异性IgM抗体阳性；③用病毒核酸探针自患儿血中查到病毒核酸。

3. 判断标准　如具备临床诊断依据2项，可临床诊断。发病同时或发病前1~3周有病毒感染的证据支持诊断。

（1）同时具备病原学确诊依据之一者，可确诊为病毒性心肌炎；

（2）具备病原学参考依据之一者，可临床诊断为病毒性心肌炎；

（3）凡不具备确诊依据，应给予必要的治疗或随诊，根据病情变化，确诊或除外心肌炎；

（4）应除外风湿性心肌炎、中毒性心肌炎、先天性心脏病、结缔组织病以及代谢性疾病的心肌损害，甲状腺功能亢进症、原发性心肌病、原发性心内膜弹力纤维增生症、先天性房室传导阻滞、心脏自主神经功能异常、β受体功能亢进及药物引起的心电图改变。

四、鉴别诊断

1. 扩张型心肌病　扩张型心肌病（dilated cardiomyopathy）以心脏扩大、心力衰竭、心律失常为主要表现。起病缓慢，可有无症状的心脏扩大许多年，或表现为各种类型的心律失常，逐渐发展，出现心力衰竭。可先有左心衰竭，然后出现右心衰竭，亦可起病即表现为全心衰竭。心脏内附壁血栓，可致肺、脑、肾、四肢动脉栓塞。心律失常较常见，以异位心律，尤其室性期前收缩多见，心房颤动发生率10%~30%，也可有各种类型程度不等的传导阻滞。心律失常可能是病人唯一表现。可因心律失常或动脉栓塞而突然死亡。实验室检查心肌酶正常。心电图检查以心室肥厚为突出改变。X线检查早期心大小和形状可以正常，以后心中度至高度增大，一般为双心室增大，但以左心室增大为显著。心脏超声心动图检查左室扩大，室壁运动幅度下降，有时可见附壁血栓。心肌活检心肌组织中无炎性细胞浸润，主要表现为心肌细胞排列紊乱，以纤维化及退行性变为主。

2. 风湿性心肌炎　风湿热发病前2~4周常有链球菌感染史，如化脓性扁桃腺炎及猩红热等，咽部链球菌培养可阳性。心脏损害一般以全心炎症为主，如果以心肌炎为突出症状时，也常伴心内膜损害，故二尖瓣区反流性收缩期杂音明显，且因瓣膜水肿、炎症出现舒张期杂音（Carey-Coombs杂音）；若心脏扩大不明显，而杂音较响亮则支持风湿性心肌炎的可能性更大。风湿热侵犯心脏时，常伴风湿性关节炎，但近年关节炎表现不典型，关节局部红肿可不明显，仅表现为游走性大关节疼痛、环形红斑及皮下小结等。实验室检查红细胞沉降率增快，常可达80~100mm/h以上，C-反应蛋白阳性，黏蛋白增高。风湿热时多种抗链球菌抗体增高，抗链球菌溶血素O阳性率可达60%~70%，若测3种抗体（抗链球菌溶血素

O、抗链激酶、抗透明质酸酶）则阳性率可提高到80%~85%。心电图改变主要是P－R间期延长。

3. 心内膜弹力纤维增生症　心内膜弹力纤维增生症起病多在1岁以内，以5~8个月最常见。主要表现为反复发作左心衰竭，以呼吸困难和呼吸增快为首发症状。心脏明显增大，心尖部第一心音低钝，可有奔马律，无杂音或有轻度收缩期杂音。心源性休克多发生在临终前。心肌酶谱检查均正常。心电图检查以左室肥厚为主，同时伴有广泛的ST－T改变，心律失常较少。X线检查心影增大，以左心为主，可见肺静脉瘀血。透视下心影搏动减弱。心脏超声心动图检查左室增大，室壁薄，二尖瓣开口小，左心室收缩幅度减小及顺应性下降，有时可见到心内膜回声增强。心肌活检心内膜弹力纤维大量增生及心肌变性等病变累及整个心脏。

五、治疗要点

本病目前尚无特效治疗方法，一般根据患儿病情采取综合措施，可以使大部分患儿痊愈或好转。

（一）休息

急性期减少活动，卧床或绝对卧床8周，待心影恢复正常、心电图改变明显好转后，开始轻微活动。恢复期至少卧床6个月，心脏增大者卧床半年以上，至心脏明显缩小。有心力衰竭者严格卧床至心衰控制，心脏检查明显好转，再开始轻微活动。

（二）药物治疗

1. 改善心肌营养及代谢，促进心肌修复　常用药物有三磷酸腺苷、辅酶A、细胞色素C、肌苷、维生素C等。

（1）三磷酸腺苷（ATP）：用量10~20mg/d，静脉滴注。

（2）辅酶A：用量50~100U/d，静脉滴注。

（3）细胞色素C：用量15mg/d，肌内注射，2~3次/d。

（4）肌苷：用量200~400mg/d，分2~3次口服。

（5）1，6－二磷酸果糖（FDP）：用量每日静脉滴注100~250mg/kg，连用2~3周。

（6）磷酸肌酸：用量年龄<1岁0.5g/d，年龄≥1岁1g/d，静脉缓慢注射，疗程3~4周。

（7）门冬氨酸钾镁：用量10~20ml/d，加入5%或10%葡萄糖注射液500ml中缓慢滴注，一日1次。

2. 抗病毒药物　目前尚无特效的抗病毒药物。常用的抗病毒药物有：干扰素、三氮唑核苷、阿昔洛韦、更昔洛韦等。

（1）干扰素与诱生剂：重组人α干扰素200 000U肌注，每日1~2次。聚肌胞，<2岁者隔日肌注，≥2岁者2mg/次，隔日肌注，共3~6次。

（2）三氮唑核苷：对流感病毒及呼吸道合胞病毒感染治疗有效。用法：①滴鼻：1%三氮唑核苷溶液（10mg/ml）每小时滴鼻1次，连续6次，每侧鼻孔每次滴药2~3滴，连用3~5天。②超声雾化：<2岁每次10mg溶于蒸馏水30ml，≥2岁每次20~30mg溶于蒸馏水30ml，每日2次雾化，连续5天。③全身给药：每日10~15mg/kg，分1~2次缓慢静脉点滴，疗程5~7天。

（3）特异性免疫球蛋白制剂：特异性抗 RSV 球蛋白，每日 200mg/kg 静脉滴注，疗效优于普通免疫球蛋白。人源化呼吸道合胞病毒单克隆抗体，每日剂量为 15mg/kg，连用 5 天，能使住院总天数、吸气天数明显下降。

（4）阿昔洛韦：是Ⅰ、Ⅱ型单纯疱疹病毒（HSV）感染的首选药物，对带状疱疹病毒、EB 病毒、巨细胞病毒（CMV）也有效；用法：5mg/kg，静滴，每日 3 次。

（5）更昔洛韦：对 HSV、CMV 或 EBV 具有较强的抗病毒作用。小儿每日用量 5～10mg/kg，加入 100ml 液体中静滴，疗程 2～5 天。

3. 抗氧化和自由基清除剂　常用药物如下。

（1）维生素 C：每次用量 200～300mg/kg，溶于 10% 葡萄糖溶液中，30～60 分钟内滴完，10 次后暂停 4～7 天，再进行第 2 疗程。

（2）辅酶 Q_{10}（泛癸利酮）：用量 5～10mg，口服，3 次/d。

（3）维生素 E：用量 50～100mg，口服，3 次/d。

4. 免疫调节剂　常用的药物如下。

（1）丙种球蛋白（IVIG）：大剂量静脉注射 IVIG 治疗病毒性心肌炎可显示良好的效果，特别适用于暴发性心肌炎。用量 2g/kg，用一次。

（2）干扰素（IFN）：IFN－α 用量 3 000 000U/m^2，皮下注射，每周 3 次。

（3）胸腺肽：用量 10mg，皮下注射，每周 3 次。

5. 肾上腺糖皮质激素　适用于重症患者如重症或暴发性心肌炎、心源性休克、三度房室传导阻滞。可以根据具体病情情况进行以下选择。

（1）琥珀酸氢化可的松：用量 5～10mg/(kg·d)，静滴，1～2 次/d。

（2）地塞米松：用量 0.25～0.50mg/(kg·d)，静滴，1～2 次/d。

（3）泼尼松：用量 1.5～2.0mg/(kg·d)，口服，病情好转后减量，直至停用。

（4）大剂量甲强龙：适用于伴有明显心功能不全及呼吸衰竭的暴发性病毒性心肌炎患者，用量 30mg/(kg·d) 冲击，连用 3 天。

（三）心律失常的治疗

见本章第六节。

（四）心力衰竭的治疗

见本章第七节。

（孙　新）

第四节　风湿热

风湿热（rheumatic fever）是 A 组 β 溶血性链球菌感染后发生的一种变态反应性疾病，其病变是全身性结缔组织的非化脓性炎症，主要侵犯心脏、关节。以心脏损害最为严重且多见。有时首次发作即是心脏受损，反复发作可使 2/3 的患儿遗留慢性心脏瓣膜病。预防尤为重要。

一、病因

病因目前尚未完全阐明。在发病前 1～3 周常有溶血性链球菌感染如咽峡炎、扁桃体炎或猩红热病史。一般认为本病的发生与三个因素的相互作用有关：①A 族 β 溶血性链球菌致病的抗原性；②易感组织器官的特性；③宿主易感性。

二、病理生理

全身各器官均可受累，但以心脏、脑、关节和皮肤等处的病变最为明显。风湿性心脏炎是一种全心炎症，以心肌炎最为严重。心脏瓣膜病变以二尖瓣受损最常见，其次是主动脉瓣，三尖瓣和肺动脉瓣病变比较少见。风湿小体是风湿热的特征性病变。

三、诊断

（一）临床表现

1. 主要表现

（1）心脏炎：心尖部提示有二尖瓣关闭不全和/或狭窄的收缩期、舒张期杂音，可有心包积液、心脏扩大和/或心力衰竭。

（2）关节炎：大关节红、肿、热、痛，呈游走性。

（3）皮下小结见于大关节伸侧面、枕部或腰棘突处。

（4）环形红斑见于躯干及四肢屈侧，淡红色环形或半环形。

（5）舞蹈症多见于学龄儿童有无目的及不自主运动。

2. 次要表现

（1）有发热、关节痛，有风湿热及风心病史。

（2）红细胞沉降率增快，C－反应蛋白阳性。

（3）P－R 间期延长。

3. 链球菌感染证据

（1）ASO（+）。

（2）咽培养 A 组溶血性链球菌。

（3）近期有猩红热或咽炎等病史。

（二）辅助检查

1. 咽培养可有 A 组溶血性链球菌。

2. 血清抗链球菌溶血素 O 效价增高。

3. 红细胞沉降率增快，C－反应蛋白阳性，白细胞及中性粒细胞增多。

4. 心电图部分病例有 P－R 间期延长，重者可见二度房室传导阻滞。

5. 超声心动图心脏炎时可见二尖瓣反流和/或狭窄，重者可见主动脉瓣受累，可有心脏扩大及心包积液。

确诊标准：两项主要表现，或一项主要表现加两项次要表现，及近期有链球菌感染的证据，可诊为风湿热。

四、鉴别诊断

发热注意与结核病或其他慢性感染相鉴别。不典型风湿热要与链球菌感染后状态相鉴别。心脏表现应与心脏功能性杂音、病毒性心肌炎、结核性心包炎、左房黏液瘤、乳头肌腱索断裂、乳头肌功能不全和二尖瓣脱垂等鉴别。关节表现注意与类风湿性关节炎、系统性红斑狼疮、白血病、感染后关节炎、化脓性关节炎、关节痛及关节过度活动综合征等相鉴别。舞蹈病注意与习惯性痉挛相鉴别。

五、治疗要点

1. 卧床休息　急性期应绝对卧床休息，一般不少于4周。因儿童时期风湿热多合并心脏炎，卧床应6周；有心脏扩大、心功能不全者，应考虑延长至3～6个月。但过长的卧床休息对患儿的精神和身体均有不良影响，应根据病情，在避免剧烈活动的条件下，逐步恢复正常生活。

2. 清除病灶　常规给予1个疗程（10～14天）青霉素治疗，也可根据病情适当延长，以消除溶血性链球菌感染病灶。

3. 抗风湿药物治疗　阿司匹林对控制急性症状有明显效果，有心脏炎症者可选用肾上腺皮质激素。

（1）阿司匹林：开始剂量为80～100mg/(kg·d)，分3～4次口服，病情稳定后减为40～50mg/(kg·d)，全疗程3个月。

（2）肾上腺皮质激素：对有心脏炎症的患儿，以应用激素治疗更为合理。泼尼松1.5～2mg/(kg·d)，分3～4次口服。3～4周后开始逐渐减量，至12周停药。

4. 舞蹈病的治疗　可用苯巴比妥等类药物并避免刺激。阿司匹林及激素无效。

5. 充血性心力衰竭的治疗　采用地高辛、利尿剂和血管扩张剂等。

六、预防复发

一般采用长效青霉素肌内注射，60万～120万U，每月1次，维持5年；必要时用至25岁或更久。

（孙　新）

第五节　心内膜弹力纤维增生症

非家族性心内膜弹力纤维增生症的发病率极低，而且过去30年出现不明原因的下降。此前，该病在儿童心脏尸检病例中占到4%。

一、病理学

1. 心内膜弹力纤维增生症是见于婴儿的一种扩张型心肌病形式，特点是心内膜弥漫性病变，伴有白色不透光的明亮外观。心腔，主要是左心室和左心房明显扩大、肥厚，少见累及右侧心腔。病程晚期可见乳头肌和腱索畸形和缩短导致二尖瓣反流。相似的病理改变（称为继发性弹力纤维增生症）也可见于继发于严重的先天性左心梗阻性病变如主动脉缩窄及左心发育不良综合征等疾病。

2. 原发性心内膜弹力纤维增生症病因不明，可能是对诸多不同因素反应的结果，而非某一确定病因。最近大量诊断为心内膜弹力纤维增生症的患者心肌中发现疱疹病毒基因组，这一现象提示心内膜弹力纤维增生症是疱疹病毒（而非肠道病毒）感染引起的心肌炎的并发症。

二、诊断

（一）临床表现

1. 病史　10个月内即可出现充血性心力衰竭症状和体征（喂养因难、气促、多汗、易激惹、面色苍白、生长停止）。

2. 体格检查

（1）患者可有气促和心动过速。

（2）大部分患者听不到心脏杂音，偶尔可闻及二尖瓣反流杂音。

（3）常有肝脏增大。

（二）辅助检查

1. 心电图　左室肥厚伴有心肌劳损是本病的典型特点。偶尔也可见到心肌梗死波形、心律失常和不同程度的房室传导阻滞。

2. X线检查　常可见到明显的心影普遍增大，伴或不伴肺血管充血征象。

3. 超声心动图　左室明显扩大、收缩无力并且无心脏结构缺损是本病的超声特点。左房也明显扩大，心内膜回声增强是本病的典型征象。

三、鉴别诊断

胸部X线片提示心脏扩大但无心脏杂音的婴儿，可考虑该诊断。主要累及心肌或者冠状动脉的疾病、先天性心脏病引起的严重充血性心力衰竭、呼吸系统疾病以及其他病症均可导致心脏扩大。表16－5－1列出了可导致婴幼儿心脏扩大但无心脏杂音的部分疾病。

表16－5－1　儿科病人无杂音的心脏增大的鉴别诊断

心肌疾病
心内膜弹力纤维增生症
心肌炎（病毒性或特发性）
糖原贮积病
引起心肌功能不全的冠脉疾病
冠状动脉异常起源于肺动脉
胶原病（结节性周围动脉炎）
川崎病
伴有严重心力衰竭的先天性心脏病
极重度主动脉狭窄
婴儿主动脉缩窄
体动静脉瘘

续表

Ebstein 畸形（常有柔和的三尖瓣反流杂音）
其他
继发于呼吸系统疾病（上呼吸道梗阻、支气管肺发育不良）的充血性心力衰竭（CHF）
伴有 CHF 的室上性心动过速
心包积液
心脏肿瘤
严重贫血
内分泌疾病（甲状腺功能亢进、嗜铬细胞瘤）
营养不良（脚气病、Washiorkor 病、肉毒碱缺乏）
过敏/中毒反应（磺胺类药物、抗生素、阿霉素）
肌营养不良
家族性扩张型心肌病

四、治疗

1. 需要早诊断和长期（数年）应用地高辛、利尿药和降低后负荷的药物治疗。地高辛持续应用 2～3 年；如果症状消失、心腔大小正常、ECG 恢复正常，然后缓慢停药。

2. 已有报道应用降低后负荷的药物（屈苯哒嗪，每日 4mg/kg，分 4 次服用）有效。

3. 对存在二尖瓣反流的患者，应该预防细菌性心内膜炎。

经过适当治疗后，仍有大约 1/3 患者继续发展，最终死于充血性心力衰竭。还有 1/3 虽然仍有症状，但生存下来。其余 1/3 完全恢复。手术治疗不适于本病。

（付　松）

第六节　心律失常

儿童心律失常的发生及意义与成人不同。相对而言，婴儿及儿童心律失常的发生率较低，但作为初级保健医师、急诊室医师、重症监护室医师，从常规的心脏节律监测中，应具备识别和处理常见心律失常的能力。

小儿正常的心率随年龄变化，年龄越小，心率越快。因此，用于成人的心动过缓（心率 <60 次/min）和心动过速（心率 >100 次/min）的定义不适用于婴儿及儿童。小儿心动过速的定义是心率超过该年龄正常心率范围的上限，心动过缓的定义是心率低于该年龄正常心率范围的下限。静息状态下各年龄正常心率参见表 16－6－1。

表 16－6－1　静息心率的正常范围（单位：次/min）

年龄	中位值（范围）	年龄	中位值（范围）
新生儿	145（90～180）	4 岁	108（72～135）
6 个月	145（106～185）	6 岁	100（65～135）
1 岁	132（105～170）	10 岁	90（65～130）
2 岁	120（90～150）	14 岁	85（60～120）

（引自：Davignon，A RautaharijuP，Boisselle E，et al. Normal ECG standards for infants and children. Pediatr Cardiol，1：123－131，1979－1989）

一、窦性节律

起源于窦房结和所有节律（窦性节律）有两个重要特征，两者均符合称为窦性节律。

1. P 波位于 QRS 波前，且 P－R 间期固定（当有一度房室传导阻滞时，P－R 间期可以延长，此为窦性心律伴一度房室传导阻滞）。

2. P 波电轴范围在 0°～ +90°，这一标准常被忽视。即 P 波在Ⅱ导联直立，在 aVR 导联倒置。

（二）规则的窦性节律

1. 定义　节律规则，心率在该年龄正常范围。具备如前所述的窦性节律两个特征（图 16－6－1）。

2. 意义　在任何年龄这种节律都是正常的。

3. 处理　无需治疗。

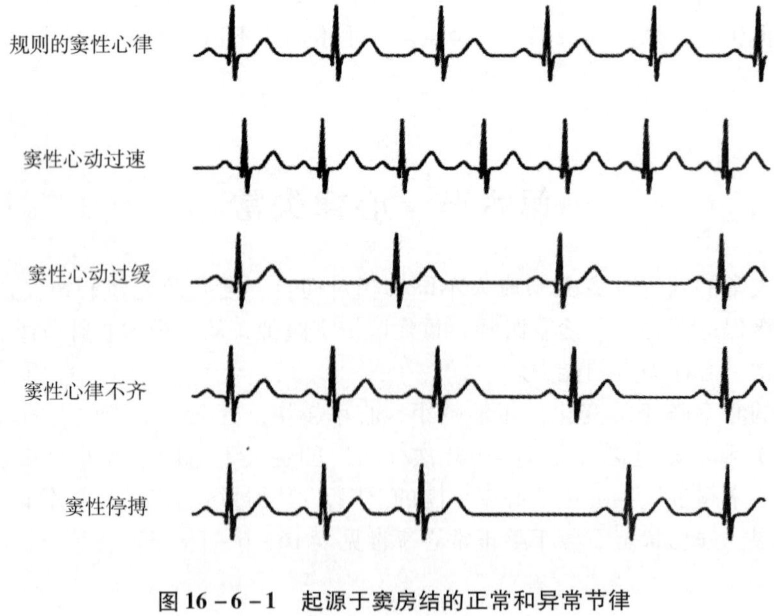

图 16－6－1　起源于窦房结的正常和异常节律

（二）窦性心动过速

1. 定义　具有窦性节律的特征（如前描述），心率快于该年龄正常值上限。当儿童心率>140次/min、婴儿>170次/min时具有意义。窦性心动过速时心率通常不超过200次/min。

2. 原因　可见于正常人、训练有素的运动员，也可见于刺激迷走神经、颅内压增加、甲状腺功能减低、低体温、缺氧、低血钾以及服用地高辛、β受体阻滞药等药物时。

3. 意义　对于一些患者，显著的窦性心动过速不能够维持正常的心排血量。

4. 处理　针对病因治疗。

（三）窦性心律不齐

1. 定义　心率呈周期性变化，吸气时增加，呼气时降低。这种心律失常有窦性节律的特征。

2. 原因　此为正常现象，原因是随着呼吸周期，受心脏自主神经支配的心率也发生了周期性变化。

3. 意义　小儿心脏储备能力强，窦性心律失常属正常现象，不具临床意义。

4. 处理　无需治疗。

（四）窦性停搏

1. 定义　窦性停搏指位于窦房结内的起搏点暂时停止活动，结果在相对短的时间内没有P波及QRS波。窦性静止是指在一段比较长的时间内，由其他次级起搏点如房室交界或结区起搏，形成逸搏（交界性或结性逸搏）。

2. 原因　可能的原因有迷走神经张力增强、缺氧、地高辛中毒、病态窦房结综合征。

3. 意义　窦性停搏常无血流动力学意义，但有可能心输出量会减少。

4. 处理　除了窦房结功能障碍（或病态窦房结综合征）及地高辛中毒外，一般无需治疗。

（五）窦房传导阻滞

1. 定义　无正常预期的P波，结果产生长R－R间期，暂停的这段时期是基本P－P间隔的多倍数；即窦房结的冲动没有使心房产生除极。

2. 原因　可能的病因有迷走神经过度刺激、心肌炎或心肌纤维化波及心房，以及药物作用，如奎尼丁、普鲁卡因胺、地高辛等。

3. 意义　通常是暂时的，且不会引起血流动力学变化。极少情况下患者可能晕厥。

4. 处理　针对病因治疗。

（六）窦房结功能障碍（病态窦房结综合征）

1. 定义　指窦房结不能作为心脏的主要起搏点或者其功能逐渐减退，结果引起各种类型心律失常，包括显著的窦性心动过缓、窦性停搏或静止、缓慢的交界性逸搏、异位房心或结性节律。慢快型心律失常时心动过缓与心动过速交替出现。心动过缓可能源自窦房结、心房、房室交接区或心室，而心动过速常常是心房扑动或颤动引起，极少情况是由折返性室上性心动过速所致。当上述心律失常伴有头晕或晕厥症状，窦房结功能障碍被称之病态窦房结综合征。

2. 原因

（1）大型外科心内手术尤其是经心房的手术（如Senning术、Fontan术，部分性或完全性肺静脉异位引流、心内膜垫缺损等的外科纠正术)。

(2)一些病态窦房结综合征病例是原发性的，包括心脏结构正常无缺损者。

(3)少见原因有心肌炎、心包炎或风湿热。

(4)先天性心脏病(如静脉窦型房间隔缺损、三尖瓣下移畸形)。

(5)继发于抗心律失常药物(如地高辛、普萘洛尔、维拉帕米、奎尼丁)。

(6)甲状腺功能减退。

3. 意义　心动过缓心动过速型心律失常极为有害。在心动过速一段时间后(过度抑制)出现显著心动过缓可导致晕厥甚至猝死。

4. 处理

(1)严重的心动过缓需静脉注射阿托品(0.04mg/kg，每2~4小时)或异丙肾上腺素(0.05~0.50μg/kg)，或者两者同时使用。

(2)长期药物治疗疗效不肯定，也不作为窦房结功能障碍的常规治疗。药物包括氟氢可的松、阿托品衍化物、肾上腺素激动药麻黄碱。

(3)抗心律失常药如普萘洛尔、奎尼丁可以抑制心动过速，但也常常无效。

(4)有时需要通过静脉植入临时起搏器。

(5)有症状的患者，特别是晕厥者，应植入永久性起搏器治疗。可采用心房起搏、双腔起搏或触发，以及心室起搏。

二、房性节律

起源于心房的节律(异位心房节律)特点如下(图16-6-2):

1. 由于P波电轴异常，P波形态与正常不同，和/或每个QRS波前均有一个异常数量P波。

2. QRS波的形态常正常，但因差异传导，偶尔QRS波可有畸形。

(一)房性期前收缩

1. 定义　QRS波提前出现，当异位激动点在心房上部时P波在Ⅱ导联直立。当异位激动点在心房底部时P波倒置(即所谓冠状窦节律)。其代偿间期不完全，即含有一个期前收缩的两个心动周期较两下正常的心动周期短。

偶发房性期前收缩后无QRS波(如未下传的PAC，图16-6-2)。未下传的偶发房性期前收缩不同于二度Ⅰ型房室传导阻滞，它是提前出现的P′-P间隔，间隔比正常的P-P间隔短。在二度Ⅰ型房室传导阻滞，P波后正常该出现的QRS波没有出现，P-P间隔是规则的。

2. 原因　偶发房性期前收缩常可见于健康儿童，包括新生儿。也可见于心脑外科手术后和术后地高辛中毒时。

3. 意义　偶发房性期前收缩对血流动力学没有影响。

4. 处理　通常不需治疗，除外地高辛中毒。

(二)游走性房性起搏点

1. 定义　游走性房性起搏点是指P波的形态和P-R间期逐渐变化，QRS波正常。

2. 原因　可见于健康儿童，它是心房内激动形成的位点在心脏几条环路中逐渐移行的结果。

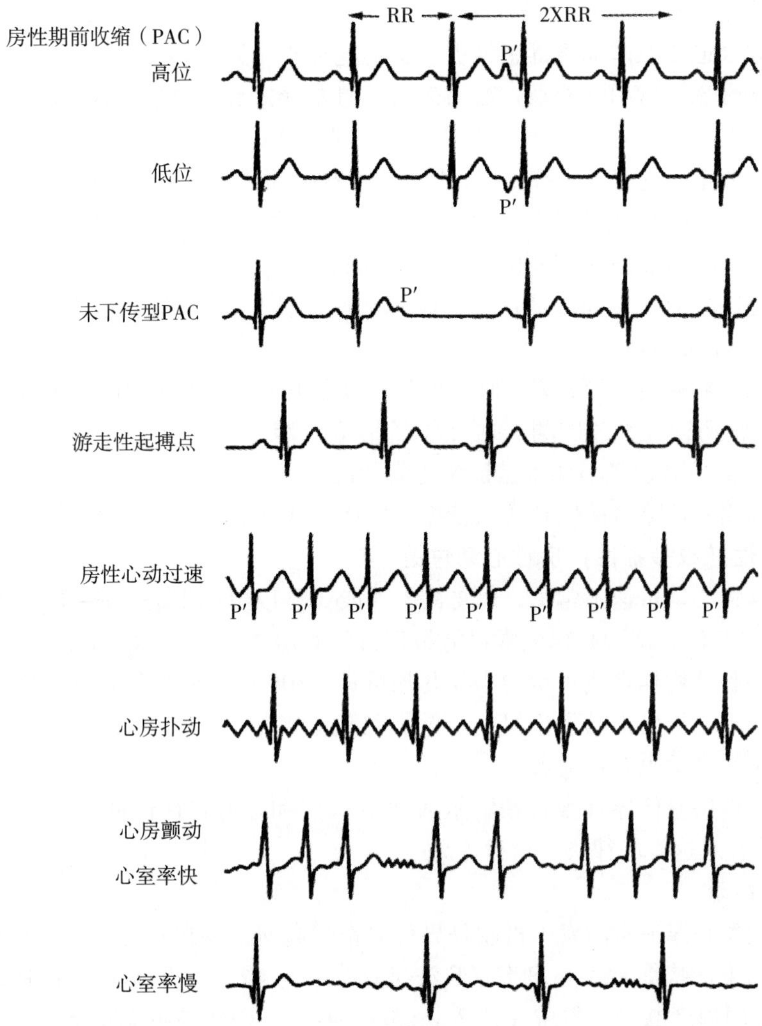

图 16－6－2　起源于心房的心律失常

3. 意义　游走性房性起搏点是良性的心律失常，没有临床意义。

4. 处理　无需治疗。

（三）异位房性心动过速

1. 定义　这是一种可见 P 波且频率异常增快的窄 QRS 波心动过速（没有差异传导或已存在的束支阻滞）。P 波电轴不同于窦性心律。当异位兴奋灶靠近窦房结时，P 波电轴可能与窦性节律相同。通常年长儿心率为 110～160 次/min，但一天中心动过速的心率是有变化的，可因交感兴奋达到 300 次/min。这种心律失常有时很难与房室折返性心动过速区别，因此被归在“室上性心动过速”中。

2. 原因　由于心房内除窦房结外的兴奋灶或兴奋点自律性增强所致：

（1）大多数患者心脏结构正常（原发性）。

（2）可能的原因有心肌炎、慢性心肌病、房室瓣反流、心房肿瘤，以及曾经做过经心房的心脏外科手术（如 Senning 及 Fontan 手术）。

（3）有时呼吸道支原体或病毒感染也可引起这类心律失常。

3. 意义　慢性患者常引起充血性心力衰竭，且常伴发心动过速诱发的心肌病。

4. 处理　药物治疗和心脏复律都难以奏效，对心房折返性心动过速有效的药物（如腺苷）不能终止这种心动过速，心脏复律则因异位兴奋点很快再度兴奋而无效。

（1）治疗的目的是减慢心室率，而不是试图使这种心律失常转为窦性心律。地高辛、β 受体阻滞剂对于减慢心室率效果相同。Ⅳ类药物胺碘酮能迅速起到控制心率的作用。

（2）心房超速起搏（例如，经食管、静脉起搏）使房性心动过速转为一致的 2∶1 房室传导阻滞，能够减慢心室率。

（3）不能进行射频消融的患者，唯一的治疗途径是长期口服药物。Ⅰ C 类（如氟卡尼）和Ⅲ类抗心律失常药物（如胺碘酮）通常最有效（达 75%）。

（4）近 90% 的患者射频消融术被证实是有效的。

（5）外科标测并切除自律性高的兴奋灶，已取得成功。

（四）紊乱性（或多源性）房性心动过速

1. 定义　这种心动过速不常见，P 波有 3 种或 3 种以上的形态。P－P 和间隔不规则，P－R 间期也随之变化。这种心律失常可能被误诊为心房颤动（简称房颤）。

2. 原因　心脏结构异常或正常的小婴儿均可见。30%～50% 伴有不同类型的心脏畸形。

3. 意义　这类心律失常的发生机制不明，可逐渐发展为心力衰竭。据报道在治疗过程中猝死率近 17%，经常也有自愈者。

4. 处理　减慢房室传导（如普萘洛尔或地高辛）和降低自律性的药物可能有效。心脏起搏、复律和腺苷对这类心律失常难以奏效。

（五）心房扑动

1. 定义　这类心律失常的发生机制是异位兴奋灶起搏，并在心房形成“环形运动”。心房扑动（简称房扑）特征是：心房率（F 波呈锯齿样）约 300 次/min（范围 240～360 次/min），相应有不同程度的房室阻滞（如 2∶1、3∶1、4∶1），QRS 波形态正常。

在做过心房手术儿童房内有很多缝线（如 Fontan 术），房扑的机制是源于心房内的折返所致（称为心房内折返性心动过速）。在这种情况下，心房率通常在 250 次/min 或者更低。

2. 原因　房扑通常意味着心脏有病理改变，但在胎儿和新生儿其心脏常常是正常的。房扑可见于心脏结构异常伴有心房扩大者、急性感染性疾病、心肌炎或心包炎、做过经心房的外科手术（如 Senning 和 Fontan 术，或房间隔缺损修补术）、地高辛中毒和甲状腺功能亢进。

3. 意义　心脏最终的心排血量由心室率决定，心室率过快会降低心排血量，血栓形成导致栓塞。房扑不能控制时可引起心力衰竭，还可并发晕厥、晕厥前兆或胸痛。

4. 处理　房扑的治疗包括急性复律、心律失常的慢性抑制、心室率的控制、复发的预防和难治性病例的处理。

（1）急性发作

①腺苷可暂时地阻滞房室传导，但不能将这种心律失常转为窦性心律，但它有助于明确房扑的诊断。

②如果婴儿或儿童有严重心力衰竭，对短时间发作的房扑可选用快速同步直流电复律治疗。

③经静脉或经食管临时起搏可用于同样的目的。

④儿童胺碘酮（Ⅲ类）或普鲁卡因（ⅠA类）静脉使用也有效。

（2）慢性病例：长时期发作的房扑或房颤（24～48小时），或者不清楚发作时间者，血栓形成会导致中枢栓塞，尤其是在房性心律失常被终止时。

①必须明确心房内有无血栓形成，最好经超声心动图检查，食管超声比经胸超声判定心房血栓更好。

②复律前2～3周开始华法林抗凝药治疗（INR维持在2.0～3.0）。当恢复为窦性心律，抗凝药物继续用3～4周。

（3）心率控制：控制心室率，可以选用钙离子通道阻滞药，普萘洛尔同样有效。以往普遍使用的是地高辛。

（4）预防复发：在一些病例，Ⅰ类及Ⅲ类心律失常药物对预防复发是有效的。然而ⅠA类药物（普鲁卡因、奎尼丁、异搏定）还有抗碱能效应，可加快房室结的传导，使情况恶化。因此，必须使用能够对抗抗胆碱能效应的药物，如地高辛、β受体阻滞药，或者地尔硫草。胺碘酮和伊布利特（Ⅲ类药）对房扑的治疗也有效。

（5）难治性病例：可以抵抗心动过速起搏或者射频消融治疗。

（六）心房颤动

1. 定义　在儿童房颤较房扑发生少，其发生机制同房扑，是环路运动。房颤的特征是房率非常快（f波频率在350～600次/min），同时伴有形态正常的QRS波，心室率无规律、不规则。

2. 原因　房颤通常与伴有心房扩大的心脏结构异常有关，如风湿性心脏病、三尖瓣下移畸形、三尖瓣闭锁、房间隔缺损、房室瓣反流或者做过经心房的外科手术。心脏结构正常的儿童发生房颤可能会疑及甲状腺功能亢进、肺栓塞、心包炎。

3. 意义

（1）如同房性心动过速，增快的心室率以及房室收缩不同步，使心排血量减少。

（2）房颤通常提示心脏有病变。

4. 处理　房颤处理与房扑相似（见前面的讨论）。

（1）房颤发作超过48小时，如果心脏复律可以延迟，应用华法林抗凝治疗2～4周，可以预防心房内血栓造成体循环栓塞。转复为窦性心律后抗凝药继续应用3～4周。如果心脏复律不能被延迟，先静脉应用肝素。当部分活化凝血酶原时间APTT控制在正常对照的1.5～2.5倍（5～10天）时可转律，随后再口服华法林抗凝。如果食管超声排除心房内血栓可以不需抗凝。

（2）普萘洛尔、维拉帕米或者地高辛可用于减慢心室率。

（3）Ⅰ类抗心律失常药物（如奎尼丁、普鲁卡因胺、氟卡尼）和Ⅲ类抗心律失常药物胺碘酮均可使用。

（4）慢性房颤者，抗凝药物华法林可降低血栓的发生率；与复律相比更多地应用控制心室率。

（七）室上性心动过速

1. 定义　室上性心动过速有3种类型：房性心动过速（异位或非往返房性心动过速）、结性（或房室交界性）心动过速和房室折返性（往返性）心动过速。大部分室上性心动过速是属于房室折返性心动过速，而不是因心房（异位房性心动过速）或者房室结性心动过速）内单一的兴奋灶快速发放冲动所致。

室上性心动过速的心率相当快而规则（通常在240次/min±40次/min），P波常看不清楚。如果可以看清，则P波的电轴不正常，或位于QRS波之前，或之后。QRS波时限通常正常，但有时差异性传导可以使QRS波时限延长，与室性心动过速难以区别。

（1）房室折返性（或往返性）心动过速：不仅是室上性心动过速最常见的机制，而且是儿童快速心律失常中最常见的类型。这种心律失常被称为阵发性房性心动过速，因为其特点是突发突止。由折返引起的室上性心动过速有两条径路：至少一条为房室结，另一条是旁道。旁道可以是解剖上单独的旁径路，如Kent束（可产生房室旁道往返性心动过速）或只是功能性的旁道，如房室结双径路（它产生房室结往返性返性心动过速），有旁道的患者通常有W-P-W预激综合征。

房室往返性心动过速发生机制与心电图关系见图16-6-3。如果发生室上性心动过速，过早的期前收缩正遇旁道的不应期，但在房室结可以传导，产生正常的QRS波；当激动自心室侧面到达Kent束，束支的不应期恢复并且允许折返到心房内产生向上的难以发现的P波。激动在房室结内折返形成循环往复，心率很快。当激动沿房室结（慢通道）前向传导，这种节律被称为顺传型房室折返性心动过速（图16-6-3A）。激动沿旁道（快通道）前向性传导到心室及沿房室结（慢通道）逆传型房室折返性心动过速（图16-6-3B），产生的宽QRS波形心动过速不常见。如果这两条路径的不应期恢复时间刚好是在折返开始时，室性期前收缩可以诱发这种心律失常。

房室结双径路比束支旁道更常见，至少在功能上。要产生室上性心动过速，这两条径路必须或至少暂时具备不同的传导和恢复速率，这是产生折返性心动过速的基础。当激动沿正常房室结慢通道前向传导至希氏束（顺向传导，产生的QRS波，图16-6-3C），这种心动过速与W-P-W综合征的室上性心动过速是一样的。两者只有在室上性心动过速转律后可以区别：复律后有旁束的患者会有W-P-W预波。在不常见的逆传型结室折返性心动过速（图16-6-3D），激动沿房室结快通道前向传导至希氏束，而沿正常的房室结慢通道逆向传导。这种室上性心动过速其QRS波时限正常，P-R间期缩短，P波倒置。

任何类型的房室传导阻滞与折返性心动过速都不能并存；房室传导阻滞可以突然终止这类心动过速，至少是暂时的。这也是腺苷能够暂时阻止房室传导，很好地治疗这类心律失常的原因。

（2）异位（非折返性）房性心动过速：在室上性心动过速发生机制中极少见，它是由于心房内单一的兴奋灶快速发放冲动引起的心动过速。不像折返性房性心动过速，异位房性心动过速的心率在1天内变化很大，还会有二度房室传导阻滞。在折返性心动过速，二度房室传导阻滞可以终止室上性心动过速。

（3）结性异位心动过速：与房性心动过速有一点相似，即P波埋在前一个激动的T波中看不清楚，但是结性心动过速的心率与异位房性心动过速相比相对较慢（120～200次/min）。

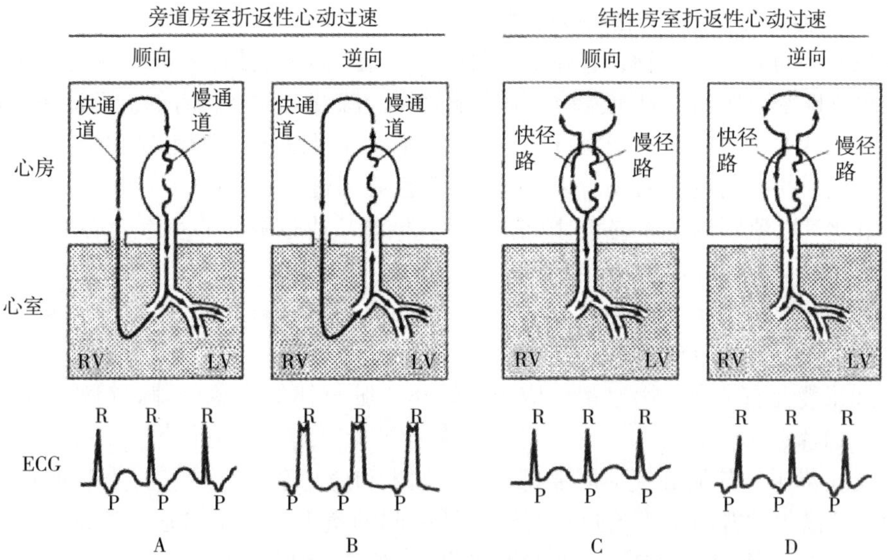

图 16－6－3　房室折返性心动过速（RAVT）的机制与 ECG 关系示意图

A. 在 W－P－W 预激综合征患者，旁道顺传型房室折返性心动过速是室上性心动过速发生的最常见机制。当激动沿正常房室结慢径路前向传导产生正常的 QRS 波，沿旁道逆向传导产生宽 QRS 波后产生一倒置 P 波（R－P 间期缩短）。B. 旁道逆传型房室折返性心动过速，激动沿旁道前向传导产生宽 QRS 波，逆向 P 波位于宽 QRS 波之前，产生短的 P－R 间期（R－P 间期延长）。C. 结性顺传型房室折返性心动过速（常见类型），逆向 P 波常常隐藏在正常时限的 QRS 波群中，ECG 与旁道顺传型房室折返性心动过速相似。两者区别在于心动过速终止后，旁道房室折返性心动过速间期缩短。ECG 与异位房性心动过速相似。LV. 左心室；RV. 右心室（引自：Park MK，Guntheroth WG. How to Read Pediatric ECGs. 4th ed，Philade lphia，Mosby，2006）

2. 原因

（1）大约一半患者没有心脏病，这类特发性室上性心动过速在小婴儿较年长儿多。

（2）10%~20% 为 W－P－W 预激综合征，它只有在心脏转复为窦性心律后方能显示出来。

（3）一些先天性心脏病（如 Ebstein 畸形、单心室、先天性矫正型大血管换位）更易发生这类心律失常。

（4）心外科术后可能发生室上性心动过速。

3. 意义

（1）室上性心动过速会减低心排量引起心力衰竭。

（2）很多婴儿对室上性心动过速耐受很好，但如果心动过速持续 6～12 小时，也常常会出现心力衰竭症状。

（3）心力衰竭的临床表现包括易激惹，呼吸急促，心悸，气急，头晕，疲劳。颈部明显搏动是折返性室上性心动过速的独特表现，是心房收缩与同时收缩的心室产生的大波。

4. 处理

（1）刺激迷走神经的方法（按摩单侧颈动脉窦、呕吐、压迫眼球）在年长儿有效，但在小婴儿效果甚微。在小婴儿面部放置冰袋（大约10秒）常有效果（通过潜水反射），儿童通过倒立常能成功阻断室上性心动过速。

（2）腺苷是可选用的药物，它在很短时间（半衰期<10秒）发挥负性变时作用、负性传导作用和负性变力作用，对血流动力学影响轻微。腺苷对几乎所有的折返性室上性心动过速（这种室上性心动过速房室结为折返环路的一部分）及规则的窄和宽QRS波型心动速均有效，对不规则的心动过速无效，对非折返性房性心动过速、房扑、房颤、室性心动过速亦无效，但由此可以鉴别诊断。它暂时性阻止房室传导，通过减慢心室率使心活动显露出来，有助于阐明一些室上性心律失常的发生机制（图6-16-4）。

腺苷由静脉快速推注，随后以盐水冲洗，起始量50μg/kg，每1~2分钟可增加50μg/kg，通常有效量在100~150μg/kg，最大剂量200μg/kg。

（3）如果婴儿有严重心力衰竭，应予以快速心脏复律的紧急处理。超始量是0.5J/kg，逐渐增加至2J/kg。

（4）艾司洛尔、其他β受体阻滞药、维拉帕米和地高辛对一些室上性心动过速也有效。静脉应用普萘洛尔被普遍用于治疗预激综合征引起的室上性心动过速。静推维拉帕米在<12个月的婴儿禁止使用，因其可引起婴儿极度心动过缓和低血压。

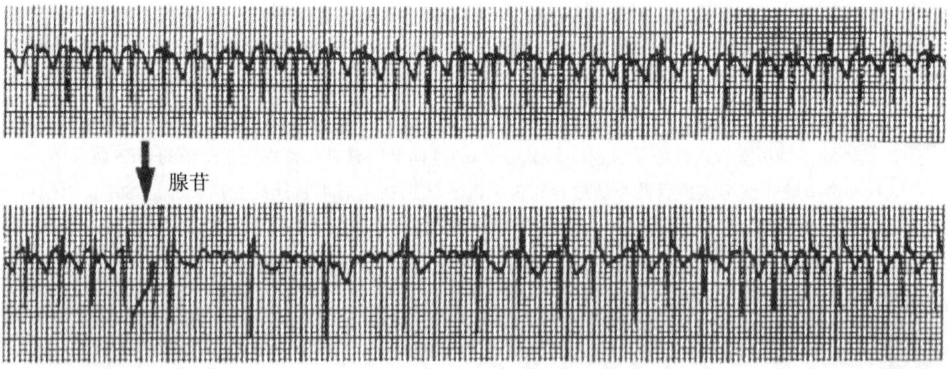

图16-6-4　腺苷可以揭示室上性心动过速的发生机制

一例3个月婴儿在颈静脉放置中心静脉管后发生极快的窄QRS波心动过速，心率200次/min。腺苷造成暂时房室传导阻滞，显露出非常快速的房波（570次/min）。

（5）术后房性心动过速（需要快速复律）静脉注射胺碘酮效果显著。副作用可有低血压、心动过缓，左心室功能降低。

（6）超速抑制（通过经食管起搏或经心房起搏），对已洋地黄化的儿童有效。

（7）对于药物治疗无效或室上性心动过速反复发作者，应该考虑导管射频消融术或外科切除旁道。射频消融成功率非常高，并发症少，复发率低。

5. 预防室上性心动过速复发

（1）无W-P-W预激波的婴儿，普萘洛尔口服12个月有效。也可用维拉帕米，但对左心室功能差的患者和小婴儿须十分谨慎。

（2）心力衰竭、心电图有W-P-W预激波的婴儿，可先应用地高辛（目的为治疗心力衰竭），但是当心力衰竭改善后宜应用普萘洛尔。

（3）心电图上有 W－P－W 预激波的婴儿和儿童，可长期使用普萘洛尔和阿替洛尔。有 W－P－W 预激波的患者，因地高辛和维拉帕米可增加冲动旁道前向传导速度，故应避免使用。

三、起源于房室结的节律

起源于房室结的节律特征如下（图 16－6－5）：

1. 没有 P 波，或者在 QRS 波后有倒置的 P 波。

2. QRS 波时限和形态通常正常。

只有房室结的低位区（结希区）有起搏作用。高位（房结区）和中部（结区）没有起搏功能，但是有延迟冲动——无论是顺向还是逆向的传导作用。

（一）结性早搏

1. 定义　提前出现的正常 QRS 波群，常无 P 波，但 QRS 波后可有倒置的 P 波。代偿间期完全或不完全。

2. 原因　结性期前收缩常存在于正常的心脏，也可由于外科手术或地高辛中毒引起。

3. 意义　通常不引起血流动力学改变。

3. 处理　除非有地高辛中毒，否则无需处理。

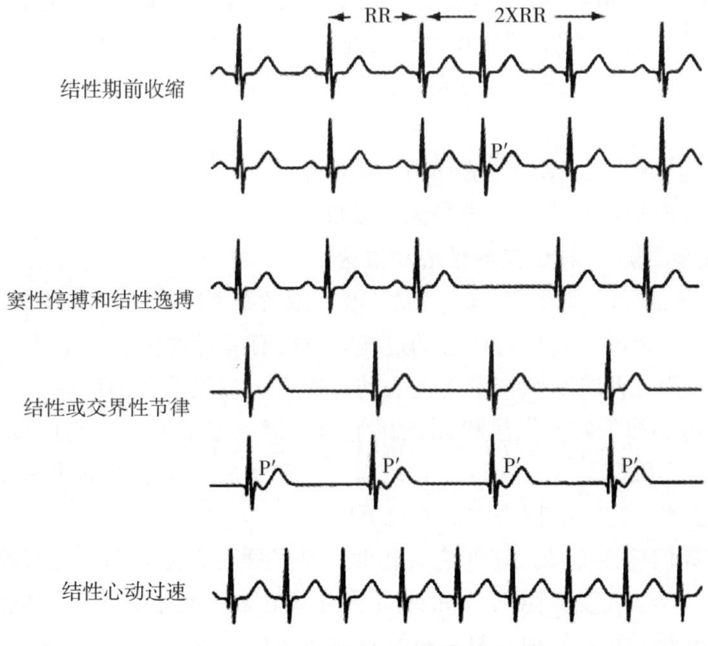

图 16－6－5　源于房室结的心律失常

（二）结性逸搏

1. 定义　如果窦房结的激动不能下传到房室结，房室的结希区将发放冲动（结性或房室交界性逸搏）。QRS 波出现时间较正常晚。通常无 P 波，或者 QRS 波后倒置的 P 波。QRS 波的时限和形态正常。

2. 原因　可出现在经心房的心脏外科手术（Senning 和 Fontan 术）后或者健康儿童。

3. 意义　结性逸搏对血流运力学影响很小。

4. 处理　通常无需特殊治疗。

（三）结性或交界性节律

1. 定义　当窦房结功能持续障碍，房室结成为心脏的主要起搏点，产生一相对缓慢的心率（40～60 次/min）。结性心律的特点是没有 P 波，或者 QRS 波后倒置的 P 波，QRS 波正常，心率 40～60 次/min。

2. 原因　结性或交界性节律可出现在迷走神经张力增高（颅内压增高、咽部刺激）的正常心脏、地高辛中毒或心脏外科手术后，少数情况下多脾综合征的儿童也可以出现。

3. 意义　这种慢心率会显著减少心排血量产生相应症状。

4. 处理

（1）针对病因治疗，如地高辛中毒。

（2）无症状状者，无需治疗。

（3）有症状者，可使用阿托品或者心脏起搏治疗。

（四）加速性结性心律

1. 定义　当患者有正常的窦性心率和房室传导，房室结（结希区）的自律性增强，以较快心率（60～120 次/min）取代窦房结的起搏作用，这种心律称为加速性结性（或房室交界性）心律。没有 P 波或者在 QRS 波后有倒置的 P 波，QRS 波正常。

2. 原因　加速性结性心律可为特发性，也可能是地高辛中毒或者心肌炎、心脏外科手术的结果。

3. 意义　加速性结性心律对血流动力学影响很小。

4. 处理　除非有地高辛中毒，否则无需处理。

（五）结性心动过速（异位交界性心动过速）

1. 定义　室率在 120～200 次/min，无 P 波，或者在 QRS 波后有倒置的 P 波。QRS 波形态多正常，但是极少情况下，如房性心动过速时可能有差异性传导。结性心动过速难以和房性心动过速区别，因此两者都归在室上性心动过速中（参见前面的讨论）。

2. 原因　这种心律失常的发生机制被认为与自律性增强有关。它可以是先天的而无心脏缺损，也可伴有心脏畸形（50% 以上）或者发生在术后，经心房的手术（Fontan 修补术）或者法洛四联症手术是这类心律失常的常见原因。

3. 意义　与异位房性心动过速的意义相似，常发展为心力衰竭，也有猝死报道。

4. 处理　地高辛、β 受体阻滞药和钙离子通道阻断药通常无效。胺碘酮是最有效的药物，特别是术后患者，低温处理（31～34℃）对术后患者有效。

四、起源于心室的节律

起源于心室的节律（室性心律失常）具有以下特点（图 16－6－6）：

1. 宽大畸形的 QRS 波。
2. T 波方向与 QRS 波相反。
3. 如果 P 波可见，QRS 波与 P 波随机相关。

（一）宽大期前收缩

1. 定义　提前出现畸形宽大的 QRS 波，T 波方向与 QRS 波相反，通常代偿间歇完全，即包括期前收缩在内的两个心动周期与两个正常心动周期的长度相同。代偿间歇完全意味着窦房结并未因室性期前收缩而提前发放激动。如逆向冲动释放，并使窦房结提前激动，代偿间歇将不完全。根据宽大期前收缩之间的相互关系、相似性、时限及偶联间期，可以分为几种类型。

（1）相互关系

①室性二联律：每个异常的 QRS 波规律地与 1 个正常的 QRS 波间隔。

②室性三联律：每 2 个正常的 QRS 波后，规律地跟随 1 个异常的 QRS 波。

③成对连续出现 2 个异常的 QRS 波。

④三重律：连续出现 3 个异常的 QRS 波。任意 3 个或更多的连续出现的宽性期前收缩称为室性心动过速。

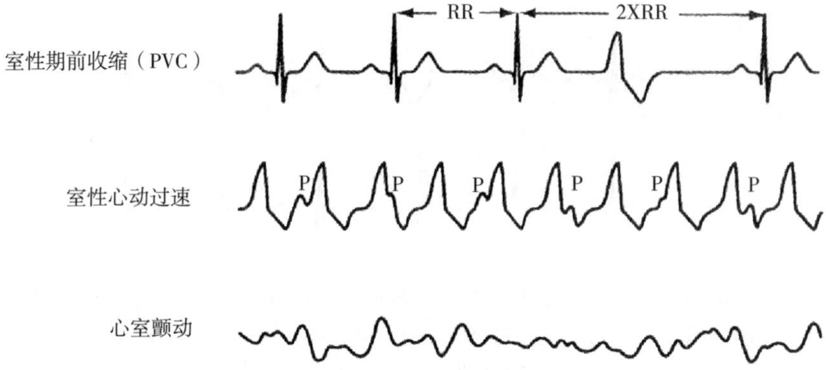

图 16－6－6　室性心律失常

（2）室性期前收缩的相似性：根据畸形的 QRS 波间的相似性，室性期前收缩可以分为以下几个类型（图 16－6－7）。

①单形性室性期前收缩（单一开关或单源）：在同一导联上，异常的 QRS 波形态相同，它们起源于同一个兴奋灶。

②多形性室性期前收缩（多种形状或多源）：同一导联上，异常的 QRS 波形态不同，一般认为它们起源于不同的兴奋灶。

（3）心动周期时限：根据室性期前收缩在心动周期中出现的时限，可以分为以下几类：

①插入性室性期前收缩：室性期前收缩出现在 2 个传导的窦性节律中间，窦性节律未被干扰，因此室性期前收缩之后无代偿间歇。室性期前收缩后 R－R 间期稍增宽。

②早期室性期前收缩：室性期前收缩紧靠在前 1 个正常的 T 波后出现，可以有代偿间歇。如果窦性心率慢，逆向心房冲动提前激动窦房结，代偿间歇将不完全。无论是室性逸搏还是室性融合波都可以恢复心动周期。

③晚期室性期前收缩：室性期前收缩较下一个正常心搏的 P 波略早提前出现，代偿间歇完全。

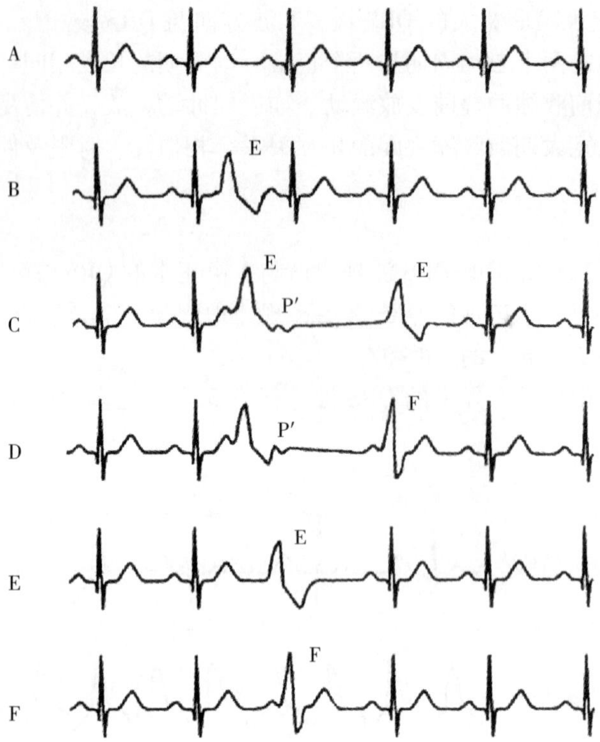

图 16－6－7　室性期前收缩（PVCs）根据在心动周期中出现时限进行分型

A. 规则的窦性节律。B. 插入性宽大期前收缩，其后 R－R 间期轻度延长。C. 早期室性期前收缩，引起逆向传导的P波（P波），代偿间歇不完全；异位搏动后的第一个波是室性逸搏（E）。D. 早期室性期前收缩，伴有逆向传导的 P 波（P波），代偿间歇不完全；室性融合波（F）恢复心动周期。E. 晚期室性期前收缩，代偿间歇完全；可能窦房结的逆向导没有发生；F. 室性融合和波伴有完全代偿间歇

④室性融合波：室性期前收缩在心动周期中发生较晚，以至于正常窦房结的起搏冲动已经通过房室结并开始使心室除极化，产生的 QRS 波介于正常心搏和异位心搏之间，因为部分是正常传导的室上性冲动，部分是异位的室性冲动。室性融合波的出现是室性期前收缩的可靠标志，并且有助于鉴别室性心动过速与室上性心律失常伴有室内差异性传导。

（4）联律间期

①联律间期固定：在前一心动周期的 QRS 波之后，室性期前收缩以固定的间隔出现。这表明室性期前收缩发生的基本机制是心室在浦肯野纤维的折返。儿童的大部分室性期前收缩有固定的联律间期和左束支传导阻滞的形态。

②联律间期不定：当联律间期差异 >80 毫秒时，室性期前收缩可由并行的收缩导致。如果以 2 个异常心搏之间的间隔作为约数，而每个间隔都是单个基本间隔的倍数（在 0.08 秒），那么室性并行心律可以诊断。

2. 原因

（1）儿童可以有室性期前收缩。50%～70% 的正常儿童 24 小时动态心电图上显示有室

性期前收缩。

（2）左心室假腱索与室性期前收缩的发生有一定关系。假腱索是从室间隔伸至左心室游离壁或乳头肌的细腱束，用二维超声可以探测（图16－6－8）。假腱索中含有浦肯野纤维，这可能是心律失常的起源。

（3）可能的病因：心肌炎、心肌损伤或心肌梗死、心肌病（扩张型或肥厚型）以及心脏肿瘤。

（4）致心律失常的右心室发育不良（右心室心肌病）可能是儿童有症状的心动过速的原因。

（5）长Q－T综合征。

（6）先天性或获得性心脏病，术前或术后。

（7）药物如地高辛、儿茶酚胺类、茶碱类、咖啡因、安非他明以及一些麻醉药品都可能是其病因。

（8）二尖瓣脱垂。

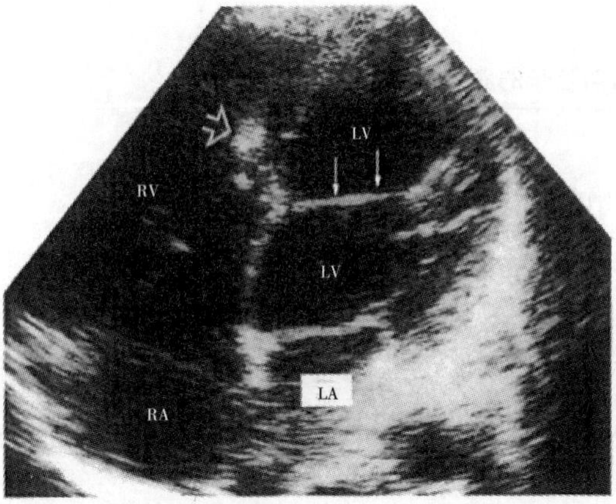

图16－6－8　超声心动图心尖四腔观显示一例已做外科室间隔缺损修补术（空心箭头）的13岁男孩的左心室（LV）假腱索（实心箭头所示）。这名患者有收缩期“弹弦”样杂音，偶尔有形态单一的室性期前收缩。LA. 左心房；RA. 右心房；RV. 右心室

3. 意义

（1）儿童时期偶发室性期前收缩属良性，尤其是形态单一或者运动后消失或减少者。

（2）以下几种情况室性期前收缩更有意义：

①有基础心脏病（术前或者术后、二尖瓣脱垂，心肌病）；

②有晕厥史或有猝死家族史者；

③运动引起期前收缩或运动使期前收缩增多；

④多源性期前收缩，尤其是成对的室性期前收缩；

⑤有症状的连续的室性期前收缩；

⑥不间断的或者频发的阵发性室性心动过速发作。

（3）室性并行心律在儿童并无重要性。

4. 处理

（1）用于室性期前收缩和其他室性心律失常的检测方法如下。

①心电图可用于检测校正的Q－T间期（QTc）延长、ST－T改变以及其他异常。

②心脏超声用于检查心脏结构异常和心功能异常。

③24小时动态心电图（Holter监测）用于检查发作频繁或严重的心律失常。

④运动负荷实验：与运动相关的心律失常有临床意义，需要相关的记录。因运动引发的或运动后加重的心律失常说明存在心脏病变。儿童室性期前收缩的特点是运动可使其减少或者消失。运动可以显示出Q－T间期（QTc）超过0.44秒这是有意义的。

⑤如果疑似为致心律心常性右心室发育不良，则需要心导管来检查。

⑥心脏电生理检查和心内膜心肌活检。

(2) 心脏结构正常的儿童，偶发的单源性室性期前收缩，运动使之减少，则不需要过度检查或治疗，心电图、心超、24 小时动态心电图监测即可。

(3) 儿童单一形态的室性期前收缩，包括室性二联律和三联律，如果心超和运动试验正常，则不需要治疗。

(4) 儿童无症状的多形性和成对的室性期前收缩，即使其心脏结构正常，也需要 24 小时动态心电图监测以了解室性心律失常的严重程度。

(5) 儿童所有的有症状的室性心律失常和复杂的室性期前收缩（多源性室性、成对室性、阵发性室性心动过速）都需要治疗。

①β 受体阻滞药（如阿替洛尔，口服 1~2mg/kg，每天 1 次）对心肌病有效，对右心室发育不良偶尔有效。

②其他抗心律失常药物，如苯妥英钠（大仑丁）和美西律可能有效。延长 Q－T 间期的抗心律失常药物，如ⅠA 类药（奎尼丁、普鲁卡因胺）、ⅠC 类药（恩卡尼、氟卡尼）、Ⅲ类药（胺碘酮、溴苄铵）应当避免使用（表 16－6－2）。

表 16－6－2　Q－T 间期延长的获得性病因

药物

　　抗生素——红霉素、克拉霉素、泰利霉素、复方磺胺甲噁唑（复方新诺明）

　　抗真菌药——氟康唑、伊曲康唑、酮康唑

　　抗原虫药——喷他脒、羟乙基磺酸盐

　　抗组胺药——阿司咪唑（息斯敏）、特非那定（特非那定制剂）（Seldane 因为这个原因已撤出市场）

　　抗抑郁药——三环类抗抑郁药如丙米嗪（丙帕明）、阿米替林（又称 elavil）、地昔帕明和多塞平

　　抗精神病药——氟哌啶醇、利培酮、吩噻嗪类如硫利达嗪（硫醚嗪）和氯丙嗪

　　抗心律失常药

　　　ⅠA 类（钠通道阻滞药）——奎尼丁、普鲁卡因胺、丙吡胺

　　　Ⅲ类（延长除极）——胺碘酮（较少）、溴苄铵、多非利特、N－乙酰普鲁卡因胺、索他洛尔

　　降脂药——普罗布可

　　抗心绞痛药——苄普地尔

　　利尿药（利钾）——呋塞米（呋喃苯胺酸）、依他尼酸（利尿酸）

　　口服降糖药——格列本脲（优降糖）

　　有机磷杀虫药——碘解磷定

　　胃肠动力药——西沙必利

　　血管扩张药——普尼拉明

电解质紊乱

　　低钾血症——利尿药、通气过度

续表

低钙血症
低镁血症
病理状态
心动过缓——完全性房室阻滞、严重心动过缓、病态窦房结综合征
心肌功能失调——蒽环类抗生素心脏毒性、充血性心力衰竭、心肌炎、心脏肿瘤
内分泌疾患——甲状旁腺功能亢进、甲状腺功能低下、嗜铬细胞瘤
神经系统疾病——脑炎、脑肿瘤、卒中、蛛网膜下腔出血
营养性疾病——酒精中毒、精神性厌食症、饥饿

（6）频发的室性期前收缩有时候需要静脉推注利多卡因治疗（每次 1mg/kg），随后静脉滴注利多卡因［20～50μg/(kg·min)］。

（7）有症状的室性心律失常、持续的室性心动过速而心脏结构疑似正常者，需做心导管检查以发现可能存在的右心室发育不良。必要时，可选择侵入性的心脏电生理检查以及右心室内膜活检。

（8）多源性室速或连续的室性期前收缩（室性心动过速），无论有无症状都需要心脏电生理医生评估。

（二）室性心动过速

1. 定义

（1）室性心动过速（简称室速）是指连续 3 个或 3 个以上的室性期前收缩，心率在 120～200 次/min。QRS 波宽大、畸形，T 波方向与 QRS 波相反。

（2）发作可为阵发性（突然地）或非阵发性，室速可以是持续性的（超过 30 秒）或非持续性的（不超过 30 秒）。QRS 波形态可以是不变的（单一的、单形的）或随意变化（多样的、多形的或多型的）。

（3）尖端扭转（指尖部的扭转）室速，特点为阵发性发作，其 QRS 波的振幅和方向渐进性变化被一个窄的过渡型 QRS 波分隔开。它与多形性室速的特征性区别在于尖端扭转室速发生在 Q－T 间期显著延长的患者。

（4）区分室速与伴有差异传导的室上速比较困难，然而在儿童几乎所有宽大的 QRS 波型的心动过速都是室速，在没有确定为其他心律失常前，必须予以治疗。

2. 病因

（1）室速可发生于结构性心脏病患者，如法洛四联症、主动脉狭窄、肥厚型或扩张型心肌病或二尖瓣脱垂。

（2）先天性心脏病术后（如法洛四联症、大动脉转位或右心室双出口）。

（3）室速其他的病因：心肌炎、肺动脉高压、致心律失常型右心室发育不良、心脏肿瘤、心肌缺血、心肌梗死等。

（4）代谢性原因，包括缺氧、酸中毒、高钾血症、低钾血症以及低镁血症。

（5）机械刺激——心腔导管术。

（6）药物或化学因素：包括儿茶酚胺注射、地高辛中毒、可卡因、有机磷杀虫剂。大多数抗心律失常药（尤其是ⅠA类、ⅠC类和Ⅲ类）亦有致心律失常作用。

（7）先天性长QT综合征者可发生尖端扭转型室速。某些药物可以延长Q－T间期，包括抗心律失常药，尤其是ⅠA类（奎尼丁、普鲁卡因胺）、ⅠC类（恩卡尼、氟卡尼）和Ⅲ类（胺碘酮、溴苄铵），吩噻嗪类（氯丙嗪、甲硫哒嗪），三环类抗抑郁药（丙米嗪、地昔帕明）以及一些抗生素（红霉素、复方磺胺甲噁唑）。Ⅱ类和Ⅳ类抗心律失常药不延长Q－T间期。

（8）室速可发生在心脏结构和功能正常的健康儿童。

3. 意义

（1）室速可能意味着严重的心脏病理改变或功能不全，可导致心脏猝死。

（2）心室率很快，可导致心排血量显著降低，并可恶化为室颤，无有效的心排血量。

（3）多数伴有遗传性致心律失常型右心室发育不良，患者QRS波形为左束支传导阻滞型（因为心动过速起源于右心室）。Brugada综合征患者（常染色体遗传的钠通道缺陷）表现为右束支阻滞波形（RBBB）和ST段显著的抬高（在右胸前导联）。

4. 治疗

（1）有症状的室速，如果患者丧失意识或临床有心排血量下降表现，需及时同步化心脏直流电复律治疗（0.5～1.0J/kg）。

（2）少数情况下，如果患者意识清楚，利多卡因（1～2分钟内每剂1mg/kg）静脉推注后再行静脉滴注［20～50μg/(kg·min)］也有效果。利多卡因和普鲁卡因胺常在心脏复律后即使用，用以防止室速复发。

（3）寻找引起室速和室速持续存在的可逆性原因（如低钾短暂症、低氧），并尽可能给予纠正。

（4）耐药性的室速可静脉用胺碘酮治疗，尤其是术后患者。胺碘酮的作用机制在于减少心室肌肉复极时透壁性的不同步化。

（5）事实上所有类型的抗心律失常药都可用于各种类型的室速治疗，包括Ⅰ类和Ⅲ类药物，只是治疗的成功率不一。

（6）有报道，成人尖端扭转型室速，静脉注射硫酸镁安全有效（2g静脉推注）。

（7）使用普萘洛尔、阿替洛尔、苯妥英钠或奎尼丁（药物剂量见附录D）可有效预防再发。24小时动态心电图结合运动平板试验，是评价药物有效性的最好无创性检查方法。药物完全抑制室速而又不出现严重并发症，这往往达不到。因此，将心率控制在无症状水平是适宜的方法。

（8）长QT综合征患者，β受体阻滞药治疗可减轻75%～80%的症状。有时植入型心脏复律除颤仪（ICD）可作为首治疗。

（9）一些持续的室速可以通过外科或射频消融治疗。

（10）针对致死性的许多类型的室速，已建立了ICD治疗的标准。

（三）正常心脏儿童的室性心律失常

尽管反复持续发作的室速通常意味着器质性心律失常，但一些室速也可见于心脏结构和功能正常的青少年和年轻人，其预后良好。所谓的右心室流出道型室速和右束支传导阻滞型室速就是其中的代表。

1. *右心室流出道型室速*　这一特殊形式的室速见于心脏结构和功能正常的儿童，它起源于右心室冠状隔，因此 QRS 波电轴向下，并呈左束支传导阻滞图形（图 16 –6 –9）。通常为良性，表现形式可为室性期前收缩、短阵室速或者阵发性室速，而患儿多无症状或症状轻微。运动负荷试验不能使之完全消除。β 受体阻滞药对治疗有效，维拉帕米和其他一些药物也有效果。导管射频消融可以达到治愈的目的。

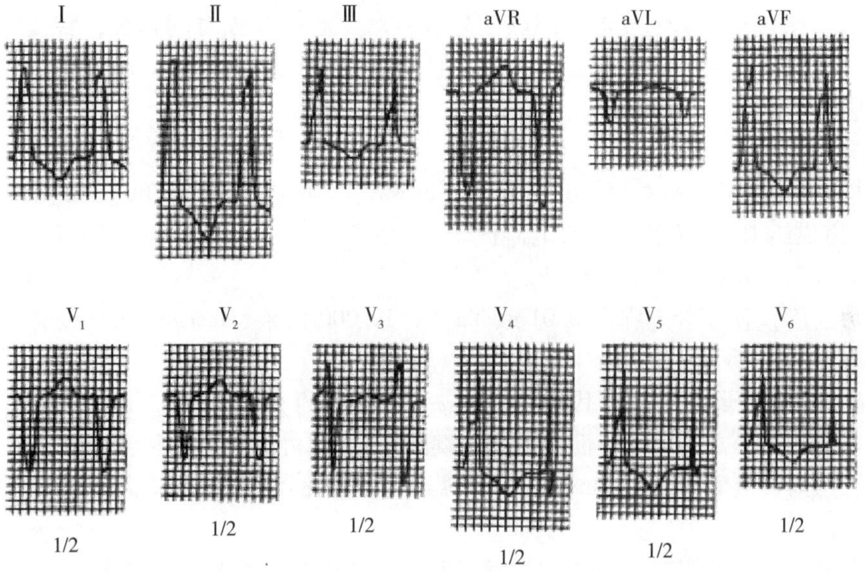

图 16 –6 –9　4 岁女孩，室性心动过速，心率为 160 次/min，无临床症状，心电图示 QRS 波增宽，电轴向下（Ⅱ、Ⅲ和 aVF 导联 R 波直立），V_4、V_5、V_6导联同步显示室速。该患儿用阿替洛尔治疗

2. *右束支传导阻滞型室速*　它起源于左心室间隔表面，比右心室流出道型室速少见。特征为 QRS 波呈右束支传导阻滞图形，且电轴向上。对维拉帕米和腺苷治疗敏感，若药物治疗无效时，射频消融或外科手术有效。远期预后很好。

（四）差异性传导

当室上性冲动提前到达房室结或希氏束，将沿一侧束支传导，此时另一侧正处于不应期。因此，QRS 波类似于右束支阻滞形态。右束支的不应期通常比左束支长，产生的 QRS 波类似于右束支传导阻滞。下面一些特征可以帮助鉴别差异性室内传导和异常的室性冲动。

1. V_1导联呈类似于右束支传导阻滞的 rsR′波形，提示为差异性传导。异常的室性搏动，QRS 波有畸形，与典型的右束支或左束支传导阻滞图形不一样。

2. 偶尔 P 波后有宽大的 QRS 波，且 P – R 间期规则，提示为差异性传导。

3. 室性融合波（见前面的讨论），是诊断室性异位节律的可靠征象。

（五）室颤

1. *定义*　儿童室颤比较少见。它的特征是 QRS 波宽大畸形且大小和形态不同，心率快且不规则。由于部分心肌的持续除极，形成诸多折返环路使心律失常持续存在。

2. *病因*　所有引起室速的原因均可引发室颤。易患因素包括电解质紊乱、致心律失常药物、交感神经兴奋性增加或注射儿茶酚胺、缺氧或缺血。某些先心病（术前和术后）和遗传性因素都是可能的原因。

参加运动的年轻人（主要有溜冰、长曲棍球、篮球、垒球）胸壁钝挫伤后可导致突发性室颤（称为震荡性心脏）。

3. *意义* 室颤往往由室速演变而来。它将导致无效循环故称为终末性心律失常，应尽快予以复苏处理。

4. *治疗* 室颤行及时的复苏，能够使患者获救。心肌纤颤时间越长，转复为窦性节律就越困难。电休克（以非同步化模式）旨在使心肌除极以终止纤颤，由此使内在心脏起搏细胞再次成为主控点。

（1）紧急处理

①立即心肺复苏，提供 CAB [气道（airway）、呼吸（breathing）和循环（circulation）]，气道供给 100% 浓度氧，心电监护。

②除颤从 2～4J/kg，必要时 6J/kg。

③静脉（IV）使用肾上腺素 0.01mg/kg（1∶10 000 溶液，0.1mg/kg）或者气管内给药 0.1mg/kg（1∶1000 溶液，0.1mg/kg）。

④寻找病因并予纠正，包括代谢紊乱（缺氧、酸中毒）。

⑤以下抗心律失常药可选择性应用：胺碘酮 5mg/kg 静脉推注；利多卡因 1mg/kg，通过静脉或气管给药；硫酸镁 25～50mg/kg，静脉给药（剂量不超过 2g），用于治疗尖端扭转型室速或低血镁。

（2）易患室颤或经过复律的心律失常患儿，需要进行儿科电生理评估。

（3）ICD 适用于室颤存活者，可经心包脏层或经静脉途径安装。

（付　松）

第七节　心力衰竭

充血性心力衰竭（congestive heart failure，简称心衰）是指心脏工作能力（心肌收缩或舒张功能）下降，即心排血量绝对或相对不足，不能满足全身组织代谢需要的病理状态。临床上心力衰竭是各种心脏病的严重阶段，是一个综合征，由四部分组成：心功能障碍，运动耐力减低，肺、体循环充血，以及后期出现的心律失常。心功能障碍是构成心衰的必要条件，其他三部分是心功能不全代偿机制的临床表现。心衰是儿童时期危重症之一。

一、病因

小儿时期心衰以 1 岁以内发病率最高，其中尤以先天性心脏病引起者最多见。先天性心脏病中，流出道狭窄即可导致后负荷（压力负荷）增加，某些流入道狭窄引起相同作用。左向右分流和瓣膜反流则导致前负荷（容量负荷）的增加。心力衰竭也可继发于病毒性心肌炎、川崎病、心肌病、心内膜弹力纤维增生症等。儿童时期以风湿性心脏病和急性肾炎所致的心衰最为多见。另外，贫血、营养不良、电解质紊乱、严重感染、心律失常和心脏负荷过重等都是儿童心衰发生的诱因。

二、病理生理

心力衰竭的病理生理变化十分复杂，许多问题尚不清楚。心衰不仅是一个血液动力学障碍，而且是一组神经体液因子参与的调节机制，导致心室重塑的分子生物学改变过程。

心脏功能从正常发展到心力衰竭，经过一段称为代偿过程，心脏出现心肌肥厚、心脏扩大和心率增快。由于心肌纤维伸长和增厚使收缩力增强，排血量增多。如基本病因持续存在，则代偿性改变相应发展，心肌作功消耗增多，冠状动脉血供相对不足，心肌收缩速度减慢和收缩力减弱。心率增快超过一定限度时，舒张期缩短，心排血量反而减少。心排血量通过代偿不能满足身体代谢需要时，即出现心力衰竭。

心力衰竭时心排血量一般均减少到低于正常休息时的心排血量，故称为低输出量心力衰竭。但由甲状腺功能亢进、组织缺氧、严重贫血、动静脉瘘等引进的心力衰竭，体循环量增多，静脉回流量和心排血量高于正常；心力衰竭发生后，心排血量减少，但仍可超过正常休息时的心排血量，故称为高输出量心力衰竭。

心力衰竭时由于心室收缩期排血量减少，心室内残余血量增多。舒张期充盈压力增高，可同时出现组织缺氧以及心房和静脉瘀血。组织缺氧通过交感神经活性增加，引起皮肤内脏血管收缩，血液重新分布，以保证重要器官的血供。肾血管收缩后肾血流量减少，肾小球滤过率降低，肾素分泌增加，继而醛固酮分泌增多，使近端和远端肾曲小管对钠的再吸收增多，体内水钠潴留，引起血容量增多，组织间隙等处体液淤积。近年来对神经内分泌在心衰发生发展过程中的调节作用有了新的认识。心衰时心排出量减少，可通过交感神经激活肾素－血管紧张素－醛固酮系统，从而引起 β 受体－腺苷酸环化酶系统调节紊乱，使外周血管收缩，水钠潴留，以致加剧心室重塑，促进心衰恶化。

心室负荷过重可分为容量负荷过重和压力负荷过重。前者在轻度或中度时心肌代偿能力较后者好些，如房间隔缺损虽然有时分流量很大，但属舒张期负荷过重，在儿童期很少发生心力衰竭；肺动脉瓣狭窄属收缩期负荷过重，心衰出现更早些；主动脉瓣缩窄伴动脉导管未闭则兼有收缩和舒张期负荷过重，故在新生儿时期可致死。

三、诊断

（一）临床表现

年长儿主要表现为乏力、活动后气急、食欲减低、腹痛和咳嗽。安静时心率增快，呼吸浅表、增速，颈静脉怒张，肝增大、有压痛，肝颈反流试验阳性。病情较重者尚有端坐呼吸、肺底部可听到湿啰音，并出现水肿，尿量明显减少。心脏听诊除原有疾病产生的心脏杂音和异常心音外，常可听到心尖区第一心音减低和奔马律。

婴幼儿心衰的临床表现有一定特点。常见症状为呼吸快速、表浅、频率可达 50～100 次/min，喂养困难，体重增长缓慢，烦躁多汗，哭声低弱，肺部可闻及干啰音或哮鸣音。水肿首先见于颜面、眼睑等部位，严重时鼻唇三角区呈现青紫。

临床诊断依据：①安静时心率增快，婴儿 >180 次/min，幼儿 >160 次/min，不能用发热或缺氧解释者；②呼吸困难，青紫突然加重，安静时呼吸达 60 次/min 以上；③肝大达肋下 3cm 以上，或在密切观察下短时间内较前增大，而不能以横膈下移等原因解释者；④心音明显低钝，或出现奔马律；⑤突然烦躁不安，面色苍白或发灰，而不能用原有疾病解释；

⑤尿少、下肢水肿，除外营养不良、肾炎、维生素 B_1 缺乏等原因所造成者。

（二）辅助检查

上述前四项为临床诊断的主要依据。尚可结合其他几项以及下列 1～2 项检查进行综合分析。

1. 胸部 X 线检查　心影多呈普遍性扩大，搏动减弱，肺纹理增多，肺门或肺门附近阴影增加，肺部瘀血。

2. 心电图检查　不能表明有无心衰，但有助于病因诊断及指导洋地黄的应用。

3. 超声心动图检查　可见心室和心房腔扩大，M 型超声心动图显示心室收缩时间期延长，射血分数降低。心脏舒张功能不全时，二维超声心动图对诊断和引起心衰的病因判断有帮助。

4. 血气及 pH 值　患儿不同血流动力学改变可有相应的血气及 pH 值变化。

5. 血清电解质　婴儿心力衰竭常出现低钠血症，血钠低于 125mmol/L，反映水潴留。低氯血症见于用袢利尿剂后。酸中毒时血钾水平可升高。用强效利尿剂可致低钾血症。

6. 血常规　严重贫血可导致心力衰竭。

7. 尿常规　可有轻度蛋白尿及镜下血尿。

8. 血糖及血钙　新生儿患者应测定血糖、血钙，低血糖或低血钙均可引起心力衰竭。

9. 心肌酶　心肌炎及心肌缺血者，肌酸磷酸激酶（CPK）、肌酸激酶同工酶（CK－MK）则可升高。

四、鉴别诊断

年长儿童有典型心衰的症状和体征，一般无诊断困难。婴儿心力衰竭应与毛细支气管炎、支气管肺炎相鉴别。婴儿心力衰竭时，心脏病理杂音可不明显，尤其新生儿可无杂音。加上心动过速，肺部有干啰音和喘鸣音，常影响心脏听诊效果。轻度发绀、呼吸急促、心动过速、肝大是心衰和肺部感染的共性体征；肺炎合并阻塞性肺气肿使横膈下降，可出现肝下移，造成肝脏增大假象。有时吸氧有助于对肺源性的或心源性的发绀的鉴别诊断；吸氧后肺源性发绀可减轻或消失，血氧分压升高，氧饱和度正常，而心源性者则改善不明显。肺部满布湿性啰音、胸片表现肺部有片状阴影者，支持肺部炎症改变；心脏增大、杂音明显、有肺瘀血的 X 线改变，则为心力衰竭。必要时进行心脏超声检查。心衰确诊后应进一步明确病因。

五、治疗要点

应重视病因治疗，先天性心脏病患者的内科治疗往往是术前的准备，而且手术后亦需继续治疗一个时期；心肌病患者，内科治疗可使病人症状获得暂时的缓解；如心衰由甲状腺功能亢进、重度贫血或维生素 B_1 缺乏、病毒性或中毒性心肌炎等引起者需及时治疗原发疾病。心力衰竭的内科治疗有下列几方面。

（一）一般治疗

充分的休息和睡眠可减轻心脏负担，平卧或取半卧位，尽力避免患儿烦躁、哭闹，必要时可适当应用镇静剂，苯巴比妥、吗啡（0.05mg/kg）皮下或肌内注射常能取得满意效果，但需警惕抑制呼吸。供氧往往是需要的。心力衰竭时，患者易发生酸中毒、低血糖和低血钙，新生儿时期更是如此。因此一旦发生以上情况，应予及时纠正。应给予容易消化及富有营养的食品，一般饮食中钠盐应减少，但很少需要严格的极度低钠饮食。

（二）洋地黄类药物

迄今为止洋地黄仍是儿科临床上广泛使用的强心药物之一。洋地黄作用于心肌细胞上的 Na^+-K^+ -ATP 酶，抑制其活性，使细胞内 Na^+ 浓度升高，通过 Na^+-Ca^{2+} 交换使细胞内 Ca^{2+} 升高，从而加强心肌收缩力，使心室排空完全，心室舒张终末期压力明显下降，从而静脉瘀血症状减轻。近年，更认识到它对神经内分泌和压力感受器的影响。洋地黄能直接抑制过度的神经内分泌活性（主要抑制交感神经活性作用）。除正性肌力作用外，洋地黄还具有负性传导、负性心率等作用。洋地黄对左心瓣膜反流、心内膜弹力纤维增生症、扩张型心肌病和某些先心病等所致的充血性心力衰竭均有效，尤其是合并心率增快、房扑、房颤者更有效，而对贫血、心肌炎引起者疗效较差。

小儿时期常用的洋地黄制剂为地高辛（digoxin），可口服和静脉注射，作用时间较快，排泄亦较迅速，因此剂量容易调节，药物中毒时处理也比较容易。地高辛酏剂口服吸收率更高。早产儿对洋地黄比足月儿敏感，后者又比婴儿敏感。婴儿的有效浓度为 2～4mg/ml，大年龄儿童为 1～2mg/ml。由于洋地黄的剂量和疗效的关系受到多种因素的影响，所以洋地黄的剂量要个体化。常用剂量和用法见表 16－7－1。

表 16－7－1　洋地黄药物的临床应用

洋地黄制剂	给药法	洋地黄化总量（mg/kg）	每日平均维持量	效力开始时间	效力最大时间	中毒作用消失时间	效力完全消失时间
地高辛	口服	<2 岁 0.05～0.06 >2 岁 0.03～0.05 （总量不超过 1.5mg）	1/5 洋地黄化量，分 2 次	2 小时	4～8 小时	1～2 天	4～7 天
	静脉	口服量的 1/2～2/3		10 分钟	1～2 小时		
毛花苷丙（西地兰）	静脉	<2 岁 0.03～0.04 >2 岁 0.02～0.03		5～30 分钟	1～2 小时	1 天	2～4 天

1. *洋地黄化法*　如病情较重或不能口服者，可选用毛花苷丙或地高辛静注，首次给洋地黄化总量的 1/2，余量分2 次，每隔 4～6 小时给予，多数患儿可于 8～12 小时内达到洋地黄化；能口服的患者开始给予口服地高辛，首次给洋地黄化总量的 1/3 或 1/2，余量分2 次，每隔 6～8 小时给予。

2. *维持量*　洋地黄化后 12 小时可开始给予维持量。维持量的疗程视病情而定：急性肾炎合并心衰者往往不需用维持量或仅需短期应用；短期难以去除病因者如心内膜弹力纤维增生症或风湿性心瓣膜病等，则应注意随患儿体重增长及时调整剂量，以维持小儿血清地高辛的有效浓度。

3. *使用洋地黄注意事项*　用药前应了解患儿在 2～3 周内的洋地黄使用情况，以防药物过量引起中毒。各种病因引起的心肌炎患儿对洋地黄耐受性差，一般按常规剂量减去 1/3，且饱和时间不宜过快。未成熟儿和 <2 周的新生儿因肝肾功能尚不完善，易引起中毒，洋地

黄化剂量应偏小，可按婴儿剂量减少 1/3～1/2。钙剂对洋地黄有协同作用，故用洋地黄类药物时应避免用钙剂。此外，低血钾可促使洋地黄中毒，应予注意。

4. *洋地黄毒性反应*　心力衰竭愈重、心功能愈差者，其治疗量和中毒量愈接近，故易发生中毒。肝肾功能障碍、电解质紊乱、低钾、高钙、心肌炎和大剂量利尿之后的患儿均易发生洋地黄中毒。小儿洋地黄中毒最常见的表现为心律失常，如房室传导阻滞、室性期前收缩和阵发性心动过速等；其次为恶心、呕吐等胃肠道症状；神经系统症状，如嗜睡、头昏、色视等较少见。洋地黄中毒时应立即停用洋地黄和利尿剂，同时补充钾盐。小剂量钾盐能控制洋地黄引起的室性期前收缩和阵发性心动过速。轻者每日用氯化钾 0.075～0.100g/kg，分次口服；严重者每小时 0.03～0.04g/kg 静脉滴注，总量不超过 0.15g/kg，滴注时用 10% 葡萄糖稀释成 0.3% 浓度。肾功能不全和合并房室传导阻滞时忌用静脉给钾。

（三）利尿剂

钠、水潴留为心力衰竭的一个重要病理生理改变，故合理应用利尿剂为治疗心力衰竭的一项重要措施。当使用洋地黄类药物而心衰仍未完全控制，或伴有显著水肿者，宜加用利尿剂（表 16－7－2）。对急性心衰或肺水肿者可选用快速强效利尿剂如呋塞米或依他尼酸，其作用快而强，可排除较多的 Na^+，而 K^+ 的损失相对较少。慢性心衰一般联合使用噻嗪类与保钾利尿剂，并采用间歇疗法维持治疗，防止电解质紊乱。

表 16－7－2　各种利尿剂的临床应用

药名		剂量和方法	作用时间	并发症及注意事项	作用强弱
碱性利尿剂	依他尼酸（25mg/支，20mg/片）	静注：每次 1mg/kg，稀释成 2mg/ml，5～10 分钟缓推，必要时 8～12 小时可重复。	静注后 15 分钟，口服 30 分钟开始起作用。1～2 小时为利尿高峰	可引起脱水、低血钾、低血氯、碱中毒。肾衰竭者用依他尼酸有耳聋危险，婴儿慎用	＋＋＋＋
	呋塞米（25mg/支，20mg/片）	口服：2～3mg/(kg·d)，分 2～3 次			
噻嗪类	氢氯噻嗪（25mg/片）	口服：1～5mg/(kg·d)，分 2～3 次，维持治疗服 4 天停 3 天，＜6 个月者，0.50～0.75mg/(kg·d)，分 2～3 次	1 小时开始，4～6 小时达高峰，持续 12 小时	常用可致电解质紊乱（低血钾、低血氯）、心律紊乱及粒细胞减少	＋＋＋
保钾利尿剂	螺内酯（20mg/粒）	口服：1～2mg/(kg·d)，分 2～3 次	8～12 小时开始，3～4 小时达高峰，持续 2～3 天	有保血钾、保血氯作用，和噻嗪类合用，可增强疗效	＋
	氨苯蝶啶（50mg/片）	口服：2～4mg/(kg·d)，分 2～3 次	1 小时开始，4～6 小时达高峰，持续 12 小时		＋

（四）血管扩张剂

近年来应用血管扩张剂治疗顽固性心衰取得一定疗效。小动脉扩张使心脏后负荷降低，从而可能增加心搏出量，同时静脉扩张使前负荷降低，心室充盈压下降，肺充血的症状亦可能得到缓解，对左室舒张压增高的患者更为适用。

1. 血管紧张素转换酶抑制剂　通过血管紧张素转换酶的抑制，减少循环中血管紧张素Ⅱ的浓度发挥效应。通过国际大规模多中心的随机对照的临床试验证明该药能有效缓解心衰的临床症状，改善左室的收缩功能，防止心肌重构，逆转心室肥厚，降低心衰患者的死亡率。儿科临床的中、长期疗效还有待观察。卡托普利（巯甲丙脯酸）初始剂量为每日0.5mg/kg，以后根据病情逐渐加量，每周递增1次，每次增加0.3mg/(kg·d)，最大耐受量为5mg/(kg·d)，分3~4次口服。依那普利（苯酯丙脯酸）剂量为每日0.05~0.10mg/kg，一次口服。

2. 硝普钠　硝普钠能释放NO，使cGMP升高而松弛血管的平滑肌，扩张小动脉、静脉的血管平滑肌，作用强，起效快和持续时间短。硝普钠对急性心衰（尤其是急性左心衰、肺水肿）伴周围血管阻力明显增加者效果显著。在治疗体外循环心脏手术后的低心排综合征时联合多巴胺效果更佳，应在动脉压力监护下进行。剂量为每分钟0.2μg/kg，以5%葡萄糖稀释后点滴，以后每隔5分钟，可每分钟增加0.1~0.2μg/kg，直到获得疗效或血压有所降低。最大剂量不超过每分钟3~5μg/kg。

3. 酚妥拉明（苄胺唑啉）　α受体阻滞剂，以扩张小动脉为主，兼有扩张静脉的作用。剂量为每分钟2~6μg/kg，以5%葡萄糖稀释后静滴。

（五）改善心肌代谢药

心衰时心肌缺氧，有明显的能量代谢异常，辅加改善心肌代谢药可能有益：

1. 辅酶Q10　有增强心肌细胞线粒体功能、改善心肌代谢、稳定细胞膜和抗氧自由基作用，保护心肌。用量1mg/（kg·d），分2次服，长期治疗，在3个月内显效。

2. 1，6－二磷酸果糖（FDP）　可改善心肌线粒体能量代谢，稳定细胞膜，抑制中性粒细胞产生氧自由基，从而保护心肌。用量100~250mg/（kg·d）静脉输入，7~10日为一疗程。

（六）其他药物治疗

心衰伴有血压下降时可应用多巴胺，每分钟5~10μg/kg。必要时剂量可适量增加，一般不超过每分钟30μg/kg。如血压显著下降，给予肾上腺素每分钟0.1~1.0μg/kg持续静脉滴注，有助于增加心搏出量、提高血压，而心率不一定明显增快。

（孙　婧）

第十七章　泌尿生殖系统疾病

第一节　概　论

泌尿生殖系统疾病是小儿时期的常见病和多发病。尤其是近年来随着环境变化和生活水平的提高，儿童疾病谱有所改变，以前儿科常见的传染病、营养缺乏症等有所减少，泌尿生殖系统疾病呈相对增加趋势。小儿泌尿系统疾病虽然大部分可治愈，但仍有部分病种迁延或反复发作，少数还进入慢性肾功能衰竭，危及患儿生命。因此，对于儿童时期的泌尿系统疾病要高度重视，做到早期发现、早期治疗。

一、小儿泌尿系统解剖生理特点

（一）解剖特点

肾脏位置低，表面可呈分叶状，2～4 岁时分叶消失。不同年龄小儿肾脏长度（cm）可按年龄（岁）÷2 +5 估算。肾脏皮质相对薄，新生儿皮、髓质厚度比为 1∶4，7 岁达成人水平，为 1∶2；肾小球基底膜厚度婴儿约为 110nm，成人为 270～350nm；肾小管相对短，尤其是近曲小管和髓袢。

输尿管壁肌肉及弹力纤维发育差、弯曲度大，易被压扁或扭转，导致尿潴留。输尿管膀胱连合处结构发育不成熟，易发生膀胱输尿管反流。膀胱相对位置较高，特别是新生儿可于腹部触及。膀胱容量（ml）约为［年龄（岁）+2］×30。

女婴尿道长约 1cm（成人 3～5cm），口径相对宽大，外口暴露且接近肛门，故易受粪便污染而发生上行感染。男婴包皮长、局部易积垢，也易发生感染。

（二）生理特点

1. 肾功能特点　肾脏是维持机体内环境稳定的主要器官，其生理功能基本与成人相似，但尚未完全成熟，一般到 1～1.5 岁时达成人水平。

不同年龄小儿肾小球滤过率正常值见表 17－1－1。

表 17－1－1　不同年龄小儿肾小球滤过率正常值

年龄	新生儿	1～2 周	6～12 个月	1～3 岁	成人
GFR［ml/（min·1.73m^2）］	26±2	54±8	77±14	96±22	118±18

新生儿及婴儿肾小管重吸收及排泌功能、浓缩和稀释功能及酸化功能均未成熟，可出现一过性糖尿、氨基酸尿，钠摄入过多易致潴留，容量负荷过快易水肿，血浆碳酸氢钠水平

低，易发生酸中毒。

肾脏的内分泌功能主要包括产生和分泌肾素、促红细胞生成素及1，25（OH）$_2$ D_3。

2. 小儿排尿及尿液特点　97%的小儿出生后24小时内已排尿，99%生后48小时内有尿。生后头几天每日仅4～5次，1周后20～25次，1岁时15～16次，学龄前和学龄期6～7次。1岁半左右可自动控制排尿。每日尿量差异较大，正常小儿尿量可按［年龄（岁）－1］×100＋400ml估算。

正常小儿尿色淡黄透明，弱酸性，pH值4.5～7.8。尿比重为1.003～1.035，渗透压为40～1400mmol/L（600～800mmol/L），尿渗透压（mmol/L）大致相当于（尿比重－1.000）×40000。尿蛋白＜100mg/（m^2·d），或一次随意尿的尿蛋白（mg/dl）/肌酐（mg/dl）＜0.2，定性阴性。新鲜离心尿沉渣红细胞：＜3个/HPF，白细胞：＜5个/HP，偶见透明管型。

二、小儿肾小球疾病的分类

（一）肾小球疾病的临床分类

中华医学会儿科分会肾脏病学组于2000年11月珠海会议对1981年修订的《关于小儿肾小球疾病临床分类》再次修订如下。

1. 原发性肾小球疾病

（1）肾小球肾炎

①急性肾小球肾炎：急性起病，多有前驱感染，以血尿为主，伴不同程度蛋白尿，可有水肿、高血压或肾功能不全，病程多在1年内。可分为：a. 急性链球菌感染后肾小球肾炎，有链球菌感染的血清学证据，起病6～8周内有血补体低下。b. 非链球菌感染后肾小球肾炎。

②急进性肾小球肾炎：起病急，有尿改变（血尿、蛋白尿、管型尿）、高血压、水肿，并常有持续性少尿或无尿，进行性肾功能减退。若缺乏积极有效的治疗措施，预后严重。

③迁延性肾小球肾炎：有明确急性肾炎病史，血尿和/或蛋白尿迁延达1年以上，或没有明确急性肾炎病史，但血尿和蛋白尿超过半年，不伴肾功能不全或高血压。

④慢性肾小球肾炎：病程超过1年，或隐匿起病，有不同程度的肾功能不全或肾性高血压的肾小球肾炎。

（2）肾病综合征

①诊断标准：大量蛋白尿［尿蛋白（＋＋＋）～（＋＋＋＋）；1周内3次，24小时尿蛋白定量≥50mg/kg］；血浆白蛋白低于30g/L；血浆胆固醇高于5.7mmol/L；不同程度的水肿。以上四项中以大量蛋白尿和低白蛋白血症为必要条件。

②临床分型：依临床表现分为单纯型肾病和肾炎型肾病。凡具有以下四项之一或多项者属于肾炎型肾病：a. 2周内分别3次以上离心尿检查RBC≥10个/HPF，并证实为肾小球源性血尿者；b. 反复或持续高血压，学龄儿童≥130/90mmHg，学龄前儿童≥120/80mmHg，并除外糖皮质激素等原因所致；c. 肾功能不全，并排除由于血容量不足等所致；d. 持续低补体血症。

③按糖皮质激素反应分为：a. 激素敏感型肾病：以泼尼松足量治疗≤8周尿蛋白转阴者。b. 激素耐药型肾病：以泼尼松足量治疗8周尿蛋白仍阳性者。c. 激素依赖型肾病：对

激素敏感，但减量或停药 1 个月内复发，重复 2 次以上者。d. 肾病复发与频复发：复发（包括反复），是指尿蛋白由阴转阳 >2 周；频复发是指肾病病程中半年内复发≥2 次或 1 年内复发≥3 次。

③孤立性血尿或蛋白尿：指仅有血尿或蛋白尿，而无其他临床症状、化验改变及肾功能改变者。a. 孤立性血尿：指肾小球源性血尿，分为持续性和再发性；b. 孤立性蛋白尿：分为体位性和非体位性。

2. 继发性肾小球疾病

（1）紫癜性肾炎。

（2）狼疮性肾炎。

（3）乙肝病毒相关性肾炎。

（4）其他：毒物、药物中毒，或其他全身性疾患所致的肾炎及相关性肾炎。

3. 遗传性肾小球疾病

（1）先天性肾病综合征：指生后 3 个月内发病，临床表现符合肾病综合征，可除外继发所致者（TORCH 或先天性梅毒等），分为：①遗传性：芬兰型，法国型（弥漫性系膜硬化，DMS）；②原发性：指生后早期发生的原发性肾病综合征。

（2）遗传性进行性肾炎（Alport 综合征）。

（3）家族性再发性血尿。

（4）其他，如甲－髌综合征。

（二）原发性肾小球疾病的病理分类

1. 肾小球轻微和微小病变。

2. 局灶/节段性病变，包括局灶性肾小球肾炎和局灶节段性肾小球硬化。

3. 弥漫性肾小球肾炎。

（1）膜性肾小球肾炎（膜性肾病）。

（2）增生性肾小球肾炎：系膜增生性肾小球肾炎，毛细血管内增生性肾小球肾炎，系膜毛细血管性肾小球肾炎（膜增生性肾小球肾炎，Ⅰ型和Ⅲ型），新月体性（毛细血管外增生性）和坏死性肾小球肾炎。

（3）硬化性肾小球肾炎。

4. 未分类的肾小球肾炎。

三、小儿泌尿生殖系统疾病病史及体检注意事项

（一）病史

除注意询问与疾病相关的病史，如有无水肿、血尿、泡沫尿、头晕、头痛、贫血等病史外，还要特别注意以下病史。

1. 小儿排尿情况　包括膀胱刺激征（尿频、尿急和尿痛），排尿量、尿流是否成束和畅快、有否遗尿等。

2. 小儿胎儿期及分娩和新生儿期异常情况　一些肾脏疾病可能在胎儿期已有表现，通过超声影像学检查羊水量以及肾脏外形甚至可以早期发现。

（1）羊水量：过少可能提示肾脏发育不良或发育不全、多囊肾、输尿管梗阻等；羊水过多可能提示部分梗阻、Batter 综合征、肾性尿崩症、先天性肾病综合征等。

（2）肾脏外形：尿路梗阻还可表现为肾盂扩张或肾积水。

（3）胎盘大小和重量：芬兰型先天性肾病综合征患儿出生时常伴有大胎盘。

3. *小儿营养史*　包括新生儿期母乳或人工喂养情况，以及饮食偏好等。如继发于梗阻性尿路病、肾石症等的肾衰竭患儿喜好含钠食物。

4. *小儿用药史*　包括处方药、非处方药以及中草药。

5. *小儿家族史*　许多肾脏疾病均与遗传因素有关，因此务必绘制至少包括患儿兄弟姊妹、双亲、祖父母、外祖父母在内的家系图谱，并须直接询问相关信息，如家系中有无肾结石、耳聋、透析或肾移植的成员等。

（二）体格检查

1. *血压和脉搏*　大多数儿童高血压因肾脏疾病所致，且多无自觉症状，需要在体检时进行测量，并注意应参照不同年龄血压正常值进行判断。注意外周血管脉搏速度、节律、强弱以及有无杂音，以帮助诊断血管炎。

2. *身高和体重*　对照正常年龄及性别生长曲线评估患儿生长发育以及营养状态。一般慢性肾衰竭患儿生长发育落后于同龄儿。

3. *皮肤*　许多皮疹与肾脏疾病有关，如系统性红斑狼疮时日光性皮炎、蝶型红斑等；紫癜性肾炎时下肢出现的紫癜；神经纤维瘤病表现有牛奶咖啡斑等。

4. *水肿*　包括眼睑或面部水肿、下肢水肿、腹水、胸腔积液以及全身水肿，见于肾病综合征、急性肾炎、急性或慢性肾衰竭。注意未检测尿液时不要轻易将眼睑水肿归咎于过敏。

5. *脱水*　口渴、眩晕或体位性低血压可能是脱水的重要线索，可见于梗阻性尿路病、肾发育不良、Batter 综合征等。

6. *肌肉骨骼*　肌肉消瘦可见于慢性肾衰竭；肌无力见于佝偻病、低钾血症、系统性红斑狼疮以及应用糖皮质激素的副作用。肾性骨病、Fanconi 综合征及肾小管性酸中毒等可出现佝偻病的症状。一些累及肾脏的综合征伴有骨骼异常表现。

7. *腹部和外生殖器*　注意检查脐血管、脐疝、腹壁静脉，进行腹部和腰窝部触诊。如常染色体隐性遗传型多囊肾可出现腹壁静脉曲张；腰窝部触及肿块可能是多囊肾、肾积水或 Wilms 瘤。外生殖器异常也常见于一些先天或遗传性肾脏疾病，如 Denys - Dash 综合征合并男性假两性畸形。

（黄建萍）

第二节　急性肾小球肾炎

急性肾小球肾炎（acute glomerulonephritis）简称肾炎，是小儿时期最常见的一种肾脏疾病，临床上表现为急性起病，多有前驱感染，以血尿为主，伴不同程度的蛋白尿、水肿、高血压和肾小球滤过率下降。本病多见于儿童和青少年。

一、病因

急性肾小球肾炎可由多种病因引起，可分为感染性和非感染性两大类，本节主要介绍急性链球菌感染后肾小球肾炎。

（一）感染性

1. 急性链球菌感染后肾小球肾炎　A组β溶血性链球菌感染后引起的免疫复合物性肾小球肾炎最多见。

2. 非链球菌感染肾小球肾炎

（1）细菌：如草绿色链球菌、肺炎球菌、金黄色葡萄球菌、伤寒杆菌、流感杆菌等。

（2）病毒：柯萨奇病毒B4型、ECHO病毒9型、麻疹病毒、巨细胞病毒、腮腺炎病毒、EB病毒、流感病毒等，均少见。

（3）其他：疟原虫、肺炎支原体、白色念珠菌、丝虫、钩虫、梅毒螺旋体、钩端螺旋体等，均少见。

（二）非感染性

1. 多系统疾病　如系统性红斑狼疮、过敏性紫癜、肺出血肾炎综合征、血管炎等。

2. 原发性肾小球疾病　如IgA肾病、系膜增生性肾炎、膜增生性肾炎等。

二、病理

1. 发病机制　目前研究认为急性肾炎主要与A组溶血性链球菌中的致肾炎菌株感染有关，所有致肾炎菌株均有共同的致肾炎抗原性，包括菌壁上的M蛋白内链球菌素和“肾炎菌株协同蛋白”。主要发病机制是：抗原抗体免疫复合物引起肾小球毛细血管炎症改变，包括循环免疫复合物和原位免疫复合物形成学说。此外，某些链球菌株可通过神经氨酸苷酶的作用或其产物如某些菌株产生的唾液酸酶，与机体的免疫球蛋白（IgG）结合，改变其免疫原性，产生自身抗体和免疫复合物而致病。另有学者认为链球菌抗原与肾小球基膜糖蛋白间具有交叉抗原性，可使少数病例呈现抗肾抗体型肾炎。急性链球菌感染后肾炎的发病机制见图17－2－1。

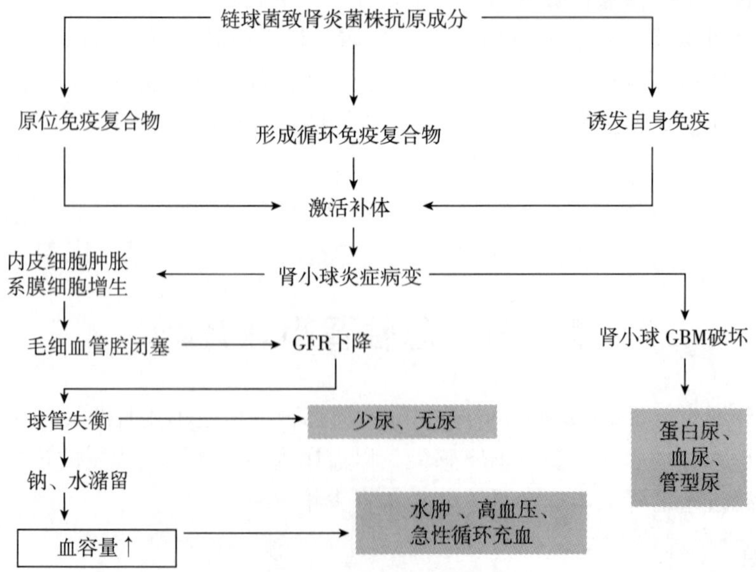

图17－2－1　急性链球菌感染后肾小球肾炎发病机制示意图

非链球菌感染后肾炎的发病机制一般认为是病原体直接侵袭肾组织而致病。

2. 病理生理

（1）光镜所见：疾病早期肾脏病变典型，呈毛细血管内增生性肾小球肾炎改变。光镜下肾小球表现为程度不等的弥漫性增生性炎症及渗出性病变。肾小球增大、肿胀，内皮细胞和系膜细胞增生，炎性细胞浸润。毛细血管的免疫性炎症使毛细血管腔变窄，甚至闭塞、塌陷，肾小球囊内可见红细胞、球囊上皮细胞增生。部分患儿可见到新月体。肾小管病变较轻，呈上皮细胞变性、间质水肿及炎症细胞浸润。

（2）电镜所见：内皮细胞胞浆肿胀呈连拱状改变，致内皮孔消失。电子致密物在上皮细胞下沉积，呈散在的圆顶状驼峰样分布。基膜有局部裂隙或中断。

（3）免疫荧光检查所见：急性期可见弥漫一致性纤细或粗颗粒状的IgG、C3和备解素沉积，主要分布于肾小球毛细血管袢和系膜区；也可见到IgM和IgA沉积；系膜区或肾小球囊腔内可见纤维蛋白原和纤维蛋白沉积。

损害肾小球滤过膜，可出现血尿、蛋白尿及管型尿等；并使肾小球滤过率下降，发生水钠潴留，继而引起细胞外液容量增加，因此临床上有水肿、尿少、全身循环充血状态，临床表现为呼吸困难、肝大、静脉压增高、高血压等。

三、症状

（一）临床表现

主要临床表现有血尿、蛋白尿、水肿、高血压和肾小球滤过率下降等。本病在临床上表现轻重不一，轻症可无临床表现，仅有镜下血尿；重者呈急进性过程，可以出现严重的并发症，如高血压脑病、急性肾功能衰竭等。

1. 前驱感染和间歇期　90%的病例有链球菌的前驱感染，如急性化脓性扁桃体炎、咽炎、淋巴结炎、猩红热等；也可为皮肤感染，如疖肿、脓疱病等。前驱感染后常经过一段无症状间歇期，呼吸道感染引起者6~14天；皮肤感染引起者为14~28天。

2. 典型表现　典型临床表现为水肿、血尿、高血压及程度不等的肾功能受累。同时还常伴有全身不适、乏力、食欲不振、发热、头痛、头晕、咳嗽、气急、恶心、呕吐、腹痛、鼻衄等。

（1）水肿：是常见的症状，70%的病例有此症状，为非凹陷性，由肾小球滤过率减低、水钠潴留引起。病初水肿仅累及眼睑及颜面，晨轻暮重，轻者仅表现为体重增加、肢体胀满感；重者引起全身水肿，甚至引起胸腹腔积液。

（2）血尿：几乎见于所有病例，50%~70%患儿有肉眼血尿，肉眼血尿可呈洗肉水样、棕红色、烟灰色、鲜红色等。血尿颜色的不同和尿的酸碱度有关，酸性尿呈烟灰色或棕红色，中性或碱性尿呈鲜红色或洗肉水样。肉眼血尿严重者可伴有排尿不适甚至排尿困难。一般肉眼血尿持续1~2周即转为镜下血尿，少数迁延达半年甚至更久，但多数可恢复。

（3）蛋白尿：程度不等，少数可达肾病水平。蛋白尿明显者病理常呈严重系膜增生。

（4）尿量减少：尿量减少亦常见，一般学龄儿童尿量<400ml/d，学龄前儿童<300ml/d，婴幼儿尿量<200ml/d，发生急性肾功能衰竭的严重病例，表现持续少尿（24小时尿量<250ml/m^2）或无尿（24小时尿量<30~50ml/m^2）。

（5）高血压：因水钠潴留血容量增多所致，可见于30%~80%的患儿，程度不等，一般为轻至中度增高。同时患儿常有乏力、恶心、呕吐、头晕、腰痛等表现。

3. 非典型表现

(1) 亚临床病例：可无水肿、高血压、肉眼血尿的临床表现，仅在尿常规检查时发现镜下血尿，或仅血中补体C3降低，持续6~8周恢复。

(2) 肾外症状性肾炎：临床表现有水肿、高血压，甚至有严重循环充血及高血压脑病，而尿中改变轻微或尿常规正常。如急性期血补体C3下降，6~8周恢复，则有利于诊断。

(3) 重度蛋白尿及水肿：甚至与肾病相近，部分患儿还可有血浆蛋白下降及高脂血症，易与肾病混淆。

(二) 急性期严重并发症

急性期严重并发症主要为严重的循环充血、高血压脑病、急性肾功能衰竭。

1. 严重循环充血　常发生于起病1周内，可表现为心力衰竭、肺水肿，临床表现为烦躁、气急、胸闷、端坐呼吸、咳嗽、咳粉红色泡沫样痰、颈静脉怒张、心脏扩大、肺底湿啰音、肝脏肿大压痛、奔马律等左右心衰症状。但与真正心肌泵衰竭不同的是，此时心搏出量常增多而非减少，循环时间正常，强心药治疗效果不佳，利尿治疗有效。极少数患儿可发展为真正的心力衰竭而危及生命。

2. 高血压脑病　常发生于疾病早期，系指血压（尤其是舒张压）急剧增高超过脑血管代偿性收缩机制，使脑组织血液灌注急剧增多而致脑水肿或由于脑血管痉挛，导致脑缺血缺氧、血管渗透性增加而发生脑水肿，儿童较成人多见。起病一般较急，表现为剧烈头痛、频繁恶心呕吐，继之视力障碍，眼花、复视、暂时性黑朦，并有嗜睡或烦躁，如不及时治疗则发生惊厥、昏迷，少数暂时性偏瘫失语，严重时发生脑疝。神经系统多无局限性体征，浅反射及腱反射可减弱或消失，踝阵挛有时阳性，也可出现病理反射，严重者出现脑疝症状及体征。眼底检查常见视网膜小动脉痉挛，有时可见视神经乳头水肿。如果血压超过140/90mmHg，并伴视力障碍、惊厥及昏迷三项之一项即可诊断。

3. 急性肾功能衰竭　多发生于疾病初期，表现为持续少尿（24小时尿量 $<250ml/m^2$）或无尿（24小时尿量 $<30\sim50ml/m^2$），血尿素氮（BUN）$>21.4mmol/L$，肌酐清除率（CCr）$<30ml/(min\cdot1.73m^2)$，高钾血症、低钠血症等电解质紊乱、水过多、代谢性酸中毒和尿毒症症状。是急性肾炎死亡的主要原因。

四、诊断

(一) 临床诊断

典型急性肾小球肾炎易于诊断。往往有前期的链球菌感染史，经1~3周无症状间歇期，出现水肿、高血压、血尿（可伴不同程度蛋白尿），再加以血补体C3的动态变化即可明确诊断。但因症状轻重不一，且多种肾脏疾患均可表现为急性肾炎综合征。

(二) 辅助诊断

1. 尿液检查　血尿为急性肾炎重要所见，或肉眼血尿或镜下血尿，尿中红细胞多为严重变形红细胞，但应用袢利尿剂时可暂为非肾小球性红细胞。此外，还可见红细胞管型，提示肾小球有出血渗出性炎症，是急性肾炎的重要特点。尿沉渣还常见肾小管上皮细胞、血细胞、大量透明和颗粒管型。尿蛋白通常为（+）~（+++），尿蛋白多属非选择性，尿中纤维蛋白降解产物（FDP）增多，尿常规一般在4~8周内大致恢复正常。残余镜下血尿

（或爱迪计数异常）或少量蛋白尿（可表现为直立性蛋白尿）可持续半年或更长时间。

2. 血常规及红细胞沉降率　外周血白细胞数可正常或轻度增高，此与原发感染灶是否继续存在有关。红细胞计数及血红蛋白可稍低，系因血容量扩大、血液稀释所致。红细胞沉降率增快，常提示肾炎病变活动，一般2~3个月内恢复正常。

3. 血生化及肾功能检查　肾小球滤过率（GFR）呈不同程度下降，但肾血浆流量仍可正常，因而滤过分数常减少。肾小管功能相对良好，浓缩功能多能保持。血生化常见一过性氮质血症，血中尿素氮、肌酐增高。如不限水量，可有轻度稀释性低钠血症，还可有高血钾及代谢性酸中毒。血浆蛋白可因血液稀释而轻度下降，但蛋白尿达肾病水平者，血白蛋白下降明显，并可伴一定程度的高脂血症。

4. 细菌学和血清学检查　急性肾炎发病后从咽部或皮肤感染灶培养出β溶血性链球菌的阳性率约30%，早期接受青霉素治疗者更不易检出。链球菌感染后可产生相应抗体，常借检测抗体证实前驱的链球菌感染。如抗链球菌溶血素O抗体（ASO），其阳性率达50%~80%，通常于链球菌感染后10~14天开始升高，3~5周滴度达高峰，3~6个月后恢复正常。但应注意，其滴度升高仅表示近期有过链球菌感染，与急性肾炎的严重性无直接相关性；经有效抗生素治疗者其阳性率减低。咽炎感染后APSGN者抗双磷酸吡啶核苷酸酶（ADPNase）滴度升高；皮肤感染后APSGN者ASO升高者不多，而抗脱氧核糖核酸B（DNAase-B）和抗透明质酸酶（HAase）滴度升高，并应注意于2~3周后复查，如滴度升高，更具诊断价值。明显少尿时血尿素氮和肌酐可升高，肾小管功能正常。持续少尿无尿者，血肌酐升高，内生肌酐清除率降低，尿浓缩功能也受损。

5. 血补体测定　除个别病例外，肾炎病程早期血总补体及C3均明显下降，6~8周后恢复正常，此规律性变化为本症的典型表现。血补体下降程度与急性肾炎病情轻重无明显相关性，但低补体血症持续8周以上，应考虑有其他类型肾炎的可能，如膜增生性肾炎、冷球蛋白血症或狼疮肾炎等。

6. B超　双肾增大。

7. 其他检查　部分病例急性期可测得循环免疫复合物及冷球蛋白。通常典型病例不需肾活检，但如与急进性肾炎鉴别困难，或病后3个月仍有高血压、持续低补体血症或肾功能损害者可考虑行肾活检以明确诊断。

（三）鉴别诊断

急性肾小球肾炎应与下列疾患鉴别。

1. 其他病原体感染后的肾小球肾炎　多种病原体感染可引起肾炎，并表现为急性肾炎综合征。可引起增生性肾炎的病原体有细菌（葡萄球菌、肺炎球菌等）、病毒（流感病毒、EB病毒、水痘病毒、柯萨奇病毒、腮腺炎病毒、ECHO病毒、巨细胞包涵体病毒及乙型肝炎病毒等）、肺炎支原体及原虫等。根据病史、原发感染灶及其各自特点一般均可鉴别。

2. 其他原发性肾小球疾患

（1）膜增生性肾小球肾炎：起病似急性肾炎，但尿蛋白明显，血补体C3持续低下，病程呈慢性过程可资鉴别，必要时行肾活检。

（2）急进性肾炎：起病与急性肾炎相同，常在3个月内病情持续进展恶化，血尿、高血压、急性肾功能衰竭伴少尿或无尿持续不缓解，病死率高。

（3）IgA肾病：常于呼吸道感染后以血尿起病，表现为反复发作性肉眼血尿或持续镜下血尿，多无水肿及高血压，大部分血清 IgA 水平升高，补体 C3 正常或升高，鉴别困难时需行肾活检。

（4）原发性肾病综合征肾炎型：肾炎急性期偶有蛋白尿严重达肾病水平者，与肾炎性肾病综合征易于混淆。经分析病史、补体检测，甚至经一阶段随访观察，可以区别，必要时须做肾活检以资鉴别。

3. 全身系统性疾病或某些遗传性疾患　也可以急性肾炎综合征起病，如系统性红斑狼疮、过敏性紫癜、溶血尿毒综合征、结节性多动脉炎、Goodpasture 综合征、Alport 综合征等。根据各病之其他表现可鉴别。

4. 急性泌尿系感染或肾盂肾炎　在小儿也可表现有血尿，但多有发热、尿路刺激症状，尿中以白细胞为主，尿细菌培养阳性可以鉴别。

5. 慢性肾炎急性发作　易被误诊为急性肾炎，因两者预后不同，需予鉴别。此类患儿常有既往肾脏病史，发作常于感染后 1～2 日诱发，缺乏间歇期，且常有较重贫血、持续高血压、肾功能不全，有时伴心脏、眼底变化，尿比重低且固定，B 超检查有时见两肾体积偏小。

五、治疗

目前尚缺乏直接针对肾小球免疫病理过程的特异性治疗。主要通过对症治疗纠正其病理生理过程，防治急性期并发症，保护肾功能，以利其自然恢复。

（一）卧床休息

急性期应卧床休息 2～3 周，至肉眼血尿消失、血压正常、水肿减退即可下床，逐步增加室内活动量。对遗留的轻度蛋白尿及血尿应加强随访观察而无需延长卧床期，如有尿改变增重则需再次卧床。3 个月内宜避免剧烈体力活动。可于停止卧床后逐渐增加活动量，2 个月后如无临床症状，尿常规基本正常，红细胞沉降率正常即可开始半日上学，逐步到参加全日学习。尿沉渣细胞绝对计数正常后可以恢复体力活动。

（二）饮食和入量

对有水肿、高血压者急性期应限制食盐和水的摄入，以防止水钠进一步潴留，导致循环过度负荷之严重并发症，食盐以 60mg/(kg・d) 为宜；水分以不显性失水加尿量计算。对有氮质血症者限制蛋白质摄入，小儿于短期内应用优质动物蛋白，可按 0.5g/(kg・d) 计算。注意予糖类等提供热量。

（三）感染灶的治疗

对有感染灶者（如咽炎、皮肤感染等）应给予青霉素或其他敏感药物治疗 10～14 天。青霉素过敏者可改用红霉素或其他敏感抗生素。

（四）利尿治疗

急性肾炎时水钠潴留、细胞外液量增加，利尿剂可以利尿消肿，且有助于防治并发症。凡经控制水、盐而仍尿少、水肿、血压高者均应给予利尿剂。可用噻嗪类利尿剂，如氢氯噻嗪 1～2mg/(kg・d)，分 2～3 次口服，无效时可用袢利尿剂如呋塞米。呋塞米口服 2～5mg/(kg・d)，注射剂量 1～2mg/(kg・d)，每日 1～2 次，静脉注射剂量过大可出现一过性耳聋。汞利尿剂一般禁用。

(五) 降压治疗

凡经休息、限水盐、利尿而血压仍高者应给予降压药，这对于增加肾血流量、改善肾功能及预防心、脑合并症有益。儿科临床上常用的有以下几类。

1. *钙通道阻滞剂* 如硝苯地平，开始剂量0.25mg/（kg·d），最大剂量1mg/(kg·d)，分3次口服或舌下含服，20分钟后血压开始下降，1~2小时作用达高峰，持续6~8小时。对成人此药有增加心肌梗死发生率和死亡率的危险，一般不单独使用。

2. *血管紧张素转化酶抑制剂* 如卡托普利，初始剂量为0.3~0.5mg/（kg·d），最大剂量5~6mg/（kg·d），分3次口服，可与硝苯地平交替使用，以增加降压效果。

3. *利血平* 首剂可按0.07mg/kg（每次最大量不超过2mg）口服或肌注，必要时12小时可重复一次。首剂后一般给口服，按每日0.02~0.03mg/kg计算，分2~3次口服。副作用为鼻塞、疲乏、结膜充血、面红、心动过缓等。应避免反复大量注射或与氯丙嗪合用，因偶尔可发生类帕金森症状，表现为发音不清、不自主震颤、肌张力增高等。利血平效果不满意时可合用肼苯哒嗪，0.1mg/kg肌注或0.5mg/(kg·d）分次口服，主要副作用有头痛、胃肠刺激，其使心率加快的副作用如与利血平合用则不明显。

小儿急性肾炎时的血压增高经上述治疗多可控制，一般当血压降至正常24~48小时后即可停药，持续性高血压并不多见。但发生高血压脑病需紧急降压可选用下列静脉用药：硝普钠，对伴肺水肿者尤为适合，本药作用迅速，滴注后数10秒钟即见效。但维持时间短，停用后3~5分钟作用消失，须维持静点，小儿可给5~20mg溶于100ml葡萄糖液中，以1μg/(kg·min）速度开始，视血压调整滴数。应注意点滴速度，需新鲜配制，输液瓶应黑纸包裹避光。另一静脉快速降压药为氯甲苯噻嗪（低压唑，diazoxide），具有直接扩血管作用，用量3~5mg/kg，快速静脉注射，效果不满意时30~60分钟后可重复一次。用后5分钟即达最大降压效果，维持8小时。副作用为偶见恶心、头痛、心悸、一过性室性心律不齐等。

(六) 急性期并发症的治疗

1. *严重循环充血的治疗* 由于本症主因水钠潴留、血容量扩大所致，故治疗重点应在纠正水钠潴留、恢复血容量，而非应用加强心肌收缩力的洋地黄类药物。①利尿治疗，可用呋塞米注射。②肺水肿者可加用硝普钠以减轻心脏前后负荷，5~20mg加入5%葡萄糖液100ml中，以1μg/(kg·min）速度静滴，用药时严密监测血压，随时调整滴速，每分钟不宜超过8μg/kg，以免发生低血压。滴注时针管、输液器等须黑纸覆盖，以免药物遇光分解。③经上述治疗仍未能控制者可行腹膜透析或血液滤过治疗，以及时迅速缓解循环的过度负荷。

2. *高血压脑病的治疗* 除宜选用降压效果强而迅速的药物外，首选硝普钠。除控制血压外，还要注意对症处理。对持续抽搐者可应用安定每次0.3mg/kg，总量不超过10mg，静脉注射，或采用10%水合氯醛每次0.4~0.5ml/kg保留灌肠。利尿剂有协助降压的效果，本症常伴脑水肿，宜采用速效利尿剂。

3. *急性肾功能衰竭的治疗* 少尿期应严格控制水钠的摄入；纠正代谢性酸中毒及电解质紊乱；保守治疗无效时应尽早进行透析。具体见有关章节。

(七) 其他治疗

一般不用肾上腺皮质激素。对内科治疗无效的严重少尿或无尿、高度循环充血状态及不能控制的高血压可用透析治疗。

（八）中医药治疗

中医认为急性肾炎是由风邪、湿热、疮毒内侵所致，影响肺、脾、肾三经的气化功能，故急期以祛邪为主，治以清宣利湿，可用麻黄连翘赤小豆汤加减。

处方举例：麻黄3g，连翘9g，赤小豆30g，茯苓皮15g，泽泻10g，冬瓜皮15～30g，白茅根15g。可随症加减：①表邪重加防风10g，芥穗6g；②毒热重加双花10g，蒲公英10g；③水肿尿少加车前子15g；④血尿重加大小蓟10g，生地10g；⑤血压高加生石决明15～30g，黄芩10g，菊花10g。恢复期仅留轻微尿异常时可治以理脾益肾，清化余邪，常用健脾汤加减。处方举例：茯苓10g，山药10g，女贞子10g，侧柏10g，旱莲草10g，通草3g。

六、预防

1. 预防　根本的预防是防治链球菌感染。平日应注意皮肤清洁卫生，加强锻炼，以减少呼吸道及皮肤感染。如一旦感染则应及时彻底治疗。感染后2～3周时应检尿常规以及时发现异常。

2. 预后　儿童急性肾小球肾炎为自限性疾病，痊愈率达95%，预后与病因有关，病毒所致者随感染痊愈而愈。急性期死亡率<1%，主要死因为急性肾衰竭，极少数发展为慢性肾炎和慢性肾功能衰竭。

（刘光陵　徐　敏　任献国）

第三节　肾病综合征

肾病综合征（nephritic syndrome，NS）是一组由多种病因引起的肾小球滤过膜对血浆蛋白通透性增高，大量血浆蛋白自尿中丢失，导致一系列病理生理改变的临床综合征。临床表现四大特征：①大量蛋白尿；②低白蛋白血症；③高脂血症；④程度不同的水肿。以①、②两项为必备条件。

一、病因

我国儿科临床按传统观点，将本综合征分为三类，即原发性、继发性和先天性三种，本节主要针对原发性肾病综合征。

1. 原发性肾病综合征　指病因不清楚，原发病变在肾小球的疾病。在原发性肾小球疾病，如急性肾小球肾炎、急进性肾炎、慢性肾小球肾炎等均可在疾病过程中出现NS。按国内临床分类又可分为单纯型（Ⅰ型）和肾炎型（Ⅱ型）。前者只具备上述大量蛋白尿、低蛋白血症、高脂血症及水肿四大特点；而后者除具备上述四大临床表现外，还具备以下四项中之一项或多项表现者：①尿红细胞>10/高倍视野（2周内3次离心尿检查）；②反复出现或持续高血压：学龄儿童>17.3/12.0kPa（130/90mmHg），学龄前儿童>16.0/10.7kPa（120/80mmHg），并排除因使用皮质类固醇所致者；③氮质血症：血浆尿素氮>10.7mmol/L（30mg/dl），排除血容量不足所致；④血总补体活性或补体C3反复降低。临床以Ⅰ型多见。按糖皮质激素反应可分以下三型：①激素敏感型NS（steroid－sensitive NS，SSNS）：以泼尼松足量2mg/(kg·d) 或 60mg/(m^2·d)] 治疗≤4周尿蛋白转阴者。②激素耐药型NS

（steroid－resistant NS，SRNS）：以泼尼松足量治疗＞4 周尿蛋白仍阳性者。③激素依赖型 NS（steroid－dependent NS，SDNS）：指对激素敏感，但连续 2 次减量或停药 2 周内复发者。

2. 继发性肾病综合征　指继发于全身性疾病（如系统性红斑狼疮），或具有明确病因（如感染）者。其病因广泛而复杂：①全身性系统性疾病：系统性红斑狼疮、过敏性紫癜、结节性多动脉炎、混合性结缔组织病、皮肌炎等。②感染：细菌性感染，链球菌感染后肾炎、细菌性心内膜炎、心脏分流术感染性肾炎等；病毒及其他类感染，乙型肝炎、丙型肝炎、巨细胞病毒、水痘及 EB 病毒；疟疾；先天性或继发性梅毒等。③药物或过敏：青霉胺、丙磺舒、汞、三甲双酮、卡托普利、非类固醇抗炎药、干扰素、血清及预防接种等。④家族遗传性疾病：Alport 综合征、甲髌综合征及镰状红细胞贫血等。⑤代谢性疾病：糖尿病、黏液性水肿。⑥肿瘤：Wilms 瘤、白血病、霍奇金淋巴瘤及多发性骨髓瘤等。⑦ 其他：肾移植慢性排异反应、恶性肾小球硬化及肾动脉狭窄等。

3. 先天性肾病综合征　常指由遗传因素所致的芬兰型和非芬兰型先天性肾病。

二、病理

本症一系列临床表现主要起源于大量蛋白尿，血浆中蛋白质大量从尿中丢失，导致低蛋白血症，进而引起水肿、高脂血症及其他器官系统的并发症。

1. 蛋白尿　正常肾小球毛细血管壁的滤过屏障——滤过膜（包括内皮细胞、基膜、上皮细胞及裂孔膜）限制大部分蛋白质通过，因而肾小球囊腔内的原尿中蛋白浓度仅为 0.01～0.10g/L。当肾小球滤过膜受免疫或其他致病因子损伤后，其电荷屏障和/或孔径屏障减弱，血浆蛋白滤过增多，致尿中蛋白大量增加。在微小病变时，主要是电荷屏障减弱，使生理 pH 时带负电荷的低分子量（MW 为 60 000～150 000）的蛋白质（主要为白蛋白）由尿中丢失；在非微小病变时孔径屏障也多受累，故大分子量（MW≥150 000）的蛋白质如 IgM、α_2－巨球蛋白、纤维蛋白原、高密度脂蛋白等也同时漏出而呈非选择性蛋白尿。

2. 低白蛋白血症　大量蛋白尿的直接后果便是低白蛋白血症，此症也是本综合征病理生理改变的主要影响因素。它对机体内环境的稳定及多种物质代谢有重大影响，当血浆白蛋白下降低于 25g/L 时，血浆胶体渗透压明显下降，体内的液体分布发生改变，血管内液体大量向组织间区转移，致间质区水肿；同时致循环有效血容量下降，导致机体一系列生理病理改变，如神经－内分泌系统失调，钠、水潴留，脂蛋白代谢异常致高脂血症，高凝状态形成等。

3. 高脂血症　原发性 NS 时，多伴有高脂血症，其增高程度常与蛋白尿程度及血浆白蛋白水平相关，此外还与患者年龄、膳食、肾功能状态、皮质激素应用等多种因素有关。

4. 水肿　是 NS 病儿的常见症状。其发生机制，传统认为主要是大量尿蛋白丢失，血浆白蛋白浓度降低，导致血浆胶体渗透压降低，血管内液体渗漏入组织间隙，血浆容量减少，通过容量和压力感受器使机体保留水、钠有关的神经体液等因子被激活，如促使交感神经兴奋、儿茶酚胺释放，肾素－血管紧张素－醛固酮系统活性增强，继发抗利尿激素分泌增多、利钠因子受到抑制等，致使体内水、钠潴留，水肿明显。

5. 其他　患儿体液免疫功能降低与血清 IgG 和补体系统 B、D 因子从尿中大量丢失有关，也与 T 淋巴细胞抑制、B 淋巴细胞 IgG 合成转换有关。抗凝血酶Ⅲ丢失，而Ⅳ、Ⅴ、Ⅶ因子和纤维蛋白原增多，使患儿处于高凝状态。由于钙结合蛋白降低，血清结合钙可以降低；当 25（OH）D_3结合蛋白同时丢失时，使游离钙也降低。另一些结合蛋白降低，可使结合型甲状腺素（T_3、T_4）、血清铁、锌和铜等微量元素降低，转铁蛋白减少则可发生低 T3、T4 综合征与低色素小细胞性贫血。

三、症状

（一）临床表现

1. 一般起病隐匿　常无明显诱因，少数病例发病前有病毒性或细菌性上呼吸道感染史。有一研究报告 70% 肾病复发者与病毒感染有关，其中证实病毒的有 51.6%。

2. 水肿　常是家长最先发现的症状，开始见于眼睑及颜面，逐渐遍及双下肢甚至周身，重者可出现体腔积液，如腹腔积液、胸腔积液、心包积液，男孩可有显著的阴囊水肿。水肿一般为凹陷性。重症水肿患者于腹壁、大腿及上臂皮肤可见白纹或紫纹。

3. 尿量减少　水肿明显者多伴有尿量减少，尿色变深，无并发症者多无肉眼血尿，约有 15% 患者可出现短暂的镜下血尿。大多数 NS 患者血压正常，少数有轻度血压增高。持续性高血压和/或持续性镜下血尿提示为肾炎型 NS。

4. 较长时间大量蛋白尿　可致患儿蛋白质营养不良，表现为面色苍白，皮肤干燥，头发枯黄，指（趾）甲有白色横纹。患儿精神萎靡，倦怠乏力，食欲减退，有时有腹泻，多量腹水时可伴腹胀、腹痛。反复发作，长期应用皮质激素患儿可有生长发育落后等表现。

（二）合并症

1. 感染　感染是本症中最常见的合并症之一，感染不仅可使病情反复影响治疗效果，重者可直接导致死亡。本症易发生感染的原因：①体液免疫功能低下（血中 IgG 自尿中丢失，合成减少，分解代谢增加）；②常有细胞免疫功能异常；③转铁蛋白及锌结合蛋白自尿中丢失，影响免疫调节和淋巴细胞功能改变；④蛋白质代谢营养不良及补体系统异常改变；⑤水肿致局部循环障碍；⑥糖皮质激素及免疫抑制剂的长期使用。

感染可发生于呼吸道、泌尿道、皮肤及软组织；细菌性腹膜炎也屡见不鲜。以往多以肺炎球菌感染为主，近年来杆菌感染亦增多。一般不主张常规性与预防性使用抗菌药物，但应加强保护，一旦发生细菌感染，应及时彻底治疗。病毒性感染较前增多，尤其在接受皮质激素、免疫抑制剂治疗时，并发水痘 - 带状疱疹病毒感染时，病情较一般儿童为重，应加强抗病毒治疗。对接触者应可考虑将激素、免疫抑制剂暂时减量，并给予丙种球蛋白注射。对长期应用皮质激素、免疫抑制剂患者还应注意体内结核病灶的活动或扩散，以及继发真菌感染。

2. 低血容量和电解质紊乱　NS 时部分患儿存在血容量偏低，即使血溶量不低者也因低白蛋白血症、血浆胶体渗透压下降而使有效循环量处于脆弱状态，在某些诱因作用下易致低血容量，甚至休克。常见诱因有：①吐、泻、利尿、放腹水、失血等体液丢失时；②长期应用皮质激素，致自身肾上腺皮质功能受抑制，应激状态下机体保留水钠能力不足；③病儿长时间禁盐或低盐饮食，致低钠血症。

肾病患者常见的电解质紊乱有低钠、低钾、低钙血症。一些家长对 NS 患儿不恰当地长期禁盐或食用不含钠的食盐代用品，或因水肿过多地使用利尿剂，以及感染、呕吐、腹泻等因素均可致低钠血症。在上述诱因下如患儿突然出现厌食、乏力、嗜睡、血压下降，甚至出现休克、抽搐等表现，应考虑低血钠症可能。在使用大剂量利尿或皮质激素后出现大量利尿时，应警惕出现低钾血症。肾病时大量蛋白尿，25 - 羟骨化醇结合蛋白丢失致钙代谢紊乱，肠道钙吸收不良，骨骼对甲状旁腺激素的敏感性降低等，均可致低钙血症，甚至出现低钙性惊厥。

3. *高凝状态及血栓形成* NS 时患者血液易呈现高凝状态，主要原因：①肝脏合成的凝血因子增多如Ⅱ、Ⅴ、Ⅶ、Ⅷ因子增加，且有高纤维蛋白原血症；②血浆抗凝血物质浓度降低，尿中丢失抗凝血酶Ⅲ过多；③高脂血症时血流缓慢，血液黏稠度增高，如同时大量使用利尿剂使血容量减少，血液浓缩；④血小板数量增多，黏附性和聚集性增加；⑤感染或其他因素致血管内壁损伤易激活内源性凝血系统；⑥大剂量皮质激素应用可促进高凝状态。这些促凝因素易导致患儿动、静脉血栓形成，其中以肾静脉血栓形成最为常见，其发生率各家报告不一，成人肾病者5%~14%。以膜性肾病最易并发，膜增殖性肾炎次之。儿童肾病血栓形成可发生在不同部位，如肾静脉、下肢深静脉、股动脉、肺动脉、肠系膜动脉、脑动脉等，但亦以肾静脉血栓形成多见。急性典型病例表现为骤然发作肉眼血尿、腰痛、脊肋角压痛、肾区肿块，如系双侧者则肾功能迅速减退，蛋白尿加重；慢性者常有水肿加重，蛋白尿持续不缓解，而其症状不明显。X 线检查患侧肾脏增大，输尿管切迹。B 超除肾增大外，可见肾静脉血栓。肾静脉造影可确诊。除肾静脉血栓形成外，如病儿出现：①两侧下肢水肿不对称，不随体位改变而变化；②皮肤突发紫斑，且迅速扩大伴疼痛；③阴囊水肿呈紫色；④顽固性腹水不消退；⑤下肢疼痛伴足背动脉搏动消失等情况，应考虑有血栓形成。

4. *急性肾功能不全* NS 患儿发生急性肾损伤者不多见，但如出现下列情况，即可能发生急性肾衰。①血容量不足或低血容量休克时肾血液灌注不足，可致肾前性氮质血症，如其持续存在可导致肾小管坏死；②肾小球病变严重，尤其是增生性肾小球肾炎病变，可致肾小球滤过率明显降低，发生急性肾功能减退；③虽是微小病变，但可因肾间质水肿或肾小管为蛋白管型阻塞，致近端小管和肾小囊内静水压增高，导致肾小球有效滤过率下降；④由于应用非类固醇类消炎药、利尿剂、抗生素等诱发的急性间质性肾炎；⑤原肾小球病变本身恶化，尤其当并发新月体肾炎时；⑥急性肾静脉血栓形成。

5. *维生素 D 及钙代谢紊乱* NS 患儿大量蛋白尿时，可致血中维生素 D 结合蛋白（分子量59000）自尿中丢失，体内维生素 D 不足，影响肠钙吸收，故此类病儿多有低钙血症，如合并有肾小管改变时，还可能影响 1，25－（OH）$_2$D$_3$的形成；还有长期应用皮质激素，进一步加剧了维生素 D 和钙的代谢紊乱。低钙血症常反馈地引起甲状旁腺功能亢进，使骨质钙化异常，故临床常表现有低钙血症，血 25－羟骨化醇下降，血甲状旁腺素增高，骨质疏松、骨软化，尤其在生长迅速的小儿时期这些改变更显著。

6. *内分泌改变*

（1）甲状腺素功能减低：NS 时病儿基础代谢率降低，血中蛋白结合碘值下降。多数学者认为系甲状腺结合球蛋白自尿中丢失所致，还可能与甲状腺素合成减少及其于血管外间隙分布增加有关；还有认为在肾病时血中可能有抑制因子妨碍甲状腺素与球蛋白结合。

（2）胸腺激素明显下降：此与血锌值低下有关，NS 时除锌结合蛋白自尿中丢失外，还与转铁蛋白不足致肠道吸收锌减少有关，从而影响胸腺激素的合成。

（3）生长激素－肽类生长因子异常：NS 患儿生长延迟逐渐引起了人们关注，特别是接受长期大剂量皮质激素治疗的病儿，其确切机制还不完全清楚。有人认为皮质激素可能阻碍胶原蛋白代谢，影响骨骼生长。近来有人报告儿童 NS 活动期血清胰岛素样生长因子 1 和 2（IGF1，2）浓度降低，但与生长延迟的关系还不明确。还有研究者认为，NS 病儿生长延迟，不仅与蛋白质的营养不良有关，还与皮质激素对IGF/GH轴的影响有关，且由于GH（生长激素）和IGF基因表达受损是生长迟缓的最新原因。

（4）肾上腺皮质激素及肾上腺危象：国外报告NS时血皮质醇水平下降，且腺体对ACTH反应亦降低。临床上更重要的是应用皮质激素后对下丘脑－垂体－肾上腺系统的反馈抑制作用。有调查资料显示：应用大剂量皮质激素治疗NS时，对其自身血浆皮质醇明显抑制，经逐渐减量到隔日0.68mg/kg，顿服时，血浆皮质醇浓度恢复正常。通用的中长程疗法停药2个月后，ACTH试验96%正常。因此，对应用大剂量皮质激素治疗的NS患儿，如在治疗过程中突然停用激素或激素减量速度过快，或机体出现应激情况下（如严重感染或创伤、手术等），受抑制状态的肾上腺皮质一时不能分泌足够的皮质激素，而又未能及时补充足量外源性激素，患儿可出现肾上腺危象，即急性肾上腺皮质功能不全，表现为突然发生恶心、呕吐，腹痛，心率增快，血压下降，呼吸困难，皮肤青紫发凉，很快出现休克甚至昏迷，如未得到即时救治，易致死亡。

7. 肾小管功能紊乱　NS患儿持续大量蛋白尿不缓解者，或伴有肾小管间质病变或有肾静脉血栓形成者，均可见不同程度的肾小管改变，尤其是近端肾小管功能障碍。如糖尿，氨基酸尿，磷尿，尿中失钾，肾小管性蛋白尿即尿中有低分子量蛋白如溶菌酶、β_2－微球蛋白、视黄结合蛋白等。此多为暂时性可逆性改变，如持续存在多提示隐匿的肾功能减退，预后不良。

四、诊断

（一）临床诊断

1. 肾病综合征诊断标准

（1）尿蛋白>50mg/（kg·d）或40mg/（h·m^2）或随机或晨尿尿蛋白/尿肌酐（mg/mg）≥2.0。

（2）血浆白蛋白低于25g/L。

（3）不同程度水肿：开始见于眼睑，以后逐渐遍及全身，呈凹陷性，严重者可有腹水或胸腔积液。

（4）高脂血症：血胆固醇>5.7μmol/L。

其中①②两项为诊断所必需。

2. 临床类型

（1）单纯型肾病综合征：只具有肾病综合征的四大特征。病理多为微小病变。

（2）肾炎型肾病综合征：除具有肾病综合征的四大特征外，尚存在：血尿、高血压、低补体血症及肾功能异常这四项中任何一项或多项，且不能用其他原因所解释者。病理多为系膜增生性肾炎、局灶节段肾小球硬化、膜性肾病和膜增生性肾炎等。

（二）辅助诊断

1. 尿液分析

（1）常规检查：尿蛋白定性多在（+++），部分患儿尿中红细胞增多。

（2）蛋白定量：24小时尿蛋白定量检查超过40mg/（h·m^2）或>50mg/（kg·d）为肾病范围的蛋白尿。尿蛋白/尿肌酐（mg/mg），正常儿童上限为0.2，或尿蛋白/尿肌酐（mg/mg）比>2.0。

2. 血清蛋白、胆固醇和肾功能测定　血清白蛋白浓度为<25g/L。由于肝脏合成增加，α_2、β球蛋白浓度增高，IgG降低，IgM、IgE可增加。胆固醇>5.7mmol/L和三酰甘油升高，LDL和VLDL增高，HDL多正常。BUN、Cr在肾炎型肾病综合征可升高，晚期可有肾小管功能损害。

3. 血清补体测定　肾炎型肾病综合征患儿补体可下降。

4. 凝血功能检测　多数原发性肾病患儿都存在不同程度的高凝状态，血小板增多，血小板聚集率增加，血浆纤维蛋白原增加，尿纤维蛋白裂解产物（FDP）增高。

5. 系统性疾病的血清学检查　对新诊断的肾病患者需检测抗核抗体（ANA）、抗ds-DNA抗体、抗Smith抗体等。对具有血尿、补体减少并有临床表现的患者尤其重要。

6. 经皮肾穿刺组织病理学检查　多数儿童肾病综合征不需要进行诊断性肾活体组织检查。肾病综合征肾活体组织检查的指征：①对糖皮质激素治疗耐药、依赖和频繁复发者；②对临床或实验室证据支持肾炎型肾病或继发性肾病综合征者或先天性/遗传性肾病综合征者；③原发性肾病综合征需确定病理类型或调整治疗方案者。

（三）鉴别诊断

原发性肾病综合征需与继发于全身性疾病或先天性/遗传性的肾病综合征鉴别。部分非典型链球菌感染后肾炎、系统性红斑狼疮性肾炎、过敏性紫癜性肾炎、乙型肝炎病毒相关性肾炎、药源性肾炎或先天性/遗传性等均可有肾病综合征样表现。临床上须排除继发性或先天性/遗传性肾病综合征后方可诊断为原发性肾病综合征。

五、治疗

（一）治疗原则

以糖皮质激素为主的综合治疗。

（二）一般治疗

1. 休息　除水肿显著或并发感染，或严重高血压外，一般不需卧床休息。病情缓解后逐渐增加活动量。

2. 饮食　显著水肿和严重高血压时应短期限制水、钠摄入，病情缓解后不必继续限盐。活动期病儿供盐60~120mg/(kg·d)。蛋白质摄入1.0~1.5g/(kg·d)，以高生物效价的动物蛋白（乳、鱼、蛋、禽、牛肉等）为宜。在应用糖皮质激素过程中每日应给予维生素D 400U及适量钙剂。

3. 防治感染。

4. 利尿　对糖皮质激素耐药或未使用糖皮质激素，而水肿较重伴尿少者可配合使用利尿剂，但需密切观察出入水量、体重变化及电解质紊乱。

5. 对家属的教育　应使父母及患儿很好地了解肾病的有关知识，积极配合随访和治疗。

（三）糖皮质激素

肾上腺皮质激素是目前治疗儿童原发性肾病综合征的首选。

1. 初治病例　激素治疗可分以下两个阶段。①诱导缓解阶段：足量泼尼松（泼尼松龙）60mg/(m^2·d)或2mg/(kg·d，按身高的标准体重计算)，最大剂量60mg/d，先分次口服，尿蛋白转阴后改为每晨顿服，疗程6周。②巩固维持阶段：隔日晨顿服1.5mg/kg或40mg/m^2（最大剂量60mg/d），共6周，然后逐渐减量（KIDGO指南方案）。

对高度敏感的肾病综合征的患儿仍可采用2001年版中华医学会儿科分学会肾脏专业学组的方案（指对激素4周内敏感的患儿）。①诱导缓解阶段：足量泼尼松2mg/（kg·d）（按身高的标准体重），最大剂量60mg/d，分次口服，尿蛋白转阴后巩固2周，足量不少于4周。②巩固维持阶段：将激素改为单日剂量隔日晨起顿服，以原足量2天量的1/2（初治的患者）然后逐渐减量，每2~4周减2.5~5mg（建议>30mg每2周减5mg，30~15mg每4周减5mg，<15mg每4周减2.5mg），减到2.5~5mg停药。

2. 频繁复发型/激素依赖型（FRNS/SDNS）

（1）积极寻找复发诱因：积极控制感染，部分患者控制感染后可自行缓解，或在抗感染时增加激素维持量，改隔日口服激素治疗为同剂量每日口服，尿蛋白转阴后再恢复到之前的隔日剂量。

（2）调整糖皮质激素的剂量和疗程：糖皮质激素治疗后或在减量过程中复发者，原则上再次恢复到初始疗效剂量或上一个疗效剂量，或改隔日疗法为每日疗法，或将激素减量的速度放慢，改变激素减量的方法，延长疗程，如移行减量的方法可减少复发；或增加中剂量维持阶段，即激素减至隔日晨顿服0.5mg/kg时维持3个月；或适当延长拖尾阶段，即减至隔日0.50~0.25mg/kg水平选择一定维持缓解的剂量，维持1~1.5年至停药。同时注意查找患儿有无感染或影响糖皮质激素疗效的其他因素。

（3）更换糖皮质激素制剂：对泼尼松疗效较差的病例，可换用其他糖皮质激素制剂。

（四）免疫抑制剂

FRNS/SDNS及SRNS患者常需加用免疫抑制剂。

1. FRNS/SDNS

（1）环磷酰胺（CTX）：用于小儿肾病，除免疫抑制作用外并有抗炎作用。主要用于激素敏感的复发病例，能延长缓解期并减轻对激素的依赖。对微小病变中激素耐药者，经用CTX后部分可恢复激素敏感。对于激素维持量期内即有复发者效果较差。剂量：2~3mg/（kg·d）分次口服8周，或8~12mg/（kg·d）静脉冲击疗法，每2周连用2天，总剂量≤200mg/kg，或每月1次静注，500~750mg/（m^2·次），共6~10次。副作用：出血性膀胱炎、脱发、恶心、呕吐、骨髓抑制等。

（2）环孢素A（CsA）：近年在临床上应用CsA治疗原发性肾病综合征，环孢素A是一脂溶性环形多肽，能抑制辅助性T细胞及细胞毒T细胞的活化增殖而并不影响B细胞和粒细胞。此药主要作用于T淋巴细胞的早期阶段：①抑制核内RNA包装蛋白质所必需的一种酶，从而抑制T细胞内淋巴因子基因转录的活性，这一作用是通过抑制因子所介导的；②此药主要抑制辅助/诱导性T细胞及细胞毒性T细胞的活性，而对抑制性T细胞无影响。初始剂量4~6mg/（kg·d），每12小时1次，于服药后1~2周查CsA血药浓度，维持谷浓度100~200μg/L，诱导期3~6个月，建议诱导6个月后逐渐减量维持，疗程1~2年。

（3）霉酚酸酯（MMF）：以前主要用于成人器官移植，目前一致认为治疗肾小球疾病的剂量要小于器官移植的剂量。剂量：20~30mg/（kg·d）或800~1200mg/m^2，分2次口服，疗程12~24个月。

（4）他克莫司（FK506）：FK506是从土壤放线菌目链霉菌扩波链霉菌产物中分离出的23环的大环内酯抗生素，化学结构与CsA不同，分子量为804~822。体外细胞培养表明，FK的免疫抑制作用约为CsA的100倍。剂量：0.10~0.15mg/（kg·d），维持血药浓度5~

10μg/L，疗程 12～24 个月。此外，还有利妥昔单抗、长春新碱、苯丁酸氮芥、硫唑嘌呤、咪唑立宾等免疫抑制剂。

2. *激素耐药型肾病（SRNS）* 激素耐药型肾病的治疗相对棘手，需要结合患儿肾脏病理改变、药物治疗反应、药物毒副作用、患儿个体差异以及经济状况等多方面因素选择免疫抑制剂，严格掌握适应证，避免过度用药以及因药物治疗带来的毒副作用。

在缺乏肾脏病理检查的情况下，国内外学者将环磷酰胺（CTX）作为 SRNS 的首选治疗药物。Meta 分析结果表明，大剂量 CTX（500～50mg/m²）与泼尼松［1mg/(kg·d)］联合治疗效果最好。循证指南推荐采用激素序贯疗法与 CTX 冲击治疗（即激素口服、冲击，CTX 冲击）。激素序贯疗法：2mg/(kg·d) 治疗 4 周后尿蛋白仍阳性时，可考虑以大剂量甲泼尼龙（MP）［15～30mg/(kg·d)］，每天 1 次，连用 3 天为 1 个疗程，最大剂量不超过 1g。冲击治疗 1 个疗程后如果尿蛋白转阴，泼尼松按激素敏感方案减量；如尿蛋白仍阳性者，应加用免疫抑制剂，同时隔日晨顿服 2mg/kg 泼尼松，随后每 2～4 周减 5～10mg，随后以一较小剂量长期隔日顿服维持，少数可停用。

SRNS 由于病理类型不同，对各种免疫抑制剂的治疗反应不同，其预后及自然病程有很大差别，明确 SRNS 患儿的病理类型非常必要。一旦临床明确诊断 SRNS，强烈推荐在有条件的单位尽早进行肾组织活检以明确病理类型。不同病理类型 SRNS 的免疫抑制剂选择：在需要联合免疫抑制剂治疗时，应考虑不同的药物机制，采用多靶点用药理念，力求增加疗效和避免副作用。

（1）病理类型为微小病变型

①CTX：为首选药物，观察静脉 CTX 冲击的完全缓解率可达 82.4%；口服 CTX 8～12 周的缓解率为 70%［C/Ⅱa］，结果表明静脉 CTX 冲击治疗较口服 CTX 效果更佳。

②环孢素（CsA）：疗效尚不肯定，小样本研究发现对 SRNS－MCD 应用 CsA 3 个月，完全缓解率为 50%。

③其他：国内有作者观察认为雷公藤总苷（TG）对 SRNS－MCD 可能有效（2013 年国家食品药品监督管理局修改雷公藤中成药说明书，雷公藤中成药儿童禁忌使用）。

（2）病理类型为 FSGS：目前认为儿童 FSGS 占 25%～30%，5 年后进展至慢性肾衰竭，蛋白尿是 FSGS 进展的重要因素。因 FSGS 患者蛋白尿自发缓解率很小（<6%），所以药物治疗旨在控制蛋白尿。可选择的药物治疗方法有如下。

①CsA：目前为首选药物，有研究显示观察治疗后（至少应用 3 个月），36% SRNS－FSGS 患儿完全缓解。57% 部分缓解，在蛋白尿完全缓解后，CsA 应逐渐减量，总疗程 1～2 年。

②他克莫司（TAC）：是一种更为安全、有效的免疫抑制剂，其免疫抑制作用是 CsA 的 10～100 倍，不良反应较 CsA 少，对经济条件许可的患儿推荐可考虑选用。

③激素联合 CTX 治疗：大剂量 MP 冲击 1～3 个疗程后，序贯泼尼松口服联合 CTX 静脉治疗（疗程 6 个月至 1 年），43% 的患儿获完全缓解；而单独静脉 CTX 冲击治疗（每月 1 次共 6 次）42.9% 有效，6 次后延长使用时间可使缓解率到 60%；另一篇 ISKDC（International Study of Kidney Disease in Children）的研究不推荐口服 CTX 用于 SRNS－FSGS 的治疗。

④其他：尚有以长春新碱（VCR）冲击、利妥昔单抗（Rituximab）静脉滴注和吗替麦考酚酯（MMF）口服等治疗的报道，目前尚无较好的临床证据，有待大样本多中心对照观

察其确切疗效。

（3）病理类型为 MsPGN：目前国外尚缺乏有效的治疗方案，可参考选用静脉 CTX 冲击、CsA、TAC 等治疗。

（4）病理类型为 MPGN：本型可进展为终末期的肾小球疾病，随访 6~11 年中有 50% 的患者进入终末期肾衰，20 年则 90% 的患者进入终末期肾功能衰竭。可选用大剂量 MP 冲击序贯泼尼松和 CTX 冲击，也可以考虑选用其他免疫抑制剂，如 CsA 或 TAC 或 MMF。前述几种药物的选择是小样本且个别专家观点，有待于多中心研究。

（5）病理类型为 MN：儿童原发性膜性肾病很少，是成人 NS 的最常见原因。成人 MN 的自然病程差异很大，在 20%~30% 的患者可部分或完全自发缓解，20%~30% 的患者随访 10 年后可发展至肾功能衰竭。成人 MN 治疗建议首选 ACEI 和/或 ARB 类药物，若大量蛋白尿、肾功能不断恶化或经上述治疗无明显好转，可选用 CsA 和低剂量泼尼松治疗，至少 6 个月，或咪唑拉宾或 TAC 治疗。尚缺乏治疗儿童 MN 的经验。

3. 常用药物使用方法

（1）MP 冲击：剂量为 15~30mg/(kg·次)，最大量≤1g，置于 10% 葡萄糖注射液 100ml 中静滴，维持 1~2 小时，连用 3 天为 1 个疗程，间隔 1 周可重复使用，一般应用 1~3 个疗程。冲击后继续口服泼尼松。

注意事项：建议 MP 治疗时进行心电监护。下列情况慎用 MP 治疗：①伴活动性感染；②高血压；③有胃肠道溃疡或活动性出血者。

（2）CTX：CTX 作为 SRNS 的首选细胞毒药物，有助于延长缓解期及减少复发，可改善激素耐药者对激素的效应。CTX 定向作用于免疫细胞，抑制细胞分化、增殖，大剂量 CTX 能抑制 Ts 细胞（CD4）且作用持久。有条件时可在使用 CTX 前检查细胞亚群如 CD4 与 CD8，CD8 增高者选择大剂量 CTX 将会获得更理想的治疗效果。环磷酰胺使用方法如下。

①大剂量 CTX 静脉冲击疗法

方法 1：CTX 剂量 500~750mg/（m^2·次），置于生理盐水 100ml 中缓慢静滴（维持 1~2 小时），而后需水化疗法 30~50ml/kg，每隔 4 周使用 1 次，连续应用 6 次；而后每隔 3 个月再使用 1 次，连续应用 2 次；每隔 6 个月再使用 1 次，连续应用 1~2 次。累积剂量 150~200mg/kg。

方法 2：CTX 采用剂量 8~12mg/（kg·d），加入 5% 葡萄糖盐水 100~200ml 内静滴 1~2 小时，连续 2 天，1 次/2 周，累积剂量 150~200mg/kg。

②口服环磷酰胺：2~3mg /（kg·d），分 3 次口服，疗程 12 周。因口服用药疗效差，目前已很少使用。

在用药期间要严格掌握总累积量为 150~200mg/kg，以防止远期对性腺的损伤。同时需水化治疗，用药日要充分水化，应注意多饮水；适当补液，用 1/5~1/4 张力液 30~50ml/kg，液体量控制在 1000ml/m^2，以保持足够尿量。

（3）CsA：CsA 抑制 T 辅助细胞 CD4 的活化及增殖，下调多种细胞因子的产生，特别是阻断 T 细胞产生 IL-2，因而发挥免疫抑制作用。建议有条件单位在使用 CsA 前检查 CD4 与 CD8，如 CD4 增高，选择 CsA 将会获得更理想的治疗效果。

①诱导缓解阶段：初始剂量 4~6mg/(kg·d)，每 12 小时 1 次，于服药后 1~2 周查 CsA 血药浓度，维持谷浓度 100~200μg/L。如药物谷浓度 <100μg/L 时，可增加 CsA 剂量

1.0mg/(kg·d)；如药物谷浓度 > 200μg/L 时则减少 CsA 剂量 0.5 ~ 1.0mg/(kg·d)。诱导期 3 ~ 6 个月，连续使用 CsA 3 个月蛋白尿减少不足 50%，即认为 CsA 耐药，应停用 CsA 改用其他治疗；有效则建议诱导 6 个月后逐渐减量维持。

②巩固维持阶段：CsA 应缓慢减量，每月减少 0.5mg/(kg·d)，减至 1mg/(kg·d) 时维持，总疗程 1 ~ 2 年。

③注意事项：因本药可致肾间质小管的损伤，用药期间需监测药物浓度；同时建议每 3 个月监测肾功能（包括肾小管功能）1 次，如果血肌酐较基础值增高 > 30%（即便这种增加在正常范围内）或伴有肾小管功能异常时，应将 CsA 剂量减少 25% ~ 50% 或停药；当肾功能迅速下降、血肌酐增加与尿蛋白减少相分离、接受 CsA 治疗 2 年以上时应考虑肾活检以及时发现肾毒性的组织学依据。

（4）TAC：剂量为 0.10 ~ 0.15mg/(kg·d)，每 12 小时 1 次，维持谷浓度在 5 ~ 10μg/L，诱导期 3 ~ 6 个月，连续使用 TAC 3 个月蛋白尿仍较基线值减少 < 50%，即认为 TAC 耐药，应停用 TAC 改用其他治疗；有效则建议诱导 6 个月后逐渐减量维持，每 3 个月减 25%，总疗程 12 ~ 24 个月。

注意事项：同 CsA。

（5）MMF：剂量为 20 ~ 30mg/(kg·d)，分 2 次口服，维持谷浓度在 2.5 ~ 4.0mg/L，诱导期 4 ~ 6 个月，建议诱导剂量后每 3 ~ 6 个月减少 10mg/(kg·d) 维持治疗，总疗程12 ~ 24 个月。连续使用 MMF 4 个月无效者可列为 MMF 耐药。

注意事项：MMF 毒副反应主要有胃肠道反应和感染；少数患者出现潜在的血液系统骨髓抑制，如贫血、白细胞减少、肝脏损害。

（6）TG：剂量为 1mg/(kg·d)，分次口服，最大剂量≤60mg，总疗程 3 ~ 6 个月（不推荐使用，2013 年国家食品药品监督管理局修改雷公藤中成药说明书，雷公藤中成药儿童禁忌使用）。

注意事项：TG 对性腺的抑制作用应引起警惕，尤其对于正处在青春期的儿童及青少年。其他的毒副反应还有肝功能受损、骨髓抑制、胃肠道反应等。

（五）抗凝及纤溶药物疗法

肾病往往存在高凝状态和纤溶障碍，易并发血栓形成，需加用抗凝和溶栓治疗，包括普通肝素、低分子肝素、双密达莫等；有高脂血症存在可考虑使用降脂药物如他汀类药物。

（六）降脂治疗

高脂可以促进肾小球局灶性、节段性硬化，而且又有增加心血管合并症的可能性。此外，LDL 胆固醇可刺激肾脏缩血管物质 TXA_2 的产生，改变肾小球血液供应及通透性。临床多用他汀类降脂。

（七）免疫调节剂

一般作为糖皮质激素辅助治疗，适用于常伴感染、频复发或糖皮质激素依赖者，常用药物为左旋咪唑，用量：2.5mg/kg，隔日服用 12 ~ 24 个月。

（八）血管紧张素转换酶抑制剂（ACEI）

对改善肾小球局部血流动力学、减少尿蛋白、延缓肾小球硬化有良好作用，尤其适用于伴有高血压的肾病综合征。常用制剂有卡托普利、依那普利、福辛普利等。

（九）中医药治疗

肾病综合征属中医“水肿”“阴水”“虚劳”的范畴，可根据辨证施治原则予以治疗。

六、预防

积极防治感染是降低病死率、复发率的重要环节，除细菌感染外，要提高对条件致病菌感染的认识和及时做出正确的诊治。注意保证患儿饮食足够的热卡和合理化的结构比，补充必要的维生素和微量元素，以防止并发症。

（夏正坤　高远赋）

第四节　乙型肝炎病毒相关性肾炎

乙型肝炎病毒相关性肾炎（hepatitis B virus associated glomerulonephritis，HBV－GN）为慢性 HBV 感染导致的免疫复合物性肾小球疾病，是我国儿童常见的继发性肾小球疾病，也是儿童膜性肾病的主要病因。本疾病临床上以蛋白尿为主要表现，甚至表现为肾病综合征；可伴有镜下血尿，部分病人可发展至肾功能不全和尿毒症。

一、病因

1971 年，Combes 等首先在 1 例 53 岁的膜性肾病患者的肾穿刺标本中发现肾小球基底膜上有 HBsAg（乙肝表面抗原）成分沉积，此后相继在膜增生性肾炎、IgA 肾病患者肾组织发现乙肝病毒抗原，HBV 与肾脏病之间的关系得到人们关注。HBV－GN 的发生与 HBV 感染密切相关，HBV－GN 的发病率也大致与 HBV 感染率高低相平行。儿童免疫功能尚未发育完善，HBV－GN 发病率明显高于成人。根据 2008 年中华医学会儿科学分会肾脏病学组定义：慢性 HBV 感染导致的免疫复合物性肾小球疾病才可诊断为 HBV－GN，换言之，HBV 应当是致病原因，有效清除病毒抗原后，肾病应能改善甚至完全缓解。事实上，临床上肾病合并乙肝感染（如微小病变性肾病、糖尿病肾病合并乙肝）远较 HBV－GN 多见，此类患者肾组织无乙肝病毒抗原，单纯抗病毒治疗也不能改善肾病，因此并非 HBV－GN，治疗上分别治疗即可。

二、病理

乙型肝炎病毒相关性肾炎的发病机制与乙型肝炎病毒抗原抗体复合物沉积在肾组织，激活补体及一系列细胞因子导致免疫性肾脏损害有关，这是 HBV－GN 主要的发病机制。也有学者认为病毒直接感染肾脏细胞和 HBV 感染导致人体免疫功能失调也是 HBV－GN 的发病机制。

HBV－GN 的病理改变以膜性肾病为特征，膜增生性肾小球肾炎是次常见的病理改变，其他病理类型少见。HBV－GN 的 MN 的病理特征与原发 MN 不同，为“非典型膜性肾病”，常伴一定程度的系膜增生，内皮细胞增生和肾小球内浸润细胞增多，嗜复红物常广泛沉积于肾小球上皮侧、系膜区，也可沉积于内皮下。除 C3、IgG 沉积外，也常有 IgM、IgA、C4 及 C1q 沉积，可出现“满堂亮”现象，呈颗粒样沉积，沿毛细血管袢分布，也可见于系膜区。

单纯从光镜下有时难以与狼疮性肾炎相区分，但电镜下如见到病毒颗粒则支持 HBV－GN 的诊断。

三、症状

儿童患者多在 2～12 岁发病，中位年龄 6 岁，男童显著多于女童。在发病前或发病时，多有乙肝病毒感染或乙型肝炎病史。乙肝表面抗原、乙肝 e 抗原或乙肝核心抗体持续阳性或乙肝脱氧核糖核酸曾多次阳性，伴或不伴转氨酶升高，有血尿、水肿、高血压等肾炎表现或表现为肾病综合征。症状不典型，可伴肝脏肿大，病情多变，起病时以肾炎表现为主，一段时间后又转为以肾病表现为主，无一定规律可循。

四、诊断

（一）临床诊断

乙型肝炎病毒相关肾炎的诊断，除符合乙型肝炎的诊断外，在临床上确诊应具备以下四条：

1. 有蛋白尿或血尿，肯定有免疫复合物肾炎存在。

2. 乙肝病毒抗原（HBAg）血症，如血清 HBsAg 阳性。

3. 在肾组织中证实乙肝病毒或其抗原的沉积（如能发现 HBV－DNA 或 HBeAg 提示乙肝病毒在肾组织中复制）。

4. 肾活检证实为肾小球肾炎，并可除外狼疮肾炎等继发性肾小球疾病。

（二）辅助诊断

1. 乙肝标志物检查　血清学检查约 3/4 患儿为 HBsAg、HBeAg、核心抗体（HBcAb）阳性（俗称大三阳），其余为 HBsAg、HBeAb 和 HBcAb 阳性（俗称小三阳），个别为 HBsAg 或 HBsAg 伴 HBeAg 阳性，但 HBV－DNA 几乎均为阳性。

2. 血清免疫学检查　IgG、IgA 可增高，约半数患者 C3 降低，下降程度较轻，部分患者可出现补体 C4 的降低，可能与活动性肝炎时肝脏合成补体不足有关。HBV 在肝细胞内复制，可能改变自身抗原成分，随着肝细胞的破坏释放入血，导致自身免疫。HBV 感染后体内可检测出多种抗体，包括抗 DNA 抗体、细胞骨架成分抗体、抗肝细胞膜脂蛋白抗体，都证实了自身免疫的存在。相应地，部分 HBV－GN 患者血清中抗核抗体（ANA）、SSA、SSB、心磷脂抗体、冷球蛋白等自身免疫指标可呈阳性，有时易误诊为狼疮性肾炎。

（三）诊断依据

确诊仍依赖肾活检，根据 2008 年中华医学会儿科学分会肾脏病学组 HBV－GN 诊治指南，诊断依据如下：

1. 血清乙肝病毒标志物阳性　大多数为 HBsAg、HBeAg 和 HBcAb 同时阳性，少数为 HBsAg、HBeAb 和 HBcAb 同时阳性，个别血清 HBsAg 阴性但 HBV－DNA 阳性。

2. 患肾病或肾炎并除外其他肾小球疾病　大多数表现为肾病综合征，少数表现为蛋白尿和血尿。

3. 肾小球中有 1 种或多种 HBV 抗原沉积　大多有 HBsAg、HBcAg 或 HBeAg 在肾小球沉积。

4. 肾脏病理改变　绝大多数为膜性肾炎，少数为膜增生性肾炎和系膜增生性肾炎。

5. 确诊标准　①同时具备上述第 1、2 和 3 条依据；②同时具备上述第 1、2 条依据，并且第 4 条依据中为膜性肾病；③个别患者具备上述第 2 和 3 条依据，血清乙肝病毒标志物阴性也可确诊。

（四）鉴别诊断

1. 狼疮性肾炎　乙肝感染患者可出现补体 C3、C4 的降低，也可检出多种抗体如抗核抗体（ANA）、SSA、SSB、心磷脂抗体、冷球蛋白等，免疫荧光检查都可以出现“满堂亮”现象，膜性病变者单纯从光镜下有时难以与狼疮性肾炎相区分，但 HBV - GN 患者 Sm 抗体和 ds - DNA 抗体阳性者少见，肾组织可乙肝抗原染色阳性，新月体和袢坏死相对少见，电镜下有时可见到病毒颗粒。

2. 特发性膜性肾病　该病患者在未抗病毒情况下，首先如果血液 HBV - DNA 阴性，则 HBV - GN 可能性极小；其次 e 抗原，HBV - GN 大三阳者占绝对多数，如为大三阳支持则 HBV - GN 的诊断，但小三阳也不排除 HBV - GN。另外要看乙肝抗原尤其是 e 抗原、c 抗原肾组织沉积是否典型。近年来发现，磷脂酶 A_2 受体抗体是特发性膜性肾病患者的特异性抗体，70% 特发性膜性肾病患者体内可检测出此抗体，而 HBV - GN 患者缺乏此抗体，可供鉴别。

病理表现为膜增生性肾炎者需与浆细胞病、冷球蛋白血症肾损害、丙肝相关肾损害等相鉴别。

五、治疗

1. 一般治疗　避免疲劳、感染，给予低盐、优质蛋白饮食，严重肾功能不全者控制蛋白摄入并给予保肾治疗。血管紧张素转化酶抑制剂（ACEI）和血管紧张素受体拮抗剂（ARB）可改善蛋白尿并保护肾功能，如无低血压，建议加用。

2. 糖皮质激素　少数患者使用糖皮质激素确实能使肾病完全缓解，但大多数患者治疗无效，反而导致 HBV 复制和暴发性肝炎，糖皮质激素突然撤除还能加重肝损伤。目前研究不支持单独使用皮质类固醇治疗 HBV 相关性肾病。在 HBV 自然清除，或经抗病毒治疗后可使 HBV - GN 好转，在必须使用（特别是膜增生性肾炎）又无活动性肝炎等禁忌情况下，可以酌情谨慎使用，忌单独使用。

3. 干扰素（interferon，IFN）　IFN 与细胞膜受体结合，改变细胞内有关酶的活力，刺激抗病毒蛋白的生成，从而抑制病毒 mRNA 信息的传递，进一步抑制病毒繁殖，并能激活巨噬细胞和单核细胞，增加 T 抑制细胞、NK 细胞活性，增强免疫识别以清除被感染的细胞，但不能进入宿主细胞直接杀灭病毒。IFN 治疗效果与剂量、治疗时间有关，还与性别、HBV DNA 水平、ALT 高低有一定关系。推荐治疗 HBV - GN 的 IFN 剂量为每次 3 ~ 6MU/m^2（≤10MU/m^2），每周肌注 3 次，HBeAg 阳性者使用 4 ~ 6 个月，阴性者需治疗 12 个月，疗程至少 3 个月，长疗程（12 个月）效果更好。同时，失代偿肝病和自身免疫性疾病（甲亢、SLE 等）患者不应使用。阿糖腺苷能抑制 DNA 多聚酶和核苷酸还原酶，从而抑制病毒的复制，如果联合应用干扰素治疗，可获得更好的效果。

4. 聚乙二醇化 IFN　该药改变了普通 IFN 的药代动力学，明显提高了 IFN 的生物学活性，每周注射 1 次，延长了注射间隔，同时使血药浓度更加稳定。有报道聚乙二醇 α - 2aIFN（PegIFN - α - 2a）治疗的应答率为常规 IFN 治疗的 2 倍，依从性要明显好于普通

IFN。近2年才开始陆续用于儿童HCV相关性肾炎，但尚未用于HBV－GN，有希望在将来成为一种新的治疗方案。

5. 拉米呋定　是核苷类抗病毒药，作用于乙型肝炎病毒的DNA多聚酶，从而抑制DNA合成和病毒复制，有很好的抗病毒作用。该药物是目前唯一被美国食品和药物管理局（FDA）批准用于儿童的抗病毒核苷类药物，口服方便，依从性好，推荐剂量：3mg/kg，1次/日。拉米夫定可提高肾病缓解率，改善肾脏预后，同时增加HBeAg和HBV－DNA转阴的概率，不良反应少。但由于拉米夫定耐药突变的比例较高，在长期治疗过程中应注意这一问题。

此外，清热利湿、活血化瘀、益气健脾的中药对调节机体免疫功能，抑制和杀灭乙型肝炎病毒，也有一定的疗效。儿童HBV－MGN预后良好，多能自行缓解，而成人HBV－GN往往病程迁延，预后较差，不经有效的治疗，有1/3的患者可缓慢进展为肾功能衰竭。

参考文献

［1］ Combes B, Shorey J, Barrera AR, et al. Glomerulonephritis with deposition of Australia antigen－antibody complexes in glomerular basement membrane［J］. Lancet, 1971; 2: 234－237.

［2］ 周建华．儿童常见肾脏疾病诊治循证指南（试行）解读（五）：乙型肝炎病毒相关性肾炎诊断和治疗［J］．中华儿科杂志，2010；48：596－598.

［3］ Tang S, Lai FM, Lui YH, et al. Lamivudine in hepatitis B－associated membranous nephropathy［J］. Kidney Int, 2005; 68: 1750－1758

［4］ 林清渊．乙型肝炎病毒相关性肾炎［M］．王海燕．肾脏病学．第3版．北京：人民卫生出版社，2008：1507－1514.

（徐　敏　任献国　刘光陵）

第五节　泌尿道感染

泌尿道感染（urinary tract infection, UTI）是指致病原直接侵入尿路引起的炎症，分为上、下尿路感染，是儿童常见的感染性疾病，如临床难以准确定位，可统称为尿路感染。在不同的年龄段可有不同的临床表现，从无症状性菌尿到尿频、尿急、尿痛，新生儿及婴幼儿可有发热、纳差、腹泻等全身症状。

一、病因

泌尿道感染的致病原绝大多数为革兰阴性杆菌，最常见为大肠埃希菌，占60%～80%，其他有副大肠埃希菌、变形杆菌、克雷伯杆菌等，金黄色葡萄球菌、肠球菌、链球菌亦可引起感染。支原体、衣原体、真菌及病毒亦可引起泌尿道感染，但不常见。

二、病理

1. 感染途径

（1）上行感染：是泌尿道感染的主要途径，致病菌从尿道口沿尿路进入膀胱，引起膀胱炎，再经输尿管上行至肾脏，导致肾盂肾炎。膀胱输尿管反流使致病菌直接沿尿路上行造成感染。

（2）血行感染：多发生于新生儿及小婴儿，致病菌主要为金黄色葡萄球菌。

（3）周围淋巴组织播散和直接蔓延：肠腔内、盆腔内感染可能通过淋巴管感染肾脏，肾周组织器官感染亦可直接蔓延影响到肾脏。

2. 易感因素　致病菌的毒力、泌尿道防御功能缺陷及解剖异常、膀胱输尿管反流、小儿排便尿布污染等决定了易感性。

3. 肾瘢痕形成　尿路梗阻、尿路畸形、膀胱输尿管反流等易造成反复尿路感染，导致肾脏瘢痕形成、萎缩，引起反流性肾病，出现蛋白尿、高血压，如不及时治疗，最终发展为慢性肾功能衰竭。

三、症状

1. 急性尿路感染　病程 <6 个月，不同年龄表现不同。

（1）新生儿期：症状体征不典型，以全身症状为主，可有发热、吃奶差、呕吐、腹泻等，新生儿泌尿道感染常伴有败血症，部分可有神经系统症状，烦躁、嗜睡甚至惊厥。新生儿不明原因发热要考虑本病。

（2）婴幼儿期：仍以全身症状为主，发热、吐泻等，尿频、尿急、尿痛随年龄增大而表现明显。排尿时哭闹可能为尿痛的表现。

（3）儿童期：下尿路感染时表现为尿频、尿急、尿痛，上尿路感染时可有发热、寒战、腰痛、肾区叩痛等，可出现血尿。

2. 慢性尿路感染　病程 >6 个月，迁延不愈，轻者可无明显症状，严重者可出现肾功能损害。反复发作者可表现为间歇发热、乏力、腰酸，有时可有脓尿、细菌尿，可有贫血、生长发育迟缓、蛋白尿、高血压、肾功能不全。

3. 无症状性菌尿　无临床症状体征，仅化验时发现菌尿。

四、诊断

（一）临床诊断

年长儿尿路刺激症状明显，结合辅助检查，较易诊断。婴幼儿尿路刺激症状不明显，以全身表现较突出，因而不明原因发热的婴幼儿都要反复行尿液检查。

（二）辅助诊断

1. 尿常规　离心尿沉渣白细胞 >5 个/HP，即可怀疑尿路感染，常伴有镜下血尿，有时可见蛋白尿、白细胞管型等。

2. 尿培养　清洁中段尿培养，易污染，准确率低。耻骨上膀胱穿刺尿培养，有创伤性，却是诊断泌尿道感染的“金标准”，B 超引导下穿刺会提高成功率。尿培养菌落计数 $>10^5$/ml 可确诊，10^4~10^5/ml 可疑，$<10^4$/ml 系污染。

3. B 超检查　肾输尿管膀胱检查，无创，简单易行，可发现解剖异常及观察肾脏大小。

4. 排泄性膀胱造影检查（MCU）　用于对膀胱输尿管畸形、膀胱输尿管反流和反流程度的判断，是确诊膀胱输尿管反流的基本方法及分级的“金标准”。膀胱输尿管反流根据反流程度分为五度，Ⅲ度以下为轻度反流，Ⅳ度以上为重度反流。

5. 同位素检查（DMSA）　用以定位感染灶及判断肾瘢痕程度，是诊断急性肾盂肾炎的

“金标准”。

6. 静脉肾盂造影（IVP）、CT 扫描　了解尿路畸形、梗阻，肾脏瘢痕等。

尿路感染伴有发热症状者，建议常规 B 超检查及 DMSA 检查，发现异常者需在感染控制后尽早进行 MCU 检查，使膀胱输尿管反流能早诊断、早治疗。

（三）诊断标准

1. 中段尿培养菌落计数 $>10^5$/ml。

2. 离心尿沉渣白细胞 >5 个/HP，或有尿路感染症状。

同时具备 1、2 条即可诊断。

3. 尿离心革兰染色涂片油镜下 >1 个/HP，伴有尿路感染症状，亦可诊断。

4. 耻骨上膀胱穿刺尿培养出细菌可确诊。

（四）鉴别诊断

1. 肾小球肾炎　有时伴有尿频、尿急，但有蛋白尿及管型尿，可有眼睑水肿、高血压。尿培养阴性。

2. 肾结核　常有尿频、尿急、尿痛表现，如波及膀胱可出现血尿，且有结核中毒症状、低热、PPD 阳性，尿培养出结核杆菌等。

3. 高钙尿症　可有尿频、尿急，但尿 Ca/Cr >0.2，24 小时尿钙 >4mg/kg，尿培养阴性。

4. 白天尿频综合征　又称神经性尿频，白天尿频尿急，夜间无症状，尿检多呈阴性，亦可有少量红细胞、白细胞，尿培养阴性，多在 2~3 个月内自行缓解。

五、治疗

治疗原则：积极控制感染、防止复发，纠正先天畸形及后天尿道结构异常，防止肾瘢痕形成，保护肾功能。

（一）一般护理及支持疗法

急性期卧床休息，多饮水，注意个人卫生，勤洗澡、换衣服。发热对症处理，补充足够营养、维生素等。

（二）抗生素治疗

1. 急性下尿路感染　首选复方新诺明（SMZ Co），剂量按 SMZ 50mg/(kg·d)，分 2 次口服，连服 7~10 天；也可选用呋喃妥因 8~10mg/(kg·d)，分 3~4 次口服，连服 7~10 天；阿莫西林 50~100mg/(kg·d)，分 3~4 次口服，连服 7~10 天。抗生素治疗前做尿培养，待结果报告后根据药敏试验调整抗生素。经合理抗生素治疗后多能迅速恢复，但半数易反复或再感染，需每月随访 1 次，共 3 次。

2. 急性上尿路感染　新生儿或小婴儿可选用氨苄西林 75~100mg/(kg·d)，分 2 次静滴，加用头孢噻肟钠 50~100mg/(kg·d)，分 2 次静滴；1 岁以上小儿可单独用氨苄西林 100~200mg/(kg·d)，分 3 次静滴，或头孢噻肟钠 100~200mg/(kg·d)，分 3 次静滴，或头孢曲松 50~75mg/(kg·d)，1 次静滴。疗程都是 10~14 天。

3. 尿路感染复发　宜选用两种抗生素联合治疗，疗程 7~14 天，然后小剂量药物维持，防止复发。反复发作者，每 3~6 个月复查 1 次，持续 2 年或更长。

4. 慢性尿路感染　静脉应用敏感抗生素治疗 10~14 天，或先静脉用药 2~4 天，继而口服抗生素，总疗程10～14天。如患儿一般情况好，可口服抗生素治疗10～14天，然后用治疗剂量的1/4～1/3，每晚睡前顿服，3～6个月，反复发作者治疗1～2年。

5. 无症状性菌尿　一般无需治疗，如果合并膀胱输尿管反流、尿路梗阻、尿路畸形等，须按上述药物治疗10～14天，然后小剂量药物维持，直至反流、畸形等治疗后。

（三）膀胱输尿管反流的治疗

1. 内科治疗　Ⅰ度、Ⅱ度尿路感染，需长期预防用药，选用敏感抗生素，如阿莫西林－克拉维酸钾或头孢克洛等，用治疗剂量的1/3，每晚睡前顿服。Ⅲ度治疗的同时要加强随访，每3～6个月随访DMSA，每6个月随访MCU。定期随访包括身高、体重、生长发育评估、血压、肾脏B超、尿微量白蛋白（Alb/Cr）、肾功能，出现尿微量白蛋白（Alb/Cr）升高，可加用ACEI类药物治疗。

2. 外科治疗　Ⅳ度、Ⅴ度反流应在预防性用药后手术治疗，积极矫治尿路畸形、解除尿路梗阻，手术治疗后内科长期随访。

（樊忠民　聂晓晶）

第六节　急性肾功能衰竭

急性肾功能衰竭（acute renal failure，ARF）是由多种原因引起的肾小球滤过率急剧降低，导致代谢产物体内堆积，血尿素氮及肌酐升高，并引起水、电解质和酸碱平衡紊乱的一组综合征。以少尿型急性肾功能衰竭常见。

一、病因

1. 肾前性　任何原因（如脱水、失血、休克、烧伤、心力衰竭、心包填塞）引起有效循环血量或心搏出量急剧减少，导致肾血流灌注不足均可引起急性肾前性肾功能不全。因肾脏本身并无器质性损害，若及时消除病因，肾功能即可恢复。但如致病因素持续存在，则可发展为肾实质损害，转为肾性肾功能不全。

2. 肾性　肾脏本身有器质性病变或由于致病因子引起肾损害（如急性肾小管坏死）或肾血液动力学改变而导致肾功能不全。常见病因如下。

（1）各类肾疾病：如各型肾小球肾炎（急性或急进性多见）、间质性肾炎、溶血－尿毒综合征、肾发育不良，肾血管病（如肾动脉栓塞、肾静脉血栓）等。

（2）肾毒性物质：某些重金属（如汞、砷等）、抗生素（如氨基糖苷类、两性霉素B、多黏菌素等）、生物毒素（如蛇毒、鱼胆、细菌内毒素、蕈毒等）、化学药物（如四氯化碳、杀虫剂）均具肾毒性。

（3）引起肾缺血、肾缺氧的各种因素：常见者有严重脱水、大量失血、严重感染、休克、严重创伤或大型手术、急性呼吸或循环衰竭、急性溶血等。

3. 肾后性　任何原因（如结石、泌尿道畸形、肿瘤、磺胺结晶等）引起急性泌尿道梗阻而产生的急性肾功能不全。梗阻以上部位压力增高，以致肾小球滤过减少。当致病因素持续不解除时，可发展为肾性。

二、病理

1. 肾小管损伤　肾缺血或肾中毒时引起肾小管急性严重的损伤，小管上皮细胞变性、坏死和脱落，肾小管基膜断裂，一方面脱落的上皮细胞引起肾小管堵塞，造成管内压升高和小管扩张，致使肾小球有效滤过压降低和少尿；另一方面肾小管上皮细胞受损引起肾小管液回漏，导致肾间质水肿。

2. 肾血流动力学改变　肾缺血和肾毒素能使肾素－血管紧张素系统活化，肾素和血管紧张素Ⅱ分泌增多、儿茶酚胺大量释放、TXA_2/PGI_2 比例增加以及内皮素水平升高，均可导致肾血管持续收缩和肾小球入球动脉痉挛，引起肾缺血缺氧、肾小球毛细血管内皮细胞肿胀致使毛细血管腔变窄，肾血流量减少，肾小球滤过率降低而导致急性肾衰竭。

3. 缺血－再灌注肾损伤　肾缺血再灌注时，细胞内钙通道开放，钙离子内流造成细胞内钙超负荷；同时局部产生大量的氧自由基，可使肾小管细胞的损伤发展为不可逆性损伤。

4. 非少尿型急性肾功能衰竭病理改变　非少尿型急性肾功能衰竭的发生主要是由于肾单位受损轻重不一所致。另外，不同的肾单位非少尿型急性肾功能衰竭肾血流灌注相差很大，部分肾单位血液灌注量几乎正常，无明显的血管收缩，血管阻力亦不高；而一些肾单位灌注量明显减少，血管收缩和阻力增大。

三、症状

临床症状可分为三期：

1. 少尿期

（1）尿量显著减少：24 小时尿量 $<250ml/m^2$ 为少尿，24 小时尿量 $<50ml$ 为无尿。少尿持续 2 周以上，预后不良。

（2）氮质血症：表现为精神不振、嗜睡、烦躁不安、恶心、呕吐、抽搐、昏迷等。

（3）水、电解质平衡紊乱：表现为全身水肿或胸、腹水，高血压、心衰、肺水肿、心律紊乱；神志淡漠、嗜睡、萎靡、意识障碍；肌肉无力、腱反射消失；呼吸深长、口唇樱桃红；抽搐、惊厥等。心电图显示高钾血症表现，ST－T 改变、心律失常或传导阻滞。70% 左右合并感染，以呼吸道、泌尿道感染最常见。

2. 多尿期　尿量逐渐增多，表明肾功能有所好转。可有低钠、低钾表现。

3. 恢复期　肾功能逐渐恢复，血尿素氮（BUN）及肌酐（Scr）逐渐恢复正常。

四、诊断

（一）临床诊断

如患儿突然出现少尿、无尿、肾功能恶化，均应考虑急性肾功能衰竭。诊断明确后须鉴别是肾前性、肾性或肾后性急性肾功能衰竭。

（二）辅助诊断

1. 尿常规　尿比重固定于 1.010～1.012，有血尿、蛋白尿、管型尿等。尿渗透压 $<400mOsm/L$，尿钠排出增加、尿酶增高。

2. 血常规　轻重不一的贫血（正细胞正色素性贫血）。

3. 血电解质测定和血气分析　常有高血钾、高血磷、高血镁和低血钠、低血钙、低血氯、二氧化碳结合力下降及血 pH 值下降。

4. 肾功能检查　血 BUN 和 Scr 升高，肌酐清除率降低；血和尿 β_2 微球蛋白升高。

5. 肾功能测定和评估

（1）肌酐清除率（Ccr）计算公式：

Ccr = Ucr（mg/dl）×V（ml/min）/Scr（mg/dl）

校正 Ccr = Ccr×1.73（m^2）/小儿实际体表面积（m^2）

Ucr：尿肌酐；V：尿量；Ccr 正常值：80～120ml/min。

（2）钠排泄分数（FRNa%）计算公式：

FRNa% =（尿钠×血肌酐）/（血钠×尿肌酐）×100%，在肾前性肾衰时＜1%；在肾性肾衰时＞2%～3%。

（3）肾衰指数（RFI）计算公式：

RFI = 尿钠×血肌酐/尿肌酐。肾前性肾衰时＜1；在肾性肾衰时＞1，可达 4～10。

（4）自由水清除率（CH_2O）是测量肾脏稀释功能指标，肾衰早期即下降。计算公式：

CH_2O = 尿量（ml/h）×（1－尿渗透压）/血渗透压。正常值：－100～－25ml/h。

（三）试验诊断

1. 补液试验　给予生理盐水或 2∶1 液，按 15～20ml/kg，30 分钟滴入，如尿量明显增加，考虑为肾前性肾衰；如尿量＜17ml/kg，则可能为肾实质性肾衰。

2. 利尿试验　如补液后无反应，可试用 20% 甘露醇（0.2g/kg），30 分钟滴入，如尿量＞40ml/h，即为有效，可考虑为肾前性肾衰；增加不明显者给予速尿 1～2mg/kg，若仍无改善表明为肾实质性肾衰。

（四）鉴别诊断

鉴别肾前性及肾性肾功能不全对指导治疗及判断预后甚重要。两者的主要鉴别点见表 17－6－1。

表 17－6－1　肾前性及肾性肾功能衰竭的鉴别

鉴别项目	肾前性	肾性
尿比重	＞1.020	＜1.014
尿渗透压（mmol/L）	＞400	250～320
尿钠（mmol/L）	＜20	＞40
尿/血尿素氮（mg/dl）	＞20	＜10
尿/血肌酐（mg/dl）	＞20	＜15
尿/血渗透压	＞2	＜1.1
补液试验*	利尿	尿量不增

*静脉输入 5%～10% 葡萄糖水 2 份，生理盐水 1 份 20ml/kg，于 15～30 分钟内注射完。2 小时内出现利尿（尿量＞6～10ml/kg）即为肾前性。如仍无尿可静脉注射甘露醇 0.5～1g/kg，3 小时内尿量达 6～10ml/kg 者仍考虑肾前性。循环充血或心力衰竭者禁用甘露醇，改为注射速尿 1～2mg/kg

五、治疗

1. 对因治疗

（1）肾前性急性肾功能衰竭：及时纠正血容量，恢复肾灌注。

（2）肾后性急性肾功能衰竭：及时解除梗阻，以恢复肾功能。

（3）肾性急性肾功能衰竭：去除病因；维持水、电解质及酸碱平衡；减轻肾负荷，保护肾功能；防治合并症，争取时间以待肾功能恢复。

2. 少尿、无尿期的治疗

（1）液量控制：要求每日体重较前一日减少1%~2%。严格记录出入量，计算公式：

每日液量 = 不显性失水（400ml/m^2）+前日显性丢失（尿、便、吐等）－内生水100ml/(m^2·d)

（2）饮食调节：低盐、低蛋白［0.5~1.0g/(kg·d)］、低钾、低磷、高糖［3~5g/(kg·d)］饮食。给予充分维生素。保证基础代谢热卡30~40cal/(kg·d)。

（3）高钾血症：血钾>6.5mmol/L时应积极处理。限含钾饮食摄入；给予高张葡萄糖和胰岛素（按每3~4g葡萄糖:1U胰岛素），每次1.5g/kg糖可能降低血钾1~2mmol/L；10%葡萄糖酸钙10ml加入等量葡萄糖稀释后缓慢静注。此外，可口服或灌肠阳离子交换树脂每次0.3~1.0g/kg。上述保守治疗无效时，需及时施行透析疗法。

（4）低钠血症的治疗：真性低钠者，给予3% NaCl，按12ml/kg可提高血钠10mmol/L计算，一般先给予半量，或按计算公式3% NaCl（ml）=［130－血钠浓度（mmol/L)］×0.6kg÷0.5，先给予1/3量。

（5）低钙血症：给予10%葡萄糖酸钙10ml/次，加等量葡萄糖稀释后静注，每日2次。

（6）纠正代谢性酸中毒：给予5% $NaHCO_3$ 1ml/kg可提高 HCO_3^- 1mmol/L，一般先给半量，应稀释成等渗液再用。注意可诱发低钙抽搐。

（7）高血压、急性心衰：其主要治疗应以利尿、限盐、限水及扩张血管药为主。由于心肌缺氧、水肿及少尿，对洋地黄制剂非常敏感，即使少量应用，也易产生中毒，应慎用。应选用快速洋地黄制剂（如西地兰等）。

3. 多尿期的治疗重点　维持水及电解质平衡，特别要注意补钾；尿量过多要限制水分入量，以尿量的1/2~2/3为宜，补液过多会延长多尿期；防治感染；避免使用肾毒性药物以防病情反复，支持疗法等。

（聂晓晶　余自华）

第七节　儿童常见性器官疾病

一、包皮包茎

婴幼儿包皮包茎和包皮过长较常见。由于社会经济状况、文化和宗教等差别，不同人群和地区对于婴幼儿包皮包茎和包皮过长的治疗态度有很大的差别，伊斯兰教和犹太人的包皮环切率很高。

【病因】

无明确病因。

【病理】

包皮包茎男婴污垢积聚易发生逆行感染，同时，由于包皮紧紧包住龟头，阴茎发育受到束缚，致使阴茎的长度和直径小于同龄儿童。另外，阴茎头受包皮垢长期刺激还可能发生阴茎癌。

【症状】

包皮覆盖住全部或部分龟头和尿道口。

【诊断】

1. 临床诊断　如果包皮覆盖住全部龟头和尿道口，但能够上翻和滑下，不发生嵌顿的称为包皮过长；如包皮口狭窄、包皮与龟头粘连，包皮不能上翻外露龟头，称之为包皮包茎。

2. 辅助诊断　临床诊断可确诊，无需辅助诊断。

3. 试验诊断　临床诊断可确诊，无需试验诊断。

【治疗】

1. 非手术治疗

（1）手法翻转法：手法翻转法是非手术治疗中最常用、最简便的一种方法。患儿洗澡时将包皮反复试行上翻，注意操作轻柔，循序渐进，坚持一段时间，包皮的狭窄口会渐渐扩大，大部分婴幼儿经此方法可治愈。

（2）局部类固醇软膏治疗：手法翻转治疗无效，有龟头炎及包皮炎的婴幼儿可局部使用0.05%丁氯倍他松或0.05%倍他米松乳膏涂抹，配合轻柔的手法上翻退缩包皮，4～6周即可达到松解包茎狭窄口的作用。

（3）气囊扩张术：从包皮口滴入1%利多卡因液，1～2分钟后将带气囊的导管送入包皮内，向气囊内充气，至包皮外口被扩张超过阴茎头最大直径3～5mm时停止注气，保持30秒，最后松开阀门夹放气。

（4）包皮口扩张法：用1%利多卡因液滴于包皮口，术者左手持握患儿阴茎，右手持弯血管钳由包皮开口处沿阴茎头从12点部位插入，一边向冠状沟插入，一边张开钳尖分离粘连和扩张包皮开口，上翻包皮至冠状沟处，冲洗包皮垢后翻回包皮，可重复多次，此后坚持上翻包皮清洗，避免再粘连。

2. 手术治疗

（1）环套术：根据阴茎大小选择包皮环切器，将多余包皮用线环扎在包皮环切器上，剪除多余的包皮，10～15天包皮环切器自然脱落。此方法优点是术后美观，不需拆线或换药。适用于12岁以下包皮过长及包茎患儿。

（2）缝合器：根据阴茎大小选择不同型号的缝合器，将多余包皮固定在缝合器上，缝合器在切割包皮的同时完成伤口钛钉订合，术后10～12天钛钉自然脱落。此法优点为手术时间短，伤口美观，术后水肿及疼痛较少，但价格较高。

（3）传统包皮环切术：用两把小直钳夹住包皮背侧正中两侧皮肤并轻提起，在两钳中间纵向剪开包皮，至阴茎背侧标记处。再用小直钳夹住系带处包皮，沿标记线环形切除多余的皮肤。电凝止血，可吸收线缝合伤口。此法手术时间较长，需20～30分钟，价格最低，适用于包皮口内纤维性狭窄环及反复发作的阴茎头包皮炎患儿。

二、阴茎短小

阴茎短小包括先天性畸形的小阴茎、隐匿性阴茎及肥胖致埋藏阴茎。

【病因】

1. 小阴茎　阴茎外观结构正常，阴茎海绵体细而短小，阴茎长度是正常同龄儿平均值的40%，与缺乏睾丸酮有关。需排除 Klinefelter 综合征、Prader – Willi 综合征、Bardet – Biedl 综合征等。

2. 隐匿性阴茎　婴幼儿隐匿性阴茎多由于阴茎肉膜发育异常所致，而年长儿和青少年隐匿性阴茎则主要是会阴部皮下脂肪堆积过多引起。大多数患儿有以上多种病因同时存在。

3. 肥胖致埋藏阴茎　由于肥胖使耻骨前脂肪堆积造成阴茎埋藏在脂肪中，阴茎发育正常。

【症状】

阴茎长度比同龄儿童小，常伴睾丸发育差、隐睾等。检查患儿有无身材矮小、肥胖、多发皮肤色素痣、鱼鳞癣、小头、眶距增宽、小嘴、腭裂、小耳畸形、并指（趾）畸形、多指（趾）畸形、听力异常、嗅觉异常等。需注意患儿家族史及患儿母亲生育史，如 Kallmann 综合征患儿常有嗅觉缺失或减退，Prader – Willi 综合征患儿孕期胎动减少，出生时肌张力低下。

【诊断】

1. 临床诊断　阴茎长度短于同龄儿童 2 个标准差。

2. 辅助诊断　听力及嗅觉检查。

3. 试验诊断　睾丸酮水平检测、染色体分析、基因检测可协助诊断。

【治疗】

1. 小阴茎　应早期从 1 岁开始治疗，雄激素替代是最主要的治疗方法。

2. 隐匿性阴茎　一旦确诊，手术是唯一的治疗方法，最佳手术年龄为 7 ~ 8 岁，因为此时阴茎发育较快，治疗效果好，可行阴茎脱套固定术。

3. 肥胖致埋藏阴茎　因阴茎海绵体和阴茎发育正常，通过综合治疗，患儿体重减轻，随着年龄增长和青春期发育成熟，阴茎可自行恢复正常，无需手术。

三、隐睾症

隐睾症是指睾丸未能按正常发育过程通过腹股沟管沿着腹膜鞘突下降至阴囊底部，而停留在下降途中，是小儿常见的泌尿生殖系统先天性畸形。

【病因】

睾丸分化发育及移行下降机制复杂，受多方面因素影响，受内分泌因素、解剖基础、遗传因素、雄激素受体及环境中的危险因素等影响。

【症状】

患儿阴囊空虚，未触及睾丸。注意观察是否伴随尿道畸形、阴茎短小、并指（趾）畸形、多指（趾）畸形等。

【诊断】

1. 临床诊断　阴囊未触及睾丸可诊断。

2. 辅助诊断　彩超可明确睾丸位置。

3. 试验诊断　染色体分析、基因检测可协助诊断。

【治疗】

1. 观察　睾丸下降需要时间，部分患儿睾丸在生后仍在下降，尤其是接近阴囊者或早产儿，可以观察到生后6个月。

2. 激素治疗　年龄在6~10个月时可尝试进行激素治疗，激素治疗仅对激素不足者有效，所以治愈率并不高。激素有明显副作用，故激素治疗已不被多数专家采用。

3. 手术治疗　最佳手术年龄12~18个月。手术包括彻底松解精索，将睾丸下降至阴囊内并做好固定；高位隐睾（如腹腔内隐睾）如下降困难，可使用腹腔镜分期手术。10岁以上单侧腹腔内隐睾患儿，因考虑恶变概率较高，建议行睾丸切除。

四、性早熟

性早熟是指女孩8岁前、男孩9岁前出现第二性征，是儿科常见的内分泌疾病，女孩多见，为男孩的5~10倍。

【病因】

1. 中枢性性早熟　中枢性性早熟是由于下丘脑提前分泌促性腺激素释放激素（GnRH）和/或增加了GnRH释放量，导致性腺发育，使内、外生殖器发育和第二性征出现，又称为GnRH依赖性性早熟（GDPP）或真性性早熟。

2. 外周性性早熟　下丘脑－垂体－卵巢轴功能尚未建立，性早熟是由于外周源性雌激素（性腺、肾上腺或外源性）作用所导致。外周血GnRH不高，为非GnRH依赖性性早熟（GIPP）。卵巢肿瘤，尤其是颗粒细胞瘤是女孩外周性性早熟的最常见原因。

3. 不完全性性早熟　不完全性性早熟包括单纯性乳房早发育、肾上腺功能早现、单纯性阴毛早现、单纯性早初潮。单纯性乳房早发育、单纯性早初潮与血中雌激素水平升高或终末器官对低水平雌激素敏感性增加有关。肾上腺功能早现、单纯性阴毛早现是由于过早分泌肾上腺雄酮或毛囊对雄激素过度敏感。

【症状】

女孩8岁前、男孩9岁前出现第二性征。生长突然增快常常是性早熟的最早症状。正常女孩青春期发育顺序为：乳房发育，阴毛、外生殖器发育，腋毛生长，月经来潮；男孩发育顺序：睾丸容积增大，阴茎增粗，阴毛、腋毛生长，声音低沉，胡须出现，遗精。性早熟患儿可表现为性发育顺序异常。

【诊断】

1. 临床诊断　通过病史、体格检查、适当的实验室检查及影像学检查，判断性早熟属于中枢性还是外周性，指导下一步的检查步骤。

2. 辅助诊断　彩超行性腺发育评估，检测子宫长度、卵巢容积、卵泡直径、睾丸容积；检测肾上腺，排除肾上腺占位。腕关节X线片，评估骨龄。头颅MR排除神经系统异常。

3. 试验诊断

（1）黄体生成素：检测黄体生成素基础水平。

（2）GnRH 激发试验：使用 GnRH（每次 2.5μg/kg，最大剂量 100μg）激发，免疫荧光检测黄体生成素峰值，男孩诊断临界值 9.6U/L，女孩诊断临界值 6.9U/L；免疫化学发光方法检测黄体生成素峰值≥5.0U/L 提示性腺轴启动。

（3）性激素水平：雌二醇 >367pmol/L 时，需警惕卵巢囊肿或肿瘤。

（4）甲状腺功能检测：检测 T_3、T_4、TSH、FT_3、FT_4，排除原发性甲状腺功能减低症。

4. 鉴别诊断　通过病史、体格检查、实验室和影像学检查，排除颅内肿瘤、生殖器肿瘤、肾上腺皮质增生症、甲状腺功能减低症。

【治疗】

1. 病因治疗　有中枢神经系统病变的性早熟可考虑手术或放疗。如鞍区肿瘤出现神经系统症状多需手术；如下丘脑错构瘤或蛛网膜囊肿等非进行性损害的颅内肿瘤或先天异常，宜谨慎处理。

2. GnRHa 治疗　国内常用的 GnRHa 是曲普瑞林和亮丙瑞林。用法：3.75mg 缓释剂，每 4 周肌内注射或皮下注射 1 次；11.25mg 长效缓释剂，每 3 个月注射 1 次。治疗过程中，应每 3 个月监测性发育情况、生长速度、身高标准差积分、激素水平等；每半年监测 1 次骨龄。停药时机取决于治疗目的，以改善身高为目的者，一般宜持续 2 年以上。

（王志敏　聂晓晶　余自华）

第十八章　造血系统疾病

第一节　概　论

一、造血系统概述

造血系统是指机体内制造血液的整个系统，由造血器官和造血细胞组成。

正常人体血细胞是在骨髓及淋巴组织内生成。造血细胞均发生于胚胎的中胚层，随胚胎发育过程，造血中心转移，出生前的造血分为三个阶段。

①卵黄囊造血期：始于人胚第3周，停止于第9周。卵黄囊壁上的血岛是最初的造血中心。

②肝造血期：肝脏造血始于人胚第6周，至第4~5个月达高峰，以红、粒细胞造血为主，不生成淋巴细胞。此阶段还有脾、肾、胸腺和淋巴结等参与造血。脾脏自第5个月有淋巴细胞形成，至出生时成为淋巴细胞的器官。6~7周的人胚已有胸腺，并开始有淋巴细胞形成，胸腺中的淋巴干细胞也来源于卵黄囊和骨髓。

③骨髓造血期：开始于人胚第4个月，第5个月以后始成为造血中心，从此肝脾造血渐减退，骨髓造血功能迅速增加，成为红细胞、粒细胞和巨核细胞的主要生成器官，同时也生成淋巴细胞和单核细胞。淋巴结参与红细胞生成时间很短，从人胚第4个月以后成为终生造淋巴细胞和浆细胞的器官，其多能干细胞来自胚胎肝脏和骨髓，淋巴干细胞还来自于胸腺。

刚出生时全身骨髓普遍造血，5岁以后由四肢远侧呈向心性退缩，正常成人红骨髓主要见于全身扁平骨、肱骨及股骨近端骨髓中尚残留有红骨髓组织，其余为黄骨髓。黄骨髓平时无造血功能，但在生理需要时，黄骨髓、肝、脾，甚至淋巴结可恢复造血功能，称为髓外造血（extramedullary hemopoiesis）。

二、造血系统疾病

（一）造血干细胞病

1. 再生障碍性贫血。

2. 骨髓增生性疾病（myeloproliferative diseases），如骨髓纤维化、慢性粒细胞白血病、真性红细胞增多症、原发性血小板增多症。

3. 骨髓增生异常综合征（myelodysplastic syndrome），如难治性贫血、环形铁粒细胞性难治性贫血、慢性粒单细胞白血病等。

4. 阵发性睡眠性血红蛋白尿。

（二）红细胞病

1. 贫血　如红细胞生成和成熟障碍、DNA 合成障碍、血红蛋白合成障碍、红细胞破坏过多、红细胞丢失过多等。

2. 红细胞增多症　真性红细胞增多症、继发性红细胞增多症。

（三）白细胞疾病

1. 白细胞减少　各种原因所致的白细胞减少及粒细胞缺乏。

2. 白细胞增多　中性粒细胞增多症、嗜酸粒细胞增多症、传染性单核细胞和传染性淋巴细胞增多症。

3. 白细胞质的异常　粒细胞功能异常、白血病、淋巴瘤、骨髓瘤及恶性组织细胞病。

（四）出血性疾病

1. 血管壁异常　过敏性紫癜、毛细血管扩张症。

2. 血小板疾病

（1）血小板减少：原发及继发血小板减少症。

（2）血小板增多：原发及继发血小板增多症。

（3）血小板质的异常：遗传性血小板功能缺陷，如血小板无力症、巨大血小板综合征等。继发性血小板功能缺陷，如尿毒症。

3. 凝血功能障碍

（1）凝血功能低下：各种原因所致的凝血因子减少（血友病、维生素 K 缺乏）、血浆中抗凝物质增加。

（2）凝血功能亢进：DIC 早期，血栓性疾病。

三、诊断方法

1. 病史采集　血液病的常见症状有贫血、出血倾向，发热或易感染，肿块，肝、脾、淋巴结肿大，骨痛等。对每一患者应了解这些症状的有无及特点，还应询问有无药物及毒物接触史、营养及饮食习惯、手术史、月经孕产史及家族史。

2. 体格检查　皮肤黏膜颜色、出血点，皮肤结节或斑块，黄疸，舌乳头、浅表淋巴结，胸骨压痛，肝脾有无肿大，腹部有无肿块等。

3. 实验室检查

（1）血常规及血小板计数：为最基本的化验检查。

（2）网积红细胞计数：以了解骨髓增生情况。各种红细胞平均指数的测定，对贫血患者进行形态学分类，有助于寻找贫血的原因。

（3）骨髓检查：包括骨髓穿刺涂片及骨髓活体组织检查，对某些血液病有确诊价值（如白血病、骨髓瘤、骨髓纤维化等）及参考价值（如增生性贫血）。

（4）出血性疾病：出血时间、凝血时间、凝血酶原时间、白陶土部分凝血活酶时间、纤维蛋白原定量为基本的检查。尚可做血块回缩试验、血小板聚集和黏附试验以了解血小板功能。

（5）溶血性疾病检查：常用的试验有游离血红蛋白测定、血浆结合珠蛋白测定、Rous 试验、尿潜血（血管内溶血）；酸溶血试验、蔗糖水试验（PNH）；渗透脆性试验（先天性球形红细胞增多症）；高铁血红蛋白还原试验（G6PD 酶缺乏）；抗人球蛋白试验（自身免疫性溶贫）等以确定溶血原因。

（6）细胞化学染色：对诊断急性白血病的类型有价值，如过氧化酶、碱性磷酸酶、非特异性酯酶等。

（7）活体组织检查：如淋巴结或浸润包块的活检对诊断淋巴瘤或恶性血液病的浸润有诊断价值。

（8）生化及免疫学检查：自身免疫性血液病及淋巴系统常有免疫球蛋白异常及细胞免疫功能异常。可应用单克隆抗体对急性白血病进行免疫学分型。

（9）器械检查：如超声波、CT 对纵隔及腹膜后淋巴瘤的诊断。

（10）放射性核素：应用于红细胞寿命、红细胞破坏部位测定，骨髓显像、淋巴瘤显像等。

（刘秋玲　孙岩峰）

第二节　营养性贫血

营养性贫血是婴幼儿时期的常见疾病，是由于造血所必需的铁、维生素 B_{12}、叶酸等营养物质缺乏所致。临床上分为缺铁性贫血、巨幼细胞性贫血及混合性贫血三种。

一、缺铁性贫血

缺铁性贫血主要发生在 6 个月至 3 岁的婴幼儿，是由于缺铁导致血红蛋白合成障碍的一种营养性疾病，具有小细胞低色素、血清铁和运铁蛋白饱和度降低、铁剂治疗有效等特点。

【病因】

在我国，由于营养不良所导致的缺铁性贫血已少见，而由于饮食结构不合理，未及时添加辅食所导致的缺铁性贫血反而增加，约 90% 见于 2 岁以下幼儿，主要原因为辅食添加过晚或添加不合理而导致铁摄入不足。受传统喂养习惯影响，多认为母乳充足就不必添加辅食，同时错过了 4～6 个月添加辅食关键期，小儿对食物的味觉适应性没有形成，之后出现挑食、偏食、喂养困难。辅食添加不合理主要是添加谷类食物，如米糊、粥类、烂面条等，而不加蛋白类食物，如蛋、鱼、肝、瘦肉类食物等。主要病因：

1. 先天性储铁不足　胎儿从母体获得的铁以妊娠最后 3 个月最多，故早产、双胎或多胎、胎儿失血和孕母严重缺铁等均可使胎儿储铁减少。

2. 铁摄入不足　这是导致缺铁性贫血最主要的原因，人乳、牛乳、谷物中含铁量均低，如不及时给婴儿添加含铁的辅食，婴儿则容易发生缺铁性贫血。

3. 生长发育速度　婴儿期生长发育速度较快，血容量也增加较快，1 岁时血循环中的血红蛋白增加 2 倍，未成熟儿的体重及血红蛋白增加更快，如不及时给婴儿添加含铁丰富的食物，则易导致婴儿缺铁。

4. 铁吸收障碍　例如食物搭配不合理可影响铁的吸收；慢性腹泻也可导致铁的吸收不良，而且铁的排泄也增加。

5. 铁的丢失过多　正常婴儿每日排泄的铁量相对较成人多；长期慢性失血可导致缺铁，如肠息肉、钩虫病、肠出血等。

【症状】

（一）临床表现

本病发病缓慢，其临床表现随病情的轻重而异：

1. *一般表现* 为皮肤黏膜逐渐苍白，以唇、口腔黏膜及甲床较明显，易疲劳，不爱活动，年长儿可诉头晕、眼前发黑、耳鸣等。

2. *其他非造血系统症状* 包括消化道系统症状，如食欲减退，少数异食癖（如喜食泥土、墙皮、鸡蛋皮、煤渣等），呕吐、腹泻、口腔炎、舌炎或舌乳头萎缩，严重者可出现萎缩性胃炎或吸收不良综合征。神经系统症状，如烦躁不安或萎靡不振，精神不集中、记忆力减退，智力低于同龄儿。心血管系统症状，如明显贫血时可出现心率增快，严重者会表现为心脏扩大甚至发生心力衰竭。

（二）其他表现

出现髓外造血的表现，如肝、脾轻度增大，年龄越小，病程越久，贫血越重者，肝、脾肿大越明显。因细胞免疫功能降低而出现感染，以及因上皮组织异常出现反甲。

【诊断】

（一）临床诊断

主要根据患儿病史，特别是喂养史、临床表现和血象特点，一般可作出初步诊断。进一步行有关铁代谢的生化检查有确诊意义，必要时可做骨髓学检查。用铁剂治疗有效也支持诊断。

（二）实验室诊断

1. *外周血象* 血红蛋白降低比红细胞计数减少明显，呈小细胞低色素性贫血。外周血涂片可见红细胞大小不等，以小细胞为多，中央淡染区扩大，平均红细胞容积小于80fl，平均红细胞血红蛋白小于26pg，网织红细胞数正常或轻度减少。白细胞、血小板计数一般无改变，个别极严重者可有血小板减少。

2. *骨髓象* 骨髓象显示增生活跃，以中、晚幼红细胞增生为主，各期红细胞均较小，胞浆少，染色偏蓝，显示胞浆成熟度落后于胞核。粒细胞和巨核细胞系一般无明显异常。

3. *血清铁蛋白* 是诊断缺铁的铁减少期的敏感指标，其正常值为：小于3个月婴儿为194～238μg/L，3个月后为18～91μg/L；低于12μg/L则提示缺铁。由于感染、肿瘤、肝脏和心脏疾病时血清铁蛋白值可不降低，影响诊断。

4. *红细胞游离原卟啉* 红细胞内缺铁时红细胞游离原卟啉（FEP）不能完全与铁结合成血红素，血红素减少又反馈性地使FEP合成增多，未被利用的FEP在红细胞内堆积，导致FEP值增高，当FEP大于0.9μmol/L即提示细胞内缺铁。如血清铁蛋白值降低、FEP升高而未出现贫血，这是红细胞生成缺铁期的典型表现。FEP值增高，还见于铅中毒、慢性炎症和先天性原卟啉增多症。

5. *血清铁、总铁结合力和转铁蛋白饱和度* 这3项检查可反映血浆中的铁含量，通常在缺铁性贫血期才出现异常：即血清铁和转铁蛋白饱和度降低，总铁结合力（TBC）升高。血清铁的结合力正常值为12.8～31.8μmol/L，小于9.0μmol/L对诊断缺铁性贫血有意义，但其生理变异大，并且在感染、恶性肿瘤、类风湿关节炎等疾病时也可出现降低。TBC超过62.7μmol/L对诊断有意义，其生理变异小，在病毒性肝炎时可增高。转铁蛋白饱和度小于0.15有诊断意义。

6. 骨髓可染铁　骨髓涂片用普鲁士蓝染色镜检查，缺铁时细胞外铁减少0～（+），红细胞内铁粒细胞小于15%。

7. 血清转铁蛋白受体　血清转铁蛋白受体是组织缺铁的敏感指标，与组织缺铁的严重程度成正比，且不受炎症、肝病的影响。缺铁性贫血时血清转铁蛋白受体升高，而慢性病引起贫血则降低，故可鉴别两种疾病。

血清转铁蛋白受体正常值为5.6mg/L（1.8～8.5mg/L），超过8.5mg/L时视为增高。在铁减少期，血清转铁蛋白受体虽可增高，但仍在正常范围；在红细胞生成缺铁期，当组织缺铁达到5mg/kg时，血清转铁蛋白受体可为正常的2倍；在缺铁性贫血期，血清转铁蛋白受体可为正常的3～4倍。计算血清转铁蛋白受体与血清铁蛋白的比值，如果比值增高可提高诊断缺铁的敏感性，对鉴别缺铁性贫血与慢性疾病引起的贫血更有价值。

（三）鉴别诊断

1. 珠蛋白生成障碍性贫血　本病与缺铁性贫血一样，也表现为小细胞低色素性贫血，但有不同的临床特点：患儿有家族史，从小出现进行性难治性贫血；有特殊面容，如头颅增大、额面部隆起、颧高、鼻梁塌陷、两眼距增宽；肝、脾肿大；抗碱血红蛋白明显增高；基因检测发现异常。

2. 肺含铁血黄素沉着症　患者表现为发作性苍白、无力、咳嗽，痰中带血，痰和胃液中可找到含铁血黄素细胞，网织红细胞增高，X线胸片肺野中可见网点状阴影。

3. 铁粒幼细胞性贫血　骨髓涂片中细胞外铁明显增加，中、晚幼红细胞的核周围可见铁颗粒呈环状排列，血清铁增高，总体结合力降低，用铁治疗无效。

4. 慢性感染性贫血　该病患者多呈小细胞正色素性贫血，血清铁和铁结合力皆降低，骨髓中铁粒幼细胞增多，对铁治疗无反应。

5. 铅中毒　铅中毒患儿红细胞中可见嗜碱性点彩，血清中铅含量增加，红细胞中及尿中原卟啉明显增加。

【治疗】

（一）一般治疗

1. 加强护理　加强对患儿的护理，保证其有充足睡眠，避免感染，如伴有感染应积极控制。注意保护重症贫血患儿的心功能。根据患儿的消化能力，适当增加含铁丰富的食物，注意饮食的合理搭配，以增加铁的吸收。

2. 祛除病因　对饮食不当的患儿应积极纠正其不合理的饮食习惯和食物组成，纠正偏食习惯。若有慢性失血性疾病，如钩虫病、肠息肉或肠道畸形等，应积极给予相应治疗。

（二）铁剂治疗

1. 口服铁剂　铁剂是治疗缺铁性贫血的特效药，若无特殊原因，应采用口服药物治疗。二价铁盐容易吸收，故临床一般使用二价铁盐制剂。常用的口服铁剂有硫酸亚铁（含元素铁20%）、琥珀酸亚铁（含元素铁35%）、葡萄糖酸亚铁（含元素铁12%）、富马酸亚铁（含元素铁33%）、多糖铁复合物（力蜚能，含元素铁46%）等。口服铁剂的剂量为元素铁4～6mg/(kg·d)，分3次口服，一次剂量不应超过2.0mg/kg，以2餐之间口服为宜，既可减少胃肠道的不良反应，又可增加铁的吸收。同时服用维生素C可增加铁的吸收。牛奶、茶、咖啡及抗酸药等与铁剂同服均会影响铁的吸收，应避免。

2. 注射铁剂　注射铁剂较容易发生不良反应，甚至可发生过敏反应致死，故应慎用。

3. 输注红细胞　有合并感染、急需外科手术或贫血严重，尤其是发生心力衰竭者需要输注红细胞，但贫血越重，每次输注量应越少。血红蛋白在30g/L以下者，应采用等量换血方法；血红蛋白在30~60g/L者，每次可输注浓缩红细胞4~6ml/kg；血红蛋白在60g/L以上者，不必输注红细胞。

（三）治疗进展

硫酸亚铁仍为缺铁性贫血的首选药物，用5mg/(kg·d)剂量的铁可获得治疗效果，且与大剂量疗效相似。近年的研究提出了间断补铁治疗缺铁性贫血的新概念，认为间隔补铁（间隔2~3天或1周）优于每日补铁，且易被儿童与家长接受，可防止铁超载和铁中毒，减少不良反应的发生，不干扰锌、钙等矿物质的吸收。对轻型患儿还可采用小剂量（每周补铁2mg/kg）补铁的方法，有更好的吸收率及服药依从性。

【预防】

缺铁性贫血被WTO列为全球四大营养性疾病之一，对儿童威胁较大，应做好预防工作。主要预防措施包括：

1. 提倡母乳喂养，因母乳中的铁吸收利用率较高。

2. 做好喂养指导，无论是母乳或人工喂养的婴儿，均应及时添加含铁丰富且铁吸收率高的辅助食品，如家禽的血、肝、瘦肉、鱼、木耳、紫菜等，并注意膳食的合理搭配。婴儿如以鲜乳喂养，须加热以减少牛奶过敏可能导致的肠道失血。

3. 婴幼儿食品（谷类制品、牛奶制品等）中应加入适量铁剂。

4. 对早产儿，尤其是极低出生体重的早产儿宜于生后2个月左右开始给予铁剂预防。

二、巨幼细胞性贫血

巨幼细胞性贫血又称营养性大细胞性贫血，主要是由叶酸和/或维生素B_{12}直接或间接缺乏所致的一种大细胞性贫血。在我国，巨幼细胞性贫血散在各地，以晋、秦、鲁、豫等省农村多见，常与膳食质量不佳、偏食或烹调时间过长有关。

【病因】

叶酸与维生素B_{12}都是DNA合成中的重要辅酶，若缺乏会使DNA合成障碍，从而导致细胞核与细胞质发育不同步，出现巨幼红细胞的改变。引起巨幼细胞性贫血的病因主要为叶酸缺乏或维生素B_{12}缺乏，以及叶酸与维生素B_{12}同时缺乏。

（一）叶酸的代谢及叶酸缺乏巨幼细胞性贫血的病因

1. 叶酸的代谢　属于维生素B族，广泛存在于植物食品中，尤其是绿叶蔬菜中极为丰富。水果中的柠檬、香蕉和瓜类及动物内脏、酵母和香菇中亦有大量叶酸存在，过度烹煮易被破坏。人体不能合成叶酸，必须依靠食物中的叶酸提供。叶酸在肠道吸收较为迅速，大部分可在3分钟内从血浆中被清除。叶酸结合蛋白将叶酸转运至各靶细胞，并贮存叶酸，促进叶酸吸收。

叶酸及其代谢产物主要由肾脏排泄，排出量与口服剂量有关。每天口服叶酸<0.2mg时，尿中几乎不排泄；如每日口服>1mg时，叶酸大部分以原形随尿排出；胆汁及粪便中可有少量叶酸排出，大部分可由空肠再吸收。

2. 叶酸缺乏原因

（1）摄入减少，膳食不足，如蔬菜缺乏或过分烹煮；需要量增加，如妊娠期及哺乳期，婴幼儿生长及青少年发育期；与细胞增殖加速有关的疾病，如酒精中毒和肝硬化、甲状腺功能亢进症、溶血性疾病、恶性肿瘤，某些皮肤病，如皮肤癌、银屑病等。

（2）吸收利用障碍：空肠手术、热带性口炎性腹泻和乳糜泻；某些药物，如抗癫痫药、磺胺药、甲氨蝶呤、乙胺嘧啶、三甲氧苄氨嘧啶等；先天性，如缺乏5，10－甲酰基四氢叶酸还原酶。

（3）丢失增多：如血液透析。

（二）维生素 B_{12} 代谢及维生素 B_{12} 缺乏巨幼细胞性贫血的病因

1. 维生素 B_{12} 代谢　维生素 B_{12} 作为辅酶参与人体的各种生化反应，在人类血浆中的主要形式是甲基钴胺。维生素 B_{12} 仅由某些微生物合成，主要来自动物制品，肝、肾、肉类、蛋类、牛奶及海洋生物中含量丰富。成人每日需要量2～5μg，生长发育、高代谢状态及妊娠时需要量增加，婴儿期1～2μg，人体内有4～5mg，可供3～5年用。

胰腺分泌的胰蛋白酶可帮助其吸收。维生素 B_{12} 由尿中排出0～0.25μg，肌内注射的剂量与尿中排出量成正比。

2. 维生素 B_{12} 缺乏的原因

（1）摄入减少：如膳食不足（食物中缺少动物蛋白）、胃酸缺乏（萎缩性胃炎及全胃切除术后）等。

（2）吸收利用障碍：如胃部手术、慢性胰腺疾病、回肠疾患（炎症、手术、肿瘤、结核等）、热带性口炎性腹泻和乳糜泻、小肠细菌过度生长等。

（3）其他：内因子缺乏如恶性贫血、绦虫感染、先天性转钴胺素（Tc）Ⅱ缺乏等。

【病理】

体内叶酸经叶酸还原酶的还原作用和维生素 B_{12} 的催化作用变成四氢叶酸，后者是DNA合成过程中所必需的辅酶，缺乏时，幼红细胞内的DNA合成减少使其分裂和增殖时间延长，导致细胞核的发育落后于胞浆，血红蛋白的合成不受发育的影响，使红细胞的胞体变大，形成巨幼红细胞。由于红细胞生成速度慢，加之异形的红细胞在骨髓内易被破坏，进入血循环的成熟红细胞寿命也较短，从而造成贫血。同时DNA合成不足，也可导致粒细胞核的成熟障碍，使其胞体变大，出现巨大幼稚粒细胞和中性粒细胞分叶过多现象。当维生素 B_{12} 缺乏时，还可导致中枢和外周神经髓鞘受损，因而出现神经精神症状。

【症状】

起病缓慢，多见于婴幼儿，尤其是2岁以下小儿。叶酸缺乏者多在4～7个月发病，而维生素 B_{12} 缺乏者则在6个月以后发病，其中单纯母乳喂养不添加辅食者占多数。

（一）贫血症状

1. 贫血　发病隐伏，常不被家长注意，全身症状与贫血的程度不一定成正比。一般表现为皮肤呈蜡黄色，可有轻度黄疸，睑结膜、口唇、指甲等处明显苍白；发细、黄且稀疏，颜面稍显浮肿，常为非可凹性。少数病例有皮肤出血点。

2. 髓外造血　表现为淋巴结肿大不明显，肝脾一般呈轻度肿大，其中以肝脏肿大较为多见。

（二）其他症状

1. 消化系统　食欲减退，异食（如嗜食泥土、煤渣等），呕吐、腹泻；口腔炎、舌炎或舌乳头萎缩，重者可出现萎缩性胃炎或吸收不良综合征。

2. 神经系统　烦躁不安或萎靡不振，精神不集中，记忆力减退，智力发育落后。

3. 心血管系统　心率增快，严重者心脏扩大，甚至发生心力衰竭。

4. 其他表现　因细胞免疫功能降低易合并感染，因上皮组织异常出现反甲。

【诊断】

（一）临床诊断

发病年龄、喂养史、临床表现和小婴儿神经系统症状，都可供诊断参考。血象在诊断上很重要，特别是当有白细胞的典型改变时，更可疑为本病。根据骨髓涂片的特殊变化，一般即可确诊，血清中维生素 B_{12} 值 <73.8pmol/L，血清叶酸值 <3μg/L 均为直接依据。

（二）实验室诊断

1. 血象　呈大细胞性贫血，MCV >94fl，MVH >32pg，血涂片可见红细胞大小不等，以大细胞为主，易见嗜多色性和嗜碱性红细胞，可见巨幼变的有核红细胞，也可见豪－周小体及卡波环，中性粒细胞呈分叶过多现象，分叶可 >5 个，常出现在红细胞改变前，故对早期诊断有意义。血小板计数一般均减少，其形态较大，网织红、白细胞计数常减少。

2. 骨髓象　增生明显活跃，以红细胞系增生为主，粒、红比例正常或倒置，粒红系统均出现巨幼变，表现为胞体大，核染色质粗而松，副染色质明显，胞核发育落后于胞浆，早幼红细胞可早期出现血红蛋白，显示浆老核幼，将这种细胞增大、胞核大、染色质疏松的现象称之为巨幼变。依其成熟程度分为巨原、巨早幼、巨中幼、巨晚幼 4 期，各期幼红细胞巨幼变总数可达 30%~50%。粒细胞系统中，晚幼粒和杆状核粒细胞亦可见巨幼变，中性粒细胞的胞浆空泡形成，核分叶过多，巨核细胞的核有过度分叶现象，血小板大，颗粒松散。

3. 血清学检查

（1）血清叶酸、维生素 B_{12} 的测定：血清维生素 B_{12} 的正常值为 200 ~ 800ng/L，<100ng/L 时为缺乏。血清叶酸的正常值为 5 ~ 20μg/L，<3μg/L 为缺乏。

（2）乳酸脱氢酶水平明显升高，维生素 B_{12} 缺乏者血清胆红素水平中等程度升高，尿甲基丙二磺酸含量增高。

（三）鉴别诊断

1. 慢性肝病性巨幼细胞性贫血　由于慢性肝病可能有维生素 B_{12}、叶酸代谢和贮存发生障碍，此种贫血常伴慢性肝功能损害，肝、脾明显肿大及门静脉高压、腹水等。

2. 恶性贫血　是由于内因子缺乏所致维生素 B_{12} 缺乏的巨幼细胞性贫血，其维生素 B_{12} 水平减低的程度甚于一般的维生素 B_{12} 缺乏者，可通过 Schilling 试验鉴别。即以放射性钴标记的维生素 B_{12} 1 ~ 2μg 给受试者口服，2 小时后肌注维生素 B_{12} 1000μg，收集 24 小时尿液排出放射性钴标记的维生素 B_{12} 的量。吸收正常者 48 小时可排出口服量的 10%~35%，而恶性贫血患儿排出量不超过 2%。

3. 红白血病的红血期　此病巨幼红细胞形态改变更显著，同时伴发热、贫血、肝脾淋巴结肿大、衰竭等症状体征。血象中有核红细胞增多，其治疗与预后均与营养性巨幼细胞性贫血不同。

4. 脑发育不全　多于出生后即出现发育迟缓，除神经系统症状外，尚有智力低下，无贫血表现，用维生素 B_{12} 治疗后神经系统症状无改善。

5. 其他　甲状腺功能减低、垂体功能减低、慢性溶血等均可伴有非营养性大细胞贫血。

【治疗】

1. 一般治疗　对家长进行营养知识教育，纠正不良的烹调习惯。注意婴幼儿营养，及时添加辅食，纠正偏食。加强护理，防止感染；震颤明显而不能进食者，可鼻饲数天。

2. 祛除病因　积极治疗基础疾病。

3. 特殊治疗　对单纯由于营养缺乏病人，补充维生素 B_{12}、叶酸效果显著。

（1）维生素 B_{12} 500～1000μg 1 次肌注；或每次 100μg 肌注，2～3 次/周，连续数周，直至临床症状好转，血象恢复正常为止。

（2）叶酸口服剂量为 5mg/d，连续数周至临床症状好转，血象恢复正常为止。同时口服维生素 C，有助于叶酸吸收。目前主张维生素 B_{12}、叶酸联合应用，再加服维生素 C，可提高疗效。

（3）如有神经精神症状体征者，应以维生素 B_{12} 治疗为主，不能单用叶酸，否则有加重症状的可能。

4. 输血　除极重病例外，一般不需要输血。

【预防】

营养性巨幼细胞性贫血在应用维生素 B_{12}、叶酸治疗后预后良好。一般在给药 2～3 日即可见精神好转，对周围环境反应灵敏，此后食欲转佳。但震颤消失较慢，大多需要 1 个月以上，少数病例在治疗过程中震颤加重，然而终能消失。但治疗晚的小儿会影响智力发育。

改善哺乳母亲的营养，婴儿及时添加辅食，注意饮食均衡，及时治疗肠道疾病，注意合理应用抗叶酸代谢药物，营养性巨幼细胞性贫血是可以预防的。

三、营养性混合性贫血

【病因】

营养性混合性贫血兼有大小细胞贫血的特点，由于饮食中同时缺乏铁和维生素 B_{12} 或叶酸等造血物质所致。发病年龄与营养性巨幼红细胞贫血大致相同。

【症状】

临床表现兼有贫血的特点，可因缺铁或维生素 B_{12}、叶酸何者为主而不同。在病程发展上，可以先有缺铁性贫血的一般症状，而后合并巨幼细胞性贫血的表现，如皮肤蜡黄色，并有显著的神经系统症状。

【诊断】

血象和骨髓的改变兼具两者的特点，由于两者的混合程度不同，可以见到多种多样的变异。一般常见的为红细胞大小相差悬殊；重症者异形红细胞极多见，并可见低色素性或明显中空的大红细胞。网织红细胞正常，粒细胞和血小板可有巨幼红细胞性贫血的改变。

【治疗】

治疗上采用铁剂和维生素 B_{12} 或叶酸合并应用，并注意改善喂养，增加富含铁质、维生素 B_{12} 和叶酸的饮食。

（刘秋玲　孙岩峰）

第三节　溶血性贫血

溶血性贫血是由于红细胞破坏速率增加所致寿命缩短，超过骨髓造血的代偿能力而发生的贫血。结合红细胞破坏的原因和发病机制，分为红细胞膜缺陷（膜分子病）、红细胞酶缺陷、血红蛋白病、免疫性溶血性贫血等。

一、概述

【病因和发病机制】

（一）红细胞内在缺陷

1. 红细胞膜异常（膜分子病）　包括遗传性球形红细胞增多症、遗传性椭圆形红细胞增多症、遗传性口型红细胞增多症、棘形红细胞增多症和阵发性睡眠性血红蛋白尿等。

2. 红细胞酶缺陷　包括葡萄糖-6-磷酸脱氢酶（G-6-PD）缺乏、丙酮酸激酶缺乏、已糖激酶缺乏、三磷酸腺苷酶缺乏、谷胱甘肽还原酶缺乏等。

3. 血红蛋白病　包括地中海贫血、不稳定血红蛋白病、变性血红蛋白血症等。

（二）红细胞外部因素异常

1. 免疫性溶血性贫血　包括自身免疫性溶血性贫血、药物诱发免疫性溶血性贫血、同种免疫性溶血性贫血、血型不合输血引起的溶血等。

2. 非免疫性溶血性贫血　包括微血管性溶血性贫血，感染、物理、化学及动植物因素引起的溶血性贫血。

3. 其他溶血性贫血　包括脾功能亢进、先天性造血障碍性贫血等。

【临床表现】

（一）慢性先天性溶血性贫血

主要表现为贫血、黄疸、肝脾肿大、溶血危象和胆石症。

1. 贫血　轻重程度不一，多数表现轻中度贫血。

2. 黄疸　亦轻重不等，重者可于新生儿期因黄疸较重需要换血治疗，但多数表现轻中度黄疸或无黄疸。

3. 溶血危象和再生障碍性危象　二者常同时存在，因感染等因素而诱发疾病加重。因溶血而血红蛋白急剧下降，黄疸明显加重，出现血红蛋白尿甚至少尿、无尿，称为溶血危象。溶血危象出现的同时骨髓红细胞生成反而受到抑制，致不能代偿而造成的危象，称为再生障碍性危象。

4. 脾肿大　是先天性溶血性贫血的典型表现，常见轻中度肿大，亦可见巨脾，多伴有肝肿大。

5. 胆结石　较为少见，典型的溶血性贫血胆结石为“黑色素结石”，不能透过X线。

（二）急性溶血性贫血

表现发热、寒战、乏力，严重时出现少尿、无尿、休克及黄疸等，部分病例比较隐匿，经数周数月症状逐渐恢复。

【诊断】

确诊溶血性贫血取决于有关的实验室检查，一般首先明确有无溶血存在，再进一步选择相关特殊检查来确定溶血的原因和类型。

1. 一般检查　确定是否为溶血性贫血，可根据红细胞破坏增加和骨髓代偿功能增强而确定。

（1）红细胞破坏增加的证据

①红细胞和血红蛋白下降：一般呈正细胞正色素性贫血。

②血清间接胆红素增多：血清胆红素浓度不仅取决于溶血的程度，还与肝脏清除间接胆红素的能力有关，故黄疸为轻度或中度或当黄疸不明显时，并不能排除溶血性贫血。

③尿胆原排泄量增多：尿内尿胆原和尿胆素常增加。在肝功能减退时，肝脏不能重复处理从肠内吸收来的尿胆原，尿中尿胆原增加，故对溶血性贫血的诊断价值不是很大。

④血清结合珠蛋白减少或消失：结合珠蛋白是在肝脏产生，并能与血红蛋白结合的糖蛋白，血管内和血管外溶血结合珠蛋白含量均降低。在感染、炎症、恶性肿瘤或皮质类固醇治疗时也可以增多。因此，在解释结果时须考虑其他因素的影响。

⑤血浆游离血红蛋白浓度增高：正常血浆内有少量游离的血红蛋白，当大量血管内溶血时，血浆游离血红蛋白浓度明显增高，可达1250mg/L（125mg/dl）。同时尿内出现血红蛋白（急性溶血）或含铁血黄素（慢性溶血）。

（2）骨髓代偿性增生的证据

①网织红细胞增多：是溶血性贫血重要证据之一。网织红细胞增多至5%~20%，急性溶血者可高达50%~70%。但在发生再生障碍性危象时，网织红细胞数可减低或消失。

②外周血象：末梢血中出现有核红细胞，其数量一般不多，并可见到嗜多色性和嗜碱性点彩红细胞，红细胞大小不均和异型较明显，可见到球形、靶形、镰形、盔形或破碎红细胞。血小板和白细胞计数大多正常或增多，但在某些溶血性贫血时也可以减少。急性大量溶血可引起类白血病反应。

③骨髓象：骨髓内幼红细胞增生明显增多，粒红比例下降或倒置。少数病例如有叶酸缺乏，可出现类巨幼细胞，经用叶酸治疗后即消失。个别病例如再生障碍性危象时，红系细胞显著减少。

2. 特殊检查　确定属于哪一种溶血性贫血，可根据需要选做下列特殊实验室检查。

（1）红细胞形态：成熟红细胞形态改变可为溶血性贫血诊断提供重要的线索。如球形红细胞增多，见于遗传性球形红细胞增多症及免疫性溶血性贫血；靶形细胞提示地中海贫血、血红蛋白E病、血红蛋白C病等；盔形细胞、破碎细胞，提示机械性溶血性贫血；镰形细胞，提示镰形细胞性贫血。

（2）红细胞脆性试验：是反映红细胞表面积与体积比例关系的一种检验方法。如红细胞表面积/体积比例缩小，则脆性增加；比例增大，则脆性减低。脆性增高见于遗传性球形红细胞增多症，红细胞脆性减低见于靶形红细胞增多症。

（3）抗人球蛋白试验（Coombs试验）：测定体内有无不完全的抗体。直接抗人球蛋白试验是测定患者红细胞上有无附着不完全抗体，间接抗人球蛋白试验是测定患者血清中有无不完全抗体，抗人球蛋白试验阳性，提示自体免疫溶血性贫血。

（4）酸化血清溶血试验（Ham试验）：即将患者红细胞与加有1/6N盐酸的同型正常血清混合，37℃温箱中孵育1~2小时后，可见溶血现象，即为阳性。阳性结果表示阵发性睡眠性血红蛋白尿。

（5）高铁血红蛋白还原试验：正常高铁血红蛋白还原率 >75%，G－6－PD 缺乏时还原率降低。

（6）自溶血试验：溶血能被 ATP 纠正而不被葡萄糖纠正，提示丙酮酸激酶缺乏。

（7）血红蛋白电泳：通过血红蛋白电泳分析某些血红蛋白及其含量，用于诊断地中海贫血和其他血红蛋白病。

二、遗传性球形红细胞增多症

遗传性球形红细胞增多症（hereditary spherocytosis）是红细胞先天性膜缺陷引起的溶血性贫血中最常见的一种类型，以不同程度贫血、反复出现的黄疸、脾肿大、球形红细胞增多及红细胞渗透脆性增加为特征。

【病因和发病机制】

本病由于调控红细胞膜蛋白的基因突变造成红细胞膜缺陷所致，大多数为常染色体显性遗传，少数为常染色体隐性遗传。基因突变造成患者红细胞膜骨架蛋白异常，引起红细胞膜通透性增加，钠盐被动性流入细胞内，凹盘形细胞增厚，表面积减少接近球形，变形能力减退；其膜上 $Ca^{2+}-Mg^{2+}$－ATP 酶受到抑制，钙沉积在膜上，使膜的柔韧性降低，导致这类球形细胞通过脾脏时极易发生血管外溶血。

【临床表现】

贫血、黄疸和脾大为主要临床表现，轻重程度不一。年龄越小，症状越重。患儿生长迟缓并伴有巨脾。常有胆囊结石，偶见踝部慢性溃疡。

在慢性病程中，可因感染、劳累或情绪紧张等诱发“溶血危象”，贫血和黄疸突然加重，伴有发热、寒战、呕吐、脾肿大并有疼痛。还可出现“再生障碍性危象”，以红系造血受抑为主的骨髓造血功能暂时性抑制，出现严重贫血，可有不同程度的白细胞和血小板减少。

【诊断】

根据贫血、黄疸、脾大等临床表现，结合球形红细胞增多、红细胞渗透脆性增加及阳性家族史可作出诊断。对于球形红细胞数目不多的轻型病例，可将红细胞于 37℃ 温育 24 小时后再做渗透性脆性试验或自身溶血试验，有助于确诊。应与化学中毒、烧伤、自身免疫性溶血性贫血、黄疸性肝炎等引起的继发性球形细胞增多相鉴别。

【治疗】

1. *一般治疗*　注意防止感染，避免劳累和情绪紧张。溶血或贫血严重时应加用叶酸，以防止叶酸缺乏而加重贫血或诱发再生障碍性危象。

2. *防治高胆红素血症*　主要针对新生儿发病者，采用光疗、换血等综合治疗。

3. *输注红细胞*　贫血轻者无需输注红细胞，中度贫血或发生溶血危象时应输红细胞。发生再生障碍性危象时可输红细胞，必要时输血小板。

4. *脾切除*　对本病有显著疗效。术后球形红细胞依然存在，但数天后黄疸及贫血即可改善。所以诊断一旦肯定，年龄在 5 岁以上，无手术禁忌证，即可考虑脾切除。小年龄者术后应以长效青霉素注射半年到一年，预防感染。

三、红细胞葡萄糖-6-磷酸脱氢酶缺乏症

红细胞葡萄糖-6-磷酸脱氢酶（G-6-PD）缺乏症是最常见的红细胞酶病，本病是由于调控G-6-PD的基因突变所致，呈X连锁不完全显性遗传。

【病因及发病机制】

本病是由于G-6-PD的基因突变所致，G-6-PD基因定位于X染色体长臂，男性半合子和女性纯合子均表现为G-6-PD显著缺乏，女性杂合子发病与否，取决于其G-6-PD缺乏的细胞数量在细胞群中所占的比例，在临床上有不同的表现程度，故称为不完全显性。

由于G-6-PD基因的突变，导致红细胞葡萄糖磷酸戊糖旁路代谢异常，当机体受到伯氨喹啉型药物等氧化物侵害时，氧化作用产生的H_2O_2不能被及时还原成水，过多的H_2O_2可致血红蛋白和膜蛋白均发生氧化损伤，最终造成红细胞膜的氧化损伤和溶血。溶血过程呈自限性，因新生的红细胞G-6-PD活性较高，对氧化剂药物有较强的“抵抗性”，当衰老红细胞酶活性过低而被破坏后，新生红细胞即代偿性增加，故不再发生溶血。蚕豆诱发的溶血是蚕豆嘧啶核苷及伴蚕豆嘧啶核苷对红细胞氧化作用的结果。

【临床表现】

根据诱发溶血的不同原因，可分为5种临床类型。

1. *伯氨喹型药物性溶血性贫血* 是由于服用某些具有氧化特性的药物而引起的急性溶血。常于服药后1~3天出现急性血管内溶血，有头晕、厌食、恶心、呕吐、疲乏等症状，继而出现黄疸、血红蛋白尿，溶血严重者可出现少尿、无尿、酸中毒和急性肾衰竭。溶血过程呈自限性是本病的重要特点，轻症的溶血持续1~2天或1周左右临床症状逐渐改善而自愈。

2. *蚕豆病* 常在蚕豆成熟季节流行，于进食蚕豆或其制品（母亲食蚕豆后哺乳可使婴儿发病）后24~48小时内发病，表现为急性血管内溶血，其临床表现与伯氨喹型药物性溶血性贫血相似。

3. *新生儿黄疸* 感染、围生期窒息、哺乳母亲服用氧化剂药物或新生儿接触有樟脑丸气味的衣服等均可诱发溶血，但亦有未发现诱因者。主要表现为苍白、黄疸，大多于生后2~4天达高峰，半数患儿可有肝脾肿大。贫血大多数为轻中度。血清胆红素增高，重者可致胆红素脑病。

4. *感染诱发的溶血* 细菌、病毒、支原体感染等均可诱发G-6-PD缺乏者发生溶血，一般于感染后几天之内突然发生溶血，程度大多较轻，黄疸多不显著。

5. *先天性非球形细胞性溶血性贫血（CNSHA）* 在无诱因情况下出现慢性溶血，常于婴儿期发病，表现为贫血、黄疸、脾肿大，可因感染或服药而诱发急性溶血。约有半数病例在新生儿期以高胆红素血症起病。

【诊断】

（一）临床诊断

若不受药物、蚕豆或感染等刺激，G-6-PD缺乏症患儿与正常儿童无异。有阳性家族史或既往病史中有急性溶血特征，并有食蚕豆或服药物史，或新生儿黄疸，或自幼即出现原因未明的慢性溶血或间歇性溶血者，均应考虑本病。结合特异性实验室检查即可确诊。

（二）实验室诊断

1. 红细胞 G-6-PD 缺乏的筛选试验　常用 3 种方法。

（1）高铁血红蛋白还原实验：正常还原率 >0.75，中间型为 0.74~0.31，显著缺乏者 <0.30。此试验简易，敏感性高，但特异性稍差，可出现假阳性。

（2）荧光斑点试验：正常 10 分钟内出现荧光，中间型者 10~30 分钟出现荧光，严重缺乏者 30 分钟仍不出现荧光。本试验敏感性和特异性均较高。

（3）硝基四氮唑蓝（NBT）纸片法：正常滤纸片呈紫蓝色，中间型呈淡蓝色，显著缺乏者呈红色。

2. 红细胞 G-6-PD 活性测定　这是特异性的直接诊断方法，正常值随测定方法而不同。但需注意的是，在继续溶血时送检做本实验，酶活性可能正常，因代偿性造血增加，新增红细胞及网织红细胞的酶活性较高，可致假阴性，故应在溶血停止后 3 个月再复查，以确定是否为 G-6-PD 缺乏。

3. 变性珠蛋白小体生成试验　在溶血时阳性细胞 >5%，溶血停止时呈阴性。不稳定血红蛋白病患者此试验亦可为阳性。

【治疗】

1. 一般治疗　对急性溶血者，应祛除诱因。在溶血期应供给足够水分，注意纠正电解质失衡，口服碳酸氢钠，使尿液保持碱性，以防止血红蛋白在肾小管内沉积。应密切注意肾功能，如出现肾功能衰竭，应及时采取有效措施。新生儿黄疸可用蓝光治疗，个别严重者应考虑换血疗法，以防止胆红素脑病的发生。

2. 输血治疗　贫血较轻者不需要输血，祛除诱因后溶血大多于 1 周内自行停止。贫血较重时，可输注 G-6-PD 正常的红细胞 1~2 次。

【预防】

在 G-6-PD 缺陷高发地区，应进行群体 G-6-PD 缺乏症的普查。已知为 G-6-PD 缺乏者应避免进食蚕豆及其制品，忌服有氧化作用的药物，并加强对各种感染的预防。

四、地中海贫血

地中海贫血又称海洋性贫血、珠蛋白生成障碍性贫血，是人群中最常见的不完全显性的慢性溶血性贫血，其共同特点是合成血红蛋白的珠蛋白链减少或缺失导致血红蛋白结构异常，这种含有异常血红蛋白的红细胞变形性降低，寿命缩短，可以提前被人体的肝脾等破坏，导致贫血甚至发育异常等。

【病因和发病机制】

本病是由于珠蛋白基因的缺失或点突变所致，根据珠蛋白肽链合成障碍的不同，分为 α、β、δβ 和 δ 等地中海贫血，其中以 α 和 β 地中海贫血较常见。

1. β 地中海贫血　人类 β 珠蛋白基因位于 11p12。β 地中海贫血（简称 β 地贫）的发生主要是由于基因的点突变，少数为基因缺失。基因缺失和有些点突变可致 β 链的生成完全受抑制，称为 β^0 地贫；有些点突变使 β 链的生成部分受抑制，则称为 β^+ 地贫。

重型 β 地贫是 β^0 或 β^+ 地贫的纯合子或 β^0 与 β^+ 地贫双重杂合子，因 β 链生成完全或几乎完全受到抑制，以致含有 β 链的 HbA 合成减少或消失，而多余的 α 链则与 γ 链结合而成为 HbF（$\alpha_2\gamma_2$），使 HbF 明显增加。由于 HbF 的氧亲合力高，致患者组织缺氧。过剩的 α

链沉积于幼红细胞和红细胞中，形成 α 链包涵体附着于红细胞膜上而使其变僵硬，在骨髓内大多被破坏而导致“无效造血”。部分含有包涵体的红细胞虽能成熟并被释放至外周血，但当它们通过微循环时就容易被破坏；这种包涵体还影响红细胞膜的通透性，从而导致红细胞的寿命缩短。由于以上原因，患儿在临床上呈慢性溶血性贫血。贫血和缺氧刺激促红细胞生成素增加，使骨髓增加造血，因而引起骨骼改变。贫血使肠道对铁的吸收增加，加上在治疗过程中的反复输血，使铁在组织中大量贮存，导致含铁血黄素沉着症。

轻型地贫是 β^0 或 β^+ 地贫的杂合子状态，β 链的合成仅轻度减少，故其病理生理改变极轻微。中间型 β 地贫是一些 β^+ 地贫的双重杂合子和某些地贫的变异型的纯合子，或两种不同变异型珠蛋白生成障碍性贫血的双重杂合子状态，其病理生理改变介于重型和轻型之间。

2. α 地中海贫血　人类 α 珠蛋白基因簇位于 16p13.3。每条染色体各有 2 个 α 珠蛋基因，一对染色体共有 4 个 α 珠蛋白基因。大多数 α 地中海贫血（简称 α 地贫）是由于 α 珠蛋白基因的缺失所致，少数由基因点突变造成。若仅是一条染色体上的 1 个 α 基因缺失或缺陷，则 α 链的合成部分受抑制，称为 α^+ 地贫；若每一条染色体上的 2 个 α 基因均缺失或缺陷，称为 α^0 地贫。

重型 α 地贫是 α^0 地贫的纯合子状态，其 4 个 α 珠蛋白基因均缺失或缺陷，以致完全无 α 链生成，因而含有 α 链的 HbA、HbA2 和 HbF 的合成均减少。患者在胎儿期即发生大量 γ 链合成 γ4（Hb Bart′s）。Hb Bart′s 对氧的亲合力极高，造成组织缺氧而引起胎儿水肿综合征。

中间型和 α 地贫是 α^0 和 α^+ 地贫的杂合子状态，是由 3 个 α 珠蛋白基因缺失或缺陷所造成，患者仅能合成少量 α 链，其多余的 β 链即合成 HbH（β4）。HbH 对氧亲合力较高，又是一种不稳定血红蛋白，容易在红细胞内变性沉淀而形成包涵体，造成红细胞膜僵硬而使红细胞寿命缩短。

轻型 α 地贫是 α^+ 地贫纯合子或 α^0 地贫杂合子状态，它仅有 2 个 α 珠蛋白基因缺失或缺陷，故有相当数量的 α 链合成，病理生理改变轻微。静止型 α 地贫是 α^+ 地贫杂合子状态，它仅有 1 个 α 基因缺失或缺陷，α 链的合成略为减少，病理生理改变比较轻微。

【临床表现和实验室检查】

（一）β 地中海贫血

1. 重型　又称 Cooley 贫血。患儿出生时无症状，至 3 ~ 12 个月开始发病，呈慢性进行性贫血，面色苍白、肝脾大、发育落后，常有轻度黄疸，症状随年龄增长而日益明显。由于骨髓代偿性增生导致骨骼变大、髓腔增宽，先发生于掌骨，以后为长骨和肋骨；1 岁后颅骨改变明显，表现为头颅变大、额部隆起、颧高、鼻梁塌陷、两眼距增宽，形成地中海贫血特殊面容。当并发含铁血黄素沉着症时，因过多的铁沉着于心肌和其他脏器如肝、胰腺、脑垂体等而引起该脏器损害的相应症状，其中最严重的是心力衰竭和肝功能衰竭，是导致患儿死亡的重要原因之一。本病如不治疗，多于 5 岁前死亡。

实验室检查：外周血象呈小细胞低色素性贫血，红细胞大小不等，中央浅染区扩大，出现异形、靶形、碎片红细胞和有核红细胞、点彩红细胞、嗜多染性红细胞、豪 - 周小体等；网织红细胞正常或增高。骨髓象呈红细胞系统增生明显活跃，以中、晚幼红细胞占多数，成熟红细胞改变与外周血相同。红细胞渗透脆性明显减低。HbF 含量明显增高，大多 >0.40，这是诊断重型 β 地贫的重要依据。颅骨 X 线片可见颅骨内外板变薄，板障增宽，在骨皮质间出现垂直短发样骨刺。

2. 轻型　患者无症状或轻度小细胞低色素性贫血，可有轻度黄疸和脾大。病程经过良好，能存活至成年。

实验室检查：成熟红细胞有轻度形态改变，红细胞渗透脆胜正常或减低，血红蛋白电泳显示 HbA2 含量增高，HbF 含量正常。

3. 中间型　发病年龄较晚，多于幼儿后期出现症状，其临床表现介于轻型和重型之间，中度贫血，脾脏轻或中度大，黄疸可有可无，骨骼改变较轻。

实验室检查：外周血象和骨髓象的改变如重型，红细胞渗透脆性减低，HbF 含量约为 0.40～0.80，HbA2 含量正常或增高。

（二）α 地中海贫血

1. 静止型　患者无症状。红细胞形态正常，出生时脐带血中 Hb Bart's 含量为 0.01～0.02，但 3 个月内即消失。

2. 标准型　无贫血或轻度贫血。红细胞形态有轻度改变，如大小不等、中央浅染、异型等；红细胞渗透脆性降低；变性珠蛋白小体阳性；HbA2 和 HbF 含量正常或稍低。患儿脐血 Hb Bart's 含量为 0.034～0.140，于生后 6 个月内消失。

3. 中间型　又称血红蛋白 H 病。此型临床表现差异较大，出现贫血的时间和贫血轻重不一。大多在婴儿期以后逐渐出现贫血、疲乏无力、肝脾大、轻度黄疸；年龄较大患者可出现类似重型 β 地贫的特殊面容。合并呼吸道感染或服用氧化性药物、抗疟药物等可诱发急性溶血而加重贫血，甚至发生溶血危象。

实验室检查：外周血象和骨髓象的改变类似重型 β 地贫；红细胞渗透脆性减低；变性珠蛋白小体阳性；HbA2 及 HbF 含量正常。包涵体生成试验阳性。

4. 重型　又称 Hb Bart's 胎儿水肿综合征。胎儿常于 30～40 周时流产、死胎或娩出后半小时内死亡，胎儿呈重度贫血、黄疸、水肿、肝脾肿大、腹水、胸水。胎盘巨大且质脆。

实验室检查：外周血成熟红细胞形态改变如重型 β 地贫，有核红细胞和网织红细胞明显增高。血红蛋白中几乎全是 Hb Bart's 或同时有少量 HbH，无 HbA、HbA2 和 HbF。

【诊断及鉴别诊断】

（一）诊断

根据临床特点和实验室检查，结合阳性家族史，一般可作出诊断。有条件时可作基因诊断。

（二）鉴别诊断

1. 缺铁性贫血　轻型地中海贫血的临床表现和红细胞的形态改变与缺铁性贫血有相似之处，故易被误诊。但缺铁性贫血常有缺铁诱因，血清铁蛋白含量减少，骨髓外铁粒幼红细胞减少，红细胞游离原卟啉升高，铁剂治疗有效等可资鉴别。

2. 遗传性球形红细胞增多症　根据球形红细胞增多及红细胞渗透脆性增加鉴别。

3. 传染性肝炎或肝硬化　因 HbH 病贫血较轻，还伴有肝脾肿大、黄疸，少数病例还可有肝功能损害，故易被误诊为黄疸型肝炎或肝硬化。但通过病史询问、家族调查以及红细胞形态观察、血红蛋白电泳检查即可鉴别。

【治疗】

轻型地贫无需特殊治疗。中间型和重型地贫应采取下列一种或数种方法给予治疗。

1. 一般治疗　注意休息和营养，积极预防感染。适当补充叶酸和维生素 E。

2. 输血和去铁治疗　此法在目前仍是重要的治疗方法之一。

（1）红细胞输注：少量输注法仅适用于中间型 α 和 β 地贫，不主张用于重型 β 地贫。对于重型 β 地贫应从早期开始给予中、高量输血，以使患儿生长发育接近正常和防止骨骼病变。其方法是：先反复输注浓缩红细胞，使患儿血红蛋白含量达 120～150g/L；然后每隔 2～4 周输注浓缩红细胞 10～15ml/kg，使血红蛋白含量维持在 90～105g/L。但本法容易导致含铁血黄素沉着症，故应同时给予铁螯合剂治疗。

（2）铁螯合剂：常用去铁胺，可以增加铁从尿液和粪便排出，但不能阻止胃肠道对铁的吸收。通常在规则输注红细胞 1 年或 10～20U 后进行铁负荷评估，如有铁超负荷（如血清铁蛋白 >1000μg/L），则开始应用铁螯合剂。去铁胺每日 25～40mg/kg，每晚 1 次连续皮下注射 12 小时，或加入等渗葡萄糖液中静滴 8～12 小时；每周 5～7 天，长期应用。去铁胺副作用不大，偶见过敏反应，长期使用偶可致白内障和长骨发育障碍，剂量过大可引起视力和听觉减退。维生素 C 与铁螯合剂联合应用可加强去铁胺从尿中排铁的作用，剂量为 200mg/d。

3. 脾切除　脾切除对血红蛋白 H 病和中间型 β 地贫的疗效较好，对重型 β 地贫效果差。脾切除应在 5～6 岁以后施行并严格掌握适应证。

4. 造血干细胞移植　包括骨髓移植、脐血移植和外周血造血干细胞移植，是当前临床上有效治疗本病的唯一方法。如有 HLA 相合的造血干细胞供者，应作为治疗重型 β 地贫的首选。

【预防】

开展人群普查和遗传咨询，做好婚前指导，以避免地贫基因携带者之间联姻，对预防地中海贫血有重要意义。推广产前诊断技术，以避免重型 β 地贫患儿出生，是预防本病行之有效的方法。

五、自身免疫性溶血性贫血

自身免疫性溶血性贫血（autoimmune hemolytic anemia，AIHA）系体内免疫功能调节紊乱，产生自身抗体和/或补体吸附于红细胞表面，通过抗原抗体反应加速红细胞破坏而引起的一种溶血性贫血。根据抗体作用于红细胞膜所需的最适温度，可分为温抗体型和冷抗体型。

【病因及发病机制】

原发性温、冷抗体型自身免疫性溶血性贫血不存在基础疾病。继发性温抗体型自身免疫性溶血性贫血常见的病因有：结缔组织病如系统性红斑狼疮（SLE）、类风湿性关节炎；淋巴增殖性疾病如淋巴瘤、慢性淋巴细胞白血病（CLL）等；感染如麻疹病毒、EB 病毒、巨细胞病毒等；肿瘤如白血病、胸腺瘤、结肠癌等；其他如炎性肠病、甲状腺疾病等。继发性冷抗体型自身免疫性溶血性贫血常见的病因有：B 细胞淋巴瘤、华氏巨球蛋白血症、慢性淋巴细胞白血病（CLL）、感染如支原体肺炎及传染性单核细胞增多症等。

发病机制尚未阐明，病毒、恶性血液病、自身免疫病等并发 AIHA 或原发性 AIHA 可能通过遗传基因突变和/或免疫功能紊乱、红细胞膜抗原改变，刺激机体产生相应抗红细胞自身抗体，导致红细胞寿命缩短，发生溶血。

溶血的机制：温抗体 IgG 致敏的红细胞主要由巨噬细胞上的 Fc 受体（FcR）识别、结合，进一步被吞噬；一部分致敏红细胞被吞噬时发生膜损伤，部分细胞膜丢失，红细胞变为球形，变形能力降低，渗透性增加，最终在脾或肝中被破坏；此外，抗体依赖的细胞毒作用（ADCC）也可引起红细胞破坏；红细胞上还吸附有补体 C3，而肝脏 Kupffer 细胞上有 C3b 的受体，因此当红细胞上存在 IgG 和/或 C3 时，脾将摄取吸附有 IgG 的红细胞，肝将“扣押”带有 C3 的红细胞，故此型溶血最重；单纯吸附 IgG 者次之；单纯 C3 型溶血最轻。

【临床表现和实验室检查】

（一）温抗体型

多数起病缓慢，临床表现有头晕、乏力，贫血程度不一，半数有脾大，1/3 有黄疸及肝大。急性起病者，可有寒战、高热、腰背痛、呕吐、腹泻，严重者可出现休克和神经系统表现。原发性温抗体型多见于女性，继发性常伴有原发疾病的临床表现。少数患者可伴有免疫性血小板减少性紫癜，称为 Evans 综合征。

实验室检查：

1. *血象和骨髓象*　急性型患者常有较重贫血，慢性型和亚急性型贫血较轻。急性型网织红细胞常 >10%，慢性型者有时减少。骨髓红系明显增生。

2. *红细胞渗透脆性实验*　发病时脆性增高。

3. *抗人球蛋白试验（Coombs 试验）*　是诊断本病的重要依据，分为直接抗人球蛋白试验和间接抗人球蛋白试验，前者是测定吸附于红细胞表面的不完全抗体，后者是测定血清中游离的不完全抗体。

血清间接胆红素增加，尿胆原增加，结合珠蛋白减低。

（二）冷抗体型

1. *冷凝集素病*　多为 5 岁以下儿童，常继发于病毒或支原体感染。毛细血管遇冷后发生红细胞凝集，导致循环障碍和慢性溶血，表现为手足发绀，肢体远端、鼻尖、耳垂等处症状明显，常伴肢体麻木、疼痛，遇暖后逐渐恢复正常，称为雷诺现象。临床经过呈自限性，原发病痊愈后，本病也随之痊愈。

实验室检查：轻中度贫血，血涂片红细胞形态可正常。冷凝集素试验阳性是诊断本病的重要依据。直接抗人球蛋白试验阳性。

2. *阵发性寒冷性血红蛋白尿*　患者暴露于寒冷环境后出现血红蛋白尿，伴寒战、高热、腰背痛，发作后虚弱、苍白、黄疸，轻度肝脾肿大，恢复后可完全无症状。

实验室检查：血象具有典型血管内溶血的实验室检查结果。反复发作者出现含铁血黄素尿。冷热溶血试验阳性是诊断本病的重要依据。血红蛋白尿发作时，直接抗人球蛋白试验常呈阳性，溶血发作间期为阴性。

【诊断】

有溶血性贫血的临床表现，直接抗人球蛋白试验阳性，除外其他类型的溶血，可诊断为温抗体型 AIHA；如直接抗人球蛋白试验阴性，但临床表现较符合，肾上腺皮质激素或切脾治疗有效，除外其他溶血性贫血，可诊断为直接抗人球蛋白试验阴性的 AIHA。有雷诺现象，冷凝集素效价显著增高，或直接抗人球蛋白试验阳性，可诊断为冷凝集素病。有血红蛋白尿或冷热溶血试验阳性，直接抗人球蛋白试验阳性可诊断为阵发性寒冷性血红蛋白尿。

【治疗】

包括纠正贫血和清除抗体的产生两个方面。

1. 糖皮质激素　为治疗温抗体型 AIHA 的首选药物，泼尼松 40～60mg/(m^2·d)，红细胞计数恢复正常后，逐渐减量。急性严重的溶血可先用甲泼尼龙静滴，病情稳定后改为泼尼松口服。

2. 免疫抑制剂　用于激素治疗无效或激素维持量过高者，或脾切除无效或脾切除后复发者。常用的有环磷酰胺、硫唑嘌呤、长春新碱等，一般不宜首选。

3. 脾切除　糖皮质激素治疗无效或需大剂量才能维持缓解者，可考虑脾切除，有效率为 60%～70%，继发性 AIHA 效果较差。对冷凝集素综合征和阵发性寒冷性血红蛋白尿，切脾无效。

4. 输血　只用于溶血危象或 AIHA 暴发型出现心肺功能障碍者，对慢性型经治疗贫血无好转时也可输血。输血前应详查有无同种异型抗体、自身抗体血型抗原的特异性及交叉配血试验。因 AIHA 输血后可能加重溶血，故应严格掌握输血指征。

5. 血浆置换　采用血细胞分离机将患者富含 IgG 抗体的血浆清除。但因为抗体持续产生和大量 IgG 分布在血管外，从而限制了血浆置换的效果。

6. 达那唑　为弱雄酮类促蛋白合成制剂，可减少巨噬细胞的 FcR 数目。本药起效较慢，应与泼尼松类药物合用，起效后逐渐将激素类药物减量。副作用有肝损伤、多毛、乏力等，停药后可好转。

7. 大剂量静注丙种球蛋白（IVIG）　如需迅速缓解病情时可应用大剂量 IVIG，0.4g/(kg·d)，连用 5 日。

（杨　光　唐锁勤）

第四节　出血性疾病

出血性疾病是一类由于止血机制异常所致的疾病统称。出血性疾病大体上可分为遗传性和获得性两大类，临床表现主要为不同部位的出血。

一、概述

【病因和发病机制】

（一）血管壁异常

1. 先天性或遗传性　如遗传性毛细血管扩张症、家族性单纯性紫癜、巨大海绵状血管瘤、全身弥漫性血管角化病、共济失调毛细血管扩张症等。

2. 获得性

（1）免疫性：如过敏性紫癜、药物过敏性紫癜、自身免疫性紫癜等。

（2）非免疫性：如维生素 C 缺乏症、机械性紫癜、单纯性紫癜、感染性紫癜、皮质激素性紫癜和体位性紫癜等。

（二）血小板异常

1. 血小板数量异常

（1）血小板生成减少

①遗传性：如 Wiskott – Aldrich 综合征、Trousseau 综合征、地中海血小板减少症伴巨大血小板、Alport 综合征、Chediak – Higashi 综合征、Fanconi 贫血、血小板较少伴桡骨缺失综合征等。

②获得性：如再生障碍性贫血、肿瘤性骨髓浸润如白血病等、理化生物因素所致巨核细胞及血小板生成受抑（如放射线、药物性、感染性等）等。

（2）血小板消耗或破坏过多

①免疫性：如免疫性血小板减少性紫癜、药物性免疫性血小板减少性紫癜、结缔组织病（如系统性红斑狼疮等）。

②非免疫性：如弥漫性血管内凝血、血栓性血小板减少性紫癜、肝素性血小板减少症、药物性非免疫性血小板减少性紫癜等。

（3）血小板增多：如原发血小板增多症和其他骨髓增殖性疾病，部分患者可出现出血表现。

2. 血小板质量异常

（1）遗传性：如血小板无力症、Bernard – Soulier 综合征等。

（2）获得性：由抗血小板药物、感染、尿毒症、异常球蛋白血症、肝病、骨髓增殖性疾病等可造成血小板质量异常引起出血症状。

（三）凝血因子数量及质量异常

1. 遗传性　如血友病 A、B 及遗传性Ⅱ、Ⅴ、Ⅶ、Ⅹ、Ⅺ、Ⅻ、Ⅷ因子以及纤维蛋白原缺乏症等。

2. 获得性　如维生素 K 依赖性凝血因子缺乏症、肝脏疾病导致的凝血因子异常、获得性凝血因子抑制物等。

（四）抗凝与纤溶异常

如抗凝剂或溶栓药物使用过量、蛇咬伤、鼠药中毒等。

【临床表现】

出血性疾病的临床表现主要为不同部位的出血，症状常因发病机制的不同而异。

1. 皮肤黏膜下出血　各种出血性疾病特别是血管及血小板疾病，最常见、最易发现的症状和体征是皮肤、黏膜下出血。

（1）出血点：指皮肤上直径 3mm 以内的出血，多如针头大小，通常不高出皮面，按压不褪色。早期呈暗红色，1～2 周内完全吸收。出血点可散在分布全身各部位，以四肢较多见。

（2）紫癜：为直径 3～5mm 的皮下出血，不高出皮面，压之不褪色。

（3）瘀斑：为直径 5mm 以上的皮下片状出血，分布部位与出血点、紫癜相同。单发及多发小片状瘀斑，一般提示为血管或血小板疾病；大片瘀斑常见于严重血小板减少或功能缺陷及严重凝血功能障碍。

（4）血疱：口腔黏膜血疱常为重症血小板减少的表现。

（5）鼻出血：血小板疾病、遗传性毛细血管扩张症常见。如只有一侧鼻腔出血，局部血管因素要比凝血功能障碍的可能性大。

（6）牙龈出血：是血小板疾病和血管性疾病的常见症状。

2. 深部组织出血

（1）血肿：较深部皮下、肌肉及其他软组织出血。血肿较大时可引起胀痛，压迫邻近组织器官引起疼痛及功能障碍等。轻度外伤或自发血肿常见于凝血机制障碍，如血友病等。

（2）关节出血：常见于负重关节如膝、踝、肘、腕及髋关节等。早期可见关节肿胀、疼痛，关节穿刺可抽出不易凝固的陈旧性血液。反复关节出血可导致关节永久性畸形及严重功能障碍。关节出血常见于凝血机制障碍，如血友病等。

（3）浆膜腔出血：主要见于腹腔、胸腔、心包及睾丸鞘膜出血。原因不明或自发性浆膜腔出血多见于凝血机制障碍，如血友病等。

（4）眼底出血：多见于严重血小板减少及严重血管病变者，其他出血性疾病较少见。

3. 内脏出血　内脏出血临床可表现为咯血、呕血、便血、血尿及脑出血，出血量较大。除相应器官、系统症状外，还可伴有失血引起的循环障碍，甚至休克等症状。主要见于重症血小板减少症及凝血因子缺乏症。

【实验室检查】

根据患者的病史及体检，判断是否存在止血功能障碍，并分析可能的病因，实验室检查对出血性疾病的诊断至关重要。

1. 止血筛选试验　包括血小板计数、止血时间和血小板聚集试验等。

2. 凝血筛选试验　包括活化的部分凝血活酶时间（APTT）、凝血酶原时间、凝血酶时间、纤维蛋白原等。

3. 凝血确诊试验

（1）血管异常：包括毛细血管镜检查和 vWF 测定等。

（2）血小板异常：血小板黏附和聚集试验等。

（3）凝血异常：包括各种凝血因子的活性测定、凝血酶生成及纠正试验等。

（4）抗凝异常：包括抗凝血酶Ⅲ抗原及活性或凝血酶－抗凝血酶复合物、蛋白 C、狼疮抗凝物测定等。

（5）纤溶异常：包括鱼精蛋白副凝试验、纤维蛋白原降解产物、D－二聚体、纤溶酶原测定等。

4. 特殊检查　对一些遗传性疾病及一些少见的出血性疾病，还需进行一些特殊检查，如基因测定及免疫病理学检查等才能确诊。

【诊断】

根据出血症状和有关的实验室检查可以明确诊断。

二、血小板减少性紫癜

见血小板减少性紫癜章节。

三、血友病

血友病为一组遗传性凝血功能障碍的出血性疾病，其共同的特征是活性凝血活酶生成障碍，凝血时间延长，终身具有轻微创伤后出血倾向，重症患者没有明显外伤也可发生“自发性”出血。临床分为血友病 A（凝血因子Ⅷ缺陷症）和血友病 B（凝血因子Ⅸ缺陷症）两型。

【病因及发病机制】

本病是遗传性出血性疾病，X 连锁隐性遗传。血友病 A 是因子Ⅷ的促凝成分（Ⅷ：C）减少或缺乏引起的遗传性出血性疾病。在循环血液中，因子Ⅷ与 Von Willebrand 因子（vWF）以复合物形式存在，后者起载体作用而防止因子Ⅷ过早降解。Ⅷ:C 的基因位于 X 染色体长臂的第二区末端（Xq28），vWF 的基因位于第 12 号染色体短臂。典型的血友病 A 属于伴性隐性遗传，受累男性发病，女性纯合子及部分杂合子可发病。血友病 B 是因子Ⅸ缺乏所致的遗传性出血性疾病。因子Ⅸ基因定位于 X 染色体长臂 27 区（Xq27.3），因子Ⅸ是一种由肝脏合成的糖蛋白，合成过程需要维生素 K 参与。

【临床表现】

出血为本病主要的症状，主要表现为关节、肌肉和深部组织出血，也可有胃肠道、泌尿道、脑出血等。终身有轻微损伤或手术后长时间出血的倾向。根据出血轻重与血浆中凝血因子活性的水平，将本病分为三型：

1. *重型*　血浆中 FⅧ或Ⅸ活性 $<1\%$，常在 2 岁以前就出血，在婴儿开始学爬、学走后出现出血症状，甚至结扎脐带时出血不止。患儿出血部位多且严重，常有皮下、肌肉及关节等部位的反复出血，关节内血肿畸形多见。此外，还可见肾脏出血导致血尿、胃肠道出血、腹腔内出血，肺、胸腔、颅内出血少见。

2. *中间型*　FⅧ或Ⅸ活性为 $1\% \sim 5\%$，起病在童年时期以后，以皮下及肌肉出血居多，亦有关节出血，但反复次数较少，严重程度也轻于重型。

3. *轻型*　FⅧ或Ⅸ活性为 $5\% \sim 40\%$，出血多在青年期，由于运动、拔牙或外科手术后出血不止而被发现，出血轻微，可以正常生活，参加运动，偶尔发生关节血肿。

【诊断】

（一）临床诊断

根据出血表现和凝血因子检查作出诊断。

（二）实验室诊断

1. *一般项目*　血小板计数正常，束臂试验阴性，出血时间正常，血块回缩正常；凝血酶原时间正常，凝血酶时间正常，纤维蛋白原定量正常；重型血友病活化的部分凝血活酶时间（APTT）延长，轻型血友病 APTT 仅轻度延长或正常。

2. *确诊试验*　有赖于因子Ⅷ或Ⅸ活性的检测。

3. *基因诊断*　血友病分子水平存在着显著的遗传异质性，基因诊断血友病是一种有效、精确、快速的方法，目前主要采用 PCR 进行基因分析。

（三）鉴别诊断

1. *血管性血友病*　出血时间延长、阿司匹林耐量试验阳性，血小板黏附率降低，确诊需依赖于实验室检查，主要通过 vWF:Ag、瑞斯托霉素辅因子活性、Ⅷ:C 和 vWF 多聚体分析等确诊。

2. *获得性血友病*　常见于甲亢、弥散性血管内凝血等疾病，以往无出血史，无家族史，男女均可发病，临床伴有原发性疾病症状和体征，凝血因子的减少除第Ⅷ因子外尚有其他因子不足，不难与血友病鉴别。

【治疗】

1. 局部止血治疗　伤口小者局部加压 5 分钟以上；伤口大者，用纱布或棉球蘸正常人血浆或凝血酶、肾上腺素等敷于伤口，加压包扎。关节腔内出血时应减少活动，局部冷敷。

2. 替代疗法　是治疗血友病的有效方法，目的是将患者血浆凝血因子水平提高到止血水平。当 FⅧ或Ⅸ水平达正常人的 3%~5% 时，患者一般不会有自发性出血，外伤或手术时才出血；但重型患者，出血频繁，需替代治疗。血友病 A 首选人基因重组 FⅧ制剂或病毒灭活的血源性 FⅧ制剂，无条件者可选用冷沉淀或新鲜冰冻血浆等。血友病 B 首选人基因重组 FⅨ制剂或者病毒灭活的血源性凝血酶原复合物，无条件者可选用新鲜冰冻血浆等。

3. 血友病患者外科手术问题　即使拔牙等小手术，也应尽量避免。随着因子Ⅷ等制剂的应用，如手术过程有充分准备，危险性已大为减少。术前应充分估计凝血因子缺乏程度，手术中补充达到需要止血的浓度，替代疗法必须维持到创口完全愈合。

4. 基因治疗　正在研究中，未来有望根治血友病。

四、血管性血友病

血管性血友病是临床上常见的一种遗传性出血性疾病，其发病机制是患者的 von Willebrand 因子（vWF）基因突变，导致血浆 vWF 数量减少或质量异常，以反复皮肤、黏膜出血为主要表现。

【病因及发病机制】

vWF 是由血管内皮细胞和巨核细胞合成的一种糖蛋白，在止血过程中主要有两种作用：①与血小板膜 GPⅠb－Ⅸ－Ⅴ复合物及内皮下胶原结合，介导血小板在血管损伤部位的黏附；②与因子Ⅷ结合，作为载体具有稳定因子Ⅷ的作用。vWF 基因位于 12 号染色体短臂末端，当 vWF 基因发生缺失、插入点突变、剪切点替换或提前形成转录终止信号时，导致血浆 vWF 量有显著减低或有质的缺陷，不能完成其正常的止血功能时，即发生血管性血友病。

【临床表现】

患者有皮肤黏膜出血的倾向，以鼻衄与牙龈出血最常见，这与血友病以关节及软组织出血为主的临床表现有很大不同。青春期女性患者可有月经过多。由于血管性血友病的类型不同，临床症状轻重不等。轻者（Ⅰ型）仅有月经过多，在拔牙或其他小手术后出血不止，或在家系调查时才被发现；Ⅱ型出血危险为中度；重症（Ⅲ型）患者出血明显，也可像血友病那样发生自发性关节与肌肉出血。家族中不同成员的出血表现及严重性也不相同。患者的出血倾向可能随着年龄增加而减轻。

【诊断】

（一）临床诊断

根据家族史、出血症状、血浆 vWF 水平并排除血友病、获得性血管性血友病、遗传性血小板病等可作出诊断。

（二）鉴别诊断

1. 血友病 A　血管性血友病为常染色体遗传，男女均可发病，鉴别主要靠各型凝血因子的测定。

2. 血小板型血管性血友病　为常染色体显性遗传，实验室检查表现为血小板减少、体积增大；FⅧ:C、vWF:Ag、vWF:RCo 降低。

3. 获得性血友病　常见于甲亢、弥散性血管内凝血等疾病，以往无出血史，无家族史，男女均可发病，临床伴有原发性疾病症状和体征，凝血因子的减少除 F Ⅷ外尚有其他因子不足。

【治疗】

1. 一般治疗　禁用可影响血小板功能的药物，如阿司匹林、双嘧达莫、吲哚美辛等。适量运动可使 FⅧ:C 增加，减少出血。应尽量避免创伤与手术。

2. 1 - 去氨基 - 8 - D - 精氨酸加压素（DDAVP）　DDAVP 是Ⅰ型 vWD 患者的首选药物，对Ⅱ型部分有效，Ⅲ型患者因体内无 vWF 生成，故用 DDAVP 无效。本药注射后可引起心率加快，头痛与面部潮红，主要副作用为水潴留与低钠血症，这种情况易见于儿童，此时应减慢给药速度与限制饮水。

3. 替代治疗　适用于出血发作或围术期的各型血管性血友病患者，以及 DDAVP 治疗无效者。选用血源性含 vWF 浓缩制剂，如条件限制可选用冷沉淀物或新鲜血浆，所用剂量依具体情况而定。对自发性出血、外伤后出血与拔牙时一次给予 20U/kg，对小手术每日或隔日给予 30U/kg，对大手术则需每日给予 50U/kg 直至伤口愈合。

五、弥散性血管内凝血

弥散性血管内凝血（disseminated intravascular coagulation，DIC）是一种获得性凝血障碍综合征，表现为凝血因子消耗、纤维蛋白溶解系统激活、微血栓形成和出血倾向，以上几种情况可同时或顺序发生。

【病因及发病机制】

DIC 是众多疾病复杂病理过程的中间环节，其主要病理基础包括感染、恶性肿瘤、手术外伤、病理产科、中毒或自身免疫反应等。DIC 的发病机制因原发病不同而有所不同，但核心机制都是致病因素损伤微血管体系，导致凝血活化、凝血酶的持续大量产生，超过机制的保护界限，导致全身微血管血栓形成、凝血因子大量消耗并继发纤溶亢进，引起出血及微循环障碍。

【临床表现】

临床表现因原发病不同而差异较大。

1. 出血　自发性、多部位出血常预示急性 DIC。以皮肤紫癜、瘀斑及穿刺部位或注射部位渗血多见。在术中或术后伤口部位不断渗血及血液不凝固。

2. 休克或微循环障碍　DIC 的基础疾病和 DIC 疾病本身都可诱发休克，顽固不易纠正，不能用原发病解释。

3. 微血管症状　由于小动脉、毛细血管或小静脉内血栓引起各种器官微血栓形成，导致器官灌注不足、缺血或坏死。表现皮肤末端出血性坏死斑，手指或足趾坏疽。

4. 各脏器功能受损　①肾功能不全，表现为血尿、少尿甚至无尿；②中枢神经功能障碍，表现意识改变、抽搐或昏迷；③呼吸功能受影响，表现肺出血、不同程度的低氧血症；④消化系统受累，表现消化道出血等；⑤肝功能障碍，表现黄疸、肝功能衰竭。

5. 分期　根据 DIC 的发生发展过程和病理生理特点，一般可分为以下三期。

（1）高凝期：主要表现为血液呈高凝状态，这是因为在各种病因的作用下，机体凝血系统被激活，促使凝血酶生成明显增多，各脏器微循环内微血栓大量形成。但部分病人

（尤其是急性 DIC 者）临床症状不明显。实验室检查可发现凝血时间缩短、血小板黏附性增高等。

（2）消耗性低凝期：以血液继发性地转为低凝状态为主要表现。此时大量凝血酶产生和微循环内广泛微血栓形成，造成凝血因子大量消耗，血小板明显减少。加上继发性纤溶系统激活，患者血液常处于低凝状态而有程度不一的出血表现。实验室检查可见血小板和血浆纤维蛋白原含量明显减少，凝血时间显著延长等方面异常。

（3）继发性纤溶期：此期凝血酶及活化的凝血因子Ⅻa、Ⅺa 等激活了纤溶系统，造成大量纤溶酶产生，进而使纤维蛋白降解，纤维蛋白降解产物大量生成，患者大多有严重的出血倾向。实验室检查除原有的异常外，还可见反映继发性纤溶功能亢进的指标异常变化，如凝血酶时间延长、优球蛋白溶解时间缩短及血浆鱼精蛋白副凝固试验（3P 试验）阳性等。

【诊断】

（一）临床表现

1. 存在易引起 DIC 的基础疾病。

2. 有下列一项以上临床表现：

（1）多发性出血倾向；

（2）不易用原发病解释的微循环衰竭或休克；

（3）多发性微血管栓塞的症状、体征。

（二）实验室检查指标

同时具有下列三项以上异常：

（1）血小板 $<100\times10^9/L$ 或进行性下降；

（2）血浆纤维蛋白原 $<1.5g/L$ 或进行性下降；

（3）血浆纤维蛋白降解产物（FDP）$>20mg/L$，或 D－二聚体水平升高，或 3P 试验阳性；

（4）凝血酶原时间（PT）缩短或延长 3 秒以上，或活化的部分凝血酶原时间（APTT）缩短或延长 10 秒以上。

（三）鉴别诊断

1. *原发性纤溶亢进* 是指在某些原发疾病的病理过程中，纤溶酶原激活剂释放入血，纤溶酶原被激活为纤溶酶，导致纤溶活性增加，出血加重。与 DIC 的主要区别在血小板计数和 D－二聚体水平正常，同时血块溶解时间缩短、优球蛋白溶解时间缩短、纤维蛋白降解产物水平明显增高。

2. *严重肝脏疾病* 大多数的凝血因子均在肝脏合成，因此严重肝脏疾病时可干扰凝血因子的合成而出现严重的出血表现。化验检查在早期出现凝血酶原时间延长，晚期可出现多种凝血因子异常，尤其是纤维蛋白原的减少。

3. *血栓性血小板减少性紫癜* 是一种微血管病，主要表现为发热、血小板减少、微血管病性溶血性贫血、肾功能不全及中枢神经系统症状。与 DIC 比较，有血管内溶血症状和一过性、多样性的神经精神症状。

4. *抗磷脂综合征* 是一种以反复动脉或静脉血栓、病态妊娠和抗磷脂抗体持续阳性为主要表现的疾患。可继发于系统性红斑狼疮或其他自身免疫性疾病，但也可单独出现。实验室指标如抗磷脂抗体、抗心磷脂抗体、狼疮抗凝集物阳性可协助鉴别。

【治疗】

1. *积极防治原发病* 积极预防和迅速去除导致 DIC 的致病因素，是防治 DIC、提高治愈率的一项重要措施，可针对 DIC 的不同病因进行防治。

2. *抗凝疗法* 即在 DIC 的高凝期和消耗性低凝期，适当应用肝素、抗凝血酶Ⅲ（AT－Ⅲ）及其他新型抗凝剂来及时阻断高凝血状态的恶性循环。临床上常用的是肝素，包括普通肝素和低分子量肝素。普通肝素一般不超过 200U/(kg·d)，静脉或皮下注射，根据病情决定疗程，一般连用 3～5 天。

3. *替代治疗* 及时应用新鲜全血或血浆、浓缩血小板血浆或凝血因子制剂，力求尽快建立凝血与纤溶之间新的动态平衡。

4. *支持对症治疗* 抗休克治疗，纠正缺氧、酸中毒及水电解质平衡紊乱。

（杨　光　唐锁勤）

第五节　急性白血病

白血病（leukemia）是造血系统的恶性增生性疾病。其特点为造血组织中某一血细胞系统过度增生、进入血流并浸润到各组织和器官，从而引起一系列的临床表现。在我国，小儿的恶性肿瘤中以白血病的发病率最高。据调查，我国＜10 岁小儿的白血病发生率为 3/10 万~4/10 万，男性发病率高于女性。任何年龄均可发病，新生儿亦不例外，但以学龄前期和学龄期小儿多见。小儿白血病中 90% 以上为急性白血病，慢性白血病仅占 3%~5%。

一、病因

尚未完全明了，可能与下列因素有关。

1. *病毒因素* 人类白血病的病毒病因研究已日益受到重视。自 1986 年以来，发现属于 RNA 病毒的逆转录病毒（retrovirus），又称人类 T 细胞白血病病毒（HTLV），可引起人类 T 细胞白血病。这种白血病曾见于日本南方的岛屿、美国和以色列，在这种白血病高发地区的正常人血清中可测得 HTLV 抗体，证明病毒确可引起人类白血病。

病毒引起白血病的发病机制未明，其中癌基因学说为白血病的病因学研究开创了新的途径，但尚有不少问题有待解决。

2. *物理和化学因素* 电离辐射能引起白血病。小儿对电离辐射较为敏感，在曾经放射治疗胸腺肥大的小儿中，白血病发生率较正常小儿高 10 倍；妊娠妇女照射腹部后，其新生儿的发病率比未经照射者高 17.4 倍。这可能因放射性激活隐藏在体内的白血病病毒使癌基因畸变，或因抑制机体免疫功能而致病。

苯及其衍生物、氯霉素、保泰松和细胞毒药物均可诱发急性白血病。有可能是这些物质破坏了机体的免疫功能，使免疫监视功能降低，从而导致血细胞发生癌变。

3. *体质因素* 白血病不属遗传性疾病，但在家族中却可有多发性恶性肿瘤的情况；少数患儿可能患有其他遗传性疾病，如 21－三体综合征、先天性睾丸发育不全症、先天性再生障碍性贫血伴有多发畸形（Fanconi 贫血）、先天性远端毛细血管扩张性红斑症（Bloom 综合征）以及严重联合免疫缺陷病等，这些疾病患儿的白血病发病率比一般小儿明显增高。

此外，同卵孪生儿中一个患急性白血病，另一个患白血病的概率为20%，比双卵孪生儿的发病率高12倍。以上现象均提示白血病的发生与遗传有关。

二、病理

1. *原癌基因的转化* 人类和许多哺乳动物的染色体基因组中存在原癌基因（又称细胞癌基因），在正常情况时，其主要功能是参与调控细胞增殖、分化和衰老死亡。当机体受到致癌因素的作用，原癌基因可发生点突变、染色体重排或基因扩增，转化为癌基因，从而导致白血病的发生。

2. *抑癌基因畸变* 近年研究发现正常人体内存在着抑癌基因，如RB、P53、P16、WT1等，当这些抑癌基因发生缺失等变异时，失去其抑癌活性，造成癌细胞异常增殖而发病。

3. *细胞凋亡受抑* 研究发现，急性白血病时抑制凋亡的基因（如Bcl-2，Bcl-XL等）常高表达，而促进凋亡的基因（如P53，Fas，Bax等）表达降低或出现突变；此外，特异染色体易位产生的融合基因也可抑制细胞凋亡（如M3中的PML/RARa融合基因）。因此，细胞凋亡受抑或阻断时细胞没有正常凋亡而继续增殖导致恶变，诱发白血病。

三、分类和分型

根据增生的白细胞种类的不同，可分为急性淋巴细胞白血病（急淋）和急性非淋巴细胞白血病（急非淋）两大类，急淋在小儿中的发病率较高。目前，常采用形态学（M）、免疫学（I）、细胞遗传学（C）及分子学（M）分型，即MICM综合分型，有利于指导治疗和提示预后。

（一）急性淋巴细胞白血病（ALL）

1. *形态学分型（FAB分型）* 根据原始和幼稚淋巴细胞形态学的不同，分为3种类型。

（1）L_1型：以小细胞为主，其平均直径为6.6μm，核染色质均匀，核形规则，核仁很小，一个或无，胞浆少，胞浆空泡不明显；

（2）L_2型：以大细胞为主，大小不一，其平均直径为8.7μm，核染色质不均匀，核型不规则，核仁一个或数个，较大，胞浆量中等，胞浆空泡不足；

（3）L_3型：以大细胞为主，大小一致，核染色质细点状，均匀，核形状规则，核仁一个或多个，胞浆量中等，胞浆空泡明显。

上述3型中以L_1型多见，占80%以上；L_3型最少，占4%以下。

2. *免疫学分型* 应用单克隆抗体检测淋巴细胞表面抗原标记，可了解淋巴细胞白血病细胞的来源和分化程度，对诊断、鉴别诊断、治疗和判断预后提供重要依据。一般可将急性淋巴细胞白血病分为T、B两大系列。

（1）T系急性淋巴细胞白血病（T-ALL）：均有阳性的T淋巴细胞标志，如CD1、CD3、CD5、CD8和TdT（末端脱氧核糖核酸转换酶）阳性。此型约占12%，主要见于年龄较大的男性，常有纵隔肿块，预后较差。

（2）B系急性淋巴细胞白血病（B-ALL）：此型有分为4种亚型。

①早前B细胞型（early pre B-ALL）：HLA-DR及CD19和/或CyCD22（胞浆CD22）阳性；其他B系标志阴性。此型约占5%，其细胞为L_1和L_2型。患者都有肝脾肿大，约1/3有淋巴结肿大。

②普通 B 细胞型（C－ALL）：CD10、CD19、CyCD22 及 HLA－DR 阳性；CyIg（胞浆免疫球蛋白）和 SmIg（细胞膜表面免疫球蛋白）阴性。此型约占 60%，其细胞为 L_1 及 L_2 型。临床表现类似早期前 B 型，预后较好。

③前 B 细胞型（pre B－ALL）：CyIg 阳性；SmIg 阴性；其他 B 系标志及 HLA－DR 阳性。此型约占 15%，其细胞主要为 L_1 型。临床表现同早前 B 型。

④成熟 B 细胞型（B－ALL）：SmIg 阳性；CyIg 阴性；其他 B 系标记及 HLA－DR 阳性。此型占 3%～4%，其细胞主要为 L_3 型，预后较差。

（3）伴有髓系标志的 ALL（My^+－ALL）：本型具有淋巴系的形态学特征，以淋巴系特异抗原为主但伴有个别、次要的髓系特异抗原标志，如 CD13、CD33、CD14 等阳性。

3. 细胞遗传学改变　急性淋巴细胞白血病的染色体畸变种类繁多，主要有：

（1）染色体数目异常，如≤45 条的低二倍体，或≥47 条的高二倍体。

（2）染色体核型异常，如 12 号和 21 号染色体易位，即 t（12；21）；t（9；22）；及 t（4；11）等。

4. 分子生物学分型　主要是 ALL 发生及演化中的特异性基因：

（1）Ig 重链（IgH）基因重排；

（2）T 淋巴细胞受体基因（TCR）片段重排，如 TCRγ、TCRδ 等；

（3）ALL 表达的相关融合基因，如 EFV6－CBFA2、BCR－ABL、MLL－AF4 融合基因等。

5. 临床分型　分型标准尚无统一意见；全国小儿血液病会议分型标准如下。

（1）与小儿 ALL 预后确切相关的危险因素：①＜12 个月的婴儿白血病；②诊断时已发生中枢神经系统白血病（CNSL）和/或睾丸白血病（TL）者；③染色体核型为 t（4；11）或 t（9；22）异常；④小于 45 条染色体的低二倍体；⑤诊断时外周血白细胞计数 $\geq 50\times10^9/L$；⑥泼尼松诱导试验 $60mg/(m^2\cdot d)\times7$ 天，第 8 天外周血白血病细胞 $>1\times10^9/L$，定为泼尼松试验不良者；⑦标危 ALL 诱导化疗不能获完全缓解者。

（2）根据上述危险因素，临床分为二型。①高危型 ALL（HR－ALL）：具备上述任何一项或多项危险因素者；②标危 ALL（SR－ALL）：不具备上述任何一项危险因素者。

目前国内外很多方案将 ALL 分为 3 型，即标（低）危型 ALL（SR－ALL，LR－ALL）、中危型 ALL（MR－ALL，IR－ALL）和高危型 ALL（HR－ALL）。

（二）急性非淋巴细胞白血病（ANLL）

1. FAB 分型

（1）原粒细胞白血病未分化型（M_1）：骨髓中原粒细胞≥90%，早幼粒细胞很少，中幼粒细胞以下各阶段细胞极少见，可见 Auer 小体。

（2）原粒细胞白血病部分分化型（M_2）：骨髓中原粒细胞和早幼粒细胞共占 50% 以上，可见多少不一的中幼粒、晚幼粒和成熟粒细胞，可见 Auer 小体；M_{2b}型即以往命名的亚急性粒细胞白血病，骨髓中有较多的核、浆发育不平衡的中幼粒细胞。

（3）颗粒增多的早幼粒细胞白血病（M_3）：骨髓中颗粒增多的异常早幼粒细胞占 30% 以上，胞浆多少不一，胞浆中的颗粒形态分为粗大密集和细小密集两类，据此又可分为两型，即粗颗粒型（M_{3a}）和细颗粒型（M_{3b}）。

（4）粒－单核细胞白血病（M_4）：骨髓中幼稚的粒细胞和单核细胞同时增生，原始及幼稚粒细胞＞20%；原始、幼稚单核和单核细胞≥20%；或原始、幼稚和成熟单核细胞＞

30%，原粒和早幼粒细胞 >10%。除以上特点外，骨髓中异常嗜酸粒细胞增多。

(5) 单核细胞白血病（M_5）：骨髓中以原始、幼稚单核细胞为主。可分为两型：①未分化型，原始单核细胞为主，>80%；②部分分化型，骨髓中原始及幼稚单核细胞 >30%，原始单核细胞 <80%。

(6) 红白血病（M_6）：骨髓中有核红细胞 >50%，以原始及早幼红细胞为主，且常有巨幼样变；原粒及早幼粒细胞 >30%。外周血可见幼红及幼粒细胞；粒细胞中可见 Auer 小体。

(7) 急性巨核细胞白血病（M_7）：骨髓中原始巨核细胞 >30%；外周血有原始巨核细胞。

2. 免疫学分型　急性非淋巴细胞 M_1 ~ M_5 型可有 CD33、CD13、CD14、CD15、MPO（抗髓过氧化物酶）等髓系标志中的 1 项或多项阳性，也可有 CD34 阳性，其中 CD14 多见于单核细胞系；M_6 可见血型糖蛋白 A 阳性；M_7 可见血小板膜抗原Ⅱb/Ⅲa（GPⅡb/Ⅲa）阳性、(或) CD41、CD68 阳性。

3. 细胞遗传学改变　常见的核型改变有 t（9；22）、t（8；21）、t（15；17）、t（11q）、t（11；19）和 16 号染色体倒位等。

4. 分子生物学分型　常见的融合基因如 BCR－ABL（M_1）、ANLL1－ETO（M_1、M_2）、PML－RARa（M_3）、PLZF－RARa（M_3）、CBF－MYH11（M_4）、HRX（MLL，ALL－1）（M_4、M_5）等。

（三）特殊类型白血病

如多毛细胞白血病、浆细胞白血病、嗜酸粒细胞白血病等，在儿科均罕见。

四、症状

（一）临床表现

各型急性白血病的临床表现基本相同，主要表现如下。

1. 起病　大多较急，少数缓慢。早期症状有面色苍白、精神不振、乏力、食欲低下、鼻衄或牙龈出血等；少数患儿以发热和类似风湿热的骨关节痛为首发症状。

2. 发热　多数患儿起病时有发热，热型不定，可低热、不规则发热、持续高热或弛张热，一般不伴寒战。发热原因之一是白血病性发热，多为低热且抗生素治疗无效；另一原因是感染，常见是呼吸道炎症、齿龈炎、皮肤疖肿、肾盂肾炎、败血症等。

3. 贫血　出现较早，并随病情发展而加重，表现为苍白、虚弱无力、活动后气促等。贫血主要是由于骨髓造血干细胞受到抑制所致。

4. 出血　以皮肤和黏膜出血多见，表现为紫癜、瘀斑、鼻衄、齿龈出血、消化道出血和血尿。偶有颅内出血，为引起死亡的重要原因之一。出血的主要原因是由于骨髓被白血病细胞浸润，巨核细胞受抑制使血小板的生成减少。血小板还可由质的改变而导致功能不足，从而加剧出血倾向。白血病细胞浸润肝脏，使肝功能受损，纤维蛋白原、凝血酶原和Ⅴ因子等生成不足，亦与出血的发生有关。感染和白血病细胞浸润使毛细血管受损，血管通透性增加，也可导致出血倾向。此外，当并发弥散性血管内凝血时，出血症状更加明显。在各类型白血病中，以 M_3 型白血病的出血最为显著。

（二）白血病细胞浸润引起的症状和体征

1. 肝、脾、淋巴结肿大　白血病细胞浸润多发生于肝、脾而造成其肿大，这在急性淋巴细胞白血病尤其显著。肿大的肝、脾质软，表面光滑，可有压痛。全身浅表淋巴结肿大，但多局限于颈部、颌下、腋下和腹股沟等处，其肿大程度以急性淋巴细胞白血病较为显著。有时因纵隔淋巴结肿大引起压迫症状而发生呛咳、呼吸困难和静脉回流受阻。

2. 骨和关节浸润　小儿骨髓多为红骨髓，易被白血病细胞侵犯，故患儿骨、关节疼痛较为常见。约25%患儿以四肢长骨、肩、膝、腕、踝等关节疼痛为首发症状，其中部分患儿呈游走性关节痛，局部红肿现象多不明显，并常伴有胸骨压痛。骨和关节痛多见于急性淋巴细胞白血病。骨痛的原因主要与骨髓腔内白血病细胞大量增生、压迫和破坏邻近骨质以及骨膜浸润有关。骨骼X线检查可见骨质疏松、溶解，骨骺端出现密度减低横带和骨膜下新骨形成等征象。

3. 中枢神经系统浸润　白血病细胞侵犯脑实质和/或脑膜时即引起中枢神经系统白血病（CNSL）。由于化疗药物不能透过血脑屏障，造成CNSL的发生率增高，急性淋巴细胞白血病尤其多见。浸润多见于化疗后缓解期，导致急性白血病复发。

常见症状为颅内压增高，出现头痛、呕吐、嗜睡、视乳头水肿等；浸润脑膜时，可出现脑膜刺激征；浸润脑神经核或根时，可引起脑神经麻痹；脊髓浸润可引起横贯性损害而致截瘫。此外，也可有惊厥，昏迷。检查脑脊液可以确诊：脑脊液色清或微混浊，压力增高；细胞数 $>10\times10^6/L$，蛋白 $>0.45g/L$；将脑脊液离心沉淀做涂片检查可发现白血病细胞。

4. 睾丸浸润　白血病细胞侵犯睾丸时即可引起睾丸白血病，表现为局部肿大、触痛，阴囊皮肤可呈红黑色。由于化疗药物不易进入睾丸，在病情完全缓解时，该处白血病细胞仍存在，因而常成为导致白血病复发的另一重要原因。

5. 绿色瘤　是急性粒细胞白血病的一种特殊类型，白血病细胞浸润眶骨、颅骨、胸骨、肋骨或肝、肾、肌肉等，在局部呈块状隆起而形成绿色瘤。此瘤切面呈绿色，暴露于空气中绿色迅速消失。这种绿色素的性质尚未明确，可能是光紫质或胆绿蛋白的衍生物。绿色瘤偶由急性单核细胞白血病局部浸润形成。

6. 其他器官浸润　少数患儿有皮肤浸润，表现为丘疹、斑疹、结节或肿块；心脏浸润可引起心脏扩大、传导阻滞、心包积液和心力衰竭等；消化系统浸润可引起食欲不振、腹痛、腹泻、出血等；肾脏浸润可引起肾肿大、蛋白尿、血尿、管型尿等；齿龈和口腔黏膜浸润可引起局部肿胀和口腔溃疡，这在急性单核细胞白血病较为常见。

五、诊断

（一）临床诊断

典型病例根据临床表现、血象和骨髓象的改变即可作出诊断。

（二）实验室诊断

1. 血象　为确诊白血病和观察疗效的重要方法。红细胞及血红蛋白均减少，大多为正细胞正血红蛋白性贫血。网织红细胞数大多较低，少数正常，偶在外周血见到有核红细胞。白细胞数增高者占50%以上，其余正常或减少，但在整个病程中白细胞数可有增减变化。白细胞分类显示原始细胞核幼稚细胞占多数。血小板减少。

2. 骨髓象　骨髓检查是确立诊断和评估疗效的重要依据。典型的骨髓象为该类型白血病的原始及幼稚细胞极度增生；幼红细胞和巨核细胞减少。但有少数患儿的骨髓表现为增生低下，其预后和治疗均有特殊之处。

3. 组织化学染色　常用以下组织化学染色以协助鉴别细胞类型。

（1）过氧化酶：在早幼阶段以后的粒细胞为阳性；幼稚及成熟单核细胞为弱阳性；淋巴细胞和浆细胞均为阴性。各类型分化较低的原始细胞均为阴性。

（2）酸性磷酸酶：原始粒细胞大多为阴性，早幼粒细胞以后各阶段粒细胞为阳性；原始淋巴细胞弱阳性，T细胞强阳性，B细胞阴性；原始和幼稚单核细胞强阳性。

（3）碱性磷酸酶：成熟粒细胞中此酶的活性在急性粒细胞白血病时明显降低，积分极低或为0；在急性淋巴细胞白血病时积分增加；在急性单核细胞白血病时积分大多正常。

（4）苏丹黑：此染色结果与过氧化酶染色的结果相似，原始及早幼粒细胞阳性；原淋巴细胞阴性；原单核细胞弱阳性。

（5）糖原：原始粒细胞为阴性，早幼粒细胞以后各阶段粒细胞为阳性；原始及幼稚淋巴细胞约半数为强阳性，余为阳性；原始及幼稚单核细胞多为阳性。

（6）非特异性酯酶（萘酚酯NASDA）：这是单核细胞的标记酶，幼稚单核细胞强阳性，原始粒细胞和早幼粒细胞以下各阶段细胞为阳性或弱阳性，原始淋巴细胞阴性或弱阳性。

4. 溶菌酶检查　血清中的溶菌酶主要来源于破碎的单核细胞和中性粒细胞，测定血清与尿中溶菌酶含量可以协助鉴别白血病细胞类型。正常人血清含量为4～20mg/L；尿中不含此酶。在急性单核细胞白血病时，其血清及尿液的溶菌酶浓度明显增高；急性粒细胞白血病时中度增高；急性淋巴细胞白血病时则减少或正常。

（三）鉴别诊断

发病早期症状不典型，特别是白细胞数正常或减少者，其血涂片不易找到幼稚白细胞时，可使诊断发生困难，须与以下疾病鉴别。

1. 再生障碍性贫血　本病血象呈全血细胞减少；肝、脾、淋巴结不肿大；骨髓有核细胞增生低下，无幼稚白细胞增生。

2. 传染性单核细胞增多症　本病肝、脾、淋巴结常肿大；白细胞数增高并出现异型淋巴细胞，易与急性淋巴细胞白血病混淆。但本病病程经过一般良好，血象多于1个月左右恢复正常；血清嗜异性凝集反应阳性；骨髓无白血病改变。

3. 类白血病反应　为造血系统对感染、中毒和溶血等刺激因素的一种异常反应，以外周血出现幼稚白细胞或白细胞数增高为特征。当原发疾病被控制后，血象即恢复正常。此外，血小板计数多正常；白细胞中有中毒性改变，如中毒颗粒和空泡形成；中性粒细胞碱性磷酸酶积分显著增高等，可与白血病区别。

4. 风湿性关节炎　有发热、关节疼痛症状者易与风湿性关节炎混淆，须注意鉴别。

六、治疗

急性白血病的治疗主要是以化疗为主的综合疗法，其原则是：要早期诊断、早期治疗；应严格区分患儿的白血病类型，按照类型选用不同的化疗药物联合治疗；早期予连续强烈化疗；要长期治疗，交替使用多种药物。同时要早期防治中枢神经系统白血病和睾丸白血病，注意支持疗法。连续完全缓解2.5～3.5年者方可停药。

（一）支持疗法

1. 防治感染　在化疗阶段，保护性环境隔离对防治外源性感染具有较好的效果。用抗生素预防细菌性感染，可减少感染性并发症。并发细菌感染时，应根据不同病菌和药敏试验结果选用有效的抗生素治疗。长期化疗常并发真菌感染，可选用抗真菌药物，如制霉菌素、两性霉素 B 或氟康唑等治疗；并发病毒感染者可用阿昔洛韦或更昔洛韦治疗；怀疑并发卡氏囊虫肺炎者，应及早采用复方新诺明治疗。

2. 输血和成分输血　明显贫血者可输给红细胞；因血小板减少而致出血者，可输浓缩血小板。有条件时可酌情静脉输注丙种球蛋白。

3. 集落刺激因子　化疗期间如骨髓抑制明显者，可给予 G－CSF、GM－CSF 等集落刺激因子。

4. 高尿酸血症的防治　在化疗早期，由于大量白血病细胞破坏分解而引起高尿酸血症，导致尿酸结石梗阻、尿少或急性肾功能衰竭，故应注意多喝水以利尿。为预防高尿酸血症，可口服别嘌呤醇。

5. 其他　在治疗过程中，要增加营养。有发热、出血时应卧床休息。要注意口腔卫生，防止感染和黏膜糜烂。并发弥散性血管内凝血时，可用肝素治疗。

（二）化学药物治疗

是白血病治疗的核心，并贯彻治疗的始终，其目的是尽量杀灭白血病细胞，解除白血病细胞浸润引起的症状，使病情缓解，清除体内的微量残留白血病细胞，防止耐药的形成，恢复骨髓的造血功能，尽快达到完全缓解，尽量减少正常组织损伤，减少治疗晚期的后遗症，以至治愈。

1. 白血病的缓解标准

（1）完全缓解（CR）：①临床无贫血、出血、感染及白血病细胞浸润表现；②血象，血红蛋白 $>90g/L$，白细胞正常或减低，分类无幼稚细胞，血小板 $>100\times10^9/L$；③骨髓象，原始细胞加早幼阶段细胞（或幼稚细胞）$<5\%$，红细胞系统及巨核细胞系统正常。

（2）部分缓解：临床、血象及骨髓象 3 项中有 1 或 2 项未达到完全缓解标准，骨髓象 3 项中有 1 或 2 项未达到完全缓解标准，骨髓象中原始细胞＋早幼细胞 $<20\%$。

（3）未缓解：临床、血象及骨髓象三项均未达到完全缓解标准，骨髓象中原始＋早幼细胞 $>20\%$，其中包括无效者。

2. 急性白血病的化疗阶段次序

（1）诱导治疗：诱导缓解治疗是患儿能否长期无病生存的关键，需联合数种化疗药物，最高程度地杀灭白血病细胞，从而尽快达到完全缓解。柔红霉素（DNR）和左旋门冬酰氨酶（L－ASP）是提高急性淋巴细胞白血病（ALL）完全缓解率和长期生存率的两个重要药物，故大多数 ALL 诱导缓解方案均为包含这两种药物的联合化疗，如 VDLP 等。阿糖胞苷（Ara－C）则对治疗急性非淋巴细胞白血病（ANLL）至关重要。M_3 型常选用全反式维 A 酸（ATAR）或三氧化二砷（As_2O_3）进行“诱导分化”治疗。

（2）巩固治疗：强力的巩固治疗是在缓解状态下最大限度地杀灭微小残留白血病细胞（MRIC）的有力措施，可有效地防止早期复发，并在尽可能少的 MRIC 状况下进行维持治疗。ALL 一般首选环磷酰胺（C）、Ara－C（A）及 6－巯基嘌呤（M），即 CAM 联合治疗方案；ANLL 常选用有效的原诱导方案为 1～2 个疗程。

（3）预防髓外白血病：由于大多数药物不能进入中枢神经系统、睾丸等部位，如果不积极预防髓外白血病，则 CNSL 在 3 年化疗期间的发生率可高达 50%～70%；TL 的发生率在男孩中亦可为 5%～30%。CNSL 和 TL 均会导致骨髓复发、治疗失败，因此有效的髓外白血病的预防是白血病特别是急性淋巴细胞白血病患儿获得长期生存的关键之一。ALL 通常首选大剂量甲氨蝶呤+四氢叶酸钙（HDMTX+CF）方案，配合甲氨蝶呤（MTX）、Ara-C 和地塞米松（Dex）三联药物鞘内注射治疗。ANLL 选用药物鞘内注射。

（4）维持治疗和加强治疗：为了巩固疗效、达到长期缓解或治愈的目的，必须在上述疗程后进行维持治疗和加强治疗。对于 ALL 一般主张用 6-巯基嘌呤（6-MP）或 6-巯基鸟嘌呤（6-TG）+MTX 维持治疗，维持期间必须定期用原诱导缓解方案或其他方案强化，总疗程 2.5~3.5 年；ANLL 常选用几个有效方案序贯治疗，总疗程 3 年。

3. 中枢神经系统白血病（central nervous system leukemia，CNSL）的防治　CNSL 是造成白血病复发或者死亡的重要原因之一，在治疗过程中一定要重视 CNSL 的防治。

（1）预防性治疗：常用方法有以下 3 种，依据白血病的类型和病情选择应用。

①三联鞘内注射法（IT）：常用甲氨蝶呤、阿糖胞苷、地塞米松 3 种联合鞘内注射，不同年龄鞘内注射的药物剂量不同。具体剂量见表 18-5-1。

表 18-5-1　不同年龄三联鞘注药物剂量（mg/次）

年龄（月）	MTX	Ara-C	Dex
<12	5	12	2
12~23	7.5	15	2
24~35	10	25	5
≥36	12.5	35	5

②大剂量甲氨蝶呤-四氢叶酸钙（HDMTX-CF）疗法：多用于急淋，每 10~14 天为 1 个疗程，每个疗程 MTX 剂量为 2~5g/m^2（剂量根据分型而定），其中 1/6 量（<500mg）作为突击量，在 30 分钟内快速静脉滴入，余量于 24 小时内匀速滴入；突击量 MTX 滴入后 0.5~2 小时内行三联鞘内注射 1 次；开始滴注 MTX 36 小时后开始 CF 解救，剂量为每次 15mg/m^2，首剂静脉注射，以后每 6 小时口服或肌内注射，共 6~8 次。HDMTX 治疗前后 3 天口服碳酸氢钠 1.0g，每日 3 次，并在治疗当天给予 5% 碳酸氢钠 3~5ml/kg 静脉滴注，使尿 pH>7.0；用 HDMTX 当天及后 3 天需水化治疗，每日液体总量 3000ml/m^2。在用 HDMTX 的同时，每天口服 6-MP 25mg/m^2。

③颅脑放射治疗：放疗对小儿智力、生长发育的影响越来越多地引起人们的关注，因此目前大部分治疗组主张放弃颅脑放疗作为中枢神经预防治疗，在整个化疗过程中每 2 个月一次鞘注或 HDMTX 静注及同时鞘注。只对有 CNSL 发生高危因素的患儿进行颅脑放疗，而且放疗剂量由 24Gy 减至 18Gy。

（2）CNSL 的治疗：初诊时已发生 CNSL 者，照常进行诱导治疗，同时给予三联鞘内注射，第 1 周 3 次，第 2 周和第 3 周各 2 次，第 4 周 1 次，共 8 次。一般在鞘内注射化疗 2~3 次后 CSF 常转为阴性。在完成诱导缓解、巩固、髓外白血病防治和早期强化后，行颅脑放射治疗。颅脑放疗后不再做 HDMTX-CF 治疗，但三联鞘内注射必须每 8 周 1 次，直到治疗终止。完全缓解后在维持巩固期间发生 CNSL 者，也可按上述方法进行，但在完成第 5 次三联鞘内注射后，必须行全身强化治疗以免骨髓复发，常用早期强化治疗的 VDLDex 和 VP16

+ Arac - C 方案各一疗程，然后继续完成余下 3 次鞘内注射。紧接全身强化治疗之后应作颅脑放射治疗。此后每 8 周三联鞘内注射 1 次，直到终止治疗。

4. 睾丸白血病（TL）治疗　初诊时已经 TL 者，先诱导治疗到完全缓解，双侧 TL 者作双侧睾丸放射治疗，总剂量为 24～30Gy，分 6～8 天完成；单侧者可行切除术，亦可行双侧睾丸放射治疗（无单侧放疗）；同时进行巩固、髓外白血病防治和早期强化治疗。在缓解维持期间发生 TL 者，按上法予以治疗，随后给予 VDLD 和 VP16 + Ara - C 方案各一疗程。

5. 造血干细胞移植（hemotoic stem cell transplantation，HSCT）　HSCT 不仅可提高患儿的长期生存率，而且还可能根治白血病。随着化疗效果的不断提高，目前 HSCT 多用于急性非淋巴细胞白血病和部分高危型急性淋巴细胞白血病患儿，一般在第 1 次化疗完全缓解后进行。其 5 年无病生存率 50%～70%；标危型急性淋巴细胞白血病一般不采用此方法。

6. 常用化疗方案举例　儿童 ALL 诊疗建议 2006 年第三次修订。

（三）高危急性淋巴细胞白血病（HR - ALL）的化疗

1. 诱导治疗　例如，VDLP 方案 4 周：长春新碱（VCR）1.5mg/m^2（每次最大量不超过 2mg）静脉注射，每周 1 次（d8，d15，d22，d29），共 4 次；柔红霉素（DNR）30mg/m^2，快速静脉滴注，第 8～10 天，共 3 次；左旋门冬酰胺酶（L - Asp）6000～10 000IU/m^2，静脉注射或肌内注射，从第 1 天开始，隔日 1 次，共 10 次；泼尼松（Pred）d1～7 为泼尼松试验，每日 60mg/m^2，分 3 次口服，第 8～28 天为 40mg/(m^2·d)，分次口服，第 29 天开始每 2 天减半量，1 周内减停。

2. 巩固治疗　在诱导治疗达完全缓解时，尽早在诱导缓解治疗第（36 ± 7）天开始用 CAM 方案：环磷酰胺（CTX）1000mg/m^2，快速滴注，第 1 天；阿糖胞苷（Ara - C）1g/(m^2·次)，q12h × 6 次，静脉滴注；6 - 巯基嘌呤（6 - MP）50mg/(m^2·d)，晚间 1 次口服，第 1～7 天。

3. 髓外白血病的预防性治疗

（1）三联鞘注（IT）：于诱导治疗第 3 天起仅用甲氨蝶呤（MTX）+ Dex。此后第 8、15、22、29 天，用三联鞘注（见前表），诱导期间共 5 次，早期强化末用 1 次。大剂量甲酰四氢叶酸钙（CF）后三联鞘注每 8 周 1 次，共 22 次。初次鞘注时避免损害。

（2）HDMTX + CF：于巩固治疗休息 1～3 周后，视血象恢复情况，待中性粒细胞（ANC）$>1.5\times10^9$/L，白细胞（WBC）$\geqslant3\times10^9$/L，肝肾功能无异常时尽早开始，每10 天 1 个疗程，共 3 个疗程。每疗程 MTX 5g/m^2，其中 1/6 量（<500mg）作为突击量，在30 分钟内快速静脉滴入，余量于 24 小时内匀速滴入；突击量 MTX 滴入后 0.5～2 小时内行三联鞘内注射 1 次；开始滴注 MTX 36 小时后开始 CF 解救，剂量为每次 15mg/m^2，首剂静脉注射，以后每 6 小时口服或肌内注射，共 6～8 次。HDMTX 治疗前后 3 天口服碳酸氢钠 1.0g，每日 3 次，并在治疗当天给予 5% 碳酸氢钠 3～5ml/kg 静脉滴注，使尿 pH > 7.0；用 HDMTX 当天及后 3 天水化治疗，每日液体总量 4000ml/m^2。在用 HDMTX 同时，每晚顿服 6 - MP 50mg/m^2，共 7 天。HDMTX + CF 连续 3 个疗程后每 12 周重复 1 个疗程，共 6 个疗程。

（3）颅脑放疗：原则上适用于 4 岁以上的患儿。凡诊断时白细胞计数$\geqslant100\times10^9$/L 的 T - ALL，诊断时有 CNSL，在完成 HDMTX + CF 4 个疗程后，于 CR 后 5～6 个月进行；因种种原因不宜行 HDMTX 治疗者也可行颅脑放疗。总剂量 12Gy，分 15 次于 3 周内完成，同时每周鞘注 1 次。放疗第 3 周用 VDex 方案，VCR 1.5mg/m^2，静注 1 次，Dex 8mg/(m^2·d)，第1~7天，口服。

4. 早期强化治疗

（1）VDLD方案：VCR、DNR均于第1天，第8天，剂量和用法同诱导治疗方案；L-ASP 6000~10 000IU/m^2，第1天开始，隔天1次，共8次；Dex 6mg/（m^2·d），第1~14天，第3周减停。休疗1~2周，（血象恢复、肝肾功能无异常）后用VP16+Ara-C 3次。

（2）VP16或替尼泊苷（VM26）+ Ara-C：VP16或VM26 200mg/m^2，静脉滴注3小时；Ara-C 300mg/m^2，第1、4、8天，静脉滴注2小时（每次均是VP16在先，Ara-C在后）。

5. 维持及加强治疗

（1）维持治疗：6-MP+MTX：6-MP 75mg/（m^2·d），夜间睡前顿服，第1~21天；MTX 20mg/（m^2·次），肌注，每周1次，连用3周。接着用VDex（VCR+Dex）用1周，如此反复序贯用药，遇强化治疗时暂停。在6-MP+MTX用药3周末白细胞计数保持3×10^9/L左右，ANC（1.0~1.5）$\times10^9$/L。根据白细胞和ANC计数和肝肾功能状况，调整6-MP和MTX剂量。

（2）加强治疗：COADex：自维持治疗起，每年第3、9个月各用1个疗程。CTX为600mg/m^2，第1天；VCR 1.5mg/m^2，d1；Ara-C 100mg/m^2，分2次，q12h，皮下或肌注，d1~5；Dex 6mg/（m^2·d），d1~7。

（3）加强强化治疗：维持治疗期间每年第6个月，用VDLD（用法同早期强化）治疗。每年第12个月用VP16或VM26+ Ara-C 1个疗程（用法同早期强化治疗）。

（4）在连续3个疗程HDMTX+CF后，3个月重复进行HDMTX+CF治疗，每3个月1个疗程，共3个疗程。此后每8周三联鞘注1次，共22次。进行过颅脑放疗者，不能再行HDMTX+CF治疗，只能采用三联鞘注，每8周1次。

6. 总疗程　女孩2.5年，男孩3年。

7. 其他　有t（9；22）/BCR-ABL融合基因、t（4；11）/MLL-AF4融合基因者，完全缓解后在有条件的情况下行异基因造血干细胞移植。

（四）中危急性淋巴细胞白血病（MR-ALL）化疗

1. 诱导缓解治疗　同HR-ALL的VDLP方案，但L-ASP减为8次。

2. 巩固治疗　CAM：CTX 1000mg/m^2，快速滴注，d1；Ara-C 1g/（m^2·次），q12h，共6次，静脉滴注；6-MP 50mg/（m^2·d），晚间顿服，第1~7天。

3. 髓外白血病的预防　三联鞘注及HDMTX+CF疗法同HR-ALL。HDMTX+CF每3个月1个疗程，用2个疗程，完成HDMTX+CF治疗共5个疗程后三联鞘注每8周1次，共20次。

4. 早期强化治疗

（1）除了L-ASP减为6次外，其余同HR-ALL。

（2）DVL+中剂量阿糖胞苷（DAra-C）（8天为1个疗程）：Dex 8mg/（m^2·d），3次/d，口服，第1~8天；VCR 1.5mg/m^2（最大量2mg），静注，第1、8天；L-ASP 6000~10 000IU/m^2，静点3~4小时，4次/d，第5天；Ara-C 1g/（m^2·次），q12h，共6次，静滴3小时。

5. 维持治疗及加强治疗

（1）维持治疗：6-MP+MTX 及 VDex 序贯维持治疗（用法同 HR-ALL）。

（2）强化治疗：维持治疗期间每年强化 1 次，第 1、3 年末选用 VDLD。第 2 年末选用 DVL+ DAra-C。

（3）HDMTX+CF 同 HR-ALL，但比 HR-ALL 减少 1 个疗程，共 5 个疗程。

6. 总疗程时间　女孩 2.5 年，男孩 3 年。

（五）低危急性淋巴细胞白血病（LR-ALL）化疗

1. 诱导缓解治疗　同 HR-ALL 的 VDLP 方案，但 DNR 减为 2 次，d8，d9；L-ASP 从 d10 起，减为 6 次。

2. 巩固治疗　CAM：CTX 1000mg/m^2，快速滴注，d1；Ara-C 75mg/(m^2·d)，q12h，肌注，第 1~4 天，第 8~11 天；6-MP 50mg/(m^2·d)，晚间顿服，第 1~14 天。

3. 髓外白血病的预防　三联鞘注在诱导治疗期间用 4 次。HDMTX+CF 疗法，剂量 3g/m^2（与 HR-ALL 相比），总疗程减少 2 次，共为 4 次。HDMTX+CF 后三联鞘注，每 8 周 1 次，共 18 次。

4. 早期强化治疗

（1）VDLD：VCR、DNR 均于 d1，d8，剂量同前，L-ASP 6000~10000IU/m^2，第 1、3、5、7、9、11 天，共 6 次；Dex 6mg/(m^2·d)，第 1~14 天，第 3 周减停。

（2）DVL+ DAra-C（8 天为 1 个疗程）：Dex 8mg/(m^2·d)，tid 口服，第 1~8 天；VCR 1.5mg/m^2（最大量 2mg/次），静注，第 1、8 天；L-ASP 10000IU/m^2，静点 3~4 小时，第 4、5 天；Ara-C 1g/(m^2·次)，q12h，共 6 次，静滴 3 小时。

5. 维持治疗及加强治疗

（1）维持治疗：6-MP+MTX 及 VDex 序贯维持治疗（用法同 HR-ALL）。

（2）强化治疗：CCR 12 个月时用 VDLD（用法同早期强化治疗），强化治疗 1 次。

6. 总疗程时间　女孩 2 年，男孩 2.5 年。

（六）成熟 B-ALL：按Ⅳ期 B-NHL 方案治疗

ALL 自然病程较短，若不治疗，一般多在 6 个月内死亡，平均病程 3 个月。自从应用联合化疗以来，预后有了明显改善，缓解率可达 95% 以上。目前发达国家如美国、德国的 5 年无病生存率已达 80%，国内的 5 年无病存活率也达到 74% 以上，因此 ALL 已成为一种可治愈的恶性肿瘤。ANLL（AML）预后较 ALL 差。一般认为诊断时白细胞 $>100\times10^9$/L，染色体核型 -7，M_4与 M_5伴高白细胞，年龄 <1 岁，合并 CNSL 继发于 MDS 预后差。M_1或 M_2有奥氏小体、M_3和 M_4 EO、inv16、t（8；21）、t（15；17）预后好。有研究表明，混合型白血病及 AML 伴淋巴系免疫表达不影响预后。1%~2% AML 在诊断后数日至 1 周死亡，死亡原因多为颅内出血、恶白细胞引起的脑栓塞。预后相关因素有：

1. ALL 治疗前的预后因素　小儿 ALL 的预后优于成人 ALL。影响小儿 ALL 的预后因素很多，对预后影响较大的因素有：年龄、白细胞总数、染色体改变、免疫学及形态学分型，以及是否合并 CNSL 等。

（1）年龄：2~10 岁的小儿 ALL 预后好，而月龄小于 12 个月的婴儿预后极差，这可能与婴儿多伴染色体 t（4；11）易位和急性杂合性白血病有关。

（2）外周血白细胞总数：白细胞总数是影响小儿 ALL 预后最关键因素。一般认为白细胞≥50×10^9/L 为高危因素。无论对 ALL 或 AML，白细胞高于 100×10^9/L，临床治疗中完全缓解（CR）率低，存活期短，预后差。

（3）细胞遗传学异常：Ph′（+）ALL 染色体异常中儿童占5%，其存活期短，预后差。有染色体异常的 t（9；22）、t（4；11）预后差。

（4）其他：一般认为初诊时合并中枢神经系统或睾丸受累及纵隔肿物是预后不良的指标。

目前普遍认为，最主要的预后影响，即判断高危因素是：年龄、白细胞及细胞遗传学异常。

2. 治疗相关的预后因素

（1）最重要的治疗相关的因素是诱导缓解治疗达完全缓解（CR）时间。研究表明，凡化疗后 5 天内，外周血中幼稚细胞减少一半或化疗后 2 周骨髓中原幼淋巴细胞下降至 5% 以下的预后好。

（2）骨髓达 CR 后，对微小残留病（minimal residual disease，MRD）的治疗也很重要，在小儿 ALL 治疗需坚持长期的维持治疗及庇护所的预防治疗，疗程需 2.5~3 年。

（3）原发和继发白血病耐药是化疗失败的重要原因。

影响小儿 ALL 的预后因素很多，各因素是相互关联相互影响的，而且人体是很复杂的机体，单因素或多因素回归分析等研究方法均有局限性。治疗前危险因素中年龄、白细胞数、细胞遗传学异常等预后的影响较大，但通过调整治疗方案，强调化疗、个体化治疗或采用骨髓移植可明显减低 ALL 的危险因素。

（刘秋玲　苗丽霞）

第六节　血小板减少性紫癜

血小板在止血及血栓形成中起着极其重要的作用，它来源于骨髓巨核细胞，后者是由多能造血干细胞经巨核祖细胞分化而来，由血小板生成素（TPO）、粒－巨噬细胞集落刺激因子（GM－CSF）和白细胞介素－3（IL－3）等所调控。血小板实际上是一种多功能细胞，其重要功能是参与血液凝固、生理性止血；此外，还具有促使血块收缩和维护血管内皮完整性等功能。当血小板减少或功能缺陷时，即发生出血。主要为皮肤及黏膜的出血，表现为瘀点及瘀斑，重者可出现血尿、消化道出血甚至颅内出血。

一、特发性血小板减少性紫癜

特发性血小板减少性紫癜（idiopathic thrombocytopenic purpura，ITP）又称自身免疫性血小板减少性紫癜，占儿童出血性疾病的25%~30%。主要以自身抗体介导的破坏性血小板减少为特征，且与病毒感染和疫苗接种密切相关。小儿 ITP 高发年龄为 2~5 岁。春季及初夏为发病高峰期。其主要临床特点是皮肤、黏膜自发性出血，血小板减少，骨髓巨核细胞数正常或增多，出血时间延长，血块收缩不良束臂试验阳性。本病分为急性型与慢性型两种类型。

【病因】

本病的病因和发病机制尚未完全清楚。

1. 急性 ITP　儿童急性 ITP 大多与前驱病毒感染有关，少数发生在疫苗接种之后。血小板膜糖蛋白与病毒等病原微生物之间可能存在相同或相似的抗原决定簇，当病毒感染后机体产生的抗病毒抗体可与血小板膜抗原发生交叉反应而使血小板膜损伤，被单核－巨噬细胞系统破坏，使血小板寿命缩短从而导致血小板减少。此外，抗病毒抗体与相应抗原形成免疫复合物附着于血小板表面，亦可导致血小板破坏增加。在 ITP 患者血小板表面可检测到补体 C_3、C_4 与 IgG 相关，引起血小板寿命缩短。此外，Th_1 细胞表达增强，分泌的促炎因子也可能起重要作用。

2. 慢性 ITP　慢性 ITP 起病隐袭，多数病例的病因不明。病程中各种感染使血小板数减少和出血症状加重。近年发现，许多病毒感染，如 HIV、HCV 等常有慢性血小板减少；有报告人类 T 淋巴瘤病毒（HTLV－1）感染可引起 ITP。

慢性 ITP 是一种自身免疫性疾病。本病患者血小板表面可检测到血小板相关抗体（PAIgG），且与血小板寿命缩短密切相关。抗血小板膜糖蛋白特异性抗体的靶抗原为血小板膜 GPⅡb/Ⅲa 或 GPⅠb/Ⅸ，结合特异性抗体的血小板通过 FcR 介导，通过脾脏时被巨噬细胞吞噬致血小板破坏。

【症状】

儿童急性 ITP 起病 2 周后血小板 $>50\times10^9$/L 者占 50% 以上，4 周后占 75%。北欧协作组研究表明，50% 患者 1 个月内恢复，2/3 患者在 3 个月内恢复，到 6 个月时血小板仍 $<20\times10^9$/L 仅占 10%。许多报道提示病程 6 个月未恢复，6～12 个月中约 25% 自愈，在病程 12～24 个月又有 50% 自愈，常发生在初期疾病严重的慢性/难治性患者。因此，儿童急性、慢性 ITP 不能截然分开。国际儿童 ITP 研究组提出将慢性 ITP 诊断时间延长至 12 个月。

（一）临床分型

1. 急性型　此型较为常见，占 70%～90%，多见于 1～6 岁小儿，男女发病数无差异。患儿于发病前 1～3 周常有急性病毒感染史，如上呼吸道感染、流行性腮腺炎、水痘、风疹、麻疹、传染性单核细胞增多症等，偶亦见于接种疫苗后发生。起病急骤，常有发热，以自发性皮肤和黏膜出血为突出表现，多为针尖大小的皮内或皮下出血点，或瘀斑和紫癜，分布不均，通常以四肢较多，在易于碰撞的部位更为多见，躯干则较少见，常伴有鼻出血或齿龈出血，胃肠道大出血少见，偶有肉眼血尿。青春期女性患者可有月经过多。少数患者可有结膜下和视网膜出血。颅内出血少见，一旦发生，则预后不良。出血严重者可致贫血。淋巴结不肿大。肝脾偶见轻度肿大。

本病呈自限性经过，85%～90% 患儿于发病后 1～6 月内能自然痊愈。约 10% 患儿转变为慢性型。病死率约为 0.5%，主要致死原因为颅内出血。

2. 慢性型　病程超过 6 个月者为慢性型，多见于学龄期儿童。男女发病数相等或女略多于男。起病缓慢，出血症状较急性型轻，主要为皮肤和黏膜出血，可为持续性出血或反复发作出血，每次发作可持续数月甚至数年，病程呈发作与间歇缓解交替出现。间歇期的长短不一，可自数周至数年，在间歇期可全无出血，后仅有轻度鼻出血，约 30% 患儿于发病数年后可自行缓解。反复发作者脾脏常轻度肿大。

3. 反复发作型（再发型）　小儿少见，占 1%～4%，其发作特点为：呈急性发作与完全缓解交替，发作持续数周至6个月，完全缓解持续数周、数月或数年不等（血小板数及寿命正常）；急性发作前常有先驱病毒感染；血清IgA降低。

（二）病情分度

1. 轻度　血小板 $>50\times10^9/L$，一般无出血征，仅外伤后易发生出血或术后出血过多。

2. 中度　血小板 $\leqslant50\times10^9/L$，$>25\times10^9/L$，皮肤黏膜瘀点，或外伤性瘀斑、血肿和伤口出血延长，但无广泛出血。

3. 重度　具有下列一项者：

（1）血小板 $<25\times10^9/L$，$>10\times10^9/L$，皮肤黏膜广泛出血点、瘀斑、大量鼻衄或多发血肿；

（2）消化道、泌尿道或生殖道暴发出血，或发生血肿压迫症状；

（3）视网膜或咽后壁出血和/或软腭瘀点、明显血尿、黑便、鼻衄、头痛、眩晕等，可为颅内出血的先兆症状；

（4）外伤处出血不止，经一般治疗无效。

4. 极重型　血小板 $<10\times10^9/L$ 或几乎查不到，皮肤黏膜广泛自发出血、血肿及出血不止；或有危及生命的严重出血（包括颅内出血）。

【诊断】

（一）临床诊断

根据病史、临床表现和实验室检查，即可作出诊断。

（二）实验室诊断

1. 血象　出血不重者多无红、白细胞的改变，偶见异常淋巴细胞，提示由于病毒感染所致。反复多次出血之后，红细胞及血红蛋白常减少，白细胞增高，网织红细胞于大出血后可增高。血小板计数降低，急性型通常 $<20\times10^9/L$；慢性型多为（30～80）$\times10^9/L$，亦可 $<20\times10^9/L$。出血时间延长，凝血时间正常，血块收缩不良。血清凝血酶原消耗不良。

2. 骨髓象　出血严重者可见反应性造血功能旺盛。急性病例巨核细胞总数正常或稍高；慢性病人巨核细胞多增高，多在 $0.2\times10^9/L$（$200/mm^3$）以上，甚至高达 $0.9\times10^9/L$ 以上［正常值（0.025～0.075）$\times10^9/L$］。巨核细胞分类：原巨核细胞和幼稚巨核细胞百分比正常或稍高；成熟未释放血小板的巨核细胞显著增加，可达80%；而成熟释放血小板的巨核细胞极少见。为了确诊此病须进行骨髓检查。

3. 血小板抗体检查　主要是血小板表面IgG（PAIgG）增高，阳性率为66%～100%。如同时测定PAIgG、PAIgM、PAIgA可提高检测阳性率。PAIgG增高并非本病特异性改变，在其他免疫性疾病亦可增高。但非免疫性血小板减少性紫癜PAIgG不增高。

此外，还可测血清中血小板抗体，54%～57%病人血清中抗体增高。但血清中游离的血小板抗体与血小板表面抗体IgG的阳性率并不平行。

4. 其他　束臂试验阳性。

（三）国内诊断标准

（1）有皮肤出血点、瘀斑和/或黏膜出血等临床表现。

（2）脾脏不增大或仅轻度增大。

（3）血小板计数 $<100\times10^9/L$。

（4）骨髓检查巨核细胞数增多或正常，有成熟障碍。成熟障碍主要表现为幼稚型和/或成熟型无血小板释放的巨核细胞比例增加，巨核细胞颗粒缺乏，胞浆少。

（5）以下5点中应具备任何一点：①肾上腺皮质激素治疗有效；②切脾治疗有效；③血小板相关抗体（PAIgG、PAC3）或特异性血小板抗体阳性；④血小板寿命缩短；⑤排除其他可引起血小板减少的疾病，如再障、白血病、MDS、其他免疫性疾病以及药物因素等。

（四）鉴别诊断

1. 急性型和慢性型的鉴别见表18－6－1。

表18－6－1　急性型与慢性型特发性血小板减少性紫癜的鉴别

	急性型	慢性型
发病年龄	1~6岁	学龄期以后儿童
起病	急	缓
出血程度	重	较轻
病程	<6个月	>6个月，迁延
Plt	大多$<20\times10^9/L$	一般在（30~80）$\times10^9/L$
骨髓巨核细胞	计数正常或增多，胞体大小不一，以小型为多，幼稚巨核细胞增多，分叶减少	计数显著增多，核浆发育不平衡，产血小板巨核细胞明显减少，胞浆出现空泡变性

2. 与其他疾病鉴别诊断

（1）再生障碍性贫血：表现为发热、贫血、出血三大症状，肝、脾、淋巴结不大，与特发性血小板减少性紫癜伴贫血者相似，但一般贫血较重，白细胞总数和中性粒细胞总数多减少，网织红细胞不高。骨髓红、粒系统生血功能减低，巨核细胞减少或极难见到。骨髓细胞形态学检查可资鉴别。

（2）急性白血病：ITP特别需与白细胞不增高的白血病鉴别，部分急性白血病患者初期仅有出血，血小板减少、白细胞减少及贫血不明显。血涂片中可见各期幼稚白细胞，骨髓象检查可确诊。

（3）骨髓异常增生综合征（MDS）：部分患者早期可表现为血小板减少、贫血及白细胞减少不明显，MDS的骨髓象可见有一系或两系的病态造血。

（4）过敏性紫癜：为对称性出血性斑丘疹，以下肢为多见，血小板不少，一般易于鉴别。

（5）其他免疫性疾病导致的血小板减少：其免疫性血小板减少多有原发病的表现和实验室检查特征，如系统性红斑狼疮、原发性免疫缺陷病等。

（6）威－阿综合征（Wiskortt－Aldrich syndrome，WAS）：临床特征为顽固湿疹、反复感染及血小板减少性紫癜三联征。属X伴性隐性遗传，男婴发病，多于1岁内死亡。本病患者的巨噬细胞和（免疫的传入）血小板的α颗粒存在代谢缺陷，导致巨噬细胞识别和处理多糖类抗原（如流感杆菌、肺炎双球菌、大肠埃希菌等抗原）功能减弱，T、B细胞免疫缺陷及血小板寿命缩短。免疫缺陷的程度随年龄增长进行性恶化。WAS后期或年长儿有不同程度的胸腺萎缩，哈氏小体消失，淋巴细胞减少，生发中心消失。

（7）Evans综合征：特点是特发性血小板减少性紫癜合并免疫性溶血性贫血，是一种自身免疫性疾病。患者由于自身免疫紊乱，产生抗自身红细胞和血小板的抗体，从而导致自身免疫性溶血性贫血和免疫性血小板减少。Coombs试验阳性。Evans综合征可伴有Graves病、SLE、皮肌炎、硬皮病及免疫缺陷等自身免疫性基础疾病。Evans综合征可继发于HBV感染（抗HBV治疗有效）及造血干细胞移植后。病情多较严重，多数病人经激素或脾切除治疗有效。

（8）血栓性血小板减少性紫癜：见于任何年龄，基本病理改变为嗜酸性物栓塞小动脉，以前认为是血小板栓塞，后经荧光抗体检查证实为纤维蛋白栓塞。这种血管损害可发生在各个器官。临床上表现为血小板减少性出血和溶血性贫血，肝脾肿大，溶血较急者可发热，并有腹痛、恶心、腹泻甚至出现昏迷、惊厥及其他神经系统症状。网织红细胞增加，周围血象中出现有核红细胞。血清抗人球蛋白试验一般阴性。可显示肾功能不良，如血尿、蛋白尿、氮质血症、酸中毒。预后严重，肾上腺皮质激素仅有暂时缓解作用。

（9）继发性血小板减少性紫癜：严重细菌感染和病毒血症均可引起血小板减少。各种脾肿大疾病、骨髓受侵犯疾病、化学和药物过敏和中毒（药物可直接破坏血小板或抑制其功能，或与血浆成分合并，形成抗原复合物，继而产生抗体，再由抗原抗体发生过敏反应，破坏血小板。过敏反应时可见寒战、发热、头痛及呕吐等）、溶血性贫血均可伴有血小板减少，应仔细检查，找出病因，并与特发性血小板减少性紫癜鉴别。

（10）巨大血管瘤：婴儿血管瘤是一种十分常见的良性肿瘤，在新生儿中发病率可达10%，1岁左右生长停滞，进入稳定期并逐渐消退，完全消退需数年之久。巨大血管瘤是新生儿血小板减少性紫癜罕见而重要的病因。本症血小板减少主要是由于血小板滞留于血管瘤内及合并DIC，血小板消耗过多及遗传免疫因素（抗血小板抗体）致血小板破坏增加和巨核细胞生成障碍等所致。血管瘤内可伴出血、凝血或炎症。

【治疗】

（一）急性型的治疗

急性型ITP是一种自限性过程，只要没有严重威胁生命的出血，可以不必治疗，但需严密临床观察。因此，一般认为血小板计数 $<10\times10^9/L$ 或血小板 $<20\times10^9/L$ 伴明显皮肤黏膜出血者应予治疗。

1. *一般治疗*　在急性出血期间以住院治疗为宜，应避免外伤；明显出血时应卧床休息。

2. *肾上腺皮质激素*　其主要药理作用是：降低毛细血管通透性；抑制血小板抗体产生；抑制巨噬细胞破坏有抗体吸附的血小板。常用泼尼松，剂量为每日1.5～2mg/kg，分3次口服。出血严重者可用冲击疗法：地塞米松0.5～2mg/kg，或甲泼尼龙每日20～40mg/kg，静脉点滴，连用3天，症状缓解后改服泼尼松。用药至血小板数回升至接近正常水平时即可逐渐减量，疗程一般不超过4周。停药后如有复发，可再用泼尼松。

3. *大剂量静脉丙种球蛋白*　其主要作用是：封闭巨噬细胞Fc受体（FcrR），抑制巨噬细胞对血小板的结合与吞噬，使活性FcrR饱和或替代致病性抗体，减少抗体对血小板破坏。通过改变淋巴细胞数量和抑制淋巴细胞的活性，抑制自身免疫反应，使抗血小板抗体减少。单独应用大剂量丙种球蛋白的升血小板效果与激素相似，常用剂量为每日0.4g/kg，连用5天静脉滴注；或每次1g/kg，静脉滴注，必要时次日可再用1次；以后每3～4周一次，每次 1g/kg。副作用少，偶有过敏反应。IgA 缺乏症禁用。

4. 重组干扰素 α－2b（INFα－2b） α－干扰素具有抗病毒及调节细胞免疫作用，适用于血清 γ－干扰素水平低下或病毒诱发 ITP 患者。剂量及用法：每次 3 万~6 万 U/kg，每天1 次至隔天 1 次，连续 4 周；再每周 2 次，连续 8 周。

5. 输血小板和红细胞 急性 ITP 病人血循环中有大量 PAIgG，输入血小板会很快被破坏，故通常不予输血小板；只有在发生颅内出血或急性内脏大出血、危及生命时才采用输注血小板，但需同时予以大剂量的肾上腺皮质激素，以减少输入的血小板被破坏。因出血而致贫血时，可输给浓缩红细胞。

6. 脾切除 绝大多数急性 ITP 不必脾切除。如发生危及生命的颅内出血或内脏大出血，应用其他方法治疗无效时，应考虑紧急切脾。

（二）慢性型的治疗

1. 一般治疗 注意防止创伤出血，忌服具有抑制血小板功能的药物（如阿司匹林、非那西丁），以免加重出血；明显出血者，宜住院治疗。

2. 肾上腺皮质激素 仍为慢性 ITP 治疗的首选，口服泼尼松，每日 1～2mg/kg，有效者用 3～4 周，待血小板上升稳定后逐渐减量，每 1～2 周减 1/4 量，隔日晨一次口服，以最小剂量维持，总疗程 6～36 个月。如治疗 3 周后血小板 $<30\times10^9/L$ 或 6 周后仍未完全缓解者说明对激素无效，改其他治疗。

3. 慢性 ITP 的二线用药 对激素依赖、无效的难治性患者需要改用二线药物或与激素联用。

（1）大剂量丙种球蛋白：适用于激素治疗无效的慢性 ITP（具体同急性 ITP）。血小板提升后可给予小剂量激素加硫唑嘌呤维持治疗。或每 3～4 周静脉滴注丙种球蛋白 0.3～0.4g/kg，一次，维持治疗。

（2）抑制巨噬细胞对血小板破坏：一般可采用长春新碱和达那唑，可一定程度上抑制巨噬细胞表面 Fc（IgG）受体，抑制巨噬细胞吞噬血小板。适用于慢性 ITP 对激素耐药、切脾无效及部分患者对激素和切脾禁忌者。长春新碱每次 1.5～2.0mg/m^2（<2mg）静脉注射，每周 1 次，连用 4～8 周为 1 个疗程（诱导期），以后隔月 1 次，共 3 次（维持）。达那唑（danazol）：人工合成性激素，15～20mg/(kg·d)，每日 2～4 次口服，2～3 个月为 1 个疗程，起效后逐渐减量，隔日一次。适用于难治性 ITP，与皮质激素有协同作用。

（3）重组干扰素 α－2b（INFα－2b）：同急性 ITP。

（4）抑制细胞免疫制剂：ITP 也存在细胞免疫异常，尤其是 Th 细胞参与破坏血小板，因此，可通过抑制 T 细胞功能来治疗 ITP，适用于激素和切脾无效者。硫唑嘌呤 2～3mg/(kg·d)，分次口服，可与小剂量激素连用，一般连用 30 天，无效停药。亦可试用 CsA 5mg/(kg·d)，分 2 次口服，可与泼尼松联用，有效率约 50%。有试用具有免疫抑制作用的全反式维 A 酸，疗效优于环孢素，且副作用小。

（5）泛细胞保护剂：试用氨磷酊（amifostine，AMF），可抑制免疫破坏和促进巨核细胞分化。适用于难治/复发 ITP。AMF 0.2～0.4g 溶于 100ml 生理盐水中，静脉滴注，每周 5 天，休 2 天，连续 4 周为 1 个疗程。2 个疗程若血小板数无效则停用。一般 1～2 周见效，1 个疗程后 90% 以上血小板可达正常，再给 1～2 个疗程巩固治疗。亦可与静脉丙种球蛋白或小剂量激素联用。该药具有疗程短、复发率低及副作用少等优点。

（6）脾切除术：适应证为危及生命的严重出血或外科急症大手术；长期或间断处于重度出血、药物治疗无效或需长期大剂量激素维持，病程1年以上，年龄≥5岁，骨髓中巨核细胞增多；中度出血，病程3年以上，年龄>10岁，应用保守治疗无效。切脾缓解率为60%~90%，病死率为1%，部分切脾未缓解患者再用药物治疗有效。近年有学者对ITP患儿进行16年的随访，结果显示颅内出血发生率仅0.52%，较切脾死亡率更低。因此，对于儿童患者切脾越来越持谨慎和否定态度。

（三）急救处理

发生危及生命的出血（如颅内出血、消化道大出血等）的危重患儿需综合治疗。

1. 输血小板，若贫血明显输红细胞。
2. 大剂量静脉丙种球蛋白、甲泼尼龙或地塞米松冲击疗法。
3. 长春新碱小剂量长时间给药法。
4. 经上述治疗无效者行脾切除术。

（四）疗效评定标准

1. *治愈*　出血消失，血小板计数 $>100\times10^9/L$，持续2个月以上无复发。
2. *恢复*　出血消失，血小板计数 $>100\times10^9/L$，观察尚不足2个月。
3. *好转*　出血消失或好转，血小板计数 $>20\times10^9/L$，但未达 $100\times10^9/L$，连续检查3次和观察2周以上。
4. *无效*　未达好转标准者，观察至少4周以上。

【预后】

小儿急性ITP 80%~90%病例6个月内恢复正常，10%~25%为慢性，慢性者50%~60% 5年内可恢复正常，其余患者切脾后65%~85%有效。本病死亡率为0.65%~1.90%，主要死于颅内出血、消化道出血或感染。3%小儿ITP为自身免疫性疾病的前驱症状，经数个月至数年发生Evans综合征、SLE、甲亢及类风湿病等。

此外，系统观察PAIgG变化对ITP的预后有指导意义。一般在PAIgG下降时血小板才上升。有人报告切脾前如果PAIgG极高预示手术效果不好。如果激素治疗或切脾手术后PAIgG恢复正常则预后好。如果PAIgG持续增高则提示治疗无效。

二、继发性血小板减少性紫癜

继发性血小板减少性紫癜又称获得性血小板减少症，是继发于其他疾病引起的血小板减少，涉及的病种相当多。如药物性免疫性血小板减少症，其他免疫性血小板减少症如Evans综合征、慢性淋巴细胞性白血病、各种急性白血病、淋巴瘤、系统性红斑狼疮、类风湿性关节炎、甲状腺功能亢进等。

【病因】

继发性血小板减少性紫癜按发病原理可分为血小板生成减少、血小板分布异常、血小板破坏过多和血小板被稀释。

【症状】

1. *药物性免疫性血小板减少症*　出血症状发生前有潜伏期，短者可于服药后数小时内发病，长者可以数月后发病。一般5~10天。常伴有畏寒、发热、头痛、恶心、呕吐等。

2. *其他免疫性血小板减少症*　患者表现全身皮肤紫癜，鼻衄或女性月经过多，疲乏无力，面色苍白，尿色加深。偶尔还可见肾脏受损征象如高血压、血尿、氮质血症等。神经系统的症状甚少见。

3. 出凝血性疾病

（1）再生障碍性贫血与骨髓病性疾病：各种原因引起的再生障碍性贫血，都有骨髓巨核细胞减少，血小板的生成减少等特点，血小板减少可以是再生障碍性贫血最早出现的表现，也可能是经过治疗之后血红蛋白及粒细胞恢复正常，血小板尚未得到恢复。骨髓病性疾病如癌肿浸润时血小板减少，大多为肿瘤细胞损害巨核细胞，因此血小板生成减少。以上两种情况检查骨髓即可明确诊断，前者骨髓增生低下，巨核细胞减少；后者可查到肿瘤细胞。

（2）理化因素抑制骨髓：理化因素如电离辐射、烷化剂、抗代谢剂、细胞毒性制剂等在治疗恶性肿瘤时，血小板减少是常见的并发症，或者直接毒害骨髓细胞，或者发生免疫反应。此类因素大多使骨髓弥漫性损伤，患者表现为全血细胞减少。但少数患者巨核细胞对射线的作用较敏感，因某些病人可只表现为血小板减少，巨核细胞减少。

（3）选择性抑制巨核细胞的因素：氯噻嗪类药及其协同剂可以引起血小板减少，除通过产生血小板抗体的机制外，还通过抑制血小板的生成起作用，而且后者更为重要，一般认为是药理学作用。患者表现为骨髓受抑，巨核细胞减少。个别孕妇服用此药后，可引起新生儿先天性血小板减少，母体可无症状。

（4）先天性巨核细胞生成不良：该病罕见。巨核细胞及血小板明显减少，常伴先天畸形，如肾脏、心脏、骨骼等。预后差，约 2/3 患儿 8 个月内死于颅内出血。

（5）其他：雌性激素偶尔可以引起无巨核细胞性血小板减少。乙醇可以抑制血小板生成，这是长期大量饮酒病人血小板减少的较常见原因。临床少有出血表现，停止饮酒后，血小板可恢复。

4. 无效性血小板生成　该病常见于部分维生素 B_{12} 或叶酸缺乏的巨幼细胞性贫血患者，表现为血小板减少，有的患者有出血倾向，有的表现为全血细胞减少，骨髓巨核细胞正常甚至增加，因此为无效性血小板生成。随着治疗的进行，血小板可恢复正常。

5. 血小板生成素缺乏　本病是由于先天性促血小板生成素缺乏所致的血小板减少症。本病多为遗传性，婴儿期开始有出血表现，血小板计数减少，巨核细胞数量正常，形态及结构无特殊变化。

6. 周期性血小板减少症　本病是一种原因不明的周期性血小板减少所致的出血性疾病。该病比较常见，血小板减少与血小板增多或正常以规律的间隔交替出现，其间隔通常为20～30 天。本病多见于女性，其发作常与月经一致，月经期血小板减少，出血量增多。巨核细胞一般不减少，以皮肤黏膜出血为主，无特效治疗。

7. 脾脏病引起的血小板减少　正常情况下，体内 1/3 的血小板停滞在脾脏，当有脾脏肿大时如门脉高压症、高雪病、淋巴瘤、结节病、Felty 综合征等，血小板计数可减少，但体内血小板的总量并不减少。注射肾上腺素后，在一定的时间内，血小板计数可明显升高。有时，可能同时存在血小板破坏增加的因素。

8. 感染性血小板减少症　本病是因病毒、细菌或其他感染所致的血小板减少性出血疾病。

（1）病毒感染：可致血小板减少的病毒感染包括麻疹、风疹、单纯疱疹、水痘、巨细胞病毒感染、病毒性肝炎、流感、腮腺炎、传染性单核细胞增多症、流行性出血热、猫抓热、登革热等。病毒可侵犯巨核细胞，使血小板生成减少。病毒也可吸附于血小板，致血小板破坏增加；某些严重麻疹患者以及流行性出血热患者因弥散性血管内凝血消耗血小板。

（2）细菌感染：许多细菌感染可致血小板减少，包括革兰阳性及阴性细菌败血症、脑膜炎双球菌菌血症、伤寒、结核病、细菌性心内膜炎、猩红热、布氏杆菌病。细菌毒素抑制血小板生成，或使血小板破坏增加，也可由于毒素影响血管壁功能而增加血小板消耗。总之，单纯血小板减少患者，如有明确的感染征象，要考虑该病，原发感染控制后，则血小板恢复。

继发性血小板减少症并发症：严重病人可有呕血、便血，极少数病人可发生颅内出血，出现颅内高压表现，甚至昏迷。

【诊断】

（一）临床诊断

根据病史、临床表现及相应的实验室检查作出诊断。

（二）实验室诊断

1. 出血时间（BT）测定意义　出血时间延长见于血管结构或功能异常，如坏血病、毛细血管扩张症、血管性假血友病（von Willebrand 病）；血小板数量异常，如各种原因所致的血小板减少性紫癜、血小板增多症；血小板功能异常，如血小板病、血小板无力症；其他，如低/无纤维蛋白原血症、原发性和继发性纤维蛋白溶解、血循环中有抗凝物质等。

2. 阿司匹林耐量试验意义　本试验是诊断血管性假血友病的重要方法，因该病的轻型患者出血时间可仍正常，但服阿司匹林后出血时间可见延长。

3. 毛细血管脆性试验意义　新出血点超过 10 个为阳性，表示毛细血管脆性增加，可见于以下情况：毛细血管壁异常，如遗传性出血性毛细血管扩张症、过敏性紫癜、坏血病、感染性血管性紫癜；血小板数量减少，如原发性或继发性血小板减少性紫癜；血小板功能缺陷性疾病，如血小板无力症、血小板病、药物和某些疾病引起血小板获得性功能缺陷等。

4. 血管性假血友病因子（vWF）测定意义　血管性假血友病因子减低见于：血管性假血友病、血友病携带者。血管性假血友病因子增高见于：①血管内皮损伤，如缺血性心脑血管病、周围血管病；②高凝状态疾病，如肾病综合征、妊娠高血压、尿毒症等；③其他如大手术后、糖尿病、高脂血症、DIC 等。

5. 6－酮－前列腺素 F1a 测定意义　6－酮－前列腺素（6－keto－PG）减低见于先天性血小板花生四烯酸代谢缺陷性疾病或口服阿司匹林等非甾体抗炎药后；高凝状态和血栓形成性疾病，如冠心病、脑动脉硬化、脑血栓形成、糖尿病、肾小球病变、外周血管血栓形成等。

【治疗】

1. 血小板生成减少性血小板减少症　特点是骨髓中巨核细胞数量减少，血小板产生数量和血小板更新率相应低下。

（1）感染性血小板减少：病毒感染可致血小板轻至中度减少，系因病毒抑制巨核细胞产生血小板，并使血小板寿命缩短，如肝炎后再生障碍性贫血，可能与肝炎病毒损伤骨髓或自身免疫有关。

此时主要治疗原发病，可同时服用维生素 C、芦丁、安络血、止血敏、氨肽素等改善毛细血管脆性的药物。出血严重者可短期内应用肾上腺皮质激素。

（2）再生障碍性贫血：可首先出现血小板减少，而后表现红细胞系和粒细胞系增生低下。治疗主要是刺激骨髓增生的药物，如 GM - CSF 和促红细胞生成素（Epo），还可用免疫抑制剂，如肾上腺皮质激素、丙酸睾酮、抗胸腺或抗淋巴细胞球蛋白。

（3）骨髓增生异常综合征（MDS）：最早出现巨核细胞减少致血小板减少，继而出现红细胞系、粒细胞 - 单核细胞系病态造血，应行干细胞培养、染色体检查。治疗根据不同阶段给予刺激造血和诱导分化。

（4）骨髓占位性病变：一些恶性肿瘤侵犯骨髓使巨核细胞生成减少和抑制其成熟，表现血小板减少，如白血病、淋巴瘤、癌转移等。治疗主要是联合化疗为主。

2. 血小板破坏增加所致血小板减少

（1）药物免疫性血小板减少症：主要是指某些半抗原药物，如青霉素、奎宁、苯妥英钠、安眠药、苯巴比妥、磺胺类、地高辛、抗结核药、解热镇痛药等，或药物的代谢产物与血浆中大分子蛋白质结合，或吸附于血小板膜形成抗原复合物，使体内出现相应抗体（主要是 IgG，其次为 IgM），抗原抗体复合物在补体参与下附着于血小板表面或直接损伤血小板，导致血小板聚集、破坏，被单核 - 巨噬细胞清除，导致血小板减少。

治疗：停药 2 周血小板恢复正常。对严重出血者，可用肾上腺皮质激素 2 ~ 3 周。必要时输血小板或行血浆置换。

（2）脾功能亢进：各种原因引起脾肿大，如斑替综合征、高雪病、地中海贫血、霍奇金病等。血小板由于在巨脾中滞留时间过长而易被破坏，出现血小板减少。诊断时应先寻找病因。治疗以脾切除为主，去掉破坏血小板的场所，短期内应用肾上腺皮质激素可减轻出血。必要时输血小板。

（3）溶血尿毒综合征：具有急性微血管病变性溶血性贫血、血小板减少及尿毒症三个基本特征。病前 2 周有感染史，迅速出现贫血、黄疸、血红蛋白尿，可有肝脾肿大，尿少或尿闭。血象为正细胞正色素性贫血，红细胞变形、网织细胞增高，血小板少。尿中有蛋白，尿素氮和尿肌酐增高，血肌酐上升，血钾上升。Coombs 试验阳性，抗核抗体阳性。骨髓象显示红系增生旺盛，巨核细胞正常。

治疗无特殊疗法，主要针对肾功能不全、溶血、出血及心力衰竭采取综合措施。

（4）血栓性血小板减少性紫癜：特点是溶血性贫血，血小板减少，中枢神经系统症状，90% 病例有肾脏受累。病人可有发热，Coombs 试验阴性。骨髓象呈增生性贫血。

治疗可试用抗血小板聚集药，如阿司匹林、潘生丁、低分子右旋糖酐等，同时输血浆或行血浆置换，尚可行血液透析或换血疗法。

（5）先天性被动免疫性血小板减少性紫癜：临床特点是母亲 ITP 或 SLE；新生儿血小板减少，轻症于生后 3 周才发病，一般 2 ~ 3 个月内恢复；母、婴体内有抗血小板抗体。治疗用强的松 1 ~ 2mg/(kg · d)，严重时输血小板、新鲜血。

（6）巨大血管瘤：尤其在新生儿期可发生亚急性 DIC。治疗先用放疗或冰冻疗，用硬化剂疗法治疗血管瘤，合并 DIC 时可考虑使用肝素，手术应慎重，以免发生大出血。

3. 血小板被稀释　即大量输血后血小板减少性紫癜，通常在输血后 1 ~ 2 周发生，病程可达数月之久。由于输入的血中血小板被破坏，输血后体内血小板被稀释，如超过骨髓代偿能力则致血小板减少。交换输血或血浆置换术可使少数病例有所改善，还可应用肾上腺皮质激素。

（刘秋玲　苗丽霞）

第十九章　神经肌肉系统疾病

第一节　小儿神经系统解剖生理特点

一、小儿中枢神经系统的发育及生理特点

神经系统分为中枢神经系统和周围神经系统两大部分，中枢神经系统包括脑和脊髓。大脑的神经细胞主要于妊娠18周分裂增生。在出生时神经细胞数已与成人相同，但轴突与树突形成不足，尚未形成大脑各区间复杂的交织。出生时小儿已具备了成人脑所具备的沟和回，但比成人浅，在组织学上也已具备了大脑皮层的六层基本结构。延髓有呼吸、循环、吸吮、吞咽等维持生命的重要中枢，在出生时已基本发育成熟。

自妊娠最后3个月至生后1.5～2岁是脑发育的最快时期，对于脑细胞起支持作用的神经胶质细胞的分裂在生后3个月才达高峰，新的神经胶质细胞的形成直到出生后2岁。新生儿由于大脑皮质、锥体束发育尚未成熟，因此大脑病变时常不易发生运动功能的改变，甚至有严重的脑疾患也不能被发现。

小儿大脑皮层功能的发育较其形态学的发育为慢。皮层的复杂功能是靠机体与外界经常联系而获得的。新生儿出生即带有某些先天性反射活动，如吸吮反射、防御性反射。以后，随着大脑及各感觉器官的发育，又产生了各式各样的后天性反射，即条件反射。由于条件反射的形成，使得小儿能更快更好地熟悉并适应环境。小儿的神经活动过程是很不稳定的，兴奋与抑制在皮层很易扩散，神经活动的强度和集中都较弱，所以婴儿的运动常常是不规律、全身性的。

新生儿及婴幼儿皮层下中枢的兴奋性较高，又因皮质发育尚未成熟而皮层下中枢不能给予控制，所以神经元兴奋或抑制过程很易扩散，这就可以解释为什么当婴儿遇到强烈的刺激时容易发生惊厥。

3岁时皮层细胞已大致分化完成。大脑半球的一切神经传导通路几乎都已髓鞘化；7～8岁的儿童大脑细胞分化基本完成，神经细胞的突起分支变得更密，使儿童运动的正确性、协调性和自控能力得到发展，直观形象模仿能力较强，但对抽象概念的理解能力差；9岁以后脑重量增加不多。神经的联络纤维在数量上大大增加，这是联想的、推理的、抽象的和概况的思维过程的物质基础，是大脑功能进一步成熟的标志。

二、小儿周围神经系统的发育及生理特点

周围神经系统包括由脑发出的12对颅神经和由脊髓发出的31对脊神经，其中分布于内脏器官的神经称为自主神经。神经细胞和胶质细胞是神经系统的基本组织。神经细胞又是由

神经细胞体（神经元）、树突和轴突组成。通常是一个神经元的轴突与另一个神经元的树突或胞体相接触，这种接触点称为突触。这种联接方法能使神经冲动不断传递。神经细胞体和树突在脑和脊髓内聚集形成皮质、灰质和核，在脑和脊髓外形成神经节。轴突在脑内和脊髓内聚集形成髓质、白质、束和索，周围则形成神经。

神经纤维到2岁时不但有水平方向的，而且有斜线的和切线的。因此，神经细胞之间的联系也渐渐复杂。神经纤维外层髓鞘的形成程度表明了传导路和神经纤维形态学的成熟程度。其形成早晚在中枢神经系统各部亦有所不同，如生后2~3个月时感觉神经系统形成，生后5个月至4岁时运动神经系统、锥体路形成。在婴幼儿时期，由于神经髓鞘的形成不全，当外界刺激作用于神经而传入大脑时，因无髓鞘的隔离，兴奋即可传于邻近的纤维，在大脑皮层内就不能形成一个明确的兴奋灶。同时，刺激传导在无髓鞘的神经也比较慢，这说明了小儿对外来刺激反应较慢而且易于泛化的原因。

（邹丽萍　徐　通　杨欣伟　汪　丽）

第二节　癫　痫

癫痫（epilepsy）是小儿神经系统常见的症状，病因复杂。癫痫是中枢神经系统发作性的功能障碍，伴有大脑皮质神经元大量的、自限性的放电。其发病率不低。反复癫痫发作可影响小儿精神及智能的发育，应积极防治。

一、病因

1. 原发性癫痫　是指原因不明或由于遗传因素引起的，约占病例数的一半。近年来随着医学的不断进展，原认为原发性癫痫的病例逐渐找到病因。癫痫的遗传方式是常染色体显性遗传或多基因遗传。

2. 继发性癫痫　是指由于脑部或全身疾病影响脑而引起的。如脑部的发育异常，变性及脱髓鞘性疾病，脑缺氧、感染、外伤（包括产伤）后，先天性代谢障碍，中枢神经系统感染，肿瘤及寄生虫等。

3. 隐源性癫痫　是根据目前的知识，疑为症状性癫痫，但尚未找到病原。

二、症状

为了有助于治疗及判定预后，癫痫的临床分类在不断地完善，但1983年全国小儿神经病学专题讨论会议建议的分类易于掌握，见图19－2－1。

- 小儿癫痫
  - 部分性（局限性、局灶性）发作
    - 简单部分性发作
      - 运动性发作
      - 感觉性发作
      - 自主神经性发作
      - 精神症状性发作
    - 复杂部分性发作
    - 部分性发作演变为全身性发作
  - 全身性（广泛性、弥漫性）发作
    - 失神发作
    - 肌阵挛性发作
    - 阵挛性发作
    - 强直性发作
    - 强直－阵挛性发作
    - 失张力性发作
  - 其他分类不明的各种发作

图 19－2－1　小儿癫痫发作分类

摘自：中华儿科杂志，1984，22：100

（一）部分性发作（partial seizures）

仅见于继发性癫痫，大多数脑部有器质性疾病。发作时仅为局部，多数时间短暂，亦可发展为全身性；如果不扩展成大发作则无意识明显障碍。

1. 简单部分性发作

（1）限局性运动发作

①限局性躯体运动性发作：表现为身体某一部分限局性抖动，但意识不丧失。

②杰克森发作：按照皮质运动区对肌肉支配的顺序，抽搐有规律地扩展，如从一侧口角开始，依次波及手、臂、下肢。发作时意识清楚。较重的病例常在发作后某一肢体出现暂时性的瘫痪，可在 24 小时之内恢复正常，临床称为 Todd 麻痹。

③转侧性发作：发作开始时表现为头和眼的转动，躯体亦随之而转动。

（2）限局性感觉性发作：临床上罕见。表现为躯体的特殊感觉性发作，如有闪光、视物变形，有特殊的臭味、香味等。局部有麻木感、触电感或针刺感，多数在口角、舌部、手指、足趾，可以按大脑皮质感觉区的分布形式扩散。

（3）限局性自主神经性发作：以自主神经功能障碍的症状为主，而躯体及四肢无抽动。腹痛、呕吐、头痛等；有时可表现为心血管功能的异常或体温过高、过低。诊断此型癫痫发作要慎重，必须排除内、外科疾患，并应有脑电图改变的诊断依据及抗癫痫药物治疗能使发作减少或消失的临床资料（近几年癫痫学界认为头痛性癫痫和腹型癫痫不能单独诊断，所以两个诊断名称已在学术界消失）。

2. 复杂部分性发作　又称精神运动性发作，多数由颞叶的异常放电引起，所以又称颞叶癫痫；也可由额、顶、枕叶的皮质病变引起。发作时出现下列症状：

（1）精神症状，如不认父母、暴怒、打人、骂人、撕衣、毁物、沉默、狂躁等。

（2）运动性症状主要为自动症，即出现无目的动作或无意义、不恰当的语言和行为，如白天开灯，无目的地乱跑、咀嚼、吸吮、抹嘴等；有时失语。

（3）感觉性症状，如自已感觉肢体麻木、刺痛、感觉过敏，或有幻听、幻视、眩晕等。

（4）自主神经症状，如流涎、面色苍白或潮红、大量出汗等。这型癫痫发作时有不同程度的意识障碍，发作后对发作时的情况完全不知；发作后感到疲乏、嗜睡。一般每天发作一次到数次；亦可数日或数周发作一次。

（二）全身性发作

1. 强直－阵挛性发作　主要发生在原发性癫痫或由部分性发作演变而来。发作时突然活动停止，意识丧失。开始时为四肢伸肌或屈肌强直，经数秒钟后转为四肢对称性、节律性、阵挛性抽动，历时在5分钟内，抽搐时喉肌痉挛可发出声，口唇青紫，口吐白沫，大小便常失禁。发作停止后意识模糊，多数入睡，醒后对发作毫无记忆。发作时脑电图呈双侧对称性棘波、高幅尖波；发作间歇期约20%病儿有棘波，60%有阵发性慢活动。

2. 失神发作（absences）　发作时间极为短暂，仅5～10秒，伴有意识障碍。如原先正在活动的患儿突然停止，面色苍白，两眼凝视或上翻，握在手中之物坠落；或原先正在说话突然中止。无全身性抽搐。一天可发作数次，发作后意识恢复并继续原先的活动。患儿不能记忆发作时的情景。3岁以下少见。发作时脑电图有阵发性、弥漫性同步的3次/秒棘慢波，发作间歇期有棘慢波或多棘慢波；过度换气后可诱发。

3. 肌阵挛性发作　为某个肌肉或肌群单侧或双侧突然不自主地单次或反复收缩，不伴意识障碍。见于进行性或退行性的脑病，往往伴有智能迟缓或其他神经系统的异常。发作多发生在刚醒或即将入睡时，光刺激及叩击面部常可诱发。

4. 婴儿痉挛（infantile spasm）　又称West综合征。多数在6～8个月时发病。常见的发作为伸肌－屈肌痉挛混合型，如突然颈、躯干及上肢屈曲而下肢伸直，有时为两上肢伸直而下肢屈曲。每次抽搐仅1、2秒钟，多数为一连几次，每日发作几次至百余次。常在睡眠与醒觉交界时或由各种刺激（如喂奶、护理、情绪有改变）时发作，入睡后无发作。脑电图表现为特征性的高峰节律紊乱。2岁后婴儿痉挛发作逐渐减少，至5岁时全部停止，但半数以上转为其他类型的癫痫发作，80%～90%的病例伴有明显的智能迟缓及发育落后。

5. 癫痫持续状态　癫痫持续状态不是癫痫的发作类型，而是各型癫痫发作的持续状态。16%～24%的癫痫发生癫痫持续状态，如全身发作型的强直－痉挛发作等、部分发作型的局限性运动发作、复杂部分发作等，其中以强直－阵挛发作持续状态，即大发作持续状态最常见（也有学者称为惊厥持续状态）。大发作持续状态是指一次发作持续30分钟以上或间断发作但间歇期意识不恢复，反复发作持续30分钟以上。这种持续状态最严重，可导致大脑细胞永久性损害，甚至危及生命，因此必须立即抢救，尽快地终止发作。

（三）其他分类不明的各种发作

由于资料不足，按目前标准无法确定全身性发作或部分性发作。

三、诊断

（一）临床诊断

癫痫发作是儿科医生在门诊常见的神经系统症状之一。诊断的目的是了解发病的表现及病因，以免导致严重的脑损害。癫痫诊断应包括：是不是癫痫、是哪一型的癫痫和查明引起癫痫的病因三个方面的内容。

1. 确定是否为癫痫发作　依据病史资料是诊断癫痫的主要手段之一。注意询问初次发作年龄、发作情况及以后的发作频度、发作时间、场合，有无先兆，哪一部位首先出现症状，发作时有无意识障碍、口吐白沫、面色青紫、瞳孔散大、病理反射、自伤、外伤、尿便失禁，发作后有无肢体瘫痪、无力、神经系统体征等。再结合脑电图检查，参考鉴别诊断排除其他发作性疾病。

2. 确定是哪一型的癫痫发作类型　主要依据详细的病史资料、脑电图常规检查、长时间监测和录像结果进行判断。失神发作为双侧对称、同步 3Hz 的棘慢波放电；肌阵挛性癫痫为多棘波慢波发放，部分性发作为局限性棘波、尖波、棘慢波，婴儿痉挛为高峰失律脑电图。

3. 查明癫痫的病因　在癫痫诊断确定之后，应设法查明病因。在病史中应询问有无家族史，胎儿期、围生期的情况，有无产伤、头颅外伤、脑炎、脑膜炎、脑寄生虫等病史。查体中注意有无皮下结节、全身性疾病及神经系统局限体征。然后针对所怀疑的病因选择有关检查，如血糖、血钙、血脂、脑脊液、脑电图、经颅多普勒超声波、脑血管造影、核素脑扫描、rCBF、CT、MRI 等检查，以进一步查明病因。

（二）实验室诊断

1. 脑电图（EEG）检查　不能诊断或除外癫痫，但可能对于确定癫痫发作的起源和发作类型有帮助，因而对选择适当的药物有帮助。在癫痫非发作期检查脑电图阳性率可达 50% 以上。若重复检查，并适当选用过度换气、闪光刺激、睡眠及药物等诱发试验，其异常率可增加到 75%。最近开发的长时间脑电图监测和视频脑电图检查进一步提高其阳性率。EEG 指征见表 19－2－1。

表 19－2－1　EEG 的指征

用途	说明
区别惊厥与非惊厥	在癫痫发作间期脑电图可能是正常的（30%），而正常儿童的脑电图可能是异常的（7%～10%）。发作时的记录绝大多数会出现癫痫波形
对惊厥和癫痫进行分类	解释错误经常发生
对癫痫综合征进行分类 复杂部分性发作 失神发作 癫痫综合征	背景活动的记录非常重要 在过度换气、闪光刺激诱发试验是必需的 帮助对癫痫相关损伤进行定位
对于顽固性癫痫定位致癫痫病灶	需要发作时的记录
对癫痫持续状态的监控	帮助对治疗方案的确定，确认非惊厥状态
对引起惊厥发作的疾病的确认	

2. CT 和核磁共振成像（MRI）　对颅内占位性病变、颅脑畸形、脑室出血、扩张等均有较高的病因诊断价值。

3. 其他检查　可根据病史、体检及其他线索，选择性地进行实验室及其他辅助检查。如疑苯丙酮尿症时，可做尿三氯化铁试验，或测定血苯丙氨酸含量。

（三）鉴别诊断

1. 屏气发作　由情绪反应引起，多于生后 6～12 个月起病，由外伤、惊吓、愤怒、受挫折诱发。患儿表现大哭后，屏住呼吸，然后失去知觉；发作期间患儿颜面青紫或苍白，四肢可有数次规律性抽搐，但意识丧失迅速恢复。本症 30% 患儿有阳性家族史，EEG 正常。部分小儿补铁可有效；对发作的患儿可给予抗癫痫物治疗。本病 4～6 岁自愈。

2. 晕厥　晕厥亦称昏厥，是一种急起而短暂的意识丧失，一般历时数秒至数分钟，发作时全身肌张力降低，不能维持站立姿势而昏倒，主要由于大脑一时性供血不足所致。多见于年长女孩，由于一过性脑血流量减少引起。晕厥发作初期患儿自述头晕、视物模糊、周身乏力和恶心，旁观者发现患儿面色极度苍白、大汗、心率和血压降低，继之患儿意识迅速恢复。有时由于广泛的、短暂的大脑缺血，患儿出现一过性强直或阵挛发作，二便失禁罕见。极少有肌肉抽动，持续数分钟很快恢复。发作前常有明确的诱因，如多有站立过久、体位性低血压、劳累、剧痛等引发情况。脑电图正常。发作期间 EEG 正常，常有相同的晕厥阳性家族史。

3. 睡眠障碍　包括发作性睡病、睡眠性肌阵挛、夜惊、梦游等。常在夜间固定时间发作，故需进行鉴别。夜惊常见于 3～10 岁儿童，多在入睡后 30～90 分钟出现发作，患儿开始出现哭闹、烦躁、焦虑、害怕，还可出现瞳孔缩小和大汗。发作持续数分钟，然后患儿安静入睡，清醒后对发作无记忆。多导睡眠图和脑电图正常。无需药物治疗，发作自然停止。恶梦是指生动的惊恐的梦境所导致的状态，常发生于清晨，患儿对恶梦境可有部分记忆。少见情况下，患儿在恶梦过程中伴有异乎寻常的行为，类似复杂部分性癫痫发作。睡眠 EEG 对本病诊断有较大帮助。

4. 偏头痛　可导致一系列部分性或全身性癫痫发作的运动和感觉症状。搏动性头痛的症状和部位有助于鉴别偏头痛及癫痫发作。一般偏头痛持续时间较癫痫短，发作后不伴有意识障碍。65%～75% 儿童有阳性家族史，心得安、阿米替林制剂和赛庚啶通常可预防偏头痛发作。伴有精神错乱的偏头痛发作常见于儿童晚期或青春初期儿童。可为初次发作或有前期偏头痛发作病史。儿童突然出现谵妄、精神错乱、焦虑和格斗性行为，神志恢复后，常出现搏动性头痛，持续 1～2 小时或持续 20～24 小时以及短暂的睡眠，但这种发作不常见，不必预防性用药。

5. 颤抖　颤抖多发生于婴儿，发作呈一过性，持续数秒钟，不伴有意识丧失，表现为人们所熟知的震颤。颤抖频繁发作，多在睡眠中清醒时发生。脑电图正常，有阳性家族史，且发作症状相似。

6. 假性惊厥　见于年长儿，发病前常有精神波动等诱因。癔病性惊厥发作为常见的一种形式，发作时常突然倒地，双目紧闭，呼之不应，四肢阵挛不规则抖动，有时肢体僵直，屏气或过度换气，甚至出现角弓反张状态。发作持续时间 10～20 分钟，有的 1～2 小时，一日发作数次不等。发作时无摔伤，无大小便失禁，不咬破舌头，瞳孔无变化，对光反射存在。许多惊厥患儿也有假性惊厥发作。检查时患儿无病理反射等阳性体征，同步脑电图或脑电图监测正常或无痫波发放支持本病。通常暗示治疗有效。

7. 习惯性擦腿动作　多见于婴幼儿，病儿出现发作性两腿交叉，摩擦自己的外生殖器，伴有面颊潮红、出汗、眼凝视。一般发生在睡前或刚醒后，持续数分钟，转移患儿的注意力以中止或减少发作。脑电图无特异性改变。

8. 抽动－秽语综合征　又称多发性抽动症，是一种以运动、言语和局部肌肉抽动为特点的综合征或行为障碍。临床表现为肌肉的抽动，呈复发性、不自主、重复、快速、无目的动作。常从面部开始，由 1 ~2 种动作渐增多或变化。眼部症状被认为是抽动 – 秽语综合征常见的首发症状。神经系统检查无阳性体征所见。除外舞蹈症、肌阵挛发作及其他有肯定病理变化的神经系统疾病。临床上易被误诊为局限性运动性发作。

9. 凝视　学校教师或家长常发现青少年学生中有一过性凝视发作的学生，家长往往不易观察到其发作表现。凝视也不像失神发作患儿那样成串发作。儿童常因语言或触觉刺激结束其凝视。长程脑电图/视频脑电图描记可明确鉴别失神发作与短暂非癫痫性凝视发作。

10. 中毒　小儿中毒多系好奇、无知或家长、监护人看管疏忽而造成孩子误服药物、毒物及误食毒果等所致。常见原因如下：药品或毒物保管不严，误服中毒；进食有毒动、植物，如河豚、白果、毒蕈及喷洒了农药的瓜果、蔬菜，采食野果——蓖麻子、曼陀罗等；食物处理不当而产生毒性，如喝变质奶类、肉类等；服用有机磷（敌敌畏、敌百虫）、有机氯等，或寒冷季节用煤取暖，不注意通风，造成 CO 中毒。上述中毒均可引起惊厥。

11. 新生儿惊厥　新生儿因感染、损伤、先天疾病等易发生惊厥，鉴别见表 19 – 2 – 2。

表 19 – 2 – 2　新生儿惊厥鉴别

	生后 24 小时之内	1 ~3 天	3 ~7 天	1 ~ 4 周
感染	细菌性脑膜炎 脓毒败血症 宫内感染	细菌性脑膜炎 脓毒败血症		单纯疱疹病毒脑炎
损伤	蛛网膜下腔出血 缺氧缺血性脑病 足月产儿脑室内出血 大脑镰或小脑幕撕裂	大脑挫伤伴硬膜下出血 大脑梗死 大脑内出血 早产儿脑室内出血 特发性大脑静脉血栓形成	大脑梗死 特发性大脑静脉血栓形成 大脑内出血	特发性大脑静脉血栓形成
代谢性疾病	吡哆醇依赖症	甘氨酸脑病 糖原合成酶缺乏症 甲状旁腺功能减低症 – 低钙血症 尿素循环障碍 吡哆醇依赖症	甲状旁腺功能减低症 丙酸血症 甲基丙二酸血症	果糖代谢障碍 Gaucher 病Ⅲ型 GM，神经节苷脂沉积症Ⅰ型 尿素循环障碍 酮症高甘氨酸血症 新生儿枫糖尿症 肾上腺脑白质营养不良（新生儿型）
先天性疾病	大脑发育不良	色素失禁症 结节性硬化症	家族性新生儿惊厥	结节性硬化症
其他	药物不良反应	撤药综合征	核黄疸 营养性低钙血症	大脑发育不良

四、治疗

（一）癫痫持续状态的急救

癫痫持续状态可导致大脑细胞永久性损害，甚至危及生命，因此必须立即抢救，尽快终止发作。治疗原则是去除病因，控制发作及减轻脑部进一步的损害。治疗如下。

1. 一般处理

（1）保持呼吸道通畅、防止窒息：抽搐时，应平卧，头转向一侧，及时清除口、鼻、咽喉内的分泌物或呕吐物，以防吸入气管而发生窒息。一旦发生窒息，除清除分泌物或呕吐物外，要立即行人工呼吸，口对口呼吸，必要时做气管切开。

（2）防止意外损伤：为防止舌咬伤，可用纱布裹好的压舌板置上下磨牙间。若牙关紧闭，不要强行撬开。为防止坠床跌伤，需有人守护或加用护栏。

（3）防止缺氧性脑损伤：立即给予氧气吸入，必要时可用如ATP、辅酶A等脑细胞营养药物，或醒后喂予糖水，以防低血糖损伤脑细胞。

2. 控制惊厥

（1）针刺：常用穴位为人中、合谷、涌泉、百会、十宣、内关等，需强刺激，必要时可留针。

（2）止痉剂

①地西泮：常为首选药物。按0.2～0.3mg/（kg·次）静脉缓慢注射（原药不稀释，速度为1mg/min），作用快，1～3分钟可生效，有时用药后数秒钟止痉。但作用时间短，必要时20分钟后重复用一次，一日可重复3～4次。注意一次最大量儿童不超过10mg，婴儿不超过3mg。有抑制呼吸、心跳和降低血压之弊，曾用过巴比妥药物者，尤须注意。

②10%水合氯醛：本药作用较快，持续时间较短。0.4～0.6ml/(kg·次）加入1～2倍生理盐水灌肠或鼻饲，止痉快，必要时30分钟后重复一次。

③苯巴比妥钠：5～10mg/（kg·次），肌注。为控制惊厥的基本药物，但效果较慢，注入后20～60分钟才能在脑内达到药物浓度的高峰，故不能使惊厥立即停止。但维持时间长，在用地西泮等控制发作后，可用作维持治疗，以巩固疗效。

④氯丙嗪：1～2mg/（kg·次），肌注或缓慢静注。

⑤苯妥英钠：每次15～20mg/kg（每次不超过0.2g），按25mg/min静脉注射，监测心率、血压、心律。本药无抑制呼吸现象，但止痉作用缓慢，且有潜在的心律不齐危险。

⑥丙戊酸钠（德巴金）：10～20mg/（kg·0.5h），静脉注射。维持量1mg/(kg·h)，维持时间依据惊厥情况而定。

⑦异戊巴比妥钠（阿米妥钠）：属于快速作用巴比妥类药物，在其他药物无效时可试用。由于本药有抑制呼吸作用，故小婴儿及呼衰者要慎用。剂量5mg/(kg·次)，肌注或静注。静注时用10%葡萄糖液稀释成1%溶液，以1ml/min速度静推，惊厥停止即中止注射。

⑧硫喷妥钠：遇有顽固抽搐不止者，可用硫喷妥钠10～20mg/(kg·次）配成2.5%溶液，深部肌注或静脉缓注。但注意勿搬动头部，以免引起喉痉挛。在使用镇静药物时，勿在短期内频繁轮用多种药物，或连续多次用同一止痉药物，以免发生中毒。

3. 对症处理

（1）降颅压：持续抽搐、视乳头水肿、瞳孔两侧不等大，提示脑水肿。给予20%甘露醇1～2g/（kg·次）快速静滴，每6～8小时1次。必要时可同时选用速尿，增强脱水效果。也可用地塞米松0.2～0.4mg/（kg·次），静注，每6小时1次。

（2）维持水和电解质平衡：惊厥患儿无严重液体丢失时，液体总量按80ml/（kg·d）或1000～1200ml/（kg·m^2体表面积），钠1～2mEq/kg，钾1.5mEq/kg补充，使患儿保持轻度脱水及血钠正常偏低状态，以利于控制脑水肿。

（二）癫痫治疗

1. 抗癫痫治疗原则

（1）根据不同发作类型选药。

（2）初治病人由单药开始，逐渐增加至有效范围，需长期规律用药。

（3）除药物中毒及药物过敏时，更换药物需逐渐过渡。

（4）停药过程要缓慢，要注意个体差异，有条件时应做药物血浓度监测或药代动力学检查。

（5）多药合治时要观察药物相互作用及动态观察药物不良反应。

（6）一般癫痫诊断确立，发作2次以上，即宜开始抗癫痫治疗。

（7）发作完全控制后3～4年开始减药，1年左右停完。

2. 选择药物的原则

（1）根据癫痫的类型选用药物：有些抗癫痫药物是广谱的，有些药物仅对某一类型有效，所以根据癫痫类型选用药物极为重要，可参照表19－2－3和表19－2－4按照所列顺序选用药物。

（2）选用药物时先用一种，疗效相仿的药物则选择毒性最小、价格便宜、进行最少药物血浓度监测次数的药物。

（3）多数的抗癫痫药物对造血及肝脏有一定的影响，治疗前应做周围血及肝功能检查，以后作比较用。

（4）抗癫痫药物开始应用范围内的最低剂量，无效时逐渐增加药量以至达到完全控制发作。药物剂量见表19－2－5。

（5）药物的调整原则是因治疗无效而需增加药物时一般只增加一种，亦先自小剂量开始。如果要停用一种药物，则需新增的药物达到有效血浓度后再逐渐将停用的药物减量至停用。没有必要同时服用化学结构相同的药物。

五、预后

小儿癫痫的完全缓解率可达50%～80%，3年以上无复发达75.9%。此外尚有15%～25%的患儿经治疗后发作明显减少，因而药物治疗的总有效率为80%～90%。在其余药物难以控制发作的少数难治性癫痫中，有相当一部分可通过外科手术、迷走神经刺激、生酮饮食控制发作。

表 19-2-3　抗癫痫药物的选择

发作类型	一线药物	二线药物	可以考虑的药物	可能加重发作的药物
强直-阵挛发作	丙戊酸钠	左乙拉西坦 托吡酯	苯妥英钠、苯巴比妥	
失神发作	丙戊酸钠 拉莫三嗪	托吡酯		卡马西平 奥卡西平 苯巴比妥 加巴喷丁
肌阵挛发作	丙戊酸钠 托吡酯	左乙拉西坦 氯硝西泮 拉莫三嗪		卡马西平 奥卡西平 苯妥英钠 加巴喷丁
强直发作	丙戊酸钠	左乙拉西坦 氯硝西泮 拉莫三嗪 托吡酯	苯巴比妥 苯妥英钠	卡马西平 奥卡西平
失张力发作	丙戊酸钠 拉莫三嗪	左乙拉西坦 托吡酯 氯硝西泮	苯巴比妥	卡马西平 奥卡西平
部分性发作（伴或不伴继发全身强直阵挛发作）	卡马西平 丙戊酸钠 奥卡西平 拉莫三嗪	左乙拉西坦 加巴喷丁 托吡酯 唑尼沙胺	苯妥英钠 苯巴比妥	

表 19-2-4　根据癫痫综合征的选药原则

癫痫综合征	一线药物	二线药物	可以考虑的药物	可能加重发作的药物
儿童失神癫痫	丙戊酸钠 拉莫三嗪	左乙拉西坦 托吡酯		卡马西平 奥卡西平 苯妥英钠
青少年失神癫痫	丙戊酸钠 拉莫三嗪	左乙拉西坦 托吡酯		卡马西平 奥卡西平 苯妥英钠
青少年肌阵挛癫痫	丙戊酸钠 拉莫三嗪	左乙拉西坦 托吡酯 氯硝西泮		卡马西平 奥卡西平 苯妥英钠

续表

癫痫综合征	一线药物	二线药物	可以考虑的药物	可能加重发作的药物
仅有全面强直－阵挛发作的癫痫	丙戊酸钠 卡马西平 托吡酯 拉莫三嗪	左乙拉西坦 奥卡西平	氯硝西泮 苯巴比妥	
部分性癫痫 症状性 隐源性	丙戊酸钠 卡马西平 托吡酯 拉莫三嗪 奥卡西平	左乙拉西坦 加巴喷丁 苯妥英	苯巴比妥	
婴儿痉挛	类固醇	氯硝西泮 丙戊酸钠 托吡酯 拉莫三嗪		卡马西平 奥卡西平
Lennox－Gastaut综合征	丙戊酸钠 托吡酯 拉莫三嗪	左乙拉西坦 氯硝安定		卡马西平 奥卡西平
伴中央颞区棘波的儿童良性癫痫	丙戊酸钠 卡马西平 拉莫三嗪 奥卡西平	左乙拉西坦 托吡酯		
伴枕部爆发活动的儿童良性癫痫	丙戊酸钠 卡马西平 拉莫三嗪 奥卡西平	左乙拉西坦 托吡酯		
婴儿期严重肌阵挛癫痫	丙戊酸钠 托吡酯 氯硝西泮	左乙拉西坦		卡马西平 奥卡西平
慢波睡眠中持续棘慢波	丙戊酸钠 类固醇 拉莫三嗪 氯硝西泮	左乙拉西坦 托吡酯		卡马西平 奥卡西平
Landau－Kleffner综合征（获得性癫痫性失语）	丙戊酸钠 类固醇 拉莫三嗪	左乙拉西坦 托吡酯		卡马西平 奥卡西平
肌阵挛站立不能癫痫	丙戊酸钠 托吡酯 氯硝西泮	左乙拉西坦 拉莫三嗪		卡马西平 奥卡西平

表 19－2－5　常用抗癫痫药物的选用剂量及有关药理参数

药物	维持剂量（mg/kg）	达稳态浓度的时间（d）	有效血药浓度（g/ml）	血浆半衰期（h）	每日服药次数（次）
苯巴比妥	2～5	14～21	15～40	96～120 小儿 37～73	1～2
苯妥英钠	4～8	7～10	10～20	13～46	2～3
卡马西平	10～30	3～7	4～12	8～20	2～3
丙戊酸钠	15～60	2～3	50～100	6～15	3
氯硝西泮	0.1～0.2	4～8	0.02～0.07	20～60	2～3
硝西泮	0.2～1.0	5～16	0.04～0.18	21～25	2～3
托吡酯	4～8	4～8	－	21	2

儿童癫痫的预后取决于多种因素，如病因、发作类型、发作严重程度、年龄、脑电图改变、治疗早晚等。对每一例癫痫患儿预后的评估必须根据个体特点进行全面分析。

（邹丽萍　徐　通　杨欣伟　汪　丽）

第三节　化脓性脑膜炎

化脓性脑膜炎（purulent meningitis，以下简称化脑），又称细菌性脑膜炎（bacterial meningitis），是小儿时期较为常见的神经系统感染。它是由各种细菌引起的中枢神经系统感染性疾病，多见于婴幼儿。早期诊断和治疗是降低本病死亡率和后遗症发生率的关键。

一、病因

小儿的免疫和血脑屏障功能发育尚不完善是患本病的主要原因，长期营养不良也是易患化脑的高危人群。可参考表 19－3－1、19－3－2、19－3－3。

表 19－3－1　引起化脓性脑膜炎的常见病原体和基本条件

条件	病原体
脑脊液漏（耳溢、鼻溢）	肺炎链球菌、流感嗜血杆菌
皮肤窦道，脊髓脊髓膜膨出	葡萄球菌、革兰阴性肠杆菌、肠道细菌（与缺陷部位有关）
末端补体缺陷	脑膜炎奈瑟菌
无脾（解剖或功能上）	肺炎链球菌、脑膜炎奈瑟菌、沙门菌属
肾移植，T 细胞缺陷	单核细胞增多性李斯特菌
耳瘘（镫骨底板，卵圆窗）	肺炎链球菌

续表

条件	病原体
脑室腹膜分流	肺炎链球菌、流感嗜血杆菌、脑膜炎奈瑟菌（血源性）、葡萄球菌、类白喉菌（如被污染的分流器）
抗体缺陷状态（包括 HIV）	肺炎链球菌、脑膜炎奈瑟菌、流感嗜血杆菌 B 型
穿透性创伤	据创伤的部位和性质不同而异（颅骨创伤后的皮肤病原体、眼睑或鼻咽创伤后的鼻咽部病原体）
外科手术	皮肤病原体、医源性病原体

［摘自：黄德珉，叶鸿瑁，罗凤珍主译．儿科感染性疾病．辽宁教育出版社］

表 19－3－2　不同年龄化脓性脑膜炎的常见致病菌

年龄	致病菌
新生儿至 3 个月	B 组链球菌、李斯特菌、肠道杆菌（包括大肠埃希菌、克雷伯杆菌等）
3 个月至 6 岁	流感嗜血杆菌、肺炎链球菌、脑膜炎双球菌
>6 岁	肺炎链球菌、脑膜炎双球菌

表 19－3－3　化脓性脑膜炎的病因

细菌		致病特点
常见的	脑膜炎双球菌	可呈流行性
	肺炎链球菌	可呈流行性
	流感嗜血杆菌	在 B 型流感嗜血杆菌菌苗接种后发病率下降和/或 3 岁以后不常见
不常见的	葡萄球菌	在脑室分流和头颅外伤时可见
	肠道杆菌	新生儿、长时间住院患儿、免疫力下降、腰穿以后
	假单胞菌	
	变形杆菌	

二、病理

局部感染的病灶，细菌直接进入血循环，引起血行播散，细菌荚膜可干扰吞噬细胞的吞噬作用。由于小儿的免疫功能发育不完善，机体缺少抗荚膜抗体，使细菌通过小儿发育不完善的血－脑脊液屏障进入侧脑室脉络丛及脑膜，播散至脑脊液及蛛网膜下腔并迅速繁殖。

化脑患儿软脑膜和蛛网膜普遍受累，脑组织表面及脑底、脑沟、脑裂、基底池和脊髓表面均有不同程度的脓性渗出物，造成广泛的炎性粘连及脓液积聚。多数情况下由于大脑底部炎症后的广泛粘连及炎性蛛网膜颗粒绒毛使脑脊液的再吸收出现障碍，造成交通性脑积水。脓液可以阻塞脑室系统内脑脊液的循环，以及炎症后反应性胶质细胞增生使大脑导水管阻塞，也是发生脑积水的原因之一。有时脓液可包围神经及神经根，引起脑膜刺激征及肢体的瘫痪。炎症引起的脑水肿也间接地压迫血管，出现相应部位的脑梗死。血管壁也受到炎症细胞的浸润而致血管内皮细胞损伤，血管狭窄，继发性缺血及梗塞。缺氧、脑内循环的障碍、中毒、发热等影响脑细胞的功能，导致惊厥、神志改变等神经系统的症状。穿过硬脑膜下腔的血管有炎症时可使血管内的血浆渗出造成硬脑膜下积液。

三、症状

（一）典型的临床表现

1. 全身中毒症状　由细菌毒素刺激所致。起病急、高热、精神萎靡，随着烦躁或萎靡的发展而突然面色青灰及苍白，具有早期诊斯意义。

2. 头痛极为剧烈，并伴有喷射性呕吐　婴幼儿因颅骨缝未闭或闭合不紧，故头痛不明显。但当颅内压突然起伏如剧烈咳嗽、用力及哭闹时及头位改变可引起剧烈头痛，婴幼儿因不能自诉常表现为躁动、用手敲头或用头撞墙；新生儿与小婴儿则常睁眼不眠，呈脑性尖叫来表明自己头部的不适。

3. 呕吐　它可能成为急性颅内压增高的唯一主诉。呕吐特点为喷射状呕吐，往往在剧烈头痛时出现，呕吐后头痛可暂时缓解。

4. 视神经乳头水肿　是颅内压增高最客观的重要体征。在乳幼儿或小儿颅内压增高时，因有囟门的调节，常无视乳头水肿出现。

5. 意识障碍　患儿先出现多睡，逐渐表现各种不同程度的意识障碍，严重者可昏迷。

6. 惊厥　大脑皮层运动区受刺激时发生惊厥，可频繁发作。

7. 肌张力增高　患儿可出现上肢屈曲，下肢内收挺直呈去皮层强直；四肢挺直，上肢内旋，下肢内收，双足下垂呈现去大脑强直。

8. 呼吸衰竭　开始患儿呼吸不规则，严重时出现呼吸衰竭，若抢救不及时，会很快死亡。

9. 脑疝　发生较快，有时数小时就可出现。可突然出现脑疝侧瞳孔不等大或形状改变，对光反射迟钝或消失。

10. 脑膜刺激征阳性　可参考表 19－3－4。

表 19－3－4　引出各种脑膜炎相关的体征

体征	引出的步骤	阳性表现
颈强直	患儿仰卧在检查床边 检查者用手托住患儿头部 轻柔地将颈部屈曲，尽量使下颌抵至胸部	颈部屈曲有阻，下颌不能抵至胸部
克氏征	患儿仰卧位 将其一侧下肢在髋关节及膝关节处屈曲成直角 伸直其小腿	小腿不能上举伸直达到135°为阳性
布氏征	患儿仰卧位 轻柔地将头向下屈曲颈部	膝关节或髋关节有自发的屈曲动作
前囟膨隆（婴儿）	使患儿处于坐位 患儿处于安静、不哭闹的状态	膨隆的前囟没有搏动提示颅内压升高

（二）不同年龄的临床表现

一般来说年龄愈小，全身中毒症状愈重，脑膜刺激征及其他神经系统症状愈不典型。

1. 新生儿及 3 个月以下的小婴儿　常表现激惹、拒乳、嗜睡、呕吐、惊厥、双眼凝视、囟门饱满、面色苍白、发绀或发黄、呼吸不规则、发热或体温不升。

2. 4 个月至 2 岁的婴幼儿　多有发热、呕吐、嗜睡、烦躁、易激惹、惊厥、囟门饱满和颈强直；6 个月以内的小婴儿尖叫、易激惹，前囟张力增高、饱满，颅缝裂开，颈强直常不明显。

3. 大于 2 岁的儿童　头痛、呕吐、高热、嗜睡及精神障碍常是病初的主要症状，脑膜刺激征明显，巴氏征可引出，偶见共济失调步态。患儿在发病前可有上呼吸道及消化道的症状，如感冒、咳嗽、轻度恶心、呕吐、腹泻等，随即出现高热、烦躁、精神萎靡或嗜睡。严重病例有抽搐、昏迷、休克。颅内压增高可引起频繁的呕吐。

4. 年长儿　可持续性头痛，颈强直。急性颅内压增高，头痛、呕吐、视乳头水肿是年长儿或成人颅内压增高的三大主征，但未必出现于婴儿，需要引起高度的重视。

（三）常见致病菌所致的几种脑膜炎（表 19－3－5）

1. 脑膜炎双球菌性脑膜炎　脑膜炎双球菌性脑膜炎（meningococcal meningitis）又称流行性脑脊髓膜炎，是化脓性脑膜炎中较为常见的一种，一般在冬春季流行。脑膜炎双球菌的 A 群易造成流行，B、C 群有散发或小的流行。由于预防接种的实行，发病率已明显下降。

脑膜炎型（普通型）最常见，症状与其他化脓性脑膜炎的症状相似，并且 75% 左右的病人出现皮肤瘀点、瘀斑。

暴发型包括败血症、休克和脑膜脑炎型以及混合型，病情发展迅速而危险，皮肤上可见大片紫癜，其机制是细菌栓塞血管，发生休克时肺部微血管广泛血栓形成。与此同时脑膜炎双球菌的脂多糖内毒素，可引起微循环障碍，发生弥散性血管内凝血，因循环衰竭而死亡。

2. 肺炎球菌脑膜炎　发病率仅次于流行性脑脊髓膜炎。各年龄均可发病，主要见于婴幼儿。常伴有肺炎、中耳炎、鼻炎等，或有外伤、脑脊液鼻漏等先天缺陷。起病急，冬春季多见。患儿往往先有上呼吸道感染症状，在发热后数小时内较易出现惊厥和昏迷。肺炎球菌脑膜炎易复发，病程迁延常合并硬膜下积液或积脓。本病病死率较高，半岁以下的婴儿最高；存活者可留有较为严重的神经系统后遗症。

3. 葡萄球菌脑膜炎　比其他化脑严重。可见于小儿各年龄组，以新生儿和学龄儿童发病较多。夏季多见。多继发于身体其他部位葡萄球菌化脓灶、败血症及脓毒败血症的过程中，如新生儿脐炎或皮肤感染，较大儿童的中耳炎、蜂窝织炎、脑外伤，偶见脑外科术后发病。病儿除高热及严重的感染中毒症状外，颈强直常较明显，持续时间较长。约半数病儿出现各型皮疹、脓性小疱疹、瘀血点及猩红热样皮疹、荨麻疹等。同时易并发感染性休克及全身其他部位的病灶，如肺炎、肺脓肿、肝脓肿、骨髓炎等，可合并脑室炎及硬膜下积液或积脓。本病脑脊液和血细菌培养阳性率均较高。

4. 新生儿细菌性脑膜炎　多继发于败血症或呼吸道、脐部及皮肤感染后。约 1/3 以上的败血症病例可并发脑膜炎。新生儿感染可来自胎儿吸入污染的羊水或产道的分泌物，或来自医院内交叉感染。致病菌主要是革兰阴性肠道杆菌、金黄色葡萄球菌、链球菌等。未成熟儿发病率比足月儿高 3 ~8 倍。

出生后1周以内发病者称早发型脑膜炎，常于出生后24 ~48小时内发病，病情严重，表现为呼吸困难、浅表，发作性呼吸暂停，惊厥，休克，体温高低不一，此外还可以有呕吐、腹泻、黄疸等症状。

1周以后发病者称晚发型脑膜炎，表现的症状多不典型，发病开始常表现为精神萎靡、活动减少、拒食、烦躁等，体温可有较大的波动。如病情继续发展则出现惊厥、呼吸窘迫与休克等，但却很少有前囟膨隆、颈强直等脑膜刺激征。凡新生儿出现上述症状，而又不能用其他原因解释者，即应考虑有新生儿脑膜炎，应进行脑脊液检查明确诊断。

表19－3－5　几种常见细菌所致化脓性脑膜炎的临床特点

	肺炎球菌	流感杆菌	葡萄球菌	大肠埃希菌
发病数	多	较多	较少	较少
好发年龄	婴儿较多	3个月至3岁	各年龄，以新生儿及年长儿	3个月以内婴儿，尤以新生儿较多
发病季节	不定，冬春较多	不定，夏季极少	不定	不定
侵入途径	常继发于肺炎、中耳炎、乳突炎、颅脑外伤后	上呼吸道	脐、皮肤及各种化脓性病灶	脐部、消化道、中耳、尿布疹、脊柱裂等
临床特点	不典型，脑膜刺激征少，偶见稀疏小瘀点，易复发，易并发硬膜下积液或脑积水	有明显前驱期（上呼吸道感染），常有轻度贫血，有时见瘀点，可并发硬膜下积液	多伴脓毒败血症表现，多见皮疹，呈猩红热样或荨麻疹样，有时呈瘀点	不典型，极易并发脑室膜炎，预后差
脑脊液特点	脓性、黏稠不易流出，或混浊不重，细胞数仅数百，但涂片可见大量 G^+ 弹头形双球菌	涂片有多形态 G^- 杆菌	较稠，涂片易找到成堆的 G^+ 球菌	可找到 G^- 杆菌

（四）并发症状

1. 硬脑膜下积液　1岁以内患儿流感嗜血杆菌脑膜炎较多见。可发生在化脑同时或出现症状数小时或数日之后，多见于起病7 ~10天。10% ~15%的硬膜下积液有临床症状。如治疗不见好转，或病情及脑脊液改变逐渐好转时忽又出现发热、烦躁、意识障碍、头痛、喷射性呕吐及惊厥，体征见前囟膨隆、颅骨缝裂开、头围增大，叩诊有破壶音等颅内压增高表现，即应进行颅透光检查、CT扫描确诊。

正常情况下硬膜下积液 <2ml，蛋白质定量 <0.4g/L，并发硬膜下积液时，液体量增多，颜色深黄，少数可呈脓性，应进行前囟穿刺放液等治疗。

2. 脑室膜炎　比较常见的并发症，是造成预后不良和严重后遗症的原因之一。年龄愈小、延误诊治时间愈久的病儿发生率愈高。革兰阴性杆菌所致者尤多。感染途径系经过血行播散、脉络膜裂隙直接蔓延或经脑脊液逆行扩散。脑室膜炎诊断标准如下。

（1）脑室液细菌培养或涂片获阳性结果，与腰椎穿刺液一致。

（2）脑脊液白细胞数 $>50\times10^{6}/L$，糖 $<1.6mmol/L$，或蛋白质 $>0.4g/L$。

（3）腰穿脑脊液已接近正常，但脑室液仍有炎性改变（如细胞数增高、蛋白升高、糖含量降低），即可确诊。早期明确诊断是关键，应进行脑室穿刺，其适应证：

①病情危重、惊厥频繁、呼吸衰竭；

②脑超声波检查有明显脑室扩大；

③常规治疗方法疗效欠佳；

④脑脊液培养出少见细菌，特别是革兰阴性杆菌；

⑤有中枢神经系统先天畸形或化脑复发者。

3. 脑性低钠综合征　细菌性脑膜炎患儿除因呕吐、不进饮食等原因可引起水、电解质紊乱外，还可见脑性低钠血症，出现昏睡、惊厥、昏迷、水肿、全身软弱无力、四肢肌张力低下、尿少等症状。这是由于抗利尿激素的分泌使体内水钠潴留，加剧脑水肿，必要时测定血浆钠。低钠血症所引起的某些临床表现常与化脑本身的表现相混淆，一经纠正即可消失。

4. 脑积水　炎症渗出物影响脑脊液循环可致交通性或非交通性脑积水。婴儿出现头围逐渐增大，前囟饱满，颅缝分离。

5. 脑脓肿　治疗过程中出现局限性神经系统体征及颅内压增高的症状，如头痛、呕吐日益加重，有时伴局部抽搐。脑脓肿较多见于金黄色葡萄球菌脑膜炎。

6. 其他　可出现耳聋、失明、癫痫及智力障碍等。

四、诊断

（一）临床诊断

对于发热伴有神经系统异常症状和体征的患儿，应考虑有化脑的可能，及早进行脑脊液检查可明确诊断。

（二）实验室诊断

细菌性脑膜炎的确诊主要通过脑脊液的检查。

1. 脑脊液常规检查　典型患儿的脑脊液压力增高，外观混浊；白细胞总数显著增加，多在 $1000\times10^{6}/L$ 以上，以中性粒细胞为主；糖含量降低，常 $<1.11mmol/L$；蛋白质含量增加，多在 1g/L 以上；脑脊液涂片可找到病原菌；脑脊液培养并加药敏试验可确定病原且能指导临床用药（表 19－3－6）。

表 19－3－6　不同病原引起的脑膜炎脑脊液表现

	正常	化脓性	病毒	分枝杆菌	真菌
肉眼观察	清亮	混浊	清亮或混浊	清亮或有蛛网样凝块形成	混浊
糖（mg/dl）	CSF 糖/血糖	<40	正常	<50	30～40
糖/血糖	≥2/3	比值很低	正常比值	比值 1/2～2/3	比值低

续表

	正常	化脓性	病毒	分枝杆菌	真菌
蛋白（mg/L）	<40	100 ~500	正常或轻度升高	达 300，可能 >500	100（20 ~ 500）
细胞总数	<10 个	达到数千个	达到 100 个	25 ~ 100（很少 >500 个）	达到 50
占优势的细胞类型		中性粒细胞	淋巴细胞	淋巴细胞	淋巴细胞

2. 脑脊液的病原学检查

（1）细菌涂片及培养：涂片找病原菌是早期、快速、简便、实用的方法。待脓液自然沉淀后取沉淀物涂成薄片，做革兰及美蓝 2 种染色。细菌培养应争取在抗生素治疗之前，并注明细菌培养阳性时做药敏试验以指导临床用药。

（2）特异性抗原检测：其原理是利用当地常见的化脑细菌株提纯抗原（多糖抗原）制备抗体。利用已知的抗体（诊断血清）测定标本中的细菌抗原供快速诊断。目前有多种检测方法。

3. 头颅 CT 以及 MRI 扫描　出现局灶性神经系统异常体征或疑有并发症时应进行 CT 或 MRI 检查，以便及时诊断和处理。

（三）鉴别诊断

典型的化脑诊断不难，但治疗不彻底的化脑需与以下疾病鉴别。

1. 病毒性脑膜炎　病毒性脑膜炎临床表现可以与化脑相似，但脑脊液的外观较清，细胞总数为 0 至数百 $\times 10^6$/L，以淋巴细胞为主，但早期脑脊液中的细胞可能以中性粒细胞为主，通常以单核细胞为主，糖含量正常，蛋白质轻度增高，细菌学检查阴性。病毒或其抗体检查可以确定病原。

2. 结核性脑膜炎　除婴儿可急性起病外，一般起病较缓，多有结核接触史和其他部位结核灶。脑脊液外观呈毛玻璃样，细胞数多在 500×10^6/L 以内，以淋巴细胞为主，但早期脑脊液中的细胞可能以中性粒细胞为主，糖和氯化物降低，蛋白增高。有时脑脊液静置后在上层有一薄膜，做涂片或细菌培养可找到结核杆菌。结核菌素试验强阳性（体弱者可以阴性）。

五、治疗

（一）控制感染

抗生素应早期、足量、静脉给予，选择透入脑脊液浓度较高的抗生素，以杀菌剂为优选，见表 19 -3 -7。疗程一般不少于 4 周。

表 19－3－7　化脓性脑膜炎患儿抗生素治疗的适应证及剂量

	剂量 [mg/(kg·d)]	间隔 (qh)	适应证
青霉素 G	300 000U	4	对青霉素敏感的肺炎球菌或脑膜炎球菌；化脓性链球菌
头孢噻肟	200	6	对氨苄青霉素耐药的 Hib；对青霉素耐药的肺炎球菌（头孢噻肟/头孢三嗪的 MIC ≤ 0.5μg/dl）；革兰阴性肠杆菌
或头孢三嗪	100 或 80～100	12 24	
氨苄青霉素	300～400	6	对其敏感的 Hib；粪肠球菌或单核细胞增多性李斯特菌（常和氨基糖苷类合用）
氯霉素	75～100	6	对氨苄青霉素耐药的流感嗜血杆菌 B；对青霉素过敏的病人；厌氧菌
新青Ⅱ/新青Ⅲ	200	6	金黄色葡萄球菌（与或不与利福平合用）
万古霉素	60	6	对新青Ⅰ耐药的葡萄球菌；青霉素过敏的病人；对头孢菌素耐药的肺炎球菌，对氨苄青霉素耐药的肠球菌属
头孢他定 或	150	6	假单胞菌属；革兰阴性肠杆菌；选择不同的抗生素进行经验性治疗，当敏感性试验结果出来后应修改原来的治疗方案，选择最合适的抗生素
替卡西林 或	300	6	
哌拉西林 或	300	6	
阿米卡星	20～30	8	
庆大霉素	7.5～10.0	8	
甲氧苄氨嘧啶－磺胺甲基异噁唑	20	6	对青霉素过敏的病人感染的单核细胞增多性李斯特菌

[摘自：黄德珉，叶鸿瑁，罗凤珍主译．儿科感染性疾病．辽宁教育出版社]

（二）对症及支持疗法（图 19－3－1）

1. 颅内压力增高时给予脱水剂，如 20％甘露醇。目前认为应小剂量多次应用，每次 0.25～0.50g/kg。

2. 硬膜下积液较多时应反复穿刺放液，必要时可行外科处理。脑室管膜炎可做侧脑室控制性引流，减轻脑室内压，并注入抗生素。

3. 肾上腺皮质激素的应用有抗炎、降低颅内压、减轻脑膜粘连等作用。急性期可给予地塞米松每日 0.2～0.5mg/kg，一般疗程 3～5 天。

4. 注意观察生命体征、意识及瞳孔的变化；保证营养和能量的供应，维持水、电解质平衡。

5. 处理高热、惊厥、感染性休克等。

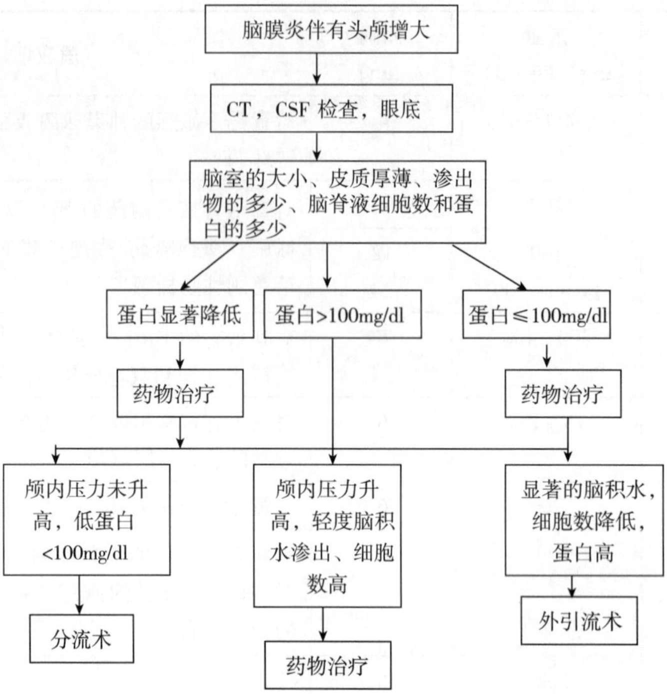

图 19－3－1　脑膜炎伴头颅增大诊治流程图

【预后】

一般而言，年龄小，起病后未得到及时合理治疗，感染的细菌量多，有局灶性体征的患儿预后差、死亡率高、后遗症重。常见的后遗症有智能减退、癫痫、脑积水、失明、失听、肢体瘫痪、颅神经麻痹、行为及性格障碍等。

（邹丽萍　徐　通　杨欣伟　汪　丽）

第四节　病毒性脑炎

病毒性脑炎（acute viral encephalitis）是指由病毒引起的中枢神经系统急性感染，病情轻重不等，危重者呈急进性过程，可导致死亡及后遗症，也是世界各国儿童神经系统感染和死亡的主要原因之一。因多数病例的病因诊断尚存在一定困难，所以临床以急性无菌性脑膜炎或脑炎最为常见。除少数病毒外，病毒脑炎的治疗缺乏特效方法。

一、病因

引起脑炎的病毒有腺病毒、埃可病毒、柯萨奇病毒、肠道病毒、单纯疱疹病毒（尤其I型）、流行性感冒病毒、巨细胞包涵体病毒、腮腺炎病毒等（表 19－4－1）。但临床上仅约 1/4 的病例可查出确切的致病病毒。某些病毒所引起的中枢神经系统感染累及所有年龄人群，无明显的季节或地域差异，如单纯疱疹病毒性脑炎。但也有些病毒性疾病具有明显的流行性特征，如虫媒病毒感染好发于相应虫媒生活的地域和季节，在我国乙型脑炎主要发生于夏秋季。

表 19－4－1 急性病毒性脑炎的病因

	病毒	说明
散发性	单纯疱疹 腮腺炎 麻疹 脊髓灰质炎 ECHO 病毒 轮状病毒	中枢神经系统以外的部位经常受累；脑实质受累并不常见
	狂犬病	主要是一种亲神经病毒
	HIV 水痘 巨细胞病毒	发生在免疫缺陷的儿童
流行性	流行性乙型脑炎	亚洲常见，蚊咬传播
	Kyasanur 丛林病	主要在 Kyasanur 丛林发现；通过蜱咬传播；感染的动物是宿主
	东方马脑炎 西方马脑炎 加利福尼亚脑炎	主要在北美发现，通过蚊咬传播

多数病毒侵入人体后，在淋巴系统繁殖，通过血循环感染各种脏器，在入侵中枢神经系统前即可有发热等全身症状，在脏器中繁殖后的大量病毒则可进一步随血流进入中枢神经系统，进入脑内的病毒迅速繁殖，直接破坏神经组织；某些病毒可直接侵入中枢神经系统，如单纯疱疹病毒可经嗅神经侵入脑部；或者患者神经组织对病毒抗原的剧烈反应导致脱髓鞘病变和血管及血管周围损伤及供血不足。

二、症状

（一）典型的临床表现

各种病毒引起的急性病毒性脑炎的临床表现差异较大，大多起病较急，病前多有上呼吸道或消化道的症状。主要表现为发热、头痛、呕吐、头晕等，几天后可出现意识障碍，如对外界反应淡漠、迟钝或烦躁、嗜睡，重者出现昏迷，甚至出现脑疝。婴儿有前囟饱满，常有惊厥，可以为局限性、全身性或持续状态。根据受损的部位可以出现肢体瘫痪；也有表现为锥体外系的运动障碍，如舞蹈样动作、肌强直，或出现精神障碍，如记忆力减退，定向障碍，情绪改变、易怒，有时出现猜疑。病程一般 2 周左右，多数病例可以完全恢复，仅少数遗有癫痫、肢体瘫痪等不同程度的后遗症。

（二）几种常见的病毒脑炎

1. 急性单纯疱疹病毒性脑炎（herpes simplex viral encephalitis，HSE） 占病毒性脑炎的 2%～19% 和散发性坏死脑炎的 20%～75%。单纯疱疹病毒有Ⅰ、Ⅱ（HSV－Ⅰ、Ⅱ）两

型，95%的单纯疱疹病毒脑炎由 HSV－Ⅰ引起。HSV－Ⅰ经口腔鼻黏膜感染人体，经嗅神经和三叉神经进入颅内，潜伏于神经节内，在一定激发因素激活下致使神经节变性坏死。婴幼儿、儿童急性单纯疱疹病毒性脑炎多为 HSV 原发感染，由于其免疫系统发育和特异性免疫功能不足，导致 HSE 的发病率高。

临床表现不典型，容易被误诊。常常为急性起病，高热、头痛、呕吐、肌阵挛及癫痫发作，大多伴有意识障碍，重者迅速进入深昏迷。有的首发为精神错乱，表现呆滞、言语动作减少、反应迟钝或躁动不安、言语不连贯、记忆障碍、定向障碍，甚至有错觉、幻觉、妄想及怪异行为，亦可出现谵妄。部分病人出现口唇疱疹。神经系统症状呈多样性，常见者有偏瘫、失语、双眼同向偏斜、不自主运动。有的呈去大脑强直或去皮质状态；眼底检查可见视乳头水肿；颈项强直，脑膜刺激征阳性；睑下垂、瞳孔大小不等等。

辅助检查可发现脑脊液压力增高，以淋巴细胞为主的白细胞数及蛋白质增加，糖、氯化物正常。脑电图可见弥慢性高波幅慢波，颞区更明显，并可有周期性高波幅尖波。颅脑 CT 可发现脑内低密度病灶，常见于一侧或双侧颞叶。

病毒学检查：双份脑脊液单纯疱疹病毒抗体滴定度增高达 4 倍以上；单份脑脊液上述抗体滴度 >1:80；单份血清/脑脊液抗体滴度≤40，血清中和抗体或补体结合抗体滴度渐增加到 4 倍以上。

2. 流行性乙型脑炎（epidemic encephalitis B）　流行性乙型脑炎又称日本脑炎（Japanese encephalitis），简称乙脑。本病是由乙型脑炎病毒感染引起的中枢神经系统急性传染病，传染源是被感染的人或动物，通过蚊子叮咬而传播。主要病理变化为脑实质细胞弥漫性充血、水肿、出血，进行性的变性、坏死，及胶质细胞增生，血管周围大量渗出和细胞浸润，造成严重的临床症状。

本病有明显的流行季节，主要集中在 7、8、9 月份，多见于 10 岁以下的儿童，流行区内 80% 以上患者为 10～15 岁以下的儿童，成年人也有发病。近年来由于儿童、青少年广泛接种乙脑疫苗，发病率有明显下降，故成人相对增多。潜伏期为 1～2 周。被乙脑病毒感染后，由于机体抵抗力的不同，可以不出现临床症状或轻微感冒症状；若抵抗力下降，则出现乙脑症状，两者之比为 1000:1。所以出现典型的乙脑比例并不高。

典型症状为初起发热，急剧升高达 39～40℃，伴头痛、恶心、呕吐、全身乏力、嗜睡，也可有寒战。数天后有明显的持续高热，不同程度的意识障碍如嗜睡、昏迷等，而且日益加重，也有谵妄和精神症状，可有局部肢体或全身性癫痫发作。高热持续 7～10 日后，若治疗得当，病情逐渐转入恢复期，否则在病程极期，可因心和肺功能衰竭、脑疝死亡。恢复期时，体温逐渐下降，神志逐渐清醒，躁动和出汗减少，精神症状改善，癫痫停止，一般 2～4 周左右。少数病人留有后遗症，表现为神经系统症状（失语、偏瘫、构音或吞咽障碍、帕金森综合征、癫痫、耳聋、视力障碍等）、精神障碍（智力和记忆力减退、性格改变等）及自主神经系统症状（多汗、流涎等）。每个患者的后遗症均不尽相同，严重度和累及系统也不同。

根据病情可分为四型：轻型患儿表现为神志清楚，可有不同程度头痛、嗜睡，体温多在 38～39℃，一般 1 周内可恢复；中型患儿可有意识障碍，昏睡或浅昏迷，体温多在 40℃左右，可有短暂抽搐，病程约为 10 天，无后遗症；重型者早期高热后即有昏迷、癫痫或偏瘫，脑膜刺激征明显，高热持续不退高达 2～4 周，这类患儿可伴有严重的后遗症；暴发型，发病 1~2 天内有 40~41℃高热持续不退，随即深昏迷、严重抽搐、瞳孔大小不等，极易发生脑疝而死亡。

周围血中白细胞在（10~20）$\times 10^9$/L，早期以中性粒细胞为主。脑脊液检查示压力增高，白细胞为 $<500\times 10^6$/L，以淋巴细胞为主，蛋白轻微升高，糖和氯化物可正常。乙脑的特异性 IgM 抗体测定于病后第 4 天即可查出，早期诊断率达 80% 以上。

发病后无特效治疗，主要是加强护理和保证高热卡和支持治疗，维持水和电解质平衡，甘露醇和/或白蛋白脱水控制脑水肿、降温、用抗癫痫药等对症治疗，也可用地塞米松或泼尼松治疗。近年来死亡率有所下降。后遗症期则用推拿、针灸、理疗、矫形手术等。

防疫措施：乙脑疫苗的预防接种十分重要。用乙脑灭活疫苗对儿童及非流行区迁入的成人进行接种，流行区儿童 1 岁时首次免疫 2 针，间隔 1~2 周；2 岁时加强免疫 1 针；6~10 岁时再加注 1 针。疫苗免疫后 1 个月免疫力达高峰，故应在乙脑流行期开始前 1 个月完成接种。

由于本病以蚊为传染媒介，故灭蚊、防蚊为预防本病的主要环节。必须放手发动群众，消灭蚊子的滋生地，或喷射药物以灭蚊。

3. *风疹病毒脑炎*（rubella encephalitis） 风疹病毒脑炎可分为先天性风疹脑炎综合征和非先天性风疹脑炎两大类。它是由风疹病毒引起。前者多见于新生儿，后者可见于各年龄段。根据临床表现的不同，后者又分为两种类型。第一种是指发生在急性传染风疹后，其有以下特点：多发生于 5~14 岁的少年儿童，一般有皮疹史，脑炎的症状多发生在皮疹后 3~5 天或与皮疹同时出现，病程短，常可自限，痊愈比较完全，但少数严重病例常在 1~2 小时内死亡。第二种是指由风疹病毒慢性感染所引起的脑炎，即进行性风疹全脑炎，其临床特点为：有风疹病史；隐袭起病，进行性发展，病程达 8~10 年，预后差。影像学检查多示脑室扩大、脑萎缩。

三、诊断

（一）临床诊断

详细询问病史：有无病前或同时发生的腮腺炎、麻疹、水痘或传染性单核细胞增多症等情况，有无接触动物或昆虫叮咬等历史。诊断主要根据临床表现，鉴别诊断需要进行脑脊液和病毒学检查。

（二）实验室诊断

1. *脑脊液* 多数患儿脑脊液压力增高，外观清亮，白细胞总数多在 300×10^6/L 以内，以淋巴细胞为主，蛋白轻度升高，糖含量正常，涂片无细菌发现（表 19-4-2）。

2. *病原学检查* 凡符合下列情况者判为病毒性抗体阳性：

（1）脑脊液、血清病毒 IgM 阳性。

（2）双份脑脊液、双份血清 IgG 抗体滴度 4 倍或 4 倍以上升高。

（3）单份血清标本 IgG 抗体滴度与脑脊液的 IgG 抗体滴度比值≤40。

表 19 -4 -2 脑脊液测定的正常值

<table>
<tr><td colspan="2" rowspan="2">项目</td><td colspan="2">新生儿</td><td colspan="2">儿童</td></tr>
<tr><td>法制单位</td><td>旧制单位</td><td>法制单位</td><td>旧制单位</td></tr>
<tr><td colspan="2">总量</td><td colspan="2">5ml</td><td colspan="2">100 ~150ml</td></tr>
<tr><td colspan="2">压力</td><td>0.29 ~0.78kPa</td><td>30 ~80mmH$_2$O</td><td>0.69 ~1.96kPa</td><td>70 ~200mmH$_2$O</td></tr>
<tr><td colspan="2">比重</td><td colspan="2">1.005 ~1.009</td><td colspan="2">1.005 ~1.009</td></tr>
<tr><td rowspan="3">蛋白</td><td>总量</td><td>0.2 ~1.2g/L</td><td>20 ~120mg/dl</td><td>0.2 ~0.4g/L</td><td>20 ~40mg/dl</td></tr>
<tr><td>侧脑室</td><td></td><td></td><td>0.05 ~0.15g/L</td><td>5 ~15mg/L</td></tr>
<tr><td>小脑延髓池</td><td></td><td></td><td>0.1 ~0.25g/L</td><td>10 ~25mg/L</td></tr>
<tr><td colspan="2"></td><td colspan="2">婴儿</td><td colspan="2">儿童</td></tr>
<tr><td colspan="2">细胞数</td><td>0 ~20 × 10^6/L</td><td>0 ~20/mm^3</td><td>0 ~10 × 10^6/L</td><td>0 ~10/mm^3</td></tr>
<tr><td colspan="2">糖</td><td>3.9 ~5.0mmol/L</td><td>70 ~90mg/dl</td><td>2.8 ~4.5mmol/L</td><td>50 ~80mg/dl</td></tr>
<tr><td colspan="2">氯化物</td><td>110 ~122mmol/L</td><td>650 ~720mg/dl</td><td>117 ~127mmol/L</td><td>690 ~750mg/dl</td></tr>
<tr><td colspan="2">细菌</td><td colspan="2">阴性</td><td colspan="2">阴性</td></tr>
</table>

（三）影像诊断

1. 脑电图　无特异性，多表现为弥漫性高幅慢波，或以某部位为主；惊厥发作者可有棘波发放。脑电图的改变与病情一致，结合临床对诊断及预后的估计有一定的价值。

2. 影像学检查　早期除脑水肿外，多无明显改变；后期可明确病变部位、病损程度和范围，以及有无并发症等。

（四）鉴别诊断

鉴别诊断需要进行脑脊液（表 19 -4 -3）和病毒学检查。

表 19 -4 -3 常见脑膜炎的脑脊液改变

	特殊检查	外观	压力（mmH$_2$O）	细胞数（× 10^6/L）	蛋白质（mg/dl）	糖（mg/dl）	氯化物（mg/dl）
正常		清亮	50 ~200	0 ~10	15 ~40	50 ~ 90	680 ~750
化脓性脑膜炎	涂片、培养可发现细菌	混浊脓样	高	数百至数千，多核为主	明显增高	明显减低	减低
结核性脑膜炎	涂片可发现抗酸菌阳性	混浊	较高	数十至数百，淋巴为主	增高	减低	减低
新型隐球菌脑膜炎	墨汁染色阳性	稍混	高	数十至数百，单核为主	增高	减低	正常
病毒性脑膜脑炎	病毒抗体 4 倍升高，抗原阳性	清	正常或稍高	正常至数百，淋巴为主	正常或稍增	正常	正常

新型隐球菌脑膜炎：临床表现及脑脊液常规生化改变与病毒性脑炎相似，但新型隐球菌脑膜炎脑压增高显著、头痛剧烈，可有视力障碍，而颅神经一般不受侵害，症状可暂行缓解。脑脊液涂片墨汁染色找到隐球菌孢子，或沙氏培养生长新型隐球菌即可确诊。

四、治疗

1. *一般治疗* 对重症患儿应密切观察病情变化，加强护理，防治感染，注意营养和能量供应，维持水电解质平衡。

2. *抗病毒药物* 一般可给予病毒唑、干扰素等。对疱疹病毒脑炎可用无环鸟苷，每次10～15mg/kg，每8小时静脉滴注1次，疗程1～2周。对巨细胞病毒脑炎可用更昔洛韦，每次5～15mg/kg，每日2次，疗程10～15天。阿糖腺苷为每日5～20mg/kg静脉滴入，持续12小时（浓度不超过7mg/L），连续7～10天。三氮唑核苷每日10mg/kg，肌肉或静脉滴入，疗程7～10天。

3. *降低颅压减轻脑水肿* 20%甘露醇每次0.25～0.5g/kg静脉滴入或甘油每次1g/kg加等量生理盐水口服或鼻饲。每6～8小时可重复一次。亦可用氢化可的松每天5～10mg/kg或地塞米松每天0.25～0.5mg/kg静脉滴入。

4. *对症治疗* 用物理降温或中、西药物退热。苯巴比妥或安定可预防或控制抽搐。病后遗留的后遗症可采用针灸、推拿、药物及训练等方法治疗。

五、预后

预后与病变范围和病情轻重有关。脑部病变较局限且未侵犯“生命中枢”，病情较轻时，其预后往往良好。如昏迷持续时间较长，或有频繁惊厥时，脑部缺氧及病理变化加重，预后多较差，容易留有神经、精神的后遗症。麻疹脑炎和亚急性硬化性全脑炎患者的病死率均较高，单纯疱疹病毒脑炎患儿的病死率可达30%以上，约半数的存活者中有后遗症。胎儿经胎盘感染单纯疱疹病毒后可发生小脑畸形、积水性无脑畸形。巨细胞包涵体病毒和风疹病毒的先天性感染侵犯多种脏器，当侵犯脑组织时，其预后都比后天性脑炎为差。先天性巨细胞包涵体病毒所致的中枢神经系统感染，可引起大脑性瘫痪、小脑畸形、智力迟钝、运动障碍，偶见脑积水。先天性风疹脑炎患儿可发生小脑畸形、耳聋，甚至进行性精神及运动障碍。狂犬病毒脑炎的病死率最高，几乎为100%。

（邹丽萍　徐　通　杨欣伟　汪　丽）

第五节　脑性瘫痪

脑性瘫痪（cerebral palsies）是一个综合性名称，它指是出生前到生后1个月内发育时期非进行性脑损伤所致的综合征。临床表现是以中枢性运动障碍及姿势异常为特点，可伴有智力障碍、惊厥发作等其他异常，是小儿常见致残疾病之一。

一、病因

引起脑性瘫痪的因素很多，一般可分为以下几方面。

1. 家族因素　家属或直系亲属有先天遗传病，如精神障碍、智力障碍、家族性先天畸形，频繁流产、死产等。

2. 产前因素　高龄妊娠、习惯性流产、多胎、未成熟儿、巨大儿，妊娠 3 个月时病毒、弓形体感染，吸烟、饮酒、贫血、长期服药。

3. 产时因素　产程长、早破水、前置胎盘、胎盘早剥、胎盘功能不良、脐带异常、脐带绕颈、妊娠中毒症、糖尿病、双胎、多胎，产钳、胎头吸引器助产术分娩造成颅脑外伤，或通过产道难产发生脑组织出血或继发的新生儿缺氧缺血性脑病。

4. 产后因素　低体重儿、早产儿、未成熟小样儿、过期产儿、新生儿痉挛、黄疸、呼吸暂停、畸形、产伤、出血、贫血、新生儿颅内病变、低血糖、中枢神经异常、酸中毒等。

二、症状

脑瘫患儿的神经系统是非进行性损害，症状开始于婴幼儿时期，主要表现为中枢性瘫痪，如双瘫、偏瘫、四肢瘫等，常伴有各种异常动作。个别病人有运动失调。脑瘫的患儿可出现智能发育迟缓，癫痫，视觉、听觉功能障碍等。脑瘫一般有两种分类方法（表 19－5－1）。

（一）根据运动障碍的不同分类

1. 痉挛型　占脑瘫患儿中的大多数。主要病变在锥体束。表现为肌张力增高，肌腱反射亢进，锥体束征阳性，两侧上肢内收，肘关节、手腕部及指间关节屈曲。特别是两侧下肢伸直，扶立时足尖着地，大腿内收肌紧张，两下肢呈“剪刀”样姿势。有些患儿 3 岁以前表现为肌张力低下。其特征性体征是患儿被悬空竖起时，两髋关节屈曲。随着年龄的增长，肌张力逐渐增高，肌腱反射亢进，锥体束征阳性。肌张力低下持续时间愈久，说明病情愈严重。

2. 运动障碍型　又称锥体外系型，主要病变在锥体外系。表现为不自主、自己不能控制的动作，如手足徐动、舞蹈样动作、震颤及强直。睡眠时不自主动作消失，肌张力正常。腱反射正常，锥体束征阴性。

3. 共济失调型　此型少见。病变在小脑，但大脑也常有畸形。一般在 1 岁以后逐渐出现意向震颤、步态不稳等小脑受损的症状。

4. 混合型　任何两型或两型以上症状的混合出现。

（二）根据运动障碍受损的范围分类

1. 偏瘫　同一侧的上下肢瘫痪，但上肢瘫痪较下肢为严重。

2. 四肢瘫痪　两下肢瘫痪比两上肢严重。当两上肢瘫痪比两下肢严重时称为双侧偏瘫。

3. 截瘫　仅两下肢瘫痪。

4. 单瘫　仅一个肢体瘫痪。

表 19－5－1　小儿脑性瘫痪分型

按临床表现分类	按瘫痪部位分类
1. 痉挛型	1. 单瘫
2. 手足徐动型	2. 截瘫
3. 强直型	3. 偏瘫
4. 共济失调型	4. 双瘫
5. 震颤型	5. 三肢瘫
6. 肌张力低下型	6. 四肢瘫
7. 混合型	7. 双重性偏瘫
8. 无法分类型	

（引自：中华儿科杂志，1989；27：162）

三、诊断

1. *临床诊断*　典型的脑瘫病例诊断不难，但不典型的患儿易被延误，所以早期发现脑瘫的病例，及早采取干预措施是非常重要的。

诊断标准：依据 1988 年全国小儿脑瘫座谈会制定的标准，脑性瘫痪是出生前至出生后 28 天内发育时期非进行性脑损伤所致的综合征。主要表现为中枢性运动障碍及姿势异常，并符合以下三条，即可诊断。

（1）婴儿期出现的中枢性瘫痪。

（2）可伴有智力低下、惊厥、行为异常、感觉障碍及其他异常。

（3）除外进行性疾病所致的中枢性瘫痪及正常儿一过性运动发育落后。

2. *实验诊断*　头颅 CT、头颅 MRI（较 CT 更为敏感确切）可以了解脑的形态结构。对灰质异位症、胼胝体萎缩、脑白质病变、脑干损害显示更好。脑电图可以辅助诊断癫痫。必要时行发育商、智商、儿童行为、精神、人格量表、脑干听觉诱发电位、体感诱发电位、眼底及视力检查等，以帮助诊断和鉴别诊断。

四、治疗

1. *一般治疗*　加强护理，管理好饮食、生活，防止营养不良、消化不良和预防褥疮，进行心理引导，积极鼓励，防止发生孤独和自卑心理。可根据病情，建立一定的生活制度和教育方法，尽可能进行动作和语言训练。全家人要给予较多照顾，也要避免养成任性的习惯。肌肉和肢体锻炼是重要的治疗之一，按摩疗法以及电疗、光疗和针刺疗法对瘫痪肌肉的功能恢复都有帮助。3 个月左右 1 个疗程，可重复数疗程。

2. *药物疗法*　可分别采用神经代谢活化剂、扩血管药、钙离子拮抗剂、力奥来素等治疗。宜给予减低肌张力药物，如用安坦或眠尔通、谷氨酸、氨酪酸等能刺激组织代谢，长期服用可促进运动及智力功能，对患儿有帮助。

3. *手术治疗*　对肢体变形有多种手术方法，如急性矫正手术、选择性脊神经后根切除术等，但术后仍需进行功能训练及康复治疗。

五、预防

对脑性瘫痪的病因还不十分了解之前，还需从各方面着手开展预防工作。消除影响孕妇妊娠期健康的因素：如营养摄入不足、感染、药物滥用、先兆流产等。对高危孕妇及高危新生儿采取相应措施，预防早产、颅内出血、宫内及生后窒息。

（邹丽萍　徐　通　杨欣伟　汪　丽）

第六节　急性感染性多发性神经根神经炎

吉兰－巴雷综合征（Guillain－Barré syndrome，GBS）又称急性感染性多发性神经根神经炎，是典型的免疫失调性周围神经系统疾病，是引起急性弛缓性麻痹的主要疾病之一。是一种急性、炎性、肢体对称性的弛缓性麻痹，易侵犯颅神经、脊神经，以运动神经受累为特征的自身免疫性周围神经病。重症病人可累及呼吸肌。有3%～5%的病人在相隔数月或数年之后复发。

一、病因

发病率为每年1～4/10万。不同国家的发病率见表19－6－1。可发生于任何年龄，但以儿童和青年为主。青岛地区15岁以下发病者占GBS病例的72%。男性和女性均可发病，男性略多于女性。发病无季节性差异，但国内北方地区以夏秋季节多发，似有流行性趋势。

表19－6－1　GBS发病率

地区	发病率	年限	病例数	参考文献
挪威，中西部	1.2/10万	1957～1977	112	Nyland，1978
丹麦，哥本哈根	2.0/10万	1977～1984	266	Halls et al.，1988
加拿大	1.6/10万	1983～1989	2333	McLean et al.，1994
瑞典	1.9/10万	1978～1993	2257	Jiang et al.，1997
中国，北方	0.9/10万	1993～1994	54	洪 霞 等，2000

尽管GBS发病机制仍未完全阐明，但免疫学致病机制近年来被推崇和广泛接受。认为GBS可能是由某一种感染因子所引起。病前感染因子是GBS及其变异型的一个重要特点。由流行病学观点看，急性炎性脱髓鞘性多神经病变不像由单一病因所致，具体病因迄今未明。

虽然GBS在病因、临床及病理等方面存在异质性，但它的发病机制尚不清楚。通过对患者血清抗体和免疫细胞的检测、免疫组化、血清成分和免疫细胞的被动转移等研究以及通过动物实验等方法，越来越多的证据提示这是一种免疫介导的神经病。大量的流行病学资料提示，发病前的先驱感染是促发GBS的重要因素，在启动免疫学发病机制上起着决定性作用。现已发现一些感染因子与GBS发病有相关性（表19－6－2）。

表 19－6－2 GBS 与空肠弯曲菌感染的关系

资料来源	例数	空肠弯曲菌感染的阳性率（%）
Kaldor & Speed，1984	56	38
Van der Meche et al.，1992	129	36
Ho et al.，1995	38	66
Rees et al.，1995	103	26

二、病理

其病理特点为周围神经及神经血管周围的淋巴细胞和巨噬细胞浸润，为炎症伴髓鞘脱失即炎性脱髓鞘。1969 年 Asburg 等的研究证实，GBS 病人周围神经普遍存在着多灶性脱髓鞘，并伴有血管周围的单个核细胞浸润。血管周围浸润的细胞主要是淋巴细胞及巨噬细胞，严重病例可发现多核细胞，陈旧损害处则发现浆细胞。这些细胞来自血液，围绕于神经内膜及神经外膜的血管周围，形成血管鞘。这些浸润可见于颅神经、前后根、后根神经节及周围神经；交感神经链及其神经节也可累及。从病理上看，大多数病例感觉神经和运动神经同样受损（图 19－6－1），尽管临床上主要表现为运动症状。

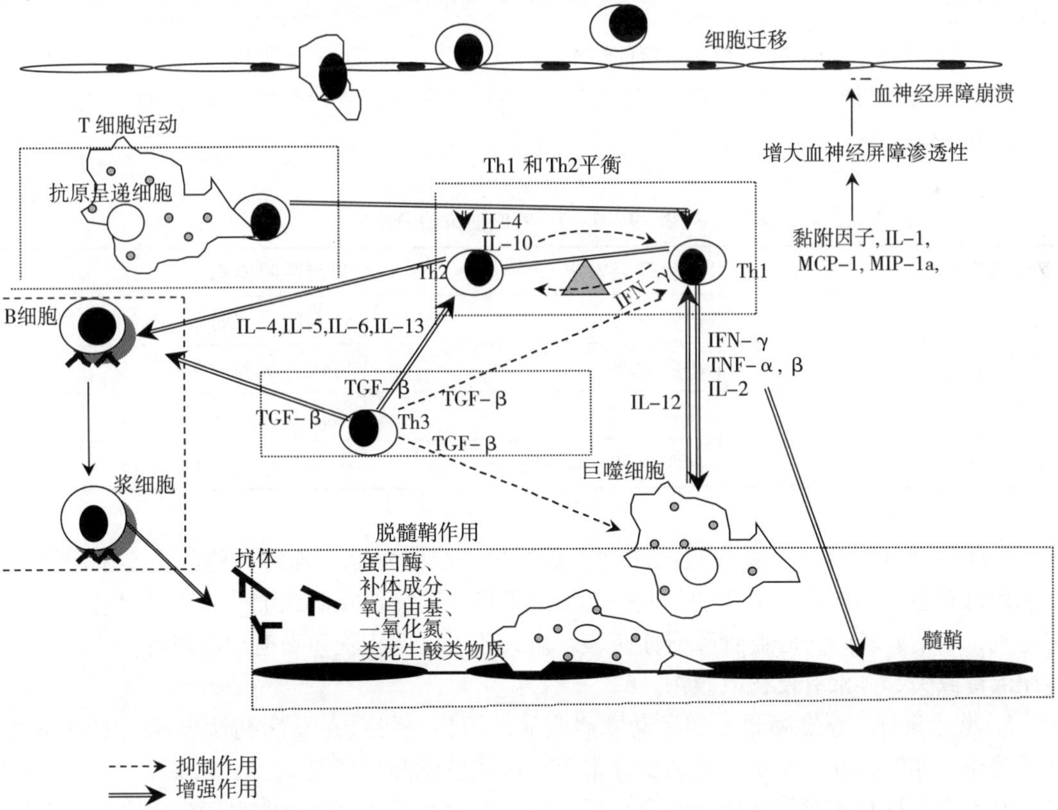

图 19－6－1 GBS 病理生理

三、症状

（一）临床症状

据国内统计，55%患者于神经系统症状出现前1～2周有前驱感染史如上呼吸道感染、风疹、腮腺炎或腹泻等。前驱病恢复后，患者无自觉症状，或仅感疲倦。常见发病诱因为淋雨、涉水、外伤等。

绝大多数病例急性起病，体温正常，1～2周神经系统病情发展至高峰，持续数日，多在病程2～4周开始恢复；个别患者起病缓慢，经3～4周病情发展至高峰。临床症状主要表现在以下方面：

1. *运动障碍* 进行性肌肉无力是突出症状。多数患儿首发症状是双下肢无力，然后呈上行性麻痹进展，少数患者呈下行性麻痹。可以由颅神经麻痹开始，然后波及上肢及下肢。患儿肢体可以从不完全麻痹逐渐发展为完全性麻痹，表现为不能坐和翻身，颈部无力，手足下垂。麻痹呈对称性（双侧肌力差异不超过一级），肢体麻痹一般远端重于近端，少数病例可表现近端重于远端。受累部位可见肌萎缩，手足肌肉尤明显。腱反射减弱或消失。

2. *颅神经麻痹* 病情严重者常有颅神经麻痹，常为几对颅神经同时受累，也可见单一颅神经麻痹，如常有Ⅸ、Ⅹ、Ⅺ、Ⅻ等颅神经受累；患儿表现为语音小、吞咽困难或进食时呛咳，颜面无表情。少数重症患者，全部运动颅神经均可受累。偶见视乳头水肿，其发生机制尚不清楚。

3. *呼吸肌麻痹* 病情严重者常有呼吸肌麻痹。为了帮助临床判断呼吸肌受累程度，根据临床症状及体征，参考胸部X线透视结果综合判断，拟定呼吸肌麻痹分度标准见表19－6－3。

表19－6－3 呼吸肌麻痹分度

Ⅰ度呼吸麻痹	Ⅱ度呼吸麻痹	Ⅲ度呼吸麻痹
语音减小	语音更低	语音明显减弱
呼吸力较弱	呼吸力弱	呼吸力减弱
无呼吸困难	有呼吸困难	重度呼吸困难
无矛盾呼吸	深吸气见矛盾呼吸	安静状态可见矛盾呼吸

4. *自主神经障碍* 患者常有出汗过多或过少，肢体发凉，阵发性脸红，心率增快。严重病例可有心律不齐，过早搏动；血压升高及不稳，可突然降低或上升，有时上升与下降交替出现；病情好转时，心血管障碍亦减轻。病人还可出现膀胱和肠道功能障碍，表现为一过性尿潴留或失禁，常有便秘或腹泻。

5. *感觉障碍* 感觉障碍不如运动障碍明显，而且一般只在发病初期出现。主要为主观感觉障碍，如痛、麻、痒及其他感觉异常等，这些感觉障碍维持时间比较短，常为一过性。可能有手套、袜套式或根性感觉障碍。不少病人在神经干的部位有明显压痛。多数病人于抬腿时疼痛。

（二）临床分型

通过近些年基于对流行病学、临床、电生理、病理等多方面的研究，GBS 不再被认为是一种单一的疾病，而是一种包含普通临床表型的综合征。它包括许多不同的类型，如急性炎性脱髓鞘性多发性神经根神经病，本型又被称为吉兰－巴雷综合征的经典型；吉兰－巴雷综合征的复发型；急性运动轴索性神经病；亚急性炎性脱髓鞘性多发性神经根神经病；急性感觉性多发性神经病；Miller－Fisher 综合征等。

还有一些吉兰－巴雷综合征少见的变异型，如急性全自主神经病；假性肌营养不良；吉兰－巴雷综合征的颅神经型；肌纤维颤动型等。

四、诊断

（一）临床诊断

典型病例不难做出诊断。由于本病无特异性诊断方法，对于临床表现不典型病例，诊断比较困难，通常是依靠临床症状及实验室检查，排除其他神经系统疾病的可能后才能确定诊断。以下几点可作为诊断的参考：

1. 急性发病，不发热，可见于上行性、对称性、弛缓性麻痹，少数为下行性麻痹。腱反射减低或消失。

2. 四肢有麻木或酸痛等异常感觉或呈手套、袜套样感觉障碍，但一般远较运动障碍为轻。

3. 可伴有运动性颅神经障碍，常见面神经、舌咽神经、迷走神经受累。病情严重者常有呼吸肌麻痹。

4. 脑脊液可有蛋白－细胞分离现象。肌电图检查可显示神经元受损和/或神经传导速度减慢，复合肌肉动作电位的波幅降低。

（二）实验室诊断

1. *脑脊液*　脑脊液压力大多正常。多数病人的脑脊液显示蛋白－细胞分离现象，即蛋白虽增高而细胞数正常，病程 2～3 周达高峰，为本病特征之一。脑脊液中可发现寡克隆区带，根据 IgG 指数和 IgG 鞘内合成率均发现鞘内有合成免疫球蛋白。

2. *血液*　大多数患者的血液中能够检测出针对髓鞘的正常成分如 GM1 等神经节苷脂、P2 蛋白和髓鞘相关糖蛋白等的自身抗体。抗体可出现 IgG、IgM 和 IgA 等不同亚型，亦可出现抗心磷脂抗体。病人的周围血中存在致敏的淋巴细胞，在体外可以破坏髓鞘。

3. *肌电图*　一般认为神经传导速度减慢与髓鞘受损有关，复合肌肉动作电位的波幅降低与轴索损害有关。此外，本病肌电图可示 F 波的潜伏期延长或消失，F 波的改变常提示周围神经近端或神经根受损。

（三）鉴别诊断

1. *脊髓灰质炎*　本病麻痹型中以脊髓型最多见，因脊髓前角细胞受损的部位及范围不同，病情轻重不等。本病多见于未曾服用脊髓灰质炎疫苗的小儿。多先有发热，2～3 天热退后出现肢体和/或躯干肌张力减低，肢体和/或腹肌不对称弛缓性麻痹，腱反射减弱或消失，无感觉障碍。重者可伴有呼吸肌麻痹，如治疗不当，可导致死亡。发病早期脑脊液多有细胞数增加，蛋白多正常，称细胞蛋白－分离现象。肌电图示神经元损害。脊髓灰质炎的确诊，是依据粪便的脊灰病毒分离野毒株阳性。病人脑脊液或血液中查有脊髓灰质炎特异性 IgM 抗体（1 个月内未服脊髓灰质炎疫苗）及恢复期血清中抗体滴度比急性期增高 4 倍或 4 倍以上，均有助于诊断。可参考表 19－6－4。

表 19－6－4　上、下运动神经元性及肌病性瘫痪鉴别

	上运动神经元性	下运动神经元性	肌病性
受损部位	皮层运动区或锥体束	颅神经运动核及脊髓前角、前根运动纤维	肌肉或神经肌肉接头处
肌张力	增高	降低	降低
腱反射	亢进	减弱或消失	减弱或消失
病理反射	有	无	无
肌束震颤	无	有	无
肌萎缩	不明显	明显迅速	明显逐渐或有假性肌肥大
电变性反应	无	有	无

2. *急性脊髓炎*　起病较神经根炎缓慢，病程持续时间较长。发病早期常见发热，伴背部及腿部疼痛，很快进入脊髓休克期，表现急性弛缓性麻痹。脊髓休克解除后，出现上运动神经元性瘫痪，肌张力增高，腱反射亢进及其他病理反射。常有明显的感觉障碍平面及括约肌功能障碍。脑脊液显示炎症性改变。对于脊髓肿胀，脊髓磁共振（MRI）检查有助于诊断。

3. *脊髓肿瘤*　先为一侧间歇性神经根性疼痛，以后逐渐发展为两侧持续性疼痛。由于脊髓压迫，引起运动、感觉障碍，严重者出现脊髓横断综合征。大多数病人病情进展缓慢。腰膨大以上受累时，表现为下肢的上神经元性瘫痪及病变水平以下感觉障碍，常有括约肌障碍，如便秘、排尿困难、尿失禁。脑脊液变黄色，蛋白量增高，脊髓 MRI 检查可助于诊断。必要时手术探查，依据病理结果方可确诊。

4. *低血钾性周期性麻痹*　近年来有些地区散发低血钾性麻痹，表现为软弱无力，肢体可有弛缓性麻痹，以近端为重，严重者累及全身肌肉，甚至影响呼吸肌，发生呼吸困难。腱反射减弱，无感觉障碍。病程短，发作在数小时或 1～4 天即可自行消失。脑脊液正常，血钾低（<3.5mmol/L），心律紊乱，心音低钝，心电图出现 U 波和 ST－T 的改变。用钾治疗后症状很快恢复。

5. *癔症性瘫痪*　情绪因素影响肢体瘫痪，进展快，腱反射存在，无颅神经和呼吸肌的麻痹，无肌萎缩，用暗示疗法即很快恢复。

五、治疗

1. *一般性治疗*　要保持呼吸道通畅，防止发生窒息。注意室内温度、湿度，可采用雾化气体吸入、拍击病人的背部、体位引流等；勤翻身，防止褥疮；注意保持瘫痪肢体的功能位置，防止足下垂等变形。

重症病人常并发呼吸道感染，包括各种细菌感染，更多见于皮质激素使用过程中，应给

予抗生素，积极控制细菌感染。维生素 B_1、B_6、B_{12}及 ATP 等药物可促进神经系统的代谢。恢复期常采用针灸、按摩、理疗，以促进神经功能恢复，防止肌肉萎缩。

2. *丙种球蛋白治疗* 1985 年 Vermeulen 等首先采用静脉大剂量丙种球蛋白治疗吉兰－巴雷综合征，目前已被临床广泛使用，已证明其可缩短病程，并可抑制急性期病人病情进展。其作用机制可能是抑制性 T 细胞的免疫调节功能，使 Th1 和 Th2 的比例趋于平衡。其用法为 400mg/(kg·d)，连续使用 5 天，一般自慢速开始，每小时 40ml，后可增加到每小时 100ml。

3. *血浆置换* 治疗的机制可能是清除病人血浆中的髓鞘毒性抗体、致病的炎性因子、抗原抗体免疫复合物等，减轻神经髓鞘的中毒作用，促进髓鞘的修复和再生。血浆置换的位置一般在肘前静脉或股静脉。采用的是细胞分流器作连续的血流离心，术中必须加用肝素等抗凝剂。在清除病人的血浆后，还要将已分流的血细胞加血浆或其代用品回输给病人。每次更换的血浆量是 40～55ml/kg。置换的次数依照病情而定，5～8 次不等。因方法要求高、难度大，在我国没有广泛开展。

4. *糖皮质激素治疗* 此治疗始于 1951 年，是否适用于 GBS 患者仍存在不同的观点。治疗剂量是氢化可的松 5～10mg/（kg·d），或地塞米松 0.2～0.4mg/(kg·d)，连续使用 1～2 周后可改用口服强的松，2～3 周内逐步减停；也可采用大剂量甲基强的松龙 20mg/(kg·d)，连续使用 3 天，后可改用强的松口服。

5. *呼吸肌麻痹治疗* 对有明显呼吸肌麻痹的病人，保持呼吸道通畅，正确掌握气管切开的适应证，及时使用人工呼吸器，是降低病死率的重要措施与关键。

六、预后

过去，病死率曾高达 30%，近年来由于正确掌握气管切开术的适应证和人工呼吸器的合理使用，加强了护理工作，病死率下降到 5% 以下。约 8% 病人有复发，约 65% 病人最终达到完全恢复，只有少数病人有足下垂后遗症。

（邹丽萍　徐　通　杨欣伟　汪　丽）

第二十章　内分泌疾病

第一节　概　论

一、激素与内分泌系统

内分泌系统由机体内的内分泌腺和内分泌细胞组成。既能独立完成信息传递，又能与神经系统配合来调节机体的各种功能活动，维持内环境的相对稳定，从而使机体适应内、外环境的变化。在个体的多种生命活动中如新陈代谢、生长发育、生殖、学习记忆及免疫等方面发挥着重要作用。内分泌腺包括：垂体、甲状腺、甲状旁腺、肾上腺、胰岛、睾丸和卵巢；兼有内分泌功能的脏器有：心、肺、肝、胃肠、肾、脑。分泌方式分为：内分泌（胞内分泌）、旁分泌（神经分泌）和自分泌（隙间连接分泌）；分泌的物质称为激素（hormone）。

激素就是由机体内分泌腺或内分泌细胞所分泌的能够传递信息的具有高效生物活性的化学物质，经组织液或血液传递到相应的组织器官发挥调节作用。不同激素之间可以相互作用，产生多种不同的效应。激素在广义上相当于化学信使的总称，是一种参与细胞内外联系的内源性信息分子和调控分子。按其化学本质可将激素分为两类：蛋白质（肽）类与非蛋白质类。蛋白质类包括蛋白、肽和多肽类激素，如胰岛素、促胃液素、甲状旁腺素和降钙素等；非蛋白质类则包括类固醇激素（如孕酮、雌二醇、皮质类固醇、维生素 D 等）、氨基酸衍生物（如色氨酸衍生物包括 5－羟色胺、褪黑素等，酪氨酸衍生物包括多巴胺、肾上腺素、甲状腺素等）和脂肪酸衍生物（如前列腺素、血栓素等）。各类激素传递信息的方式不尽相同，按其作用的受体又可分为膜受体激素和核受体激素。前者是亲水性的，又称亲水性激素；后者为脂溶性的，又称脂溶性激素。膜受体激素不能自由透过脂性细胞膜，需要和细胞膜上特异性受体结合，形成配体－受体复合物得以使信息传递至细胞内，进而激活细胞内的第二信使系统。这类激素包括肽类激素、神经递质、生长因子、前列腺素等。非蛋白质类激素大多为作用于核受体的激素，其受体位于细胞内，它可以自由穿透细胞膜及核膜，并识别和结合细胞核或细胞浆内相应受体上的专一 DNA 序列，诱导靶基因转录活性，完成配体－受体复合物的二聚化、磷酸化等，以此调节靶基因的表达与转录，从而改变细胞功能。

具有内分泌功能的细胞种类众多。经典的内分泌腺体是由多数内分泌细胞聚集形成，如垂体、甲状腺、甲状旁腺、胰岛、肾上腺和性腺等，共同组成传统的内分泌系统。非经典内分泌器官（如心血管、肝、胃肠道、皮肤、免疫等组织器官）亦具有内分泌功能：如产生促胸腺生成素、促胃液素、促胰液素、促红细胞生成素、肾素－血管紧张素等激素的分泌细胞分散于相应的器官；分泌前列腺素以及胰岛素样生长因子、表皮生长因子、神经生长因子、血小板源性生长因子等各种生长因子的细胞则广泛分布于全身组织中；还有一些具有内分泌功能的神经细胞集中于下丘脑的视上核、室旁核、腹正中核及附近区域，其分泌的肽类激素亦称神经激素，可直接作用于相应的靶器官或靶细胞，也可通过垂体分泌间接调控机体的生理代谢过程。

二、内分泌系统的调节

内分泌系统的调节复杂，一种激素常有多种生理作用，一种代谢又常有多种激素参与协调。比如，生长激素不仅促进骨骼生长，同时促进蛋白合成，升高血糖。维持血糖稳定需要胰岛素、胰高血糖素、肾上腺素、皮质激素、生长激素共同作用。内分泌系统的调节因子包括：内分泌腺－靶器官之间的负反馈机制、神经体液调节和其他激素的影响。

神经、内分泌、免疫系统构成的网络体系调控着生物的整体功能，三者之间存在着广泛的信息交流，可对感受的信息进行加工、处理、存贮及整合。神经系统通过广泛的外周神经突触及神经细胞分泌的神经递质、内分泌激素、细胞因子等共同调控免疫系统的功能；免疫系统通过免疫细胞产生的多种细胞因子和激素样物质反馈作用于神经内分泌系统，这种双向的复杂作用使两个系统内或系统之间得以相互作用、相互调节。如免疫细胞产生的多种细胞因子，诸如多种白介素、干扰素、肿瘤坏死因子等，可以不同方式参与自身免疫性内分泌疾病的发病，损伤内分泌细胞（如特发性垂体功能减退和尿崩症等）或促进人类白细胞抗原（HLA）－Ⅱ类抗原异常表达（如甲状腺功能亢进时甲状腺细胞上畸变的 HLA－DR 抗原的表达）。细胞因子形成的细胞因子网络对激素的作用与调节也有重大意义，如白介素（IL－1、IL－2、IL－3、IL－6）、肿瘤坏死因子（TNF）等，可刺激下丘脑分泌促肾上腺皮质激素释放激素（CRH），从而使促肾上腺皮质激素（ACTH）和皮质醇分泌增加；IL－6 还能刺激生长激素（GH）、催乳素（PRL）、黄体生成素（LH）以及卵泡刺激素（FSH）的分泌。胰岛素样生长因子（IGF－1、IGF－2）、表皮生长因子（EGF）、碱性成纤维细胞生长因子（bFGF）及转移生长因子－α（TGF－α）等对激素的分泌和旁分泌的调节都有一定的作用。因此，神经－内分泌－免疫网络的联系对各系统的生理功能和机体的整体功能是必不可少的，其中任何环节的紊乱均不可避免地会影响其他系统的功能。

三、激素与儿童发育

激素与儿童的生长发育关系密切，如生长激素和甲状腺素对于骨骼发育、甲状腺素对于智能发育、性腺激素对于生殖系统发育有决定性影响。在不同的年龄阶段，各类激素的作用有所不同。

（一）胎儿期

胎儿 7 周左右形成下垂体，10 周左右出现生长激素分泌细胞，此后胎儿体内生长激素浓度维持高水平，20～24 周最高，妊娠末期胎儿血清生长激素浓度远高于幼儿期。

胎儿甲状腺自 16～17 天起发生，31～32 天形成左右两叶，并下降在甲状软骨前下方，10 周出现甲状腺滤泡，开始分泌甲状腺激素，并建立独自的下丘脑－垂体－甲状腺反馈机制。

胎儿下垂体于 7 周左右开始分泌促肾上腺皮质激素，20 周左右达高峰，26 周左右达到与新生儿同等水平，高于年长儿和成年人。肾上腺皮质原基于 35～39 天出现，43～50 天分化为胎儿皮质和永久皮质，妊娠末期肾上腺约为肾的 1/3 大小，其中大部分为胎儿皮质。胎儿8周左右血清中可检出氢化可的松，此后逐渐增加。除睾酮外，胎儿期的皮质醇主要由肾上腺皮质和胎盘合成。

胎儿垂体于10周左右出现促性腺激素，妊娠中期达高峰。胎儿期女性促性腺激素水平明显高于男性，卵泡刺激素（FSH）尤为显著。

在性分化过程中，女性化发育不依赖卵巢，但男性化发育则依赖于睾丸。性染色体为XY的胎儿，于7~8周性腺出现精索间质细胞，合成睾酮和二氢睾酮，开始内生殖器和外生殖器的男性化发育。女性胎儿自13周起开始卵巢分化，17周左右出现原始卵泡，但胎儿期卵巢缺乏性腺激素的分泌能力，不能产生睾酮和雌激素。

（二）新生儿期至婴儿期

新生儿生后2天血清生长激素最高，此后逐渐降低，但动态变化明显，并且与年长儿和成人不同，血糖增高时生长激素分泌增加。出生8周以后安静空腹时血清生长激素接近成人水平。

出生后新生儿血清促甲状腺素（thyroid stimulating hormone，TSH）、甲状腺素和三碘甲状腺原氨酸（T_3）水平迅速升高，24小时达最高值，此后逐渐下降，于生后1周左右稳定。

肾上腺胎儿皮质于生后迅速萎缩，永久皮质增生。脐带血氢化可的松浓度最高，24小时后降至与年长儿、成人相同水平。

血清绒毛膜促性腺激素（HCG）于出生后迅速下降，黄体生成素（LH）和FSH 1~3个月升高，此后缓慢下降，1岁以内男女婴儿均维持在较青春前期稍高的水平。男婴1~3个月血清睾酮一过性增高，7个月以后至青春前期相对稳定。出生后雌激素浓度激素下降，直到青春前期两性之间无显差别。

（三）幼儿期至学龄期

婴儿期至青春前期，各类激素分泌无明显变化，24小时节律于1岁左右出现，3岁左右稳定。

（四）青春期

从第二性征开始出现到生殖器官发育成熟的阶段为青春期。青春前期最早出现的内分泌变化为肾上腺的分泌增加，随后性腺系统负反馈阈值增高，促性腺激素释放激素（LH-RH）和LH、FSH升高，性腺发育，性激素分泌增加。青春期儿童不仅男女两性之间性激素水平差别很大，同性别间个体差异也很大。男童一般于10岁左右开始LH上升，11岁左右FSH分泌增高，而睾酮于10~13岁开始上升，3~4年后达到成人水平。女性9岁左右LH、FSH开始增高，10岁左右乳房发育，2~3年后出现月经初潮。

进入青春期后生长激素间断分泌振幅增大，生长素介质C等胰岛素样生长因子（IGF）也分泌增加，骨骼、肌肉和各系统的发育加快。

四、内分泌系统与疾病

从胚胎形成直至青春发育期，整个机体处于不断生长、发育和成熟的阶段，内分泌系统本身也在不断地发育和成熟中，而内分泌系统的功能与胎儿器官的形成、分化与成熟以及青少年的生长发育、生理功能、免疫机制等密切相关。在此过程中，激素的产生、分泌、结构和功能异常均可造成内分泌疾病。如先天性下丘脑－垂体发育不良，会造成甲状腺素、促肾上腺皮质激素、促性腺激素的分泌失常，引起相应的症状；下丘脑－垂体－性腺轴功能异常的儿童会出现性发育异常（性发育迟缓或性早熟）。若先天性甲状腺激素分泌不足，则可引起智能落后、身材矮小等症状。生长激素是影响儿童身体增长的重要激素，若垂体生长激素缺乏即导致生长激素缺乏症，引起儿童身材矮小。

儿童内分泌疾病的种类与成人不同，部分内分泌疾病的临床特征、发病机制、治疗手段也与成人有较大区别，而且儿童内分泌疾病在不同的年龄阶段各有特点。儿童常见的内分泌疾病主要有生长迟缓、性分化异常、性早熟、甲状腺疾病、糖尿病、肾上腺疾病、尿崩症等。若患儿在出生后即存在生化代谢紊乱和激素功能障碍，则会严重影响其智能和体格发育，若未能早期诊治，易造成残疾甚至夭折。如先天性甲状腺功能减低症、先天性肾上腺皮质增生症（失盐型）等。许多环境因素也可引起内分泌疾病，如生态环境中碘缺乏导致地方性甲状腺肿及甲状腺功能减低症，经济发达地区高热量饮食导致肥胖症等。此外还有一些是遗传因素和环境因素共同作用下引起的内分泌疾病，如糖尿病等。由环境因素所致的内分泌疾病也常有遗传学背景，但非单基因缺陷，而是多基因（包括多态性）异常所致。

儿童内分泌疾病一旦确诊，多数需要终生替代治疗，治疗剂量需个体化，并根据病情以及生长发育情况及时调整。在治疗的过程中需要密切随访，以保证患儿有正常的生长发育。自 1922 年始，先后分离、提纯了胰岛素等为数众多的多肽激素、类固醇激素，并陆续应用于临床，取得了较好的疗效。随着生物技术的不断改进，现已生产出多种高纯度激素、细胞因子、生长因子等制剂，如吸收特别迅速的赖脯胰岛素和吸收特别缓慢的甘精胰岛素，以及重组人生长激素（rhGH）、促性腺激素释放激素类似物的缓释剂（GnRHa）、生长激素抑制激素（SS）等，并已被广泛应用于临床。

近年来，激素测定技术快速发展，放射免疫分析法（RIA）、放射受体分析法（RRA）、酶联免疫吸附法（ELISA）、荧光免疫法（FIA）和免疫化学发光法（ICL）等各种精确测定方法的广泛应用，以及一系列具有临床诊断价值的动态试验（兴奋或抑制）方法的建立和完善，极大地提高了内分泌疾病的诊断水平。内分泌腺的影像学检查，如 B 超、CT、SPECT、PET 和 MRI 等大大提高了内分泌疾病定位诊断的水平。分子生物学技术在临床研究中的应用，促进了新的疾病的发现。通过基因克隆和测序的手段来诊断单基因遗传病已不困难。随着更多、更新的细胞分子生物学技术的深入发展和临床应用，儿科内分泌学的理论概念也会不断更新和发展。

（胡晓红）

第二节 先天性甲状腺功能减低症

先天性甲状腺功能减低症（congenital hypothyroidism，CH）是由于甲状腺激素合成不足或受体缺陷所造成的一种疾病，是小儿常见的内分泌疾病。根据病因不同分两类：①散发性，系先天性甲状腺发育不良、异位或甲状腺激素合成途径中酶缺陷所造成；②地方性，是由于该地区水、土和食物中碘缺乏所致。

一、病因

大部分 CH 的病因不清，原发性 CH 主要由于甲状腺发育不全或甲状腺激素合成障碍

（内分泌障碍）导致，继发性（中枢性）CH 主要是由于促甲状腺激素（TSH）和促甲状腺释放激素（TRH）缺陷导致。

1. 甲状腺发育不良、缺如和异位　甲状腺发育不全是 CH 最常见的原因，80%~85% 的 CH 患者伴随着甲状腺发育不全，并且很可能由甲状腺发育不全引发。近年研究 CH 患儿母亲存在一种能阻断诱导甲状腺生长抗体，这种抗体可干扰甲状腺发育。自身免疫性甲状腺炎孕妇体内存在一种免疫球蛋白，可通过胎盘抑制胎儿的甲状腺发育。甲状腺发育不良的患儿中，部分可能与甲状腺转移因子基因和基因突变有关。

2. 甲状腺激素合成障碍　甲状腺合成时需各种酶参与，因某种酶如过氧化酶、偶联酶、脱碘酶和甲状腺蛋白合成酶缺陷导致甲状腺合成障碍。本病常有家族史，大多数为常染色体隐性遗传。

3. TSH 和 TRH 缺陷　常为先天性下丘脑－垂体机能障碍综合征的一部分，较为少见，可伴有其他下丘脑－垂体激素缺乏及正中线发育畸形（透明隔－视神经发育不全、腭裂等）。

4. 暂时性甲状腺功能减低

（1）孕母或婴儿生后接触含碘化合物，机体为防止碘过高引起 T_4 升高，形成防御功能，抑制甲状腺球蛋白碘化，减少甲状腺激素合成。

（2）母亲服用抗甲状腺药物，药物通过胎盘可影响胎儿甲状腺功能，引起暂时性甲减。

（3）母亲抗甲状腺抗体，如 TSH 受体阻断抗体可引起胎儿暂时性甲减，但不会影响甲状腺发育。

5. 碘缺乏　见于地方性缺碘地区。

二、病理

甲状腺的主要功能是合成甲状腺素（T_4）和三碘甲腺原氨酸（T_3）。甲状腺激素的主要原料为碘和酪氨酸，碘离子被摄取进入甲状腺上皮细胞后，经一系列酶的作用与酪氨酸结合。甲状腺素的合成与释放受下丘脑分泌的 TRH 和垂体分泌 TSH 控制，而血清中 T_4 可通过负反馈作用降低垂体对 TRH 的反应性，减少 TSH 的分泌。

甲状腺素加速细胞内氧化过程；促进新陈代谢；促进蛋白质合成，增加酶活性；增进糖的吸收和利用；加速脂肪分解氧化；促进钙、磷在骨质中的合成代谢；促进中枢神经系统的生长发育。

当任何原因引起甲状腺功能不足时，均可引起代谢障碍、生理功能低下、生长发育迟缓、智能障碍。

三、症状

由于 CH 发病率高，在生命早期对神经系统功能损害重且其治疗容易、疗效佳，因此早期诊断、早期治疗极为重要。先天性无甲状腺或酶缺陷患儿在婴儿早期即可出现症状，甲状腺发育不良者常在生后 3~6 个月出现症状，偶有数年之后才出现症状。其主要特点为：智能落后、生长发育迟缓、生理功能低下。

1. 新生儿期患儿常为过期产，出生体重常大于第 90 百分位，身长和头围可正常，前、后囟大；胎便排出延迟，生后常有腹胀、便秘、脐疝，易被误诊为先天性巨结肠；生理性黄疸期延长（>2 周）；患儿常处于睡眠状态，对外界反应低下，肌张力低，吮奶差，呼吸慢，哭声低且少，体温低（常 <35℃），四肢冷，末梢循环差，皮肤出现斑纹或有硬肿现象等。

2. 多数 CH 患儿常在出生半年后出现典型症状。

（1）特殊面容和体态：头大，颈短，皮肤粗糙、面色苍黄，毛发稀疏、无光泽，面部黏液水肿，眼睑水肿，眼距宽，鼻梁低平，唇厚，舌大而宽厚、常伸出口外。患儿身材矮小，躯干长而四肢短小，上部量/下部量 >1.5，腹部膨隆，常有脐疝。

（2）神经系统症状：智能发育低下，表情呆板、淡漠，神经反射迟钝；运动发育障碍，如会翻身、坐、立、走的时间都延迟。

（3）生理功能低下：精神差，安静少动，对周围事物反应少，嗜睡，纳差，声音低哑，体温低而怕冷，脉搏、呼吸缓慢，心音低钝，肌张力低，肠蠕动慢，腹胀，便秘。可伴心包积液，心电图呈低电压、P–R 间期延长、T 波平坦等改变。

3. 地方性甲状腺功能减低症因在胎儿期碘缺乏而不能合成足量甲状腺激素，影响中枢神经系统发育。临床表现为两种不同的类型，但可相互交叉重叠。

（1）“神经性”综合征：主要表现为共济失调、痉挛性瘫痪、聋哑、智能低下，但身材正常，甲状腺功能正常或轻度减低。

（2）“黏液水肿性”综合征：临床上有显著的生长发育和性发育落后、智力低下、黏液性水肿等。血清 T_4 降低、TSH 增高。约 25% 患儿有甲状腺肿大。

4. 继发于 TSH 和 TRH 分泌不足患儿常保留部分甲状腺激素分泌功能，因此临床症状较轻，但常有其他垂体激素缺乏的症状，如低血糖（ACTH 缺乏）、小阴茎（Gn 缺乏）、尿崩症（AVP 缺乏）等。

5. 基因突变导致的 CH 是很少见的，如家族性呆小聋哑症（Pendred 综合征）表现为感觉神经性耳聋、甲状腺功能低下及甲状腺肿；Bamforth – Lazarus 综合征表现为甲状腺发育不全、鼻后孔闭锁、腭裂等；而 NKX2.1 突变则出现先天性甲状腺功能低下、呼吸窘迫、良性遗传性舞蹈症和共济失调等。

四、诊断

（一）临床诊断

先天性甲状腺功能减低症儿童期临床诊断根据典型临床表现，即智能落后、特殊面容和体态、生长发育迟缓、生理功能低下等。新生儿期临床诊断依据生理性黄疸期延长、嗜睡、肌张力低、吮奶差、反应低下、哭声弱、体温低等临床表现。

（二）辅助诊断

1. 新生儿筛查　新生儿出生后 2~3 天采足跟血，采用干血滴纸片法检测 TSH 浓度，结果大于 20mU/L 时，再检测血清 T_4、TSH 以确诊。

2. 血清 T_4、T_3、TSH 测定　任何新生儿筛查结果可疑或临床可疑的小儿都应检测血清 T_4、TSH 浓度（参考值见表 20 – 2 – 1）。血清 T_3 浓度可降低或正常。

3. X 线检查　儿童期拍左手腕、掌、指骨正位片，骨龄常明显落后于实际年龄。

4. 核素检查　超声或单光子发射计算机体层摄影术（SPECT）检测患儿甲状腺发育情况及甲状腺的大小、形状和位置。

表 20－2－1 出生 1～2 天和 2～4 周婴儿甲状腺功能检测正常参考值范围

年龄	T_4（pmol/L）	T_3（nmol/L）	TSH（mU/L）
1～2 天	25～64	129～283	<39
2～4 周	10～26	90～206	<10

（三）诊断标准

1. 血甲状腺素检测　TSH 升高（>9mU/L），游离 T_4 降低（<0.6ng/dl），即可诊断原发性 CH。TSH 减低（<9mU/L），游离 T_4 降低（<0.6ng/dl），可能为继发性（中枢性）甲状腺功能低下，应进一步做 TRH 刺激试验：静注 TRH 7μg/kg，正常者在注射 20～30 分钟内出现 TSH 峰值，90 分钟后回至基础值。若未出现高峰，应考虑垂体病变；若 TSH 峰值出现时间延长，则提示下丘脑病变。

2. 病因诊断检查

（1）原发性 CH：①放射性核素吸收扫描，目前推荐使用 ^{123}I 和 ^{99m}Tc，避免新生儿放射线核素过度暴露；②甲状腺超声；③血甲状腺球蛋白（Tg）检测，甲状腺缺如时，Tg 值最小，Tg 值升高提示可能存在甲状腺素受体灭活突变或母源性甲状腺素受体抗体（TRB－Ab）产生；④母源性 TRB－Ab 检测，TRB－Ab 产生是罕见的，常导致短暂性 CH；⑤尿碘检测，尿碘与碘摄入有关，用于地方性碘缺乏或碘暴露的情况；⑥基因突变分析及遗传咨询。

（2）继发性 CH：①垂体激素检测，在发现患儿有发育畸形、低血糖、小阴茎、睾丸缺如等情况，需进一步查 ACTH、GH、LH、FSH；②TSH β基因分析；③甲状腺激素结合球蛋白（TBG），可检测 X 连锁隐性遗传病，这种患儿甲状腺功能基本正常，原则上不需要治疗；④头颅 MRI，视神经检查等。

（四）鉴别诊断

根据典型的临床症状和甲状腺功能测定，诊断不困难。但在新生儿期不易确诊，应对新生儿进行群体筛查。临床应与下列疾病鉴别。

1. 先天性巨结肠　患儿出生后即开始便秘、腹胀，并常有脐疝，但其面容、精神反应及哭声等均正常，钡灌肠可见结肠痉挛段与扩张段。由于先天性肝脏疾病如胆道闭锁亦表现为黄疸延长和膨隆腹部，需行超声和血胆红素检测鉴别。

2. 21－三体综合征　患儿可见扁平鼻梁、巨舌、智能及动作发育落后，眼距宽、外眼角上斜，皮肤及毛发正常，常伴有其他先天畸形。染色体核型分析可鉴别。

3. 佝偻病　患儿有动作发育迟缓、生长落后等表现。但智能正常，皮肤正常，有佝偻病的体征，血生化和 X 线片可鉴别。

4. 骨骼发育障碍疾病　如骨软骨发育不良、黏多糖贮积症、垂体性侏儒等都有生长迟缓症状，骨骼 X 线片、尿中代谢物、溶酶体酶活性检测、激素检查可资鉴别。

五、治疗

1. 治疗原则　早确诊，早治疗，终身服用甲状腺制剂。

先天性甲状腺功能低下一旦诊断确立，应终身服用甲状腺制剂。如果在出生 2 个月内未及时实施激素疗法，则将出现神经、心理、体格发育损伤。总体治疗目标是确保患儿精神运动发育正常，快速恢复 T_4 及 TSH 至正常范围并维持甲状腺功能正常。

2. 药物治疗　新生儿筛查阳性即应开始治疗。首选左甲状腺素（L－thyroxine），为特效药物，100μg/片或50μg/片，含 T_4，半衰期为 1 周，血清浓度较稳定，每日给药一次即可。目前推荐剂量为 10～15μg/（kg・d），能够保证患儿的智力运动发育正常并避免副作用产生。当患儿血 T_4 水平 <5μg/dl，推荐左甲状腺素剂量为 12～17μg/(kg・d)。治疗应在最快的时间内将 T_4 水平恢复至正常，治疗第一年血游离 T_4 和总 T_4 应保持正在常值上限（剂量见表 20－2－2）。

表 20－2－2　先天性甲状腺功能减低症 L－T_4替代治疗剂量表

年龄	μg /d	μg/(kg・d)
0～3 个月	37.5～50.0	10～15
3～12 个月	37.5～75.0	5～10
1～5 岁	75～100	5～6
6～12 岁	100～150	4～5
12 岁以上到成人	100～200	2～3

剂量调整依据：①维持 TSH 浓度正常，血 T_4正常或偏高值。新生儿甲低应在开始治疗 2～4 周内使血清 T_4水平上升至正常高限，6～9 周内使血清 TSH 水平降至正常范围。②临床表现：大便次数及性状正常，食欲好转，腹胀消失，心率维持在正常范围，智能及体格发育改善。③治疗开始时每 2 周随访 1 次；血清 TSH 和 T_4正常后，每 3 个月 1 次；服药 1～2 年后，每 6 个月 1 次。④随访中根据血清 T_4、TSH 水平，及时调整剂量，注意监测智能和体格发育情况。

六、预后

预后与开始治疗时间密切相关。生后 1～4 个月内开始治疗，预后较佳，80% 有正常的发育和智力；生后 6 个月开始治疗，效果明显降低，虽可改善生长状况，但智力仍会受到严重损害。

（成胜权）

第三节　儿童糖尿病

糖尿病（diabetes mellitus，DM）是由于胰岛素缺乏所造成的糖、脂肪、蛋白质代谢紊乱症，其特征性的空腹及饭后高血糖状态伴脂肪和蛋白质代谢异常，在临床常表现为多饮、多尿、多食和消瘦。其急性合并症糖尿病酮症酸中毒和慢性合并症血管病变导致的器官损害均可以危及生命。美国学龄期儿童糖尿病发病率为 19/万，我国儿童糖尿病发病率为 0.06/万，男女无显著差别，发病高峰常在 5～7 岁和青春期。

儿童糖尿病分为原发性和继发性两类。原发性糖尿病又可分为：①1 型糖尿病，由胰岛 β 细胞破坏，胰岛素分泌绝对不足所造成，必须使用胰岛素治疗，故又称胰岛素依赖性糖尿病（insulin dependent diabetes mellitus，IDDM）；②2 型糖尿病，由于胰岛 β 细胞分泌胰岛素不足或靶细胞对胰岛素不敏感（胰岛素抵抗）所致，亦称非胰岛素依赖性糖尿病（noninsulin－dependent diabetes mellitus，NIDDM）；③青年成熟期发病型（maturity－onset diabetes of youth，MODY），是一种罕见的遗传性 β 细胞功能缺陷症，属常染色体显性遗传。继发性糖尿病大多由一些遗传综合征（如 21－三体、Turner 综合征和 Klinefelter 综合征等）和内分泌疾病（如 Cushing 综合征、甲状腺功能亢进症等）所引起。90%～98% 的儿童糖尿病为 1 型糖尿病，故以下主要介绍 1 型糖尿病。

一、病因

目前认为是在遗传因素的基础上，在外界环境因素的作用下引起自身免疫反应，导致胰岛 β 细胞的损伤和破坏，当胰岛素分泌减少至正常的 10% 时即出现临床症状。

1. *遗传易感性*　根据同卵双胎的研究，1 型糖尿病的患病一致性为 50%，说明本病因除遗传因素外还有环境因素作用，属多基因遗传病。通过对人类白细胞抗原（HLA）的研究发现，HLA 的 D 区Ⅱ类抗原基因（位于 6p21.3）与本病的发生有关，已证明与 HLA－DR3 和 DR4 的关联性特别显著。还有研究认为，HLA－DQ β 链上第 57 位非门冬氨酸及 HLA－DQ α 链上第 52 位的精氨酸的存在决定了 1 型糖尿病的易感性；反之，HLA－DQ β 链 57 位门冬氨酸和 HLA－DQ α 链 52 位非精氨酸决定了 1 型糖尿病的保护性。但遗传易感基因在不同种族间有一定的差别，提示与遗传多态性有关。

2. *环境因素*　1 型糖尿病的发病与病毒感染（如风疹病毒、腮腺炎病毒、柯萨奇病毒等）、化学毒物（如链尿菌素、四氧嘧啶等）、食物中的某些成分（如牛乳蛋白中的 α、β－酪蛋白、乳球蛋白等）有关，以上因素可能会激发易感性基因者体内免疫功能的变化，产生 β 细胞毒性作用，最后导致 1 型糖尿病。

3. *自身免疫因素*　研究证实，体液免疫和细胞免疫均与糖尿病的发病密切相关。1 型糖尿病发病的主要原因就是免疫诱导的胰岛 β 细胞损伤。约 90% 的 1 型糖尿病患者在初次诊断时血中出现胰岛细胞自身抗体（ICA）、胰岛 β 细胞膜抗体（ICSA）、胰岛素自身抗体（IAA）、谷氨酸脱羧酶（GAD）自身抗体及胰岛素受体自身抗体（IRA）等多种抗体，并已证实，这些抗体在补体和 T 淋巴细胞的协同作用下具有对胰岛细胞的毒性作用。新近证实细胞免疫异常对 1 型糖尿病的发病起着重要作用，树突状细胞源性细胞因子白细胞介素－12 会促进初始型 $CD4^+$T 细胞（Th0）向 1 型辅助性 T（Th1）细胞转化，使其过度活化而产生 Th1 细胞类细胞因子，引起大量炎症介质的释放，进而损伤胰岛 β 细胞。

二、病理

胰腺具有分泌消化酶的外分泌功能和分泌胰岛素、胰高血糖素等激素的内分泌功能。其内分泌功能由胰腺含有的几十万个微小的内分泌腺体胰岛来完成。人体胰岛由 α、β、δ 和 F 细胞组成，大多数是 F 细胞，约占胰岛细胞总数的 75%。胰岛素是由含有胰岛素和胰岛素原颗粒的 β 细胞合成、储存和分泌的。糖尿病早期胰岛 β 细胞出现淋巴细胞和单核细胞浸润，进而 β 细胞内含颗粒和数量减少，晚期呈现胰岛萎缩、胰腺纤维化。

β 细胞分泌的胰岛素是一种对机体有广泛影响、生物活性很强的激素。胰岛 β 细胞分泌的胰岛素原，经降解成为胰岛素和 C－肽，维持正常人稳定的基础分泌和进食后释放。胰岛素可促进肝糖原合成，抑制糖原分解，抑制糖异生，促进葡萄糖转运入脂肪和肌肉细胞，增加葡萄糖在周围组织的利用；胰岛素还有促进甘油三酯和脂肪酸合成、抑制脂肪分解的作用；同时有促进氨基酸合成蛋白质、抑制蛋白质分解的作用。可以说胰岛素是促进合成代谢、保证能量储存的重要激素，也是体内唯一具有降血糖作用的激素。肾上腺素、去甲肾上腺素、皮质醇和生长激素均有升高血糖的作用，又称为血糖的反调节激素或胰岛素的拮抗激素。

胰岛β细胞大都被破坏，分泌胰岛素明显减少而分泌胰高糖素的细胞和其他细胞则相对增生即引起代谢紊乱。糖尿病患儿的胰岛素分泌不足或缺如，使葡萄糖的利用减少，而反调节激素如胰高糖素、生长激素、皮质醇等增高，且又促进肝糖原分解和葡萄糖异生作用，使脂肪和蛋白质分解加速，造成血糖和细胞外液渗透压增高，细胞内液向细胞外转移。当血糖浓度超过肾阈值（10mmol/L 或 180mg/dl）时即产生糖尿。自尿中排出的葡萄糖可达到 200～300g/d，导致渗透性利尿，临床出现多尿症状，每日丢失水分 3～5L，钠和钾 200～400mmol/L，因而造成严重的电解质失衡和慢性脱水。由于机体的代偿，患儿呈现渴感增强、饮水增多；因为组织不能利用葡萄糖，能量不足而产生饥饿感，引起多食。胰岛素不足和反调节激素增高促进了脂肪分解，使血中脂肪酸增高，肌肉和胰岛素依赖性组织即利用这类游离脂肪酸供能以弥补细胞内葡萄糖不足，而过多的游离脂肪酸进入肝脏后，则在胰高糖素等生酮激素的作用下加速氧化，导致乙酰辅酶 A 增加，超过了三羧酸循环的氧化代谢能力，致使乙酰乙酸、β－羟丁酸和丙酮酸等酮体长期在体液中累积，形成酮症酸中毒。酮症酸中毒时氧利用减低，大脑功能受损。酸中毒时 CO_2 严重潴留，为了排出较多的 CO_2，呼吸中枢兴奋而出现不规则的呼吸深快，呼气中的丙酮产生特异的气味（腐烂水果味）。

三、症状

（一）发病年龄特点

儿童糖尿病可见于各年龄阶段，以学龄期和青春期发病较多见，可能与学龄期儿童暴露于各种病毒感染机会较多，青春期儿童促性腺激素分泌高峰有关。患病率在男女无性别差异。两型糖尿病对比见表 20－3－1。

表 20－3－1　两型糖尿病对比

鉴别要点	IDDM	NIDDM
占总糖尿病发病率	<10%	>90%
发病年龄	青少年为主	成年为主
起病形式	急	缓
酮症酸中毒的发生	易、较早	不易、较晚
血胰岛素	明显减少	正常或轻度减少
胰岛细胞抗体阳性率	60%～70%	<5%
胰岛素抵抗性	少	明显
胰岛素治疗	必需	部分

（二）临床症状特点

1. 起病特点　1型糖尿病患者起病较急骤，多有感染或饮食不当等诱因。

2. 典型症状　表现为多饮、多尿、多食和体重下降（即“三多一少”）。婴儿多饮多尿不易被发觉，很快即可发生脱水和酮症酸中毒；儿童因为夜尿增多可发生遗尿。年长儿还可出现消瘦、精神不振、倦怠乏力等体质显著下降症状；约40%糖尿病患儿在就诊时即处于酮症酸中毒状态，这类患儿常因急性感染、过食、诊断延误、突然中断胰岛素治疗等因素诱发，多表现为起病急，进食减少，恶心，呕吐，腹痛，关节或肌肉疼痛，皮肤黏膜干燥，呼吸深长，呼气中带有酮味，脉搏细速，血压下降，体温不升，甚至嗜睡，淡漠，昏迷。常被误诊为肺炎、败血症、急腹症或脑膜炎等；少数患儿起病缓慢，以精神呆滞、软弱、体重下降等为主。

3. 体格检查　除见体重减轻、消瘦外，一般无阳性体征。酮症酸中毒时可出现呼吸深长，带有酮味，有脱水征和神志的改变。病程较久，对糖尿病控制不良时可发生生长落后、智能发育迟缓、肝大，称为Mauriac综合征。

4. 晚期继发症　糖尿病控制不良致糖尿病肾病、肾功能衰竭、白内障、视力障碍、视网膜病变、失明。

5. 常见并发症　由于糖尿病患者的免疫力下降，常常易患各种感染，如呼吸道、消化道、泌尿道感染，反复的皮肤疖肿和甲沟炎等。

（三）儿童糖尿病的特殊自然病程

1. 急性代谢紊乱期　从出现症状到临床确诊，时间多在1个月以内。约20%患儿表现为糖尿病酮症酸中毒；20%~40%为糖尿病酮症，无酸中毒；其余仅为高血糖、糖尿和酮尿。

2. 暂时缓解期　约75%的患儿经胰岛素治疗后，临床症状消失、血糖下降、尿糖减少或转阴，即进入缓解期。此时胰岛β细胞恢复分泌少量胰岛素，对外源性胰岛素需要量减至0.5U/(kg·d)以下，少数患儿甚至可以完全不用胰岛素。这种暂时缓解期一般持续数周，最长可达半年以上。此期应定期监测血糖、尿糖水平。

3. 强化期　经过缓解期后，患儿出现血糖增高和尿糖不易控制的现象，胰岛素用量逐渐或突然增多，称为强化期。在青春发育期，由于性激素增多等变化，增强了对胰岛素的拮抗，因此该期病情不甚稳定，胰岛素用量较大。

4. 永久糖尿病期　青春期后，病情逐渐稳定，胰岛素用量比较恒定，称为永久糖尿病。

四、诊断

（一）临床诊断

典型的病例诊断并不困难。对有口渴、消瘦、遗尿症状的患儿，或有糖尿病家族史者，或有不明原因的脱水、酸中毒的患儿都应考虑本病的可能性，避免误诊。

（二）实验室诊断

1. 尿液检查

(1) 尿糖：尿糖定性一般阳性。在用胰岛素治疗过程中，应监测尿糖变化，以判断饮食及胰岛素用量是否恰当。一般在治疗开始时分段收集晨8时至午餐前、午餐后至晚餐前及晚餐后至次晨8时的尿液，以了解24小时尿糖的变动情况。餐前30分钟排空膀胱，再留尿检查尿糖，所得结果可粗略估计当时的血糖水平，更利于胰岛素剂量的调整。

（2）尿酮体：糖尿病伴有酮症酸中毒时呈阳性。

（3）尿蛋白：监测尿微量白蛋白，可及时了解肾脏的病变情况。

2. 血液检查

（1）血糖：符合下列任一标准即可诊断为糖尿病。任意时刻血糖水平≥11.1mmol/L；空腹全血（IFG）≥7.0mmol/L；2小时口服葡萄糖耐量试验（OGTT）血糖水平≥11.1mmol/L；空腹血糖受损（IFG）：FPG为5.6~6.9mmol/L；糖耐量受损（IGT）：口服75g葡萄糖后2小时血糖在7.8~11.0mmol/L。IFG和FPG被称为“糖尿病前期”。

（2）血脂：血清胆固醇、三酰甘油和游离脂肪酸明显增加，适当的治疗可使之降低，故定期检测血脂水平，有助于判断病情控制情况。

（3）血气分析：酮症酸中毒在1型糖尿病患儿中发生率极高，当血气分析显示患儿血pH<7.30，HCO_3^-<15mmol/L时，即有代谢性酸中毒存在。

（4）糖化血红蛋白：血红蛋白在红细胞内与血中葡萄糖或磷酸化葡萄糖呈非酶化结合，形成糖化血红蛋白（HbA1c），其量与血糖浓度成正相关。正常人HbAlc<7%，治疗良好的糖尿病患儿应<9%，如>12%时则表示血糖控制不理想。因此，HbAlc可作为患儿在以往2~3个月期间血糖是否得到满意控制的指标。

（5）血胰岛素和C－肽：初次就诊的患者需要检测血液中的胰岛素水平，血胰岛素降低有助于糖尿病分型，1型糖尿患者如果已经注射过外源性胰岛素，可通过测定血中C－肽的水平反映胰岛β细胞分泌胰岛素的功能。

3. 葡萄糖耐量试验　本试验用于空腹血糖正常或正常高限，餐后血糖高于正常而尿糖偶尔阳性的患儿。试验方法：试验当日自0时起禁食；清晨口服葡萄糖（1.75g/kg），最大量不超过75g，每克加水2.5ml，于3~5分钟内服完；口服前（0分钟）及口服后60分钟、120分钟和180分钟，分别测血糖。结果：正常人0分钟血糖<6.7mmol/L，口服葡萄糖后60分钟和120分钟后血糖分别低于10.0和7.8mmol/L；糖尿病患儿120分钟血糖值>11mmol/L。试验前应避免剧烈运动、精神紧张，停服双氢克尿塞、水杨酸等影响糖代谢的药物。

（三）鉴别诊断

本病应与其他原因导致的尿糖阳性情况相鉴别：

1. 其他还原糖尿症　尿液中果糖和戊糖等其他还原糖均可使班氏试液显色，用葡萄糖氧化酶法检测尿液可以鉴别。

2. 非糖尿病性葡萄糖尿　有些先天性代谢病如Fanconi综合征、肾小管酸中毒、胱氨酸尿症或重金属中毒等患儿都可发生糖尿，主要依靠空腹血糖或葡萄糖耐量试验鉴别。

3. 婴儿暂时性糖尿病　病因不明，可能与患儿胰岛β细胞功能发育不够成熟有关。多在出生后6周内发病，表现为发热、呕吐、体重不增、脱水等症状。血糖增高，尿糖及酮体阳性，经补液等一般处理或给予小量胰岛素（1U/kg）即可恢复。对这类患儿应进行葡萄糖耐量试验和长期随访，以与1型糖尿病鉴别。

4. 其他原因导致的昏迷　如神经系统疾病所致昏迷，一般无血糖升高。

5. 其他原因所致的酸中毒　尿毒症酸中毒无血糖升高，但有贫血、高血压等症状，肾功能异常。严重脱水酸中毒一般无血糖升高。

6. 甲状腺功能亢进症　多食、消瘦，应与甲状腺功能亢进症鉴别。

五、治疗

糖尿病是终身的内分泌代谢性疾病，其治疗是综合性的，包括胰岛素治疗、饮食管理、运动及精神心理治疗。治疗目的是：消除高血糖引起的临床症状；积极预防并及时纠正酮症酸中毒；纠正代谢紊乱，力求病情稳定；使患儿获得正常生长发育，保证其正常的生活活动；预防并早期诊断并发症。

（一）饮食管理

糖尿病的饮食管理是进行计划饮食而不是限制饮食，其目的是维持正常血糖和保持理想体重。

1. 每日总热卡需要量　食物的热量要适合患儿的年龄、生长发育和日常活动的需要，每日所需热量（卡）为1000+（年龄×80－100），对年幼儿宜稍偏高；此外，还要考虑体重、食欲及运动量。全日热卡分配为早餐1/5，中餐和晚餐分别为2/5，每餐中留出少量（5%）做餐间点心。

2. 食物的成分和比例　热量分配蛋白质15%～20%，碳水化合物50%～55%，脂肪30%。蛋白质成分在3岁以下儿童应稍多，其中一半以上应为动物蛋白，因其含有必需的氨基酸。禽、鱼类、各种瘦肉类为较理想的动物蛋白质来源。糖类则以含纤维素高的，如糙米或玉米等粗粮为主，因为它们造成的血糖波动远较精制的白米、面粉或土豆等制品为小，蔗糖等精制糖应该避免。脂肪应以植物油为主。蔬菜选用含糖较少者。每日进食应定时，饮食量在一段时间内应固定不变。

（二）胰岛素治疗

胰岛素是治疗能否成功的关键。胰岛素的种类、剂量、注射方法都与疗效有关。

1. 胰岛素制剂（表20－3－2）　目前胰岛素的制剂有正规胰岛素（R1）、中效珠蛋白胰岛素（NPH）、长效的鱼精蛋白锌胰岛素（PZI）以及长效胰岛素类似物甘精胰岛素（glargine）和地特胰岛素（detemir）。甘精胰岛素是在人胰岛素A链21位以甘氨酸替代天门冬氨酸，B链的羧基端加上两个精氨酸。地特胰岛素是去掉B30位的氨基酸，在B29位点连接上含有^{14}C的脂肪酸链。其结构的改变使得该胰岛素稳定性增强，在酸性环境中呈溶解状态，即清澈溶液，注射前无需预先混匀，可直接皮下注射。一般1～2小时起效，作用时间维持24小时，每日只需注射1次。

表20－3－2　胰岛素的种类和作用时间

胰岛素种类	开始作用时间（h）	作用最强时间（h）	作用最长时间（h）
短效RI	0.5	3～4	6～8
中效NPH	1.5～2.0	4～12	18～24
长效PZI	3～4	14～20	24～36

2. 胰岛素治疗方案　新诊断的1型糖尿病患儿，轻症者胰岛素一般用量为每日0.5～1.0U/kg，出现明显临床症状以及酮症酸中毒恢复期开始治疗时胰岛素需要量往往大于1U/

kg。NPH 和 RI 按 2∶1 或 3∶1 混合，RI 与 PZI 则按 3∶1 或 4∶1 混合使用。每日皮下注射两次：早餐前 30 分钟，2/3 总量；晚餐前 30 分钟，1/3 总量。混合胰岛素时应先抽取 RI，后抽取 NPH 或 PZI，每次尽量采用同一型号的注射器。皮下注射部位应选择大腿、上臂和腹壁等处，按顺序轮番注射，1 个月内不要在同一部位注射 2 次，两针间距 2.0cm 左右，以防日久局部皮肤组织萎缩，影响疗效。

3. 胰岛素剂量的调整　早餐前注射的胰岛素提供早餐和午餐后的胰岛素，晚餐前注射的胰岛素提供晚餐后及次日晨的胰岛素。应根据用药日血糖或尿糖结果，调整次日的胰岛素用量，每 2～3 天调整剂量一次，直至尿糖不超过（＋＋）；血、尿糖稳定后，在一段时期内可不用再调整。

4. 胰岛素长期治疗过程中的注意事项

（1）胰岛素过量

①低血糖反应：胰岛素应用过程中由于用量过多、运动剧烈、饮食摄入不足等引起低血糖，表现为面色苍白、出冷汗，甚至昏迷。当出现低血糖症状时，可给予适量含碳水化合物的饮食，如症状严重可给予糖水，出现惊厥或昏迷时，可静脉给予 5%～10% 的葡萄糖，也可皮下注射胰高血糖素，剂量：<3 岁，0.5mg，>3 岁，1mg；避免静脉注射高渗葡萄糖。

②Somogyi 现象：由于胰岛素过量，在午夜至凌晨时发生低血糖，在反调节激素作用下使血糖升高，清晨出现高血糖，即出现低血糖－高血糖反应。可测午夜后 1～3 时血糖，以及时诊断，处理只需逐渐减少胰岛素的剂量，一般每 2～3 天减 10%。

（2）胰岛素不足：胰岛素不足可致黎明现象。因晚间胰岛素不足，在清晨 5～9 时呈现血糖和尿糖增高，可加大晚间注射剂量或将 NPH 注射时间稍往后移即可。持久的胰岛素用量不足可使患儿长期处于高血糖状态，症状不能完全消除，导致生长停滞、肝脾肿大、高血糖、高血脂，并容易发生酮症酸中毒。

（3）胰岛素耐药：患儿在无酮症酸中毒情况下，每日胰岛素用量 >2U/kg 仍不能使高血糖得到控制时，在排除 Somogyi 现象后称为胰岛素耐药。可换用更纯的基因重组胰岛素。

（三）运动治疗

运动时肌肉对胰岛素的敏感性增高，从而增强葡萄糖的利用，有利于血糖的控制。运动的种类和剧烈程度应根据年龄和运动能力进行安排，有人主张 1 型糖尿病的学龄儿童每天都应参加 1 小时以上的适当运动。运动时必须做好胰岛素用量和饮食调节，运动前减少胰岛素用量或加餐，固定每天的运动时间，避免发生运动后低血糖。

（四）并发症的防治

积极预防微血管继发损害所造成的肾功能不全、视网膜和心肌等病变。

1. 糖尿病酮症酸中毒的治疗　酮症酸中毒迄今仍然是儿童糖尿病急症死亡的主要原因。对糖尿病酮症酸中毒必须针对高血糖、脱水、酸中毒、电解质紊乱和可能并存的感染等情况制订综合治疗方案。密切观察病情变化、血气分析和血、尿液中糖和酮体的变化，随时采取相应措施，避免医源性损害。

（1）液体治疗：液体治疗主要针对脱水、酸中毒和电解质紊乱。酮症酸中毒时脱水量约为 100ml/kg，一般均属等渗性脱水。因此，应遵循下列原则输液。

输液开始的第 1 小时，按 20ml/kg（最大量 1000ml）快速静滴 0.9% 氯化钠溶液，以纠正血容量、改善血循环和肾功能。第 2～3 小时，按 10ml/kg 静滴 0.45% 氯化钠溶液。当血

糖 < 17mmol/L（300mg/dl）后，改用含有 0.2% 氯化钠的 5% 葡萄糖液静滴。要求在开始的 12 小时内至少补足累积损失量的一半，在此后的 24 小时内，可视情况按 60 ~ 80ml/kg 静滴同样溶液，以供给生理需要量和补充继续损失量。

患儿在输液开始前由于酸中毒、分解代谢和脱水的共同作用使血清钾较高，但总的体钾储备可能被耗竭。随着液体的输入，特别是应用胰岛素后，血钾迅速降低。因此，在患儿开始排尿后应立即在输入液体中加入氯化钾溶液，一般按每日 2 ~ 3mmol/kg（150 ~ 225mg/kg）补给，输入浓度不得 > 40mmol/L（0.3g/dl），并应监测心电图或血钾浓度。

酮症酸中毒时的酸中毒主要是由于酮体和乳酸的堆积，补充水分和胰岛素可以矫正酸中毒。为了避免发生脑细胞酸中毒和高钠血症，对酮症酸中毒不宜常规使用碳酸氢钠溶液，仅在 pH < 7.1，HCO_3^- < 12mmol/L 时，可按 2mmol/kg 给予 1.4% 碳酸氢钠溶液静滴，先用半量，当血 pH ≥ 7.2 时即停用，避免酸中毒纠正过快加重脑水肿。

需补充的 $NaHCO_3$（mmol/L）=（12 - 所测 HCO_3^- mmol/L）× 0.6 × kg。

在治疗过程中，应仔细监测生命体征、电解质、血糖和酸碱平衡状态，以避免酮症酸中毒治疗过程中发生合并症，如脑水肿等。其表现为：头痛、意识不清、嗜睡、痉挛、视神经乳头水肿或脑疝等。

（2）胰岛素治疗：糖尿病酮症酸中毒时多采用小剂量胰岛素静脉滴注治疗。首先静推正规胰岛素 0.1U/kg，然后将正规胰岛素 25U 加入等渗盐水 250ml 中，按每小时 0.1U/kg，自另一静脉通道缓慢匀速输入。输入 1 ~ 2 小时后，复查血糖以调整输入量。当血糖 < 17mmol/L 时，应将输入液体换成含 0.2% 氯化钠的 5% 葡萄糖液，并停止静滴胰岛素，改为胰岛素皮下注射，每次 0.25 ~ 0.5U/kg，每 4 ~ 6 小时 1 次，直至患儿开始进食、血糖稳定为止。

（3）控制感染：酮症酸中毒常并发感染，须在急救同时采用有效抗生素治疗。

酮症酸中毒在处理不当时，可引起脑水肿、低血糖、低血钾、碱中毒、心功能或肾功能衰竭等情况，因此，在整个治疗过程中必须严密观察，随时调整治疗计划，避免因处理不妥而加重病情。

2. *高渗非酮症昏迷的治疗*　血糖非常高但酮体阴性，患儿处于严重的高渗性脱水状态，常出现神经系统症状。治疗时注意不要使血糖下降过快，以免造成脑水肿。采用 0.45% 的氯化钠，于前 12 小时补充累积损失的一半，余量在 24 小时内补充。静脉点滴胰岛素的剂量更小，每小时 0.05U/kg，并根据血糖下降的情况调整，血糖正常后停用。

在糖尿病的治疗过程中，胰岛素应用是治疗的根本；饮食和运动治疗是维持病情稳定的重要因素；健康教育和管理是不可缺少的部分；合并症的预防是决定预后的关键。

六、预防

教育和随访：医务人员必须向患儿及家长详细介绍有关知识，帮助患儿树立信心，使其能坚持有规律的生活和治疗，同时加强管理，定期随访复查。出院后家长和患儿应遵守医生的安排，接受治疗，同时在家做好家庭记录，包括饮食、胰岛素注射次数和剂量、尿糖情况等。

（胡晓红）

第四节 生长激素缺乏症

生长激素缺乏症（growth hormone deficiency，GHD）是由于腺垂体合成和分泌生长激素（growth hormone，GH）部分或完全缺乏，或由于 GH 分子结构异常、受体缺陷等所致的生长发育障碍性疾病。

一、诊断要点

1. 匀称性身材矮小，身高落后于同年龄、同性别、同民族、同地区正常儿童生长曲线第 3 百分位数以下者（或低于平均数两个标准差）。

2. 生长缓慢，生长速率 <4～5cm/年。

3. 骨龄落后于实际年龄 2 年以上（拍左手腕、掌、指骨正位片评定骨龄）。

4. 两种药物激发试验（表 20－4－1）结果均示 GH 峰值 <10μg/L（用药前、用药后 30 分钟、60 分钟、90 分钟和 120 分钟取血测定 GH，一般选择口服和静脉不同途径给药方式。判断方法：GH 峰值 <5μg/L，为 GH 完全缺乏；GH 峰值 5～10μg/L，为 GH 部分缺乏）。

表 20－4－1　药物激发试验

药物	方法	高峰时间	备注
可乐定	4μg/kg 或 0.15mg/m^2，PO	60～90 分钟	可出现疲倦、入睡，少数可有恶心、呕吐等
L－多巴	0.15g/1.73m^2 或 10mg/kg，PO	60～90 分钟	可出现恶心、呕吐，多在 1 小时内消失
盐酸精氨酸	0.5g/kg，VD	60～90 分钟	0.9% NaCl 稀释，浓度 5%～10%，30 分钟内滴完，无特殊副作用
胰岛素	0.05～0.10U/kg，IV	45～90 分钟	注射前后测血糖，血糖 <40mg/dl 或较基值下降一半为有效刺激，低龄儿童注意低血糖惊厥
吡啶斯的明	1mg/kg，PO	60～90 分钟	哮喘、对本药过敏者禁用，可出现腹痛、出汗、唾液增多、心动过缓等

5. 智能正常，与年龄相称。

6. 胰岛素样生长因子（IGF－1）<0.5U/ml。

7. 排除其他影响生长的疾病（头颅 CT 或 MRI 检查，以了解下丘脑－垂体有无器质性病变，以及染色体检查）。

二、治疗要点

1. 基因重组人生长激素（rhGH）替代治疗：剂量 0.1U/kg，每晚临睡前皮下注射一次，治疗应持续至骨髓闭合为止。

2. 同时伴有性腺轴功能障碍的生长激素缺乏症患儿骨龄达 12 岁时可开始用性激素治疗。

男性可注射长效庚酸睾酮 25mg，每月 1 次，每 3 个月增加 25mg，直至每月 100mg；女性可用炔雌醇 1～2μg/d，或妊马雌酮自每日 0.3mg 起酌情逐渐增加，同时需监测骨龄。

（成胜权）

第二十一章　遗传代谢性疾病

第一节　概　论

遗传代谢病是指维持机体正常代谢所必需的某种酶、运载蛋白、膜或受体等的编码基因发生突变，从而导致机体生化代谢紊乱，造成中间或旁路代谢产物蓄积，或终末代谢产物缺乏，引起一系列临床症状的一类疾病。

遗传代谢病大多为单基因遗传病，以常染色体隐性遗传为主。遗传代谢病种类繁多，到目前为止已经发现4000多种，虽然每一种疾病的发病率很低，但总发病率非常可观，约为8‰。遗传代谢病的多种病理生理变化多数会直接或间接地影响各器官，特别是脑的发育和功能，导致残疾，甚或危及生命。传统上将遗传代谢病分为碳水化合物代谢、氨基酸代谢、有机酸代谢和溶酶体贮积性疾病等。目前，遗传代谢病的主要分类至少有如下十类：①碳水化合物代谢障碍，如糖原累积病；②氨基酸代谢障碍，如苯丙酮尿症、枫糖尿症、戊二酸血症Ⅰ型；③有机酸代谢障碍（有机酸血症），如尿黑酸尿症；④脂肪酸氧化和线粒体代谢病，如中链酰基辅酶A脱氢酶缺乏症（常缩写为MCADD）；⑤卟啉代谢病，如急性间歇性卟啉病；⑥嘌呤或嘧啶代谢病，如Lesch－Nyhan综合征；⑦类固醇代谢病，如先天性肾上腺皮质增生症；⑧线粒体功能性疾病，如卡恩斯－塞尔综合征；⑨过氧化物酶体功能性疾病，如泽韦格综合征，脑－肝－肾综合征；⑩溶酶体贮积性疾病，如戈谢病、尼曼匹克病。

根据异常代谢物的分子量，遗传代谢病又可以分为小分子病和大分子病，前者诸如氨基酸、有机酸代谢异常等，这些疾病发病早，有的在新生儿期即可发病，常有急性代谢紊乱发生；后者诸如糖原累积病、黏多糖病等发病较缓慢，多在儿童期出现症状，而且进展缓慢，临床表现多种多样，受累器官较多。发病越早，病情越差，预后越差。

一、病因

基因突变使蛋白质分子在结构上发生缺陷或在合成、分解速度上有异常，从而使蛋白质的功能发生改变，出现相应的病理和临床表现。

遗传代谢病大多数是由于编码酶的单基因缺陷导致，这些酶能够促进各种物质（底物）转化为另一种物质（产物）。

（一）酶蛋白的缺失

酶的催化活性丧失通常导致底物累积和产物减少，大多数代谢疾病主要是由于底物的累积引起，也有部分疾病主要是由于产物的不足而致病。通常酶活性丧失是由于编码酶的基因发生突变所致，也有些却是因为酶的辅酶/辅酶因子的缺失而造成酶的催化活性下降。

治疗的基础就是控制底物和产物的平衡，采取相应的治疗措施来改善病况，以减轻病人的痛苦。

1. 底物的累积为致病因子　在酶反应中，通常底物 A 经过酶 X 的催化作用生成产物 B，产物 B 可能是另一个酶 Y 的底物。由于 Y 酶的作用，B 转化为产物 C，这种反应可以延续直到终末产物不能继续分解为止（图 21－1－1）。

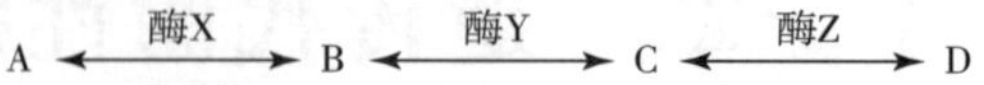

图 21－1－1　假设的酶反应机制

如果编码酶 X 的基因发生突变，酶 X 会丧失活性，这样底物 A 会在人体内累积。依底物的化学特性及累积的器官不同，病人可以产生不同的病症，这种遗传代谢病大多数属于常染色体隐性遗传，如枫糖尿病。

2. 产物的缺失为致病因子　如图 21－1－1 所示，如果编码酶 Y 的基因发生突变，Y 酶的催化活性会降低而导致底物 B 的累积和产物 C 的不足甚至缺失。

传统上氨基酸代谢病是靠测量增加或累积的代谢化合物来作初诊，因为通常的代谢受阻是发生在分解代谢途径中。

3. 辅酶/辅酶因子的缺失为致病因子　酶在人体内是非常重要的一类蛋白质，几乎所有人体内的代谢反应都是依赖酶的催化作用进行。但在某些代谢反应中，仅有正常的酶还不够，因为有些酶的催化功能还得依靠辅酶/辅酶因子的协同作用方可实现。

（二）非酶蛋白变性导致功能丧失

蛋白质合成是由 DNA 分子上的碱基顺序和数量决定的。如果 DNA 分子的碱基顺序和数量发生变化，即发生基因突变，由它编码的蛋白质结构就会发生相应的变化。如果这个改变了结构的蛋白质是酶蛋白，其催化活性就会下降或缺失，如果这个改变了结构的蛋白质不是酶蛋白，而是其他蛋白质，例如结构蛋白、转移蛋白或受体等，这些蛋白质的功能也会丧失而导致遗传性疾病。

1. 结构蛋白变性为致病因子　结构蛋白是人体内用来组装细胞、组织和器官的重要组成部分，编码结构蛋白的基因发生突变时常导致显性遗传病。这是因为如果有 50% 的结构蛋白变性，而这些突变的蛋白质可能还会与其他蛋白质共同作用才能行使功能，这样细胞、组织和器官的结构就会减弱，而引起病症。

2. 转运载体蛋白的缺陷为致病因子　转运载体蛋白是一类具有多样转运功能的蛋白质，通常位于细胞或细胞器的膜上，形成细胞或细胞器内外物质交流的通道。如果载体蛋白发生变异，内外物质交流受阻，就会引起某些物质的缺失或大量累积而致病。

3. 受体蛋白缺失为致病因子　受体是位于细胞膜、胞质或细胞核内的可以识别配体并与之结合的一类蛋白质，它们常常与特异的配体、化合物或分子相结合，引起一定的细胞反应及生理变化。如果受体蛋白发生缺陷，配体就不能被识别，也不能与受体蛋白结合，那么这些特异的细胞反应及生理变化因受阻而致病。

二、症状

遗传代谢病的临床症状多种多样，随年龄不同而异，全身各器官均可受累。大多有神经系统和消化系统的症状。此外，还有代谢紊乱，容貌异常，毛发、皮肤色素改变，尿液的特殊气味等。

（一）主要临床表现

1. *发育障碍* 生长不足、发育停滞、体重减轻、牙齿异常、青春期延迟、性早熟等。

2. *智力障碍* 智力发育延迟、癫痫、痴呆症、脑病、耳聋、失明、认识不能、行为异常、抑郁症、精神病等。

3. *各种畸形* 两性生殖器畸形、罕见面容、先天性器官畸形、异常色素沉着、色素沉着不足、毛发生长过多、异常肿块等。

4. *免疫缺陷* 血小板减少、贫血、脾脏肿大、淋巴结肿大、各种癌症等。

5. *功能减退* 过度利尿、肾功能衰竭，过度呼吸（换气过度）、呼吸衰竭，肝肿大、黄疸、肝功能衰竭，脱水、水肿、低血压、高血压，心脏扩大、心肌梗死、心脏衰竭，甲状腺功能减退症，肾上腺皮质功能减退，性腺功能低下症等。

6. *其他* 反复呕吐、腹泻、腹痛，皮疹，关节痛，肌肉无力，痛性痉挛，糖尿病等。

（二）代谢紊乱

1. *代谢终末产物缺乏* 正常人体所需的产物合成不足或完全不能合成，如缺乏葡萄糖-6-磷酸酶的糖原累积症，肝糖原分解葡萄糖不足，容易发生低血糖。

2. *代谢产物蓄积* 受累代谢途径的中间和/或旁路代谢产物蓄积，引起相应的细胞、器官肿大，出现毒性反应和代谢紊乱，如苯丙酮尿症、半乳糖血症等。

3. *代谢途径受阻* 物质的供能和功能障碍导致供能不足，如糖代谢缺陷、先天性高乳酸血症等。

三、诊断

（一）临床诊断

临床观察与体格检查是发现遗传代谢病的主要手段之一，应从新生儿出生后第一天便开始，并定期检查，因为有些疾病在新生儿期可能缺乏典型表现。

1. *临床观察* 应全面观察饮食、大小便、呼吸、面色、精神、四肢运动等。观察工作由病房护士进行，也可以由父母或家长进行，但应当教会家长如何进行观察。

（1）喂奶后呕吐、呛咳、青紫、腹胀、无大便或排便困难，多为消化道畸形。

（2）呼吸困难、青紫、喂奶困难，多见于呼吸道畸形、先天性心脏病、膈疝等。

（3）精神状态异常，包括异常安静如反应低下、少哭不动、嗜睡和异常兴奋如大声哭叫、尖叫。

（4）运动异常包括肢体运动障碍和面部异常运动或异常动作。这些表现可见于肌肉神经损伤或中枢神经系统发育异常。

2. *体格检查* 部分遗传代谢病的缺陷是显而易见的，但有些不是，因此应进行系统的体格检查。每次体检都从头到脚、从前往后逐个器官地详细检查，不可遗漏任何一个部位。

（二）辅助诊断

遗传代谢病的诊断重点在于确定受损的途径和环节，诊断方法主要是检测反应底物以及其衍生物的浓度、测定酶活性、酶蛋白结构分析和基因定位。临床医生要秉持辩证的临床思维，仔细辨识遗传代谢病的非特异性临床表现，分层进行辅助检查，科学取舍特殊检测技术，使越来越多的遗传代谢病得到及时准确的诊断或鉴别诊断。

常用的检查方法如下。

1. 尿液的检查

（1）尿的色泽与气味：有些代谢产物从尿液中大量排出，可使尿液呈现特殊的颜色和气味。如尿蓝母使尿呈蓝色；而尿黑酸呈蓝－棕色；卟啉则呈红色。

（2）尿液中还原物试验：尿液中的半乳糖、果糖、葡萄糖、草酸、4－羟基苯丙酮酸等还原物质均可检出，为进一步选择检查提供帮助。

（3）尿液筛查试验：常用的有三氯化铁试验、二硝基苯肼（DNPH）试验、硝普盐试验、甲苯胺蓝试验等。

2. 血液生化检测　如血糖、血电解质、肝肾功能、胆红素、血氨、血气分析等项检查。

3. 氨基酸分析　可进行血、尿液氨基酸分析，指征是：

（1）家族中已有确诊为遗传性代谢病患者或类似症状疾病患者；

（2）高度怀疑为氨基酸、有机酸代谢缺陷者（有代谢性酸中毒、酮尿症、高氨血症、低血糖、血及尿肌酐含量降低、尿路结石等）；

（3）不明原因的脑病（昏睡、惊厥、智能障碍等）；

（4）疾病饮食治疗监测。

4. 有机酸分析　人体内的有机酸来源于碳水化合物、脂肪酸、氨基酸代谢以及饮食、药物等，可通过尿液、血浆、脑脊液等进行有机酸分析，以尿液最为常用。其指征大致同氨基酸分析：

（1）不明原因的代谢异常，肝大、黄疸，神经肌肉疾病等；

（2）疑诊为有机酸或氨基酸病，脂肪酸代谢及能量代谢障碍；

（3）多系统进行性损害等。

5. 特殊诊断试验

（1）组织活检或剖检：肝脏、肌肉、大脑、骨髓；

（2）皮肤活检和成纤维细胞培养特定的酶活性检测；

（3）特定的 DNA 分析等。

四、治疗

治疗的关键是：限制反应底物的摄入，降低体内反应底物的浓度，补充反应生成物浓度，基因治疗和临床对症治疗。

总的治疗原则是：减少代谢缺陷导致的毒性物质蓄积，补充正常需要的物质、酶或进行基因治疗。大多数遗传代谢病以饮食治疗为主，部分可通过维生素、辅酶等进行治疗。一些比较常见或有希望的治疗方法如下。

（一）饮食治疗

1. 限制饮食　减少饮食中的蛋白质摄入仍然是治疗苯丙酮尿症和其他氨基酸紊乱的主要方式。

2. 膳食补充或更换　如，口服生玉米淀粉，每日数次，有助于防止糖原贮积病患者出现严重低血糖。

3. 补充维生素　对导致乳酸性酸中毒的几种遗传代谢病给予补充维生素 B 治疗。

（二）病因治疗

1. *酶替代疗法* 如利用酸性 α 葡萄糖苷酶治疗糖原贮积病 - Ⅱ型。

2. *器官移植* 如造血干细胞治疗地中海贫血，肝移植治疗肝豆状核变性、络氨酸血症。

3. *基因治疗* 通过修复或替代突变基因，是治愈遗传代谢病的根本方法，未来有望在技术上获得突破。

（三）对症治疗

指减低代谢病中间有害产物的浓度治疗，如苯甲酸能促进氨的排泄，降低血氨浓度。如果病情重或药物治疗效果不佳可应用透析治疗（持续血液净化、腹膜透析）。

五、预防

预防遗传代谢病的发生，需建立三级预防体系。

（一）一级预防

即病因预防。要强调开展遗传咨询，建立起一套完整的包括健康教育、产前筛查、产前诊断、遗传咨询及新生儿筛查的管理体系，及时发现遗传病患者或致病基因携带者，为遗传咨询以及遗传病产前诊断工作提供依据，最大限度降低遗传代谢病的出生，进而达到控制疾病的目的。

（二）二级预防

主要是做好产前筛查，对于遗传代谢病的高危孕妇要开展产前诊断，目的是避免再发风险，防止严重遗传代谢病患儿出生。

（三）三级预防

重点是开展新生儿遗传代谢病筛查，早期诊断、早期治疗，对减低致残、致死率，降低远期并发症意义重大。

（何玺玉）

参考文献

［1］ Applegarth DA，Toone JR，Lowry RB. Incidence of inborn errors of metabolism in British Columbia，1969 -1996［J］. Pediatrics，2000，105（1）：e10.

［2］ Charles Scriver，Beaudet AL，Valle D，et al. The online metabolic and molecular bases of inherited disease［M］. New York：McGraw - Hill，2007.

第二节 21 - 三体综合征

唐氏综合征（Down's syndrome，简称 DS），又称先天愚型或 21 - 三体综合征（21 trisomy syndrome），是人类最常见的染色体疾病。临床表现为智能障碍、特殊面容和体格发育落后，并可伴多发畸形。本病发病率随孕妇年龄增高而增加。

一、诊断要点

唐氏综合征的诊断主要依据特殊面容、智能低下和皮肤纹理特点，通过染色体核型分析可确定诊断。

（一）临床表现

1. 智能落后　绝大部分患儿都有不同程度的智能发育障碍，随年龄的增长日益明显。嵌合体型患儿若正常细胞比例较大则智能障碍较轻。

2. 生长发育迟缓　出生身长和体重均较正常儿低，生后体格发育、动作发育均迟缓，身材矮小，骨龄落后，出牙迟且顺序异常；四肢短，韧带松弛，关节可过度弯曲；肌张力低下，腹膨隆，可伴有脐疝；手指粗短，小指尤短，中间指骨短宽且向内弯曲。

3. 特殊面容　表情呆滞；眼裂小，眼距宽，双眼外眦上斜，可有内眦赘皮；鼻梁低平，外耳小；硬腭窄小，常张口伸舌，流涎多；头小而圆，前囟大且关闭延迟；颈短而宽。

4. 皮纹特点　可有通贯手和特殊皮纹。

5. 伴发畸形　约50%患儿伴有先天性心脏病，其次是消化道畸形。先天性甲状腺功能减低症和急性淋巴细胞性白血病的发生率明显高于正常人群。免疫功能低下，易患感染性疾病。

（二）辅助检查

1. 细胞遗传学检查　根据染色体核型分析可分为三型。

（1）标准型：约95%为此型，核型为47，XY（或XY），+21。

（2）易位型：占2.5%~5%，以14号染色体为主，少数为15号或13号染色体，最常见核型为46，XY（或XX），-14，+t（14q21q）。

（3）嵌合体型：占2%~4%，患儿体内存在两种细胞系，一种为正常细胞，另一种为21-三体细胞，形成嵌合体，其核型为46，XY（或XX）/47，XY（或XX），+21。此型患儿临床表现的严重程度与异常细胞所占百分比有关。

2. 荧光原位杂交（FISH）　以21号染色体的相应片段序列作探针，与外周血中的淋巴细胞或羊水细胞进行原位杂交，可快速、准确进行诊断。在本病患者的细胞中呈现3个21号染色体的荧光信号。

（三）鉴别诊断

与先天性甲状腺功能减低症相鉴别。

二、治疗要点

无有效治疗方法，要采用综合措施，包括医疗和社会服务：

1. 长期耐心教育。
2. 训练弱智儿掌握一定的工作技能。
3. 注意预防感染。
4. 如伴有先天性心脏病、胃肠道或其他畸形，可考虑手术矫治。

（成胜权）

第三节 苯丙酮尿症

苯丙酮尿症（phenylketonuria，PKU）是一种常染色体隐性遗传疾病，是先天性氨基酸代谢障碍中较为常见的一种，因患儿尿液中排出大量苯丙酮酸代谢产物而得名。发病率因种族不同而异，我国的发病率总体为1:11 000，北方人群高于南方人群。经典型PKU是缺乏苯丙氨酸羟化酶，非经典型PKU是辅酶四氢生物蝶呤缺陷。

一、诊断要点

苯丙酮尿症患儿的早期症状不典型，通常在3~6个月时开始出现症状，1岁时症状明显，诊断主要依据实验室检测才能在宫内或新生儿早期确诊。

（一）临床表现

1. 神经系统　经典型PKU出生时无症状，3个月后逐渐出现症状。智能发育落后最为突出，智商常低于正常。有行为异常，如兴奋不安、忧郁、多动、孤僻等。可有癫痫小发作，少数呈现肌张力增高和腱反射亢进。非经典型PKU症状较经典型PKU重。

2. 皮肤　患儿在出生数月后因黑色素合成不足，头发由黑变黄，皮肤白皙。皮肤湿疹较常见。

3. 体味　由于尿和汗液中排出较多苯乙酸，可有明显鼠尿臭味。

（二）辅助检查

1. 新生儿疾病筛查　新生儿哺乳3天后，针刺足跟采集外周血，滴于专用采血滤纸上，晾干后即寄送至筛查实验室，进行苯丙氨酸浓度测定。如苯丙氨酸浓度大于切割值，可进一步检查和确诊。

2. 苯丙氨酸浓度测定　正常浓度 $<120\mu mol/L$（2mg/dl），经典型PKU $>1200\mu mol/L$。

3. 尿三氯化铁（$FeCl_3$）及2，4-二硝基苯肼试验（DNPH）　用于儿童的初筛。新生儿PKU因苯丙氨酸代谢旁路尚未健全，患者尿液测定为阴性。

4. 尿蝶呤图谱分析　主要用于非经典型PKU的鉴别诊断。尿蝶呤谱分析应用高压液相层析（HPLC）测定尿液中新蝶呤（N）和生物蝶呤（B）的含量。如因6-丙酮酰四氢蝶呤合成酶缺乏所致的BH_4缺乏症，尿中新蝶呤明显增加，生物蝶呤下降，N/B增高，比值（B/B+N%）<10%。尿蝶呤谱分析显示异常者需进一步做口服BH_4负荷试验，以助确诊。

5. DNA分析　目前对苯丙氨酸羟化酶、6-丙酮酰四氢蝶呤合成酶、二氢生物蝶呤还原酶等基因缺陷都可用DNA分析方法进行基因突变检测和诊断，可进行产前诊断。

二、治疗要点

1. 疾病一旦确诊，应立即治疗。开始治疗的年龄越小，预后越好。

2. 患儿主要采用低苯丙氨酸奶方治疗，待血浓度降到理想浓度时，可逐渐少量添加天然饮食，其中首选母乳，因母乳中苯丙氨酸含量仅为牛奶的1/3。较大婴儿及儿童可加入牛奶、粥、面、蛋等，添加食品应以低蛋白、低苯丙氨酸食物为原则，其量和次数随血苯丙氨酸浓度而定。苯丙氨酸浓度过高或者过低都将影响生长发育。

3. 由于每个患儿对苯丙氨酸的耐受量不同，故在饮食治疗中，仍需定期测定血苯丙氨酸水平，根据患儿具体情况调整食谱。低苯丙氨酸饮食治疗至少持续到青春期，终生治疗对患者更有益。

4. 成年女性患者在怀孕前应重新开始饮食控制，血苯丙氨酸应该在 300μmol/L 以下，直至分娩，以免高苯丙氨酸血症影响胎儿。

5. 对有本病家族史的夫妇及先证者可进行 DNA 分析，对其胎儿进行产前诊断。

6. 对诊断 BH_4 缺乏症患者，治疗需补充 BH_4、5 - 羟色胺和 L - DOPA，一般不需饮食治疗。

（成胜权）

第二十二章　过敏及免疫性疾病

第一节　免疫学概论

一、临床免疫学基础

免疫（immunity）指机体识别和排除抗原异物，维持机体生理平衡和稳定的功能，包括先天的和获得的。免疫学是研究机体免疫系统的组成（免疫器官、免疫细胞和免疫分子）、结构及其免疫生物学（生理性的和病理性的）功能的学科。小儿的免疫生理和免疫病理与成人不尽相同，免疫性疾病的临床表现也有别于成人，使儿科免疫学在临床免疫学中具有其独特性。

（一）免疫系统的构成

免疫系统由免疫器官、免疫细胞和免疫分子构成。

1. *免疫器官*　也称淋巴器官，是免疫细胞发生、分化、发育、成熟或定居及介导免疫应答的场所，人的免疫器官按功能不同，分为中枢免疫器官和外周免疫器官。

（1）中枢免疫器官：包括骨髓和胸腺，是免疫细胞产生、分化和成熟的场所。骨髓是造血干细胞生成、分化发育的场所，是功能性 B 细胞分化成熟的唯一场所并提供各种免疫细胞的前体细胞；胸腺是 T 细胞分化成熟的场所。

（2）外周淋巴器官：指的是淋巴结、脾脏、黏膜相关淋巴组织，是免疫应答的场所。黏膜相关淋巴组织（MALT）亦被称为黏膜免疫系统是人体重要的防御屏障，能产生大量分泌型 IgA（SIgA）。

2. *免疫细胞*　凡参与免疫应答或与免疫应答有关的细胞统称为免疫细胞，免疫细胞通过其表达的细胞表面分子和分泌的细胞因子在细胞间相互传递信息，将这些细胞表面的信息从细胞膜传递到细胞核内，激活细胞核转录因子，诱导新蛋白的转录表达，发挥各自细胞的特殊生物学功能。按免疫细胞在体内的作用不同分为淋巴细胞、免疫辅助细胞和免疫应答细胞三大类。

（1）淋巴细胞：分为 T 细胞、B 细胞和 NK 细胞，能增殖分化并产生免疫效应。

①T 淋巴细胞：CD3 代表总 T 细胞，占外周血淋巴细胞的 70%~80%。$CD8^+$T 细胞的主要功能为直接杀伤靶细胞，又称细胞毒性 T 细胞（CTL），$CD4^+$T 细胞的功能为调节免疫反应，又称为辅助性 T 细胞（Th），按分泌的细胞因子不同可分为 Th1 和 Th2 细胞两个亚群。Th1 细胞分泌白细胞介素（IL）-2 和干扰素（IFN）-γ，促进 CTL 和自然杀伤（NK）细胞消灭靶细胞，发挥细胞免疫作用。Th2 细胞分泌 IL-4、IL-5、IL-6、IL-8、IL-9、IL-10 和 IL-13 等，辅助 B 细胞合成和转换免疫球蛋白（Ig swicth，由 IgM 向 IgG、IgA 或

IgE 转换)，发挥抗体免疫作用。

②B 淋巴细胞：CD19/20 代表成熟 B 细胞，占外周血淋巴细胞的 15%~20%。B 细胞的主要功能为产生免疫球蛋白；多数 B 细胞产生抗体时，需要 T 细胞的辅助，称为 T 细胞依赖性（B_2）细胞，少数不需要 T 细胞辅助，称为 T 细胞非依赖性（B_1）细胞。B 细胞也能分泌某些细胞因子和向 T 细胞呈递抗原信息。

③自然杀伤细胞（NK 细胞)：NK 细胞表面标记为 CD16，为非特异性细胞免疫的效应细胞。无需抗原致敏，也不需抗体存在，NK 细胞即可发挥杀伤某些病毒和肿瘤的作用。

④杀伤性淋巴细胞（K 细胞)：K 细胞的表面标记还不清楚，为非特异性细胞免疫的效应细胞，K 细胞表面具有 IgG Fc 受体，当特异性抗原抗体结合后，IgG 抗体的 Fc 与 K 细胞的 Fc 受体桥连，促进 K 细胞杀伤抗原。故又称抗体依赖性细胞毒性细胞（ADCC)。

（2）免疫辅助细胞：分为吞噬细胞（MΦ）和树突状细胞，参与辅助淋巴细胞的活化。

①单核吞噬细胞：外周血大单核细胞表达 CD14，定位于组织后，成为不同的 MΦ（包括神经系统的小胶质细胞)，具有吞噬和消化抗原的能力。并能将抗原信息通过细胞膜表面的人类主要组织相容抗原（MHC）与 T 细胞表面的 T 细胞受体（TCR）结合而传递给 T 细胞，故又称抗原呈递细胞（APC)。MΦ 还能分泌 IL-1，辅助 T 细胞的活化、增殖和分化，在促进免疫反应的发生和发展中具有重要作用。MΦ 分泌的 IL-6、IL-1、肿瘤坏死因子（TNF）-α 等前炎症因子和一氧化氮（NO)，促进炎症的发生和发展。

②树突状细胞（dendritic cells，DC)：是最重要的一类 APC，其抗原呈递能力尤为强大，故有职业性 APC 之称。

（3）免疫应答细胞：包括中性粒细胞、嗜酸性粒细胞、嗜碱性粒细胞、肥大细胞、红细胞及造血干细胞等参与免疫应答中的某一环节。中性粒细胞为免疫应答的效应细胞，在趋化因子和调理素（如 MΦ、T 细胞分泌的细胞因子和补体活化产物等）作用下，具有吞噬、释放氧自由基和溶酶体酶、杀灭化脓性致病菌等功能。

3. *免疫分子*　是由一些免疫活性细胞或相关细胞分泌的蛋白质及小分子多肽物质组成，它们参与机体的免疫反应或免疫调节。包括免疫球蛋白、补体系统、细胞因子、细胞黏附分子和白细胞分化抗原等。

（1）细胞表面分子：包括主要组织相容性抗原、T 细胞受体、白细胞分化抗原（CD）和其他表面分子，如补体受体（CR)、细胞因子受体（CKR)、黏附受体（AR）等，多达数百种。

（2）细胞黏附分子：对免疫细胞的分化、活化、增殖及信号传导均起重要作用。可分为四族分子，即免疫球蛋白超家族（IGSF)、整合素家族、选择素家族及钙黏素家族，现已将黏附分子归类于 CD 分子。

（3）细胞因子及其受体：细胞因子（cytokine）调节机体的生理功能，参与多种细胞的增殖、分化和行使功能。已知的有：白细胞介素（IL)、集落刺激因子（CSF)、干扰素（IFN)、肿瘤坏死因子（TNF)、趋化因子、生长因子（GF）等。细胞因子受体：细胞因子需与细胞表面的细胞因子受体相结合后才能发挥效应。结合后首先引起细胞内多种蛋白出现酪氨酸磷酸化，从而激活转录因子，起到转录因子的作用。

目前，细胞因子已经广泛应用于临床疾病治疗，包括肿瘤、感染、造血功能障碍、先天性或后天性免疫缺陷病、过敏反应、炎症、中毒性休克和类风湿关节炎等。

（4）免疫球蛋白：免疫球蛋白（Ig）由B淋巴细胞或浆细胞产生，具有特异性结合抗原和介导免疫应答的功能，是抗体组成成分。

①免疫球蛋白的结构：Ig单体由2条相同重链（H链）和2条相同的轻链（L链）组成，在重链与轻链间及重链与重链之间由链间二硫键共价相连。每条链由可变区（V）或Fab段和稳定区（C）或Fc段组成。

由于结构的轻微区别，可将其分为5类，分别命名为IgG、IgM、IgA、IgE、IgD，其中的IgG、IgA又有亚类。IgM为五聚体，而IgA为二聚体，由结合链连接。

②免疫球蛋白的合成转换：免疫球蛋白合成是其基因重组和重排的结果。B细胞受到抗原刺激后，细胞膜表面最早出现IgM和IgD，随后向IgG、IgA和IgE转换，称为免疫球蛋白的类别转换。B细胞膜Ig类别决定了其分泌的Ig类别。

③免疫球蛋白的生物学活性：具有结合抗原（通过V区或Fab段与抗原特异性结合）、活化补体、结合Fc受体以及调节免疫反应等功能。

（5）补体：补体（C）为一组糖蛋白，存在于血清和体液中，活化后产生一系列生物学效应，如溶解细胞效应、促吞噬效应、炎症效应等。补体及其调控分子共同构成补体系统，形成机体免疫系统的一个重要组成部分。

①命名和分类：补体系统由30余种成分组成，包括：经典途径成分（C1q，C1r，C1s，C2，C3，C4，C5，C6，C7，C8，C9，MBP，MASP）；旁路途径成分（B因子，D因子，P因子，C3肾炎因子）；体液补体抑制因子（C1抑制剂，C4结合蛋白，H因子，I因子，S蛋白，过敏毒素灭活剂）；补体受体（CR1，CR2，CR3，CR4，C3aR5，C5Ar，C1qR）；膜表面补体调节蛋白（CR1，DAF，MCP，C8bp，CD59）等。

②补体受体及膜表面补体调节蛋白：包括补体受体1（CR1，或C3b受体和CD35），补体受体2（CR2，或C3d受体，CD21），补体受体3（CR3，或C3bi受体，CD11b/CD18），促衰变因子（DAF，或CD55），膜辅助因子蛋白（MCP，或gp45－70，CD46），其他尚有CR4、C3a受体、C5a受体、C3a受体、C1q受体、H因子受体等。

③补体的活化和生物学功能：细菌、病毒、免疫球蛋白和抗原抗体复合物激活补体C1q经典途径或旁路途径，使补体各成分活化，发生溶细胞效应、炎症反应，清除免疫复合物，发挥调理作用和免疫调节作用。此外，补体、凝血、纤溶、激肽四个血浆酶系统可相互作用，产生一系列生理和病理反应。临床上某些病理过程实际上是四个酶系统综合作用的结果，如炎症、变态反应、休克、弥散性血管内凝血（DIC）等。

（二）免疫系统的基本功能

免疫系统基本功能是免疫防御、免疫监视、免疫自稳和免疫调节功能。

1. 免疫防御　表现为抗感染免疫作用，其病理表现为超敏反应性疾病、免疫缺陷病。

2. 免疫监视　表现为免疫监视、清除突变细胞和病毒感染细胞，其病理表现为发生肿瘤、病毒持续性感染。

3. 免疫自稳　表现为对自身成分处于耐受状态，对非己抗原产生适度免疫应答，清除衰老或损伤细胞，其病理表现为自身免疫性疾病、超敏反应性疾病。

4. 免疫调节　见免疫防治部分。

（三）免疫应答

免疫细胞对抗原分子的识别、使之活化和分化效应过程，称为免疫应答。免疫应答包括固有免疫应答和适应性免疫应答。

固有免疫应答也称先天性免疫或非特异性免疫。由固有免疫细胞介导，如单核－巨噬细胞等，固有免疫细胞活化后吞噬、杀灭病原体；不经历克隆增殖。特点是先天具有、无免疫记忆或特异性。

适应性免疫应答亦称获得性免疫或特异性免疫。由T、B淋巴细胞介导，通过其表面的抗原受体特异性识别抗原后，T、B淋巴细胞活化、增殖并发挥免疫效应、清除抗原；须经历克隆增殖。特点是后天获得、有特异性和免疫记忆性。

不适宜的免疫应答可导致免疫性疾病。

免疫应答可分为四期：

1. *抗原呈递阶段* 单核－吞噬细胞和树突状细胞的重要功能是将抗原信息呈递给Th细胞，因而又称为抗原呈递细胞（APC）。使抗原信息能够进入T细胞。$CD4^+$T细胞和$CD8^+$T细胞分别只能识别病原体抗原－MHC Ⅱ和病原体抗原－MHC Ⅰ复合物，具有非常严格的限制性。

AFC在吞噬、消化抗原的同时，自身被活化，分泌细胞因子IL－1、IL－6、TNF－α和IL－12等，促进免疫反应和炎症反应的进一步发展。

2. *淋巴细胞增殖阶段* 巨噬细胞将病原体抗原信息传递给T细胞并分泌IL－1促使T细胞活化，通过IL－2自分泌IL－2受体途径，活化的T细胞开始增殖。

3. *免疫效应阶段*

（1）特异性细胞免疫：是感染期最重要的防御机制。

①细胞毒性T淋巴细胞（CTL）：在IFN－γ诱导下，CTL分泌穿孔素溶解被病毒感染的靶细胞，也可通过表达死亡基因产物Fas的配体（FasL），与受感染的靶细胞表面的Fas相连接，触发靶细胞内在的凋亡机制，导致靶细胞发生凋亡。

②自然杀伤细胞（NK）：IFN－γ和IL－2等细胞因子能上调NK活性，由于活化信号的特异性和不同的生物学功能而可将NK分为不同亚群。NK细胞具有直接抗病毒的功能。

③干扰素：有IFN－α、IFN－β和IFN－γ。Th1细胞分泌的IFN－γ参与免疫调节作用，IFN－α和IFN－β具有直接抗微生物作用。

（2）特异性体液免疫：参与感染后期的防御机制。

①循环免疫球蛋白和抗体：在Th2细胞的辅助下，B细胞合成分泌免疫球蛋白和抗体。抗体具有直接抗微生物和抗毒素的作用。

②抗体与病原体抗原结合：其Fc片段与吞噬细胞表面Fc受体结合，有利于吞噬细胞对病原体的吞噬。吞噬细胞杀灭有荚膜细菌时更需调理作用协助。

③分泌型抗体：分泌型抗体是重要的抗感染物质，黏膜表面最主要的抗体成分是分泌型IgA（SIgA），其作用是防止微生物定植。

④抗体依赖的细胞毒性作用：抗体参与的抗体依赖的细胞毒性（ADCC）作用的作用机制还不十分清楚，已知该过程不需补体参与。抗原特异性由抗体提供。在低补体及低抗体环境中（如黏膜表面或中枢神经系统）起重要的防御作用。

（3）补体作用：补体活化对机体建立有效的免疫反应及炎症应答非常重要。补体活化的产物——C3a、C5a和C4a（高浓度时）诱导肥大细胞及嗜碱性粒细胞产生组胺，诱导上述细胞的脱颗粒反应。C3a和C5a还可增加血管通透性，促进白细胞渗透过血管壁并抵达病原微生物的入侵部位。C5a 的积聚诱导膜攻击复合物形成，后者可溶解细胞，使其内的病原体暴露于机体其他免疫机制的攻击。C3b 是重要的调理素，吞噬细胞通过其表面的 C3b 受体识别 C3b 包被的病原体，有利于吞噬功能的发挥。

（4）中性粒细胞：中性粒细胞的趋化、吞噬和细胞内杀菌功能依赖于体液因子的调节，包括补体活化分子、Th 分泌的细胞因子和特异性抗体。活化的中性粒细胞透过血管壁移行到达靶组织或感染部位（趋化性），受到中性粒细胞本身、细胞因子及血管内皮细胞表面黏附分子（如选择素及其受体等）调控。中性粒细胞的吞噬及胞内杀菌过程需活化的补体成分及特异性抗体参与。中性粒细胞吞噬致病原后，形成含有致病原的细胞内吞噬小泡，吞噬小泡与初级和次级溶酶体结合为吞噬小体，使溶酶体向小泡内释放颗粒（脱颗粒）、各种抗微生物因子和大量毒性氧自由基，以便杀灭被吞噬的微生物。白细胞的抗微生物产物，如溶酶体酶、一氧化氮（NO）及多种自由基一方面可破坏病原微生物，另一方面亦可能造成机体组织的炎症损伤。

4. *淋巴细胞凋亡*　致病微生物被清除后，大量活化的淋巴细胞通过凋亡形式死亡，使其数量回复到免疫应答前的水平，仅少数淋巴细胞继续存活，成为记忆淋巴细胞。记忆淋巴细胞再次遇到相应的致病微生物入侵时，发生即刻免疫反应，是机体重要的抗感染防御功能。淋巴细胞凋亡不足可能导致淋巴系统肿瘤和自身免疫性疾病，淋巴细胞凋亡过甚则发生免疫缺陷病。

淋巴细胞在血液、淋巴液、淋巴组织或器官反复循环的过程称为淋巴细胞再循环，参与再循环的主要是 T 细胞（占 80% 以上）。淋巴细胞再循环的生理意义是补充新的淋巴细胞，及时接触抗原，介导免疫应答、增强机体免疫功能。成熟淋巴细胞趋向性迁移并定居于外周免疫器官的特定区域，称为淋巴细胞归巢。

二、小儿免疫特点

小儿处于生长发育时期，免疫生理状况与成人明显不同，小儿的各年龄阶段也有所差异。免疫器官的结构和功能在儿童时期，特别在婴幼儿及新生儿时期发展变化极大，多种免疫细胞和免疫分子从无到有，从少到多，从幼稚到成熟。小儿的免疫生理状况与成人明显不同，各年龄组也有区别。由于这些差异导致小儿发病的某些特点。

（一）小儿的免疫器官

1. *骨髓*　自胚胎 4 个月开始，骨髓出现造血活动，最初主要制造粒细胞，胎龄 30 周时骨髓内粒、红、巨核细胞等系统增生都很活跃。出生时骨髓充满造血组织。生后骨髓是生成粒细胞的唯一器官，同时也生成淋巴细胞和单核细胞等免疫活性细胞。

2. *胸腺*　胸腺从胎龄第 6 周末开始分化，至第 18 周胸腺基本发育成熟。随胎龄的增长，胸腺重量与体重的比值迅速增加，在出生时比值最大。出生 6 个月以后胸腺增长速度逐渐减慢。胸腺重量与体重的比值也随年龄增长而逐渐减少。然而，小儿胸腺的绝对重量仍在缓慢增长，新生儿期胸腺重 10～15g，诱导 T 细胞成熟的功能已完善。于 6～13 岁时最重，约为 30g。此后胸腺逐渐萎缩，20 岁时约 20g，老年人可低于 10g。饥饿、射线、肾上腺皮质激素和细菌内毒素等因素可使胸腺发生急性萎缩，淋巴细胞大量破坏，从而影响细胞免疫功能。

3. *脾脏*　脾脏于胎龄第 5 周开始发生，第 20 周左右基本成形。出生时脾脏重 5～10g，成年人为100~300g，老年期稍有缩小。出生3个月时脾组织的生发中心和滤泡基本形成。脾脏是产生抗体和致敏淋巴细胞的场所之一，促吞噬因子也在此生成，很多免疫反应在脾脏进行。脾脏这方面的作用在婴幼儿期显得尤为重要，因此在婴幼儿期切除脾脏，可致超急感染，常表现为败血症、脑膜炎和重症肺炎，病原体多为肺炎链球菌。

4. 淋巴结和扁桃体　淋巴结和扁桃体分别于胎龄第7周和第12周开始发育，出生后数周淋巴结髓质和皮质才分化明晰。在受抗原刺激后逐渐形成生发中心。淋巴结发育于青春期达高峰，其退化较慢，至老年期仅有轻度萎缩。

出生时免疫器官和免疫细胞均已相当成熟，其免疫反应能力低下可能是免疫系统“无经验”之故，因以往未曾接触抗原，故未能建立免疫记忆反应。

（二）小儿的免疫功能

1. 非特异免疫

（1）屏障结构：包括皮肤黏膜和血脑屏障。新生儿及婴儿期的皮肤、黏膜和血脑屏障均未成熟。皮肤和黏膜薄嫩，极易受到损伤，易发生各种皮肤疾患，如新生儿皮下坏疽、剥脱性皮炎、脓疱病等，也易患口腔感染如鹅口疮等。新生儿期通常缺乏胃酸，易发生消化道感染，人工喂养儿的肠道屏障结构较母乳喂养儿薄弱，易发生肠道感染。婴幼儿，特别是新生儿的血脑屏障尚未发育完善，故易发生脑膜炎等。

（2）非特异免疫细胞：通常于胎龄第8周时肝内已发现吞噬细胞，第9周时外周血中开始出现中性粒细胞。胎龄5个月时骨髓已成为产生中性粒细胞的主要器官。出生后中粒细胞数目剧增，第1天外周血白细胞总数为（15~20）$\times 10^9$/L，最高可达30×10^9/L，中性粒细胞约占50%以上。此后中性粒细胞数逐渐下降，于第1周末中性粒细胞与淋巴细胞的计数曲线发生第一次交叉，两者分别占44%及40%左右。此后淋巴细胞逐渐增加，6个月时可高至60%，中性粒细胞逐渐减少，6个月时可低至25%。随后，中性粒细胞所占比例又渐升，淋巴细胞渐降。4岁左右两种细胞的计数曲线发生第二次交叉，两者分别占白细胞总数的45%左右，此后中性粒细胞又重新增多，渐达成人白细胞分类的正常值（70%左右）。新生儿的中性粒细胞膜变形性显著减弱，趋化活性低下，也常易发生某些细菌感染。

（3）免疫因子：于胎龄第7~11周开始合成某些补体成分（如C2、C4、C5、C3），胎龄第18周时在胎儿循环中已能测得各种补体成分，但数量明显不足。母体的补体成分不能通过胎盘传递给胎儿，足月新生儿的C3含量仅为成人的62.8%，脐血总补体溶血活性仅为成人的53%，早产儿和足月小样儿补体水平更低。生后6~8个月时C3水平接近成人。小儿溶菌酶水平与成人相比无明显差异。

2. 特异性免疫　特异性免疫（体液免疫和细胞免疫）在小儿免疫中具有重要意义。

（1）体液免疫：主要通过具有抗体活性的免疫球蛋白体现。免疫球蛋白是B淋巴细胞受抗原刺激后，分化增殖为浆细胞而产生的。在胚胎期B细胞数量即可达成人水平。在新生儿期B细胞的绝对值或在淋巴细胞中的相对百分数，与成人水平相比均较高。1岁以后渐降至成人水平。虽然如此，除IgG可由母体经胎盘传递给胎儿呈高水平外，其他各类免疫球蛋白始终维持在极低水平。于胚胎第8周左右，母体IgG开始通过胎盘传递给胎儿。虽然胎儿自第12周开始合成IgG，但在胎儿期、新生儿期、甚至婴儿早期循环中的IgG主要来自母体。一般于出生前3~4个月开始，由母体通过胎盘传递而来的IgG量迅速增加，足月儿脐血IgG水平常超过母体，可为母体的1.1~1.5倍。而早产儿、小于胎龄儿和过期产儿IgG

水平却显示不足，这也是他们容易发生感染的主要原因之一。出生后外周血 IgG 水平迅速下降，新生儿末期可降为脐血水平的一半左右。生后 3～6 个月血清 IgG 水平处于一生中最低的时期，称为生理性低免疫球蛋白血症，故此阶段易发生各种感染，特别是呼吸道感染。此后，IgG 水平渐增高，10～12 岁后接近或达到成人水平。新生儿期血清中仅能测出微量 IgA，甚至不能测出。10 岁左右 IgA 才接近或达到成人水平。新生儿外分泌液中的分泌型 IgA（SIgA）含量也较低。SIgA 具有广泛的抗体活性，以抗革兰阴性杆菌（如大肠埃希菌）和抗肠道病毒抗体的意义最为重要。IgM 是在胎儿期最早合成的免疫球蛋白，约于胎龄第 10 周开始合成，但合成量极微，出生时血清 IgM 仅为成人的 10%，通常于 1～2 岁接近或达到成人水平。IgE 于胎龄第 11 周开始合成，但血清含量增长速度极慢，脐血 IgE 水平仅为成人的 1%～15%，7 岁左右达到成人水平。新生儿期 IgE 水平较低，若婴儿血清 IgE 水平过高，则预示其易发生变态反应性疾病。

（2）细胞免疫：胎龄 8 周时骨髓干细胞进入胸腺，并在胸腺体液因子作用下发育成 T 细胞，分布于全身周围淋巴器官和组织。于胎龄第 15～16 周时基本完成这一过程。胎龄 15～20 周在循环中已存在大量 T 细胞。但因子宫内缺乏抗原刺激，故致敏 T 细胞不足，免疫反应能力有限。胎儿对引起宫内感染的某些病毒（如巨细胞病毒、风疹病毒）不易产生免疫反应，结果可造成胎儿期带病毒现象。新生儿期细胞免疫能力也显低下，故易患某些病毒和霉菌感染。婴儿期以后，细胞免疫功能迅速增强，一般在 1～2 岁后接近或达到健康成人水平。

（三）小儿免疫特点与疾病的关系

胎儿、新生儿及婴幼儿免疫系统及功能未臻完善，所以易受感染。胎儿早期受风疹等病毒感染，可发生先天性心脏病、白内障、耳聋等。早产儿因来自母体的 IgG 抗体显著不足，更易发生重症感染。新生儿由于多项免疫功能低下，易致败血症、脑膜炎、鹅口疮、各类皮肤感染等。一般出生后 3 个月至半年内，血中尚存来自母体的对麻疹、水痘、脊髓灰质炎、白喉等病原体的抗体，故很少患这些传染病。但新生儿对百日咳易感。1 岁以下儿童很少患流行性腮腺炎。若母体与胎儿血型不配合，胎儿循环中存在来自母体的抗胎儿红细胞抗体时可致新生儿溶血病。

很多原发性免疫缺陷病为遗传性疾病或胚胎发育障碍，故多于婴幼儿期，甚至新生儿期发病。若小儿自身开始合成 IgG 延迟或循环中存在来自母体的抗小儿 IgG 抗体，则可发生婴儿暂时性低 γ 球蛋白血症。若胚胎期第三、四对咽囊发育障碍，可致胸腺和甲状旁腺发育不良，甚至缺如，有的患儿尚伴心血管畸形，该病称为先天性胸腺发育不全，即迪乔治综合征。

三、免疫学检测技术

免疫学检测是应用免疫学理论设计的一系列测定抗原、抗体、免疫细胞及其分泌的细胞因子的试验手段及分子生物学技术在免疫学研究中的应用。

（一）体外抗原抗体结合反应的特点及影响因素

1. 抗原抗体反应特点

（1）高度特异性：抗原抗体结合的特异性越强，亲和力也越高。因此在体外可进行特异性鉴定。如利用抗伤寒杆菌的抗体检测伤寒杆菌；也可用已知的抗原（如乙型肝炎病毒）

来检测相应的抗体（抗乙型肝炎病毒抗体）。

（2）表面化学基团之间的可逆结合：体外进行抗原抗体反应时，要求适当的温度、酸碱度和离子强度等条件。

（3）适宜的抗原抗体浓度和比例：抗原抗体结合后能否出现肉眼可见的反应取决于两者适当的浓度和比例。在具体试验过程中要适当稀释抗原或抗体，以调整两者浓度和比例，使其出现最大复合物，避免假阴性的发生。

（4）抗原抗体反应的两个阶段：第一个阶段是抗原抗体特异性结合阶段，第二阶段为可见反应阶段。

2. 抗原抗体反应的影响因素

（1）电解质：实验中常用0.85%的NaCl或其他离子溶液作稀释液，以提供适当浓度的电解质。

（2）温度：通常37℃是抗原抗体反应的最适温度。

（3）酸碱度：抗原抗体反应的最适pH为6～8，pH过高或过低，均可直接影响抗原、抗体的理化性质。

（二）检测抗原和抗体的体外试验

抗原和其相应抗体在体外相遇可发生特异性结合，由于该反应是高度特异性的，因此可以用已知的抗原（或抗体）来检测未知的抗体（或抗原）。如凝集反应、沉淀反应、中和反应及免疫标记技术等血清学试验。

1. 凝集反应　细菌、细胞等颗粒性抗原或表面包被抗原的颗粒状物质（如聚苯乙烯乳胶等）与相应的抗体在电解质存在的条件下结合，出现肉眼可见的凝集团现象，称为凝集反应。常用于溶血性疾病的诊断，如新生儿溶血症等。

（1）直接凝集反应：颗粒性抗原本身直接与相应的抗体反应出现的凝集现象，如红细胞凝集或细菌凝集。

（2）间接凝集反应：将可溶性抗原或抗体先吸附在某些颗粒载体上，形成致敏颗粒，然后再与相应抗体或抗原进行反应产生的凝集现象，称为间接凝集反应。

2. 沉淀反应　毒素、组织浸液及血清中的蛋白等可溶性抗原与相应抗体反应后，出现肉眼可见的沉淀物，称为沉淀反应。如免疫比浊法、单向琼脂扩散、双向琼脂扩散以及免疫电泳等。

3. 免疫标记技术　免疫标记技术是将抗原抗体反应与标记技术相结合，以检测抗原或抗体的一类试验方法。以此来提高检测的灵敏性。常用的标记物有酶、荧光素、放射性核素、胶体金及化学发光物质等。

（1）免疫酶测定法（EIA）：这是一种用酶标记一抗或二抗检测特异性抗原或抗体的方法。常用的有酶联免疫吸附试验（ELISA）和酶免疫组化技术。ELISA检测技术方法简单、特异性强，常用的有双抗体夹心法、间接EILSA、BAS－ELISA、微粒捕获酶免疫分析技术（MEIA）、免疫组化技术。

（2）免疫荧光技术：又称荧光抗体技术，是用荧光素标记一抗或二抗，检测特异性抗原或抗体的方法。

（3）放射免疫测定法（RIA）：是用放射性核素标记抗原或抗体进行的免疫测定。将同位素的敏感性与抗原抗体结合的特异性结合起来，具有重复性好、准确性高等优点，广泛应用于激素、药物等微量物质的检测，敏感性可达到 pg/ml 水平。常用的放射性核素有^{131}I 和^{125}I 等。

（4）化学发光免疫技术（CLIA）：是将化学发光分析和免疫反应相结合而建立的一种新的免疫分析技术。该方法不仅具有发光分析的高灵敏度和抗原抗体反应的高度特异性，而且还具有分离简便、可以实现自动化分析的特点。将发光物质如鲁米诺，标记抗体或抗原进行反应，以发光现象作为抗原－抗体反应的指示系统，可定量检测抗原或抗体。包括发光酶免疫分析、化学发光免疫分析和电化学发光分析。

（5）免疫胶体金技术（ICS）：用胶体金颗粒标记抗体或抗原，以检测未知抗原或抗体的方法称免疫胶体金技术。氯金酸（$HAuCl_4$）在还原剂的作用下，可聚合成特定大小的金颗粒，形成带负电的疏水胶溶液。该溶液因静电作用而呈稳定的胶体状态，故称胶体金。在碱性条件下，胶体金颗粒表面的负电荷与蛋白质的正电荷基团靠静电引力结合。由于胶体金的电子密度高，颗粒聚集后呈红色，因此可用于标记多种大分子，如白蛋白、免疫球蛋白、糖蛋白、激素、脂蛋白、植物血凝素、卵白素等。

（6）免疫印迹技术：是将十二烷基磺酸钠（SDS）聚丙烯酰胺凝胶电泳（PAGE）分离得到的按分子量大小排列的蛋白转移到固相载体膜上，再用标记的特异性的抗血清或单克隆抗体对蛋白质进行定性及定量分析的技术，其鉴定蛋白质的敏感性为 1～5ng。基本步骤为：第一步是电泳分离蛋白抗原。第二步是将分离的蛋白条带转移至固相的硝酸纤维素膜（NC）或聚偏二氟乙烯（PVDF）上。第三步，转印到膜上的蛋白条带可用酶标记的一抗或二抗进行特异性反应，加入显色底物以显示结果。

4. 蛋白质芯片技术　蛋白质芯片又称蛋白质微阵列，是指固定于支持介质上的大量蛋白质构成的微阵列。根据蛋白质分子间特异性结合的原理，可实现快速、准确、高通量的检测。蛋白质芯片的基本原理是将各种蛋白质有序地固定于介质载体上成为检测的芯片，再用标记特定荧光物质的抗体与芯片作用，与芯片上的蛋白质相匹配的抗体将与其对应的蛋白质结合，在将未与芯片上的蛋白质结合的抗体洗去之后，利用荧光扫描仪或激光共聚扫描技术，测定芯片上各点的荧光强度。抗原、抗体芯片在微生物感染检测中具有广泛的应用价值。

（三）免疫细胞功能的检测

为了检测机体的免疫功能，可以通过体外或体内试验对参与免疫应答的不同细胞进行分离、鉴定及功能测定。

1. 免疫细胞的分离　体外测定免疫细胞的功能，首先要从不同材料中分离所需细胞。根据细胞的表面标志、理化性质及功能进行设计和选择不同的分离方法。

（1）外周血单个核细胞的分离：外周血单个核细胞（PBMC）包括淋巴细胞和单核细胞。PBMC 是免疫学试验最常用的细胞，也是进行 T、B 细胞分离纯化过程的第一步。常用的分离方法是葡聚糖－泛影葡胺密度梯度离心法。

（2）淋巴细胞及其亚群的分离：由于单克隆抗体的应用和免疫学技术的发展，可通过免疫吸附分离法、磁珠分离法（IMB）、荧光激活细胞分离仪分离法［FACS，又称流式细胞术（FCM）］、抗原肽－MHC 分子四聚体技术等方法分离淋巴细胞及其亚群。

2. 免疫细胞功能的测定　检测 T、B 细胞的数量及功能有助于某些疾病的辅助诊断、疗效观察及科研分析。

（1）T 细胞功能测定

①T 淋巴细胞增殖试验：T 细胞受到特异性抗原或有丝分裂原（PHA、ConA）刺激后可发生增殖，可通过形态计数法、^{3}H－TdR 或^{125}I－UdR 掺入法和 MTT 比色法三种方法检测。

②迟发型超敏反应（DTH）的检测：此方法为体内检测细胞免疫功能，简便易行的皮试方法。其原理是外来抗原刺激机体产生免疫应答后，再用相同的抗原做皮试可导致迟发型超敏反应，局部发生充血、渗出，于 24～48 小时发生，72 小时达到高峰。阳性反应表现为局部红肿和硬结，反应强烈的可发生水肿，甚至坏死。

（2）B 细胞功能测定：可通过单向琼脂扩散法、ELISA、速率比浊法等测定标本中 IgG、IgA、IgM 等各类 Ig 的含量。抗体形成细胞测定：常用溶血空斑试验。

（3）细胞毒试验：细胞毒试验技术是检测 CTL、NK 等细胞杀伤靶细胞活性的一种细胞学技术。主要用于肿瘤免疫、移植排斥反应和病毒感染等方面的研究。包括：^{51}Cr 释放法、乳酸脱氢酶释放法、细胞染色法和凋亡细胞检测法。

（4）吞噬功能测定

①硝基蓝四氮唑试验：硝基蓝四氮唑（NBT）是一种水溶性的淡黄色染料。由于在杀菌过程中产生反应性氧中间物能使 NBT 还原成不溶性蓝黑色甲臜颗粒，沉积于胞浆中，光镜下计数 NBT 阳性细胞，可反映中性粒细胞的杀伤功能。

②巨噬细胞吞噬试验：将待测巨噬细胞与某种可被吞噬又易于计数的颗粒性物质（如鸡红细胞）混合温育后，颗粒物质被巨噬细胞吞噬，根据吞噬百分率即可反映巨噬细胞的吞噬能力。

（5）细胞因子的检测：细胞因子的检测主要有生物活性检测法、免疫学检测法和分子生物学技术检测法。其中免疫学检测法包括：ELISA、双抗体夹心法、胞内细胞因子检测法和酶联免疫斑点试验，几乎所有的细胞因子都可以用 ELISA 法进行检测。

四、免疫学应用

（一）免疫预防

主要措施是接种疫苗，习惯上将用细菌性制剂、病毒性制剂以及类毒素等人工主动免疫制剂统称为疫苗（vaccine）。

1. *人工主动免疫* 是指用疫苗接种机体，使机体免疫系统因抗原刺激而发生类似于隐性感染时所发生的免疫应答过程，即产生特异性体液和/或细胞免疫应答，使机体获得特异性免疫力的过程。特点是免疫力出现缓慢，一般在免疫接种后 1～4 周才能出现，但维持时间较长，可达半年到数年。因此，人工自动免疫主要用于传染性的特异性预防。

（1）减毒活疫苗：是用人工定向诱导的方法或直接从自然界筛选出的毒力高度减弱或基本无毒的微生物制成的预防制剂。常用的活疫苗有卡介苗（BCG）、鼠疫疫苗、炭疽疫苗、脊髓灰质炎疫苗和麻疹疫苗等。接种后可引起类似隐性感染或轻症感染的过程。其优点是通常只需接种 1 次，用量小，免疫效果好，且维持时间长久，一般可达 3～5 年。

（2）灭活疫苗：是将病原微生物用物理、化学方法杀死后制成的用于预防某些传染病的生物制剂。常用的死疫苗有百日咳、伤寒、霍乱、流脑、乙型脑炎、森林脑炎、钩端螺旋体、斑疹伤寒和狂犬病疫苗等。为了减少接种次数和获得广泛的免疫效果，常将不同种类的死疫苗合理混合后制成联合疫苗，如伤寒杆菌和甲型、乙型副伤寒杆菌混合制成的三联疫苗，百白破（百日咳杆菌、白喉类毒素和破伤风类毒素）混合制剂以及多个型别的多价钩端螺旋体疫苗等。死疫苗的免疫效果较活疫苗差，且不持久，常需在数月或每年增强免疫接种 1 次，以延长免疫力。

活疫苗与死疫苗的区别要点见表 22－1－1。

表 22－1－1　活疫苗和死疫苗区别要点

区别要点	活疫苗	死疫苗
制剂特点	活的无毒或减毒株病原微生物	死的病原微生物
接种量及次数	1 次，量较小	2～3 次，量较大
不良反应	较轻	较重（发热、局部或全身反应）
免疫效果	较好，维持 3～5 年甚至更长	较差，维持半年至 1 年
保存	不易保存，室温下较快失效，在 4℃冰箱中数周失效；冷冻干燥可保存较长时间	易保存，在 4℃条件下有效期 1 年

（3）类毒素：经 0.3%～0.4% 甲醛处理后失去毒性，仍保留免疫原性，可刺激机体产生保护性免疫应答产物的细菌外毒素制剂称为类毒素。能较长时间刺激机体产生相应的抗体（抗毒素），以增强免疫效果。常用的类毒素有白喉和破伤风类毒素。类毒素也可与死疫苗混合后制成联合疫苗，如百日咳疫苗、白喉类毒素和破伤风类毒素三联疫苗。

（4）自身疫苗：是指用从病人自身病灶中分离出来的细菌制成的疫苗。自身疫苗只回注给病人自身，用以治疗反复发作而抗生素治疗无效的慢性感染性疾病。自身疫苗可用来治疗葡萄球菌引起的慢性反复发作的化脓性感染和大肠埃希菌引起的慢性肾盂肾炎等。

（5）新疫苗的研制：诸如亚单位疫苗、合成疫苗、抗独特型疫苗和基因工程疫苗等。亚单位疫苗（subunit vaccine）是从病原微生物中提取免疫有效成分制成的疫苗。此种疫苗不仅能提高免疫效果，还可减少接种疫苗后的不良反应。目前有肺炎球菌和脑膜炎球菌荚膜多糖疫苗、流感病毒血凝素和神经氨酸酶亚单位疫苗、腺病毒衣壳亚单位疫苗和霍乱毒素 B 亚单位疫苗等。合成疫苗（synthetic vaccine）研制成功的有乙型肝炎病毒多肽疫苗、白喉毒素多肽疫苗和流感病毒血凝素多肽疫苗等。其他尚有抗独特型疫苗和基因工程疫苗等。

2. 人工被动免疫　是给机体直接输入抗体，如抗毒素、丙种球蛋白等免疫效应分子，使机体立即获得某种特异性免疫力的方法。这种免疫力是通过被动输入方式获得，而不是由受者自身免疫系统产生，所以被动免疫后免疫效应分子虽可立即发挥免疫效应，但作用维持时间较短，通常只有 2～3 周。因此，人工被动免疫在临床上多用于治疗或紧急预防。

人工自动免疫与人工被动免疫的区别要点见表 22－1－2。

表 22－1－2　人工自动免疫与人工被动免疫的区别要点

区别要点	人工自动免疫	人工被动免疫
接种或输入的物质	抗原（疫苗、类毒素等）	抗体（动物免疫血清、人丙种球蛋白）
免疫力产生的时间	慢，接种后 1～4 周产生	快，输入后立即产生
免疫力维持的时间	长，半年至数年	短，2～3 周
用途	主要用于预防	治疗或紧急预防

（1）抗毒素（antitoxin）：用类毒素多次给马免疫，取其免疫血清提取免疫球蛋白纯化浓缩，即制成抗毒素。抗毒素主要用于治疗或紧急预防细菌外毒素所致的疾病，常用的有破伤风精制抗毒素、白喉精制抗毒素、肉毒抗毒素和气性坏疽多价抗毒素等。

（2）抗病毒血清：用病毒免疫动物，取其血清精制而成。临床有时应用抗病毒血清治疗腺病毒引起的小儿肺炎，用抗狂犬病血清防治狂犬病发病。

（3）胎盘球蛋白和血浆丙种球蛋白：胎盘球蛋白主要含 IgG 类抗体。血浆丙种球蛋白内含 IgG 和 IgM 类抗体，可用于麻疹、脊髓灰质炎、甲型肝炎等病毒感染的应急预防。依使用时机和剂量，可以达到防止发病、减轻症状或缩短病程的效果。还可以用于丙种球蛋白缺乏症的治疗。

（4）抗 Rh 球蛋白（anti－Rh－globulin）：是 Rh 阴性个体受 Rh 阳性红细胞刺激后产生的抗体，从血清中提取，可用来预防 Rh 新生儿溶血症的发生。

（5）细胞因子和单克隆抗体：是近年来研制的新型免疫治疗剂，可望成为肿瘤、艾滋病等有效治疗手段。

3. 生物制品的应用注意事项　必须严格按照说明书使用生物制品，并要认真检查有无过期、破损和变质等情况。

（1）使用对象和时机：用于预防的疫苗可根据发病年龄、职业、工作性质、流行地区等选择受疾病威胁最大的人群作为主要接种对象。如卡介苗可给新生儿接种，麻疹、百日咳、白喉、脊髓灰质炎、流行性脑脊髓膜炎等疾病以 1～5 岁的儿童发病率最高，所以学龄前儿童为主要接种对象。有些传染病如霍乱、伤寒和副伤寒等这些疫苗的接种面宜广。鼠疫疫苗的接种对象则可限于流行区居民。有些传染病与职业或工作性质关系密切，如战士和矿工易受外伤，应接种破伤风类毒素。又如在布鲁菌病、炭疽病疫区工作的放牧员、接羔员、兽医、屠宰工人和皮毛工人，都应进行有关疫苗的预防接种。

（2）接种剂量、次数和间隔时间：不同抗原制剂接种剂量有较大差别。在一定范围内免疫效果与接种剂量成正比，接种剂量太大则会引起全身和局部的剧烈反应而影响健康。应用死疫苗时，多次免疫常比单次为佳，通常需接种 2～3 次，每次间隔 7～10 天。

（3）接种途径：不同生物制剂需采用不同的接种途径和方法，同一制剂可因接种途径不同而出现不同的免疫效果和不良反应。死疫苗多采用皮下注射法。活疫苗，如卡介苗有皮内注射和皮上划痕接种方法；脊髓灰质炎和流感活疫苗等则以自然感染途径接种为宜，即以口服和气雾吸入为佳。

（4）应用生物制品可能发生的异常反应：常会出现局部、全身或轻或重的反应。其中多数为抗原引起的正常生理反应，如局部红肿、淋巴结肿大、短时间发热等，只有极少数为有害的异常反应，大体由疫苗本身的质量问题和生理、体质或免疫功能低下等机体因素两方面的原因引起。

（5）应用生物制品禁忌证：凡有高热、严重心血管疾病、肝病、肾病、活动性结核、活动性风湿病、急性传染病、甲状腺功能亢进、严重高血压病、糖尿病者，孕妇和正在应用免疫抑制剂的其他疾病患者，均不宜进行预防接种。湿疹或其他严重皮肤病患者不宜用皮肤划痕法接种。

（二）免疫治疗

免疫治疗是利用免疫学原理，针对疾病的发生机制，人为地调整机体的免疫功能，达到治疗目的所采取的措施。

1. *分子治疗*　给机体输入分子制剂，以调节机体特异性免疫应答，例如抗体、细胞因子以及微生物制剂。

2. *细胞治疗*　细胞治疗指给机体输入细胞制剂，以激活或增强机体的特异性免疫应答。

（1）细胞疫苗：包括肿瘤细胞疫苗、基因修饰的瘤苗以及树突状细胞疫苗。

（2）过继免疫治疗：取自体淋巴细胞经体外激活、增殖后回输患者，直接杀伤肿瘤或激发机体抗肿瘤免疫效应。有一定疗效。

（3）造血干细胞移植：包括骨髓、外周血以及脐血。

3. *免疫调节剂和免疫抑制剂*　免疫调节剂和免疫抑制剂是非特异性免疫治疗主要采用的方法。免疫调节剂和免疫抑制剂是通过调整机体免疫功能而改善缓解疾病状态的一类生物或非生物制剂，可用于肿瘤、器官移植、免疫功能低下（或缺陷）和自身免疫性疾病的治疗。

（1）免疫调节剂：免疫调节剂是增强、促进和调节机体免疫功能的一类生物或非生物制剂。即在一定浓度范围内对过低的免疫应答起促进作用，对过高的免疫应答起抑制作用。免疫调节剂种类繁多，摘要介绍以下几类。

①微生物制剂：细菌和细菌中提取的某些成分具有非特异性刺激免疫功能的作用，如卡介苗、短小棒状杆菌、脂磷壁酸胞壁酰二肽和细菌脂多糖等，已用于多种肿瘤的辅助治疗，并取得一定疗效。

②免疫组织提取物和细胞因子：胸腺激素是从动物胸腺中提取的一组可溶性多肽混合物，主要包括胸腺素、胸腺生成素和胸腺刺激素等。主要用于细胞免疫功能低下、免疫缺陷病和肿瘤等疾病的治疗。

细胞因子是一种相对分子质量较低的蛋白或糖蛋白，主要由活化的免疫细胞和其他非免疫细胞产生，常以自分泌或旁分泌方式在局部发挥免疫调节作用。目前临床作为免疫调节剂使用的细胞因子主要有白细胞介素-2、干扰素和肿瘤坏死因子。

③化学合成制剂：左旋咪唑是第一个化学结构明确的免疫调节剂，对机体细胞免疫功能有明显调节作用，临床治疗类风湿关节炎有一定的疗效。合成多聚核苷酸是人工合成的多聚核苷酸的双链共聚物，主要包括双链多聚肌苷酸胞苷酸（Poly I：C）和双链多聚腺苷酸尿苷酸（PolyA：U）。PolyI：C具有免疫佐剂作用，是作用最强的干扰素诱生剂，能刺激机体产生干扰素。

（2）免疫抑制剂：免疫抑制（ISA）是一类抑制机体免疫功能的生物或非生物制剂，主要用于自身免疫性疾病的治疗和延长移植物的存活时间。临床常用的免疫抑制剂包括细胞毒性化学药物如烷化剂、抗代谢药物，抗生素类药物如环孢素 A 和 FK－506、糖皮质激素以及抗淋巴细胞血清和抗淋巴细胞球蛋白等。其特点是：缺乏特异性，可同时影响机体正常免疫应答功能，长期应用易诱发肿瘤和严重感染。因此应用时要严密观察、及时调整剂量，力求减少不良反应。免疫抑制剂用于器官移植的效果优于对自身免疫性疾病的治疗。

（胡晓红）

第二节　免疫缺陷病

免疫缺陷病（immuno deficiency，ID）是指因免疫活性细胞（如淋巴细胞、吞噬细胞）和免疫活性分子（可溶性因子如白细胞介素、补体蛋白质和细胞膜表面分子）发生缺陷引起的免疫反应缺如或降低，导致机体抗感染免疫功能低下的一组临床综合征。

一、原发性免疫缺陷病

先天性因素（也为遗传性即基因突变或缺失）所致者称为原发性免疫缺陷病（primary immunodeficiency，PID）。各种免疫缺陷的相对发生率分别为：单纯免疫球蛋白或抗体缺陷占 50%（未包括无症状的选择性 IgA 缺乏症和 IgE 异常）、细胞免疫缺陷占 10%、联合免疫缺陷（同时具有明显 T 细胞和 B 细胞缺陷）占 20%、吞噬细胞和/或中性粒细胞缺陷占 18%、补体缺陷占 2%。约 80% 的 PID 存在不同程度免疫球蛋白和/或抗体缺陷。

【病因】

PID 病因复杂，尚无统一分类。迄今已发现 120 种以上 PID，总发病率约为 1/10 000。原则上分为：特异性免疫缺陷病（包括联合免疫缺陷病、抗体缺陷为主的免疫缺陷病、T 细胞缺陷为主的免疫缺陷病等）、免疫缺陷合并其他先天性疾病、补体缺陷病、吞噬细胞缺陷病。

【症状】

原发性免疫缺陷病的临床表现由于病因不同而极为复杂，但其共同的表现却非常一致，即反复感染、易患肿瘤和自身免疫性疾病。

1. 反复和慢性感染

（1）感染发生年龄：发病年龄 40% 于 1 岁内，1～5 岁占 40%，仅 5% 发病于成人。

（2）感染部位：以呼吸道最常见，如复发性或慢性中耳炎、鼻窦炎、结合膜炎、支气管炎或肺炎。其次为胃肠道，如慢性肠炎。皮肤感染可为脓疖、脓肿或肉芽肿。也可为全身性感染，如败血症、脓毒血症、脑膜炎和骨关节感染。

（3）感染病原体：一般而言，抗体缺陷时易发生化脓性感染。T 细胞缺陷时则易发生病毒、结核杆菌和沙门菌属等细胞内病原体感染，也易于真菌和原虫感染。补体成分缺陷易发生奈瑟菌属感染。中性粒细胞功能缺陷时的病原体常为金黄色葡萄球菌，病原体的毒力可能并不很强，常呈机会感染。

（4）感染过程：常反复发作或迁延不愈，治疗效果欠佳，尤其是抑菌剂疗效更差，须用杀菌剂，并且剂量偏大，疗程较长才有一定疗效。

在考虑 PID 时，应排除非免疫性因素造成的感染易感性，如呼吸道、泌尿道畸形或阻塞，入侵性导管等。

2. 自身免疫性疾病和淋巴瘤　未因严重感染而致死亡者，随年龄增长易发生自身免疫性疾病和肿瘤，尤其是淋巴系统肿瘤。其发生率较正常人群高数十倍乃至100倍以上。淋巴瘤，尤以B细胞淋巴瘤（50%）最常见，其次为淋巴细胞白血病、T细胞瘤、霍奇金病、腺癌及其他肿瘤。

PID伴发的自身免疫性疾病包括溶血性贫血、血小板减少性紫癜、系统性血管炎、系统性红斑狼疮、皮肌炎、免疫复合物性肾炎、1型糖尿病、免疫性甲状腺炎和关节炎等。

【诊断】

1. 临床诊断

（1）反复和慢性感染、淋巴系统肿瘤和自身免疫性疾病：体检可见感染灶、肝脾肿大、淋巴系统缺如或增生。

（2）既往史和家族史：①既往史：脐带延迟脱落是黏附分子缺陷的重要线索。严重的麻疹或水痘病程提示细胞免疫缺陷。应排除因营养紊乱、其他疾病、免疫抑制剂、放射治疗、扁桃体或淋巴结切除引起的继发性免疫缺陷病（SID）。②家族史：家族中有可疑PID患儿，则应进行家谱调查。PID现证者也可能是基因突变的开始者，而无明显家族史。家族中常有哮喘、湿疹、自身免疫性疾病和肿瘤病人。

（3）体格检查：感染严重或反复发作，可出现营养不良、轻至中度贫血、体重或发育滞后现象。B细胞缺陷者的周围淋巴组织如扁桃体和淋巴结变小或缺如。X连锁淋巴组织增生症的全身淋巴结肿大。反复感染可致肝脾肿大，皮肤疖肿、口腔炎、牙周炎和鹅口疮等感染证据可能存在。

2. 实验室诊断　临床表现、既往史和家族史仅是提供诊断PID的重要线索，确诊有赖于实验室检查。检查步骤包括初筛试验、进一步检查和基因诊断。如Ig测定、ASO、外周血淋巴细胞绝对计数、胸部X线片、迟发皮肤过敏试验、补体水平测定、基因突变分析、产前诊断等。

【治疗】

1. 一般处理　包括预防和治疗感染，注重营养，加强宣教，增强父母和患儿对抗疾病的信心等。禁用活疫苗如脊髓灰质炎、麻疹、流行性腮腺炎、风疹和结核疫苗等，以防发生疫苗诱导的感染。若有感染应及时治疗，如果抗菌药物无效，应考虑真菌、分枝杆菌等感染的可能。有时需长期抗菌药物预防性给药。接触水痘病人后，应注射水痘-带状疱疹免疫球蛋白（VZIG）或用阿昔洛韦预防。

T细胞缺陷患儿不宜输血或新鲜血制品，以防发生移植物抗宿主反应。若必须输血或新鲜血制品时，应先将血液进行放射照射。供血者应做巨细胞病毒（CMV）筛查。患儿最好不做扁桃体和淋巴结切除术，脾切除术视为禁忌。

家庭中已确诊PID病人的，应接受遗传学咨询；家庭中的孕妇应做产前筛查，必要时终止妊娠。

2. 替代治疗

（1）静脉注射丙种球蛋白（IVIG）：指征仅限于低IgG血症，一般剂量为每月静注IVIG 100~400mg/kg。治疗剂量应个体化，以能控制感染，使患儿症状缓解，获得正常生长发育为参考。

（2）高效价免疫球蛋白：用于预防高危儿。高效价免疫血清球蛋白（SIG）含有高效价异性抗体，包括水痘－带状疱疹、狂犬病、破伤风和乙型肝炎的 SIG。

（3）其他替代治疗：①血浆输注：20ml/kg，必要时可加大剂量；②白细胞输注：仅用于中性粒细胞缺陷病人伴严重感染时，不作为常规替代治疗；③细胞因子治疗：如胸腺素类、转移因子等；④酶替代治疗等。

3. 免疫重建　如骨髓移植、脐血干细胞移植等。

4. 基因治疗　仍处于临床验证阶段。

（一）X－连锁无丙种球蛋白血症

【病因】

X－连锁无丙种球蛋白血症（X－linked agammaglobulinemia，XLA）为 Bruton 酪氨酸激酶（Bruton tyrosione kininase，Btk）基因突变所致。

【症状】

1. 反复感染　最突出的临床表现是反复严重的细菌性感染，尤以荚膜细菌，如溶血性链球菌、嗜血性流感杆菌、金黄色葡萄球菌和假单胞菌属感染最为常见。对革兰阴性杆菌如致病性大肠埃希菌、铜绿假单胞菌、变形杆菌、沙雷菌等的易感性也明显增高。对某些肠道病毒，如埃可病毒、柯萨奇病毒及脊髓灰质炎病毒的抵抗能力甚差。应注意口服脊髓灰质炎活疫苗可引起患儿肢体瘫痪，也可并发卡氏肺孢子虫感染。

2. 其他表现　易发生变应性和自身免疫性疾病，包括自身免疫溶血性贫血、类风湿关节炎、免疫性中性粒细胞减少、脱发、蛋白质丢失性肠病、吸收不良综合征和淀粉样变性。

3. 体格检查　反复感染引起慢性消耗性体质，苍白，贫血，精神萎靡。扁桃体和腺样体很小或缺如，浅表淋巴结及脾脏均不能触及，鼻咽部侧位 X 线检查可见腺样体阴影缺乏或变小。

【诊断】

1. 临床诊断　最突出的临床表现是反复感染，起病早晚不一，病情轻重不一，尤以化脓性感染及肠道病毒感染突出，因此而产生不同程度贫血，体重、身高等体格发育落后，以及反复感染的病灶，肝、脾、淋巴结肿大等。

2. 实验室诊断

（1）血清免疫球蛋白测定：血清总 Ig $<200 \sim 250$mg/dl；IgG <100mg/dl 或完全测不到，少部分病例 $200 \sim 300$mg/dl；IgM 和 IgA 微量或测不出。

（2）抗体反应：同族红细胞凝集素（抗 A 及抗 B 血型抗体）缺如，抗链球菌溶血素 O（ASO）滴度 <25U，锡克试验不能转为阴性。特异性抗体反应缺乏（包括 T 细胞依赖性和 T 细胞非依赖性抗原）。

（3）外周血 B 淋巴细胞计数：淋巴细胞数量正常或轻度下降，成熟 B 细胞（$CD19^+$，$CD20^+$，膜表面 Ig^+）缺如。骨髓 B 细胞和浆细胞缺如，可见少量前 B 细胞。

（4）基因诊断：有阳性家族史的女性妊娠时应进行产前检查，羊水细胞判断为男性（XY）者，应进一步检查羊水或脐带血 B 细胞数量，或采用 DNA 序列分析 Btk 基因突变或发现与 Btk 紧密连接的复合基因片段（DXS178）以确诊。

3. 鉴别诊断　应与其他低 IgG 血症鉴别，包括婴儿生理性低丙种球蛋白状态、婴儿暂时性丙种球蛋白缺乏症、严重联合免疫缺陷病（SCID）、慢性吸收不良综合征和重度营养不良。

【治疗】

1. 一般处理　各种支持疗法，包括营养、生活及卫生条件的改善，预防感染的发生，适当的体育锻炼，良好心理状态的维护，对各种并发症的预防和治疗等。

2. 静脉注射丙种球蛋白　该治疗宜早开始，大剂量（400mg/kg，每3～4周1次）明显优于小剂量（200mg/kg，每3～4周1次）疗法；但用量应个体化，以血清IgG浓度上升到10g/L为度。

（二）普通变异型免疫缺陷病

【病因】

普通变异型免疫缺陷病（variable immunodeficiency，CVID）为一组病因不同，主要影响抗体合成的PID。可发生于任何年龄，多起病于幼儿或青春期。大多数CVID是由于T细胞功能异常，不能促进B细胞免疫球蛋白合成转换。

【症状】

1. 反复感染　常见急、慢性鼻窦炎、中耳炎、咽炎、气管炎和肺炎，可导致气管扩张。病原菌为嗜血流感杆菌、链球菌、葡萄球菌、肺炎球菌等，其次为支原体、念珠菌、卡氏肺孢子虫、单纯疱疹和带状疱疹病毒。约10%的患者合并中枢神经系统感染，感染严重程度不及XLA，常呈慢性发病。病程持续日久，造成器质性损害。部分病例可形成非干酪性肉芽肿，受累部位为肺、肝、脾和皮肤。

2. 其他表现　消化道症状包括慢性吸收不良综合征、脂肪泻、叶酸和维生素B_{12}缺乏、乳糖不耐受症、双糖酶缺乏症、蛋白质丢失性肠病等。肠梨形鞭毛虫感染是引起肠道症状的一个重要病因。少数患者出现淋巴结和脾肿大，此可与XLA相鉴别。

CVID易并发多种自身免疫性疾病，如溶血性贫血、特发性血小板减少性紫癜、恶性贫血、中性粒细胞减少症、类风湿关节炎、系统性红斑狼疮、皮肌炎、硬皮病、慢性活动性肝炎、多发性神经根炎、克罗恩病和非特异性慢性溃疡性结肠炎等。并发恶性肿瘤的概率为8.5%～10%，包括白血病、淋巴网状组织肿瘤、胃癌和结肠癌等。

【诊断】

1. 临床诊断　年长儿或青少年发生反复呼吸道感染，如鼻窦炎、肺炎、支气管扩张，也易发生胃肠道感染及肠道病毒性脑膜炎，可出现消化道症状如腹泻，较易并发自身免疫性疾病，可有贫血、体格落后、其他并发症的不同临床表现。

2. 实验室诊断

（1）血清免疫球蛋白：含量普遍降低，但一般不会低至XLA的水平。对各种抗原刺激缺乏免疫应答，血清同族血凝素效价低下。

（2）外周血：①少数病例外周血B细胞减少，呈未成熟状态；②外周血T细胞数大致正常，1/3的病例$CD8^+$ T细胞升高，CD4/CD8 T细胞比值下降（<1.0）；③外周血T细胞增殖反应（PHA）和分化功能低下，产生细胞因子的能力不足。

3. 鉴别诊断　应排除其他PID，如XLA、高IgM综合征、SCID以及伴有低免疫球蛋白血症的SID。

【治疗】

与XLA基本相似，静脉注射丙种球蛋白的标准剂量为每月400mg/kg。近年开展皮下注射丙种球蛋白可用于对静脉注射丙种球蛋白有不良反应者，其价格也比静脉注射丙种球蛋白便宜。经静脉注射丙种球蛋白治疗后仍发生呼吸道和胃肠道感染，可用 IgG 和 IgA 滴鼻或口服。适当的抗微生物制剂治疗和预防感染甚为重要。使用抗菌药物时，应每 2 周更换一次，以防产生耐药性。贾第虫感染者，可用甲硝唑治疗。

（三）选择性 IgA 缺陷症

【病因】

选择性 IgA 缺陷症（SIgAD）是一种常染色体隐性或显性遗传病，在白种人中的发病率为 1/1000～1/223，我国患病率为 0.24‰（1/4100）。

【症状】

1. 反复感染　轻者可长期无任何症状，不少患者仅表现轻度的上呼吸道感染。诊断年龄 6 个月至 12 岁不等，可有自然缓解倾向。

2. 其他表现　部分病例存在胃肠道症状如腹泻和吸收障碍。可伴智能低下和感觉神经异常，与原发性癫痫也有密切关系。还可伴发哮喘或荨麻疹。约 50% 的病例伴有自身免疫病，如慢性活动性肝炎、系统性红斑狼疮、皮肌炎、类风湿关节炎、结节性动脉周围炎、慢性甲状腺炎、混合结缔组织病、特发性肾上腺皮质功能减退症、溶血性贫血和特发性血小板减少性紫癜等。

部分患儿伴发恶性肿瘤，如肺癌、胃癌、结肠癌、直肠癌、乳腺癌、卵巢癌、子宫癌、胸腺瘤、白血病和淋巴瘤等。

【诊断】

1. 临床诊断　反复发作的感染，程度一般较轻或无症状，部分患儿可以伴有自身免疫性或过敏性疾病而呈现不同的临床表现。

2. 实验室诊断　血清 IgA 水平常低于 0.05g/L，甚至完全测不出可明确诊断。重症患儿唾液中不能测到分泌型 IgA，尿液中含量极低。IgG 和 IgM 水平正常或升高，约 40% 的患儿可测到自身抗体。

【治疗】

一般无需治疗。对于腹泻患者可考虑口服含有丰富的分泌型 IgA 的人初乳。禁忌输含 IgA 的新鲜血和免疫球蛋白制剂。当患者需要输血时，供者也应是 SIgAD，或输洗涤红细胞。

伴发系统性红斑狼疮等自身免疫性疾病，可用免疫抑制剂。发生感染则以敏感的抗生素或中药积极抗感染。

（四）选择性 IgG 亚类缺陷病

【病因】

可能与 T 细胞功能障碍有关。一种或多种血清 IgG 亚类低于同龄正常均值 2 个标准差以下者称为选择性 IgG 亚类缺陷病。2 岁以上小儿 IgG1 < 2.50g/L，IgG2 < 0.50g/L，IgG3 < 0.30g/L 者可确诊。正常婴儿可能测不出 IgG4。

【症状】

可无临床表现，也可表现为反复呼吸道感染，包括上呼吸道感染、副鼻窦炎、中耳炎、鼻炎、支气管炎、支气管扩张、肺炎。少数表现为反复性化脓性脑膜炎、皮肤感染及腹泻。一般情况下感染并不严重，也不危及生命。有可能自然缓解或发展为 CVID。

【诊断】

1. 临床诊断　反复呼吸道感染或无症状，多数患者随着年龄增长可能自行消失。

2. 实验室诊断　血清 IgG 亚类和抗多糖抗原（B 型流感嗜血杆菌、链球菌、肺炎链球菌和脑膜炎球菌多糖抗原等）和蛋白质抗原（抗白喉、破伤风类毒素、百日咳杆菌菌体、麻疹病毒等外壳蛋白抗原）特异性 IgG 亚类抗体低下或缺如。

3. 鉴别诊断　需注意与 CVID、共济失调毛细血管扩张症、严重联合免疫缺陷病、骨髓移植后暂时性 IgG 亚类失衡相鉴别。

【治疗】

反复注射联合多糖和蛋白质疫苗（如 B 型流感嗜血杆菌荚膜多糖联合脑膜炎球菌外膜蛋白复合物疫苗）可能提高机体抗体反应。IVIG 的应用应限于有严重临床症状而对抗生素治疗无反应的患儿，每月 200～400mg/kg。合并 SIgA 病的病人应小心监测抗 IgA 抗体的产生。发生感染时，应给予适当抗感染药物。

（五）婴儿暂时性低丙种球蛋白血症

婴儿暂时性低丙种球蛋白血症（transient hypogamma globulinemia of infancy）是指一种或多种血清免疫球蛋白浓度暂时性降低，随着年龄的增长可达到或接近正常范围的自限性疾病。

【病因】

病因及发病机制不明，可能与淋巴细胞分化障碍、成熟延迟有关，因而不能及时产生 IgG。

【症状】

往往因反复中耳炎、咽炎、支气管炎等不威胁生命的感染而就诊，偶尔发生黏膜念珠菌病。2～3 岁后免疫球蛋白水平达到正常，即使免疫球蛋白未达正常水平，也不再反复感染。

【诊断】

1. 临床诊断　反复发生呼吸道感染，病情相对不重。

2. 实验室诊断　实验室发现血清一种或多种免疫球蛋白低于相同年龄组水平 2 个标准差或 IgG <2.5g/L。

【治疗】

以支持疗法和适当的抗感染治疗为主；发生严重感染时，可考虑使用静脉注射丙种球蛋白。

（六）X－连锁严重联合免疫缺陷病

【病因】

X－连锁严重联合免疫缺陷病（XL－SCID）是由 IL－2，IL－4，IL－7，IL－9 和 IL－15 共同拥有的受体 γ 链（γc）基因突变引起。最常见的 SCID 属于 T 细胞缺陷，而 B 细胞无缺陷型。

【症状】

1. 感染　发生于生后不久，表现为口腔念珠菌病，呼吸道合胞病毒、副流感病毒 3、腺病毒、卡氏肺孢子虫感染以及革兰阴性菌败血症。巨细胞病毒或其他病原菌引起的慢性肝炎，累及胆管可导致硬化性胆管炎和慢性肝硬化。轮状病毒、贾第虫或隐孢子虫感染可致严重消化不良和恶病质。接种卡介苗（BCG）和非典型分枝杆菌感染可能导致严重或致死性感染。接种脊髓灰质炎疫苗不会引起感染。

2. 其他表现

（1）脂溢性皮炎：可十分严重，颊黏膜、舌和会阴部可发生慢性深部溃疡，易与移植物抗宿主病发生混淆。

（2）外周血：中性粒细胞减少，红细胞发育不全，耐维生素 B_{12} 和叶酸的大细胞贫血。嗜酸粒细胞和单核细胞增多提示不常见的感染，如卡氏肺孢子虫感染。

（3）可发生慢性脑病，如慢性进行性多灶性脑白质病。

【诊断】

1. 临床诊断　生后不久即发生严重的细菌及病毒感染，多数病例在婴儿期即死亡。

2. 实验室诊断　T 淋巴细胞减少，增殖反应低下和 NK 细胞消失。B 细胞数正常，但功能严重损害，三种免疫球蛋白浓度均低下，甚至缺如。证实 γc 基因突变可确诊 XL－SCID。

3. 鉴别诊断　应与 HIV 感染和其他 CID 相鉴别。

【治疗】

外周血、骨髓和脐血干细胞移植为最佳方案，宜在发生严重感染，尤其是肺炎之前进行。

（七）X－连锁高 IgM 血症

【病因】

X－连锁高 IgM 血症的病因为 T 细胞 CD40 配体（CD40L）基因突变导致 B 细胞功能障碍。高 IgM 血症可分为 X－连锁和非 X－连锁性。X－连锁高 IgM 血症（X－linked hyper－IgM syndrome，XHIM）占 70%，非 X－连锁性（常染色体隐性和显性遗传）占 30%。

【症状】

1. 感染　出生后 6 个月至 2 岁出现反复上呼吸道感染、细菌性中耳炎和肺炎、卡氏肺孢子虫肺炎可为本病最早的表现。贾第虫和隐孢子虫感染可致迁延性腹泻。扁桃体、皮肤和软组织感染常见，气管周围软组织感染往往威胁生命。因中性粒细胞减少而致持续性口腔炎和口腔溃疡。

2. 自身免疫性疾病和肿瘤　扁桃体、脾、肝脏等淋巴组织增生和肿大。自身抗体的出现与血小板减少、溶血性贫血、甲状腺功能减退和关节炎有关。淋巴组织肿瘤最为常见，占 XHIM 合并肿瘤的 56%；肝脏和胆道肿瘤也可发生，此很少见于其他原发性免疫缺陷病。

【诊断】

1. 临床诊断　生后不久即发生严重感染，可伴有自身免疫性疾病和肿瘤。

2. 实验室检查　①血清 IgG、IgA、IgE 缺乏或明显降低，IgM 水平正常或高达 1000mg/ml，但其亲和性和特异性低下。②外周血 B 细胞数正常，偶可同时表达 IgM 和 IgG，不表达其他类型免疫球蛋白。T 细胞增殖反应降低。③50% 患儿持续性或周期性中性粒细胞减少，25% 发生自身免疫性贫血及血小板减少症。④活化的 $CD4^+$ T 细胞 CD40L 表达阴性可确诊本病，应在出生 6 个月后进行此类检查。⑤CD40L 基因突变分析可明确诊断，也可用于产前诊断和发现女性疾病携带者。

3. 鉴别诊断　IgM 增高不明显的病例应与 CVID、中性粒细胞减少症相鉴别。

【治疗】

每月按 500mg/kg 输注 IVIG，使血清 IgG 水平保持正常范围的高限，必要时可加大剂量和频率。

预防性甲氧苄啶－磺胺甲异噁唑（复方新诺明）治疗，以预防卡氏肺孢子虫肺炎。持续性中性粒细胞减少症可用 G－CSF 治疗。淋巴细胞增生、关节炎或其他自身免疫性疾病、对 IVIG 无反应的患儿可采用激素治疗。

及早进行骨髓移植可改善预后。

（八）其他联合免疫缺陷病

【病因】

病因及发病机制不清，可能与基因突变有关。

【症状】

其他联合免疫缺陷病除有 SCID 的临床表现外，尚有其特殊表现。腺苷脱氨酶（adenosine deaminase，ADA）缺陷有骨骼异常，如肋软骨连接处凹陷、闭合不全和骨盆发育不全等。其他表现有智力发育迟缓、幽门狭窄和肝脏疾病。嘌呤核苷酸磷酸化酶（purine nucleoside phosphorylase，PNP）缺陷时表现为 T 细胞免疫功能缺陷，而 B 细胞可正常。Jak－3 缺陷可发生于男女儿。Ragl/RagZ 缺陷的 T 细胞和 B 细胞均下降，为常染色体隐性遗传。综合征常表现有红皮病，鳞屑样皮炎和脱发，嗜酸性粒细胞增多，生长延迟，肝、脾和淋巴结肿大，血清 IgE 增高，T 淋巴细胞显著增加，酷似移植物抗宿主病（GVHD）。网状发育不全（reticular－dysgenesis）患儿往往出生后不久死亡，可将其视为 SCID 的一个变种。

【诊断】

ADA 缺陷患儿红细胞、淋巴细胞或成纤维细胞 ADA 活性极低或缺乏。基本分析可确诊，并有助于家系调查。PNP 缺陷的 T 淋巴细胞百分率 $<10\%$，随着年龄增长可低至 $1\%\sim3\%$，增殖反应明显下降。红细胞溶解液 PNP 活性缺如。检测羊水和羊毛膜细胞 PNP 活性可作产前诊断。Rag1/Rag2 缺陷患儿 T 细胞和 B 细胞完全缺如，不能产生免疫球蛋白。Omenn 综合征患儿胸腺完全缺乏 T 细胞，淋巴器官萎缩。外周血 T 细胞增多，皮肤和小肠有不同程度的 TCRβV T 细胞浸润。Th2 细胞异常扩增，部分患儿体外淋巴细胞产生 IL－4、IL－5 增多，而 IL－2、IFN－γ 降低。Jak3 缺陷患者成熟 T 细胞减少甚至缺如，B 细胞功能异常，血清免疫球蛋白低下，免疫印迹证明 Jak3 蛋白缺如或极其低下可明确诊断。网状发育不全的实验室诊断标准是淋巴细胞和粒细胞显著减少，血小板正常或偏低。

【治疗】

骨髓移植是 ADA 缺陷、PNP 缺陷、Jak3 缺陷、Rag1/Rag2 缺陷、Omenn 综合征和网状发育不全的常规治疗方案。伴有低 IgG 血症者，可用静脉注射丙种球蛋白治疗。聚乙二醇结合 ADA（PEG－ADA）替代疗法可完全纠正 ADA 缺陷患儿的代谢紊乱，使免疫功能得到不同程度的恢复。

二、继发性免疫缺陷病

生后环境因素或其他原发疾病所致的免疫缺陷，称为继发性免疫缺陷病（secondary immunodeficiency，SID），因其程度轻又称为免疫功能低下（immune compromice）。人类免疫缺陷病毒（HIV）感染所致者，称为获得性免疫缺陷病（acquired immunodeficiency syndrome，AIDS）。

【病因】

继发性免疫缺陷病是出生后因不利环境因素导致的免疫系统暂时性功能障碍，一旦不利因素被纠正，免疫功能即可恢复正常。引起SID的常见因素如下：

1. 营养紊乱　蛋白质-能量营养不良，铁缺乏症，肥胖症。

2. 免疫抑制剂　放射线，糖皮质激素，环孢素。

3. 遗传性疾病　染色体异常，酶缺陷。

4. 肿瘤和血液病　淋巴系统肿瘤，白血病，霍奇金病。

5. 感染　细菌感染，病毒感染等。

6. 其他　糖尿病，肾病综合征等。

【症状】

最常见的SID临床表现为反复呼吸道感染，包括反复上呼吸道感染、支气管炎和肺炎，亦有胃肠道感染者，一般症状较轻，但反复发作。反复感染尤其是胃肠道感染可引起更严重的营养吸收障碍而加重营养不良；感染本身也可直接引起免疫功能的进一步恶化。

【诊断】

在不同的原发病基础上发生反复呼吸道感染，程度一般较轻，但可能加重原发病，这在胃肠道感染最为明显，形成营养不良—免疫力下降—感染—营养不良加重的恶性循环。

【治疗】

SID的治疗原则是治疗原发疾病，去除诱发因素。

（张俊红）

第三节　风湿热

风湿热（rheumatic fever）是全身结缔组织免疫性炎症性疾病，主要累及心脏、关节，其他如皮肤、浆膜、中枢神经系统及肺、肾等内脏也可受累，心脏是唯一留有后遗症的器官。急性期可危及患儿生命，反复发作可致永久性心脏瓣膜病变，影响日后劳动力。近年来发病率已有明显下降，病情也明显减轻，临床表现多不典型，但在战争和灾害等特殊情况下，儿童和青少年的风湿热和风湿性心脏病仍常见且严重。

一、病因

风湿热是A组乙型溶血性链球菌咽峡炎后的晚期并发症，0.3%~3%因该菌引起的咽峡炎患儿于1~4周后发生风湿热。影响本病发生的因素有：①链球菌在咽峡部存在时间愈长，发病的机会愈大；②特殊的致风湿热A溶血性链球菌株，如M血清型（甲组1~48型）和黏液样菌株；③患儿的遗传学背景，部分人群具有明显的易感性。

二、病理

1. 急性渗出期　心脏、关节、皮肤等结缔组织变性和水肿，淋巴细胞和浆细胞浸润；心包膜纤维素性渗出，关节腔内浆液性渗出，约持续1个月。

2. 增生期　心肌和心内膜（包括心瓣膜），特点为形成风湿小体（Aschoff小体），小体中央为胶原纤维素样坏死物质，外周有淋巴细胞、浆细胞和巨大的多核细胞（风湿细胞）。风湿细胞呈圆形或椭圆形，含有丰富的嗜碱性胞浆，胞核有明显的核仁。此外，风湿小体还可分布于肌肉及结缔组织，好发部位为关节处皮下组织和腱鞘，形成皮下小结，是诊断风湿热的病理依据，表示风湿活动。本期持续 3～4 个月。

3. 硬化期　风湿小体中央变性和坏死物质被吸收，炎症细胞减少，纤维组织增生和瘢痕形成。心瓣膜边缘可有嗜伊红性疣状物，瓣膜增厚，形成瘢痕。二尖瓣最常受累，其次为主动脉瓣，很少累及三尖瓣，持续 2～3 个月。

此外，大脑皮质、小脑、基底核可见散在非特异性细胞变性和小血管透明变性。

三、临床表现

近年资料表明，儿童风湿热发生心脏病数量并未减少，但严重程度减轻，临床上以轻度二尖瓣关闭不全多见，并发心力衰竭和遗留严重瓣膜病变减少。

1. 一般表现　起病急，发热 38～40℃，1～2 周后转为低热。常有精神不振、疲倦、食欲减退、面色苍白、多汗、鼻出血、关节痛和腹痛等。

2. 心脏炎　累及 40%～50% 的患儿，一次发作持续 6 周至 6 个月不等，风湿热持续性损害心脏。初次发作时以心肌炎和心内膜炎最多见，同时累及心肌、心内膜和心包膜者，称为全心炎。

（1）心肌炎：轻者可无症状，重者可伴不同程度的心力衰竭；安静时心动过速，与体温升高不成比例；心脏扩大，心尖搏动弥散；心音低钝，可闻及奔马律；心尖部轻度收缩期吹风样杂音，75% 的初发患儿主动脉瓣区可闻及舒张中期杂音。X 线检查心脏扩大，心脏搏动减弱；心电图示 P－R 间期延长，伴有 T 波低平和 ST 段异常，或有心律失常。

（2）心内膜炎：主要侵犯二尖瓣和/或主动脉瓣，造成关闭不全。二尖瓣关闭不全表现为心尖部 2～3/6 级吹风样全收缩期杂音，向腋下传导，有时可闻及二尖瓣相对狭窄所致舒张中期杂音；主动脉瓣关闭不全时胸骨左缘第 3 肋间可闻及舒张期叹气样杂音。急性期瓣膜损害多为充血水肿，恢复期可渐消失。多次复发可造成心脏瓣膜永久性瘢痕形成，导致风湿性心瓣膜病。超声心动图检查能更敏感地发现临床听诊无异常的隐匿性心瓣膜炎。

（3）心包炎：积液量很少时，临床上难以发现，可有心前区疼痛，有时于心底部听到心包摩擦音。积液量多时心前区搏动消失，心音遥远，有颈静脉怒张、肝大等心包填塞表现。X 线检查心影向两侧扩大呈烧瓶形；心电图示低电压，早期 ST 段抬高，随后 ST 段回到等电线，并出现 T 波改变。超声心动图可确诊少量心包积液。

风湿性心脏炎初次发作 5%～10% 的患儿发生充血性心力衰竭，再发时发生率更高。风湿性心脏瓣膜病患儿伴有心力衰竭者，提示有活动性心脏炎存在。

3. 关节炎　占急性风湿热总数的 50%～60%，典型病例为游走性多关节炎，以膝、踝、肘、腕等大关节为主。表现为关节红、肿、热、痛，活动受限。每个受累关节持续数日后自行消退，愈后不留畸形，可延续 3～4 周。

4. 舞蹈病　占风湿热患儿的 3%～10%，表现为全身或部分肌肉的无目的、不自主快速运动，如伸舌歪嘴、挤眉弄眼、耸肩缩颈、语言障碍、书写困难、细微动作不协调等，兴奋或注意力集中时加剧，入睡后即消失。患儿常伴肌无力和情绪不稳定。舞蹈病常在其他症状出现后数周至数月出现；如风湿热其他症状较轻，舞蹈病可能为首发症状。舞蹈病病程 1～

3个月，个别病例在1~2年内反复发作。少数患儿遗留不同程度神经精神后遗症，如性格改变、偏头痛、细微运动不协调等。

5. 皮肤症状

（1）环形红斑：环形或半环形边界明显的淡色红斑，大小不等，中心苍白，出现在躯干和四肢近端，呈一过性，或时隐时现呈迁延性，可持续数周。

（2）皮下小结：占5%，呈坚硬无痛性结节，与皮肤不粘连，直径0.1~1cm，出现于肘、膝、腕、踝等关节伸面，或枕部、前额头皮以及胸、腰椎脊突的突起部位，经2~4周消失。

四、诊断

（一）临床诊断

按1992年美国风湿热委员会修定的Jones诊断标准，包括3个部分：①主要表现；②次要表现；③链球菌感染的证据。在确定链球菌感染证据的前提下，有两项主要表现或一项主要表现伴两项次要表现即可做出诊断（表22-3-1）。

表22-3-1 风湿热的诊断标准

主要表现	次要表现	链球菌感染证据
心脏炎	发热	咽拭子培养阳性或快速链球菌抗原试验阳性
多关节炎	关节痛	抗链球菌抗体滴度升高
舞蹈病	红细胞沉降率增高	
环形红斑	CRP阳性	
皮下小结	PR间期延长	

1. 主要表现为关节炎者，关节痛不再作为次要表现。

2. 主要表现为心脏炎者，PR间期延长不再作为次要表现。

3. 在有链球菌感染证据的前提下，存在以下3项之一者亦应考虑风湿热：①排除其他原因的舞蹈病；②无其他原因可解释的隐匿性心脏炎；③以往已确诊为风湿热，存在一项主要表现，或有发热和关节痛，或急性期反应物质增高，提示风湿热复发。

4. 对于部分正常患儿也可出现二尖瓣反流，不伴心脏听诊异常的二尖瓣反流不能作为风湿性心脏炎的诊断依据。但对以下3种情况，又不能找到其他原因者，则不用严格遵循Jones诊断标准也可考虑本病，即：①舞蹈病为唯一临床表现者；②缓慢发生或隐匿发病的心脏炎；③现患风湿性心脏病或有风湿热史，当再次感染链球菌时，有风湿热高度复发危险者。

5. 对于不典型或轻型病例可从以下几个方面进行诊断：①详细询问病史，体格检查，确定有无主要诊断或次要表现。如轻度的心脏炎临床上常可仅有头晕、乏力、心悸、气短等症状。过去的多发性游走性关节炎目前多为关节痛所取代，皮下结节较过去明显少见，皮疹多不典型等。②特异性免疫指标检查对风湿性心脏炎有重要意义。③超声心动图、心脏核素检查可发现轻症心脏炎，亚临床经过的心脏炎中二尖瓣受累证据仅在超声心动图表现明显。

④试验性治疗，如风湿性关节炎对阿司匹林较敏感，一般服用几小时后，最晚 72 小时症状就可减轻，可以通过阿司匹林诊断或排除风湿热。

（二）辅助检查诊断

可检测出链球菌感染指标、急性期反应物增高以及多项免疫指标异常。

1. 链球菌感染指标　咽拭子培养可发现 A 组乙型溶血性链球菌，感染 1 周后血清抗链球菌溶血素 O（ASO）滴度开始上升，2 个月后逐渐下降。80% 风湿热患儿 ASO 升高，同时测定抗脱氧核糖核酸酶 B（Anti – DNase B）、抗链球菌激酶（ASK）、抗透明质酸酶（AH）可使阳性率提高到 95%。

2. 风湿热活动指标　白细胞计数和中性粒细胞增高、红细胞沉降率增快、C – 反应蛋白阳性、α_2 球蛋白和黏蛋白增高等。

3. 血清脂蛋白（a）测定　血清脂蛋白（a）是一种较 CRP 更敏感的急性时相蛋白，在急性风湿热患儿活动期血清中明显增高，可作为风湿活动的参考指标。

4. 影像学检查　超声心动图对风湿热诊断有重要价值。可检出心脏瓣膜增厚、反光增强，瓣膜、心脏扩大等改变，对轻型心包积液较敏感，可发现早期、亚临床及轻症心脏炎。心电图检查有助于发现窦性心动过速、PR 间期延长和各种心律失常。心肌核素检查（ECT）可检测出轻症及亚临床型心肌炎。

（三）鉴别诊断

1. 与风湿性关节炎的鉴别

（1）幼年类风湿关节炎：本病多于 3 岁以下起病，常侵犯指趾小关节，关节炎无游走性特点。反复发作后遗留关节畸形，X 线骨关节摄片可见关节面破坏、关节间隙变窄和邻近骨骼骨质疏松。

（2）急性化脓性关节炎：为全身脓毒血症的局部表现，中毒症状重，好累及大关节，血培养阳性，常为金黄色葡萄球菌。

（3）急性白血病：除发热、骨关节疼痛外，有贫血，出血倾向，肝、脾及淋巴结大。周围血片可见幼稚白细胞，骨髓检查可予鉴别。

2. 与风湿性心脏炎的鉴别

（1）感染性心内膜炎：先天性心脏病或风湿性心脏病合并感染性心内膜炎时，易与风湿性心脏病伴风湿活动相混淆，贫血、脾大、皮肤瘀斑或其他栓塞症状有助于诊断，血培养可获阳性结果，超声心动图可看到心瓣膜或心内膜有赘生物。

（2）病毒性心肌炎：与病毒性心肌炎难以区别。病毒性心肌炎杂音不明显，较少发生心内膜炎，较多出现过早搏动等心律失常，实验室检查可发现病毒感染证据。

五、治疗

治疗目标：清除链球菌感染，去除诱发风湿热病因；控制临床症状，使心脏炎、关节炎、舞蹈病及风湿热症状迅速缓解，解除风湿热带来的痛苦；处理各种并发症，提高患者身体素质和生活质量。

1. 一般治疗　注意保暖，避免潮湿和受寒。有心脏炎者应卧床休息，待体温正常、心动过速控制、心电图改善后，继续卧床休息 3 ~ 4 周后恢复活动。急性关节炎早期亦应卧床休息，至 ESR、体温正常后开始活动。

2. 饮食　少食多餐，给予营养丰富、多种维生素、易消化食物，有心功能不全者应适当限制水和盐。

3. 控制感染灶，清除链球菌感染　青霉素仍为首选。80 万单位肌注，每日 2 次，常规给予一个疗程（10～14 天），也可根据病情适当延长，以彻底清除链球菌感染。但对青霉素耐药或过敏者常选用大环内酯类抗生素。

4. 抗风湿治疗　对单纯关节受累首选非甾体抗炎药。常用乙酰水杨酸（阿司匹林），开始剂量成人 3～4g/d，小儿 80～100mg/(kg·d)，分 3～4 次口服。亦可用其他非甾体类抗炎药，如萘普生、吲哚美辛等。对已发生心脏炎者，一般采用糖皮质激素治疗，常用泼尼松，开始剂量成人 30～40mg/d，小儿 1.0～1.2mg/(kg·d)，分 3～4 次口服，病情缓解后减量至 10～15mg/d 维持治疗。为防止停用激素后出现反跳现象，可于停用激素前 2 周或更早一些时间加用阿司匹林，待激素停用 2～3 周后才停用阿司匹林。对病情严重，如有心包炎、心脏炎并急性心力衰竭者可静脉滴注地塞米松 5～10mg/d 或氢化可的松 200mg/d，至病情改善后，改口服激素治疗。抗风湿疗程，单纯关节炎为 6～8 周，心脏炎疗程最少 12 周。如病情迁延，应根据临床表现及实验室检查结果，延长疗程至病情完全恢复为止。

亚临床心脏炎的处理：既往无心脏炎病史，近期有过风湿热，只需定期追踪及坚持长效青霉素预防，无需特殊处理。曾患心脏炎或现患风湿性心脏病者可根据实验室检查（如 ESR、AHRA、ASP、PCA 等）、超声心动图、心电图及体征的变化而制定具体治疗措施：①如仅有轻微体征改变而上述各项检查正常者，无需抗风湿治疗，应继续追踪观察。②如实验室检查变化明显，但无其他原因解释，可试行 2 周的抗风湿治疗（一般用阿司匹林）；如 2 周后实验室检查恢复正常，则不需进一步处理。如实验室检查仍不正常，可再继续抗风湿治疗 2 周后复查有关项目；若仍不转阴，又有可疑症状及体征或超声心动图或心电图改变者，需进行正规抗风湿治疗。③如实验室检查、心电图、超声心动图均有明显的改变，而无其他原因解释者，虽无明显症状，应做进一步观察及应用 1 个疗程抗风湿治疗。

六、预防

风湿热的初级预防和二级预防能够明显减少风湿热和风湿性心脏病的患病率，以及患病的严重程度。

1. 初级预防即一级预防　是预防“危险因子”，即加强儿童、青少年的保健和卫生宣教工作，建立迅速而有效的医疗保障系统，通过阻断 A 组乙型溶血性链球菌感染的传播，以阻止风湿热的发生。

具体措施包括：①改善社会经济状况；②改善居住环境，避免人口稠密；③预防营养不良，开展体育锻炼，增强体质，提高抗病能力；④防寒、防潮，积极预防上呼吸道感染，彻底治疗链球菌感染的急慢性病灶；⑤卫生宣教是初级预防最重要的部分，特别是要加强对儿童和青少年链球菌性咽喉炎与风湿热相关性的教育。

预防链球菌感染是预防风湿热的重要环节，在定期进行高发和易感人群链球菌感染普查的同时，应用 1 种有效的抗链球菌疫苗接种是必需的。

2. 二级预防　是预防风湿热复发或继发性风湿性心脏病。对再发风湿热或风湿性心脏病的继发性预防用药：应视病情每 1～3 周肌内注射上述剂量青霉素 1 次，至链球菌感染不再反复发作后，可改为每 4 周肌内注射 1 次。对青霉素过敏或耐药者，可改用红霉素，或罗红霉素，每日 2 次，疗程 10 天，或用林可霉素、头孢类或喹诺酮类亦可。近年提出阿奇霉素 5 天疗程方法，16 岁以上患者第 1 天 500mg/d，分 2 次服，第 2～5 天 250mg 顿服，经上述足疗程治疗后，可继用红霉素 0.5g/d 或磺胺嘧啶（或磺胺噻唑）0.5g，每日 1 次（体质量 <27kg 者）；或 1g，每日 1 次（体质量 >27kg 者），作长期预防。但要注意多饮水，定期复查血常规，以防白细胞减少。继发预防期限：应根据患者年龄、链球菌易感程度、风湿热发作次数、有无瓣膜病遗留而定。年幼患者、有易感倾向、反复风湿热发作，有过心脏炎或遗留瓣膜病者，预防期限应尽量延长，最少 10 年或至 40 岁，甚至终生预防。对曾有心脏炎，但无瓣膜病遗留者，预防期限最少 10 年，儿童患者至成年为止。对单纯关节炎，预防期限可稍缩短，儿童患者最少至 21 岁或持续 8 年，成人患者最少 5 年。

3. 预后　大约 70% 的急性风湿热患者可在 2～3 个月内恢复。急性期 65% 左右的患者心脏受累，如不及时合理治疗，70% 可发生心脏瓣膜病。

（缪东幸）

第四节　过敏性紫癜

过敏性紫癜（anaphylactoid purpura）又称亨 - 舒综合征（Henoch - Schonlein purpura, HSP），是一种以免疫复合物介导的全身中小血管炎综合征。临床特点为特征性血小板不减少性紫癜，常伴关节肿痛、腹痛、便血、血尿和蛋白尿等多系统多器官受损表现。多发生于学龄前、学龄期儿童，男孩多于女孩；一年四季均有发病，以春秋季居多，农村和城市儿童患病率相似。

一、病因

本病的病因尚未明确，可能与食物过敏（蛋类、乳类、豆类等）、药物（阿司匹林、抗生素等）、感染（细菌、病毒、支原体、寄生虫等）、疫苗接种、麻醉、恶性病变等有关，但均无确切证据。近年关于链球菌感染导致过敏性紫癜的报道较多。约 50% 过敏性紫癜患儿有链球菌性呼吸道感染史，A 组溶血性链球菌感染是诱发过敏性紫癜的重要原因。

二、病理

1. 发病机制　过敏性紫癜的发病机制可能为：各种刺激因子，包括感染原和过敏原作用于具有遗传背景的个体，激发 B 细胞克隆扩增，导致 IgA 介导的系统性血管炎。

B 淋巴细胞多克隆活化为其特征，患儿 T 淋巴细胞和单核细胞 CD40 配体（CD40L）过度表达，促进 B 淋巴细胞分泌大量 IgA 和 IgE。IgA、补体 C3 和纤维蛋白沉积于肾小球系膜、皮肤和肠道毛细血管，提示本病为 IgA 免疫复合物疾病。血清肿瘤坏死因子 - α 和 IL - 6 等前炎症因子升高。

本病有一定遗传倾向，家族中可同时发病，或先后发病，部分患儿为 HLA - DW35 遗传标志或 C2 补体成分缺乏者。

2. 病理改变　过敏性紫癜的病理变化为广泛的白细胞碎裂性小血管炎，以毛细血管炎为主，亦可波及小静脉和小动脉。血管壁可见胶原纤维肿胀和坏死，中性粒细胞浸润，周围散在核碎片。间质水肿，浆液性渗出，可见渗出的红细胞。内皮细胞肿胀，可有血栓形成。病变累及皮肤、肾脏、关节及胃肠道，少数累及心、肺等脏器。

皮肤和肾脏，在荧光显微镜下可见 IgA 为主的免疫复合物沉积。过敏性紫癜肾炎的病理改变：轻者可为轻度系膜增生、微小病变、局灶性肾炎，重者为弥漫增殖性肾炎伴新月体形成。肾小球 IgA 性免疫复合物沉积也见于 IgA 肾病，但过敏性紫癜和 IgA 肾病的病程全然不同，不似同一疾病。

三、症状

多为急性起病，典型的皮肤紫癜、胃肠道表现（腹痛、呕吐、便血）、关节症状及肾脏损害为 HSP 的四大主要症状，其他如神经、生殖、呼吸、循环系统也可受累，甚至可发生严重并发症。各种症状可以不同组合，出现先后不一，首发症状以皮肤紫癜为主，少数病例以腹痛、关节炎或肾脏症状首先出现。起病前 1～3 周常有上呼吸道感染史，可伴有低热、食欲不振、乏力等全身症状。

1. *皮肤* 所有患儿都伴有皮疹，反复出现皮肤紫癜为本病特征，外观、分布有特征性，典型皮疹有诊断价值。多见于四肢及臀部，对称分布，伸侧较多，分批出现，面部及躯干较少。初起呈紫红色斑丘疹，高出皮面，压之不褪色，数日后转为暗紫色，最终呈棕褐色而消退。少数重症患儿紫癜可融合成大疱伴出血性坏死。部分病例可伴有荨麻疹和血管神经性水肿。皮肤紫癜一般在 4～6 周后消退，部分患儿间隔数周、数月后又复发。

2. *胃肠道症状* 约见于 50%～70% 病例，以腹痛、呕吐、便血为主要表现。由血管炎引起的肠壁水肿、出血、坏死或穿孔是产生肠道症状及严重并发症的主要原因。一般以阵发性剧烈腹痛为主，常位于脐周或下腹部，可伴呕吐，便血。查体多腹软，无腹胀，可有轻度压痛，但无肌紧张，即症状重体征轻，甚至无体征。14%～33% 的患儿典型皮疹出现前已有腹部症状，易误诊为外科急腹症，而行不必要的剖腹探查术。少数病例可发生肠套叠、肠梗阻或肠穿孔。

3. *关节症状* 约 80% 患儿伴有关节炎，25% 病例以关节炎为首发症状，表现为膝、踝、肘、腕等大关节肿痛，活动受限，可在数日内消失，恢复正常后可不遗留关节畸形等后遗症。

4. *肾脏症状* 30%～60% 病例有肾脏受损的临床表现。肾脏症状多发生于起病 1 个月内，亦可在病程更晚期，其他症状消失后发生，少数则以肾炎作为首发症状。症状轻重不一，与肾外症状的严重程度无一致关系。多出现血尿、蛋白尿和管型尿，伴血压增高及浮肿，称为紫癜性肾炎；少数呈肾病综合征表现。有些患儿的血尿、蛋白尿持续数月甚至数年，但大多数都能完全恢复，少数发展为慢性肾炎，死于慢性肾衰竭。

5. *其他表现* 偶可发生颅内出血，导致惊厥、瘫痪、昏迷、失语。出血倾向包括鼻出血、咯血、睾丸出血等。偶尔可发生心肌炎和心包炎、喉头水肿、哮喘、肺出血等。

四、诊断

1. *临床诊断* 具有上述一种或多种临床症候群，并出现相对应的辅助检查证据，如伴有皮下出血点但血小板计数正常，尿、粪检潜血阳性。能够除外其他疾病。

2. *辅助诊断* 无特异性诊断试验，以下试验有助于了解病程和并发症。

（1）周围血象：白细胞正常或增加，中性粒细胞和嗜酸粒细胞可增高，一般无贫血，血小板计数正常或升高，出血和凝血时间正常，血块退缩试验正常，部分患儿毛细血管脆性试验阳性。

（2）尿常规：可有红细胞、蛋白、管型，重症有肉眼血尿。

（3）大便隐血试验：有消化道症状者多阳性。

（4）血液免疫学检查：红细胞沉降率轻度增快；血清 IgA 升高，IgG 和 IgM 正常，亦可轻度升高；C3、C4 正常或升高；抗核抗体及类风湿因子阴性；重症血浆黏度增高。

（5）影像检查：腹部超声检查有利于早期诊断肠套叠，头颅 MRI 对有中枢神经系统症状的患儿可予确诊，肾脏症状较重和迁延者可行肾穿刺以了解病情并给予相应治疗。

3. *鉴别诊断*　根据典型症状、体征易于确诊。若表现不典型，皮肤紫癜未出现时，易误诊为其他疾病。需与特发性血小板减少性紫癜、风湿性关节炎、败血症、其他肾脏疾病和外科急腹症等鉴别。

五、治疗

1. *一般治疗*　急性期发热、消化道、关节症状明显者应卧床休息，积极寻找和去除病因，如控制感染，补充维生素。

2. *皮肤损害治疗*　有荨麻疹或血管神经性水肿时，应用抗组胺药物和钙剂。氯雷他定 5mg（体重 <30kg）或 10mg（体重 >30kg），每日 1 次，或氯苯那敏。近年用 H_2受体阻滞剂西咪替丁治疗本病，对控制皮疹、减轻胃肠道症状有效，每日 20～40mg/kg 静脉滴注，1～2 周后改为口服，持续 1～2 周。

3. *胃肠道损害的治疗*　一般腹痛时在选用上述抗组胺药物基础上可加用解痉药物，如山莨菪碱，明显腹痛和胃肠道出血时应选用糖皮质激素，对缓解腹部疼痛及胃肠道出血有较好疗效，一般用药 72 小时内严重腹部痉挛性疼痛解除，还可控制便血。但不能预防肾脏损害的发生，亦不能影响预后。泼尼松每日 1～2mg/kg，分次口服，或用氢化可的松每日 5～10mg/kg 静脉滴注，症状缓解后即可停用。重症过敏性紫癜肾炎可加用免疫抑制剂如环磷酰胺、硫唑嘌呤或雷公藤多苷片。

4. *关节损害的治疗*　选用解热镇痛药物，如口服对乙酰氨基酚或布洛芬；对严重关节肿痛可选用激素，一般用药后 24 小时内肿胀消退。

5. *肾脏损害的治疗*　见紫癜性肾炎相关治疗。

6. *抗凝治疗*

（1）阻止血小板聚集和血栓形成的药物：阿司匹林每日 3～5mg/kg，或每日 25～50mg，每天 1 次服用；双嘧达莫每日 3～5mg/kg，分次服用。

（2）肝素：每次 0.5～1mg/kg，首日 3 次，次日 2 次，以后每日 1 次，持续 7 天。

（3）尿激酶：每日 1000～3000U/kg 静脉滴注。

（4）其他：钙通道拮抗剂（如硝苯地平）、非甾体类抗炎药（如吲哚美辛）等均有利于血管炎的恢复。中成药如贞芪扶正冲剂、复方丹参片等可补肾益气和活血化瘀。

7. *血液灌流治疗*　通过清除细胞因子、炎性介质以及部分免疫复合物，既可减少儿童 HSP 的复发率，加快皮肤紫癜消退，更可缓解腹痛，减轻患儿痛苦，缩短病程，但缺点是成本太高，近年来主要用于重症 HSP 患者（如紫癜严重或反复发作、腹痛剧烈或消化道出血、肾损害严重者）。

六、预后

预后一般良好，大多能痊愈。少数重症患儿可死于肠出血、肠套叠、肠坏死或神经系统损害。病程一般约1~2周至1~2个月，少数可长达数月或1年以上。肾脏病变常较迁延，可持续数月或数年，少数病例（1%）发展为持续性肾脏疾病，极个别病例（0.1%）发生肾功能不全。

附：紫癜性肾炎

【病因】

紫癜性肾炎（Henoch - Schöbkein purpura nephritis，HPSN）是过敏性紫癜常见并发症，也是儿童常见的继发性肾脏疾病。肾炎多数发生于过敏性紫癜病程6个月以内。临床表现除有或有过典型皮肤紫癜外，尚有血尿、蛋白尿、水肿、高血压和肾功能损害等肾炎症状。

【病理】

本病主要累及肾小球，病变类型多种多样。

1. 光镜　以肾小球系膜病变为主，其中系膜增生型和局灶节段性病变型最多见，占60%以上。病损程度差别很大，在各种弥漫性病变类型中可有局灶性加重的病变，在局灶性病变类型中也常出现局灶坏死性病变，并可有球囊粘连及新月体形成。有时大量新月体形成，乃至出现病程凶险的新月体性肾炎型紫癜性肾炎。肾小管及间质无特异性改变。

2. 免疫荧光及免疫组化　以弥漫性系膜区 IgA 团块状沉积为主。严重者可延伸至毛细血管壁。补体沉积以 C3 为主。

3. 电镜　多数患者在系膜区和副系膜区可见电子致密物沉积，有时呈结节团块状，与 IgA 肾病难以区别。病变严重的患者，在毛细血管内皮细胞下及上皮细胞下也可见电子致密物沉积，有时可出现感染后肾小球肾炎中常见的驼峰状电子致密物沉积。

【症状】

1. 紫癜症状　往往与过敏性紫癜其他症状同时存在，可参考前述。

2. 肾脏症状　有轻重不一的肾炎症状，如水肿、血尿、蛋白尿、高血压和不同程度肾功能不全等。按临床表现可分为六型：①孤立性血尿或孤立性蛋白尿；②血尿和蛋白尿；③急性肾炎型；④肾病综合征型；⑤急进性肾炎型；⑥慢性肾炎型。

【诊断】

1. 临床诊断　①有或6个月内有过敏性紫癜症状和体征，同时伴有上述肾炎临床表现；②尿液检查：轻重不一的血尿、蛋白尿、管型尿等；③血液生化检查：表现为肾病综合征者可有低蛋白血症和高脂血症等；④肾功能检查：可以正常，或轻度损害直至肾衰竭，按临床类型而异。

2. 肾穿刺活检　肾穿刺活检按病理表现可分为六级：①Ⅰ级：肾小球轻微异常；②Ⅱ级：单纯系膜增生，分为，a. 局灶/节段；b. 弥漫性；③Ⅲ级：系膜增生，伴有 <50% 肾小

球新月体形成/节段性病变（硬化、黏连、血栓、坏死），其系膜增生可为，a. 局灶/节段；b. 弥漫性；④Ⅳ级：病变同Ⅲ级，50%~75%的肾小球伴有上述病变，分为，局灶/节段和弥漫性；⑤Ⅴ级：病变同Ⅲ级，>75%的肾小球伴有上述病变，分为，局灶/节段和弥漫性；⑥Ⅵ级：膜增生性肾小球肾炎。

3. 鉴别诊断　大多数学者认为本病肾脏受累的临床、病理改变与IgA肾病很相似，难以区别，主要不同点在于本病的肾小球毛细血管袢坏死及纤维素沉着的程度相对较重。本病与原发性或继发性小血管炎的鉴别主要依靠肾脏病理特点，本病的皮肤小血管及肾小球免疫球蛋白沉着以IgA为主，而原发性小血管炎则无免疫球蛋白沉着；其他继发性小血管炎则以IgG及IgM沉着为主。如皮疹等肾外表现不明显时，应注意与急性链球菌感染后肾小球肾炎相鉴别，本病补体C3及抗链“O”滴度正常，而IgA及含IgA成分的循环免疫复合物常可升高，应注意观察肾外表现，必要时行肾病理检查有助于诊断。

【治疗】

本病病情轻重不一，一般治疗同过敏性紫癜，临床可按分型区别治疗，若有条件也应结合病理分级予以治疗。有学者主张应尽可能寻找及祛除病因和致病因素，如消除病灶，避免再次接触或服用可疑的致敏物品、药物及食物等。对于轻微镜下血尿患儿，国外多不予特殊治疗，但严格随访至少3~5年。对于肉眼血尿、不同程度的蛋白尿，应进行肾活检以明确病理分级。

1. 肾外表现的治疗　见过敏性紫癜的治疗。

2. 肾脏治疗　①孤立性血尿或病理Ⅰ级：给予双嘧达莫和/或清热活血中药。②血尿和蛋白尿或病理Ⅱa级：雷公藤多苷1mg/(kg·d)，每日最大量<45mg，疗程3个月，必要时可稍延长。③急性肾炎型（尿蛋白>1.0g/d）或病理Ⅱb，Ⅲa级：雷公藤多苷，疗程3~6个月。④肾病综合征型或病理Ⅲb、Ⅳ级：泼尼松+雷公藤多苷，或泼尼松+环磷酰胺冲击治疗。泼尼松不宜大量、长期应用，一般于4周后改为隔日顿服。⑤急进性肾炎型或病理Ⅳ、Ⅴ级：甲泼尼龙冲击+环磷酰胺+肝素+双嘧达莫四联疗法（方法同原发性肾小球疾病），必要时透析或血浆置换。

【预后】

关于紫癜性肾炎进展为慢性肾功能衰竭或终末肾病的发生率国内外报道不一，需要进一步多中心协作研究以明确其预后。

（张俊红）

第五节　川崎病

川崎病（Kawasaki disease）又称皮肤黏膜淋巴结综合征，是一种主要发生在5岁以下婴幼儿的急性发热出疹性疾病。患儿发病时伴全身性血管炎，所以属自身免疫性血管炎综合征。川崎病的主要问题是其心血管并发症，包括冠状动脉损害、心脏病变和末梢动脉病变，其中以冠状动脉损害最常见。

川崎病是以日本医生川崎富作的名字命名的疾病，自1974年日本医生川崎富作首次报道以来，川崎病的发病率逐渐增高，已经是儿科常见疾病之一。

一、病因

尽管国内外很多著名医学、流行病学专家及科学家对川崎病的病因进行了长达 30 多年的研究，但仍未得到满意的结果，川崎病的病因仍然不明。现在观点主要集中在三个方面，即感染因素、遗传易感因素、超抗原因素；也有学者认为可能是以上三者的联合作用。但至今仍没有任何一种具体病因能够解释所有的临床现象。

二、病理

因川崎病的病因不清，所以发病机制也未完全清楚。现在比较认可的发病机制主要包括发病急性期的免疫系统高度激活导致的血管炎损害，其中 T 细胞、B 细胞及单核/巨噬细胞被激活引起特殊基因表达、产生大量各种细胞因子，启动细胞因子的瀑布反应，进而激活体内固有的特异性免疫应答系统，造成内皮细胞和其他细胞损伤，引起相应临床表现。川崎病病理学总的特点为系统性血管炎，主要累及中等大小的肌性动脉，以心脏冠状动脉受累最为常见，此外，全身各处血管及脏器也皆可累及。

三、症状

（一）主要临床症状

1. 发热　发热是川崎病的最常见症状，占全部患者的 94%~100%。美国心脏协会 2004 年推荐的川崎病诊疗指南中指出，发热是诊断川崎病的必备条件。发热为最初表现，热程一般在 5 天以上，年龄越小发热时间往往越长。发热时间越长，往往发生冠状动脉危险性越大。患儿体温多可高达 39℃以上，热型多为弛张热或稽留热，抗生素治疗无效。川崎病患儿比其他发热患儿更烦躁。

2. 眼睛改变　眼球结膜充血占全部患者的 86%~90%。双眼球结膜充血为主，眼结膜充血少见，不伴眼部分泌物。

3. 口腔改变　口唇红肿、杨梅舌、咽部红，口唇潮红、干燥、皲裂多见，部分患儿有出血。

4. 皮疹　发热 2~3 天出现弥漫型充血性皮疹，发生率 91%~92%。皮疹呈现多形性，可表现为斑丘疹、红斑样皮疹或猩红热样皮疹，无水疱或痂皮。发生部位无特异性，多见于躯干及四肢。另外，3 岁之内的小儿可见卡介苗接种部位出现红斑。

5. 四肢末端改变　四肢改变在急性期和亚急性期不同，急性期有 87%~95% 患儿出现掌心和足底红斑，75%~76% 出现硬肿，多数患儿无感觉，少数可伴有疼痛；约发病 10 天后，94%~95% 患儿手指和脚趾尖出现特征性脱皮，发生于甲床皮肤交界处，硬肿越严重，脱皮越明显，脱皮多无疼痛。

6. 淋巴结肿大　颈部淋巴结肿大占患儿的 60%~70%，是 6 条主要症状中出现频率最低的。多表现为颈前淋巴结无痛性肿大，表皮发红，触诊硬，无波动感，大多单侧出现，数日后自愈。

需要强调的是，不是所有患儿在同一时间会出现以上 6 条主要表现，不同的表现往往出现在不同的时间段，且不同年龄组患儿的临床表现不完全相同。淋巴结肿大发生较早，而眼睛、口腔、皮疹及四肢末端改变多自发热第 2 天开始；四肢末端脱皮则发生在 10 天后。因此，川崎病的临床诊断应该根据患儿发热的时间判断各个征象发生的可能性，依不同时间实际分析不同临床表现。

另外，不是每例患儿都会出现 5 项或 6 项临床主要表现，各个征象的发生率在不同的年龄，甚至不同的年代有所差别。

（二）其他全身表现

1. 心血管系统　心血管表现是川崎病急性期的主要表现，也是远期发病率和死亡率的首要病因。可出现心力衰竭、心肌炎、心包炎、瓣膜反流，听诊可有心脏杂音、奔马律或心音低钝，心电图检查可以有 P－R、Q－T 间期延长，异常 Q 波，QRS 低电压，ST－T 波改变或心律不齐；胸部 X 线片可有心影增大；冠状动脉病变是川崎病最常见的并发症。川崎病最早于发病第 6 天即可检测到冠状动脉瘤，第 2～3 周检出率最高，8 周以后很少出现新的病变。冠状动脉瘤的危险因素包括年龄小于 1 岁，男孩，热程大于 10 天，贫血，白细胞大于 $30\times10^9/L$，红细胞沉降率超过 100mm/h，CRP 异常升高，白蛋白低等。大多数冠状动脉瘤呈自限性过程，起病后 1～2 年，有 50%～70% 冠状动脉瘤能够自行消退。而大动脉瘤狭窄的进展速度最快，尤其巨大瘤（内径大于 8mm）的预后最差，可以发生心肌梗死及猝死。超声心动图除冠状动脉改变外，还可见心包积液、二尖瓣反流等；血管超声检查可见大血管体循环瘤。

2. 消化系统　腹泻、呕吐、腹痛、胆囊肿大、轻度黄疸、血清转氨酶升高。

3. 血液系统　白细胞增多，血小板增多，红细胞沉降率加快，C 反应蛋白升高，低蛋白血症，血脂异常，轻度贫血。

4. 泌尿系统　泌尿系感染，尿蛋白，沉渣中白细胞增多。

5. 呼吸系统　咳嗽，流鼻涕，肺野出现异常阴影。

6. 关节和肌肉　关节炎、肌肉疼痛、肿胀。

7. 中枢神经系统　脑脊液中单核细胞增多，惊厥，意识障碍，面神经麻痹，听神经障碍。个别患儿在恢复期可出现颅内出血，临床应予以注意。

四、诊断

（一）临床诊断

如果以上主要临床表现 6 项中只出现 4 项，但通过超声心动图或心血管造影检查证实了冠状动脉瘤或者扩张者，在除外其他疾病的基础上也可诊断本病。美国心脏协会最近的川崎病诊疗指南则认为，6 项主要临床表现中不必出现 4 项，只要超声心动图发现冠状动脉扩张或冠状动脉瘤就可以诊断不典型川崎病，并进行治疗。

（二）辅助诊断

1. 血常规　白细胞增多，血小板计数在第 1 周正常，第 2～3 周明显增高，血红蛋白降低。

2. 尿常规　可有白细胞增多，甚至为脓尿，轻度蛋白尿。但尿培养无细菌生长。

3. 粪常规　粪便中可有少许白细胞，粪培养无致病菌生长。

4. 血生化检验　部分患儿谷草转氨酶和谷丙转氨酶升高。血清 IgG、IgA、IgM、IgE 和循环免疫复合物均升高，红细胞沉降率增快，C 反应蛋白升高，D－二聚体升高，血脂升高。心肌肌钙蛋白在川崎病急性期增高。

5. 胸部X线平片　可示肺部纹理增多、模糊或有片状阴影，心影可扩大。

6. 心电图及超声检查　对川崎病的诊断、病情评估等非常重要。

超声检查冠状动脉异常的诊断标准：日本1984年颁布的冠状动脉异常标准为：5岁以下儿童冠状动脉内径>3mm或5岁及5岁以上内径>4mm或冠状动脉某一节段的内径超过相邻节段内径的1.5倍，或管腔明显不规则。显然，这个标准并没有严格考虑到冠状动脉随年龄增大而增大的过程，并且没有区分不同冠状动脉分支，因此可能造成川崎病并发冠状动脉扩张的漏诊。北京儿童医院对185名正常小儿冠状动脉超声心动图研究发现，冠状动脉内径与年龄呈正相关：3岁以下，冠状动脉内径<2.5mm；3~9岁，冠状动脉内径<3.0mm；9岁以上，冠状动脉内径<3.5mm。这可作为我国小儿冠状动脉正常值的诊断标准。如果冠状动脉内径大于上述正常值，尤其某一节段的内径超过相邻节段内径的1.5倍时，即为冠状动脉扩张。扩张的冠状动脉可呈各种形态，如为瘤样扩张，又称为“冠状动脉瘤”，是常见的一种扩张类型。冠状动脉内径<4.0mm为轻度扩张；4.0~8.0mm为中度扩张；>8.0mm为重度扩张。冠状动脉病变的定量分析有利于疾病治疗和预后判断。

（三）鉴别诊断

1. 急性细菌感染　急性颈部淋巴结炎、猩红热、葡萄球菌烫伤样皮肤综合征、耶尔森假结核菌感染。

2. 急性病毒感染　麻疹、EB病毒感染、腺病毒感染、HIV病毒、流感等。

3. 其他疾病　儿童类风湿病、系统性红斑狼疮、渗出性多形性红斑、婴儿结节性动脉周围炎、汞中毒。

五、治疗

目前川崎病尚无特异疗法，急性期治疗的目的是控制全身非特异性血管炎症，防止冠状动脉瘤形成及血栓性阻塞。具体的治疗措施及药物包括：静脉注射丙种球蛋白（intravenous immune globulin，IVIG）、阿司匹林（Aspin，ASA）、糖皮质激素、其他治疗及静脉注射丙种球蛋白无反应者治疗，现就具体的治疗方案分述如下。

1. 静脉注射丙种球蛋白（IVIG）　静脉注射丙种球蛋白（IVIG）降低冠状动脉并发症的作用已经肯定，但是其机制还不清楚，有关其具体使用剂量及时机目前仍存在争议。首先是使用剂量，在美国及日本，似乎公认IVIG 2g/kg一次给药是标准疗法。有关IVIG临床应用剂量共有4种方案：①400mg/(kg·d)×5d；②1g/(kg·d)×2d；③2g/kg单次应用；④1g/kg单次应用。目前日本与美国推荐的用法是IVIG 2g/kg单次应用，10~12小时输入，在预防冠状动脉病变发生上具有明显优势。在国内IVIG治疗剂量尚不统一，有关IVIG治疗KD的最佳剂量仍在探索中。接受大剂量IVIG治疗的儿童，11个月之内应慎行麻疹疫苗及水痘疫苗接种，因其可能影响接种效果。

2. 阿司匹林治疗　阿司匹林为治疗KD的首选药物。KD主要病理改变为全身非特异性血管炎症。ASA具有抗炎（大剂量）、退热、镇痛、抗血小板凝聚（低剂量）等作用。有关ASA临床应用剂量有以下几种方案：美国心脏协会推荐大剂量，80~100mg/(kg·d)，分4次口服。日本对KD患儿使用小剂量，30~50mg/(kg·d)。我国对ASA的使用剂量意见不一，目前主要有两种方法：50~80mg/(kg·d)和30~50mg/(kg·d)。KD退热后如何减量及疗程目前仍有争议。美国专家认为热退后48~72小时应该改为小剂量3~5mg/(kg·d)，持续小剂量阿司匹林应用 6~8 周，直到没有发现冠状动脉病变的证据方可停药，对有冠状动脉异常者则持续用药。

3. *糖皮质激素治疗*　在川崎病治疗中，糖皮质激素的应用仍有争议。糖皮质激素不作为 KD 急性期治疗的首选，但对 IVIG 无反应者或过敏者，可考虑使用糖皮质激素。

在我国进行的有关 IVIG 的使用时机，目前观点认为不是越早越好，在病程 5 天之内给予该治疗并不能更好地预防心脏后遗症；相反，需要接受 IVIG 再治疗的可能性更大，最好在发病后 5~7 天，10 天以内都是有效的。有些 KD 患儿确诊时发病已超过 10 天，但不超过 14 天，无论患儿是否发热，只要患儿仍有全身炎症表现，如球结膜充血或化验时 CRP 升高、ESR 增快，仍应采用大剂量 IVIG 及中剂量 ASA 治疗。如患儿病程已超过 14 天，且已经不发热，也不存在全身炎症的表现，对这些患儿只需给予小剂量 ASA 的抗凝治疗。

六、预后

川崎病临床症状多数会随治疗很快消失，该病对儿童身体健康造成危害的主要原因是其并发症，其中以冠状动脉并发症最常见且危险，目前已取代风湿热，成为儿童常见的获得性心脏病，或后天心脏病。川崎病心血管损害可持续数月到数年，心血管损害甚至可发生于疾病恢复期，因此有必要对川崎病患儿进行定期的超声心动图检测。有冠状功脉病变者宜长期随访。

（郑成中）

第六节　变态反应性疾病

变态反应性疾病（也称超敏反应，俗称过敏性疾病）是指某种变应原（俗称过敏原）通过吸入、食入、注入、接触等各种途径刺激机体后，出现局部或全身的强烈反应。根据变态反应的发生机制和临床特点，通常分为四型。Ⅰ~Ⅲ型由抗体介导，第Ⅳ型为细胞免疫介导。临床上发生的变态反应常见两型或三型并存，以一种为主。而一种抗原在不同条件下可引起不同类型的变态反应。临床上常见于Ⅰ型变态反应，也是传统意义上变态反应学的本质，本节主要讲述Ⅰ型变态反应。

一、病因

变态反应性疾病的发病主要是由于机体接触相对于自身的变应原后导致机体自身的异常免疫反应，其发病是由家族遗传倾向、环境因素和自身免疫调节异常共同作用的结果。具体哪些遗传基因参与尚不完全清楚；对于环境因素的研究中，卫生学说（hygiene hypothesis）是比较盛行的理论，流行病学调查的结果显示，越是发达地区、社会经济地位越高的家庭发病率越高，推测与这类人群发生感染性疾病较少有关，而且一旦感染也可及时用抗生素有效治疗。免疫学研究认为，变应性疾病是由于 $CD4^+$ T 细胞的 2 个亚型 Th1/Th2 反应失衡引起的，近年研究认为 $CD4^+$ T 细胞的另外 2 个亚型 Treg/Th17 的平衡在发病中也起着重要的作用。

常见的过敏原大致可分为下列几类：

1. 吸入性变应原　花粉、动物的毛发皮屑、室内尘土、尘螨、霉菌、羽毛等。

2. 食入性变应原　某些食物、药物等，特别是鱼、虾、蟹等海产品、蛋/奶及坚果类，青霉素、头孢类药物等。

3. 接触性变应原　如染料、油漆、化妆品、乳胶手套。

4. 注入性变应原　昆虫叮咬毒液及某些药物等。

二、病理

（一）免疫学分类

分为Ⅰ~Ⅳ型变态反应。

1. Ⅰ型变态反应　也称为超敏反应，是指某种变应原通过吸入、食入、注入、接触等各种途径刺激机体后，出现局部或全身的强烈反应。其特点是：

（1）发作性：起病突然，发展迅速，来势凶猛，消失亦较快。

（2）反复性：周期发生或一日多次。

（3）可逆性或自限性：可自行缓解，不留痕迹。

（4）特应性：好发于过敏体质者，60%~70%病人兼患多种变态反应病，50%有直系亲属变态反应病史。

2. Ⅱ型变态反应　细胞毒型变态反应是自身组织细胞表面抗原与相应抗体（IgG，IgM）结合后，在补体巨噬细胞和NK细胞参与下引起细胞溶解和组织损伤为主的病理性免疫应答。

（1）变应原

①自身组织细胞表面抗原：如血型抗原，自身细胞变性抗原，暴露的隐蔽抗原，与病原微生物之间的共同抗原等。

②吸附在组织细胞上的外来抗原或半抗原：如药物（青霉素、甲基多巴），细菌成分，病毒蛋白等。

（2）靶细胞/组织：包括血细胞、肾小球基底膜、心瓣膜、心肌细胞等。

（3）参与的免疫分子：包括抗体IgG、IgM和补体。

（4）靶细胞损伤机制：当体内相应抗体与细胞表面的抗原结合后，可通过以下三条途径杀伤带有抗原的靶细胞。

①激活补体：靶细胞上的抗原和体内相应抗体IgG、IgM结合后，通过经典途径激活补体，最终在靶细胞膜表面形成膜攻击复合物，造成靶细胞因膜损伤而裂解。

②调理吞噬作用：抗体IgG结合靶细胞表面抗原后，其Fc段与巨噬细胞、NK、中性粒细胞表面的Fc受体结合增强它们的吞噬作用。IgM与靶抗原结合后可通过激活补体，再以补体C3b与巨噬细胞表面C3b受体结合，发挥调理作用。

③ADCC效应：对固定的组织细胞，在抗体IgG和IgM介导下，与具有IgG Fc受体和补体C3b受体的巨噬细胞、NK细胞等结合，释放蛋白水解酶、溶酶体酶等，使固定组织溶解破坏。

（5）常见Ⅱ型变态反应性疾病和预防

①输血反应：可由ABO血型不合和Rh血型不合的输血引起红细胞溶解。HLA型别不同的输血可使体内产生抗白细胞、血小板抗体，产生非溶血性输血反应，通过血型鉴定选择

同型血输入可避免 ABO 血型不合的输血反应。

②新生儿溶血症：主要见于母子间 Rh 血型不合的第二胎妊娠。血型为 Rh 阴性的母亲因流产或分娩过 Rh 阳性的胎儿时，Rh 阳性 RBC 进入体内产生了抗 Rh 抗体（IgG 类），当再次妊娠 Rh 阳性的胎儿时，母体内的抗 Rh 抗体可通过胎盘进入胎儿体内，与胎儿 Rh 阳性 RBC 结合，通过激活补体和调理吞噬，使胎儿 RBC 溶解破坏，引起流产或新生儿溶血。若该母亲曾接受过输血，则第一胎胎儿也可发生溶血。预防：分娩 Rh 阳性胎儿 72 小时内给母体注射 Rh 抗体（抗 D 抗体），预防再次妊娠 Rh 阳性胎儿发生新生儿溶血症。母子 ABO 血型不符也可引起新生儿溶血症，见于 O 型血母亲生 A、B、AB 型胎儿，目前无有效预防措施。

③自身免疫性溶血性贫血：由于感染或某些药物引起的红细胞表面抗原改变，导致体内产生抗红细胞抗体，与红细胞表面抗原结合后激活补体或巨噬细胞引起红细胞溶解。

④药物过敏性血细胞减少症：外来药物半抗原结合在血细胞上成为完全抗原后刺激体内产生相应抗体，与血细胞表面抗原结合后激活补体或巨噬细胞造成血细胞损伤，可表现为溶血性贫血、粒细胞减少、血小板减少。

⑤链球菌感染后肾小球肾炎：由 A 族链球菌与肾小球基底膜存在的共同抗原或因链球菌感染改变肾小球基底膜，产生自身抗原引起。

⑥急性风湿热：链球菌感染后，体内抗链球菌胞壁蛋白抗体与心肌细胞上的共同抗原结合，引起心肌炎。

3. *Ⅲ型变态反应*　免疫复合物型，血管炎型变态反应为可溶性抗原与相应抗体（主要 IgG、IgM）结合形成中等大小的可溶性免疫复合物，沉积于局部或全身毛细血管基底膜后，通过激活补体系统，吸引白细胞和血小板聚集，引起以充血水肿、中性粒细胞浸润、组织坏死为主要特征的病理性免疫应答。

（1）中等大小的可溶性免疫复合物的形成和沉积：颗粒性抗原与抗体形成的大分子免疫复合物可被吞噬细胞吞噬清除。可溶性小分子免疫复合物在通过肾脏时可被滤过清除。只有中等大小的可溶性免疫复合物可在血液中长期存在，并在一定条件下沉积。引起沉积的原因主要有：

①血管活性胺等物质的作用：免疫复合物可直接吸附血小板，使之活化释放血管活性胺；或通过激活补体，产生 C3a，C5a 片段，使嗜碱粒细胞脱颗粒，释放血管活性胺，造成毛细血管通透性增加。

②局部解剖和血流动力学因素：免疫复合物在血流中循环，遇到血流缓慢，易产生涡流，毛细血管内压较高的区域如肾小球基底膜和关节滑膜，则易于沉积并嵌入血管内皮细胞间隙之中。

（2）免疫复合物沉积后引起的组织损伤：主要由补体、中性粒细胞和血小板引起。

①补体作用：免疫复合物经过经典途径激活补体，产生 C3a，C5a，C $\underline{567}$ 等过敏毒素和趋化因子，使嗜碱性粒细胞和肥大细胞脱颗粒，释放组胺等炎症介质，造成毛细血管通透性增加，导致渗出和水肿；并吸引中性粒细胞在炎症部位聚集、浸润，膜攻击复合物可加剧细胞损伤。

②中性粒细胞作用：中性粒细胞浸润是Ⅲ型变态反应的主要病理特征。局部聚集的中性粒细胞在吞噬免疫复合物的过程中，释放蛋白水解酶、胶原酶、弹性纤维酶和碱性蛋白等，

使血管基底膜和周围组织损伤。

③血小板作用：免疫复合物和补体 C3b 可使血小板活化，释放血管活性胺，导致血管扩张，通透性增加，引起充血和水肿；同时血小板聚集，激活凝血机制，可在局部形成微血栓，造成局部组织缺血，加重局部组织细胞的损伤。

（3）常见的Ⅲ型变态反应性疾病

①局部免疫复合物病：如 Arthus 反应及类 Arthus 反应，前者见于实验性局部Ⅲ型变态反应；后者见于胰岛素依赖型糖尿病患者局部反复注射胰岛素后，刺激机体产生相应 IgG 抗体，再次注射胰岛素即可在注射局部出现红肿、出血和坏死等类似 Arthus 反应的现象。

②全身免疫复合物病

A. 血清病：通常在初次接受大剂量抗毒素（马血清）1～2 周后，出现发热、皮疹、关节肿痛、全身淋巴结肿大、荨麻疹等症状。主要是体内马血清尚未清除就产生了相应抗体，两者结合形成中等大小的可溶性循环免疫复合物所致。该病为自限性疾病，停用抗毒素后可自然恢复。

B. 链球菌感染后肾小球肾炎：一般发生于 A 族溶血性链球菌感染后 2～3 周，由体内产生的相应抗体与链球菌可溶性抗原如 M 蛋白结合后沉积在肾小球基底膜所致。其他病原体如乙肝病毒、疟原虫等感染也可引起免疫复合物型肾炎。

C. 慢性免疫复合物病：如系统性红斑狼疮、类风湿性关节炎等。系统性红斑狼疮是由于患者体内持续存在变性 DNA 及抗 DNA 抗体形成的免疫复合物，沉积在肾小球、肝脏、关节、皮肤等部位血管壁，激活补体和中性粒细胞引起的多脏器损伤。类风湿性关节炎是由自身变性的 IgG 分子作为自身抗原，刺激机体产生抗变性 IgG 的自身抗体（IgM 类为主，临床上称类风湿因子），两者结合形成免疫复合物，反复沉积在小关节滑膜，引起类风湿性关节炎。

D. 过敏性休克样反应：见于临床上用大剂量青霉素治疗梅毒、钩端螺旋体病时出现的与过敏性休克相同的临床表现，但两者发生机制不同。过敏性休克样反应无 IgE 参与，是由于梅毒螺旋体和钩端螺旋体被大量杀死后，其可溶性抗原与抗体形成大量的循环免疫复合物激活补体，产生大量过敏毒素，激发肥大细胞和嗜碱性粒细胞脱颗粒，释放血管活性胺类物质，引起血管通透性增高，血压下降，导致过敏性休克。

4. *Ⅳ型变态反应*　Ⅳ型变态反应（迟发型变态反应）是由效应 T 细胞与相应致敏原作用引起的以单个核细胞（巨噬细胞，淋巴细胞）浸润和组织细胞变性坏死为主的炎症反应。其主要特点是：①发生慢，接触变应原后 24～72 小时发生，故称迟发型变态反应；②Ⅳ型变态反应的发生与抗体、补体无关，而与效应 T 细胞和吞噬细胞及其产生的细胞因子和细胞毒性介质有关；③Ⅳ型变态反应的发生和过程基本同细胞免疫应答，无明显个体差异，在抗感染免疫清除抗原的同时损伤组织。由于是针对胞内寄生菌（结核杆菌、麻风杆菌、布氏杆菌）、真菌和病毒等产生的细胞免疫同时伴随的细胞损伤，所以也称为传染性变态反应。

（1）变应原：胞内寄生菌，某些病毒，寄生虫，化学物质如染料、油漆、农药、二硝基氯/氟苯、化妆品等，某些药物如磺胺，青霉素等。

（2）参与细胞：效应性 $CD4^+$ Th1 细胞和效应性 $CD8^+$ Tc 细胞。另外 NK 细胞、巨噬细胞也参与炎症反应。

（3）发生机制

①T 细胞致敏：抗原经 APC 加工处理后，以抗原肽 - MHC - Ⅱ类或Ⅰ类分子复合物的形式提呈给具有相应抗原识别受体的 Th 细胞和 Tc 细胞，使之活化、增殖、分化、成熟为效应 T 细胞，即炎性 T 细胞（Th1 细胞）和致敏 Tc 细胞。

②致敏 T 细胞产生效应：当致敏 T 细胞再次遇到相应抗原刺激后，炎性 T 细胞可通过释放 TNF - β、IFN - γ 和 IL - 2 等细胞因子，激活巨噬细胞和 NK 细胞，引起单个核细胞浸润为主的炎症反应。致敏 Tc 细胞则通过释放穿孔素和蛋白酶，直接破坏抗原特异性的靶细胞，引起组织坏死。

（4）常见Ⅳ型变态反应性疾病

①传染性变态反应：由胞内寄生菌（结核杆菌、麻风杆菌等）、病毒、真菌等引起的感染，可使机体在产生细胞免疫的同时产生迟发型变态反应，如结核病人肺部空洞的形成，干酪样坏死，麻风病人皮肤的肉芽肿形成，以及结核菌素反应等均是由Ⅳ型变态反应引起的组织坏死和单核细胞浸润性炎症。

②接触性皮炎：某些过敏体质的人经皮肤接触某些化学制剂等而致敏，当再次接触这些变应原时，24 小时后接触部位的局部皮肤可出现红肿、皮疹、水疱，严重者甚至出现剥脱性皮炎。

（二）病理生理

传统意义上的变态反应是指Ⅰ型变态反应（过敏反应），其发生机制是由结合在肥大细胞、嗜碱性粒细胞上的 IgE 与再次接触的变应原结合后导致肥大细胞和嗜碱性粒细胞脱颗粒，释放一系列生物活性物质，导致机体生理功能紊乱，通常无组织细胞损伤。其反应过程为：

1. *机体致敏阶段*　变应原（过敏原）通常经呼吸道、消化道黏膜和皮肤初次入侵过敏体质机体，刺激机体产生针对变应原的特异性 IgE。该抗体 Fc 段与肥大细胞和嗜碱性粒细胞上 Fc 受体（FcεR）结合，形成致敏的肥大细胞和嗜碱性粒细胞，使机体处于对该变应原的致敏状态。此状态可维持半年至数年不等。

2. *发敏阶段*　致敏机体再次接触同一变应原，则变应原与体内早已存在的致敏肥大细胞或嗜碱性粒细胞表面两个相邻的特异性 IgE 分子交联结合，使胞膜发生一系列生化反应，使致敏细胞脱颗粒，释放储存的介质，同时合成新的介质。这些生物活性介质作用于抗原入侵部位组织器官，使毛细血管通透性增加，平滑肌收缩、痉挛，腺体分泌增加，产生一系列症状。

三、症状

（一）临床表现

1. *过敏性皮炎*

（1）药疹：有些药物会引起皮肤过敏反应，主要表现为皮肤红斑、紫癜、水疱及表皮松解、瘙痒、疼痛，有时还会伴随低热。皮疹消退后多无色素沉着。

（2）接触性皮炎：指皮肤接触某种物质（如首饰、表链、凉鞋、化妆品等）后，局部发生红斑、水肿、痒痛感，严重者可有水疱、脱皮等现象出现。

（3）湿疹：局部或全身可见红斑、丘疹、水疱、糜烂、渗出、结痂、脱屑、色素沉着；

剧烈瘙痒；有明显渗出。

（4）荨麻疹（风团、风疹块）：皮肤突然剧烈瘙痒或烧灼感；患处迅速出现大小不等、局限性块状浮肿性风团，小到米粒，大至手掌大小，常见为指甲至硬币大小，略高于周围皮肤。

（5）皮肤划痕症：皮肤瘙痒，划痕后起一条条伤痕。

（6）食物过敏引起皮肤表现：婴幼儿常见的过敏食物为牛奶、鸡蛋、鱼、海鲜、芒果等食物可能会引起过敏，食物过敏的表现可以是多种多样的。

（7）环境因素引起的皮肤过敏表现：花粉、霉菌、灰尘、树、烟草、烟雾、香水、汽油、油漆、杀虫剂、清洁剂、药物、宠物、地毯等可以引起过敏。

2. 过敏性鼻炎

（1）阵发性连续性的喷嚏，每次发作一般不少于3～5个，多时甚至达到十几个、几十个，喷嚏过程后大量清水样的鼻涕。

（2）鼻腔的堵塞，每次发作的轻重程度不一，可持续十几分钟或几十分钟不等。

（3）鼻痒，经常揉鼻子，由于经常揉搓而在鼻尖和鼻背下方出现横行皱纹过敏性皱褶。

（4）季节性鼻炎：上述症状出现在每年的某一季节。

3. 小儿过敏性咳嗽（咳嗽变异性哮喘）

（1）咳嗽持续或反复发作≥1个月，常在夜间及清晨出现发作性咳嗽，运动后加剧。

（2）临床无感染征象（如发热等），或长期服用抗生素（消炎药）无效。

（3）用支气管扩张剂（氨茶碱等）可使咳嗽症状缓解。

（4）有个人过敏史（婴儿湿疹、荨麻疹、对某些食物过敏）及家族过敏史（父母及亲戚有过敏性鼻炎等）。

4. 小儿过敏性哮喘

（1）常有喷嚏、流鼻涕、鼻痒（过敏性鼻炎）、喉痒、咳嗽（过敏性咳嗽）等先兆症状。

（2）可有刺激性咳嗽及白色泡沫痰，多次屡发的呼吸困难，伴喘鸣音以夜间为重。

（3）发作时，双肺可闻及广泛喘鸣音，部分可闻及湿性啰音，叩诊过清音，晚期病者可有肺气肿和肺功能不全。

（4）哮喘发作时出现严重的呼吸困难，在合理应用拟交感神经药物和茶碱类药物仍不见缓解者，称为哮喘持续状态。可出现明显缺氧和二氧化碳潴留，可见出汗、青紫、面色苍白，甚至神志不清。哮喘持续状态死亡率高。

5. 食物过敏　食物过敏通常涉及到多个系统、部位症状，包括胃肠道、皮肤、呼吸道及全身症状。

（1）口腔过敏综合征：为一种局限于口咽部的接触性荨麻疹。典型症状包括唇、舌、上腭、喉部瘙痒及血管性水肿。进食后短时间内出现。

（2）胃肠道过敏反应：包括恶心、腹痛、腹部痉挛、呕吐和腹泻，这些症状经常于摄入食物数分钟到2小时内与其他靶器官的症状一起出现，有些患儿因间断进食某种过敏食物而出现反复的胃肠道不适症状而就医。

（3）呼吸道及眼部过敏症状：以眼痒、流泪、鼻痒、喷嚏、流涕最为常见。独立的鼻部或眼部症状很少见。有证据表明，食物过敏原可引起气道高反应，吸入食物过敏原可能诱发急性支气管痉挛。

（4）皮肤：可诱发急性皮肤症状或加重慢性皮肤病变，急性荨麻疹和血管性水肿最为常见。

（5）过敏性嗜酸性粒细胞胃肠病：是另一种胃肠道功能紊乱，表现为胃肠道嗜酸性粒细胞浸润，无血管炎，外周血嗜酸性粒细胞增多。症状包括餐后恶心、呕吐、腹痛、腹泻，成人多体重减轻，婴儿则发育不良。

（6）全身严重过敏反应：因食物过敏导致的严重过敏反应并不少见，患者可出现皮肤、呼吸道、胃肠道症状，以及心血管症状，包括低血压、循环衰竭、心律失常等过敏性休克表现。

多数婴幼儿期的有些食物过敏疾病会随年龄增长而逐渐消失，如牛奶、蛋白过敏，大多数患儿到 2～3 岁时对以前致敏的食物开始耐受，症状也可随之消失，少数持续到成年甚至终身。

6. *食物依赖运动诱发性过敏（FDEIAn）*　患者会在食用某些特定食物并且剧烈运动后出现过敏反应。

（1）皮肤症状，如全身性荨麻疹、血管性水肿以及红斑。

（2）呼吸困难，其中以上呼吸道梗阻最为突出。

（3）腹痛、胃肠道不适症状。

（4）反应剧烈者可有过敏性休克、意识障碍等表现。

几乎所有患者都会出现皮肤症状，60% 以上的患者会出现呼吸系统症状，约 50% 的患者可能出现消化道症状，还有 20% 的患者可能出现意识障碍。应与单纯性食物性过敏反应、运动性哮喘相鉴别。北京协和医院变态（过敏）反应科报告了我国 15 例“进食面食以后运动诱发的过敏性休克”病例。

7. *过敏性休克*　大都突然发生，半数以上的患者在接触过敏原（例如青霉素 G 注射等）数分钟内发生症状，约 10% 患者症状起于半小时以后，极个别病人发生在连续用药的过程中。是过敏疾病中最为严重的症状。

（1）有休克表现：血压急剧下降到 80/50mmHg 以下，病人出现意识障碍，轻则朦胧，重则昏迷。

（2）休克出现之前或同时，常有一些与过敏相关的症状：

①皮肤黏膜表现：往往是过敏性休克最早且最常出现的征兆，包括皮肤潮红、瘙痒，继以广泛的荨麻疹和/或血管神经性水肿；还可出现喷嚏、水样鼻涕、音哑，甚至影响呼吸。

②呼吸道阻塞症状：是本症最多见的表现，也是最主要的死因。由于气道水肿、分泌物增加，加上喉和/或支气管痉挛，患者出现喉头堵塞感、胸闷、气急、喘鸣、憋气、发绀、以致因窒息而死亡。

③循环衰竭表现：病人先有心悸、出汗、面色苍白、脉速而弱；然后发展为肢冷、发绀、血压迅速下降，脉搏消失，乃至测不到血压，最终导致心跳停止。

④意识改变：往往先出现恐惧感、烦躁不安和头晕；随着脑缺氧和脑水肿加剧，可发生意识不清或完全丧失；还可出现抽搐、肢体强直等。

⑤其他症状：比较常见的有刺激性咳嗽，连续打嚏、恶心、呕吐、腹痛、腹泻，最后可出现大小便失禁。

四、诊断

(一) 临床诊断

1. 出现上述一类或几类临床表现（症状和体征）。

2. 有时间对应关系的可疑过敏原接触史。例如一旦接触宠物就咳喘，进食某一食物就呕吐、腹泻伴皮疹等等。

3. 有过敏性疾病家族史。

4. 具有一般过敏特点的辅助检查结果，如肺功能、胸部X线、鼻内窥镜、胃肠镜、粪便检查。

5. 回避可疑过敏原，临床症状即消失、不再发作，或者抗组胺、抗白三烯试验治疗有效。

(二) 辅助诊断

1. 体内特异性诊断

(1) 斑贴试验

①部位：前臂屈侧或背部。

②方法：用4层1cm×2cm小纱布或市售斑贴，涂上要试验的物质，贴敷后24～48小时除去，观察皮肤反应有无红肿、皮疹、皮痒、溃烂等反应。

③结果：如皮肤呈轻度红肿、皮疹、皮痒，属一度阳性反应；如有散在小皮疹出现、明显痒感，属二度阳性反应；如有成片的皮疹或大疱疹出现，则为三度阳性反应；如出现皮肤渗出、溃疡、坏死等，则属四度阳性反应。如在48小时揭开敷料观察反应时尚未见特殊皮肤改变，亦可再延长接触时间24小时，待贴斑72小时后再观察一次；如此时仍无任何皮肤反应，即属阴性反应。

④注意事项：急性期后2周，试验前1周停服皮质类固醇，试验前2天停用抗组胺药物。

(2) 皮肤点刺试验（skin prick test，SPT）

①部位：一般选择前臂屈侧为受试部位。

②方法：局部清洁消毒。消毒后等2分钟使皮肤血流恢复正常，按说明书滴试液、点刺，5～10分钟后拭去试液，20～30分钟读试验结果。皮内试验按要求将每种变应原注入皮内。

③结果：皮肤反应强度与组胺相似为阳性（+++），较强为（++++），较弱则相应标为（++）及（+），与生理盐水相同为（－）。

④注意事项：A. 宜在基本无临床症状时进行；B. 应设生理盐水及组胺液作阴性及阳性对照；C. 结果为阴性时，应继续观察3～4日，必要时，3～4周后重复试验；D. 有过敏性休克史者禁止行此类试验；E. 应准备肾上腺素注射液，以抢救可能发生的过敏性休克；F. 受试前2天应停用抗组胺类药物；G. 妊娠期尽量避免检查。

(3) 皮内试验

①部位：一般选择前臂屈侧为受试部位，局部清洁消毒。

②方法：试液的浓度按各自的经验不同而有所不同。试验按照习惯的程序，自上而下，由左到右逐个进行。在每一试区用皮内针头刺入表皮浅层后，进针2～3mm，推入试液0.01

~0.02ml，每一试区的间距至少为3cm。一般在全组抗原皮试完成后，在邻近部位再用生理盐水或提取抗原之溶媒做一皮内对照试验，以排除非特异性刺激造成假阳性反应的可能性。同时还应用0.1mg/ml的磷酸组胺溶液作一阳性对照试验，以排除可能出现的假阴性反应。注射后20~30分钟观察速发型反应，24~48小时后观察迟发型反应，必要时连续观察1周。在进行皮内试验时，应注意针管针头的消毒，针管上应标以所装抗原的名称及浓度，以预防相互混杂。

③结果：皮试后15分钟即可观察反应结果，反应结果的判定标准如下：受试者皮肤丘疹直径在5mm以下，周围无红斑形成，或仅有轻微红斑反应者为阴性；皮肤丘疹直径在5~10mm之间，周围有轻红斑反应者，为（+）；皮肤丘疹直径在10~15mm之间，周围有宽度在10mm以上之红斑反应带者，为（++）；皮肤丘疹直径在15mm以上或丘疹不规则，出现伪足，周围有宽度在10mm以上之红斑反应带者，为（+++）；局部反应同（+++），而且同时出现周身反应，如周身皮痒、皮疹、皮肤潮红、憋气感、哮喘发作等症状者，为（++++）。

④注意事项：A. 若出现过敏性休克，应立即皮下注射0.1%肾上腺素0.5ml（1∶1000单次最大剂量），立即吸氧，静滴皮质类固醇，并根据情况采取其他急救措施。B. 阴性对照处应无变化，否则应重做。若结果为阴性而有可疑者，可增加欲试抗原浓度，重复试验。C. 观察结果时，应注意假阳性及假阴性反应。禁忌者：高敏体质者，有过敏性休克史者，5岁以下儿童（相对禁忌）。

（4）划痕试验

①部位：通常是在上臂外侧或背部皮肤进行。

②结果：反应常于试验后10~30分钟达顶峰。结果按以下标准记录：与对照试验相同为阴性（-）；划痕周围微红晕为可疑（±）；红晕直径在0.5cm内为阳性（+）；红晕直径在0.6~1.0cm，无伪足为强阳性（++）；红晕直径在1.0cm以上且有伪足为最强阳性（+++）。

③注意事项：不宜人群——有皮肤划痕症患者。检查前禁忌：主要是饮食注意，避免酸、辣、酒等刺激性食物及鱼、虾、蛋等高蛋白食物，日常生活最好尽量避免接触或使用强刺激性的化学物品。

（5）激发试验（provocation test）：是模拟自然发病条件，以少量致敏原引起一次较轻的变态反应发作，用以确定变应原的试验。临床上常用的有以下几种：

①鼻黏膜激发试验：鼻黏膜激发试验一种是抗原吸入试验（inhalation test），即将抗原由鼻内吸入以激发过敏性鼻炎的症状；另一种是抗原鼻内滴入试验（instillation test），各种吸入性抗原浸液均可经鼻内滴入，以测试其敏感性。接触抗原15~20分钟后出现黏膜水肿和苍白，病人出现鼻痒、鼻塞、流涕、喷嚏等症状可即判为阳性反应。主要用于诊断花粉病和变应性鼻炎。如果出现较严重反应时可用稀释的去甲肾上腺液进行鼻腔冲洗，必要时按变态反应性鼻炎急性发病给药。

②支气管黏膜激发试验

试验方法：先用肺量计测定激发试验前的肺通气功能，常用指标为第一秒用力呼气量（FEV_1）和肺活量；然后用喷雾器将对照液和抗原液或者非特异性刺激剂输出，患者直接经口或用面罩吸入；吸入抗原后15~20分钟复查FEV_1。无反应者可加大抗原量继续试验。

结果判定：阳性结果的判定标准如下：A. 明显自觉症状，如胸闷和喘息等；B. 肺部闻及哮鸣音；C. FEV_1 下降 20% 以上。

反应类型包括以下几种：A. 速发型，在十几分钟出现症状，为Ⅰ型变态反应；B. 缓发型，在 6 ~ 12 小时出现症状，为Ⅲ型变态反应；C. 迟发型，在 24 小时以后出现，为Ⅳ型变态反应；D. 多相反应，速发反应后又出现缓发及迟发反应。

应用及评价：支气管黏膜激发试验较皮肤试验的特异性高，与患者的病史、症状和过敏原吸附试验的相关性较强。常用于确定支气管哮喘的过敏原、检验新制剂的抗原性、评价平喘药疗效以及观察脱敏治疗的结果等方面。本法的缺点是每次只能测试一种抗原，要求有一定专门设备和技术，并需取得病人合作。

注意事项：支气管黏膜激发试验偶可引起严重的反应，所用抗原浓度不宜过高，应该由小到大递增；试验前必须做好系列抢救准备，对反应较重者，需及时吸入舒喘灵等气管解痉剂或皮下注射肾上腺素。

③食物激发试验：这种试验适用于有对某种食物过敏史而经过特异性皮肤试验结果又与病史不符的病人。目前常用于筛查食物过敏的方法是过敏原皮肤试验和血清特异性 IgE（SIgE）检测，但食物激发试验是诊断食物过敏的金标准。它包括开放、单盲、双盲三种试验方式。

开放试验：医师给予患者正常形态的激发食物，双方都知情。当可疑食物类型广泛时，患者可在家中采用该法对可疑程度低、预期症状轻的食物进行筛查，然后用盲法对阳性食物进行验证。

单盲试验：医师在颜色、质地、气味和口味等方面充分伪装激发食物，并设置安慰剂。试验完成后才对患者揭盲。对怀疑心因性食物过敏的患者，可先给予安慰剂，如果结果阳性，需至少检测两次。

双盲食物激发试验（double - blind，placebo - controlled food challenge，DBPCFC）：主要用于以下情况：A. 几种食物同时被怀疑为过敏原且特异性 IgE（specific IgE，SIgE）阳性，为减少患者禁食种类时可使用；B. 高度怀疑某一过敏物，但无 sIgE 抗体的证据，为进一步确定进食该食物的安全性时使用；C. 非 IgE 介导型食物过敏者多用该方法。患者应先进行排除饮食，然后施以食物刺激，在操作过程中为控制偏倚，可不让患者知道进食食物的种类或使用安慰剂，但对反应较严重的 IgE 阳性的过敏原，不宜做该试验。由于该试验有一定危险性，且近年来有证据表明定量 IgE 检测可预测 DBPCFC 的试验结果，结合临床病史多数食物过敏可得到确诊，故真正需进行 DBPCFC 的患者并不多。

食物激发试验根据患者食物过敏的种类和程度选择不同的食物及起始进食剂量，一般都是从少到多（最少的从食物接触开始），同时观察患儿出现的临床症状，备好抗过敏药物及肾上腺素等抢救药品，针对患儿出现的危急症状及时处理，对已经明确的食物过敏或有严重过敏反应的患儿一般不推荐进行此项试验。

④结膜试验：由于眼睛的球结膜及睑结膜上均有丰富而排列整齐的毛细血管网，眼结膜的背景又极光亮而洁净，是一种观察抗原抗体反应的良好场所，而且反应又很迅速，所以在某些情况下，可以利用眼结膜进行过敏原特异性试验。

其方法为：先用 1∶1000 的抗原一滴滴入病人右眼，若 5 分钟后未出现眼痒、眼红、流泪、结膜充血等现象，可再用 1∶100 抗原滴入 1 滴，再观察 5 分钟。如仍无反应，必要时可再用 1:10 抗原滴入 1 滴，如仍无反应，则属阴性。如果抗原滴入后出现眼红、眼痒、流泪、结膜充血，甚至眼睑水肿现象，则属阳性反应。可同时在左眼滴入 1 滴生理盐水或抗原提取溶媒作为对照。其阳性反应的分级标准为：巩膜及结膜轻度充血（+）；巩膜及结膜明显充血，眼轻痒（++）；巩膜及结膜全红，明显眼痒及流泪（+++）；在（+++）基础上还出现结膜出血、眼睑水肿等（++++）。

这个方法的优点是反应快速、现象清楚生动，对于某些可疑药液的过敏，亦可做此试验。但有下列缺点：凡一切带刺激性的抗原均不宜采用。此法每次只能进行一种抗原的测试，如需作多种的抗原测试，则不适合。

⑤其他：还有药物激发试验、物理性变态反应激发试验等，不作详细介绍。

（6）舌下试验（sublingual test）：因为舌下有丰富的血管，黏膜菲薄，若用各种食物、吸入物抗原浸液或可溶性药物置于舌下，短时间内即可被吸收而产生相应的过敏症状。其缺点为安全剂量与有效剂量之间的尺度难控制；每次亦只能做一种抗原的试验；做食物试验时病人于受试前 24 小时应先停止食用同类食物。舌下试验的阳性反应往往不表现在舌下局部而表现在呼吸、消化、循环等系统。故必须由有经验的测试者仔细观察方可判明。舌下试验的创始人美国变态反应学家 G. Pfeiffer 数十年来一直在临床上采用此法为病人进行变态反应的特异性诊断。

2. 体外特异性诊断

（1）血清总 IgE（tIgE）测定：IgE 是介导Ⅰ型变态反应的抗体，生理状况下含量极低，在健康人群中呈偏态分布。血清 IgE 升高提示有患变态反应病的可能。

①参考范围：血清 tIgE <100.0kU/L（荧光酶联免疫吸附试验——FEIA 法）。

②临床意义

A. Ⅰ型变态反应病：血清 IgE 升高虽不能说明对何种变应原过敏，但提示有患变态反应病的可能。变态反应性皮炎，血清 tIgE 最高，可达 10000kU/L 甚至更高，通常见于花粉（pollen）高浓度季节。

B. 寄生虫病：寄生虫感染，可使血清 tIgE 水平明显升高。在我国，特别是农村，寄生虫感染率很高，因此 tIgE 水平也偏高。

C. 免疫缺陷病：遗传性免疫缺陷病，尤其是细胞免疫缺陷与血清 tIgE 水平升高有关。HIV 感染，尤其是在感染的晚期，可出现变态反应样综合征（atopy - like syndrome），有时可出现过高的 tIgE 水平，见于 $CD4^+$ T 细胞明显减少之前。

tIgE 水平在鉴别过敏与非过敏的问题上有一定价值。但 tIgE 高不一定是过敏，过敏者 tIgE 也不一定高。因此 tIgE 不能作为Ⅰ型变态反应病的诊断试验，tIgE 不增高也不能除外变态反应病。

（2）血清变应原特异性 IgE 测定：人体针对不同的变应原产生不同的特异性 IgE（sIgE），可通过测定 sIgE 来确定引起Ⅰ型变态反应性疾病的变应原或过敏原（allergen），从而达到病因诊断。目前国际变态反应学界公认的 sIgE 检测的金标准是 Pharmacia CAP 系统（现名 Phadia CAP 系统）。

①参考范围：<0.35kU/L（FEIA 法）。

②临床意义

A. 确定变应原：sIgE 是能与某种变应原特异性结合的 IgE，检测其存在是体外确定变应原的重要手段，阳性结果具有诊断意义，尤其是在临床表现非常严重和典型、又不宜皮试时，可直接测定血清 sIgE。当患者体质异常虚弱，皮试部位有严重皮损，皮肤划痕症，正在服用抗组胺药或激素而不能停药以及婴幼儿，根据病史检测相应的血清 sIgE，可确定患者对何种物质过敏。

B. 判断变态反应程度：一般情况下，患者应先进行吸入变应原和食入变应原筛查试验，检测常见变应原的 sIgE。阳性患者可根据病史、临床表现等选择某些有关变应原，检测其 sIgE 含量。血清 sIgE 结果判断一般分以下几个等级：

0 级：<0.35kU/L，无已知变应原所致变态反应；

1 级：0.35～0.7kU/L，对已知变应原有可疑或轻微的变态反应；

2 级：0.7～3.5kU/L，对已知变应原有轻微的变态反应；

3 级：3.5～17.5kU/L，有中等强度的变态反应；

4 级：17.5～50.0kU/L，有中等至严重的变态反应；

5 级：50.0～100.0kU/L，有严重的变态反应；

6 级：100kU/L，有非常严重的变态反应。

C. 变态反应病患者进行脱敏治疗时，体内产生 IgG 性封闭抗体，与再次接触外来变应原结合，从而阻止变应原与 sIgE 结合，通过定期检测血清 sIgE 量的动态变化来观察疗效。随着疗效的提高，sIgE 量将逐步下降。

变应原有明显的地域性，生产国的试剂所采用的变应原与本国的不一定完全符合。此外还大量存在同属不同种系，这些都可造成皮试与血清 sIgE 不一致，应予注意。某些小分子的变应原（半抗原）的 sIgE 测定灵敏度不高，对这些变应原如测不出 sIgE 并不能除外过敏的可能性。

（3）变应原特异性 IgG 测定：特异性脱敏是 I 型变态反应病患者常用的治疗方法。在确定了患者发生变态反应的变应原后，将变应原配成不同浓度的提取液，给患者反复注射，可以在体内产生变应原特异性 IgG（sIgG）型封闭抗体。通过检测血清 sIgG 量可了解脱敏治疗的效果。

①参考范围：阴性。

②临床意义：I 型变态反应病经脱敏治疗后，使变应原进入体内作用于机体的免疫系统产生 sIgG，该抗体与以后进入的相应变应原结合，形成免疫复合物，最后由单核吞噬细胞系统清除掉，从而阻断或减少该变应原与 sIgE 结合的机会，故该 sIgG 又称为阻断抗体。检测 sIgG 浓度变化来检测脱敏治疗效果。随着疗效的提高，血清 sIgG 量可逐渐升高。

（4）嗜酸性粒细胞阳离子蛋白（eosinophil cationic protein，ECP）测定：嗜酸性粒细胞是 I 型变态反应迟发相炎性细胞，大量存在于上、下呼吸道黏膜，在支气管－肺泡灌洗液中也可查到，ECP 是嗜酸性粒细胞颗粒释放的特异性标志，反映了嗜酸性粒细胞活化程度。ECP 对哺乳动物的细胞有很强的毒性作用，在炎症过程中，能诱导肥大细胞释放组胺，并介导气管上皮和角质细胞的损伤。

①参考范围：<13μg/L。

②临床意义：

A. 血清 ECP 水平可反映嗜酸性粒细胞激活的程度和分泌毒性蛋白的能力，对反映气管炎症反应的程度较为敏感，故 ECP 可作为监测气管炎症反应的指标。ECP 含量越高，气管炎症越严重。ECP 含量改变与血液中嗜酸性粒细胞数量无关。

B. ECP 可作为指导抗炎的评价指标。患者经抗炎治疗后，若 ECP 含量不降或轻度下降，可能是药物剂量不够或需换药。在治疗过程中，尽管患者病情好转，症状消失，但 ECP 还 >13.0μg /L，预示患者可再度复发。

5. 其他　类胰蛋白酶测定：类胰蛋白酶（tryptase）是肥大细胞活化、脱颗粒的指标。CAST 和 How CAST 试验：测定嗜碱性粒细胞脱颗粒释放的白三烯，即 CAST 测定；嗜碱性粒细胞活化脱颗粒细胞表面有 CD63 和 CD203c 表达，故应用流式细胞仪测定嗜碱性粒细胞表面 CD63 和 CD203c 的表达即为 Flow CAST 试验。目前已有商业化的 CAST 和 Flow CAST 检测系统开始应用于临床，但其灵敏度、特异度及准确度尚待作进一步评估。

变态反应疾病的诊断有其特点，包括非特异性诊断和特异性诊断两部分，非特异性诊断即常规疾病诊断，而特异性诊断则指进一步明确病因，即明确致敏变应原。变态反应疾病的特异性诊断应根据病史、体内试验结果、体外试验结果及变应原的临床相关性（特别是暴露史）综合分析做出，不能单纯根据体内和/或体外试验阳性结果做出诊断。病史对诊断有重要参考价值，详尽病史包括发病的时间、地点、季节、周期性、诱发原因、生活及居住环境、饮食习惯、工作环境、家族遗传史、药物过敏史、既往身体状况、正在进行的治疗及用药情况等，初步判断是否为过敏性疾病，是何种过敏性疾病。变态反应疾病特异性诊断必须规范化，应基于正确选择适应证、正确选择检测方法、检测方法的操作应规范，对检测结果的临床意义应给予正确解释，否则不可能做出正确的诊断。

（三）鉴别诊断

1. 呼吸系统疾病　可根据病史、临床表现、体征、病原学检查和其他辅助检查结果进行鉴别。如：支气管异物引起的长期咳嗽可根据异物呛入史、支气管镜检查等手段与咳嗽变异性哮喘鉴别。

2. 消化系统疾病　某些食物过敏经常需要与胃肠炎、结肠炎、食物中毒等鉴别。

3. 慢性鼻窦炎、鼻息肉　过敏性鼻炎经常需与慢性鼻窦炎、鼻息肉等疾病鉴别。

五、治疗

变态反应性疾病防治的总原则是“避忌替移”。治疗应达到三个目的：一是迅速缓解急性症状；二是预防复发；三是根治。四体一位（避免接触过敏原、对症药物控制症状、标准化的脱敏治疗、患者教育），而且必须防治结合。非特异性治疗常用的药物有糖皮质激素、抗组胺药、肥大细胞膜稳定剂、肾上腺素能药等。特异性治疗是指过敏原特异性免疫治疗（脱敏治疗），这是最理想的变态反应性疾病的治疗方法，也是 WHO 推荐的有望根治的方法，但前提是有明确的过敏原和相应的标准化的脱敏治疗试剂。

（一）一般治疗

通过对患者的教育，使过敏性疾病知识得以普及，让患者了解过敏性疾病，及时进行预防和治疗。过敏原是过敏发生的必要条件，脱离过敏原就可以避免过敏的发生，这既是预防也是最有效的治疗。

（二）药物治疗

1. 糖皮质激素治疗

（1）吸入糖皮质激素治疗：适应证：哮喘、过敏性鼻炎等。代表性药物有：布地奈德

（普米克）。GINA 方案（全球哮喘防治倡议）推荐长期小剂量吸入激素为主是预防和治疗哮喘的最有效方法。

（2）全身应用激素：适应证：急性荨麻疹、血管神经性水肿、重症哮喘急性发作等。代表药物有：甲强龙。

（3）婴幼儿湿疹：医学上称为特应性皮炎、异位性皮炎，是儿童时期最常见的以剧烈瘙痒为特点的慢性皮肤病。低效局部用1%或1.5%可的松，低效无反应时可在躯干和四肢皮损处用中强度的激素，如曲安西龙油膏。由于外用激素可导致皮肤萎缩、紫纹，因此颜面不可应用强效的激素，可用氢化可的松。高效的皮质激素一般连续用药不能超过1周。

（4）针对过敏性鼻炎常用的鼻喷剂：代表性药物：主要有辅舒良、雷诺考特、内舒拿。这类激素对鼻黏膜局部作用强，并且不易全身吸收。

2. 组胺受体拮抗剂　抗组胺类药物有 H_1 受体和 H_2 受体拮抗剂两大类，前者（H_1 受体拮抗药）主要用于过敏性疾病，如：过敏性哮喘、过敏性鼻炎、急慢性荨麻疹等。

H_1 受体拮抗剂分为三代。各代的代表药物及优缺点如下：

（1）第一代 H_1 受体拮抗剂：代表药物有氯苯那敏（扑尔敏）、苯海拉明、异丙嗪等。其优点：疗效确切，口服吸收较快。主要副作用：易透过血脑屏障，产生中枢抑制作用，导致乏力、嗜睡、头晕、注意力不集中等。因此，高空作业、精细工作者和驾驶员需禁用或慎用。学龄期儿童上课时会影响学习。

（2）第二代 H_1 受体拮抗剂：代表药物常用的有开瑞坦（氯雷他定）、仙特明（西替利嗪）、皿治林（咪唑斯汀）、息斯敏（阿司咪唑）等。此类药的最大优点：药物不易透过血脑屏障，对神经系统影响较小，不产生或仅有轻微嗜睡作用；耐受性好。临床上应用较广，尤其对一些驾驶员等特殊人员及慢性病例更为适用。缺点：息斯敏（阿司咪唑）可诱发各种心律失常，虽然发生率低，但后果较严重，现许多国家已停止使用和生产。氯雷他定和西替利嗪因心脏毒性较小，目前已成为世界范围内应用最广泛的药物。

（3）第三代 H_1 受体拮抗剂：代表药物：酮替芬。此药物既无中枢抑制作用，又无心脏毒性，可用于预防变应性哮喘。

3. β_2 肾上腺受体激动剂　主要作用机制是扩张支气管，在控制哮喘症状方面有不可代替的作用。常用的代表性药物按疗效持续时间分类，可分为：

（1）短效类吸入药，代表药物沙丁胺醇（万托林），在哮喘急性发作时能迅速缓解支气管痉挛，一般吸入给药可维持3~4小时。

（2）中效类药物：特步他林（博利康尼），一般吸入给药可维持6~8小时。

（3）长效类药物：丙卡特罗（美普清），此药一般口服用药，特别适合控制夜间哮喘或慢性哮喘。

4. 白三烯拮抗剂　主要作用机制是拮抗白三烯炎症介质。代表药物：孟鲁司特（顺尔宁）、扎鲁司特等。目前最为常用的是：孟鲁司特，因每天只需口服1次，尤其适合于儿童。对于轻度支气管哮喘患者，可以预防和长期治疗过敏原诱发的气道反应。

5. 炎症细胞膜稳定剂　主要作用机制是稳定肥大细胞膜，防止脱颗粒，抑制过敏反应物质。代表药物有色甘酸钠、酮替芬等。主要用于预防哮喘发作，包括运动、冷空气等引起的急性气道收缩。

6. CPG DNA 基因治疗　CPG DNA 是一种含有 CPG（非甲基化胞嘧啶磷酸－鸟嘌呤）结构的 DNA，是通过基因疫苗免疫治疗的方法，是将来发展的方向。其机制是通过诱导 Th1 反应，抑制 Th2 反应，用于治疗哮喘等过敏性疾病。

（三）特异性变态反应疫苗治疗

特异性变态反应疫苗治疗，又称为脱敏疗法。其机制是临床上确定过敏性疾病患者的过敏原后，将该过敏原制成过敏原提取液并配制成各种不同浓度的制剂，经反复注射或其他途径（包括舌下含服脱敏疗法）与患者反复接触，剂量由小到大，浓度由低到高，从而提高患者对该种过敏原的耐受性，当再次接触此种过敏原时，不再产生过敏现象或过敏现象得以减轻。

（1）过敏原注射脱敏皮内注射治疗：是指用过敏原提取物进行皮内注射。脱敏注射从小剂量开始，逐渐增加剂量，直至产生抗体，以增加对过敏原的耐受性。脱敏治疗需要长期治疗，一般至少需要 2～3 年，甚至 4～5 年。

（2）舌下含服脱敏治疗：是将诱发过敏的物质（如尘螨）制成不同浓度的脱敏液，用患者能适应的小剂量每日给药（将脱敏滴剂滴于舌下，使其慢慢吸收，1～3 分钟后咽下），逐渐增大剂量，达到维持水平后持续足够时间，以提高病人的耐受力。舌下含服脱敏治疗已被确定有效，并获世界卫生组织认可，在欧美等发达国家得到大力推广。其突出优点是使用方便，免去了注射带来的痛苦和恐惧感，并且更为安全。我国也已采用了这种疗法，国内已有标准化的舌下脱敏药物粉尘螨滴剂（如：畅迪），效果良好，极大改善了过敏患者的生活质量。一般需要 3～6 个月起效，要维持长期疗效，应该在症状消失后继续用药一段时间，一般建议 2 年，疗效可持续多年，甚至终身。

免疫（脱敏）疗法的适应证：Ⅰ型变态反应，吸入致敏原明确，且难以绝对避免者。包括：草（如：艾蒿、草）、花粉（夏秋花粉、春季花粉）、尘螨、霉菌、昆虫引起的过敏性鼻炎、哮喘或过敏性结膜炎。食物或药物所致的过敏反应一般不脱敏治疗，要避免食用或应用。

免疫（脱敏）疗法的禁忌证：①非Ⅰ型变态反应性疾病；②伴有Ⅲ型变态反应疾病患者，如过敏性紫癜；③特异性变应原曾引起剧烈的过敏反应，脱敏可能有危险者，如有过敏性休克史患者；④致敏物不明确；⑤物理因素所致的变态反应，如射线（光感性皮炎）、温度等；⑥有应用肾上腺素的禁忌证；⑦5 岁以下儿童一般不予以脱敏；⑧Ⅰ型变态反应性疾病严重发作时等；⑨有严重的心理障碍；⑩顺应性差。

（四）儿童严重过敏反应的处理及肾上腺素的使用（欧洲变态反应及临床免疫学会指南）

一直以来将严重过敏反应定义为“严重的、危及生命的全身或系统性的超敏反应”。世界变态反应组织建议用“过敏引起的严重过敏反应”描述由 IgE、IgG 或免疫复合物导致的反应。

1. 诊断严重过敏反应的临床标准　满足以下三个标准中任何一项时严重过敏反应即为高度可能。

（1）急性起病（数分钟至数小时），有皮肤、黏膜或两者受累（如全身风团、瘙痒或潮红、唇－舌－外阴的肿胀）并且有以下至少一个表现：

①呼吸系统受累（如呼吸困难、支气管痉挛、哮鸣、低氧血症）；

②心血管受累（如低血压、循环衰竭）。

（2）暴露于可疑变应原后迅速（数分钟至数小时）出现以下两个或更多表现：

①皮肤或黏膜受累（如全身风团、瘙痒、潮红、肿胀）；

②呼吸系统受累（如呼吸困难、支气管痉挛、哮鸣、低血氧）；

③心血管受累（如低血压、循环衰竭）；

④持续的胃肠道症状（如腹部绞痛、呕吐）。

（3）暴露于已知的变应原后数分钟至数小时出现低血压。

2. 肾上腺素的使用

（1）肾上腺素使用指征

①医生使用的指征：有呼吸和/或循环系统症状的严重过敏反应患儿应该使用肾上腺素；否则不推荐使用。然而治疗应因人而异。如果患儿多次发作以严重腹痛为首发表现的严重过敏反应，当患儿在接触同样变应原并出现严重腹痛时应考虑及早使用肾上腺素（D）。同样对那些有哮喘史，尤其是需要药物规律控制哮喘的儿童，当接触变应原后出现严重哮喘时也应考虑及早应用肾上腺素（D）。

②患者或其父母使用指征：总的来说，患者或其父母使用肾上腺素的指征和医生一样。家属很难鉴别哪些症状和体征需及时使用肾上腺素。如果他们迟疑不定，应提醒其用肾上腺素，而不要坐等更为严重的症状出现后再应用，因为延迟治疗会增加死亡率（C）。不幸的是，许多家属即使在他们的孩子发生危及生命的严重过敏反应时仍不用肾上腺素。因为他们不知道何时用或如何用肾上腺素笔。

（2）肾上腺素用药途径

①肌内注射：肌内注射是家属及专科医生的首选，因为肌内注射肾上腺素能快速起效，用药后 10 分钟达峰浓度，比静脉用药更加安全且作用时间更长。注射的最佳部位在股外侧肌（大腿外侧）。市售的肾上腺素笔比肾上腺素安瓿和注射器用起来更有效，因为后者虽便宜但不便于院外使用。

②静脉输液：严重过敏反应的儿童如果肌内注射肾上腺素不见效，或有循环衰竭，需考虑静脉输入肾上腺素；应有血压（最好是有创血压）监测及持续的心电监护，以防发生高血压危象及心室颤动。

③呼吸道途径：吸入或雾化吸入肾上腺素因剂量低，不足以产生全身效应。定量吸入或雾化吸入的肾上腺素对于口腔肿胀或水肿可能有效。

④其他途径：如果无法建立静脉通道，可以考虑骨内途径用药（B）。舌下制剂正在研究中。给兔子模型舌下用肾上腺素时，其全身吸收比肌内注射稍慢。由于舌下肾上腺素方便患者使用，因此这种制剂将来有可能用于严重过敏反应的社区辅助治疗。

（3）肾上腺素禁忌证：儿童没有使用肾上腺素的绝对禁忌证，因为他们通常没有严重的合并症，如冠心病或心律失常。然而，少数情况下需要斟酌对家属建议，比如食物过敏的儿童，因其患有肥厚型梗阻性心肌病而有发生心动过速的危险，在这种情况下，儿科医生必须权衡危险效益比，要考虑到肾上腺素在严重过敏反应时的救命作用。

（4）肾上腺素剂量：如果是肌内注射，1∶1000 的肾上腺素（1mg/ml）以 0.01mg/kg 体重的剂量给予（单次最大剂量为 0.5mg）。这个剂量等同于每公斤体重 10μg 肾上腺素，且每隔 5～10 分钟可以重复此剂量给药，直到患者的状况稳定。如果是静脉给药，建议

0.1μg/(kg·min)。最近，心脏骤停抢救措施中肾上腺素的推荐剂量有所降低。因为儿科的资料提示，高剂量肾上腺素的效果还不如较低剂量的肾上腺素，尤其是对于由窒息引起的心脏骤停。但对于严重过敏反应尚无类似的数据。

除肾上腺素治疗外，其他对症处理包括液体支持，吸入 β_2 受体激动剂、氧气、H_1 受体拮抗剂、皮质激素等。

（郑成中　陈　超）

第二十三章　儿童感染与暴发传染病

第一节　概　述

我国儿童健康状况得到了明显的改善，婴儿死亡率由1990年的38‰降至2005年的23‰，平均年下降速率为3.29%；5岁以下儿童死亡率由1990年的45‰降至2005年的27‰，平均年下降速率为3.35%，但此速率与联合国千年发展目标（MDG4）所要求的4.3%尚存在一定差距。婴儿死因分为两类：内源性死因和外源性死因。内源性死因为先天性畸形、遗传性疾病和产伤等；外源性死因为感染、营养不良等。就我国婴儿死因结构分析结果显示，我国乡村男、女婴儿外源性死亡比率逐年降低，但仍明显高于城镇男、女婴儿，也明显高于内源性死因（表23－1－1）。随着生活水平的提高，人们逐渐向城镇方向发展，内源性死因高于外源性死因。说明感染依然是婴儿死亡的主要原因。

表23－1－1　1990～2000年我国城镇和乡村婴儿死亡原因构成（%）

居住地		男性			女性		
		1990	1995	2000	1990	1995	2000
城镇	外源性死亡	22.7	17.5	12.3	24.4	18.6	12.1
	内源性死亡	36.9	44.2	42.1	34.1	39.9	41.3
乡村	外源性死亡	45.9	43.7	40.4	49.4	46.9	40.3
	内源性死亡	31.3	36.1	39.8	28.3	36.3	41.2

资料来源：引自：游允中，郑晓瑛主编．中国人口的死亡和健康．北京：北京大学出版社，2005.

世界范围内，每年160万新生儿死于感染，其中发展中国家占60%。WHO 2002年统计显示，48%儿童感染病例发生于1岁以下，约27%发生于新生儿期。WHO认定的儿童的四大杀手均为感染性疾病（肺炎、腹泻、疟疾及麻疹）。我国<5岁儿童疾病构成中，80%为感染性疾病，其中1/3的死亡由感染引起，大多数死于细菌感染。细菌感染导致重症脓毒症的病死率居高不下，其中婴儿的危险性是年长儿童的10倍，且其发生率呈上升趋势。在美国，每年因严重脓毒症死亡的儿童超过4300例，相关病死率约10%。近年我国调查显示，严重脓毒症患病率6.2%～19.1%，病死率30.8%～44.9%。其中3岁以下的婴幼儿病例占75%。肺炎为最主要的原发病（63.9%），其次为神经系统感染（15.4%）和泌尿系感染（7.4%）。病原以细菌感染最多，其次为病毒和支原体感染。

近年来，我国儿童暴发性传染病流行，以重症手足口病及危重甲型 H_1N_1 流感的暴发流行趋势最为严峻。2010 年国内报告手足口病 1 346 502 例患儿，重症病例 21 140 例，死亡 740 例。2009 年以来，甲型 H_1N_1 感染呈暴发流行态势，并引起许多重症病例的死亡。据某医院报道 150 例甲流患儿中 32 例入住 ICU，13 例需机械通气，5 例死亡，说明病危率高、死亡率高。

（王君霞　郭林梅）

参考文献

［1］　冯星淋，罗昊，沈娟．中国儿童死亡状况的国际比较［J］．中国妇幼保健，2010，25（3）：339－343.

［2］　明艳．我国婴儿死亡率的变动趋势及区域差异研究［J］．人口研究，2009，33（5）：77－87.

［3］　何玺玉，陈贤楠．儿童/新生儿血流感染的定义及诊断［J］．实用儿科临床杂志，2009，24（18），1385－1386.

［4］　赵醴，王莹．严重脓毒症和脓毒性休克的抗感染治疗［J］．中国实用儿科杂志，2011，26（12）：899－902.

［5］　甘晓庄．全国 PICU 脓毒症调查的多中心临床研究［J］．中国小儿急救医学，2010，17（会议专辑）：67.

［6］　刘春峰．儿童急救医学研究进展［J］．中国实用儿科杂志，2011，26（5）：340－344.

第二节　常见暴发传染病

一、流行性感冒

流行性感冒（influenza）简称流感，是由流感病毒引起的一种急性呼吸道传染病，传染性强，发病率高，容易引起暴发流行或大流行。主要通过含有病毒的飞沫进行传播。

【病因】

流感病毒属正粘病毒科，具有极强的传染性。是一种 RNA 病毒，该病毒多呈球形，丝状，直径 80～120nm 之间，可分为甲、乙、丙 3 型，相互之间无交叉免疫，同型之间可分为若干亚型。

流感病人和隐性感染者是主要传染源，自潜伏期即有传染性，发病 3 日内传染性最强，主要在人与人之间经飞沫直接传播。人群普遍易感，感染后获得对同型病毒免疫力，但维持时间较短，各型及亚型之间无交叉免疫。其中，甲型病毒常引起大流行，乙型病毒常引起较局限性流行，丙型病毒一般只引起散发，较少引起流行。甲型流感病毒常在 10～15 年内发生突变，出现新的亚型，引起大流行。

【症状】

（一）临床症状

主要症状为急性高热、明显的头痛、乏力、全身肌肉酸痛等中毒症状，呼吸道症状较轻微，在健康年轻患者中多呈良性经过，较少出现并发症，但在儿童及老年可引起较严重的并发症。其病原体分为甲、乙、丙三型流感病毒，甲型流感极易变异，可引起反复或大流行。

（二）疾病分型

1. *典型流感*　起病急，前驱期即可出现乏力、高热、寒战、头痛、全身酸痛等不适。

病程中全身症状重而体征轻，可伴或不伴有流涕、咽痛、干咳等局部症状。病程4~7天，但咳嗽和乏力可持续数周。

2. 轻型流感　急性起病，轻或中度发热，全身和呼吸道症状较轻，2~3天内可自愈。

3. 肺炎型流感　多发生于婴幼儿、老年人及免疫低下者。病程初期类似典型流感症状，但病情进展迅速，出现高热、咳嗽、呼吸困难及发绀，可伴有心、肝、肾衰竭。肺部可闻及湿性啰音，痰细菌培养阴性，抗生素治疗无效。多于5~10天内发生呼吸循环衰竭。

4. 特殊类型流感　主要有：胃肠型，表现为呕吐、腹泻等消化道症状；脑膜脑炎型，表现为意识障碍、脑膜刺激征等神经症状；若病变累及心肌、心包，分别为心肌炎型和心包炎型；伴有横纹肌溶解为主要表现者为肌炎型，仅见于儿童。

【诊断】

（一）临床诊断

流行或大流行期间可根据临床症状进行诊断，但流感早期散发病例要结合流行病学史、临床表现、实验室检查综合诊断。在流感流行时期或有流感接触史，出现下列情况之一，需要考虑为流感：发热伴咳嗽和/或咽痛等急性呼吸道症状；婴幼儿和儿童发热，未伴其他症状和体征；发热伴原有慢性肺部疾病急性加重。若有条件，可进行病原学快速抗原检测、核酸检测或分离培养阳性，可以确诊。

（二）重症流感判断标准

流感儿童病例出现下列1项或以上情况者为重症流感病例。

1. 神志改变：反应迟钝、嗜睡、躁动、惊厥等。

2. 呼吸困难和/或呼吸频率加快：新生儿至2月龄>60次/min、2~12月龄>50次/min、1~5岁>40次/min、5岁以上儿童及成人>30次/min。

3. 严重呕吐、腹泻，出现脱水表现。

4. 少尿：小儿尿量<0.8ml/(kg·h)，或每日尿量婴幼儿<200ml/m^2，学龄前儿<300ml/m^2，学龄儿<400ml/m^2，14岁以上儿童<17ml/h；或出现急性肾功能衰竭。

5. 胸片显示双侧或多肺叶浸润影，或入院48小时内肺部浸润影扩大≥50%。动脉血压<90/60mmHg。血压下降。

6. 肌酸激酶（CK）、肌酸激酶同工酶（CK-MB）等酶水平迅速增高。

7. 动脉血氧分压（PaO_2）<60mmHg或氧合指数（PaO_2/FiO_2）<300。

8. 原有基础疾病明显加重，出现脏器功能不全或衰竭。

（三）鉴别诊断

1. 普通感冒　多种病毒引起，多为散发，起病较慢，上呼吸道症状明显，全身症状较轻。开始可有喷嚏、鼻塞、流清水样鼻涕，2~3天后变稠。可伴咽痛、流泪、声嘶和少量咳嗽等，无热或仅有低热。一般5~7天痊愈。与轻型流感鉴别相对困难。

2. 流感伤寒型钩体病　夏秋季多发，有疫水接触史，临床除发热外，腓肠肌压痛，腹股沟淋巴结肿大、压痛，实验室检查若抗体效价增高至1:400以上，考虑该病，通过血培养可诊断。

3. 细菌性上呼吸道感染　包括急性咽炎、扁桃体炎、鼻炎和鼻窦炎。感染与症状主要限于相应部位。局部分泌物流感病原学检查阴性。咽部红肿，扁桃体肿大，有脓性分泌物，颌下淋巴结肿大，白细胞增高，血培养可呈阳性，抗菌药物治疗有效。

4. 下呼吸道感染　流感有咳嗽时需与支气管炎，肺炎时需与细菌性肺炎、衣原体肺炎、支原体肺炎、病毒性肺炎、真菌性肺炎及肺结核等相鉴别。根据临床特征可进行初步判断，病原学检查可确诊。

【治疗】

（一）一般及对症治疗

呼吸道隔离 1 周或至主要症状消失，卧床休息，多饮水。高热者可给予布洛芬、对乙酰氨基酚、退热栓纳肛等解热镇痛类药物，儿童忌服含有阿司匹林成分的药物，以免发生瑞氏综合征。合并细菌感染时可选用抗生素。饮食注意宜清淡富含维生素的食物，禁食甜、腻、辛、辣食物。

（二）抗流感病毒的药物治疗

1. 金刚烷胺　儿童4～5mg/(kg·d)，分两次口服，疗程4～5 天，只对甲型流感病毒有效。

2. 利巴韦林　10～15mg/(kg·d)，肌注或静滴，2 次/d。

3. 奥司他韦　特异性抑制甲、乙型流感病毒的神经氨酸酶，从而抑制病毒的释放，减少病毒传播。1 岁以上儿童，体重＜15kg，30mg/次，2 次/d；体重 15～23kg，45mg/次，2 次/d；体重 23～40kg，60mg/次，2 次/d；体重＞40kg，75mg/次，2 次/d。

但有报道该药可引起儿童精神错乱和幻觉等严重的副作用，甚至可引起死亡，儿童慎用。

4. 干扰素　广谱抗病毒，肌注、滴鼻或雾化吸入均可。0.5～1μg/(kg·d)，疗程 3 天。

（三）中医药治疗

应根据临床症状辨证论治。一般中成药可用鱼腥草素钠、板蓝根、双黄连口服液、抗病毒口服液、蒲地蓝消炎口服液、小儿豉翘清热颗粒等，可减轻症状，缩短病程。

【预防】

（一）一般预防

加强卫生知识宣传教育，保持室内空气流通，注意加减衣服，加强户外体育锻炼，提高身体抗病能力。流行高峰期避免去人群聚集场所，减少接触他人。咳嗽、打喷嚏时应使用纸巾等，避免飞沫传播。经常彻底洗手，避免脏手接触口、眼、鼻。流感患者应呼吸道隔离 1 周或至主要症状消失。患者用具及分泌物要彻底消毒。

机构内暴发流行时，积极进行病原学检测，一旦确诊应送患者入院治疗或居家休养，搞好个人卫生，尽量避免、减少与他人接触。当确认为机构内暴发后，应按《传染病防治法》及《突发公共卫生应急条例》的有关规定来执行。

（二）疫苗预防

接种流感疫苗是预防流感及其并发症的最有效方法。疫苗需每年接种，优先接种人群、患流感后发生并发症风险较高的人群，包括：6～59 月龄婴幼儿，患慢性呼吸道病、心血管病、肾病、肝病等疾病和免疫功能低下的儿童和成人，18 岁以下青少年长期接受阿司匹林治疗者，容易接触和传播流感病毒的医护人员等。

接种方法和时机：从未接种过流感疫苗或前一年仅接种 1 剂的 6 月龄至 9 岁儿童应接种 2 剂，间隔 4 周；以后每年在流感高发季节前接种 1 剂。其他人群每年 1 剂。肌肉或深度皮下注射，婴幼儿选择大腿外侧肌内注射。

（三）药物预防

药物预防不能代替疫苗接种，只能作为没有接种疫苗或接种疫苗后尚未获得免疫能力的高合并症风险人群的紧急临时预防措施。应选择对流行毒株敏感的抗病毒药物作为预防药物，疗程一般1~2周。

中药预防：流感期间或有流感明确接触者，可口服中药板蓝根，或用金银花6g、大青叶6g、薄荷3g、生甘草3g，水煎服，每日一付，连服5天。

二、鼠疫（plague）

是鼠耶尔森菌引起的烈性传染病。该病传染性强，病死率高，是危害人类的最严重传染病之一，我国将其列为法定甲类传染病之首。

【病因】

（一）病原学

鼠疫耶尔森菌亦称鼠疫杆菌，为革兰染色阴性杆菌，长1~1.5μm，宽0.5~0.7μm，无鞭毛、芽胞，不活动，在动物体内和早期培养中有荚膜。在普通培养基上生长良好。

鼠疫杆菌产生两种毒素，一种为鼠毒素或外毒素，对小鼠和大鼠有很强的毒性，另一种为内毒素，毒性较强，能引起发热、弥散性血管内凝血（DIC）、组织器官内溶血、中毒性休克、局部及全身施瓦茨曼反应。

该菌对外界抵抗力较弱，对光、热、干燥及一般消毒剂均敏感。在潮湿、低温与有机物内存活时间较久，在痰和脓液中可存活10~20天，在蚤粪中可存活1个月，在尸体中可存活数周至数月。日光直射4~5小时即可杀死，加热55℃ 15分钟或100℃ 1分钟、5%苯酚、5%甲酚皂、0.1%升汞、5%~10%氯胺均可将病菌杀死。

（二）流行病学

传染源主要是鼠类和其他啮齿类动物。动物和人间鼠疫的传播以鼠蚤为媒介，构成“鼠－蚤－人”的传播方式。各型患者均可成为传染源。因肺鼠疫可通过飞沫传播，故鼠疫传染源以肺型鼠疫最为重要。败血性鼠疫早期的鼠血有传染性。腺鼠疫仅在脓肿破溃后或被蚤吸血时才起传染源作用。

人群对鼠疫普遍敏感，无性别和年龄差异。病后可获持久免疫力。

人间鼠疫以非洲、亚洲、美洲发病最多。我国主要发生在云南和青藏高原。鼠疫多由野鼠传至家鼠，由家鼠传染至人引起。人间鼠疫多在6~9月份，肺鼠疫多在10月份以后流行。

【症状】

（一）临床症状

潜伏期：腺鼠疫多为2~58天；原发性肺鼠疫数小时至3天；曾预防接种者，可长达9~12天。

除轻型外，各型初期的全身中毒症状大致相同：起病急骤，畏寒发热，体温迅速升至39~40℃，伴恶心、呕吐、头痛及四肢痛、颜面潮红、结膜充血、皮肤黏膜出血等。继而出现意识模糊、言语不清、步态蹒跚、腔道出血及多脏器衰竭。

（二）临床分型

临床可分为五型：腺型、肺型、败血症型、轻型、其他类型鼠疫。

1. 肺鼠疫　病死率最高。该病起病急骤，寒战高热，在起病 24～36 小时内出现剧烈胸痛、咳嗽、咳大量泡沫血痰或鲜红色痰；呼吸急促，并迅速呈现呼吸困难和发绀；肺部仅可闻及少量散在湿啰音或轻微的胸膜摩擦音，较少的肺部体征与严重的全身症状常不相称。胸部 X 线呈支气管肺炎改变，若抢救不及时，多于 2～3 日内因心力衰竭、出血、休克而死亡。

2. 腺鼠疫　最为常见。以急性淋巴结炎为特征，好发部位依次为腹股沟、腋下、颈部及颌下等部位。病初即有淋巴结肿大且发展迅速，淋巴结及其周围组织显著红、肿、热、痛并与周围组织粘连成块，剧烈触痛，病人处于强迫体位，4～5 日后淋巴结化脓破溃，随之病情缓解。

3. 败血症型鼠疫　又称为暴发性鼠疫，是最凶险的一型。分为原发性及继发性。继发性多发生于肺鼠疫或腺鼠疫。原发型鼠疫因免疫功能差，菌量多，毒力强，所以发展迅速。主要表现为寒战高热或体温不升、神志不清、谵妄或昏迷。无淋巴结肿大，可有皮肤黏膜出血、鼻出血、呕吐、便血或血尿、DIC 和心力衰竭，多在发病后 24 小时内死亡，很少超过 3 天。病死率高达 100%。因皮肤广泛出血、瘀斑、发绀、坏死，故死后尸体呈紫黑色，俗称"黑死病"。

4. 轻型鼠疫　又称小鼠疫。发热轻，局部淋巴结肿大，轻度压痛，偶见化脓。血培养可阳性。多见于流行初、末期或预防接种者。

5. 其他类型鼠疫　眼鼠疫、脑膜型鼠疫、扁桃体鼠疫、肠鼠疫、皮肤鼠疫等，均少见。

【诊断】

早期诊断尤其是首例的及时发现对鼠疫的防治至关重要。在流行区，流行初期或散发性不典型病例尤应特别注意。根据流行病学资料及典型临床表现，一般即可作出诊断。轻型病例需与急性淋巴结炎、恙虫病、钩端螺旋体病、兔热病等区别。对可疑需进行细菌学或血清学检查，检出鼠疫杆菌是确诊的最重要依据。

【治疗】

凡确诊或疑似鼠疫患者，均应迅速组织严密的隔离，就地治疗，不宜转送。

（一）一般治疗

严格消毒隔离患者，患者和疑似患者应分别隔离。应严格隔离于隔离病院或隔离病区，病区内必须做到无鼠无蚤。入院后需对病人做好卫生处理（更衣、灭蚤及消毒）。病区、室内定期进行消毒，病人排泄物和分泌物应用含氯石灰或甲酚皂液彻底消毒或焚烧。腺鼠疫隔离至淋巴结肿大完全消散后再观察 7 天；肺鼠疫隔离至痰培养 6 次阴性；接触者医学观察 9 天；曾接受预防接种者应检疫 12 天。

急性期应给患者流质饮食，或给予葡萄糖和生理盐水静滴，以利毒素排出及营养吸收。

（二）病原治疗

治疗原则：需早期、联合、足量、应用敏感的抗菌药物。

1. 链霉素　为治疗各型鼠疫的特效药物。剂量：儿童 20～40mg/(kg·d)，新生儿 10～20mg/(kg·d)，分 2～4 次肌注。对严重病例病程前 2 日可加大剂量，每日 4g，此后改为 2g/日，分 4 次肌注。链霉素可与磺胺类药物或四环素类药物联合应用，可提高疗效。疗程一般 7～10 天，重者可用至 15 天。链霉素有耳毒性及肾毒性，儿童应用需慎重。

2. 庆大霉素　每日 2～4kU/kg，2～3 次/d 静滴或肌注，疗程 7～10 天。注意耳毒性、肾毒性。

3. 四环素　25～50mg/(kg·d)，分4次口服，疗程7～10天。

4. 氯霉素　小儿慎用。但对脑型鼠疫型尤为适用。

5. 磺胺嘧啶　首剂50mg/(kg·d)，2次/d，与等量碳酸氢钠同服。用至体温正常3日为止。不能口服者，可静脉注射。磺胺只对腺鼠疫有效，严重病例不宜单独使用。

（三）对症治疗

对烦躁不安或疼痛者用镇静止痛药物。注意保护心肺功能，有心衰或休克者，及时强心和抗休克治疗；有DIC者采用肝素抗凝治疗；中毒症状严重者可适当使用肾上腺皮质激素。对腺鼠疫淋巴结肿大，可用湿热敷或红外线照射，未化脓勿切开，以免引起全身播散，结膜炎可用氯霉素滴眼，一日数次。

【预防】

1. 切断传播途径　加强传染源管理，严格隔离患者、疑似患者及接触者，灭鼠、灭蚤，监测和控制鼠间鼠疫。腺鼠疫隔离至淋巴结肿大完全消散后再观察7天；肺鼠疫隔离至痰培养6次阴性；接触者医学观察9天；曾接受预防接种者应检疫12天。

2. 保护易感者　进入疫区的医务人员要加强个人防护，进行物理防护，如穿防护服，戴眼罩、口罩、手套等。并在接种疫苗后2周方可进入疫区。

3. 预防性用药　口服磺胺嘧啶，1g，2次/d；四环素0.5g，4次/d。

三、霍乱

【病因】

霍乱（cholera）是由霍乱弧菌引起的烈性传染病，传播快，病死率高，属甲类传染病。

（一）病原学

霍乱的病原体为霍乱弧菌。根据O抗原的特异性和致病性的不同，将霍乱弧菌分为三群：O_1群霍乱弧菌、非O_1群霍乱弧菌、不典型O_1群霍乱弧菌。霍乱弧菌是革兰染色阴性，呈弧形或逗点状杆菌。长1.5～3.0μm，宽0.3～0.4μm，菌体尾端有一鞭毛，运动活泼，在暗视野悬滴镜检可见穿梭状运动。患者粪便直接涂片可见弧菌纵列呈“鱼群”样。霍乱弧菌在普通培养基中生长良好，属兼性厌氧菌。霍乱弧菌有耐热的菌体（O）抗原和不耐热的鞭毛（H）抗原。H抗原为霍乱弧菌属所共有；O抗原特异性高，有群特异性和型特异性两种抗原，是霍乱弧菌分群和分型的基础。霍乱弧菌对热、干燥、酸及消毒剂均敏感。煮沸或0.2%～0.5%过氧乙酸溶液可立即将其杀灭。正常胃酸中能存活5分钟。但在自然环境中存活时间较长，如在江、河、井或海水中埃尔托生物型霍乱弧菌能生存1～3周，在藻类或甲壳类动物中存活时间还可延长。

（二）流行病学

霍乱的传染源为病人和带菌者，其中轻型和隐性感染者不易确诊，往往不能及时隔离和治疗，在疾病传播上起着主要作用。病人和带菌者的粪便或排泄物污染水源或食物后可引起霍乱暴发流行。霍乱弧菌能通过污染鱼、虾等水产品引起传播。日常生活接触和苍蝇亦引起传播。人间对霍乱弧菌普遍易感，本病隐性感染较多，病后可获一定免疫力。在我国霍乱流行季节为夏秋季，以7～10月为多。主要流行地区以沿海一带，如广东、广西、浙江、江苏、上海等省市为主。

【症状】

潜伏期1~3天。多为突然发病，古典生物型和O_{139}型霍乱弧菌感染症状较重；艾尔托生物型所致者常为轻型，隐性感染较多。

（一）霍乱分期

根据典型霍乱病例病程可分为三期。

1. 吐泻期　早期以腹泻为发病的第一症状，无发热，无里急后重，多数不伴腹痛，排便后自觉轻快感。起初大便含粪质，后为黄色水样便或“米泔水”样便，有肠道出血者排出洗肉水样便，如粪臭，大便量多、次频，每日可达数十次，可伴有排便失禁。O_{139}型霍乱弧菌感染伴发热、腹痛比较常见，可以并发菌血症等肠道外感染。

2. 脱水期　此期患儿主因严重的吐泻迅速出现脱水、电解质紊乱和代谢性酸中毒，严重者可出现循环衰竭。此期一般为数小时至2~3天，病程长短主要取决于治疗是否及时和正确。此期主要症状有明显脱水，腹直肌及腓肠肌痉挛性疼痛，低血钾所致肌张力减弱、腱反射减弱或消失、腹胀，甚至严重的心律失常。严重时出现尿毒症、酸中毒、呼吸增快、意识障碍，如嗜睡、感觉迟钝甚至昏迷。可因严重脱水、休克、循环衰竭死亡。

3. 恢复期或反应期　腹泻停止，脱水纠正后，症状可逐渐消失，体温、脉搏、血压恢复正常。少数患儿可有反应性低热，可能是循环改善后肠毒素吸收增加所致，一般持续1~3天后自行消退。

（二）霍乱分型

根据脱水程度、血压和尿量等临床表现，可将霍乱分为轻度、中度、重度及中毒型四型。除轻度外，临床可并发急性肾衰竭、急性肺水肿导致患者死亡。

1. 轻型　起病缓慢，无明显脱水表现，每日腹泻次数不超过10次，一般不伴有呕吐，持续腹泻3~5天后恢复。

2. 中型（典型）　有典型的吐泻症状，腹泻每日多达10~20次之多，多为水样或“米泔水”样便，量多，有明显的脱水体征。

3. 重型　除有典型腹泻和呕吐症状外，可有循环衰竭，表现为脉搏细速或不能触及，血压明显下降。24小时尿量小于50ml。

4. 中毒型　又称暴发型、“干性霍乱”，起病急骤，发展迅速，病人多未出现吐泻而直接进入中毒型休克最终死亡。

【治疗】

治疗原则为及时、足量补液，纠正脱水、酸中毒及电解质失衡，改善心功能。

（一）补液

1. 口服补液　对轻度或中度患儿，无严重的脱水情况及循环障碍，可采用口服补液的方式。口服补液盐（ORS）配方为葡萄糖20g，氯化钠3.5g，碳酸氢钠2.5g，氯化钾1.5g，溶于1000ml饮用水中，对轻度脱水口服补液盐量为50~80ml/kg，中度脱水给予80~100ml/kg，上述补液量在8~12小时内补足。

2. 静脉补液　早期、迅速、足量，先盐后糖，先快后慢，纠酸补钙，见尿补钾。

（1）输液的量：最初24小时轻度脱水者100~120ml/kg，中度脱水者120~150ml/kg，重度脱水者150~180ml/kg，张力以1/2~2/3张为主。

（2）输液速度：主要取决于脱水程度和继续损失的量和速度。对重度脱水有明显的周围循环障碍者应快速扩容，20ml/kg 等渗含钠液，30～60 分钟内快速输入。若循环与组织灌注无改善，可给予第 2 剂、第 3 剂等渗液 10～20ml/kg，总量最多可达 40～60ml/kg，每剂输液速度控制在 30～60 分钟，同时需保护心肺功能，避免医源性心力衰竭和肺水肿。根据脱水改善情况，逐渐减慢输液速度。在脱水纠正且有排尿的情况下要注意补钾，补钾浓度小于 0.3%，每日静脉补钾时间，不应少于 8 小时，切忌将钾盐静脉推入，否则可导致高钾血症，危及生命。纠正低钙血症、低镁血症，并注意纠正酸中毒等情况。

（二）抗菌治疗

应用抗菌药物可缩短病程，减少腹泻次数和迅速从粪便中清除病原菌。常用药物：

1. 环丙沙星　空腹口服，每次 10～15mg/kg，2～3 次/d，严重者可加倍；静脉滴注：每次 10～15mg/kg，每 12 小时 1 次。儿童慎用。

2. 诺氟沙星　口服 5～10mg/kg，3～4 次/d。儿童慎用。

3. 复方磺胺甲噁唑　口服，每次 25mg/kg，2 次/d。肌注或静脉输液每次 10～20mg/kg，2 次/d。

O_{139} 型霍乱弧菌对常用抗菌药物如四环素、氨苄西林、氯霉素、红霉素、头孢唑啉、环丙沙星敏感，而对复方磺胺甲噁唑、链霉素、呋喃唑酮有不同程度的耐药。

（三）对症治疗

重症病人在补足血容量后，血压仍较低，可加用肾上腺皮质激素及血管活性药物。如出现心衰、肺水肿，可减慢输液速度，给予镇静剂、利尿剂及强心剂；出现低钾血症应静脉滴注氯化钾；出现高血容量、高血钾、严重酸中毒可酌情采取透析治疗。

【预防】

1. 控制传染源　霍乱按甲类传染病进行严格隔离，直至症状消失后 6 天，并隔日粪便培养 1 次，连续 3 次阴性。对接触者要严密检疫 5 天，留便培养并服药预防。

2. 切断传播途径　加强饮水消毒和食品管理，建立良好的卫生设施。对病人和带菌者的排泄物进行彻底消毒。此外，应消灭苍蝇等传播媒介。

3. 预防接种　霍乱疫苗可用来保护地方性流行区的高危人群。

四、细菌性痢疾

【病因】

细菌性痢疾（bacillary dysentery）简称菌痢，是由志贺菌属引起的肠道传染病。菌痢主要通过消化道传播，终年单发，夏秋季可引起流行。

（一）病原学

痢疾杆菌属于肠杆菌科志贺菌属，革兰阴性杆菌，有菌毛，无鞭毛、荚膜及芽胞，无动力，兼性厌氧，但最适于需氧生长。目前我国以福氏和宋内志贺菌占优势。根据抗原结构和生化反应不同将志贺菌分为 4 群和 4 个血清型（不包括亚型）。志贺菌存在于病人和带菌者的粪便中，抵抗力弱，加热 60℃ 10 分钟可被杀死，对酸和一般消毒剂敏感。在粪便中数小时内死亡，但在污染物品及瓜果、蔬菜上可存活 10～20 天。D 群宋内志贺菌抵抗力最强，B 群福氏志贺菌抵抗力最弱。志贺菌产生内毒素，内毒素是引起全身反应如发热、毒血症及休克的重要因素，外毒素又称为志贺毒素，有肠毒性、神经毒性和细胞毒性，分别导致相应的临床症状。

（二）流行病学

传染源包括急、慢性病人和带菌者。对非典型病人、慢性菌痢的病人及无症状带菌者由于症状不典型而容易误诊或漏诊，且管理困难，因此在流行病学中具有重要意义。本病主要通过粪—口途径传播。人群普遍易感，病后可获得一定的免疫力，但不同菌群之间无交叉保护性免疫，易反复感染。菌痢主要集中在发展中国家，尤其在医疗卫生条件差且水源不安全的地区。终年散发，有明显的季节性，一般从5月开始上升，8～9月达高峰，10月以后逐渐减少。

【症状】

痢疾主要为直肠、乙状结肠的炎症与溃疡，表现为腹痛、腹泻、排黏液脓血便及里急后重等，可伴有发热及全身毒血症状，严重者可出现感染性休克和/或中毒性脑病。

潜伏期一般为1～4天，短者可为数小时，长者可达7天。菌痢病人潜伏期长短和临床症状的轻重主要取决于病人的年龄、抵抗力、感染细菌的数量、毒力及菌型等因素。临床分为急性菌痢、慢性菌痢。

（一）急性菌痢

急性菌痢根据临床病情轻重及病程长短可分为以下四型。

1. 普通型（典型）　起病急，有畏寒、发热，体温可达39.0℃，伴有头痛、乏力、食欲减退，并出现腹痛、腹泻，多为稀水样便，1～2天后转为黏液脓血便，每日10余次至数十次，便量少，有时为脓血便，此时里急后重明显。常伴肠鸣音亢进，左下腹压痛。自然病程为1～2周，多数可自行恢复，少数转为慢性。

2. 轻型（非典型）　全身毒血症状轻微，可无发热或仅低热。表现为急性腹泻，每日便10次以内，稀便有黏液但无脓血，有轻微腹痛及左下腹压痛，里急后重症状较轻或缺如，易误诊为肠炎，大便培养有志贺菌生长可确诊。几天至1周可可自愈，少数也可转为慢性。

3. 重型　多见于儿童及老人、免疫力低下者。急性发热，腹泻每日30次以上，为稀水脓血便，偶尔排出片状假膜，甚至大便失禁，腹痛、里急后重明显。后期可出现严重腹胀及中毒性肠麻痹，常伴呕吐，严重失水可引起外周循环衰竭。部分病例表现为中毒性休克，体温不升，常有酸中毒和水、电解质平衡失调，少数患者可出现心、肾功能不全。

4. 中毒型　中毒性菌痢，以2～7岁儿童为多见，成人偶有发生，起病急骤，突起畏寒、高热，病史凶险，全身中毒症状严重，可有嗜睡、昏迷及抽搐，迅速发生循环和呼吸衰竭。临床以严重毒血症状、休克和/或中毒性脑病为主，而局部肠道症状很轻或缺如。开始时可无腹痛及腹泻症状，但发病24小时内可出现痢疾样大便。中毒性菌痢按临床表现可分为三型。

（1）休克型（周围循环衰竭型）：较为常见，以感染性休克为主要表现。重型病例不易逆转，可致多脏器功能损伤与衰竭，危及生命。

（2）脑型（呼吸衰竭型）：以中枢神经系统症状为主要临床表现。由于脑血管痉挛，引起脑缺血、缺氧，导致脑水肿、颅内压增高，甚至脑疝。严重者可出现中枢性呼吸衰竭等临床表现。此型较为严重，病死率高。

（3）混合型：此型兼有上述两型的表现，病情最为凶险，病死率高。该型实质上包括循环系统、呼吸系统及中枢神经系统等多脏器功能损害与衰竭。

（二）慢性菌痢

菌痢病程反复发作或迁延不愈达2个月以上者，即为慢性菌痢。临床分为三型：慢性迁延型、急性发作型、慢性隐匿型。慢性菌痢中以慢性迁延型最为多见，急性发作型次之，慢性隐匿型最少见。

【治疗】

（一）急性菌痢治疗

1. 一般治疗　消化道隔离至临床症状消失，大便培养连续2次阴性。需卧床休息，饮食以流食为主，忌食生冷、油腻及刺激性食物。

2. 抗菌治疗

（1）喹诺酮类药物：抗菌谱广，口服吸收好，副作用小，耐药菌株相对较少，但儿童需慎用。环丙沙星口服，每次15mg/kg，2次/d，疗程3天。

（2）头孢曲松钠：可用于任何年龄组，同时对多重耐药菌株有效，剂量50～100mg/(kg·d)，1次/d。

（3）盐酸小檗碱（黄连素）：对肠道感染有效，同时可减少肠道分泌的作用，口服每次10mg/kg，2～3次/d。

3. 对症治疗　对毒血症状严重者，可在强有力的抗菌治疗基础上，予小剂量肾上腺皮质激素；腹痛剧烈者可用颠茄片或阿托品、山莨菪碱；有脱水者需静脉补液；高热者可物理降温为主，必要时适当给予退热药物。

（二）中毒性菌痢治疗

应采取综合急救措施，力争早期治疗。

1. 对症治疗　降温止惊：体温38.5℃以上，可予退热药；高热烦躁、惊厥者，可采用亚冬眠疗法，予氯丙嗪和异丙嗪各1～2mg/kg肌注；反复惊厥者可用地西泮、苯巴比妥肌注或水合氯醛灌肠。

2. 休克型治疗

（1）迅速扩充血容量纠正酸中毒：快速给予葡萄糖盐水、5%碳酸氢钠及低分子右旋糖酐等液体，补液量及成分需根据脱水情况而定。休克好转后继续静脉输液维持。

（2）改善微循环障碍：本病主要为低排高阻型休克，可予抗胆碱类药物，如山莨菪碱0.5～2mg/kg，每5～15分钟静脉注射一次，直至面色红润、肢体转暖、尿量增多及血压回升，即可减量渐停。如经上述治疗效果不佳，可改用酚妥拉明、多巴胺或间羟胺等，以改善重要脏器血流灌注。

（3）保护重要脏器功能：主要是心、脑、肾等重要脏器功能。其他，可使用肾上腺皮质激素，有早期DIC表现者予肝素抗凝治疗。

3. 脑型治疗　脱水减轻脑水肿：20%甘露醇每次1～2g/kg快速静脉滴注，每4～6小时注射一次；血管活性药物改善脑部微循环，肾上腺皮质激素减轻炎症反应，改善病情；呼吸衰竭者需使用人工呼吸机。

4. 抗菌治疗　药物选择同急性菌痢，但需静脉用药，病情好转后可改为口服药物治疗。

【预防】

对急、慢性病人和带菌者应隔离或定期进行访视管理，并给予彻底治疗，直至大便培养阴性，对饮管人员、水源管理人员、幼托机构保教人员等行业人群中的病人，应立即调离原工作岗位并给予彻底治疗，慢性菌痢病人和带菌者未治愈前一律不得从事上述行业的工作。养成良好的卫生习惯，特别注意饮食和饮水卫生。可口服活菌疫苗进行获得性免疫。

（王君霞　郭林梅）

五、严重急性呼吸综合征（SARS）

【病因】

是由新冠状病毒引起的一种传染性强、潜伏期短、传播快、病情重、病死率高的新型传染病，以肺部炎症进行加剧、多脏器功能衰竭为特征的重症急性呼吸综合征（简称 SARS）。为人畜共患疾病。

【流行病学】

SARS 病毒为新的冠状病毒，正式命名为 SARS－CoV，单链 RNA 病毒。推测来源于动物，从果子狸体内分离的 SARS 病毒的基因序列与人体分离到的 SARS 病毒有 99% 同源性。传播途径以近距离飞沫、呼吸道分泌物、密切接触传播为主，未发现经血液途径、性交途径、垂直传播的流行病学证据。病人是最主要的传染源，病情越重，传染性越强。人群普遍易感，医务人员、患者家属、陪护人员等与病人密切接触者发病率高。全年均可发病，但有明显季节性，多在 5～10 月流行发病。中国内地、香港、台湾的发病率占全球总病例的 92%。病死率总体为 14%～15%，小于 24 岁低于 1%，60 岁以上 50%。SARS－CoV 致病力强，短期内大量传播。人口密集、环境拥挤、卫生条件差、交通便利、医疗操作等加速传播。气温、气压、湿度及密切接触、食用有传染源的动物有助于病原传播。

【临床表现】

1. 潜伏期 1～6 天。

2. 普通型为发热、头痛、疲倦、肌肉痛、腹泻；咳嗽、肺部进行性炎症、进行性呼吸困难等。

3. 重症型临床表现为：

（1）呼吸困难，呼吸频率大于 30 次/min。

（2）低氧血症，吸氧 3～5L/min 条件下动脉血氧分压（PaO_2）低于 70mmHg 或容积血氧饱和度（SaO_2）低于 93%，氧化指数（PaO_2/FiO）小于 200。

（3）肺部出现多叶性病变，范围超过全肺的 1/3，或 48 小时后病灶进展超过 50%。

（4）有严重基础病或合并其他感染。

（5）年龄超过 50 岁。

（6）出现或可能出现休克、多器官功能障碍综合征。

【诊断】

（一）临床诊断标准

1. 普通病例诊断标准

（1）流行病学史：发病前曾密切接触过同类病人或有明确传染给他人的证据；生活在流行病区或前两周到过流行病区。

（2）症状与体征：发热（体温超过 38℃）、咳嗽、呼吸加速、气促、呼吸困难、呼吸窘迫综合征，肺部啰音或有肺实质改变体征。

（3）实验室检查：早期 WBC 计数不升高，或降低。

（4）肺部影像学检查：肺部不同程度的片状浸润性阴影或呈网状样改变。

2. 重症病例诊断标准

（1）呼吸困难，呼吸频率大于 30 次/min。

（2）低氧血症，吸氧 3～5L/min 条件下动脉血氧分压（PaO_2）低于 70mmHg 或容积血氧饱和度（SaO_2）低于 93%，氧合指数（PaO_2/FiO_2）小于 200。

（3）X 线胸片显示肺部病变 48 小时内进展超过 50%。

（4）出现休克、ARDS（继发性急性呼吸窘迫综合征）、MODS（多器官功能障碍综合征）。

（二）实验室诊断标准

1. 病原学检测　采集发病后 1～3 天咽、鼻拭子或含漱液，急性期（发病 7 天内）和恢复期（发病后 21～28 天）的血清以及死亡病例的尸检肺组织、气管分泌物，进行 SARS 病毒分离、SARS 病毒核酸和血清抗体的检测，明确 SARS 冠状病毒感染。

2. 血常规检查　白细胞计数和淋巴细胞分类进行性降低。早期 $CD4^+$ 和 $CD8^+$ 淋巴细胞下降。

3. 放射学影像　①部分患者存在胸片特征与临床表现分离现象，即临床症状尚不明显时，肺部出现“棉絮”状阴影或“磨砂玻璃”样 X 线特征，并呈现快速发展趋势。②胸片阴影可以一侧或双侧同时出现病灶。

4. 病理检查　肺部呈非炎症改变，气管上皮基底膜及肺泡壁透明膜样变，间质纤维化，Ⅱ型肺泡细胞增生。

【治疗】

（一）一般对症治疗

1. 一般治疗　住院隔离，卧床休息。补充多种维生素、氨基酸，维持水电解质和酸碱平衡。适量补液，慢速，以免增加心、肺、脑负荷。保护心、脑、肝、肾功能。

2. 对症治疗　镇咳化痰。高热者可进行物理降温，或口服解热镇痛药，儿童慎用，以免引起 Reye 综合征。吸痰、吸氧、面罩持续正压辅助通气，必要时气管切开、插管或人工呼吸。血细胞降低可给予生血药治疗。

（二）抗感染治疗

1. 抗病毒药物　包括利巴韦林片、达菲胶囊（磷酸奥司他韦）口服。干扰素滴鼻或肌内注射。

2. 抗生素　包括三代头孢类、大环内酯类抗生素、四环素类（儿童慎用）、β－内酰胺、喹诺酮类（儿童禁用）。耐药球菌感染，可选用万古霉素等。

3. 抗真菌药物　包括氟康唑、伏立康唑、两性霉素 B 等抗真菌药。

（三）糖皮质激素

1. 用药指征　持续高热、严重中毒症状、病情进展迅速、重症肺炎及其并发症。

2. 用药剂量　①甲基强的松龙 1mg/（kg·d），静脉滴注，q8h，连用 5 天后，改 q12h，连用 12 天。②地塞米松 10mg，iv，qd，3～5 天。

3. 减量及停药指征　体温正常 3 天、病情缓解、胸片示肺炎吸收好转，逐渐减量至停用。

4. *用药注意事项* 糖皮质激素可抑制免疫力，继发感染，不宜长时间应用。严重不良反应可加重水钠潴留及心、脑、肺负担，诱发应激性溃疡、二重感染、股骨头坏死等。可用洛赛克减轻胃溃疡反应。

（四）免疫增强治疗

可用免疫增强剂，如胸腺肽：胸腺肽注射液、胸腺五肽注射液、合成胸腺肽 α_1 注射液；干扰素注射液、重组人干扰素 α－2b 喷雾剂；静脉用人血球蛋白或白蛋白；转移因子口服液、转移因子注射剂；白细胞介素－2；输新鲜血液或恢复病人血液等。

（五）中医中药

病初用加味银翘汤，中期用麻杏白虎汤，极期用瓜蒌泻白汤，恢复期用益气增液汤。口服板蓝根冲剂、金莲花清热颗粒、新雪颗粒等，清开灵注射液、鱼腥草注射液等静脉滴注。

（六）其他

治疗原发基础疾病：心血管病、糖尿病、其他种类的肺炎等。康复治疗：肺纤维化功能康复、股骨头坏死康复等。

【预防】

1. *设立发热门诊* 流行季节设立符合规范要求的 SARS 定点医院和发热呼吸道疾病门诊，密切接触者进行医学观察 14 天。强调就地隔离、就地治疗，避免远距离传播。每日逐级报告制度。

2. *隔离治疗* SARS 预警病例、疑似病例、临床诊断病例和确诊病例均进行呼吸道隔离治疗，最好单间或负压病房，如无独立供气系统，应关闭空调进行开窗通风。医务人员做好个人防护，穿戴防护服、口罩、帽、手套、鞋套、眼镜等。按规范标准洗手。

3. *消毒* 对病人活动的主要场所和排泄物实行终末消毒。疫区内最后一例病例被隔离治疗后，经过 14 天未发现新病例，可考虑疫情得到有效控制。疫区必须进行终末消毒，达到标准后经国家有关部门检查论证后方可终止疫区防护隔离。

4. *加强管理* 加强对疫源性动物管理，采取杀灭、禁止销售等措施，减少与人类接触机会。

5. *加强检疫* 建立定点医院的实验室检疫，实验标本的采集、运输和检测过程严格管理，防止经标本扩散而感染社会。转送过程做好个人防护、车辆消毒。实施国境卫生检疫、国内交通检疫。

6. *出院标准* ①未用退热药物，体温正常 7 天以上；②呼吸系统症状明显改善；③胸部影像学有明显吸收。

7. *尸体处理* 确定诊断和疑似诊断病人死亡，尸体进行消毒处理后，及时火化。

六、禽流感

【病因】

人禽流行性感冒（简称人禽流感）是由禽甲型流感病毒某些亚型中的一些毒株引起人的急性呼吸道传染病。目前所知引起人类感染禽流感的流感病毒亚型为 H_5N_1、H_9N_2、H_7N_7、H_7N_2 和 H_7N_3，其中以 H_5N_1 最为常见，病情重，病死率高。

禽流感病毒属正黏病毒科甲型流感病毒属，基因组为分节段单股负链 RNA，有 15 种特异的血凝素（HA）和 9 种特异的神经氨酸酶（NA），根据 HA 和 NA 抗原性的差异，分为

16 个 H 亚型（$H_1 \sim H_{16}$）和 9 个 N 亚型（$N_1 \sim N_9$）。禽流感病毒抗原性变异的频率很高，导致致病性更强的病毒出现和子代病毒发生改变。对外环境抵抗力较强，主要传染源为患禽流感或携带禽流感病毒的鸡、鸭、鹅等禽类。经呼吸道飞沫、家禽的分泌物、排泄物和污染水传播。目前尚无人与人之间传播的确切证据。人群普遍易感，尤以 13 岁以下儿童，从事家禽养殖、销售、屠宰人员的高危人群，接触禽流感病毒的实验室工作人员为多。

【临床表现】

1. 潜伏期　一般为 1～3 天，通常在 7 天以内。

2. 临床症状　早期表现类似普通型流感，急性起病，发热，可达 39℃以上，持续 1～7 天，伴流涕、鼻塞、咳嗽、咽痛、头痛、眼结膜炎和全身不适。也可出现恶心、腹痛、腹泻等消化道症状。少数老年或儿童患者或因治疗过迟，病情进展，出现肺炎、急性呼吸窘迫综合征、肺出血、胸腔积液、全血细胞减少、肾功能衰竭、败血症、休克及 Reye 综合征等多种并发症。重症患者有肺部实变体征等。

【诊断】

（一）临床诊断

有疫区流行病学史、密切接触史、临床表现及辅助检查结果，排除其他疾病后，可考虑人禽流感的如下诊断。

1. 医学观察病例　有流行病学史、与人禽流感患者密切接触史、1 周内出现临床表现者。

2. 疑似病例　医学观察病例基础上，呼吸道标本甲型流感病毒和 H 亚型单克隆抗体抗原检测阳性者。

3. 确诊病例　疑似病例基础上，呼吸道标本中分离出特定病毒，或采用 RT－PCR 法检测到禽流感 H 亚型病毒基因，且发病初期和恢复期双份血清抗禽流感病毒抗体滴度有 4 倍或 4 倍以上升高者。

（二）辅助诊断

1. 外周血象　白细胞总数正常或降低，危重者白细胞总数及淋巴细胞下降。

2. 呼吸道标本进行病毒抗原及基因检测　①免疫荧光法（或酶联免疫法）检测甲型流感病毒核蛋白抗原（NP）；②免疫荧光法（或酶联免疫法）检测禽流感病毒 H 亚型抗原；③RT－PCR 法检测禽流感病毒亚型特异性 H 抗原基因。

3. 病毒分离　鼻咽分泌物、口腔含漱液、气管吸出物或呼吸道上皮细胞中分离禽流感病毒。

4. 血清学检查　发病初期和恢复期双份血清抗禽流感病毒抗体滴度有 4 倍或 4 倍以上升高。

5. 胸部 X 线片　重症患者胸片可显示单侧或双侧肺炎，少数可伴有胸腔积液等。

【治疗】

1. 隔离　疑似和确诊患者应与其他人员隔离。重症病区或有机械通气的病房均应注意室内通风、空气流向和医护人员防护，防止交叉感染。

2. 对症治疗

（1）注意休息，多饮水，增加营养，给易于消化的饮食。密切观察、监测并预防并发症。

（2）可应用解热药、缓解鼻黏膜充血药、止咳祛痰药等。儿童忌用阿司匹林或其他水杨酸制剂类药物，以免引起儿童 Reye 综合征。

3. 抗流感病毒治疗

（1）神经氨酸酶抑制剂奥司他韦（oseltamivir，达菲）：成人剂量 150mg/d，儿童剂量 3mg/(kg·d)，分 2 次口服，疗程 5 天。

（2）金刚烷胺（amantadine）或金刚乙胺（rimantadine）：成人剂量 100～200mg/d，儿童 5mg/(kg·d)，分 2 次口服，疗程 5 天。

4. 抗生素　在明确继发细菌感染时使用。

5. 其他　重症患者、低氧血症者应积极进行氧疗，不能纠正者应及时进行机械通气。出现多脏器功能衰竭时，应当采取相应的治疗措施。

6. 中医药治疗　主要是清热、解毒和化湿等，如连花清瘟胶囊、双黄连口服液、安宫牛黄丸、清开灵口服液、藿香正气丸、苦甘冲剂、鱼腥草注射剂、痰热清注射液、生脉注射液等口服及注射剂等。

【预防】

1. 隔离防护措施

（1）严格个人隔离防护：流行病期间禁止接触禽类、候鸟，远离其排泌物。密切接触禽类或可疑患者，可试用抗病毒药物或中药预防。

（2）加强禽类疾病和密切接触禽类人员的监测。

（3）接触人禽流感患者的相关人员应戴口罩、戴手套、穿隔离衣，用消毒液擦拭、洗手。

（4）确诊病人应采取单间隔离，标准防护、接触防护和空气防护。

（5）病房外应备有个人防护设备，包括所有病房医务人员、放射科医生、实验室人员、协助人员、家庭成员和探视者，优先提供必需者，应避免重复使用。

（6）隔离期：大于 12 岁的患者为退热后 7 天，小于 12 岁的儿童隔离至症状出现后 21 天。疑似或密切接触者医学观察 7 天。

（7）出院标准：≥13 岁人员，具备以下条件，并持续 >7 天方可出院。①体温正常；②临床症状消失；③胸部线影像检查显示病灶明显吸收。<13 岁儿童，应同时具备上述条件，并持续 7 天方可出院。如自发病至出院 <21 天，应住院满 21 天后方可出院。

（8）转移死亡病人的尸体时应使用标准的防护措施。

2. 人禽流感疫情现场消毒　主要消毒药物为 1000mg/L 过氧乙酸溶液喷洒、擦拭消毒，或 500mg/L 有效氯含氯消毒剂溶液喷雾，因消毒目标不同而消毒时间不同。也可用紫外线消毒：每 $10m^2$ 安装 30W 紫外线灯管 1 支，每次照射时间 30～60 分钟，每天 2 次。

3. 阻断传播途径

（1）对高发病疫区、疫点进行隔离封锁。

（2）对病死禽类、扑杀活禽及其排泄物、污物等进行焚烧深埋处理。

（3）加强对疫区疫点内禽类的养殖、屠宰加工、储藏等场所及交通工具、装卸用具的清洗、消毒。

（4）要加强检测标本和病毒毒株的管理，防止感染传播。

4. 疫苗预防接种　人接种流感疫苗可以降低患病机会。

七、手足口病

【病因】

手足口病（hand - foot - mouth disease，HFMD）是由多种肠道病毒引起的常见传染病，儿童多见，尤以3岁以内婴幼儿发病率高。大多为隐性感染，轻微发热和手、足、口腔等部位的皮疹或疱疹为主要特征。严重者可并发呼吸道感染、肺水肿、心肌炎、无菌性脑膜炎、脑炎、急性弛缓性麻痹等，病情进展快，易发生死亡。

引起手足口病的病原体有20多种，主要为小RNA病毒科肠道病毒属的柯萨奇A组病毒16、4、5、7、9、10型，B组2、5、13型，埃可病毒（ECHO viruses）以及人肠道病毒71型，其中以EV71和CoxA16最为常见。病毒基因型别的变化是手足口病间歇性暴发的主要原因。人是肠道病毒唯一宿主，患者和隐性感染者均为传染源。主要通过消化道（粪-口）、呼吸道（飞沫）和密切接触（患者皮肤、黏膜疱疹液）、水源性污染等途径传播。一年四季均可发生，夏秋季达高峰或易流行。人群普遍易感，5岁以下的婴幼儿为主，易造成集体暴发。全球范围内均可发病，主要集中于热带、亚热带、温带。粪便中排出病毒时间较长（3～5周），隔离治疗期7～10天。

【症状】

1. 潜伏期　平均3～5天。该病没有明显的前驱症状，多数患者突然起病。

2. 普通病例　表现急性起病，发热，口腔黏膜出现散在疱疹，手、足和臀部出现斑丘疹、疱疹。可伴有咳嗽、流涕、食欲不振等症状。部分病例仅表现为皮疹或疱疹性咽峡炎。多在1周内痊愈，预后良好。

3. 重症病例（尤其是<3岁者）　病情进展迅速，在发病1～5天出现脑膜炎、脑炎（以脑干脑炎最为凶险）、脑脊髓炎、肺水肿、循环障碍等，极少数病例病情危重，可致死亡，存活病例可留有后遗症。神经系统表现精神差，嗜睡，易惊、头痛、呕吐、谵妄甚至昏迷；肢体抖动、肌阵挛、眼球震颤、共济失调、眼球运动障碍；无力或急性弛缓性麻痹；惊厥。查体可见脑膜刺激征，腱反射减弱或消失，巴氏征等病理征阳性。呼吸系统表现呼吸浅促、呼吸困难或节律改变，口唇发绀，咳嗽，咳白色、粉红色或血性泡沫样痰液；肺部可闻及湿啰音或痰鸣音。循环系统表现面色苍灰、皮肤花纹、四肢发凉、指（趾）发绀；出冷汗；毛细血管再充盈时间延长。心率增快或减慢，脉搏浅速或减弱甚至消失；血压升高或下降。

【诊断】

（一）临床诊断

1. 在流行季节发病，常见于学龄前儿童，婴幼儿多见。
2. 发热伴手、足、口、臀部的皮疹，部分病例无发热。
3. 无皮疹不宜诊断为手足口病。
4. 极少数重症病例皮疹不典型，临床诊断困难，需结合病原学或血清学检查作出诊断。
5. 具有下列之一者可确诊：

（1）肠道病毒（CoxA16、EV71等）特异性核酸检测阳性。

（2）分离出肠道病毒，并鉴定为CoxA16、EV71等其他可引起手足口病的肠道病毒。

（3）急性期与恢复期血清CoxA16、EV71等其他可引起手足口病的肠道病毒中和抗体有 4 倍以上的升高。

（二）辅助诊断

1. 血常规　白细胞计数正常或降低，病情危重者白细胞计数可明显升高。

2. 血生化检查　部分病例可有轻度谷丙转氨酶（ALT）、谷草转氨酶（AST）、肌酸激酶同工酶（CK－MB）升高，病情危重者可有肌钙蛋白（cTnI）、血糖升高。C 反应蛋白（CRP）一般不升高。乳酸水平升高。

3. 血气分析　呼吸系统受累时可有动脉血氧分压降低，血氧饱和度下降，二氧化碳分压升高，酸中毒。

4. 脑脊液检查　神经系统受累时可表现为：外观清亮，压力增高，白细胞计数增多，多以单核细胞为主，蛋白正常或轻度增多，糖和氯化物正常。

5. 病原学检查　CoxA16、EV71 等肠道病毒特异性核酸阳性或分离到肠道病毒。咽、气道分泌物、疱疹液、粪便阳性率较高。血清学检查急性期与恢复期血清 CoxA16、EV71 等肠道病毒中和抗体有 4 倍以上的升高。

6. 胸 X 线检查　可表现为双肺纹理增多，网格状、斑片状阴影，部分病例以单侧为著。

7. 磁共振　神经系统受累者可有异常改变，以脑干、脊髓灰质损害为主。

8. 脑电图　可表现为弥漫性慢波，少数可出现棘（尖）慢波。心电图无特异性改变。

9. 心电图　少数病例可见窦性心动过速或过缓，Q－T 间期延长，ST－T 改变。

（三）诊断标准

1. 普通病例诊断

（1）临床诊断：流行季节发病，学龄前儿童、婴幼儿多见。发热伴手、足、口、臀部皮疹，部分病例不发热或皮疹不典型。无皮疹不宜诊断为手足口病。

（2）确诊病例：临床诊断病例具有下列之一者即可确诊。① 肠道病毒 CoxA16、EV71 等）特异性核酸检测阳性。②分离出肠道病毒，并鉴定为 CoxA16、EV71 或其他可引起手足口病的肠道病毒。③急性期与恢复期血清 CoxA16、EV716 或其他可引起手足口病的肠道病毒中和抗体有 >4 倍的升高。

2. 重症病例诊断

（1）重型：出现神经系统受累表现，如精神差、嗜睡、易惊、谵妄；头痛、呕吐；肢体抖动、肌阵挛、眼球震颤、共济失调、眼球运动障碍；无力或急性弛缓性麻痹；惊厥。体征可见脑膜刺激征，腱反射减弱或消失。

（2）危重型：出现下列情况之一者：①频繁抽搐、昏迷、脑疝；②呼吸困难、发绀、血性泡沫痰、肺部啰音等；③休克等循环功能不全表现。

（四）鉴别诊断

1. 重症手足口病可发生神经源性肺水肿，应与肺炎相鉴别。

2. 重症手足口病可发生暴发性心肌炎，以循环障碍为主要表现，应与其他原因所致的暴发性心肌炎相鉴别。

3. 有下述症状，应进行鉴别诊断，以免短期内发展为危重症：①持续高热不退；②精神差，呕吐，易惊，肢体抖动、无力；③呼吸、心率增快；④出冷汗、末梢循环不良；⑤高血压；⑥外周血白细胞计数明显增高；⑦高血糖。

【治疗】

1. 隔离治疗　避免交叉感染。适当休息，清淡饮食，做好口腔和皮肤护理。

2. 重症病例　应住院治疗，危重病例及时收入重症医学科（ICU）救治。密切观察病情变化，尤其是心、肺、脑等重要脏器功能。保护重要脏器功能，维持内环境的稳定。

3. 控制颅内高压　神经系统受累应控制颅内高压，限制入量，甘露醇降颅压每次0.5～1.0g/kg，每4～8小时1次，20～30分钟快速静脉注射。甘露醇与呋塞米交替应用，根据病情减量。

4. 糖皮质激素

（1）甲基泼尼松龙1～2mg/(kg·d)，重危症2～3天内给予甲基泼尼松龙10～20mg/(kg·d)（单次最大剂量≤1g）。

（2）地塞米松0.2～0.5mg/(kg·d)，重危症2～3天内给予地塞米松0.5～1.0mg/(kg·d)。

（3）氢化可的松3～5mg/(kg·d)。病情稳定后，尽早减量或停用。

5. 免疫球蛋白　总量2g/kg，分2～5天静脉注射。

6. 其他对症治疗　降温、镇静、止惊。

7. 严密观察病情变化，密切监护　积极治疗呼吸、循环衰竭；保持呼吸道通畅，吸氧；确保2条静脉通道通畅；监测呼吸、心率、血压和血氧饱和度。

8. 机械通气　呼吸功能障碍时，及时气管插管使用正压机械通气。建议呼吸机初调参数：吸入氧浓度80%～100%，PIP 20～30cmH_2O，PEEP 4～8cmH_2O，f 20～40次/min，潮气量6～8ml/kg。根据血气、X线胸片结果，随时调整呼吸机参数。适当给予镇静、镇痛。如有肺水肿、肺出血表现，应当增加PEEP，不宜进行频繁吸痰等降低呼吸道压力的护理操作。

9. 限制液体入量　在维持血压稳定的情况下，限制液体入量（有条件者根据中心静脉压、心功能、有创动脉压监测调整液量）。

10. 头肩抬高15°～30°，保持中立位。

11. 留置胃管、导尿管。

12. 控制血压　根据血压、循环的变化可选用米力农、多巴胺、多巴酚丁胺等药物；酌情应用利尿药物治疗。

13. 监测血糖　严重高血糖时可应用胰岛素。抑制胃酸分泌：可应用胃黏膜保护剂及抑酸剂等。

14. 应用抗生素　继发感染时，给予抗生素治疗。

15. 恢复期治疗　促进各脏器功能恢复，功能康复治疗，中西医结合治疗。

16. 中医治疗　板蓝根口服液、蓝芩口服液、小儿豉翘清热颗粒、金莲清热泡腾片、抗病毒口服液、新雪丹、安宫牛黄丸、痰热清注射液、喜炎平注射液、热毒宁注射液等。青黛散、双料喉风散、冰硼散等。

【预防】

1. 疾控机构预防　最有效的措施是做好日常监测和报告，争取早发现、早报告、早诊断、早隔离、早治疗。发现疾病流行或暴发疫情时，应立即派专人赴现场开展流行病学调查，分析疫情，采集标本，进行实验室检测，明确致病病原并进行分型鉴定，掌握流行规律。

2. 学校、幼托机构预防　教室、宿舍定期通风、清扫。加强玩具、桌面、餐具、口杯、毛巾、地面、厕所等消毒。被污染的用具和玩具等物品可用500mg/L含氯消毒剂浸泡，作用时间30分钟后再用清水洗净。桌面擦洗消毒，地面、厕所喷洒消毒。患儿粪便及排泄物用3%漂白粉澄清液浸泡。所有工作人员及儿童均须规范性洗手。

3. 个人预防

（1）养成良好的卫生习惯：饭前便后外出后洗手，不喝生水及进食生冷食物，勤通风、晒衣被等。少去人群密集、空气流通差的场所。

（2）药物预防：对学校、幼托机构可进行药物预防，服用抗病毒药物、清热解毒中草药及维生素B、C等。保持口腔清洁，进食前后可用生理盐水或温开水漱口。

（3）家庭隔离：在家隔离者一般需要隔离2周，直到体温正常、皮疹消退和水疱结痂。

（4）多喝温开水，吃清淡、易消化饮食。

（5）局部处理：维生素B_2粉剂直接涂在口腔糜烂部位，或涂鱼肝油，开喉剑喷咽。皮疹涂炉甘石洗剂，疱疹涂0.5%碘伏。

4. 医院机构防控　医院是感染者集中的地方，应设立预检分诊、专科诊室和病区。接触患者及参与诊疗的医务人员应加强个人预防措施，认真洗手。加强污染环境、排泄物、污染物品的有效消毒，如紫外线消毒和擦拭消毒，防止病毒通过医院进行扩散。

5. 群体性预防　进行卫生知识宣传，完善基层医疗机构设施，培训社区医师。

6. 发病区域的预防控制　加强对环境条件较差地区的卫生整治力度，清理病媒生物的滋生环境，规范化处理水源、生活垃圾、污物、粪便。加强食品、饮用水和公共场所的卫生监督。

八、肠出血性大肠埃希菌O_{157}：H_7

【病因】

肠出血性大肠埃希菌O_{157}：H_7感染后可引起腹泻、出血性肠炎、血栓性血小板减少性紫癜、血栓性溶血性尿毒症综合征。

肠出血性大肠埃希菌O_{157}：H_7为革兰阴性杆菌，病人或无症状携带者可传播疾病，动物也可携带肠出血性大肠埃希菌O_{157}：H_7成为传染源，为人畜共患疾病，经食源性传播。人群普遍易感，儿童和老人多发。全年均可发病，但多在5~10月发病。

【症状】

1. 潜伏期　3~7天，轻型为无症状感染、轻型腹泻。重症表现为出血性肠炎、血栓性血小板减少性紫癜、溶血性尿毒症综合征。

2. 出血性肠炎　剧烈腹痛、水样便、血性便、发热或不发热。

3. 血栓性血小板减少性紫癜　急性肾功能衰竭、血小板减少症、微血管异常溶血性贫血。

4. 血栓性溶血性尿毒症综合征　发热、血小板减少、微血管异常溶血性贫血、肾功能异常（血尿、蛋白尿、急性肾功能衰竭）、神经系统症状（头痛、轻瘫、谵妄等）。病情进展迅速，90天内70%病人死亡，复发率37%。

【诊断】

1. 疑似病例 符合下列条件之一即可诊断为疑似病例。

①鲜血便、低热或无热、痉挛性腹痛；②腹泻若干天后继发少尿、无尿等急性肾功能衰竭表现；③病人便标本中大肠埃希菌 O_{157}：H_7 抗原免疫胶体金方法检测阳性。

2. 确诊病例 腹泻或疑似病例符合下列条件之一即可确诊。①病人便标本中检测出志贺毒素的大肠埃希菌 O_{157}：H_7；②恢复期血清 O_{157}脂多糖（LPS）IgG 抗体呈 4 倍以上增高；③蛋白印迹试验可证实血清标本有与 O_{157}、LPS、肠出血性大肠埃希菌溶血素或志贺毒素分子量一致的特异性抗体。

【治疗】

1. 对症和支持治疗。

2. 预防血栓性溶血性尿毒症综合征。

3. 使用抗生素可刺激病原菌产生和释放志贺毒素，增加发生溶血性尿毒症综合征的危险。

4. 使用止泻药和抑制肠蠕动药物，可促进志贺毒素的吸收。

【预防】

1. 迅速查清传染源，控制传染源和传播途径：水源、食品、携带病原菌的家畜、家禽等。

2. 病人隔离治疗，携带者和疑似者医学观察。

3. 病人排泄物、污染物品、用具严格消毒与处理。经常用肥皂和清水洗手，处理好尿片。

4. 严把入口关，肉、奶、食物应高温烹制，不吃生冷食物和未经清洗的蔬菜和水果，不饮用生水和不干净饮料。

5. 严格保护水源不受污染，日常生活用水需加氯消毒，保持清洁。保持环境卫生、灭蝇。圈养畜禽，畜禽粪便无害化处理。

九、埃博拉出血热

【病因】

由丝状病毒感染引起的急性出血性、动物源性传染病，流行区域多在非洲的苏丹和扎伊尔，病死率 50%~90%。因疾病首发于扎伊尔背部的埃博拉河流，故命名为埃博拉出血热。

流行病学：病毒可感染人、猴、猩猩、豚鼠、仓鼠，有或无症状的病毒携带者或动物均可作为传染源。疾病经接触、空气传播和经疫源性传播、性传播。人群普遍易感，15~29 岁成年人为多。

【症状】

1. 潜伏期 2~21 天，平均 7 天。

2. 急性起病，高热、畏寒、头痛、肌肉痛、结膜充血、相对缓脉。2~3 天后出现呕吐、腹痛、腹泻、血便等。4~5 天进入极期，神志改变，多处腔道出血，麻疹样皮疹、消退后脱屑。病程第 10 天为出血高峰。危重者因休克、DIC、电解质紊乱和酸碱失衡在 12 天内死亡，非危重者 2 周内恢复。

【诊断】

（一）临床诊断

流行病学资料：有与病人或其血液、污染物接触史，3 周内去过流行病区或在流行病区生活、旅行。

（二）辅助诊断

1. 血清学检测　IgM 抗体阳性可作为感染指标。

2. 病毒抗原及病毒 RNA 检测　阳性可以确诊。

【治疗】

无确切疗法，对症和支持治疗。维持水电解质及酸碱平衡，控制出血，保护肾功能，肾功能衰竭可进行血液透析。可输注恢复期血浆。

【预防】

1. 严格隔离传染源，防止扩散流行。病人住院，可疑者医学观察，体温超过 38.3℃即入院隔离。

2. 严格消毒，切断传播途径。病人排泄物、病人尸体消毒、密闭、包裹后焚烧或深埋。

3. 严格防护，保护易感人群。接触病人穿戴防护服、口罩、帽、手套、鞋套、眼镜等。

4. 各种标本检验在 P4 实验室进行，标本密闭保存，防止外泄。

5. 严格检疫，防止病源入境。

十、西尼罗病毒病

【病因】

西尼罗病毒病（West Nile virus disease）是由西尼罗病毒（West Nile virus，WNV）感染的经蚊虫叮咬传播的一种人畜共患急性发热性传染病。病原体西尼罗病毒，首次在乌干达的西尼罗地区分离，故命名为西尼罗病毒。

流行病学：西尼罗病毒为黄病毒科黄病毒属日本脑炎病毒血清群成员。病毒颗粒直径 50nm，球形，25nm 的核衣壳外包裹着脂质双分子膜。单股正链 RNA 病毒，根据蛋白基因的差别进行病毒株基因分型，分为 2 组：Ⅰ型是引起人类西尼罗病毒病的主要基因型，呈世界性分布，Ⅱ型只在非洲小范围内传播。鸟类，如乌鸦、家雀、海鸥等为带毒动物和自然贮存宿主，病毒随候鸟迁徙而扩散。蚊虫叮咬带有病毒血症的鸟类后，病毒在蚊虫体内繁殖，储存在唾液腺中，再次叮咬人类或动物导致感染。主要传播媒介为库蚊（Culex，Cx）。此外，病毒也可经输血、器官移植传播和母婴传播。普通接触不会传染疾病。人群普遍易感，隐性感染和轻型病人多见，发病者多为年老体弱者和儿童，感染后可获得持久免疫力。危险职业人群为农民、森林居住和工作者。温带地区流行主要发生在蚊虫活跃的夏秋季节，热带地区可全年发病。

【症状】

1. 潜伏期　3～14 天，80%感染者为隐性感染。发病表现为发热型和脑炎型。

2. 发热型　双峰热、头痛、眼痛、全身肌肉酸痛、颜面潮红、结膜充血、咽炎、恶心呕吐、腹痛腹泻、腋下及腹股沟淋巴结肿大。全身淡红色玫瑰疹或斑丘疹持续 1 周。也可并发心肌炎、胰腺炎、暴发性肝炎等，但较少见。

3. 脑炎型　多发于老年人、儿童或青少年。可引起脑炎、脑膜炎、脑膜脑炎。体温持续不降，剧烈头痛、恶心呕吐、嗜睡、神志不清、颈强、惊厥、呼吸困难、循环衰竭。也可能出现脊髓灰质炎综合征表现：双侧或单侧上肢肌无力或进行性发展，出现下肢无力甚至瘫痪等。脑炎型病死率为 3%～15%，存活者多留有后遗症。

【诊断】

（一）临床诊断

根据流行区域、季节、发热、淋巴结肿大、神经系统症状和体征，应考虑诊断。

（二）辅助诊断

1. 病毒分离　病人标本中分离出西尼罗病毒，或用间接免疫荧光试验（IFA）、病毒核酸检测（对 RT－PCR 产物进行限制性酶切片段长度多态分析）、核酸序列扩增分析和中和试验进行病毒的鉴定。

2. 病人血清、脑脊液检测　IgM 抗体阳性，急性期和恢复期双份血清中西尼罗病毒 IgG 抗体滴度升高 4 倍以上为阳性。标本采集时间越早阳性率越高。

3. 组织中病毒的检测　应用特异性 McAb 对可疑死亡病例的脑组织进行免疫组化分析。也可在肝、脾、肺、胰腺中分离到病原体。

【治疗】

无特效治疗药物，主要为对症及支持治疗。

【预防】

1. 预防蚊虫叮咬　采取防蚊隔离措施，防止蚊虫在春季大量繁殖，加强水体管理，使用喷洒用化学药物和生物方法阻断幼虫繁殖。清理环境、杜绝蚊虫滋生。使用蚊虫驱避剂。

2. 个人防护　蚊虫活动高峰尽量减少外出，并着长袖长裤等。

3. 在疾病流行季节，加强出入境检疫和健康检查　对来自疫区的货物、交通工具等做好灭蚊处理，对动物、鸟类进行检疫，对可疑病人进行实验室检查、隔离观察和进行防蚊隔离治疗。

4. 密切监测鸟类感染死亡情况　鸟类感染死亡率高达 90%~100%。

5. 对献血者进行感染筛查　采用核酸扩增技术检查病毒，阳性者为携带者。减少输血或器官移植，减少母婴传播途径，降低疾病发病率。

6. 疫苗研究　目前尚无用于人体的预防西尼罗病毒感染的商品疫苗。

（李　薇）

参考文献

[1] 刘贺之，魏荣，樊燕凌，等．传染性非典型肺炎（SARS）的诊断及其药物治疗进展［J］．解放军药学学报，2003，19，(3)：206－209.

[2] 杨造成，彭碧波，张咏等．SARS 63 例危重病例救治分析［J］．武警医学，2003，14（9）：563－564.

[3] 陈青山．禽流感与人禽流感［J］．武汉科技大学学报（自然科学版），2006，29（3）：310－318.

[4] 国家卫生部．人禽流感诊疗方案（2005 版修订版）［J］．抗病毒药学，2006，3（2）：96－98.

[5] 林锦炎．人禽流感流行病学和感染控制及消毒［J］．中国消毒学杂志，2009，26（2）：238－240.

[6] 江波．手足口病研究进展和预防策略［J］．安徽预防医学杂志，2011，17（4）：284－287.

[7] 张晓慧，梅玉新．抓住手足口病流行关键环节制定有效防治措施［J］．西北民族大学学报（自然科学版），2009，30（4）：56－58.

[8] 高秋月，肖露平，李海燕，等．埃博拉病毒及其免疫研究进展［J］．生物学教学，2009，34（7）：7－9.

[9] 宋春英. 西尼罗病毒研究现状 [J]. 职业与健康, 2011, 27 (12): 1416-1418.
[10] 中华人民共和国卫生部. 流行性感冒诊断与治疗指南 (2011 年版).

第三节 脓毒症及脓毒休克综合征

一、儿科脓毒症及脓毒休克综合征概念制定及背景

传统意义上的败血症是指由细菌感染，并可从血液中培养出致病菌的临床综合征。1992年，美国对败血症概念进行了更新，提出了脓毒症的新概念，即标准脓毒症的病原不再局限于细菌感染，包括细菌、病毒、真菌、支原体等各种微生物及寄生虫等感染导致的全身炎症反应综合征（SIRS）均是脓毒症。对于感染性疾病的相关术语，如感染、SIRS、脓毒症、严重脓毒症、感染性休克和多器官功能障碍综合征（MODS）等作出统一的解释。2002 年 2 月，来自全球的 20 位儿童脓毒症专家在美国召开会议，结合儿童各年龄组生理值的不同特点明确了儿科感染、脓毒症、严重脓毒症、脓毒性休克和器官功能障碍的概念，并于 2005 年 1 月发表。2008 年发表了严重脓毒症及感染性休克患者救治的国际指南，指导全世界的儿科工作者进行儿童脓毒症的诊断和治疗。

二、发病机制

（一）致病微生物

细菌感染仍然是儿童脓毒症的主要病因，不同年龄脓毒症常见的致病细菌有一定差异，主要病原体有：

1. *新生儿期* 早期发病常见为无乳链球菌、大肠埃希菌、克雷伯杆菌、肠杆菌属；晚期发病常见为凝固酶阴性葡萄球菌、金黄色葡萄球菌、大肠埃希菌、克雷伯菌属、铜绿假单胞菌、肠杆菌属、沙雷菌、不动杆菌属及厌氧菌属。

2. *婴儿期* 常见为流感嗜血杆菌、肺炎链球菌、脑膜炎双球菌、沙门菌属。

3. *儿童期* 非中性粒细胞减少者，常见为肺炎链球菌、流感嗜血杆菌、脑膜炎双球菌、金黄色葡萄球菌；中性粒细胞缺乏者，常见为耐药菌株或革兰阴性菌，如大肠埃希菌、克雷伯菌属、肠杆菌属、不动杆菌属等，革兰阳性菌，如耐药金黄色葡萄球菌、凝固酶阴性葡萄球菌、耐青霉素的肺炎链球菌、肠球菌等。

（二）病原毒力与机体免疫能力不平衡

脓毒症的发病机制包括病原微生物和机体免疫反应两方面共同导致了脓毒症。病原微生物侵入机体后引起组织、器官、系统的感染、破坏、坏死等损害，机体免疫系统通过体液、细胞免疫、识别受体等防御反应，进行一系列细胞内信号转导，激活补体系统、凝血纤溶系统、氧化系统等，导致组织细胞浸润、炎细胞趋化、吞噬、炎症介质的大量释放，出现全身炎症反应综合征，即脓毒症。病原微生物侵害强于机体防御，其结果是严重的全身感染；机体防御强于病原微生物侵害，其结果是过度的持续的炎症反应，导致机体严重损害。病原微生物内毒素、外毒素的不同毒力和入侵的数量与脓毒症转归密切相关。

脓毒症实际是机体的促炎反应和抗炎反应失衡的结果。过度促炎会引起 SIRS，会对机体造成损害，是脓毒症早期死亡的主要原因；抗炎反应会导致机体免疫麻痹，引起继发感

染，是导致脓毒症后期死亡的主要原因。

（三）全身炎症反应是脓毒症发病机制重要过程

全身炎症反应导致全身毛细血管通透性增加，毛细血管内液体和低分子蛋白渗漏，致全身有效循环容量不足，组织灌注不足、氧输送降低。组织缺氧导致器官功能降低、衰竭，随之出现脓毒性休克、MOF。当临床上出现周围脉搏比中心脉搏减弱或消失、意识状态改变、毛细血管再充盈时间大于2秒、皮肤花斑或肢端发冷、尿量减少等表现时，可以判定组织灌注不足、氧输送降低。

（四）多脏器功能衰竭是脓毒症的炎症反应失调的恶果

脓毒症病理生理特征是各种感染因子激活机体的防御系统，如单核巨噬细胞系统、内皮系统、凝血系统等，导致各种炎性因子的过度释放，抗炎/促炎细胞因子失衡，炎症反应失控及免疫功能紊乱，组织器官损伤。休克的病理过程既有缺血性病理改变，又有再灌注损伤改变；既可导致免疫抑制，也可促进炎症介质释放；既可引起凝血物质稀释、抑制，也可活化凝血系统，致血液高凝状态，从而成为创伤MODS的高危因素。

三、诊断

（一）临床诊断

1. 脓毒症（sepsis）　由感染引起的全身炎症反应（SIRS），引起感染的微生物可以是细菌、病毒、真菌、支原体、立克次体或寄生虫等，但仍以细菌为主，并有感染存在的证据，如阳性培养、组织染色或PCR，X线摄片或实验室的其他阳性结果（表23－3－1），如正常无菌液体出现白细胞、瘀斑或暴发性紫癜等。

表23－3－1　儿科不同年龄组脓毒症诊断生理指标及实验室变量

年龄组	心率（次/min）		呼吸（次/min）	白细胞计数（$\times 10^9$/L）	收缩压（mmHg）
	心动过速	心动过缓			
≤1周	>180	<100	>50	>34	<65
1周至1个月	>180	<100	>40	>19.5或<5	<75
1个月至1岁	>180	<90	>34	>17.5或<5	<100
1～5岁	>140	未推荐	>22	>15.5或<6	<94
5～12岁	>130	未推荐	>18	>13.5或<4.5	<105
12～18岁	>110	未推荐	>14	>11或<4.5	<117

SIRS的诊断指标：①中心温度>38.5℃或<36℃。②心动过速，平均心率大于同年龄组正常值2个标准差以上（无诱因），或不可解释的持续性增快超过0.5～4小时，或婴儿出现心动过缓，平均心率小于同年龄组值第10百分位以下（无诱因），或不可解释的持续性减慢超过0.5小时。③平均呼吸频率大于各年龄组正常值2个标准差以上，或因急性病程需机械通气（无神经肌肉疾病也与全身麻醉无关）。④白细胞计数升高或下降（非继发于化疗的白细胞减少症），或未成熟中性粒细胞>0.10。

中心温度指通过直肠、膀胱、口腔或中心导管测量的温度。出现以上 4 项标准中的两项，其中一项为体温或白细胞计数异常即可确定为 SIRS。

儿童脓毒症筛查方案见图 23－3－1。

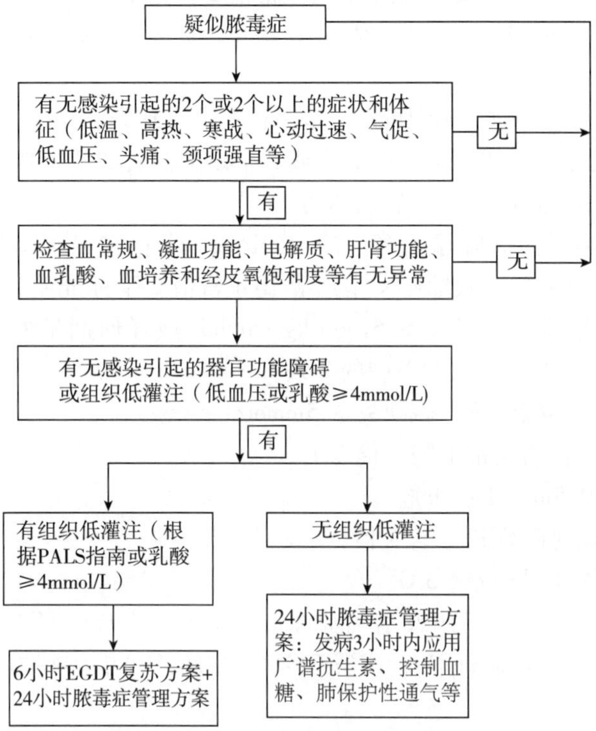

注：PALS=儿科高级生命支持

图 23－3－1　儿童脓毒症筛查方案

2. 严重脓毒症（severe sepsis）　脓毒症合并心血管功能障碍或急性呼吸窘迫综合征，或≥ 2 个其他脏器功能障碍（呼吸、肾脏、神经、血液、肝脏）即为严重脓毒症。

急性呼吸窘迫综合征（ARDS）诊断标准：

（1）急性起病。

（2）动脉血氧分压（PaO_2）/吸入氧体积分数≤200mmHg（1mmHg ＝ 0.133kPa）。

（3）X 线胸片提示双肺有浸润影。

（4）肺动脉楔压≤18mmHg 或临床无左房压增高证据。

3. 脓毒性休克（septic shock）　脓毒症合并循环功能障碍，属于重症脓毒症范畴。

（1）感染性休克（脓毒性休克）代偿期（早期）：临床表现符合下列 6 项中的 3 项。

①意识改变，烦躁不安或萎靡，表情淡漠。意识模糊甚至昏迷、惊厥（多见于失代偿休克）。

②皮肤改变，如面色苍白发灰，唇周、指（趾）发绀，皮肤花纹，四肢凉。如有面色潮红、四肢温暖、皮肤干燥则为暖休克。

③心率、脉搏、外周动脉搏动细弱，心率、脉搏增快。

④毛细血管再充盈时间≥3 秒（需除外环境温度影响）。

⑤尿量＜1ml/(kg·h)。

⑥代谢性酸中毒（除外其他缺血缺氧及代谢因素）。

(2) 感染性休克（脓毒性休克）失代偿期（晚期）：代偿期临床表现加重伴血压下降。收缩压＜该年龄组第5百分位或＜该年龄组正常值2个标准差。即：

1~12个月，＜70mmHg；1~10岁，＜70mmHg+［2×年龄（岁）］；≥10岁，＜90mmHg。

4. 多脏器功能衰竭综合征（MODS） 是一种在严重感染、创伤、休克及大手术等原发病发生24小时后，机体同时或序贯发生2个或2个以上器官或系统功能障碍的临床综合征。是感染、创伤、休克最严重的后果，病死率高。

(1) 心血管：1小时内静脉输入等渗液40ml/kg，仍存在以下情况：血压下降（低血压）＜该年龄组第5百分位或收缩压＜该年龄组正常值2个标准差，或需用血管活性药物才能维持血压在正常范围［多巴胺＞5μg/(kg·min)或任何剂量的多巴酚丁胺、肾上腺素、去甲肾上腺素］，或具备下列5条中的2条：

①不可解释的代谢性酸中毒：碱缺失＞5mmol/L。

②动脉血乳酸增加：为正常上限2倍以上。

③无尿：尿量＜0.5ml/(kg·h)。

④毛细血管再充盈时间延长：＞5秒。

⑤核心温度与外周体温相差＞3℃。

(2) 呼吸：无发绀型心脏疾病或基础肺部疾病情况下，PaO_2/FiO_2＜300；或$PaCO_2$＞65mmHg或超过$PaCO_2$基线20mmHg；或需FiO_2超过50%才能维持血氧饱和度＞92%；或需有创或无创机械通气。

(3) 神经：格拉斯哥昏迷评分≤11；或急性精神状态改变，在原不正常范围格拉斯哥昏迷评分基础上下降3分。

(4) 血液：血小板计数＜80×10^9/L；或在过去3天内血小板最高值下降50%（慢性血液病/肿瘤患者）；或国际正常标准化比值（INR）＞2，乳酸＞2mmol/L（18mg/dl）。

(5) 肾：血清肌酐＞同年龄正常上限的2倍；或肌酐在基础线水平增加2倍，尿量＜0.5ml/(kg·h)，持续＞2小时。

(6) 肝：总胆红素＞68.4μmol/L（新生儿不适用）；或ALT升高超过正常上限2倍。

（二）脓毒症的实验室诊断

脓毒症的病理生理过程中产生的各种生物标记物，对于脓毒症的早期诊断、病情及预后判断、疗效评估有重要意义。聚合酶链反应（PCR）、多重PCR、实时定量PCR、互补DNA/寡核苷酸微阵列技术等，可以直接从血样本中检测细菌DNA敏感性为85.0%，特异性达93.5%，获得阳性结果的百分率明显高于血培养，而且将诊断的时间缩短至6小时。

与感染相关的生物标志物有：

1. C反应蛋白（CRP） CRP在炎症后4~6小时内迅速合成，7小时出现在血液中，36~50小时达高峰，峰值可达到正常值的100~1000倍。细菌感染时可高达150~350mg/L，病毒感染CRP值较低，通常低于20~40mg/L，但也有病毒感染增高的特殊情况。脓毒症并发休克的儿童血中CRP水平明显升高，降低缓慢，与预后不良呈正相关。对早期诊断和动态观察治疗效果具有重要的实用价值。

2. 降钙素原（PCT） 脓毒症、细菌感染、病情危重者血清 PCT 水平明显升高，与疾病的严重程度呈正相关。血清 PCT 浓度超过 10ng /ml 发生脓毒症占 30.4%，发生脓毒性性休克可高达 73.1%。新生儿脐血或入院 12 小时内测定血清 PCT 对于诊断脓毒症有较好的特异性和敏感性，动态监测血清 PCT 为选择抗生素、监测临床疗效提供客观评价指标，比测定血 CRP 更具有临床价值。在脓毒症诊断、病情评估、预后判断、临床实际应用属于较成熟的检测指标。

3. 白细胞介素 -6（IL -6） 血清 IL -6、PCT 水平同时升高与疾病的严重程度相关。

4. D -二聚体（DD） 是交联纤维蛋白的特征性降解产物，直接反映凝血酶、纤溶酶生成的指标，半衰期约 8 小时，在正常人血浆中通常检测不到。脓毒症、脓毒性休克、MODS 患者 D -二聚体呈递增性上升，对脓毒症诊断、早期抗凝干预、疗效观察有实际临床应用价值。

四、治疗

（一）早期目标导向治疗

早期以维持组织灌注和氧供需平衡的治疗称为早期目标导向治疗。

1. 内容 即液体复苏、应用抗生素、机械通气、使用血管活性药物、激素治疗、预防深静脉血栓和应激性溃疡、血糖控制、应用免疫球蛋白、肾脏替代治疗和体外膜肺支持等。

2. 时间 尽快开始，做到 1 小时内取得必要的实验室检查结果，2 小时内实施有条件的相关监测，4 小时内实施必需的抗菌治疗，6 小时内达到休克的早期导向治疗目标。

3. 程序 早期目标导向治疗患儿的病死率明显低于非导向治疗患儿。包括液体复苏、维持呼吸道通畅、机械通气、适当应用正性肌力药物与血管活性药、经验性抗生素治疗、持续血流动力学监测与护理等。液体复苏旨在恢复微循环、改善组织器官灌流。

4. 程序监测指标 简单、易取，主要包括：血乳酸、中心静脉压、收缩压、平均动脉压、血氧饱和度、混合静脉血氧饱和度或中心静脉血氧饱和度、Hct 和尿量。

（1）血流动力学监测：了解脓毒性休克不同阶段其容量、血管阻力及心脏功能的状态变化。主要指标包括中心静脉压、平均动脉压、心输出量、心搏指数、肺毛细血管楔压及体循环阻力。

①中心静脉压（CVP）：指腔静脉与右房交界处的压力，反映右心前负荷状态。

②肺动脉楔压（PAWP）：反映左心前负荷状态。CVP 和 PAWP 联合能更准确地反映心脏前负荷和血容量的情况，判断有无充血性心力衰竭（表 23 -3 -2）。

表 23 -3 -2 心脏前负荷监测指标

监测项目	监测值	临床提示意义
CVP（cmH_2O）	4～12	正常
	＜6	有效循环血容量不足
	＞12	右心功能不全和输血补液过量
	＞20	充血性心力衰竭

续表

监测项目	监测值	临床提示意义
PAWP（mmHg）	8~12	正常
	<8	有效血容量不足
	>20	左心功能不全
	26~30	重度肺充血
	>30	肺水肿

③平均动脉压（MAP）：受心排量、全身血管阻力、大动脉壁弹性、循环容量及血液黏度等因素影响。计算公式：MAP = 心输出量 × 全身血管阻力 + 右房压，是反映循环系统中各因素作用结果的指标。MAP 正常是保障心、脑等重要脏器血流灌注的关键，通过液体复苏、改善心功能及调节血管张力等方法来维持。

④心输出量（CO）：指心室每分钟排出的总血量。计算公式：CO = 每搏量 × 心率，是反映心泵功能的重要指标。CO 主要受心肌收缩性、前负荷、后负荷、心率等因素影响，其正常值依年龄不同而改变，而单位体表面积的 CO 即心脏指数较稳定，为 35~5.5L/(min·m^2)。据此指标将脓毒性休克分为高排型或低排型。

⑤体循环阻力（SVR）：计算公式：SVR = 80 ×（MAP - CVP）/CI，正常值 800~1500dyn·s/(cm^5·m^2)，反映左心室后负荷大小。据此指标将脓毒性休克分为高阻型或低阻型。低排高阻型常见于脓毒性休克晚期及革兰阴性菌感染，高排低阻型多见于脓毒性休克早期及革兰阳性菌感染。

（2）组织氧合的评估：评估组织氧合的指标有血乳酸水平、中心静脉血氧饱和度及胃黏膜 pH 值。

①血乳酸：为全身氧代谢及组织灌注的指标，血乳酸水平升高（>4mmol/L）提示组织氧合不良，血乳酸升高的程度与组织缺氧程度呈正相关。早期血乳酸降低预示全身组织缺氧改善，与病死率降低相关。血乳酸持续升高预示机体无氧代谢增加，预后不良。

②中心静脉血氧饱和度（$ScvO_2$）：通过中心静脉导管从右心房抽取血液样本测定的血氧饱和度，是反映末梢血流及组织氧合的指标。休克时末梢循环阻滞，组织细胞从血红蛋白摄取了更多比例的氧，导致 $ScvO_2$ 降低（<70%）。

③胃黏膜 pH 值及 CO_2 张力：休克时，血流低灌注导致黏膜细胞缺血缺氧，H^+ 释放增加与 CO_2 积聚。胃肠道黏膜对于缺血缺氧极其敏感，在胃肠道放置特殊的三腔导管，测定消化道黏膜 pH 值（pHi）及胃肠黏膜 CO_2 张力（$PtCO_2$），监测组织细胞氧合状况。$PtCO_2$ 较 pHi 更为直接、精确。

（二）液体复苏治疗

脓毒性休克存在着低血容量，迅速、充分地扩充血容量，早期积极液体复苏可明显提高患儿生存率。未进行有效液体复苏，休克状态延长 1 小时，脓毒性休克病死率可增加 1 倍。

1. *液体复苏程序*　迅速建立静脉通路，置入中央静脉导管。第 1 小时内实施 3 次或以上 20ml/kg 的液体扩容，保障供氧和良好通气，应用血管活性药物应用，纠正酸碱及电解质失衡，维持血糖、血钙正常水平。改善组织缺氧及循环障碍，使 CVP 达到 8~12mmHg，平均动脉压（MAP）>65mmHg，中心静脉混合血氧饱和度（$ScvO_2$）≥70%。如果 $ScvO_2$ <70%，红细胞比容（Hct）<30%，则输注红细胞，如 $ScvO_2$ <70%，Hct、血压正常，则加用正性肌力药物。治疗目标：在诊断后 6 小时内达到 $ScvO_2$ ≥ 70%，平均动脉压、中心静脉压、尿量均正常。

（1）第 1 小时的液体复苏：首选 2∶1 等张含钠液（2 份生理盐水、1 份 1.4% 碳酸氢钠）、生理盐水、林格液等晶体液进行扩容。存在低胶体渗透浓度现象，在晶体扩容的同时并用胶体液扩容，效果更好且持续时间更长。可选用低分子右旋糖酐、明胶、5% 白蛋白、血浆、全血等胶体液。首剂 20ml/kg，于 10～20 分钟内输入，之后根据脉搏、心率、血压、毛细血管再充盈时间、尿量、中心静脉压等评价决定是否继续补液，若循环状况无明显改善，可再予第 2 剂、第 3 剂，每次 10～20ml/kg，10～20 分钟内输入，第 1 小时最大量可达 60ml/kg。既要重视补足液体又要注意心肺功能的状态，当肺部新增啰音或肝脏明显增大提示心功能衰竭、肺水肿。

（2）继续补液：快速扩容后的 6～8 小时内，可用 1/3～1/2 张液体或根据电解质测定结果调整，输液速度 5～10ml/(kg・h)。静脉输液中应含有 0.15%～0.3% 的氯化钾。因晶体液维持时间短，4 小时仅剩 40%，故在继续补液阶段和维持输液阶段应酌情补胶体液，以提高胶体渗透压。

（3）维持输液：第一日内采用 1/4～1/3 张液体，输液速度 2～4ml/(kg・h)。24 小时后根据情况进行调整。

2. *心血管活性药物*　液体复苏基础上仍有休克表现，可考虑使用血管活性药。建议首先用多巴胺，多巴胺抵抗的低血压则改用肾上腺素（冷休克）或去甲肾上腺素（暖休克），心肌功能障碍时可用多巴酚丁胺。

（1）多巴胺：小剂量 2～5μg/(kg・min)，主要兴奋多巴胺受体，扩张内脏血管，降低大循环阻力，增加组织灌注压，增加尿量，对血压影响不大。中剂量 5～10μg/(kg・min)，主要兴奋 β 受体，加快心率，增加心肌收缩力，升高血压。大剂量 10～20μg/(kg・min)，兴奋 α 受体，收缩周围血管，增加外周阻力，减少内脏血流。初始多从 5μg/(kg・min) 开始，持续静脉泵注，逐渐调整剂量至 10μg/(kg・min)，最大剂量 <20μg/(kg・min)。

（2）多巴酚丁胺：5～20μg/(kg・min)，持续静脉泵注。多巴酚丁胺兴奋心脏 β_1 受体，增强心肌收缩力，增加搏出量，改善肾脏灌注，对脓毒性休克并有心肾功能不全患儿疗效较好。应用多巴酚丁胺前应先纠正低血容量，否则可使休克加重。

（3）儿茶酚胺类：多巴胺效果不佳可改用儿茶酚胺类药物。

①去甲肾上腺素：0.05～0.3μg/(kg・min) 持续静脉泵注。去甲肾上腺素为强烈的 α、β 受体激动剂，激动 α 受体致强烈收缩外周血管，升高血压，但不利于微循环和肾脏灌注，激动 β 受体使心肌收缩加强，心排出量增加。多用于难治性休克其他血管收缩药物反应不佳或儿童脓毒性休克的低排低阻型。用药后血压稳定应减量至停药，避免长期应用出现脏器缺血坏死。

②肾上腺素：0.05～2μg/(kg・min) 持续静脉泵注，具有强烈、快速而短暂的 α 和 β 受体激动效应。激动 α 受体使小血管收缩；激动 β_1 受体使心肌收缩力增强，心率加快，心肌耗氧量增加；激动 β_2 受体使血管扩张，降低舒张压。小剂量肾上腺素增加心排血量，多用于低排高阻性脓毒性休克。大剂量肾上腺素可致心律失常、心肌耗氧量增加、内脏血管强

烈收缩、灌注不良。

（4）磷酸二酯酶抑制剂：上述药物疗效不佳，可考虑使用米力农，首先用25～75μg/kg静脉推注，然后0.25～0.75μg/(kg·min）持续静脉泵注。药物半衰期较长，达2～3小时，应密切监测血压。

（5）血管扩张剂：心功能障碍合并高外周阻力可将正性肌力药与血管扩张剂联合应用，如硝普钠扩张血管减轻后负荷和654－2改善微循环灌注。

①硝普钠：为硝基扩血管药，产生NO舒张血管平滑肌，直接松弛小动静脉而降压，减轻心脏前后负荷，改善心排血量。适用于高血压危象和急性左心衰，外周阻力增高型脓毒性休克。使用前纠正容量不足，并正确使用正性肌力药物。硝普钠剂量：0.25～8.0μg/(kg·min)，从小剂量开始缓慢增加，开始0.2μg/(kg·min)，以后每5分钟增加0.1～0.2μg/(kg·min)，稳定后减量［平均用量3μg/(kg·min)］。避光使用。

②654－2：阻滞胆碱能受体，拮抗乙酰胆碱，解除血管平滑肌痉挛，降低外周阻力，改善微循环。654－2剂量为每次0.3～0.5mg/kg，严重者0.5～2mg/kg，静脉推注，每10～15分钟1次，可连用数次到10余次。面色转红、肢体转温、血压回升、尿量增加即可减量并延长给药时间，待休克稳定后停药。同类药物还有阿托品、东莨菪碱。副作用有：烦躁、口渴、面红、心率快、腹胀、尿潴留、视力模糊、瞳孔散大等。

3. 碱性液　脓毒性休克酸中毒是组织缺氧的表现，有效的治疗是恢复组织灌注。适度的酸性环境有利于氧与血红蛋白的分离，可向组织细胞提供更多的氧。碱性环境使氧离曲线左移而影响氧的利用，加重组织缺氧。存在酸中毒应根据血气分析结果给予碳酸氢钠，使pH达到7.25即可。无条件做血气分析，可按提高二氧化碳结合力5mmol/L，给予5%碳酸氢钠5ml/kg，稀释成1.4%浓度后静脉输入。有条件做血气分析，根据－BE值计算给药量：输注的5%碳酸氢钠（ml）＝－BE ×0.3×体重（kg）×1.6，首次给计算量的半量，以后根据血气结果再补，不可操之过急。

4. 全血或血浆　一般不输血，以免增加血黏度，若红细胞比容＜30%、血红蛋白浓度＜100g/L，为维持较高的血红蛋白浓度，以增加氧的运输，应酌情输血或浓缩红细胞，使Hb ＞100g/L以上。血浆胶体渗透压＜207mmol/L可酌情输血浆或白蛋白。

5. 葡萄糖液体　第1小时液体复苏一般不用含糖液，若有低血糖可用葡萄糖0.5～1.0g/kg补充。当血糖＞11.1mmol/L时，可以采用强化胰岛素治疗法，用胰岛素0.05U/(kg·h)纠正。

（三）抗感染

1. 抗细菌感染　严重脓毒症和脓毒性休克时采用“重拳出击”与“降阶梯治疗”联合应用，兼顾革兰阳性及阴性菌，联合、广谱、高效、足量选用抗生素，并及时清除感染灶。掌握初始经验性广谱抗生素应用和后续靶向性治疗两个连续阶段，既能迅速控制感染、缩短病程，又能减低细菌耐药性，避免药物副作用及菌群失调。

（1）早期及时应用抗生素：确定严重脓毒症和脓毒性休克诊断后，应在1小时内经静脉输入抗生素。首选能够快速输入的抗生素，如多数β内酰胺类、美洛培南等。

（2）经验性抗生素：等待细菌学检查结果期间，应经验性使用抗生素。选药依据为：感染病灶相应的致病菌谱；患儿年龄、基础疾病、临床表现及近期抗生素应用情况；肝肾功能状况、免疫状态；药物过敏史、既往感染及药敏情况；患儿所在地区微生物流行病学资料及耐药情况。选药原则为：选用广覆盖、组织渗透性强、毒性反应小的抗生素。新生儿及小婴儿（6~8 周内）：选择头孢噻肟或头孢曲松；怀疑李斯特菌感染加用氨苄西林。大婴儿和儿童：选择第三代头孢霉素（头孢噻肟或头孢曲松）或氨苄西林/舒巴坦。存在导管相关感染、蜂窝织炎、MRSA、耐药肺炎球菌感染，血培养提示革兰阳性球菌，存在休克或其他心血管损害证据，应加用万古霉素治疗。怀疑侵袭性脑膜炎球菌感染，立即静脉给予头孢曲松。血液病患儿化疗后出现粒细胞减少的严重感染/感染性休克，初始抗生素治疗应首选头孢他啶、头孢吡肟、碳青霉烯类（亚胺培南或美罗培南）或抗假单胞菌青霉素类（哌拉西林/他唑巴坦）。联合用药：头孢吡肟、头孢他啶、碳青霉烯类或抗假单胞菌青霉素合并糖肽类。

（3）目标性抗生素治疗：病原学培养及药物敏感试验结果明确后（一般 48~72 小时后），应换用药敏相应的窄谱抗生素，减少耐药菌的发生，防止二重感染。肺炎链球菌感染可选择大剂量阿莫西林、头孢曲松、头孢噻肟或万古霉素；对 MRSA（耐甲氧西林金葡菌）、MRSE（耐甲氧西林表皮葡萄球菌）选用万古霉素；克雷伯菌属或大肠埃希等产 ESBLs 菌株感染，可选用碳青霉烯类（亚胺培南或美罗培南）或 β 内酰胺酶抑制剂的复合制剂（头孢哌酮/舒巴坦、哌拉西林/三唑巴坦）；鲍曼不动杆菌感染，可选用头孢哌酮/舒巴坦等。体外药敏试验与体内状况不完全相符，应注意动态评估临床疗效，以避免抗感染治疗不充分或失败。

（4）抗生素联合应用：联合用药对于耐药菌感染是遏制耐药、提高临床疗效、降低病死率的重要手段。临床分离到的菌株中 MRSA 高达 59%，耐药的肺炎克雷伯菌、鲍曼不动杆菌、铜绿假单胞菌、革兰阳性葡萄球菌属、肠球菌属，革兰阴性肠杆菌属菌株明显增多。对于多重耐药菌感染可选择头孢他啶、头孢吡肟、亚胺培南、美罗培南或 β 内酰胺/β 内酰胺酶抑制剂（哌拉西林/他唑巴坦，替卡西林/克拉维酸钾，头孢哌酮/舒巴坦）联合糖肽类药物。尤其粒细胞缺乏者应联合用药。

（5）抗生素治疗疗程：与病情严重程度、病原体、基础疾病和对治疗的反应密切相关。对于严重感染患者，一般推荐疗程至少 7~10 天。多重耐药菌严重感染，疗程 14 天或更长。对感染病灶无法通畅引流、免疫缺陷包括粒细胞缺乏的患者应适当延长疗程。

（6）注意重要器官功能的影响：对于肝肾功能异常者，应注意药物的不良反应，调整用药剂量和用法以减少脏器损害，有条件的监测血药浓度。

（7）控制感染源：尽早对脓胸、疖肿、脓肿或局部感染灶进行穿刺引流，清除感染坏死组织、去除可疑感染植入物，如导管等。

2. 抗病毒感染

（1）广谱抗病毒：利巴韦林 10~15mg/(kg·d)，每日 1 次，静脉滴注 5~7 天。

（2）抗 DNA 病毒

①更昔洛韦注射液：5~10mg/(kg·d)，每 12 小时一次，静脉滴注，7~14 天。

②更昔洛韦片 5mg/(kg·d)，每日一次，口服，7 天。

③阿昔洛韦注射液 10mg/(kg·d)，每日 1 次，静脉滴注，5~7 天。

④阿昔洛韦片 20mg/(kg·d)，分 3 次口服，10~14 天。

⑤膦甲酸钠（PFA）：静脉制剂，因肾毒性作为替代用药或与更昔洛韦联用。儿童诱导治疗：60mg/kg，每 8 小时 1 次（持续静滴 1 小时），连用 2~3 周。

（3）奥司他韦（神经氨酸酶抑制剂）：治疗1岁及1岁以上儿童的甲型和乙型流感。剂量：≤15kg，30mg，每日2次；16～23kg，45mg，每日2次；24～40kg，60mg，每日2次；>40kg，75mg，每日2次。服用5天为一疗程。

（4）干扰素α-2b（安达芬）：10～15万U/(kg·d)，肌内注射，3～5天。

3. 抗霉菌感染

（1）多烯类：破坏真菌细胞膜的完整性而起到杀菌作用。常用药物为两性霉素B（AmB）及其含脂制剂。前者毒性强，后者毒性低疗效好。

①两性霉素B：0.5～1mg/(kg·d)，静脉滴注。

②两性霉素B脂质：3～5mg/(kg·d)，静脉滴注。

（2）咪唑类：酮康唑、益康唑、咪康唑和联苯苄唑等。

（3）三唑类：改变真菌细胞膜的通透性，起到抑菌作用，具有更广谱的抗真菌活性和更小的毒性，可取代咪唑类药物。

①氟康唑：6～12mg/(kg·d)，每日1次，口服或静脉滴注。

②伊曲康唑：6mg/(kg·d)，每日2次，静脉滴注。6～8mg/(kg·d)，每日2次，口服。不用于尿路感染和颅内感染。

③伏立康唑：4～6mg/kg，每12小时1次，静脉滴注。片剂：<40kg，0.1g，每12小时1次；>40kg，0.2g，每12小时1次，口服。

（4）棘白菌素类：是真菌细胞壁1，3β-D-葡聚糖的特异性抑制剂。

①卡泊芬净：快速杀灭念珠菌属、曲霉菌属。第1天，3mg/kg，之后改为1mg/（kg·d）静脉滴注。

②米卡芬净：同卡泊芬净。

③阿尼芬净：同卡泊芬净。

（5）氟胞嘧啶：抑制念珠菌、隐球菌的DNA合成酶而发挥作用。150mg/（kg·d），3～4次/d，口服。

4. 抗支原体感染

（1）红霉素：15～30mg/(kg·d）静脉滴注，1次/d，连用7～14天。

（2）阿奇霉素：10mg/（kg·d）静脉滴注，1次/d，连用5天。10mg/(kg·d)，服3天，停4天，口服1～2个疗程。

5. 抗立克次体感染

（1）氯霉素：30～50mg/(kg·d)，静脉滴注。

（2）罗红霉素：5～10mg/(kg·d)，口服。

（3）多西环素：首次4mg/kg，以后2mg/kg，2次/d。

（4）环丙沙星：15mg/(kg·d)。

（5）阿齐霉素：10mg/(kg·d)，1次/d，静脉滴注，3天为一疗程，停药4天后可用第二疗程。

（6）盐酸米诺环素胶囊：成人0.1g，每日2次口服，首剂加倍，疗程3～5天。

（四）机械通气

1. 应用指征

（1）严重脓毒症合并Ⅱ型呼吸衰竭行机械通气指征：吸入60%氧气时，PaO_2仍低于

50mmHg（1mmHg = 0.133kPa），$PaCO_2$高于60mmHg，则可行机械通气。因限制偏严，临床实践中较少执行。

（2）临界呼吸衰竭行机械通气的指征：氧合进行性下降、伴或不伴呼吸窘迫、三凹征、呻吟、鼻翼翕动，尽管血气未达到呼吸衰竭标准，也可进行机械通气，临床多采用此指征。

（3）脓毒症休克时行机械通气的指征：

①休克合并凝血障碍患儿出现烦躁，需在镇静状态下行有创血流动力学监测，为避免镇静药物引起的呼吸抑制，应首先给予机械通气。

②休克患儿进行液体复苏、应用血管活性药物后病情仍不稳定，给予机械正压通气可有效防治肺水肿。

③休克合并呼吸衰竭。

④休克合并昏迷患儿多存在舌后坠，容易引起气道阻塞，气管插管能保证气道通畅，同时进行适当的过度通气，控制$PaCO_2$高低，降低颅内压。

⑤休克濒死状态随时出现心跳呼吸骤停，予以机械通气挽救生命。

2. 操作方法及注意事项　参见第三篇第十二章第五节。

（五）连续血液净化技术（CBP）

脓毒症是由感染引起的全身炎症反应综合征（SIRS），炎症递质呈“瀑布式释放”，引起多脏器功能衰竭。连续血液净化技术（CBP）通过组合弥散、滤过、吸附等机制，清除炎症递质、调整免疫平衡、改善内皮细胞功能，达到调整内环境、补充营养物质、降低促炎－抗炎反应强度的目的。

1. CBP治疗脓毒症的模式　①连续静脉静脉血液滤过（CVVH）；②连续静脉静脉血液透析滤过（CVVHDF）；③高通量血液透析（CHFD）；④高容量血液滤过（HVHF）；⑤血浆滤过吸附（CPFA）；⑥血浆置换（PE）；⑦血流灌流、双重血浆滤过、分子吸附再循环系统（MARS）等。在儿科领域常用CVVH、CVVHDF模式。

2. CBP在儿科脓毒症的应用范围

（1）脓毒症合并肾功能不全（AKI）：脓毒症是导致AKI的常见原因，急性肾衰竭（ARF）是脓毒症的死亡原因之一，脓毒症并发ARF者的病死率明显高于无ARF者（74.5%对45.2%）。采用CBP能缓慢、连续、渐进地精确控制血容量，保持液体平衡，稳定血流动力学，延长ARF的生存时间。

（2）循环功能影响：CBP清除了大量炎症因子，尤其是心肌抑制因子，改善动脉血压和心搏出量，改善了血流动力学。

（3）呼吸功能和ARDS治疗：急性呼吸窘迫综合征（ALI/ARDS）是全身炎症反应在肺部表现和MODS的一个部分。CBP可能降低肺静水压、清除肺间质水肿、减少肺毛细血管通透性、改善呼吸功能。

（4）抗凝：CBP使用肝素抗凝，可降低血浆中纤溶酶原激活剂抑制物的水平，降低DIC的发生；能清除细胞因子和炎症递质，抑制炎症系统与凝血系统的相互作用，维持机体凝血—纤溶系统的平衡。

3. CBP使用指征

（1）出现肾脏损伤、容量负荷过多、严重的代谢性酸中毒、高钾血症等。

（2）已经应用血管活性药物血流动力学仍不稳定、难治性休克的患者。

（3）脓毒症出现1个器官（如心、肾、肺或肝）功能衰竭，甚至在可疑器官衰竭的早期阶段就可以进行治疗。

（4）中止血液净化指征：总疗程48～72小时，合并或并发有重度肝肾功能不全时，治疗时间可适当延长。

4. CBP操作方法、并发症预防及注意事项　参见第二篇第十章第十节。

（六）糖皮质激素

儿童脓毒症患儿经常发生肾上腺功能不全或儿茶酚胺抵抗性脓毒症休克。对儿茶酚胺抵抗、可疑或被证实为肾上腺功能不全的患儿可考虑应用糖皮质激素，纠正抵抗状态，降低儿童脓毒症患者死亡风险。目前主张小剂量、中疗程治疗。氢化可的松3～5mg/(kg·d)；地塞米松0.5～1mg/(kg·d)；甲泼尼龙2～3mg/(kg·d)，分2～3次给予。严重者可给予甲泼尼龙10～20mg/(kg·d)，冲击1～3天治疗，但已不常规用于脓毒性休克。

（七）血液及生物制品

1. 丙种球蛋白　1g/(kg·d)，静脉滴注，总量为2g/kg。

2. 血浆　10～15ml/kg,静脉滴注，间断给予。

3. 全血、红细胞悬液、血小板悬液

4. 白蛋白　休克液体复苏扩容效果不佳，可首选白蛋白0.5～2g/kg，25%白蛋白溶液4ml/kg（1g/kg）可使血容量增加20ml/kg。

（八）控制血糖策略

脓毒症及脓毒性休克常存在应激性高血糖和高胰岛素血症，血糖值的高低与疾病的严重程度及预后相关。2008年成人重症脓毒症诊治指南中推荐，高血糖病人使用胰岛素降低血糖，血糖控制在8.33mmol/L以下，同时静脉给予葡萄糖提供热卡并监测血糖值，以降低病死率。与脓毒症的高血糖值相比，儿童尤其小婴儿更容易发生低血糖的危险，对各脏器尤其脑的损害更大。所以，儿童脓毒症高血糖应以监测为主，对症处理。葡萄糖静脉滴注速度为：青少年2mg/(kg·min)，儿童5mg/(kg·min)，新生儿8mg/(kg·min)。

（九）凝血机制障碍治疗

脓毒症的整个发病过程中均贯穿凝血机制障碍，严重者发生DIC，病死率较高。脓毒症时的全身炎症反应导致炎症介质大量产生、激活凝血及纤溶过程，消耗大量凝血因子及抗凝物质，血管内大量纤维蛋白形成微血管血栓，引起广泛的组织器官缺血缺氧，发生多脏器功能障碍综合征（MODS）。治疗的重点以补充抗凝物质、恢复抗凝能力、疏通血管为主。使用凝血酶生成抑制物或凝血酶激活抑制物，补充凝血因子（如血小板、新鲜血浆、凝血酶原复合物等），适度的抗凝治疗，必要时进行血液净化，以改善凝血机制。休克早期给予小剂量肝素5～10U/kg，皮下注射或静脉滴注，每6小时1次。禁用于血小板减少、严重凝血功能障碍、活动性出血等疾病。若已明确有DIC，则应按常规治疗。

（十）保脑治疗

1. 降低颅内压　甘露醇1g/kg，每3～6小时1次，必要时联用糖皮质激素、白蛋白、速尿、3%氯化钠。

2. 营养脑细胞

（1）神经节苷脂：20mg/d，静脉滴注，疗程10天。神经节苷脂是神经细胞的天然组成成分，可拮抗兴奋性氨基酸的神经毒性作用，调节神经递质，减轻脑水肿。

（2）纳洛酮：200～400mg/（kg・d），静脉滴注，疗程10天。纳洛酮具有改善代谢、促进苏醒、营养神经等多种作用。

（十一）体外膜肺（ECMO）

儿童尤其是新生儿难治性脓毒症休克可考虑使用ECMO，进行体外心肺功能支持治疗，有良性预后。应使用合乎年龄型号的导管。因为可继发溶血，ECMO流量不应超过110ml/kg。静脉－静脉ECMO时，持续低血压和/或休克须用多巴胺/多巴酚丁胺或肾上腺素治疗。静脉－动脉ECMO系统具有增强血管收缩力的作用，故应用时血管收缩药物常需减量。

（李　薇）

参考文献

[1] 张育才．儿科脓毒症的定义及诊断［J］．中国实用儿科杂志，2011，26（12）：883－884.

[2] Goldstein B，Giroir B，Randolph A. International pediatric sepsis consensus conference：definitions for sepsis and organ dysfunction in pediatrics［J］. Pediatr Crit Care Med，2005，6（1）：2－8.

[3] 中华医学会儿科学分会急救学组，中华医学会急诊学分会儿科组，中华儿科杂志编辑委员会．儿科感染性休克（脓毒性休克）诊疗推荐方案［J］．中华儿科杂志，2006，44（8）：596－598.

[4] 刘春峰．儿童脓毒症研究进展和目前面临的主要问题［J］．中国实用儿科杂志，2011，26（12）：881－882.

[5] 任晓旭．生物标记物与儿科脓毒症诊断病情评估及治疗监测［J］．中国实用儿科杂志，2011，26（12）：888－891.

[6] 王莹，史柳红．再论儿童脓毒症——如何早期识别和治疗严重脓毒症和脓毒性休克［J］．临床儿科杂志，2012，30（1）：1－5.

[7] 周晓丽．儿科脓毒症诊断与治疗的研究进展［J］．安徽医学，2011，32（11）：1938－1941.

[8] 李玖军，邹凝．儿科脓毒症液体复苏治疗［J］．中国实用儿科杂志，2011，26（12）：910－913.

[9] 杨卫国，何颜霞．感染性休克的循环评估［J］．临床儿科杂志，2010，28（1）：7－9.

[10] 祝益民．危重患儿急性循环衰竭［J］．中国实用儿科杂志，2008，23（12）：881－884.

[11] 许峰，党红星．血管活性药物在儿科脓毒症中的应用［J］．中国实用儿科杂志，2011，26（12）：897－899.

[12] 宋国维．严重脓毒症并循环障碍［J］．实用儿科临床杂志，2008，23（18）：1405－1407.

[13] 赵醴，王莹．严重脓毒症和脓毒性休克的抗感染治疗［J］．中国实用儿科杂志，2011，26（12）：899－902.

[14] 方峰．关于儿童巨细胞病毒感染性疾病诊断与防治的几点认识［J］．国际儿科学杂志，200，33卷（2）：143－145.

[15] 曹照龙，任晓蕾．奥司他韦安全性再聚焦——临床合理应用［J］．药物不良反应杂志，2012，14（1）：10－11.

[16] 王翠红，裴方俐．儿童侵袭性真菌感染的诊治进展［J］．医学综述，2011，17（17）：2629－2632.

[17] 何时军．严重恙虫病的认识与治疗［J］．实用儿科临床杂志，2012，27（6）：403－405.

[18] 喻文亮．儿科严重脓毒症与机械通气［J］．中国实用儿科杂志，2011，26（12）：894－897.

[19] 陆国平．连续血液净化技术治疗小儿脓毒症［J］．临床儿科杂志，2012，30（1）：6－9.

[20] 石佑根．小儿感染性休克发病机制与治疗［J］．淮海医药，2010，28（2）：186－188.

[21] 刘春峰．感染性休克时内环境紊乱与治疗策略［J］．临床儿科杂志，2010，28（1）：10－12.

第二十四章 地区性儿童疾病

第一节 草原地区儿童疾病

一、概述

草原分布广阔，由于与内地不同的环境因素、膳食结构、生活方式和习俗，导致草原地区容易发生一些特殊性疾病，如草原包虫病、布氏杆菌病、结核病、维生素缺乏以及与鼠类繁殖旺盛有关的鼠疫等。草原早晚温差大，易患呼吸道疾病；紫外线照射强烈，易使皮肤损伤；寒冷季节时间长，易患佝偻病；冬季气温度低，容易导致冻伤或冻僵。

此外，草原的地理和水源等环境因素导致一些微量元素缺乏和矿物质过量，如硒、碘缺乏，氟、砷中毒。在草原军事活动环境中，如何保障儿童和青少年正常的生长发育，防止化学或生物武器损伤，防治草原地区常见人畜共患病和常见多发性疾病是军事儿科学需要面对的问题。

二、布氏杆菌病

布氏杆菌病（brucellosis）或称布鲁菌病，又名波状热（undulant fever），是人畜共患的传染性疾病，是草原常见病之一。

【病因】

布氏杆菌为革兰阴性、多形性球状杆菌。引起人类发病的布氏杆菌有四种：牛、羊、猪及犬型布氏杆菌，其中以羊型致病最强，牛型最弱。草原地区以牧业为主，且以牛、羊接触最多，饮食以牛、羊肉及其奶和奶制品为主，故容易感染布氏杆菌病。

布氏杆菌在环境中的生存力较强，在咸肉、牛奶、奶酪和酸奶中可生存10~40天，在皮毛中能存活3~4个月，潮湿土壤中生存2个月以上，0°C以下可生存数月。直射日光下1小时可死亡，对加热及一般化学剂消毒的抵抗力则较弱。

人类对布氏杆菌普遍易感，1~15岁儿童感染率为13.2%，其中学龄前及学龄儿童感染率最高。主要传染源为患病的羊、牛，人间的传染无流行病学意义。病羊是人类布氏菌病最危险的传染源，细菌通过饮食或皮肤进入人体致病。因此食入含菌生乳及其制品、未煮熟的肉等都可受到传染，喜喝生奶和吃奶皮子的人群发病率较高。此外，还可通过皮肤、黏膜感染。

【病理】

布氏菌经皮肤和消化道侵入人体后，多数被人体的防御系统消灭，少数可在淋巴结、骨髓、脾脏繁殖，形成感染病灶。细菌及其内毒素从感染灶进入血液出现急性期症状，并形成转移病灶，发生病理改变。基本病变在网状内皮系统，如肝、脾、骨髓、淋巴结等处，急性期为充血、水肿、细胞浸润。慢性期为弥漫性增生和肉芽肿形成。肉芽肿以上皮细胞为主，辅以巨细胞和淋巴细胞，中心一般无干酪样坏死，可与结核性肉芽肿相鉴别。泌尿生殖系统、骨关节、消化道、心血管及神经系统，均可出现不同程度的病变。

【症状】

儿童感染布氏杆菌潜伏期通常 5～30 天，也可长达 6 个月。无症状者占 15%～25%，临床可分为两期。

1. 急性期　急性期起病缓，病初表现倦怠、乏力、厌食、低热，然后发热逐渐加重，呈弛张热型，体温可达 39～40℃，持续 2～3 个月，随后体温逐渐趋于正常。经过一个阶段后，体温再次上升，可如此反复发生多次。病儿可出现多汗、游走性关节肿痛、肌肉痛、头痛、腹痛等，年长儿可有睾丸痛，肝、脾、淋巴结肿大。

2. 慢性期　病程持续 1 年以上则为慢性期，症状多种多样，可表现为慢性病容，低热或无热、乏力、多汗，肝、脾肿大。常有固定而顽固的关节或肌肉疼痛。

【实验室检查】

1. 血常规　白细胞计数正常或轻度增高，淋巴细胞呈相对或绝对增高。红细胞沉降率加快。

2. 细菌培养　急性期发热患儿的血或骨髓培养阳性率高达 80% 以上，慢性期阳性率 25%。骨髓培养阳性率比血培养阳性率高。从感染病灶部位的脓汁、脑脊液、尿液以及肝脏或淋巴结活检物中都可以分离到布氏杆菌。

3. 血清免疫学检查

（1）血清凝集试验：急性期阳性率可达 80% 以上，效价常 >1:160，可持续数月至 1 年。慢性期可 <1:80，但活动期可升高。

（2）补体结合试验：主要为 IgG，病程第 3 周开始阳性，在 1:16 以上。

（3）抗人球蛋白试验（Coombs test）：1:160 以上为阳性，用于测定血中的不完全性抗体。

（4）酶联免疫吸附试验（ELISA）：1:320 为阳性，本法比较灵敏，特异性好，可以分别测定血中特异性 IgM、IgA、IgG 抗体，IgG 抗体持续存在，表示仍有活动性感染。

（5）皮内试验：皮内注射布氏杆菌素 0.1ml，48 小时内红肿硬结直径在 2cm 以上者为阳性反应。

【诊断】

（一）临床诊断

1. 流行病学资料　有流行地区居住史以及与病畜接触史；或进食未消毒的乳制品和未煮熟病畜史。

2. 临床表现　长期或者反复发作的发热，游走性关节痛。查体可见肝脾和淋巴结肿大。

（二）实验室诊断

1. 细菌培养阳性是确诊的主要依据。

2. 血清凝集试验效价 1:100 以上，升高 4 倍以上时具有较大的诊断意义。

3. 补体结合试验 1:16 以上。

4. 抗人球蛋白试验 1:160 以上。

5. 酶联免疫吸附试验 1:320 以上。

6. 肝、淋巴结活检水发现干酪样坏死肉芽肿。

具有流行病学接触史结合症状体征，同时实验室诊断前四项中任一项阳性即可诊断。

（三）鉴别诊断

本病与淋巴结核、肺结核、伤寒、沙门菌感染及风湿热、类风湿病、传染性单核细胞增多症、弓形虫病、霍奇金病、野兔热、疟疾等疾病有共同症状，应根据流行病史以结合血、骨髓或局部病灶脓液培养阳性或检出病原菌，血清免疫学试验、布氏杆菌素皮内试验阳性等确诊。

【治疗】

（一）一般护理及支持疗法

急性期宜卧床休息，多饮水，进食易消化、营养丰富的食物，可加用各种维生素。发热，关节、肌肉疼痛可应用解热镇痛剂以及物理疗法。

（二）抗生素疗法

合理、联合应用抗生素。急性期开始治疗越早效果越好，慢性期、活动期效果稍差。经治疗主要症状、体征消失，可停用抗生素。为提高疗效，防止复发，急性期需要 2 个疗程，慢性期可用 3 个疗程，疗程之间需间隔 1 周。

1. 利福平 + 多西环素　利福平每日 15mg/kg，多西环素每日 4mg/kg，1 次/d，疗程 6 周。

2. 四环素 + 链霉素　四环素剂量每日 25 ~ 50mg/kg，分 4 次口服，疗程 6 周。链霉素每日 20mg/kg，肌内注射，疗程 2 ~ 3 周，也可用多西环素代替四环素。

3. 8 岁以下儿童不宜使用四环素类　可采用利福平（剂量疗程同前）加复方新诺明（SMZco），后者每日 50mg/kg，分 2 次口服，疗程 6 周；或加庆大霉素每日 3 ~ 5mg/kg，肌注，疗程 7 天；或加奈替米星每日 5 ~ 8mg/kg，肌注，疗程 7 天。

（三）肾上腺糖皮质激素的使用

有严重毒血症、全血细胞减少症及心、脑等严重并发症的患儿，可短期应用肾上腺皮质激素。

（四）免疫疗法的应用

慢性期治疗原则主要是对敏感性增高的机体脱敏，减少变态反应的发生。可用布氏杆菌免疫核糖核酸治疗，可取得较好疗效。

【预防】

1. 控制传染源　预防牲畜发病是预防人布氏杆菌病发病的主要措施。对健康牲畜进行菌苗免疫，病畜及时隔离治疗，宰杀、深埋或烧毁，环境污染应消毒。病畜乳及乳制品必须煮沸消毒。病人也需要隔离治疗，尤其病人的排泄物（主要是尿）应予以消毒。

2. 加强宣传教育　禁止食用病畜肉及乳品，须煮沸消毒牛、羊奶，肉类要彻底煮熟后才能食用。教育儿童不要接触病畜及其排泄物。

三、棘球蚴病

棘球蚴病（echinococcosis）又称包虫病，是由一种小型绦虫——细粒棘球绦虫的幼虫（棘球蚴或包虫）所致的疾病，国内多见于草原畜牧地区。

【病因】

棘球蚴病是人吞食细粒棘球绦虫的虫卵，并在胃肠内孵出六钩蚴，穿过肠壁随血流至肝、心、肺而遍及人体的任何组织和器官，发育成棘球蚴（又称包虫）而得病。其中在肝脏发育成棘球蚴者称肝包虫病，最为多见。肺包虫病次之，肌肉、骨骼、肾、脑、心、眼、脾、大网膜、腹腔、肠系膜等也可发生，但比较少见。

成虫主要寄生于犬、狼、狐等动物的小肠内，虫卵随宿主粪便排出，污染水源及蔬菜，被人食入即可感染。人是其中间宿主，牛、马、羊、猪、猫等有时也可成为其中间宿主。

人体感染内蒙地区儿童多见，可能与在草原畜牧地区与牛、羊、犬接触多且小儿抵抗力低，感染的机会较多有关；但因棘球蚴在人体组织内发育缓慢，故常至成人期才出现症状。

【病理】

（一）压迫性病变

棘球蚴在肝、肺、脾、腹腔等处生长较快，在腹腔中可以长成巨大型棘球蚴，甚至占满整个腹腔，推压膈肌，膈肌升高又可压迫心脏。肝门附近棘球蚴可以压迫门静脉，导致门静脉高压，合并肝硬化。肝内棘球蚴包囊增大到一定程度时，肝内小胆管受压，胆管壁坏死，胆汁流入棘球蚴的包囊中，同时可以导致囊肿腔内继发感染，使囊内压力升高，机械性压迫膈肌，引起组织坏死。向上穿破，通过膈肌、胸膜与支气管相通可形成肝胆支气管瘘。肺部囊型包虫病可以是肝内棘球蚴囊肿破裂后继发的，也可以是原发的。肺部棘球蚴压迫支气管，可以造成支气管壁坏死，棘球蚴溃破，囊内容物连同角皮可一同被咳出。囊液可以渗出至周围组织和吸收入血，其中的抗原和某些毒性物质对人体有不良反应。棘球蚴咳出后，肺部形成空洞，破入细支气管，空气进入内、外囊之间可以形成特征性的“新月形”改变。脑囊虫病多发生在硬脑膜与颅骨等处，儿童多见，可以出现占位性病变症状。

（二）过敏反应

在发育过程中，囊液可以少量渗出，为宿主所吸收。由于棘球蚴囊液极具抗原特性，可以使机体处于致敏状态。当棘球蚴破裂，大量囊液短时间进入体腔，可以引起严重的过敏反应，甚至导致过敏性休克，并可以出现中毒症状。

【症状】

（一）临床表现

包虫囊有多房和单房之别，小儿以单房最为多见，囊大小不等，大者含囊液数毫升至数千毫升，其中含有头节可多至百万个。临床表现视包虫囊的大小、部位及有无破裂而异。如果包虫囊破裂，有时可出现休克等症状，包虫囊较小而未破裂，大多数则无明显症状。一般可有消瘦、虚弱及贫血等。小儿除脑、眼窝及头部感染较重外，一般多为良性，且需待数年后才出现症状。

（二）临床类型

根据包虫寄生部位可分为肝包虫病、肺包虫病和脑包虫病。

1. 肝包虫病　有2/3以上囊型包虫病发生在肝脏，患者常因上腹部包块而就诊。查体可有肝肿大，位置表浅的棘球蚴在触诊时有囊性感和震颤感。位于肝顶部的棘球蚴常向胸腔内扩展，在腹部不易触及。肝门附近的棘球蚴压迫胆管，则有阻塞性黄疸，门静脉和腔静脉受压，可有腹水、下肢水肿等。如囊肿继发细菌感染，可有寒战、发热、肝区疼痛。囊肿破裂可引起腹腔内原头蚴播散感染，发生急性腹膜炎或过敏性休克。

2. 肺包虫病　棘球蚴多寄生在右下肺部，多为单一囊肿，少数为多发性。患病早期，多无明显症状，随囊肿体积增大，可出现胸痛、咳嗽，痰中带血或咳血。肺部囊肿向气管内破裂，患儿可有呛咳、呼吸急促，咳出水样囊液、棘球蚴的粉皮状角皮层碎片，呼吸道阻塞可导致窒息死亡。肺和肝脏的棘球蚴均可向胸腔内溃破，以致患儿突发胸痛、呼吸困难和胸腔积液，伴有发热、荨麻疹，甚至过敏性休克。

3. 脑包虫病　多见于儿童，发病率约为成人的 7 倍，以原发性单发囊肿多见。囊肿的好发部位为顶叶，早期症状不明显，随囊肿生长可以出现局部压迫和刺激症状，主要有颅内压增高、视力障碍等，还可伴发癫痫发作等。如囊肿压迫运动中枢，可出现肢体活动障碍或偏瘫。

【诊断】

（一）临床诊断

1. 流行病学史　是否来自流行病区，有无与犬、羊等动物接触史，是否从事动物皮毛加工、运输等工作。

2. 病原学依据　痰、腹水、胸水检查，找到棘球蚴碎片或原头蚴，或是在手术中取出棘球蚴均可确诊。

3. 临床表现　有囊性占位病变及相应的临床表现。

（二）实验室诊断

由于临床症状较复杂，除流行病学特点外，常需要实验室检查协助诊断。化验常见嗜酸性粒细胞增多，皮内试验及补体结合试验阳性等。

1. 皮内试验　用包虫囊液作抗原，皮内注射可呈阳性反应，阳性率可达 95%。

2. 补体结合试验　80% 的病人可为阳性反应。

3. 间接凝集试验　滴度在 1∶128 以上时有诊断意义。

由于包虫囊液漏出或破裂有导致休克和使子囊扩散的危险，故不宜行诊断性穿刺。

（三）影像诊断

1. 超声检查　可协助肝包虫病的诊断，准确率可达 99%。

2. X 线检查　可协助肺包虫病的诊断。胸部可见圆形或近圆形，边缘整齐、界限清楚、密度均匀的单发或多发性的孤立阴影。如囊破裂与气道相通，可出现“水上浮莲症”“新月状”等特征性影像学改变。

3. 头颅 CT　可协助脑囊虫的诊断。表现为占位性囊性病变，在脑实质或脑膜有圆形、边缘光滑、密度低的囊性阴影。

（四）鉴别诊断

囊性包虫病应与相应部位（如肝脏、肺部、脑等组织）的脓肿、非寄生虫性囊肿、肿瘤、结核等疾病相鉴别。应根据流行病史、临床表现、影像学检查和免疫学检测结果作出鉴别诊断。

【治疗】

1. 手术治疗　囊性包虫病以外科手术治疗为主，治愈率可达 95.0%～98.4%，是囊性包虫病首选的治疗方法。

2. 药物治疗　不能手术者可试用甲苯咪唑或阿苯达唑，但用药后包虫囊易破裂，应密切观察。吡喹酮治疗包虫病也有一定疗效。

【预防】

开展卫生宣传，注意个人饮食卫生，避免吃污染的水、食物、蔬菜。病犬亦应妥善处理，以尽量减少人受感染的机会。

四、砷中毒

【病因】

砷（arsenic，As）在潮湿的空气中易被氧化，生成三氧化二砷（As_2O_3），俗称砒霜、砒石、信石、白砒，为白色粉末，有剧毒。草原地域辽阔，地下物藏丰富，砷主要存在于多种矿石中，造成地下水和土壤中含砷量增高。生活环境中的砷，可以经过消化道、呼吸道和皮肤进入人体，从而导致人体砷中毒。

【病理】

砷进入体内 2 周左右，开始到达皮肤、毛发、指甲等表皮组织，砷在体内蓄积性很强，除表皮组织外，还能蓄积在肝、肾、肺、子宫、胎盘、骨骼等处，砷也能通过胎盘影响胎儿。

【症状】

砷通过土壤和水进入人体，虽也有报道急性中毒事故，但更为常见的是亚急性和慢性中毒。

急性中毒多见于消化道摄入引起。主要表现为剧烈腹痛、腹泻、恶心、呕吐，严重时可有类似霍乱的“米汤样”大便，还可伴有头晕、头痛、浮肿、尿少、血压下降等，若抢救不及时，可在 24 小时内死亡。

亚急性中毒除有消化道症状外，末梢神经炎症状明显，可表现为四肢疼痛，甚至难以行走；肝、肾都可出现中毒症状，皮肤可有色素沉着和褪色白斑，头发变脆，发砷和尿砷都可增高。此时如果停止接触砷，症状可缓解；若继续接触，可危及生命。

慢性中毒可由急性和亚急性中毒的迁延所致，也可由于长期持续摄入低剂量的砷化物经过十几年甚至几十年的体内蓄积才发病，故在小儿少见。主要表现为厌食、无力、眩晕、腹痛、多发性神经炎、皮炎、指甲改变、脱发以及贫血。另外砷还有致畸、致癌、致突变作用。

【诊断】

（一）临床诊断

1. 流行病学史　有疑似毒物中毒的相关病史。

2. 临床表现　急性中毒主要是剧烈的腹痛、腹泻、恶心、呕吐，呼吸有蒜味，后期可有惊厥。吸入物中毒者，可以发生肺水肿。慢性中毒儿童少见。

（二）实验室诊断

1. 血常规　可出现白细胞和血小板减少，红细胞甚至骨髓细胞生成障碍等贫血性改变。

2. 微量元素检测　通常认为血砷含量 0.064mg/100g，尿砷含量 0.53ppm，发砷含量 0.01ppm 以下，脏器含量大致在 0.01mg/100g 为正常。

3. 腹部 X 线　可以发现其胃肠道中有 X 线不能穿透的物质。

【治疗】

（一）急性中毒一般治疗

1. 洗胃和催吐　急性中毒应立即口服活性炭，牛奶、蛋清、豆浆等含蛋白质物品，尽快催吐、洗胃。患者进食虽已超过6小时或已经呕吐，也仍应洗胃。可用1%盐水、1%硫代硫酸钠溶液或清水洗胃，洗胃后，灌入活性炭（或硫代硫酸钠、青霉胺），并给硫酸钠或硫酸镁导泻。也可口服拮抗剂，如新鲜配制的氢氧化铁（12%硫酸亚铁溶液加等量20%氢氧化铁混悬液），用前混合摇匀，每5～10分钟服1匙，直至呕吐为止。

2. *对症治疗* 静脉输液纠正酸中毒，维持水、电解质平衡，防治休克和肾功能衰竭。发生溶血性贫血者可用肾上腺皮质激素静点，并输血。发生急性肾功能衰竭者应做透析治疗，可将BAL－砷复合物析出体外。另外可用镇痛剂，惊厥者可用安定，静脉注射10%葡萄糖酸钙10ml等。

（二）急性中毒药物治疗

严重者可应用解毒剂治疗。

1. *5%二巯基丙磺酸钠溶液* 每次0.1ml/kg，皮下或肌内注射，第1日4～6小时1次，第2日每8小时1次，第3日每12小时1次，第4日起每日1次，共用3～7日，总剂量30～50ml。必要时停药2～3天再重复治疗。

2. *二巯基丙醇（BAL）* 首次2.5～4mg/kg，肌内注射，以后每4小时1次，每次2～2.5mg/kg，连用2日，第3日每6小时1次，第4日起每12小时1次，7～14日为1个疗程。

3. *二巯基丁二酸钠* 首次剂量2g加注射用水10～20ml，静脉注射，以后每次1g，每日1～2次，危重病人可每小时1次，共用5～6次。

4. *青霉胺* 对无症状的病人于第1日或用BAL 1日后，青霉胺每日20～25mg/kg（最大量每日1g），分4次口服，代替BAL治疗。

（三）慢性中毒的药物治疗

慢性中毒者可用青霉胺治疗。用药前做24小时尿砷定量，若>50μg，可连续用药5日为1个疗程，10日后根据尿砷下降速度（<50μg/24h），再给1～2个疗程；也可用10%硫代硫酸钠溶液10ml静脉注射，每日1次。

五、氟中毒

氟中毒（fluorosis）是一种慢性全身性疾病，过量的氟进入人体后，主要沉积在牙齿和骨骼上，形成氟斑牙和氟骨症。氟在自然界分布较广泛，草原土壤、水中含氟量较高，对人体特别是儿童易造成较严重的危害。

【病因】

氟化物可通过呼吸道、消化道以及皮肤接触吸收进入体内，主要蓄积在牙齿和骨骼，也可分布于心、肺、脾、肾、主动脉、膀胱、消化道、肌肉和皮肤等组织，还可透过胎盘屏障。我国生活饮用水水质卫生标准规定，水中的含氟量为0.5～1.0mg/L。如果饮用水中含氟量<0.5mg/L，龋齿发生率高；0.5～1.0mg/L时，龋齿和斑釉齿发病率最低，无氟骨症发生；当>1.0mg/L时，随水氟的增高，斑釉齿的发病率上升；当>4mg/L时，氟骨症逐渐增多。每人每日摄入总氟量超过4～5mg时，可在体内蓄积并发生慢性中毒，主要表现为氟斑釉齿和氟骨症。在水含氟量相近似的情况下，个体营养不良，特别是缺乏维生素A、维生素C时，易促进氟骨症发生。

【病理】

氟对机体的毒性作用主要有：影响钙磷的正常代谢；氟化钙形成后可沉积在骨组织中，使血钙下降，骨质溶解；氟化钙的形成还可影响牙齿的钙化，使牙冠钙化不全，釉质受损；大量氟离子与钙、镁结合成难溶性氟化钙、氟化镁，可抑制酶的活化作用，使糖代谢发生障碍，导致肌肉紧张性增高。

【症状】

氟中毒早期表现为疲乏无力、食欲不振、头晕、头痛、记忆力减退等症状。过量的氟进入人体后，可引起氟斑牙和氟骨症。

（一）牙齿症状

1. *氟斑釉齿*　以门牙为明显。牙齿表面变粗糙，失去光泽，并有散在白垩状斑点或斑块，或呈浅黄、棕色至棕黑色的斑点与花纹，牙质变脆，易缺损。

2. *氟斑牙分度*　根据严重程度可分为三度。

Ⅰ度：牙表面出现白色不透明的斑点，甚至牙面失去光泽，呈白垩状，称白垩型。

Ⅱ度：牙齿有明显的黄色、黄褐色或棕褐色斑纹，称着色型。

Ⅲ度：除有上述表现外，牙面出现浅窝状或花斑样缺损，凹凸不平，呈剥脱状，或有严重磨损，牙齿外形不完整，称缺损型。

（二）骨症状

1. *氟骨症*　生活于高氟区，患有氟斑牙，且具有痛、麻、抽、紧以及硬、弯、残、瘫等临床表现者；或生活于病区、无氟斑牙，但 X 线片有氟骨症样改变者，即可诊断为氟骨症。

2. *氟骨症分度*　临床分为三度。

Ⅰ度：只有临床症状无体征，功能状态良好。

Ⅱ度：已发生脊柱或四肢变形，但功能状态尚好，能参加一般劳动，或生活能自理者。

Ⅲ度：丧失生活自理能力者。

骨骼是氟中毒损害的主要器官，初期主要表现是四肢、脊柱酸痛，尤以膝、肘、腰为多见，疼痛呈持续性，不受季节影响，无炎症表现，非游走性。随着骨骼的脱钙和肌腱、韧带的钙化，可引起肢体变形、颈项强直，脊柱前弯受限，出现驼背畸形，甚至可出现四肢大关节屈曲固定，肌肉挛缩，失去随意运动能力。

【诊断】

（一）临床诊断

1. *流行病学史*　了解患儿是否来自土壤、水含氟量高的地区。

2. *临床表现*　早期表现为疲乏无力、食欲不振、头晕、头痛、记忆力减退，过量的氟进入人体后，随时间推移可表现为氟斑牙和氟骨症。

（二）实验室诊断

血清学检查：地方性氟中毒时，血清钙、磷降低，约有半数病例碱性磷酸酶可增高。血氟、尿氟增高。一般认为，尿氟增高是人体摄入大量氟的特异性指标，它对氟中毒的诊断、治疗有重要参考价值。

（三）X 线检查

X 线片可有骨密度增高，骨纹增粗，骨质增生和骨周软组织钙化等改变。一般认为，骨膜、肌腱和韧带的钙化，特别是前臂、小腿的骨间膜钙化是氟骨症的特异改变。骨密度的改变包括骨质致密型和骨质疏松型两种，两种改变可同时存在。

【治疗】

（一）对症治疗

通常，供给合理平衡的膳食，适当补充钙、维生素B和维生素C，对防治氟中毒有比较明显的效果。氟斑牙可到口腔专科使用打磨等方法进行治疗。严重的氟骨症形成畸形，造成身体残疾的可进行外科治疗。

（二）药物治疗

地方性氟中毒并无特效治疗方法，治疗原则主要为补钙，以减少氟的吸收并促进排出。

1. 钙片加维生素D疗法　每人每日口服钙片0.9g，维生素D 15 000单位，连服6个月。因为氟的主要毒性作用为破坏钙、磷代谢，所以补钙可以部分缓解症状。据观察，本疗法对骨质疏松型的氟骨症疗效较好。

2. 甘草、氯化钾疗法　按照药典规定的配方，除去吗啡，制成甘草合剂500ml，加入氯化钾50g，3次/d，饭后口服，每次10ml，15日为1个疗程。

3. 氢氧化铝凝胶法　每人每日服用氢氧化铝凝胶12ml，连服3～6个月可以减轻症状。

【预防】

地方性氟中毒主要原因是饮水中含氟量高，所以降低水中含氟量，改善水质是预防氟中毒的根本措施。例如可采用活性氧化铝、碱式氯化铝、明矾加碱等方法降低水中含氟量。另外还应注意减少食品中的含氟量。

（甄艳芬）

参考文献

[1]　官道华，吴升华，主编．小儿感染病学［M］．北京：人民卫生出版社，2002.
[2]　袁承文，主编．儿科治疗学［M］．北京：中国医药科技出版社，1990.
[3]　吴沈春，主编．环境与健康［M］．北京：人民卫生出版社，1982.

第二节　高原地区儿童疾病

一、概述

凡海拔500米以上的高地（平坝），称为高原。海拔3000米以上高原，可对人体产生明显影响，是高原病的多发地区，也是高原军事医学研究的重点。

（一）高原地理

1. 高原分布　我国是世界上高原面积最大的国家，海拔3000米以上高原约占我国领土面积的1/6。主要高原有：

（1）青藏高原：它是世界上面积最大，海拔最高的高原，号称“世界屋脊”。平均海拔在4500米左右。青藏高原依地形又可分为西藏高原和青海高原两部分，西藏高原平均海拔在4000米以上，青海高原位于青藏高原的东北部，深居内陆，地势高耸，地形复杂。

（2）帕米尔高原：帕米尔高原为天山、昆仑山、喀喇昆仑山的联结点，海拔多在5000米左右。境内有号称“冰山之父”的慕士塔格冰峰（海拔7555米），山脉的冰峰覆盖面积约达40%，是除地球两极以外世界上最大的冰川地区。

（3）内蒙古高原：东起大兴安岭和苏克斜鲁山，西至马鬃山，南沿长城，北接蒙古人民共和国，海拔在1000～1500米。北部和东部有呼伦贝尔高原、乌珠穆沁高原和锡林郭勒高原；西部是巴颜淖尔高原，又称阿拉善高原。

（4）黄土高原：位于内蒙古高原的南部，西起祁连山东端，东至太行山脉，南抵秦岭。跨山西、陕西、甘肃、宁夏等省区，面积约为20000平方公里，海拔800～2000米，地面覆盖着厚达20～50米的黄土，个别地区黄土厚达150米。

（5）云贵高原：位于我国西南部，包括云南东部、贵州全省、广西西北部及川、湘、鄂边境一带，面积与黄土高原大致相似，海拔1000～2000米。

2. *高原气候特点* 大气压低、氧分压低，且随着海拔的增高，气压逐渐降低。日照时间长，太阳辐射强，电离辐射大，致使高原昼夜间及向阳地与向阴地间温差极大，居民容易感冒、呼吸道感染、冻伤、冻僵等。随海拔增高，紫外线含量增多，照射时间过长可致光照性皮炎、雪盲和白内障。寒冷、风大、干燥，温度变动大，有“年无炎夏，日有四季”的特点。

3. *高原地形地貌* 有山地、丘陵、盆地、戈壁、湖泊、草原、草甸等。山峰林立，相对高度不高；地表形态多样，由高山、峡谷、巨型盆地、广阔草原、戈壁和沙漠组成；山体地貌差异大，如山底森林密布、山腰灌木和草甸、山顶则是白雪；高原特殊的地理环境形成了众多的高山、湖泊和盆地，最大塔里木盆地气候干燥，温差大，风沙多，被称“死亡之海”。

4. *高原水文* 高原外流水系有长江、黄河、雅鲁藏布江、怒江、澜沧江五大水系。长江是我国第一大河，全长约6300千米。宜宾以下水量大增，江面增宽，水流变缓，航行发达。黄河是我国第二大河，全长5464千米。雅鲁藏布江横穿西藏境内向东山流入印度境内。

高原内陆水系最长的为新疆的塔里木河，全长为2179千米，其次为伊犁河。高原湖泊众多，盛产鱼类，矿藏丰富，包括硼砂、芒硝、食盐等，又有广阔丰美的草地，适于牛羊放牧。

高原降水量分布差异较大，分布不均，青海省西北部的冷湖，年降水量只有14.9mm。

高原地区降雪和积雪多，有永久性积雪和冰川，化雪季节可引发雪崩危害人畜安全。

5. *高原植被* 有森林→草原→戈壁的变化趋势。山地森林分布由低处向高处主要有：山地常绿阔叶林、针阔叶混交林、暗针叶林，亚高山灌丛草甸、高山草甸等，此外，还有沼泽、河谷草甸、沼泽草甸等。高原草原的植物以低温、旱生的禾本科为代表，是我国主要牧场。高山戈壁主要植物为低温、旱生的小灌木，植被稀疏、矮小，覆盖率不到5%。

（二）高原人文

1. *社会历史概况* 我国高原地区是一个多民族集居的地区，人口在100万以上的有藏、回、蒙古、维吾尔、苗、彝、满等民族。解放后高原地区发生了较大变化，农（牧）业生产迅速发展，人民生活水平有了很大提高。

2. *居民与生活习惯* 我国高原地区是少数民族集居的地方，每个民族均有自己的生活风俗习惯。

（1）藏族：多数人信仰佛教中的喇嘛教。居住因地域而异，有牦牛帐篷、二层木楼或土夯平房。牧区饮食以糌粑、酥油茶、牛羊肉为主，城区多以粮食为主。

（2）维吾尔族：多数人信奉伊斯兰教。居住以地域而定，有帐篷、土坯房、砖混房等。饮食方面牧区以奶茶、牛羊肉为主，农村、城区多以粮食为主。

（3）蒙古族：主要居住在内蒙古自治区以及新疆、青海部分地区。宗教以佛教、喇嘛教为主。居住以地域而定，有蒙古包、砖混结构房屋。饮食方面类似维吾尔族。

（4）回族：主要居住在宁夏回族自治区、甘肃、青海以及全国各地。多信奉伊斯兰教，居住多为土坯、砖混房屋。饮食受宗教影响较大，以面食、牛羊肉为主。

3. 工、农、药、畜、林、交通概况

（1）工矿及手工业：高原地区矿产资源十分丰富，已有现代工矿企业。手工业仍然比较发达，有金、铜、铁、木器制造和织氆氇、地毯、围裙及陶器制造等，工艺技术十分高超。

（2）农业和牧业：高原地区农产品以青稞、小麦、玉米、小米、棉花为主，水稻、豆类次之，多为一年一熟。高原牧业发达，牧业产品主要有羊毛、皮革、乳制品及肉类等。

（3）林业：森林在西藏和新疆面积最大，林种丰富，现仅西藏树木就有29科47属72种，林区总面积为504万平方千米，木材总蓄积量为3.49亿立方米。

（4）物产：有中药材，如鹿茸、虫草、三七、贝母等；畜类有马、牦牛、羊、鸡等；野生动物有黄羊、野驴、藏羚羊、野牦牛、猴、虎、豹、麝、貂、豹等；鱼、水产品丰富。

（5）交通：公路发展极快，基本上已形成了高原地区公路网。水流湍急多不宜航行。铁路、航空发展迅速，在各省会、自治区首府、大中城市和主要的边防口岸均已通航。

4. 高原文化　文化教育已经形成普通教育、幼儿教育、成人教育、职业教育、特殊教育较为完整的教育体系。宗教有佛教、藏传佛教、伊斯兰教等，信仰自由，并受法律的保护。

（三）高原医学

1. 医疗防疫工作　农村合作医疗覆盖率达到80%，儿童计划免疫合格率达到97%。天花、霍乱、性病、斑疹、伤寒、猩红热、破伤风等，发病率已降至8%以下，甚至绝迹。

2. 卫生状况　高原水质一般较好，有河溪、井水和泉水等。藏北高原冬季水量减少，水源结冻，居民常以冰雪为水源。高原部分地区多咸水湖，几十公里内找不到淡水。有些地区人畜粪便、动物尸体和水葬易污染水源。藏族主食青稞（糌粑）及酥油，习惯用手抓拌而食。牧区牛、羊肉及乳类较多，喜食生牛、羊肉者患绦虫病较多。居民喜饮咸浓茶及酥油茶。

3. 兽医机构　省、自治区设农牧局，地区设兽医总站，县设兽医站，区（乡）设兽医所，高原已形成了兽医防治网。各省、自治区有畜牧兽医科学研究所（院）。

4. 主要疾病　高原地区传染病、地方病有40多种。以呼吸道、肠道传染病为主，其次鼠疫、天花、布鲁菌病、包虫病、斑疹伤寒、Q热、疟疾、乙型脑炎、钩端螺旋体病、恙虫病、丝虫病、黑热病、回归热等也有传染发生。此外，地方性甲状腺肿、麻风、结核病、克山病和大骨节病也有发现。

5. 民族医药

（1）藏医藏药：藏医认为体内有三大因素、七种物质和三种排泄物，是维持生命的物质基础。疾病的内因决定于人的类型和年龄，外因则可导致疾病。更重视舌诊和尿诊。治疗方法有内服和外治。藏药种类丰富，重视防治结合，对治疗瘫痪、脑溢血、胃溃疡等疗效明显。

（2）蒙族医药：是以阴阳五元学说哲学思想为指导的整体观和对六基症的辨证施治。五元即土、水、火、气、空。七素三秽，是人体进行新陈代谢的过程，共同维持人体正常生理功能。认为人体血脉可分“初成脉、依存脉、连接脉、寿脉”四种。

（3）回族医药：是以人天浑同和有机整体思想为主导，以元气、无形论、阴阳七行学说为基础，以辨质为主，结合辨证、辨病、辨经为特点的实用学科。回医理论主要有：真、元气、阴阳、四元、三子。盛于元代的中国回族医学已有完整的理论体系。

（4）维吾尔医药：其理论分为“艾尔康”“米扎吉”“合力提”等多种学说。基本理论为四大物质的生克乘侮规律来解释气质、体液之间的相互资生、相互制约的关系，并以此来诊断疾病、确立治疗原则。

二、高原病的临床分型

（一）高原病命名历史回顾

1952 年，基本上明确了高原病是由于人体对高原缺氧习服不良所致。有“高山病”“高山适应不全症”“急性高原心衰”“特发性急性肺水肿”“高原肺炎”等诊断名称。

1954 年，提出了高山肺炎、高原雪盲的临床特征和防治要点，并将高原脑水肿称“高原昏迷”。1955 年吴德成和刘冰儒首先提出“高原性心脏病”的诊断名称。

1960 年初由现第三军医大学牵头讨论会，提出了高原病分型的雏型方案，将“高山病”改为“高山适应不全症”，高原病分为高山反应、高山昏迷及高山肺水肿三型，并将慢性高原病分为慢性高原反应、高原红细胞增多症、高原心脏病和高原高血压。

1963 年，全军将高原病分为高原适应不全症、高原昏迷、高原肺水肿、高原心脏病、高原高血压、高原红细胞增多症及慢性高原适应不全症混合型共七型。

1982 年，全国拟定了高原病分为急性高原病和慢性高原病两大类。急性高原病又进一步分为急性高原反应、高原肺水肿和高原脑水肿；慢性高原病又进一步分为慢性高原反应、高原心脏病、高原红细胞增多症、高原高血压症及高原低血压症共五型。

1992 年提出，1995 年全国推荐稿，将高原病仍分为急性和慢性两大类，急性高原病分为急性轻症高原病、高原肺水肿和高原脑水肿；慢性高原病分为高原衰退、高原红细胞增多症、高原心脏病及慢性高山病（或称蒙赫病，亦称混合型慢性高原病）。

（二）国外对高山病临床分类

国外一般称高原病为高山病，也分为急性和慢性两大类。国外对急性高原病的分类大致有三种：一是依预后好坏分为良性和恶性两大型，二是按病情轻重分为轻度（潜伏型）、中度（典型型）和重度（显著型），三是以脏器受损分为普通型、心脏型和神经型。

恶性急性高山病又分为肺型、脑型和混合型。良性急性高山病与我国的急性高原反应相似。1991 年在加拿大国际低氧讨论会上，将急性高山病分为急性高山病、高原脑水肿和高原肺水肿三型，与我国分型一致。

大多数西方国家所指的慢性高原病，即“慢性高山病”或称蒙赫（Monge）病，和高原红细胞增多症是相同的概念。

三、急性高原病

急性高原病一般指由平原进入高原或由高原进入更高海拔地区时，在数小时至数天内发病者。我国把急速进入高原后发生的各种临床症候群称为急性高原病，分为急性轻型高原病、高原肺水肿和高原脑水肿。国外将急性高山病分为良性急性高山病、恶性急性高山病，后者再细分为高原肺水肿和高原脑水肿。

（一）急性轻型高原病

急性轻型高原病是指机体由平原进入到高原地区（海拔3000米以上）或久居高原者进入到更高的海拔地区，在数小时内发病；出现头痛、头晕、心悸、胸闷、气短、乏力、纳差、睡眠障碍，重者出现恶心、呕吐、发绀、尿少等症状，一般无特殊重要体征，常见有心率加快、呼吸深快、血压轻度异常、颜面或/和四肢水肿，经过在高原短期适应，或对症治疗，症状及体征显著减轻或消失。本病曾被称为急性高原反应。

【病因】

急性轻型高原病的罹患率报道差异较大，这可能与高原的海拔高度不同，季节不同，被观察对象的年龄、种族等差异，疲劳，呼吸道感染等有关。海拔越高，速度越快，发病率也随之上升，病情也越重。

青海省于1987年对进入海拔4086～5226米的高原居民进行了回顾性调查，发现急性高原反应的发病率高达86.1%。

西藏军区总医院于1990年10月和1991年12月对快速进驻四个不同海拔高度（海拔3000～4520米）的2291名新战士急性高原病发病情况进行了调查。结果，在海拔3000米地区，新战士的急性轻型高原病罹患率是56.47%；海拔3658米地区，罹患率为59.74%；海拔3900米高原，其罹患率为87.63%；而海拔4520米高原，其罹患率高达95.55%。

影响发病的因素：除高原低氧是根本原因外，高海拔、过度疲劳、精神情绪过度紧张、过冷、呼吸道感染、饮酒、过饱等均可为发病的诱发因素。气候恶劣，如严寒使机体产热、氧耗增加，加重缺氧。另外，神经衰弱、既往的重要器官疾病、外伤出血以及先天性对缺氧敏感等都会促进和加重急性高原病的发生。

【症状】

1. 临床症状　依据其发生频率，依次为头痛、头昏、气促、心慌、恶心、纳差、呕吐等症状。发病人数以入高原后第1～2天最多，为急性轻型高原病发病的峰期。新兵进入海拔2900米后第3天罹患率几乎降至零，而进入海拔4507米时，患者的所有症状完全消失需10天左右。

2. 临床体征　急性轻型高原病患者一般无特殊重要体征，常见有心率加快、呼吸深快、血压轻度异常，颜面或/和四肢水肿、发绀等。

【诊断】

1. 临床诊断　其诊断标准为：进入高原地区发生的一系列症状经过短期适应或对症治疗后症状显著减轻或消失。症状依次为头昏、头痛、心慌、气促、食欲减退、倦怠、乏力、恶心、呕吐、腹胀、腹泻、胸闷痛、失眠、眼花、嗜睡、眩晕、鼻衄、手足发麻、抽搐等。体征常表现为心率加快、呼吸深快、血压轻度异常、颜面或/和四肢水肿、口唇发绀等。

2. 实验室诊断　血气改变在治疗后氧分压（PaO_2）与 SaO_2 明显改善。肺功能显示对高原低压低氧环境的刺激反应迟钝，少量肺容积扩大，残气量显著增加，通气和流速降低。

3. 心电图改变　心率显著加快，P 波未见异型，少数有 T 波及 T/R 比值改变、S－T 段下移≥0.05mV。部分患者出现窦性心律不齐和不完全右束支阻滞。

4. 症状评分诊断　急性轻型高原病的临床诊断，常难一致。目前，俄罗斯、日本、印度等许多国家已采用了症状评分法评价急性高原病。Hacket 等人的评分标准是：

1 分：头痛、恶心、食欲不振及失眠各占 1 分；

2 分：呕吐、头痛用阿司匹林 0.6g 加可待因 30mg 不能使其减轻者为 2 分；

3 分：安静时明显的呼吸困难，卧床不起及共济失调各 3 分。总分≥2 分即可诊断为急性高原反应。

国内尹昭云等人在总结的基础上，参考国外文献，对急性高原反应的主要症状，即头痛和呕吐，按其严重程度，是否影响活动能力，对一般药物治疗反应等进行分度和评分。

将头痛分为四度，即基本无头痛 1 分，轻度 2 分，中度 3 分，重度 7 分。

将呕吐分为三度，即轻度 2 分，中度 4 分，重度 7 分。其余症状各记 1 分。

总分 <4 分为基本无反应，5～10 分为轻度，11～15 分为中度，16 分以上为重度高原反应。

【治疗】

1. 吸氧　宜采用持续性低流量给氧，氧气流量以 1～2L/min 比较合适；间断吸氧可使适应高原环境时间延迟，不宜采用。吸氧可缓解恐惧、安定情绪、减轻症状、改善睡眠及纠正呼吸暂停综合征，防止病情进一步发展。

2. 乙酰唑胺　口服，每次 250mg，每日 3 次。对急性高原病有效，可增加尿量，减轻钠水潴留，产生代谢性酸中毒，以代偿高原呼吸性碱中毒。还能增高脑脊液 H^+ 浓度，以代偿因过度通气引起的脑脊液 H^+ 浓度的降低。但应注意其过敏反应等副作用。

3. 安体舒通　口服，每次 20mg，每日 3 次。安体舒通有排钠保钾的作用。钾丧失可能是引起急性高原病症状的一个重要因素，急速进入高原者应保证钾高摄取量，同时适当限制钠的摄取以免钠水潴留。

4. 对症治疗　头昏、头痛时可服复方阿司匹林、索密痛等药。恶心、呕吐可用消呕宁 5～20mg，每日 2～3 次，或冬眠灵 25mg，每日 1～2 次；顽固性呕吐可用维生素 B_6 50mg、维生素 C 500mg 及乙酰普马嗪 20mg 加入 25% 葡萄糖液 40ml，静脉内缓慢注入。失眠及睡眠障碍者，可用口服扑尔敏，以治疗失眠，同时也可以对抗低氧引起的肺动脉高压。

【预防】

对急性轻型高原病的预防应采取综合措施，其中包括急性轻型高原病易感者的排除、升高速度的控制、体力负荷强度的掌握、药物预防和适应锻炼等。

1. 保持良好的心态　初入高原者，应该事先了解有关高原的地理环境、气象条件及有关的高原病知识，消除恐惧心理，避免过度紧张，充分休息，可减少、减轻高原病发生。

2. 防寒保暖　进入高原前后，一定要防寒保暖，以免受寒而诱发急性高原病；如患有上呼吸道感染者，应争取在进入高原前治愈。

3. 阶梯适应　预防急性高原病的最好方法是阶梯性的逐渐适应，在进入海拔 2500 米高原时每天上升 300 米，海拔 4000 米以上时，每天只上升 150 米较为合适。在适应早期应限制体力消耗，保持良好的食欲及体重。主要缺点是所需时间较长，不适合军事行动。

4. 药物预防　较简便易行，常用地塞米松、醋唑磺胺、利尿磺胺、人参、刺五加等。

（1）地塞米松：Johnson 等观察了 8 名登山运动员，分别在登山前的 48 小时和在山上的 48 小时中，每 6 小时给地塞米松 4mg，发现能明显降低急性高山病的症状。

（2）乙酰唑胺：预防急性高山病发生，明显改善眩晕、头痛、睡眠障碍等症状，提高血氧含量，增加脑血流量，副作用有困倦、四肢麻木、酸中毒、低血钾症、粒细胞缺乏等。

（二）高原肺水肿

高原肺水肿（high altitude pulmonary edema，HAPE）与一般急性肺水肿（心源性）相似。临床表现有：呼吸困难、咳嗽、咳大量白色或粉红色泡沫痰，听诊两肺布满湿啰音。死亡率高达 20%～30%。发病率一般为 0.5%～1.0%，也有报道高达 9.9%，国内资料儿童和少年发病率高于成人。

【病因】

1. 海拔高度　发病率与海拔高度成正相关。1990～1991 年，西藏军区总医院对万名新兵调查结果显示：海拔为 3000 米的高原肺水肿的发病率为 0，海拔 3658 米的发病率为 0.77%，3900 米的发病率为 1.61%，4520 米的发病率高达 6.66%。

2. 发病诱因　发病因素与海拔高度、种族差异、进入高原的方式、职业、劳动强度、季节、呼吸道感染、个体易感性等有关。寒冷、过度疲劳及剧烈运动、呼吸道感染是主要诱因，精神紧张、恐惧、酗酒、腹泻等都有诱发高原肺水肿的可能。

3. 死亡原因　常由于地区边远偏僻，交通不便，医疗条件差，延误诊治；出现严重并发症，如伴心衰、休克、肺栓塞、脑水肿等，未能及时治疗；以及肺水肿本身十分严重等均可造成迅速死亡。随着治疗技术的进步，病死率已由上世纪的 5.7%～12.8% 下降至 0.33%。

【病理】

1. 肺脏改变

（1）大体观察：肺脏普遍体积增大，重量增加，双肺达 1229～2370g。表面湿润，肺膜紧张，色暗红，压之充实，切面有粉红色泡沫状液体流出，气管及支气管黏膜充血。

（2）光镜观察：肺泡腔内有大量水肿液及纤维素、红细胞、淋巴细胞和白细胞；肺泡隔增宽、水肿，小血管扩张、瘀血、出血，纤维蛋白透明血栓，肺透明膜衬在肺泡、肺泡管内壁；细支气管腔内、管壁及其周围有较多中性白细胞、淋巴细胞浸润；肺局灶性不张。

2. 其他脏器的改变

（1）脑：不同程度的水肿、局灶性神经细胞呈缺血缺氧改变，实质点状或小片状出血。

（2）心脏：有不同程度扩大，肌纤维浊肿、局灶性断裂，心肌有灶性坏死和瘢痕形成，符合高原心脏病改变。

（3）肝脏：肝细胞浊肿、脂肪变、小灶性细胞坏死。

【症状】

1. 临床症状　高原肺水肿与一般急性肺水肿相似，临床表现有咳嗽，少量黏痰或粉红色、黄色、白色或血性泡沫痰。多数有头痛、头昏、心慌、胸闷、气促、较重者常表现为呼吸急促及惊慌不安、呼吸困难、发绀、咳大量白色或粉红色泡沫状痰。

2. 体征　可有发热，体温 37～39℃，脉搏、呼吸加快，血压多为正常。突出体征为两肺布满湿性啰音，伴以痰鸣音，心音常被遮盖，肺动脉瓣听诊区有 1～3 级吹风样收缩期杂音；重症患者有颈静脉怒张、肝大及双下肢浮肿等表现。

【诊断】

1. 临床诊断　有高原肺水肿临床症状与体征。

2. 实验室诊断

（1）X 线表现：典型表现为两肺有片状、絮状模糊阴影，亦可呈斑点状或结节状阴影，以肺门旁最为明显，向外呈扇形伸展，分布形状如“蝙蝠翼”或“蝶形”；早期可只有肺纹理增粗表现，重症病例常伴有胸腔积液；肺动脉圆锥常凸出；心影可向两侧扩大。

（2）心电图变化：有窦性心动过速，心电轴右偏，右束支传导阻滞，肺性 P 波或 P 波尖高，T 波倒置及 S－T 段下降等改变。随着高原肺水肿的好转，心电图改变也随之恢复。

3. 诊断标准　1995 年中华医学会推荐的高原肺水肿的诊断标准为：

（1）近期抵达高原（一般指在海拔 3000 米以上），出现静息时呼吸困难、胸闷压塞感、咳嗽、咳白色或粉红色泡沫状痰，患者感全身乏力或活动能力减低。

（2）一侧或双侧肺野出现湿性啰音或喘鸣，中央性发绀，呼吸过速，心动过速。

（3）胸部 X 线片可见以肺门为中心向单侧或两侧肺野呈点片状或云絮状浸润阴影，常呈弥漫性，不规则性分布，亦可融合成大片状阴影。可见肺动脉高压及右心增大征象。

（4）经临床及心电图等检查排除心肌梗死、心力衰竭等其他心肺疾患，并排除肺炎。

（5）经卧床休息、吸氧等治疗或低转，症状迅速好转，X 线征象可于短期内消失。

【治疗】

1. 吸氧　一般采用持续低流量吸氧（4～8L/min）；对缺氧严重者可给予高流量持续吸氧（10L/min），但高流量吸氧时间不宜过长，一般不超过 24 小时，以免发生氧中毒。

2. 吸一氧化氮　吸入 NO 治疗低氧性肺动脉高压，剂量多在 10～40ppm 进行治疗观察。

3. 氨茶碱　氨茶碱 0.25g（儿童 3～5mg/kg）稀释于 10%～50% 葡萄糖 20ml，10～15 分钟内静注，4～6 小时后可斟情重复使用，对一般病例每日 2 次，特重者可以加倍。氨茶碱静脉注射过快可引起严重不良反应，甚至死亡，儿童宜静脉滴注。

4. 地塞米松　地塞米松注射液 10mg（儿童 0.2～0.5mg/kg）稀释于 10%～50% 葡萄糖 20ml，10 分钟内匀速注入静脉，一般病例 2 次/d，疗程不超过 3 天。如患者有癫痫、消化性溃疡、高血压、糖尿病等病症应慎用或禁用地塞米松。

5. 利尿剂

（1）呋塞米：用呋塞米 20mg，加入 10%～50% 葡萄糖 10ml 后静脉推注，1 次/d。

（2）乙酰唑胺：口服，每次 250mg，3 次/d。但口服起效慢，时间长，可有困倦、面部及四肢麻木、低血钾症、过敏反应等。

6. 降低肺动脉高压　由于硝苯吡啶降低肺动脉压缓慢而平稳，对体循环影响较小，推荐使用。用法：口服 10～20mg，2 次/d 或舌下含服。

【预防】

1. 加强训练　进行低氧耐受性训练，避免急速进入高原地区。开始时每天上升 300 米高度，以后每 2 天再增加 300 米是较为安全的，但仍有发生高原肺水肿的可能。

2. 正确对待　了解有关高原病的知识，消除对高原环境的恐惧心理，保持心情舒畅，精神饱满，以免因恐惧使交感神经过度兴奋，而诱发高原肺水肿的发生。

3. 健康体检　进入高原之前必须做严格的健康检查，患有严重的器质性心血管病或肺部疾病者不宜进入高原。

4. 注意保健　改善居住、物质、保健条件，适宜饮食，防止受寒，避免感冒，如进入高原前已发生上呼吸道感染，应积极治疗，保持夜间呼吸道畅通的睡眠原则。

5. 注意休息　初到高原要避免剧烈运动和过度疲劳，逐步增加活动量，逐渐增加对低氧的耐受性，避免发生肺水肿发生。待机体逐渐适应高原低氧环境后，才开始正常活动。

6. 预防用药　患过高原肺水肿者易再次发病，进入高原前要适当预防用药，进入高原后，应持续给予低流量吸氧，必要时按高原肺水肿治疗方案进行治疗。

7. 及时治疗　发现症状时应早诊断、早治疗。药物预防：地塞米松，口服，进入高原前用5mg，3 次/d，进入后继续用 2 天；乙酰唑胺，口服，进入前用 250mg，3 次/d；硝苯吡啶，口服或舌下含化，进入前用 10～20mg，2 次/d。

（三）高原脑水肿

高原脑水肿（high altitude cerebral edema，HACE）是急速进入高原或从高原迅速进入更高海拔地区时以及久居高原者在某些因素（如过劳、上感、剧烈运动、精神剧变等）的诱发下，导致机体对高原低压性缺氧不适应，由于脑缺氧而引起的严重脑功能障碍，出现严重的神经精神症状、甚至昏迷或/和共济失调的一种高原特发病。我国曾称高原昏迷、高山昏迷、脑型高山病等，现与加拿大国际统称为高原脑水肿。

【病因】

高原脑水肿的人群发生率为 0.05%～2%，随着海拔的增高及劳动强度的增大，发生率增高。1960 年，我国第七军医大学高原卫生工作组最早报道了 11 例高原脑水肿。

高原低氧是发生高原脑水肿的根本原因，但其发病常受感染、过劳、剧烈运动、情绪异常、气候恶劣、寒冷以及大量饮酒、发热等影响而诱发。

【病理】

高原脑水肿的光镜观察：主要改变有脑细胞肿胀，脑组织水肿，脑神经胶质网水肿和胶质细胞变性；其次有脑血管的病变，毛细血管扩张瘀血，内皮细胞肿胀，小静脉血栓形成，小动脉周围间隙有袖套状出血等。

电镜观察：髓鞘神经膜增厚，神经胶质细胞变性，胞浆内有较多的初级溶酶体及板层状小体，胶质细胞的胞浆内有空泡状改变及部分线粒体空泡化；星形细胞和神经细胞的线粒体有囊性变并有部分呈空泡化；小脑浦肯野细胞的改变主要是变性水肿，核消失，胞浆内出现空泡及线粒体空泡化。

【症状】

高原脑水肿的临床突出表现是意识丧失（昏迷），患者在发生昏迷前，常有一些先兆症状和体征，随着病情的进一步加重和发展而进入昏迷。

1. 前驱期症状　发生昏迷前数小时至 1～2 天，有头痛、恶心、呕吐、发绀、气促、不思饮食、嗜睡、意识朦胧、精神萎糜、神志恍惚、语无伦次、定向障碍等，少数有大小便失禁、精神行为异常等，患者神经生理反射多正常，一般无病理反射。

2. 昏迷期症状　有意识丧失，轻度昏迷者，昏迷时间较短，意识丧失多在数小时至 48 小时内恢复，昏迷 7 天以上者较少见，严重者昏迷时间长达 24 天以上。昏迷的深度和时间与海拔高度成正相关，昏迷时间越长，程度越深，则病情越重，预后也越差。此外，发绀常较明显，多数有呕吐、尿潴留或大小便失禁症状，部分有阵发性抽搐。极易并发消化道出血、严重感染、休克及多器官功能衰竭。

3. 神经体征　浅昏迷时有角膜及瞳孔对光反射迟钝，痛觉存在，深昏迷则一切生理反射均消失，常出现病理性反射，如巴彬斯基征阳性等。多数瞳孔缩小而固定，或忽大忽小，少数出现肢体强直或瘫痪，腱反射亢进或减退，可有脑膜刺激征。此外，可有呼吸浅快，心率增快或减慢。少数有血压下降，甚至发生休克。

【诊断】

1. 临床诊断　1995 年中华医学会推荐的高原脑水肿诊断标准为：

（1）近期抵高原后发病，一般在海拔 3000 米以上发病。

（2）神经精神症状、体征表现明显，有剧烈头痛、呕吐、表情淡漠、抑郁或欣快多语、烦躁不安、步态蹒跚、共济失调（Romberg 征阳性）表现。随之神志恍惚，意识朦胧，嗜睡、昏睡以致昏迷，也可直接发生昏迷。可出现肢体功能障碍、脑膜刺激征和/或锥体束征阳性。

（3）眼底检查：可出现视乳头水肿和/或视网膜出血、渗出。

（4）脑脊液：脑脊液压力增高，细胞数及蛋白质含量无改变。

（5）排除急性脑血管病、急性药物或一氧化碳中毒、癫痫、脑膜炎、脑炎。

（6）经吸氧、脱水剂、皮质激素等治疗及转入低海拔地区症状缓解。

2. 实验室诊断

（1）血液常规检查：大多数白细胞及中性粒细胞数增高，随脑水肿好转而恢复正常。血红蛋白、血细胞数及比容多数正常，有脱水或合并高原红细胞增多症时则增高。

（2）尿常规检查：一般均正常，少部分患者可见少量蛋白（±）；若肾脏发生点状出血或肾小球血管发生缺氧性损害，则可出现蛋白尿，镜下可见血尿和少许管型。

（3）脑脊液检查：高原脑水肿患者脑脊液压力常轻至中度增高，脑脊液蛋白可轻度增高，而糖、氯化物及细胞数均正常。

（4）眼底检查：高原脑水肿患者常见视网膜及视乳头水肿，中心静脉瘀滞，部分患者可见视网膜出血，出血多为点片状或火焰状。

3. 影像学诊断

（1）头颅 CT 检查：高原脑水肿患者，头颅 CT 扫描可发现大脑呈弥漫性密度减低，脑室脑池变小，脑沟消失提示有脑水肿存在。

（2）脑电图检查：均呈异常表现，主要为枕区 α 波的急剧减少或消失，以 δ 波为主的慢波占优势，并呈弥漫性异常分布。α 波的数值与意识障碍的程度一般成反比，而与 δ 波的数值成正比。当脑组织缺氧加重，颈静脉血氧饱和度 $<30\%$ 时，脑电活动消失。

【治疗】

1. 昏迷前期治疗　安静卧床休息。严密观察意识状态的变化。给予吸氧，以低流量吸入为主，给予脱水治疗 1 次。有兴奋、烦躁时可给冬眠灵 50mg（儿童 0.5～1mg/kg），口服或肌注 1 次。

2. 昏迷期治疗

（1）保持气道通畅，保证足够的氧气吸入。检查口腔、喉部和气管有无梗阻，并用吸引器吸出分泌物。预防和控制感染。

（2）脱水利尿，降低颅内压：地塞米松、20% 甘露醇、呋塞米。

（3）补液：为了纠正水、电解质紊乱及酸碱平衡失调。在高原脑水肿时补液应慎重，注意补液量要适当，速度不能过快，种类符合要求，同时为防止输液加重脑水肿应用脱水剂。

（4）促进脑细胞代谢及改善脑循环的药物：能量合剂、肌苷及细胞色素C、克脑迷。

（5）低温疗法：仅适用于重症高原脑水肿病例，特别是高原脑水肿合并感染发热者。

（6）胃肠外营养：由于高原脑水肿患者长时间不能进食，须用胃肠外营养技术。

【预防】

1. 预防　消除恐惧心理，避免精神过度紧张，入高原前避免受寒、感冒，到达高原后减少不必要的体力活动，注意休息，适当服用预防药。进入高原执行任务的部队应有高原习服过程，加强临进入高原前和在进入高原途中以及进入高原后的适应性锻炼。

2. 预后　高原脑水肿轻者，积极救治后可无后遗症；严重或昏迷时间过长，可遗留有不同程度的视物模糊、健忘、记忆力减退、瘫痪、声音嘶哑、失语等后遗症。昏迷时间愈长，并发症愈多，海拔愈高则预后愈差，死亡率也愈高。

四、慢性高原病

（一）高原红细胞增多症

【病因】

高原红细胞增多症（high altitude polycthenia，HAPC），简称“高红症”，是由于高原低氧引起的红细胞过度代偿性增生的一种慢性高原病。临床特征有皮肤黏膜青紫、杵状指、反甲、肝脏肿大，心血管系统、呼吸系统及神经系统等多系统的症状。血液学特征是红细胞过度增生，低氧血症，血黏度增高，血流阻力加大，血流缓慢。发病率为1%~2.51%，随海拔高度增加而增高，男性发病率明显高于女性。

影响高红症发病的因素主要与海拔高度、种族、性别、心肺功能异常、吸烟等有关。

【病理】

高原红细胞增多症患者由于红细胞过度增生，血黏度显著增高，血液瘀滞，微循环障碍，导致组织器官严重缺氧，引起病理性改变。本病后期的病理损害十分广泛，可累及全身各脏器，尤以耗氧量高的脏器如脑、心、肺、肝等受累为重，其次为肾脏、消化道、脾、肾上腺、膀胱、肠系膜也有不同程度损害。受累组织的细胞是低氧性浊肿，组织间质水肿。病变严重的局部组织可见灶性坏死或片状出血，如血管内血栓形成，导致各脏器的血栓栓塞，可使患者猝死。

【症状】

1. 临床症状　呈慢性过程，多因逐渐发生缺氧症状而就医。一旦发病，便迁延多年，不能自愈，转入平原后可恢复正常，症状消失，再返高原又可复发。随着病情的发展，可逐渐引起全身多系统的损害。主要症状：

（1）神经系统：大脑缺氧症状，常见为头痛、头昏、耳鸣、记忆力减退、失眠或嗜睡等；部分有乏力、肢体麻木等；少数重症者由于脑水肿、颅内高压、头痛剧烈，发生恶心、呕吐、意识障碍、淡漠、易激动等；极少数并发脑出血或脑血栓形成、失语、肢体瘫痪等。

（2）心血管系统：常有心慌、气短等，部分病程较长，心脏受累明显的病例，可出现左、右心功能不全，以右心功能不全为主，心悸、气短更明显，常发生心前区疼痛、下肢或全身浮肿、尿少等症状。

（3）呼吸系统：部分患者有轻微咳嗽，咳少量痰，偶有痰中带血丝，半数病人有胸闷或伴胸痛，常见夜间睡眠周期性呼吸或呼吸暂停。

（4）消化系统：多数有腹胀、食欲不振、消化不良等症状。部分可因急性胃黏膜出血或胃、十二指肠溃疡出血而出现相应的症状。血栓形成时可发生剧烈腹痛及急腹症等。

（5）其他症状：少数有视力模糊或视力减退，与眼底血管改变、微循环障碍或视网膜病变、眼底出血等有关。可有突发性耳聋、鼻衄、牙龈出血等。

2. 临床体征　最显著的体征是皮肤黏膜青紫，尤其是口唇、两颊、鼻尖、耳垂、手掌、指甲等暴露部位，有时兼有浮肿，面颊毛细血管扩张呈紫红色条纹交织成网状，眼结合膜血管瘀血、迂曲和扩张，形成特殊的面部表现，通常把这种特殊面容称为“多血貌”。口腔黏膜和舌质青紫或紫红，舌下静脉血管盘卷扩张如蛇状。皮肤有出血点或瘀斑，在指甲或甲床的基底部更易见到。指（趾）甲松脆、缺乏光泽，可见到反甲或杵状指。偶有黄疸。

其他体征与病情轻重和病程长短有关。心血管体征：常见窦性心动过缓、心律不齐，可听及2~3级柔和的吹风样收缩期杂音。心功能不全时可见颈静脉怒张、下肢浮肿和肝脏肿大。呼吸系统：少数人呈桶状胸，夜间睡眠周期性呼吸或呼吸暂停多见。消化系统：少数有腹部胀气，肠鸣音活跃，腹部压痛，肝脏轻度肿大。神经系统：合并有高原脑水肿、脑出血或脑血栓形成时，可出现意识障碍、相应的定位体征及病理反射阳性。

【诊断】

1. 临床诊断　有上述症状与体征。

2. 实验室诊断

（1）骨髓象：全身骨髓造血组织增加，约70%属于增生明显活跃。粒细胞与有核红细胞的比值普遍低于正常参考值。原始和早幼红细胞百分数稍高于正常，中幼红细胞的比值明显增多。有核红细胞的百分比明显高于正常，提示低氧环境中以红系增生最为明显。

（2）血液学检查：RBC $6.5\times10^{12}/L$（少数 $10.0\times10^{12}/L$）以上，Hb≥200g/L，Hct≥65%（少数 Hct>90%，Hb>300g/L）。Hct 是诊断高红症的主要指标，Hb 次之，最后是 RBC 计数。部分凝血溶酶与纤溶酶原的比值明显增高。

（3）肾素-血管紧张素-醛固酮系统（RAAS）的改变：明显低于同海拔健康人，醛固酮（AID）水平也低于同海拔健康人。RAAS 水平处于显著降低状态，有利于稳定内环境，阻止高红症患者血容量进一步增加。

（4）胆红素测定：总胆红素、1分钟胆红素均明显高于同海拔高原健康人。细胞脆性和血液黏滞度明显增加，应促进血管内溶血，肝脏若不及时处理可导致高血清胆红素症。

（5）血氧饱和度测定：高红症患者血氧饱和度和血氧分压均明显低于同海拔高度的健康人，健康居民血氧饱和度在85%~93%，而本症患者多在64.8%~84.6%。

（6）毛细血管脆性试验（束臂法）：根据西藏自治区人民医院和青海两组报告，毛细血管脆性试验阳性率分别为87.5%与76.7%。

3. 影像诊断

（1）X线检查：胸部X线检查时见双肺野充血。两肺下野呈斑片状的颗粒，直径约2mm。未合并高原心脏病和高血压者，心影可正常，合并时，首先出现肺动脉圆锥突出，并伴有肺动脉主干增宽且以右下肺动脉最明显，继而出现右心室或双侧心室扩大。

（2）心电图检查：常见心电图改变为电轴右偏右室肥厚或高电压，右束支不完全性传导阻滞，或左前分支阻滞，ST－T 改变常见于Ⅱ、Ⅲ、aVF 导联。高红症患者心电图改变以右心改变为主，兼有左心室改变者多与合并高血压有关

（3）超声心动图检查：常见双室扩大，以右心室更明显，右心室和室间隔肥厚，肺动脉内径增大，射血分数（EF）、每搏心输出量（SV）及每分钟心输出量（CO）明显下降。

4. 眼底检查　高红症有视觉改变占 69.5%，眼底改变的占 81.5%，其中 78.5% 为视网膜静脉改变，表现静脉扩张，弯曲或呈腊肠样，青色变深或紫色，个别有静脉血栓形成，视乳头充血、水肿。部分视网膜动脉扩张或痉挛、硬化，少数有视网膜小点状、片状出血。

5. 诊断标准　据 1995 年全国拟定试行方案，高原红细胞增多症诊断标准为：

（1）一般人海拔 3000 米以上高原发病，多为移居者，少数世居者亦可罹患。病程呈慢性经过。

（2）临床表现：主要是头痛、头晕、乏力、睡眠障碍、发绀、结合膜充血、皮肤紫红等多血病症状。

（3）血液学参数：具备以下三项：RBC≥6.5×10^{12}/L，Hb≥200g/L，Hct≥65%。

（4）排除真性红细胞增多症和其他继发性红细胞增多。

（5）转至海拔低处，症状减轻，病情逐渐好转，RBC、Hb、Hct 值逐渐降低。

【治疗】

治疗原则是提高机体的携氧能力，改善缺氧状况，降低红细胞数，改善症状，疏通血液改进微循环。

1. 吸氧　一般采用鼻饲管或面罩给氧，每日 3～4 次，每次 1 小时，氧流量 1～2L/min 为宜，轻症病例经吸氧后，SaO_2 增高，发绀及缺氧症状减轻。重症病例只给予吸氧治疗无明显疗效，近年来应用高压氧舱治疗，收到比较满意的效果。

2. 血液稀释疗法　每次从静脉放血 300ml，1 周左右再放 1 次，可连续数次。据观察近期疗效较好。使血液黏稠度下降、血管阻力降低，静脉血回流增加，血流加快，微循环得到改善，使毛细血管的通透性和脆性降低。用紫外线照射自血回输疗法治疗收到初步效果。

3. 栓塞出血的治疗　栓塞需用抗凝疗法，包括解聚和输通微循环，肝素或双香豆素疗法等。有肠系膜血栓应及早手术，肺动脉栓塞者需争分夺秒抢救，建议早期使用小剂量抗凝剂，低分子右旋糖酐有一定疗效。

出血治疗：若由血管内凝血引起，首要是肝素治疗，出现纤溶系统亢进，可并用抗纤溶药物，如对羧基苄胺等；如主要是低凝状态，纤溶亢进时，主要为抗纤溶，并可输入血浆及纤维蛋白质，补充凝血因子；由血管渗出性引起，可用路丁、维生素 E 等治疗。

4. 甲孕酮　Kryger 等曾用有呼吸刺激作用的甲孕酮治疗红细胞增多症获得良好效果。

5. 中医中药治疗　有清泻法、活血逐瘀法、补阳活血法、益阴补气活血法。

（二）高原心脏病

【病因】

国内高原心脏病可分为小儿型及成人型，是慢性高原病的一种临床类型，由急慢性缺氧直接或间接累及心脏引起。通常在海拔 3000 米以上地区发病，临床多呈慢性经过，个别急速进入高原者也可突然发病。

本病以缺氧性肺动脉高压，左右心室心肌纤维变型、坏死、瘢痕形成和以右室增大为主的心脏增大、功能障碍，甚至发生心力衰竭为主要特征；体循环细小动脉管壁增厚，管腔狭

窄偶见。高原心脏病患者绝大多数为高原移居者。

【病理】

病变多先累及右心，严重者可累及左心。心脏外观体积多有增大，质量增加，右心和/或左心肥大扩张，房室壁增厚；心肌病变以小灶性坏死为主，多为散在性分布，但近心内膜的心肌和乳头肌的病变较其他部位严重。

镜下见左右室乳头肌、室壁和个别心房有不同程度的肌溶性、凝固性、出血性坏死；心肌上可见瘢痕形成或伴钙盐沉积；间质疏松水肿及少量间质细胞增生；心壁内的细动脉内皮细胞增生肿胀，管壁增厚，管腔狭窄；肺动脉圆锥膨隆，主干扩张，肺小动脉肌层增厚，以致管腔狭窄，内膜增厚，纤维增生，内皮细胞肿胀，突向管腔，闭塞血管和血栓形成。

【症状】

1. 临床症状　主要表现为劳力性呼吸困难、心悸、胸闷、头晕、疲乏等症状，有时咳嗽，少数咯血，声音嘶哑，最终发生右心衰竭。各器官受损程度不一，症状也不同，初发症状有头晕、头痛、惊慌、心悸、气促、失眠、乏力、浮肿等。从各系统来看，以胸闷、惊慌、食欲减退、尿少和手足发麻等症状为多见。活动后多有呼吸困难及心前区疼痛，疼痛性质如针刺样或为隐痛，持续时间较长。有些表现为夜间突发性心前区压迫感而被迫坐起。心力衰竭时上述症状加重，常伴咳嗽、血性痰、腹胀及全身浮肿。

2. 临床体征　常呈呼吸迫促，发绀明显，发绀发生率约为5%，表现在口唇、甲床、耳垂、舌尖等部位；约25%的患者可发生面部、下肢及全身浮肿。心尖搏动弥散，心界向两侧扩大。心率增快或缓慢，可有早搏等心律不齐，P_2亢进或/和分裂。心前区、胸骨左缘常闻及可变化的2~3级杂音，偶有舒张期杂音或奔马律，特别是重症患者或心衰者。肺部有干、湿性啰音。右心衰竭时有颈静脉怒张、肝脏肿大、肝颈静脉反流征阳性、腹水及浮肿等。

【诊断】

1. 临床诊断　出现上述临床症状与体征。

2. 辅助诊断

（1）X线表现：以右室增大或以右室为主的双室增大多见。多数患者肺动脉段及圆锥隆突，肺动脉干扩张，右肺下动脉第一分支增宽，上腔静脉增宽。肺门纹理增粗紊乱，个别病例可见肺门舞蹈现象，肺外带肺纹理相对纤细。

（2）心电图：显示心肌肥厚、劳损或缺血改变，心律失常和传导障碍。以右心肥大或肥厚多见，心电图出现尖峰型或肺型P波；心律失常多见各类早搏及室上性心动过速，个别有房颤；传导阻滞以不完全或完全性右束支传导阻滞最为多见，左前半分支、左后半分支、双束支传导阻滞，一、二度房室传导阻滞等亦可见。此外，有心肌缺血的心电图改变。

（3）超声心动图：约90%有右室扩张，内径29~41mm；部分患者右室流出道增宽；约半数有右室肥厚和室间隔增厚，少数有左房和右房扩大；普遍有三尖瓣反流，肺动脉瓣相对关闭不全，肺动脉高压。超声心动图对心功能的评价，以右室功能受损较为显著，左室舒张功能障碍，左室心肌收缩力下降。

【治疗】

高原心脏病治疗原则为改善氧供、减少氧耗、对症处理、支持。多数患者能获得好转或临床治愈，部分较严重的患者需转平原治疗。治疗前应明确病情严重程度，采取休息、积极控制呼吸道感染、吸氧、降低肺动脉压、改善心肌供血供氧、促进心肌代谢、纠正心律失常、纠正心衰、转平原地区等治疗措施。

【预防】

应从发病因素和环节方面，在高原居民中加强高原卫生常识的普及教育，注意高原保健，可以避免或延缓发病、减轻病情。劳逸结合、注意营养，适当做一些锻炼活动，防治上呼吸道感染，做好高原病的监测。

（何念海　陈　盛　赵文利）

参考文献

[1]　封志纯，史源．军事儿科学［M］．北京：军事医学科学出版社，2010：272－327.

[2]　高钰琪，主编．高原军事医学［M］．重庆：重庆出版社，2005：5－20，248－292.

[3]　沈晓明，王卫平，主编．儿科学［M］．第七版．北京：人民卫生出版社，2008：246－256，261－263，272－280.

第三节　丛林地区儿童疾病

一、概述

丛林在辞海中解释为“树林”，它在地球上分布十分广泛，是植物茂盛生长之地，也是各种昆虫、动物栖息之所。显然，若在丛林地带发生战争或大的自然灾害，一方面，由于丛林地带交通运输的局限性，给伤病员的及时救治提出了严峻挑战，这样势必对危重病人抢救、输送、伤病员的心理产生重大影响；另一方面，这种特殊的自然地理环境也必然影响病情的康复，甚至出现新的病情、疫情。当然，丛林地带对人体影响也与季节、气候、当地经济状况、人员防护装备及卫生素养等有关。

儿童是社会中最脆弱的群体，尤其在战争和灾害等情况下，是容易受损伤的人群，尤其需要特殊的照护，在丛林地带也不例外。而且，在当代战争行动中，70%的伤亡人员是平民，其中最多的是儿童和青少年。此外，还需要特别强调的是，部分军人仍然处于青春期年龄阶段。

考虑到丛林地带环境的特殊性，人员尤其儿童探索活动多，除了普通常见病外，最好发疾病多为有毒动、植物的伤害及皮肤病的侵扰，故本章重点阐述相关疾病。而且，考虑到丛林地带的动、植物分布，便于这些疾病在特殊时期及条件下治疗时可以就地取材，在各节中的中药治疗的方法更有应用价值。

二、毒蕈中毒

【病因】

毒蕈中毒（mushroom poisoning）常由于误食毒蕈引起。蕈又称蘑菇，是高等真菌。许多蕈类营养丰富、味道鲜美，具有很高食用价值，但有些蕈类含有毒素。中毒与摄入蘑菇的种类、季节、生长的不同阶段、摄入量、制作方法以及摄入的时间间隔等有关。蕈类分布甚广，种类繁多，常见能致死的有毒蕈种类有：毒伞、白毒伞、褐鳞小伞、毒粉褶菌、秋生盔孢伞、包脚黑褶伞、鹿花菌、毒蝇伞、红肉牛肝蕈及细网牛蕈等20多种。每种毒蕈可含有一种或多种毒素，而一种毒素又可见于多种毒蕈，主要毒素的毒理作用包括以下几方面。

1. 胃肠毒素　能引起恶心、呕吐、腹痛、腹泻等胃肠症状。严重吐泻可引起血容量不足而致心动过速、血压下降，甚至休克。

2. 神经毒素　可引起交感神经兴奋、色幻觉、幻视、躁狂、定向障碍，以及瞳孔散大、心率减慢、血压下降、面红、多汗等症状。

3. 溶血毒素　能使红细胞破坏，引起急性溶血性贫血，出现黄疸、寒战、发热、酱油色小便、肝脾肿大、血网织红细胞增加，并可导致急性肾功能衰竭。

4. 细胞毒素　对热稳定，能与组织迅速结合，引起肝、肾、脑、横纹肌等实质细胞损害、变性和坏死。

【症状】

由于毒蕈所含毒素不同，临床表现各异，主要分为以下各型。

1. 胃肠型　常见于毒粉褶蕈、白毒伞、牛肝蕈等野蕈中毒。潜伏期10分钟至数小时，多数小于6小时。野蕈毒素刺激胃肠道黏膜，出现恶心、呕吐、腹痛、腹泻等。轻症经过适当治疗可迅速恢复，重症者可发生脱水、酸中毒，甚至休克、死亡。

2. 神经精神型　由毒蝇伞、斑毒蕈、牛肝蕈引起。潜伏期1～6小时，除胃肠道症状外，常有出汗、流涎、脉搏缓慢、瞳孔缩小等副交感神经兴奋症状。严重者出现幻觉、谵妄、抽搐、昏睡等精神症状。可因肺水肿、呼吸抑制、昏迷而死亡。

3. 溶血型　主要由鹿花菌引起，潜伏期6～12小时。误食后除胃肠道症状外，还能引起溶血性贫血、黄疸、血红蛋白尿。继发性血小板减少时，可致全身性出血。严重者致溶血性尿毒综合征和急性肾功能衰竭。

4. 肝坏死型　主要由瓢蕈、白毒伞蕈等引起，可致急性重型肝炎，病势凶险，变化多端，少数病人呈暴发型，在1～2天内突然死亡。此型除肝脏损害外，常伴有脑、心、肾等内脏损害。一般在食后24小时内突然出现胃肠炎症状，继而出现肝损害，表现为肝大、黄疸、出血。可出现烦躁不安、惊厥、昏迷，常因中枢神经受抑制或肝性昏迷而死亡。少数轻度中毒可自愈。

【诊断】

1. 临床诊断　根据有食蕈史、临床表现，必要时结合辅助检查，诊断一般并不困难，尤其多数人同时或相继发病，更有意义。需要注意的是，各临床类型常先有胃肠道症状，严重病例常可引起严重肾功能损害、心功能损害（如尖端扭转型室速、心肌酶异常），而且脏器功能损害可在“假愈期”后出现，应引起警惕。

2. 辅助诊断

（1）三大常规、血生化、肝肾功能、凝血指标、心肌酶谱，必要时胸片、心电图、B超、脑脊液检查等。

（2）将剩余毒蕈及胃内容物饲喂动物证实有无毒性。

【治疗】

病人出现症状时应尽力鉴别蘑菇种类。

1. 排除毒物　根据食入时间的早晚，立即给予催吐、洗胃、导泻或洗肠。可用1∶5000

高锰酸钾溶液或0.5%鞣酸液、浓茶水反复洗胃，然后胃管注入1g/kg活性炭加山梨醇的混悬液于胃中。亦可用50%硫酸镁2ml/kg导泻，并用肥皂水或生理盐水清洁灌肠。

2. 阿托品　毒蕈中毒，用量为每次0.03~0.05mg/kg（婴幼儿0.02mg/kg），皮下或静脉注射，每隔15~30分钟1次，根据病情调节药物剂量和间隔，直到出现阿托品化逐渐减量至停用。阿托品还可以缓解腹痛等胃肠道症状、中毒性心肌炎所致的房室传导阻滞以及中毒性脑炎所致的呼吸衰竭。但阿托品仅用于出现拟胆碱能作用时，并非对所有毒蕈中毒有效。

3. 肾上腺皮质激素　适用于严重毒蕈中毒，尤其鹿花菌中毒引起的溶血反应。此外，对中毒性心肌炎、中毒性脑病、肝损害和出血倾向等均可应用。常选用地塞米松，剂量为每次0.3~0.5mg/kg，每日1~2次。

4. 巯基解毒剂　可与瓢蕈毒相结合，使毒性减弱，用于治疗重型肝炎型毒蕈中毒者。选用二巯基丙磺酸钠，每次2.5~5mg/kg，肌内注射，第1日3~4次，第2日2~3次，以后1~2次/日，用4~6日。肝损害严重者不宜使用二巯基丙醇。

5. 止血剂　维生素C每次0.1~0.3g，加入葡萄糖液中静脉滴注，每日1次。维生素K_1每次5~10mg，肌内注射或静脉注射，每日1~2次。

6. 护肝治疗　发生肝损害者，应用护肝药物，如能量合剂、多种维生素，改善循环，促肝细胞再生甚至免疫调节剂等。

7. 抗感染　酌情使用抗生素，尤其对中毒较重、昏迷、有呕吐物吸入的患儿更应尽早使用合适抗生素。

8. 抗蕈毒血清　对于严重毒蕈中毒，可用抗蕈毒血清（注射前先行皮肤试验）。若合并肾衰竭等，可考虑加用腹膜透析或血液透析，疗效满意，可大大降低毒蕈中毒的死亡率。

9. 对症治疗　解痉、镇静，纠正酸中毒，维持水、电解质平衡，贫血严重时应输新鲜血，抗休克，防治脑水肿等。

【预防】

加强毒蕈中毒的宣传，采蕈、选蕈要在有经验的采蕈者指导下进行。严格区分有毒蕈与无毒蕈。一般来说，毒蕈有以下特点：色彩鲜艳美丽，伞盖和茎上有斑点、疣点、裂沟、生疱，流浆发黏或生有脉络，伞盖肉薄，茎基部有毒托，茎易纵裂，以及形状怪异，采摘后易变色，夜间发磷光等。也有某些毒蕈的外观与可食蕈相似。

三、木薯中毒

【病因】

木薯属大戟科，块根含淀粉丰富，有些地区常用作杂粮。常因木薯在食用前未经加工去毒或去毒不彻底，引起木薯中毒（cassava poisoning）。小儿比成人更易中毒。

由于木薯的表皮、内皮、薯肉及薯心均含有亚麻苦苷，当木薯进入小肠后亚麻苦苷在木薯本身同时存在的亚麻苷酸酶作用下，水解析出游离的氢氰酸，吸收入血。通过机体内硫氢基酶的作用，使氢氰酸与硫离子结合成毒性较低的硫氢酸盐，经肾脏排出体外而解毒，故氢氰酸进入人体的量小时，不引起中毒。如摄入氢氰酸的量较大，超出机体自身的解毒能力时，则氰离子迅速与细胞色素氧化酶中所含的三价铁结合，构成细胞色素氧化酶-氰复合物，以致不能被细胞色素还原为含二价铁的还原型细胞色素氧化酶，阻碍了细胞色素的氧化作用，因而影响细胞的氧化还原过程，妨碍细胞对氧的利用，结果引起细胞内窒息，组织缺氧。中枢神经对氧敏感，首先受累；且氢氰酸对延髓的呼吸中枢和血管运动中枢亦可直接损伤。氢氰酸最小致死量为50mg。据报道，木薯氢氰酸含量可因地区、是否为新种地、处理情况、木薯品种等不同而异。

【症状】

木薯中毒的症状一般多出现在进食后2~4小时，长者可达11小时。临床表现早期主要是中枢神经系统和消化道系统，可先兴奋后抑制延髓的呕吐中枢、呼吸中枢、迷走神经、扩瞳肌及血管运动神经中枢等。故中毒开始时，患儿感恶心、呕吐、腹痛，可有腹泻，并有头晕、头痛、嗜睡、乏力等神经系统症状。如中毒程度较重，则出现呼吸功能不全（呼吸开始时加速，以后较为缓慢、深长、不规则，以致停止）；瞳孔扩大，反应迟钝；脉搏细速，血压下降，四肢冰冷；烦躁不安，昏迷，可伴有阵发性抽搐。由于已饱和的氧血红蛋白不受氰离子所影响，故发绀只在呼吸抑制时出现。病情重者，如不及时救治，可于数小时内死亡。

【诊断】

主要根据有食用较多木薯的病史，结合典型的临床症状可以明确诊断。但中毒早期症状较轻容易忽视，应提高警惕。晚期症状严重，容易诊断，但治疗困难。

【治疗】

1. *轻度中毒*　可刺激咽喉催吐，以1:5000高锰酸钾溶液或1%~3%过氧化氢溶液洗胃，然后给予适量50%硫酸镁导泻，并口服硫代硫酸钠。亦可直接用5%~10%硫代硫酸钠溶液洗胃，最后留置100ml于胃中。洗胃同时或洗胃后，给予高张葡萄糖液静脉注射。此疗法由于作用缓慢，只适用于轻症中毒者或作为辅助治疗。

2. *重度中毒*　在采用上述催吐、洗胃和导泻处理的同时应立即采取特殊的解毒措施：首先给予亚硝酸钠、美蓝或亚硝酸异戊酯使血红蛋白转化为变性血红蛋白，随即给予硫代硫酸钠，使硫与氰结合成硫氰酸盐经肾脏排出体外。

3. *对症处理*　有呼吸急促者，可给予吸氧；呼吸抑制时，除使用呼吸中枢兴奋药外，应进行人工辅助呼吸，吸入100%纯氧直到呼吸功能恢复。血压下降时，使用血管活性药物。

【预防】

1. 选育含毒量低的木薯良种，食用木薯前应做好去毒处理。

2. 在木薯产区应广泛宣传木薯的毒性和去毒办法，使其家喻户晓，人人掌握，并教育儿童绝对不能生吃木薯。

3. 木薯去毒方法：由于木薯内皮含氢氰酸约占全薯的90%，因此宜先将内皮去除，然后用水浸泡和长时间水煮，有些地方剥去内皮后先用水泡3~5天，换水煮2次，煮时将锅盖打开，使氢氰酸蒸发，煮后弃汤食用。一般熟薯用水浸泡40小时能去除氢氰酸96%，生木薯用水浸泡4天能去除氢氰酸52.7%，浸泡6天能去除73.2%。

4. 煮泡木薯的汤和水有大量氢氰酸，倒掉。

5. 幼儿不宜食用木薯。

四、荔枝病

【病因】

荔枝主要产于我国华南地区沿海地带，为岭南名果。如连续大量进食，可突然出现发作性低血糖症，称为“荔枝病”（litchi sickness）。本病多见于荔枝产地，每年6～7月间荔枝收获的高峰期，年龄多为3岁以上的儿童，以男孩多见。

【病理】

发病机制尚未完全阐明。目前对荔枝的毒性成分尚不清楚，荔枝种子含α－次甲基环丙基甘氨酸，有降低血糖的作用。另外，可能由于进食大量荔枝后，一方面影响食欲，以致能量摄入不足，不能补充机体活动的消耗，糖原贮积因而减少；另一方面小儿对荔枝所含果糖的转化和运用不及成人，而蛋白质和脂肪的糖原异生作用又不能及时满足机体的需要，遂致发生低血糖。

【症状】

起病突然，常于清晨发病。开始时患儿觉疲乏、软弱无力、出汗、四肢厥冷、面色苍白，严重时甚至青紫、心悸；少数患儿可伴有饥饿感、口渴、腹痛和轻度腹泻。往往在出现上述症状几分钟至1小时突然出现昏迷（部分患儿昏睡）。在昏迷前部分患儿常发出一声惊叫，可伴有阵发性抽搐，瞳孔缩小，脉搏增快，肠鸣音亢进，腹壁、提睾及腱反射减弱或消失。部分患儿在发病6小时后，可出现面肌和/或单侧肢体瘫痪，并有病理性神经反射。体温一般正常，但亦可有中度发热。肝脏可以轻度肿大。危重者出现呼吸循环衰竭。

【诊断】

1. 临床诊断　在荔枝收获期，有连日暴食大量荔枝的病史，发病前1天晚餐不思进食，次日清晨突然出现低血糖症状，应考虑本病；如兼有血糖降低，又能排除其他导致低血糖的因素，诊断可以成立。

2. 辅助诊断　血白细胞、中性粒细胞增高。血生化提示葡萄糖降低。

【治疗】

目前认为低血糖是荔枝病致死的原因，故治疗主要是对症处理，纠正低血糖。轻症患儿口服糖水或葡萄糖液即可恢复，严重者应立即静脉注射25%～50%葡萄糖液40～60ml，一般患儿多能在20分钟内清醒。在清醒后，仍需注意观察并给予高糖饮食或静脉滴注葡萄糖液以供给充足的能量，防止低血糖再度出现。高浓度葡萄糖注射后，患儿若不清醒，可按肝昏迷原则治疗，给予精氨酸、γ－酪氨酸或谷氨酸等。出现呼吸循环衰竭时，应加强对症支持处理。

【预后】

本病如能得到及时治疗，一般预后较好；如发病后超过4小时仍未获得有效治疗，或注射葡萄糖后未获清醒，或合并肺炎、高热者，预后较差。

五、菠萝过敏症

【病因】

菠萝又称凤梨，原产于美洲，现热带各地均有栽培。鲜食时，一些特异体质的人，由于对菠萝中所含的菠萝蛋白过敏，食后可产生过敏症状。

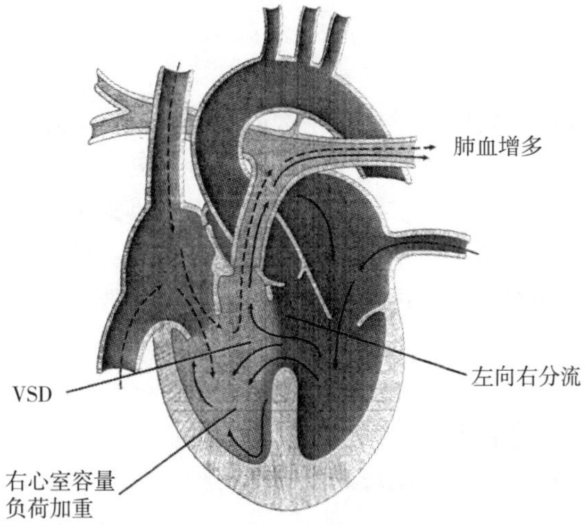

图 16－2－2　室间隔缺损

1. 小型室间隔缺损（Roger 病）　指缺损直径小于 5mm 或缺损面积 <0.5cm^2/m^2体表面积。Roger 病缺损小，心室水平左向右分流量少，血流动力学改变不大，患儿可无症状或症状轻微。

2. 中型室间隔缺损　指缺损直径 5～15mm 或缺损面积 0.5～1.0cm^2/m^2体表面积。此型室缺缺损较大，分流量较多，肺循环血流量可达到体循环的 1.5～3.0 倍，此型可出现生长发育迟缓和反复呼吸道感染。

3. 大型室间隔缺损　指缺损直径大于 15mm 或缺损面积 >1.0cm^2/m^2体表面积。此型室缺缺损大，缺损口对分流基本不构成阻力，亦称非限制性室缺，对肺血管床影响大。

三、艾森曼格（Eisenmenger）综合征

为不可逆的肺血管梗阻性疾病，主要病理改变为肺血管梗阻性病变引起肺循环阻力增高，肺动脉压力异常升高，右室收缩压超过左室收缩压，导致左向右分流逆转为右向左分流出现持续性发绀，称为艾森曼格综合征。凡有左向右分流的心血管畸形，如动脉导管未闭、房间隔缺损、室间隔缺损等，均可能引起艾森曼格综合征。

【诊断】

（一）临床表现

1. 临床表现　与分流量相关，决定于缺损大小和心室间压差。小型缺损可无症状，或仅在剧烈运动时发生呼吸急促，一般活动不受限制，生长发育基本正常。缺损较大时左向右分流量多，体循环血流量显著减少，患儿出现生长缓慢，喂养困难，发育不良，呼吸急促，易反复呼吸道感染及心力衰竭等，有时因扩张的肺动脉压迫喉返神经可引起声音嘶哑。

2. 体格检查　小型室缺心脏大小多为正常或轻度扩大，胸骨左缘第 3、4 肋间可触及收缩期震颤，闻及粗糙、响亮的全收缩期杂音，向四周广泛传导，肺动脉瓣区第二音不亢进或轻度增强。大型室缺心脏逐渐扩大，心尖及剑突下搏动强烈，心尖区可闻及较柔和舒张中期杂音，这是由于肺静脉回流至左房的血流过多引起相对性二尖瓣狭窄所致，伴有明显肺动脉

峰期为夜间10时至次晨2时，马来微丝蚴为晚8时至次晨4时。

【病理】

丝虫病的发病与病变主要由成虫引起，感染期幼虫亦起一定作用，与血中微丝蚴关系不大。病变的发生发展取决于丝虫种类、机体免疫反应、感染频度、感染期幼虫进入人体数量、成虫寄生部位以及是否合并继发感染等因素。在幼虫进入机体发育为成虫过程中，幼虫与成虫的代谢产物、幼虫蜕皮液、虫体子宫内排泄物以及死虫的裂解物均可引起局部淋巴系统的组织反应及全身过敏反应，表现为周期性发作的淋巴管炎、淋巴结炎及丝虫热等。晚期表现为淋巴组织病理改变及继发细菌感染的结果。

【症状】

1. 潜伏期　4个月至1年不等。感染后不出现症状而血中有微丝蚴者，为无症状感染。

2. 急性期　淋巴组织炎性病变期。

（1）急性淋巴结炎和淋巴管炎：下肢多见，常呈周期性发作，每次持续1周。常表现为腹股沟、腹部淋巴结肿痛，继之出现大腿内侧逆行性淋巴管炎，当炎症局部出现红肿与压痛，有“离心性红线”，俗称“流火”。以夏秋多见，发作时伴高热（38～39℃）。丹毒样皮炎多发生在小腿下段内侧和内踝上方，局部皮肤红肿，有压痛和灼热感等。

（2）丝虫热：为周期性发热，可达40℃。有时先发生寒战、高热，2～3天后自退，亦可持续1周。有的仅低热，无寒战。丝虫热由淋巴管炎所致。此外，尚有乏力、食欲不振、肌肉关节酸痛、肢痛及头痛等全身症状。

（3）生殖系统损伤：可有精囊炎、附睾炎、睾丸炎及鞘膜积液，表现为发热及一侧自腹股沟向下蔓延的阴囊、大腿内侧疼痛，睾丸和附睾肿大、有压痛，精囊上结节性肿块，压痛明显，持续数天后可自行消退，肿块变小而较硬，反复发作可致肿块逐渐增大。

（5）肺嗜酸粒细胞浸润综合征：又称丝虫性嗜酸粒细胞增多症，表现为畏寒、发热、咳嗽、哮喘及淋巴结肿大。肺部有游走性浸润，X线胸片可见支气管血管纹理增多和广泛粟粒样斑点状阴影，痰中可找到嗜酸粒细胞和夏－雷结晶。周围血嗜酸粒细胞增多，占白细胞总数的20%～80%。血中常找到微丝蚴。

3. 慢性期　淋巴阻塞性病变期。系淋巴系统增生、阻塞所引起的表现，但炎症仍反复出现，故多数病例炎性和阻塞性病变交叉重叠出现。

（1）淋巴结肿大和淋巴管曲张：淋巴结炎反复发作以后引起淋巴结肿大和淋巴管曲张形成肿块，触诊似海绵状包囊，中有硬核感觉，穿刺可得淋巴液，有时可找见微丝蚴。常见于腹股沟、精索、阴囊及大腿内侧。精索淋巴管曲张常相互粘连而成索状，不易与精索静脉曲张相鉴别，且二者可并存。

（2）阴囊性淋巴性积液、鞘膜淋巴积液、淋巴尿及淋巴腹水：其中以鞘膜积液多见，轻者常无症状，积液较多者阴囊体积增大，皱褶消失，有下坠感而无疼痛，透光试验阳性，积液可为草黄色淋巴液或乳白色的乳糜液，积液沉淀中可找到微丝蚴。

（3）乳糜尿：主要临床表现之一。腹膜后淋巴管阻塞导致淋巴管破裂，淋巴液进入肾盂或肾小球引起乳糜尿，尿呈乳白色。常骤然出现，发作前可无症状，亦可有畏寒、发热，腰部、盆腔及腹股沟等处疼痛，继之出现乳糜尿。可自行停止也可再发。在乳糜尿和淋巴液中，有时可查见微丝蚴。

（4）象皮肿与淋巴水肿：象皮肿常见于感染后10年左右，主要由淋巴系统阻塞引起。淋巴水肿为可逆性水肿，淋巴液回流改善后可自行消退，若淋巴回流不能恢复，日久发展为象皮肿，此时有或无凹陷性水肿，皮肤增厚、变硬、不出汗、干燥，后期纤维化，皮肤粗糙，出现褶沟、疣状结节。由于局部循环障碍，致链球菌或其他化脓菌感染，形成慢性溃疡。象皮肿绝大多数发生于下肢，可波及全腿，发展快而严重，亦会引起阴囊象皮肿。

【诊断】

根据流行季节丝虫病流行区居住史、临床表现以及病原学检查、血清免疫学检查等予以诊断。

（一）临床诊断

依据上述临床症状，结合有流行区旅居史可临床诊断。

（二）辅助诊断

1. 病原诊断　血液及体液中检出微丝蚴是诊断早期丝虫病唯一可靠的方法。

（1）血液微丝蚴检查：晚10时至次晨2时检出率最高。方法有：厚血片法、鲜血法、浓集法、白天诱出法和薄膜过滤法。薄膜过滤法：用抗凝静脉血2ml经孔径3μm的薄膜过滤后取下薄膜，用热的苏木素染色5分钟后镜检。此法检出率高于厚血片法和浓集法。

（2）各种体液微丝蚴检查：可在鞘膜积液、淋巴液、乳糜尿、乳糜腹水等标本中检查微丝蚴。

2. 免疫学诊断

（1）皮内试验：注射犬恶丝虫抗原0. 05ml于受试者前臂，15分钟后丘疹直径>0. 9cm者为阳性。此试验敏感性和特异性高，与血中微丝蚴检出符合率为86. 2%~94. 1%。

（2）间接荧光抗体试验：国内以牛丝虫成虫为抗原，间接荧光抗体法查患者血清中抗体，阳性率85%~99. 2%。该法具高度特异性和敏感性，适用于流行病学调查，又可提示防治的成效。

（3）酶联免疫吸附试验：以该法查血清中抗体灵敏度高、特异性强、操作简便，为本病较理想的辅助诊断方法。

（4）检测循环抗原：为一种特异诊断方法，但对微丝蚴阴性病人敏感性较差。用单克隆抗体查循环抗原可作为评价抗丝虫病药物疗效的监测方法。

（5）分子生物学检查：DNA杂交试验和PCR可用于微丝蚴血症检查，血中微丝蚴量少和需行虫种鉴定者尤为适用。

3. 其他　丝虫病早期有过敏反应的病人，白细胞总数常为（10~20）$\times 10^9$/L，以嗜酸粒细胞增加为主，伴有细菌感染者中性粒细胞显著增高。淋巴闪烁显像术：了解肢体淋巴水肿情况。

（三）诊断标准

1. 微丝蚴血症

（1）流行季节流行区居住史。

（2）夜间采血检查微丝蚴阳性。

2. 急性丝虫病

（1）流行季节流行区居住史。

（2）有反复发作的非细菌感染性肢体（或阴囊、女性乳房）淋巴结炎/淋巴管炎（或精索炎、睾丸炎、附睾炎），局部疼痛、触痛、肿胀、温热感，或有丹毒样皮炎，症状持续超过3天，伴有发热、头痛、不适等全身症状。

注：马来丝虫病急性炎症局限于肢体。

（3）夜间采血检查微丝蚴阳性。

（4）间接荧光抗体试验或酶联免疫吸附试验检测抗体阳性。

疑似病例：具备（1）、（2）。

确认病例：疑似病例加（3）或加（4）。

3. 慢性丝虫病

（1）较长期流行区居住史。

（2）有不对称性肢体淋巴水肿、象皮肿、鞘膜积液、乳糜尿及阴囊或女性乳房肿大（马来丝虫病慢性体征局限于肢体淋巴水肿、象皮肿，且肿胀处限于膝、肘关节远端）。或兼有急性期的临床表现。

（3）夜间采血检查微丝蚴阳性。

（4）间接荧光抗体试验或酶联免疫吸附试验检测抗体阳性。

（5）在尿、淋巴液、鞘膜积液（或其他抽出液）内查见微丝蚴，在淋巴管、淋巴结内查见成虫，或在病理组织切片查见丝虫断片。

疑似病例：具备（1）、（2）。

确诊病例：疑似病例加（5）或疑似病例加（3）或（4）。

4. 鉴别诊断　急性期的淋巴管炎、淋巴结炎应与细菌性相区别。晚期腹股沟淋巴肿大形成的肿块注意与腹股沟疝区别。精索炎和附睾炎应与附睾结核鉴别。乳糜尿虽多见于丝虫病，但也偶见于结核、肿瘤、包虫病以及其他因素所致腹膜后淋巴系统广泛破坏而引起的淋巴通路受阻。

【治疗】

1. 病原治疗

（1）海群生：又名乙胺嗪，为国内外首选药物，对微丝蚴及成虫均有杀灭作用。海群生的毒性较低，反应与用量有关，主要由于微丝蚴大量死亡而引起的过敏反应，如寒战、发热、头痛、肌肉关节酸痛、食欲减退、皮疹等，可对症处理，一般停药数日内自行消退。但严重心、肝、肾疾病，活动性肺结核，急性传染病等，乙胺嗪治疗应暂缓或禁忌。具体方法：

①海群生7日疗法：儿童10～12mg/kg，每天2次分服，连服7天为1个疗程。可连服3个疗程，疗程间隔为1～2个月。

②海群生间歇疗法：儿童5～6mg/kg，每15或30日服药1次，全疗程共12次。

③海群生长程疗法：儿童每次50mg，每日1～2次，连服1个月。

④海群生掺拌食盐疗法：将海群生原粉均匀掺拌于食盐中，使每斤食盐平均含有海群生1500mg，每人每日食用药物剂量约为50mg，连续食用3～6个月。

（2）左旋咪唑：每日5mg/kg，分2次口服，连服5天。有报道海群生和左旋咪唑合用能提高疗效，海群生10mg/(kg·d)，左旋咪唑5mg/(kg·d)，连服3天。

（3）呋喃嘧酮：对成虫和微丝蚴均有杀灭作用，可作为海群生的补充药物使用。副作用类似海群生。肠溶片每日20mg/kg，分2～3次口服，连用7天为一个疗程。

(4) 流行区群体防治方案：为避免血中微丝蚴量少者或慢性病人漏治，WHO 推荐的流行区群体防治方案为：

①阿苯达唑 600mg 加海群生 6mg/kg。

②阿苯达唑 600mg 加伊维菌素 400μg/kg，每年 1 次，连服 5～6 年，用于青少年及成人，儿童酌减。

③在流行较严重地区用海群生药盐防治，方法为 0.2%～0.4% 乙胺嗪药盐连续食用 1 年。

2. 对症治疗

(1) 淋巴管炎与淋巴结炎：抬高患肢，局部热敷，可用保泰松，必要时用泼尼松 1mg/(kg·d)，有继发细菌感染者加用抗菌药物。

(2) 乳糜尿：发作时应卧床休息，少食脂肪，多饮水。久治不愈者可试用 20% 碘化钠或 1%～2% 硝酸银 6～10ml 做肾盂内冲洗，有一定效果。顽固性乳糜尿可行肾蒂淋巴管结扎剥脱术或淋巴转流术，可能有较满意的效果。

(3) 象皮肿与淋巴水肿：儿童少见，采用绑扎为主的综合疗法可能有效。巨大阴囊或乳房象皮肿可手术整形，鞘膜积液可行睾丸鞘膜翻转术。患腿微静脉－淋巴管吻合显微外科手术治疗下肢象皮肿可获满意效果。

【预防】

普查普治，流行地区全民服用乙胺嗪为控制传染源的较好措施。消灭蚊虫滋生地，药物灭蚊，加强个人防蚊措施，切断丝虫病传播途径。

七、罗阿丝虫病

【病因】

罗阿丝虫病（loiasis）是由罗阿丝虫寄生于人体皮下组织所引起的寄生虫病。成虫呈线状，有鞘膜，呈昼现周期性，白天出现于外周血液中，亦可出现于尿、痰、脑脊液、子宫颈及阴道分泌物中。传播媒介为斑虻。当斑虻叮咬人时，微丝蚴进入虻体，并在斑虻胸肌内发育为感染期幼虫，当虻再叮咬人时，感染期幼虫自口器逸出进入人体，约经 1 年时间，在人体皮下组织内发育为成虫。成虫在体内可存活 15 年以上。人对罗阿丝虫普遍易感。流行区因反复被传染性斑虻叮咬，居民存在不同程度获得性免疫力。

罗阿丝虫病分布在西非和中非等适于其传播媒介斑虻滋生的热带雨林地区，如苏丹、乌干达、加纳、刚果、赞比亚等国，发生率占人口的 3%～5%。近年在我国援外人员中已发现罗阿丝虫病。病人为唯一传染源。传播媒介为分斑虻、静斑虻和非洲曼蚊。

【症状】

多数病人除血中嗜酸粒细胞增高外，并无其他临床症状。主要临床表现为暂时性皮肤肿块，好发于肢体远端或眼周围软组织，肿块可有疼痛，称为“卡拉巴肿（calabar swelling)”，是由于成虫移行于皮下结缔组织，短暂停留某处时，其代谢产物刺激局部产生剧烈炎症反应所致。剧痛肿块有瘙痒感，多见于腕部和踝部，初始呈红色，直径 2～3cm，渐扩大至 10～20cm，持续数日至数周，虫体离去肿块消失。成虫亦可侵入其他脏器，当侵犯眼球前房时，常从结膜下移行，引起严重的结膜炎。侵犯心脏时可引起心包炎、心肌炎和心内膜炎。此外，尚可引起脑病、末梢神经炎和关节炎等。

【诊断】

1. 临床诊断　有上述症状结合有流行区生活史可临床诊断。

2. 辅助诊断　可行三大常规、血生化、肝肾功能、心肌酶谱、X 线、心电图和超声心动图，必要时脑脊液检查及相关电生理检查。其中外周血象多有嗜酸性粒细胞增高，可高达 60%~90%。至今尚没有可靠的免疫学诊断方法。

3. 诊断标准　根据从患者皮下或眼结膜下取出虫体或外周血微丝蚴阳性而确诊。

4. 鉴别诊断　临床需与链尾丝虫病、常现丝虫病及奥氏丝虫病相鉴别。

【治疗】

乙胺嗪对微丝蚴和成虫均有效，剂量为 10mg/(kg·d)，分 2~3 次，连服 2~3 周。必须注意，若外周血微丝蚴密度很高，乙胺嗪杀死大量微丝蚴时，阻塞大脑毛细血管，可出现脑膜脑炎综合征，严重者可引起死亡。

【预防】

流行区普查普治以控制传染源。消灭斑虻滋生地，使用杀虫剂杀灭斑虻蚴虫。进入流行区应加强个人防护，避免斑虻叮咬，涂用昆虫驱虫剂等。药物预防可选乙胺嗪每天 5mg/kg，连服 3 日，每月用药一个疗程。

八、热带嗜酸性粒细胞增多症

【病因】

热带嗜酸性粒细胞增多症（tropical eosinophilia）是以嗜酸性粒细胞增多为主要表现的临床综合征，主要与寄生虫感染有关，是肺嗜酸性粒细胞增多症的一种类型。

肺嗜酸性粒细胞增多症的病原较多，并与变态反应有密切关系，较为肯定的病原有：寄生虫感染、呼吸道感染、多种花粉、药物、烟、雾、尘埃、动物排泄物等，以寄生虫感染最为常见。寄生虫感染可引起单纯肺嗜酸性粒细胞增多症（Loeffler 综合征），如蛔虫、钩虫等。动物寄生虫的幼虫在体内长期移行引起内脏幼虫移行症所致的持续性嗜酸性粒细胞增多，如颚口线虫、并殖属吸虫、管圆线虫等；最为典型的热带嗜酸性粒细胞增多症为隐型丝虫病所致，特点是感染丝虫后，血液中很难查到微丝蚴。此外，华支睾吸虫、血吸虫、姜片虫、肝片吸虫、绦虫、蛲虫、鞭虫、旋毛虫等多种蠕虫感染均可伴有嗜酸性粒细胞增多。

【病理】

寄生虫幼虫移行至肺时引起肺部的损伤和局部的出血，在肺间质、肺泡壁及终末支气管壁有炎症细胞和嗜酸性粒细胞浸润，有时也能在虫体周围形成肉芽肿。肺部 X 线检查显示肺纹理增多、增粗、紊乱，密度一般较低，常在肺上野靠近胸膜呈现边缘模糊的小片状或大片状阴影，可呈游走性，可在 1~2 周内消失，慢性者也可持续较长时间。

【症状】

一般发病慢，反应轻者可无明显症状。患儿可有发热、倦怠、乏力、全身不适、头痛、胸痛等类似感冒的症状。还可有咳嗽，但痰液较少，偶可痰中带血丝。

在严重感染者，也可发生哮喘，甚至咯血。少数病人呼吸音减弱，叩诊音变浊。由丝虫感染引起的临床症状明显，病程可长达 3 年甚至更长，典型病例可表现为阵发性干咳和哮喘、呼吸困难，夜间加重。双肺可闻及哮鸣音和干湿性啰音。

本病患儿可伴有淋巴结肿大和肝肿大，部分可出现肺功能障碍。钩虫、蛔虫等引起的单纯性嗜酸性粒细胞增多症的病程一般在1个月内，不经治疗，也能自愈。内脏幼虫移行症所致嗜酸性粒细胞增多症病程为2~6个月或更长。由寄生虫感染引起的预后较好。

【诊断】

1. 临床诊断　临床特征为长期阵发性咳嗽、哮喘，往往在夜间加重，末梢血嗜酸性粒细胞数明显增多。干鸣音，偶有湿性啰音；胸部X线检查可见两肺散在点状阴影。海群生或胂剂治疗有效。

2. 辅助诊断

（1）血常规及IgE检测：外周血白细胞计数正常或稍高，嗜酸性粒细胞显著增多，一般为0.1~0.2，高者可达0.7，IgE水平多升高。

（2）大便常规：如疑为肠道寄生虫感染，应仔细检查粪便找虫卵，虫卵阳性，即可确诊。

（3）免疫学检测：在肠道寄生虫感染的早期或仅引起幼虫移行症的寄生虫感染，粪便中查不到虫卵，要进行相应的免疫学检测，如丝虫皮试及血清补体结合试验常为阳性，抗寄生虫抗体应为阳性反应。

（4）胸部X线检查：两肺散在点状阴影。

3. 鉴别诊断　肺部X线改变要与肺炎、肺结核等肺部感染鉴别。

【治疗】

重症者可应用肾上腺皮质激素，以控制症状，同时进行对症治疗。病原治疗：对于丝虫感染，可采用海群生；其他寄生虫幼虫移行所致嗜酸性粒细胞增多症可采用阿苯达唑治疗。

【预防】

应使儿童养成良好的卫生习惯，勤剪指甲，饭前洗手，不食不洁食物，不喝生水，少接触泥土、污水，防止寄生虫经口或经皮肤感染人体。加强人畜粪便的管理。

九、热带常见物理性皮肤病

（一）痱子

【病因】

痱子（miliaria）又名粟粒疹。是由于外界气温增高，湿度大，导致出汗不畅时发生的小水疱和丘疹。中医又称“痱疮”“汗疹”“痱汗疹”。也有学者认为痱子的发生与出汗过多无关，而是皮肤上微球菌的大量繁殖所致。此外，紫外线照射、汗管远端的电荷变化，汗液的浸渍，角质层过度脱脂，表皮细菌繁殖，均可导致汗孔闭塞。

【病理】

病理改变不同，可分为白痱，小汗腺汗管极浅部病变，表皮角层下水疱；红痱，表皮内汗腺管阻塞，棘细胞层内海绵形成；深痱，真皮上部汗管阻塞。

【症状】

根据汗腺和导管破裂部位不同，可形成几种不同的痱子。

1. 白痱　亦称晶状粟粒疹，阻塞部位在角质层，表现为细小浅表群集性水疱，无红斑，多见于新生儿因包裹过度，导致热量、湿度散发障碍而发病。也可见于发热出汗增加的儿童、慢性疾病、体弱儿。白痱好发于前额、颈、胸、腹、腰部，损害主要为细小、透明、表浅、无炎症反应的水疱，壁薄易破，无自觉症状，1~2日内吸收消退，可有细小脱屑。

2. 红痱　称红色粟粒疹，夏秋季多见，肥胖婴儿易发。表皮内小汗腺管深部阻塞，引起群集性红斑丘疹。急性起病，好发于前额、颈、胸背、肘和腋窝及小儿头面部、臀部。损害为圆形尖顶的针头大小密集的丘疹或丘疱疹，周围有红晕，成批出现，自觉烧灼或刺痒感，数日干涸、脱屑消退。少数可继发感染成为毛囊炎、疖或脓肿。

3. 脓痱　亦称脓疱性粟粒疹。与接触性皮炎、苔藓等有关，皮肤炎症使汗管损伤，破坏或阻塞汗孔诱发脓痱。脓痱好发于间擦部、四肢屈侧及小儿头部。损害主要是痱子顶端有浅表脓疱，与毛囊分开，脓疱多为无菌性，或为非致病性球菌。皮损瘙痒明显。

4. 深痱　亦称深部粟粒疹。热带常见，发生于严重、反复的红痱后，好发于躯干、四肢，损害正常肤色，深在性丘疹或水疱，无光泽，刺破后有透明浆液流出。不痒为特征。可有疲劳、食欲不振、嗜睡、头痛等症状，离开过热环境后皮损可缓解。

5. 封包性痱　见于大面积应用聚乙烯薄膜封包皮肤 48 小时以上患者，可伴有无汗症和热应激性增加。

【诊断】

1. 临床诊断　根据高温、高湿环境，夏季，多汗，好发部位及典型皮损可予诊断。

2. 鉴别诊断

（1）婴儿湿疹：婴儿湿疹具有冬季重夏季轻，皮损呈多形性，有渗出趋势，好发于面部双颊的特点，可与之鉴别。

（2）疱疹样皮疹：如水痘、虫咬皮炎等。水痘和虫咬皮炎的疱疹较大，水痘发生在全身，尤其躯干部，且有多形性的特点，虫咬皮炎的疱疹多发生在头面部和四肢暴露的部位。

【治疗】

高温和高湿度容易使患者小汗腺管阻塞，所以治疗方法是到较凉爽的环境中，多数病例气候凉爽后可自愈。

1. 局部治疗　一般可局部外用一些清凉粉剂，如痱子粉、婴儿滑石粉等。如有明显痒感，可用清凉止痒剂。婴儿褶皱部以炉甘石洗剂外用为宜，不宜用扑粉，忌用软膏、糊剂、油类制剂。若有继发细菌感染，可在炉甘石洗剂内加入庆大霉素外用或安尔碘消毒皮肤。

2. 全身治疗　一般不需内服药物，如果继发全身感染，可根据情况选用口服或静脉注射抗菌药物。

3. 中医治疗　以清热解暑化湿为原则，小儿可给予绿豆汤、金银花露或地骨皮煎水代饮茶；外治可以复方苦参汤外洗，或三黄洗剂外涂；也有应用藿香正气水外用。若有脓疱时选用玉露散或鹅黄散用植物油调成糊状，外涂 1~2 次。

【预防】

因痱子是由于外界气温增高，湿度大，导致出汗不畅发生的，预防措施主要是保持周围环境散热，温度、湿度不过高。应选择宽松衣物，利于汗液蒸发。常洗澡，保持皮肤清洁。夏季婴儿睡觉应多予翻身。出汗多时，不要用冷水擦洗，以免汗闭生病。

（二）日晒伤

【病因】

日晒伤（sunburn）又名日光性皮炎（solar dermatitis），俗称晒斑或紫外线红斑，中医称本病为日晒疮。是由强烈的日光照射皮肤后引起的皮肤局部急性炎症，一般在暴晒数小时内于暴露部位出现皮肤红肿，亦可起水疱或大疱。为一种光毒反应，夏天常见。其反应的程度常与光线强弱、照射时间和范围、环境因素、皮色深浅、体质、种族等差异有关。春末夏初多见。儿童和妇女易发病，高原地区的居民发病较多。

【病理】

本病红斑发生机制是通过真皮吸收紫外线致毛细血管周围的芳香蛋白质发生氧化改变所致。表皮细胞受紫外线损伤后可能产生和释放出各种介质，并扩散至真皮中，引起红斑反应。引起红斑炎症的化学介质有前列腺素、组胺、血清素和激肽等。前列腺素物质在本病发生中起着重要作用，它可能是由于紫外线照射促使花生四烯酸到前列腺素的生物合成。

人体对日晒的反应因为人种不同而异，白种人易发生晒伤，而黑人则不易，据此可将人类皮肤分为6型。中国人大部分为Ⅳ型，少部分为Ⅲ型（表24－5－1）。

表24－5－1　不同皮肤类型日晒伤

皮肤类型	皮肤颜色	日晒后皮肤反应
Ⅰ	白色	总是晒伤，从不晒黑
Ⅱ	白色	通常晒伤，有时轻度晒黑
Ⅲ	白色	中度晒伤，逐步晒黑
Ⅳ	橄榄色	轻度晒伤，明显晒黑
Ⅴ	棕色	极少晒伤，深度晒黑
Ⅵ	深棕色	从不晒伤，晒得很黑

组织病理：表皮内可见坏死的角质形成细胞、真皮水肿，散在淋巴细胞浸润。严重时可有表皮下水疱形成。

【症状】

日晒数小时至十余小时后暴露部位的皮肤上发生弥漫性红斑、小丘疹及丘疱疹，鲜红色，较重时可伴水肿。红斑渐变为暗红色或红褐色，脱屑，逐渐消退，遗留褐色素沉着斑。

症状比较轻的患者2～3天内可以痊愈。日晒后自觉烧灼感或刺痛，触之疼痛更明显。病变部位与日光照射密切相关，每次照射后，皮损明显加重，痒感加剧，适当避光后则有好转。皮疹经常反复发作，日久后皮损发生苔藓样改变，色素增加。一般到秋季以后逐渐减轻，来年春季复发，可持续多年。

严重者除了皮肤红斑、局部肿胀外可以发生水疱，疱壁紧张，疱液为淡黄色浆液，疱破后形成糜烂面，干燥结痂、脱屑、遗留色素沉着或色素减退斑。一般在日晒后的第2天皮疹达高峰，经过数周后逐渐恢复。个别病人可伴发结膜充血、眼睑浮肿，自觉烧灼感、疼痛。

如果日晒的范围较广泛时，可引起全身症状，出现发热、畏寒、头痛、乏力、恶心和全身不适等，甚至心悸、休克。有的病人在日晒后并不发生日晒伤症状，只是皮肤色素发生变化，表现为即刻或迟发性色素沉着晒斑。

表现为即刻者是由紫外线和可见光引起，日晒15～30分钟后出现色素沉着斑，经数小时消退，是由于存在于皮肤中的色素前驱物质一过性可逆的氧化所致。

迟发性者的日晒伤同样是由紫外线引起。它常在日晒后10小时出现，4～10天达顶峰，持续数月，常促其合成黑色素，并将色素颗粒向周围表皮细胞内输送，使色素颗粒分布于细胞核上，以防止紫外线对细胞核中 DNA 的伤害。本病常见春季在初次受到较强日晒后发病。表现为面、颈、前臂伸侧及手背等露出部位出现红斑、丘疹、风团样或水疱等皮疹。多形性是指在不同患者的皮疹常各不相同，呈现多样性，但就某一患者而言，皮疹形态是单一的。

【诊断】

1. 临床诊断　有日晒史，病情呈急性过程，多发生于春、夏季节，出现临床症状，不难诊断。

2. 鉴别诊断

（1）接触性皮炎：有接触刺激物史，与日晒无关，可发生于任何季节，皮疹好发于接触刺激物处，自觉瘙痒。

（2）烟酸缺乏症：除日晒部位外，非暴露部位也有红斑，常伴消化系统和神经精神系统症状。

（3）紫外线红斑：具有典型炎症反应的特点，包括血管扩张、通透性增高等，但与一般炎症反应又有不同。反应是双相的，第一相出现快、持续时间短，第二相出现晚，持续时间长。

【治疗】

1. 对症治疗　用 2.5% 吲哚美辛溶液外擦可减轻日晒后皮肤的红、热和触痛，作用可达 24 小时以上，防护作用与对氨基苯甲酸相似，且有较强的防紫外线的能力。轻症晒伤一般不需要进行特殊处理，无水疱可外用痱子粉、炉甘石洗剂，有大疱时可吸出疱液，表皮剥落形成糜烂者可用 3% 硼酸湿敷或外用抗生素药膏，有明显全身症状时可口服小剂量泼尼松。

2. 中医治疗　内服以“清热解毒”“凉血祛暑”为主。如果病人皮肤颜色较红，有红斑，应清热、止痒，可服银花、连翘、大青叶、黄芩等；比较严重者还要加上祛湿的药，如六一散、茯苓皮、泽泻、车前子、地肤子等，每天早晚各煎服一次，直到症状有所减轻。

取薏仁 30g，石膏、生地、银花、连翘、大青叶、车前子（包煎）、六一散（包煎）各 15g，天花粉、丹皮、甘草各 10g，龙胆草 8g，水煎服，每天 1 剂，早晚分服。适用于重症日光性皮炎，根据年龄加减剂量。

外治：适用于轻度日光性皮炎，可用苦参、白鲜皮、白蒺藜进行外洗。取千里光 50g，大黄 30g，将上述药放入 70% 乙醇 400ml 中浸泡 1 周后备用，同时可用棉签蘸取药液涂搽患处，每天 3～4 次。取苦参、川椒、白矾、地肤子、蛇床子水煎取汁，先熏后洗患处，每天 1 剂，熏洗 3 次，每次约 20 分钟。

【预防】

日光性皮炎是发生黑素瘤的高危因素，故应加强预防。日光性皮炎的预防包括经常参与室外锻炼，以增强皮肤对日晒的耐受能力，但应避免烈日暴晒。避免在日光照射最强的时间户外工作。在外出时撑伞、戴宽沿帽、着长袖衣衫。在暴露部位的皮肤上，可于暴晒前 15 分钟涂布遮光剂，如 5% 对氨苯甲酸乙醇、5% 二氧化钛乳剂、氧化锌糊剂等。

平时多食新鲜水果蔬菜，适量进食动物脂肪，增强皮肤的抗皱活力。维生素 C 和 B_{12} 能阻止和减弱皮肤对紫外线的敏感，并促进黑色素的消退。光敏性的食物，如野菜、苜蓿、灰菜、芹菜、海鲜、辣椒等不宜多吃。

（三）夏季皮炎

【病因】

夏季皮炎（dermatitis aestivale）是指由于夏季炎热引起的季节性炎症性皮肤病。夏季皮炎与夏季高温、高湿度密切相关，尤其在持续高温（>30°）、高湿环境中。

【病理】

表皮肥厚，真皮浅层毛细血管轻度增生扩张，血管周围以淋巴细胞为主的炎症细胞浸润。

【症状】

儿童夏季皮炎好发于6个月至2岁的婴儿，北方多见于夏季6~8月。损害表现为针头至黄豆大小不等的炎性红斑，中心有丘疱疹，瘙痒剧烈。皮损主要发生于四肢伸侧，对称分布，搔抓后可结痂。气温下降可自然消退。

【诊断】

根据发病季节和临床症状不难诊断，应与以下疾病鉴别。

1. 红痱　根据肥胖婴儿易发，急性起病，皮损好发与前额、颈、胸背和腋窝等部位，小儿头面部、臀部，损害为圆形尖顶的针头大小密集的丘疹或丘疱疹，周围有红晕可与之鉴别。

2. 夏季瘙痒症　根据无明显原发皮损，仅见抓痕、血痂等继发损害可以鉴别。

【治疗】

1. 西药治疗　可口服维生素C，剧痒时可口服抗组胺药。经常清洗患处，局部应用清凉止痒剂或炉甘石洗剂中加入庆大霉素8万U、地塞米松2.5mg外涂。

2. 中药治疗　可口服清暑解毒冲剂；可用藿香、佩兰、薄荷、青蒿、生地、金银花、蒲公英、绿豆皮、党参、六一散、白鲜皮、地肤子、天花粉水煎服，一日一剂，连用7天。

外洗可用黄柏、苍术、地肤子、苦参、鱼腥草、土茯苓、川椒、明矾、蛇床子、甘草等，或荆芥、防风、生地、升麻、蝉衣、苍术、地肤子、明矾、皮硝、侧柏叶水煎，外洗均有效。

【预防】

保持室内通风散热和皮肤清洁干燥，着装选择透气、吸汗性好的衣物。多吃富含维生素C的水果蔬菜，帮助汗液吸收。

十、中暑

【病因】

正常情况下人的体温都能维持在36~37℃。但人体对周围环境温度的升高程度和持续时间有一定耐受限度，长时间置身于高温环境中，机体则失去调节代偿功能。在高温、高湿环境中或在烈日直射下活动时间过长，导致体温调节功能失调，引起水和电解质代谢紊乱、神经系统功能损害和/或心血管功能障碍等为主的一系列症状，即为中暑或暑热症。一般将起病急、病情较重者称为中暑；起病缓，症状较轻，持续时间较长者称之为暑热症。

引起中暑的高温环境可分为：干热环境，如在沙漠地区等高温和热辐射的干热环境；湿热环境，如在热带丛林地区等接触高湿环境，或温度不太高，但相对湿度超过80%的湿热环境；以及高温高湿同时存在的综合性高温环境。

引起中暑的诱因有：发生在高温下长时间从事紧张的体力劳动、体育运动和军事训练的劳力型中暑，多见于青年人；普通非劳力型中暑，更常见发生于儿童和有慢性疾病者，尤其服用药物影响出汗功能者；未经过热适应性训练的人，也是中暑的危险因素。

【病理】

人要经受住高温环境，必须维持体温的恒定。机体通过产热和散热来调节热量平衡。出汗和汗腺蒸发是机体散热的主要机制。从皮肤向周围环境中的气体或液体的热传导可降温，但当周围环境湿度升高时热传导就会受阻。当环境中的相对湿度 >75% 时，蒸发降温就几乎不能进行。当机体的产热大于散热时，机体就出现热蓄积，并使机体产生热应激。当机体处于热应激状态下，下丘脑的体温调节中枢兴奋，循环系统功能增强，心输出量增加，肾脏分泌醛固酮增加，对水分和盐分吸收增加，增加出汗量，使机体散热效率提高。但如果热蓄积超出了机体的热适应能力，体温不断升高，就会引起机体生理功能的失调、紊乱。

【症状】

1. *中暑先兆*　在高温环境一定时间后，出现头昏、头痛、口渴、多汗、全身疲乏、心悸、注意力不集中、动作不协调等症状，体温正常或升高，此时称为中暑先兆。

2. *轻症中暑*　轻症中暑指除中暑先兆的症状加重外，出现面色潮红、大量出汗、脉搏加速等表现，体温升高至 38.5℃以上。

2. *重症中暑*　可分为热射病、热痉挛和热衰竭三型，也可出现混合型。

（1）热射病（包括日射病）：也称中暑性高热，特点是在高温环境中突然发病，体温高达 40℃以上，先大量出汗，继之无汗，皮肤干热，并出现谵妄、惊厥、昏迷等意识障碍。

（2）热痉挛：表现为明显的肌痉挛，伴有收缩痛。好发于四肢肌肉及腹肌等，尤以腓肠肌为著，常呈对称性，时而发作，时而缓解。患儿意识清醒，体温一般正常。

（3）热衰竭：起病迅速，主要临床表现为头昏、头痛、多汗、口渴、恶心、呕吐，继而皮肤湿冷、血压下降、心律紊乱、轻度脱水，体温稍高或正常。

【诊断】

（一）临床诊断

根据在高温环境中出现体温升高、肌痉挛和晕厥等中枢神经系统的临床表现，排除其他类似的疾病，高温中暑的诊断不难确定。应注意了解患儿所处的环境气温、湿度和/或热辐射强度。测体温应以肛温为宜。

（二）辅助诊断

1. *血液*　血常规白细胞增多，血小板可减少。出凝血时间和凝血酶原时间均延长。血钾低，如血钾高预示病情危重，见于休克和严重急性肾衰竭等。可检查肝肾功能。

2. *尿液*　尿少，有尿蛋白、红细胞、白细胞、透明管型。肌红蛋白尿时，尿液呈棕红色。

3. *脑脊液*　有的病儿颅内压增高，蛋白质含量可升高，但细胞计数正常。

4. *血气分析*　动脉血气分析可示呼吸性碱中毒或代谢性酸中毒。

5. *影像学检查*　胸片可显示肺部感染、肺水肿等相应肺部改变，中枢神经系统损伤时，脑部 CT 扫描可有助于诊断和鉴别诊断。

6. *心电图*　常见心率加快，ST－T 改变，也可能有右束支传导阻滞和 QT 间期延长。

（三）鉴别诊断

发热者应与引起高热昏迷的疾病相鉴别。应仔细追问病史、发病经过并进行相关检查。

需要注意鉴别的疾病有恶性疟疾、脑炎、脑膜炎、酒精中毒、药物中毒、糖尿病等。

【治疗】

迅速降低体温是治疗的关键。一旦疑为中暑，应迅速脱离高温环境，到阴凉通风处休息；给予含盐清凉饮料。

对重症中暑者，应立即给病儿持续降温。脱去患儿衣服，用水喷淋身体，或用冷湿被单覆盖，或将冰袋置于患儿腋下和腹股沟处，均可使患儿体温降低。在做物理降温时，皮肤因受冷的刺激，可出现血管收缩和肌肉震颤，影响散热并使机体产热增加，因此多同时配合药物降温。

氯丙嗪可扩张周围血管，减少肌肉震颤，并可达到降温的目的。一般每次 0.5～1mg/kg，加入生理盐水中，1～2 小时内静脉注入，但对面色苍白、肢端湿冷、血压已明显下降者不宜使用。

肾上腺皮质激素有迅速退热作用，并可减少中暑合并症的发生。注意对昏迷者的呼吸道保温，并给予氧气吸入。给予静脉补液尤其补充钠盐，并维持好水、电解质及酸碱平衡。同时对受损脏器要行相应对症支持及营养处理。

应注意解热镇痛药（如对乙酰氨基酚、阿司匹林和其他非甾体类抗炎药）在治疗中暑时无效，它们不能对已超负荷工作的下丘脑起作用，反而会对有肝、肾、血液系统并发症的患儿起损害作用。

【预防】

预防措施主要是加强耐热锻炼，提高机体对炎热环境的适应能力；减少机体受热，加速机体散热；出汗多时适当补充水、盐；重视生活保障，提高自我保护能力，注意环境通风及着装等。

（傅大千）

第六节　海岛地区儿童疾病

一、概述

（一）海岛的地理环境及气候特点

被海洋所环绕的小块陆地，称为海岛。因其四面环海，儿童容易发生溺水，同时由于岛内交通是以舟代步，交通不便，患儿转运困难，一旦发生急症，岛内自救尤为重要。

海岛普遍是温带海洋性气候，或是热带雨林气候，湿度大、气温普遍偏高，多雨。由于太阳直射，遮挡物较少，儿童夏日室外活动易发生中暑事件。而湿度大、多雨这一特点则易导致儿童发生各种感染性疾病、皮炎等。

（二）海岛地区的饮食特点

海岛人“靠海吃海”，他们的副食主要是鱼蟹和各种海贝类，杂以蔬菜和肉类辅食。而鱼蟹和贝类是导致儿童发生各种过敏性疾病最常见的过敏原。

部分海岛居民日常食用无碘盐，虽然他们常吃含碘丰富的海产品，但日常饮食不能给机体提供足够的碘，加之儿童不良饮食习惯等因素，海岛儿童也易发生碘缺乏及微量元素缺乏性疾病。

（三）海岛区儿童较易发生的疾病

溺水、皮炎、中暑、腹泻、微量元素缺乏等疾病也是海岛区儿童的常见病、多发病，其中溺水尤为突出，重点叙述于下，其他疾病可参考有关章节。

二、溺水

【病因】

溺水是指水淹没面部及上呼吸道，导致上气道阻塞或喉痉挛使呼吸骤停，引起严重窒息缺氧、意识丧失，继而心搏骤停。若抢救不及时，即使心搏呼吸恢复，亦多有神经系统后遗症。溺水是儿童最常见的意外事故，也是海岛区儿童意外死亡的最常见原因。已成为严重威胁海岛儿童健康和生命的重要公共卫生问题。国内研究报道，儿童溺水死亡男性多于女性。

【病理】

主要是窒息、寒冷导致机体内环境失衡，如缺氧、缺血、酸中毒，引起心肺功能紊乱甚至心搏呼吸骤停。但也有约 10% 的患者死于溺水后喉痉挛。缺氧的时间和程度直接影响着心肺复苏的成功率和脑复苏的效果。大脑细胞主要经糖的有氧代谢进行一系列脑功能活动，氧及糖储备量很少，静息时耗氧量占全身 20%。脑完全缺氧 10 秒钟即可出现意识丧失，4 分钟脑内葡萄糖耗尽，糖无氧代谢停止，5 分钟脑内 ATP 枯竭，缺氧 4 ~ 6 分钟，脑神经元发生不可逆的病理改变，12 分钟则成活率几乎为零。

【症状】

临床表现视溺水时间及吸入水量、性质而异。

1. 直接损伤　寒战、四肢厥冷、低体温；屏气、呼吸暂停、呛咳、窒息、全身发绀；有时呼吸浅表、不规则，鼻涌出血性泡沫，进而呼吸停止；谵妄、躁狂、昏迷，肌张力增高或消失；初时心悸，此后心率减慢，血压下降，甚至发生室颤。

淡水淹溺者血液稀释，血钠、氯、钙降低，发生溶血后血钾升高。

海水中含 3.5% 氯化钠，吸入大量海水后，血循环中大量液体移向肺部，引起严重低血容量、血浓缩和肺水肿改变，血中钠离子、氯离子和钾离子均升高，血压迅速下降，心功能衰竭而死亡。

2. 继发性损伤　溺水的患儿被救出水面并经复苏抢救后，自主呼吸、有效循环虽可得到恢复，但肺水肿，肺部感染，脑部损伤，水、电解质、酸碱代谢失衡，低体温等严重的继发性损伤若不能及时得到纠正，仍可出现继发性呼吸循环衰竭，危及生命或遗留永久性脑损伤。

3. 各系统脏器损伤临床表现

（1）肺水肿：出现低氧血症，可见呼吸浅速、不规则，面部水肿，面色苍白、发绀，双眼充血，咳出血性泡沫样痰，肺部出现啰音。

（2）心血管系统受损，心功能下降：表现为脉弱、低血压、心律失常、心动过速、心动过缓、奔马律、心室纤维颤动、心搏停止。

（3）脑缺氧、脑水肿症状：谵妄、抽搐、昏迷、视觉障碍、瞳孔散大固定，肢体肌张力改变。

（4）急性胃扩张：上腹膨隆。

（5）低体温：核心体温低于35℃。

（6）急性肾功能衰竭：少尿、氮质血症、酸中毒，尿中可有管型、蛋白或血红蛋白。

（7）其他合并伤的表现：如脊椎、颅脑、内脏损伤的症状。

【诊断】

（一）临床诊断

有溺水史（海水、淡水、粪便及其他污染物），诊断不难，急救要分秒必争。

（二）辅助诊断

1. X线检查　显示肺水肿、肺炎、肺不张。

2. 血生化　淡水溺水：低钠、低氯、低蛋白血症；海水溺水：高钠、高氯、高钾、动脉血氧及血液 pH 值异常。

【治疗】

溺水救护要分秒必争，尽量减轻脑细胞的损害。

1. 岸边急救　溺死过程短，抢救必须争分夺秒。

（1）判断呼吸、心跳情况：如有呼吸、心跳骤停，立即开始心肺复苏，同时启动医疗急救服务系统（拨打“120”或就近医疗机构电话）。不能为了检查呼吸、心跳耽误急救。

（2）开放气道：可用半跪位，将患儿俯卧置于跪位的腿上，挤压胸腹，压出部分水及口腔异物。清除口咽内异物，然后平卧，立即解松衣扣和裤带，用仰头抬颏手法开放气道。

（3）人工呼吸：经过以上处理仍无呼吸但有脉搏，立即进行人工呼吸，每3～5秒给一次人工呼吸，每2分钟重新检查脉搏。

（4）胸外心脏按压：无脉搏时进行。婴儿和儿童的按压通气比为15:2，按压速率至少为100次/min，按压深度儿童为5cm，或至少前后径1/3，婴儿至少前后径1/3或至少4cm。

（5）除颤：心室颤动（室颤）和无脉性室性心动过速（室速）。具有除颤指征者有条件时应立即实施体外非同步电除颤。如有必要，给予第2次或更多次电击。

2. 医院内救治

（1）肺功能支持与复苏：送至医院后，呼吸仍未恢复者清理呼吸道，进行气管插管、机械通气，正确供氧。给予可拉明、苯甲酸钠咖啡因、山梗菜碱等中枢兴奋剂。

（2）心功能支持与复苏：心脏停搏或心率缓慢者用肾上腺素（1∶10000）0.01mg/kg，3～5分钟无效予（1∶1000）肾上腺素0.1mg/kg，3～5分钟重复。有室颤者再次电除颤（100～200J），有心律失常者可用利多卡因1～2mg/kg，或乙胺碘呋酮2～3mg/kg，5～10分钟可重复。

（3）维持有效循环血量：根据电解质情况选择液体，严重者用多巴胺及间羟胺纠正低血压。多巴胺每分钟5～20μg/kg，多巴酚丁胺半量维持，间羟胺0.1mg/kg，皮下注射。

（4）纠正水、电解质及酸碱平衡紊乱：淡水淹溺者酌情使用高渗液，如3%氯化钠，给白蛋白、血浆。海水淹溺者输入低渗液，如5%葡萄糖，1/5张含钠液。处理高钾血症及纠正酸中毒。

溺水患儿早期血糖浓度常升高，可达300mg/dl，而高血糖可影响乳酸性酸中毒的程度，易导致脑水肿和脑细胞死亡。降低血糖多不主张给予胰岛素治疗，但要控制用含糖的溶液。

（5）脑保护：呼吸心跳恢复，血压稳定后应开始脑保护，予20%甘露醇脱水治疗，视缺氧时间及程度选择0.5～2g/kg，每4～8小时一次。给予神经营养药物输注，有条件可尽早进行高压氧治疗。

（6）保暖复温：CPR 成功后保暖复温。严重低体温患儿很难靠自身产热复温，应立即采取有效措施，迅速提高核心体温，包括：静脉滴注 36～40℃ 温热液体，吸入 40～44℃ 温湿氧气，温热液灌洗胃、促进血循环，帮助复温。

（7）抗感染：使用抗生素防治感染，多先用广谱抗生素，有条件者予痰培养根据药敏结果选择敏感抗生素。

【预防】

学龄前儿童与学龄儿童发生溺水的危险因素各不相同，在制定干预策略时有所不同。预防学龄前儿童溺水的重点在于儿童看护人身上，要让他们加强看管，增强防范意识，减少住所周围可接近的水源，在住所附近水源加护栏以及在蓄水容器上加盖；学龄儿童溺水的干预必须从教会他们如何自救及如何营救同龄人方面着手，尽早教会儿童游泳和水上安全及营救技能，在儿童中广泛宣传游泳及急救等相关知识。

三、海岛地区常见皮肤病

我国拥有 1.8 万多公里的海岸线，面积在 500 平方米以上的海岛有 6961 个，分布在我国 300 万平方公里的海域上。海岛气温高，湿度大，蚊虫较多，皮肤病多发。真菌易生长，手、足、体、股癣易交叉感染；夏季蚊虫多，易引起丘疹性荨麻疹等瘙痒性皮肤病。常见的皮肤病主要有手足癣、日光性皮炎、湿疹、虫咬性皮炎等。

（一）手足癣

【病因】

癣是由致病性皮肤丝状真菌侵犯手足部及其他体表部位引起的常见浅部皮肤病。由于我国许多海岛地处热带及亚热带地区，海岛居民久处湿热环境，淡水供应不足，易受致病性皮肤真菌侵袭，手足癣等癣类疾病高发，并易引起甲癣、细菌感染等并发症。

【症状】

皮损多由一侧传播至对侧。根据临床特点，手足癣可分为三种类型。

1. *水疱鳞屑型*　好发于指（趾）间、掌心、足跖及足侧。皮损初起为针尖大小的深在水疱，疱液清，壁厚而发亮，不易破溃，水疱散在或群集，可融合成多房性大疱，撕去疱壁露出蜂窝状基底及鲜红的糜烂面。瘙痒明显。水疱经数天后干涸，呈现领圈状或片状脱屑，皮损不断向周围蔓延，病情稳定时以脱屑为主。

2. *角化过度型*　好发于足跟及掌跖部。局部多干燥，皮损处角质增厚，表面粗糙脱屑，纹理加深，易发生皲裂、出血，皮损还可向足背蔓延。一般无瘙痒，有皲裂时疼痛。

3. *浸渍糜烂型*　好发于指（趾）缝，尤以第 3～4 和 4～5 指（趾）间多见。表现为皮肤浸渍发白，表面松软易剥脱，并露出潮红糜烂面甚至裂隙。有不同程度的瘙痒，继发细菌感染时有恶臭味。

【诊断】

根据手足癣临床表现，结合真菌镜检或培养可明确诊断。

本病有时需与湿疹、汗疱疹、掌跖脓疱病等进行鉴别。掌跖脓疱病是在红斑上出现小而深的无菌性脓疱，数天后干涸脱屑，可自行消退，反复发作，对称发生于掌、跖部，指（趾）间受累罕见，真菌镜检阴性。

【治疗】

轻症、局限、初次诊治的浅部真菌病主要采用外用抗真菌药治疗。各种抗真菌药的外用剂型包括乳剂、膏剂、喷雾剂等，在使用这些外用药时，一定要注意婴幼儿皮肤、生理和生活特点，尽量避免因外用抗真菌药而导致对儿童皮肤新的伤害，防止外用药被误服导致严重后果。特别注意不能滥用皮质激素软膏，否则会导致诊断和治疗困难。

严重而广泛的或正规外用药疗效不佳的浅部真菌病在外用抗真菌药基础上，加用口服抗真菌药，如制霉菌素（主要针对念珠菌皮炎），灰黄霉素（主要针对头癣、甲癣），酮康唑、氟康唑（各种癣病均适用），伊曲康唑（主要针对甲癣等各种癣病）。

本病治疗成功的关键在于坚持用药，疗程一般需要 1～2 个月。角化过度型手足癣或外用药疗效不佳者可考虑内用药物治疗。

1. 外用药物治疗　应根据不同临床类型选择不同的处理方法。如水疱鳞屑型应选择刺激性小的霜剂和水剂（如联苯苄唑霜或溶液等）；浸渍糜烂型者给予醋酸铅溶液、硼酸溶液等湿敷，待渗出不多时再给予粉剂（如枯矾粉、咪康唑粉等），皮损干燥后再外用霜剂、水剂等，不宜用刺激性大、剥脱性强的药物；角化过度型无皲裂时可用剥脱作用较强的制剂（如复方苯甲酸软膏或酊剂等），有皲裂时应选用较温和的制剂（如特比萘芬软膏等），必要时可采用封包疗法。

2. 内用药物治疗　可口服伊曲康唑（100mg/d，顿服，疗程 15 天）或特比萘芬（250mg/d，疗程 4 周）。足癣继发细菌感染时应联用抗生素，同时局部用 0.1% 利凡诺尔或 1:5000 高锰酸钾溶液湿敷；引发癣菌疹时，应在积极治疗活动性病灶的同时给予抗过敏药物。

【预防】

培养良好卫生习惯，做到“四勤”（勤洗、勤换、勤晒衣物、被褥、鞋袜，勤洗澡）。在防潮防湿的基础上，保持室内清洁、通风，避免拥挤，根据具体情况在室内设置电风扇等降温、通风设备。儿童手足癣的复发和再感染往往与儿童生活密切接触者（父母、保姆、家庭成员）患浅部真菌病密切相关。保持儿童皮肤清洁卫生和干燥，彻底预防和治疗儿童密切接触者浅部真菌病，是防止儿童手足癣复发与再感染的重要内容。

（二）日光性皮炎

【病因】

日光性皮炎是受到中波紫外线过度照射后，皮肤发生的局部急性光毒性反应。海岛官兵由于地理和环境限制，长时间接受阳光直射，日光性皮炎发病率较高，每年海训期间发病率为 27.7%。

【症状】

长期室内工作者突然短期室外劳动，或野外长途行军或进行较久的日光浴后易发生；浅肤色人群易发；在高山、雪山、海滩等环境易发，春末及夏季多见。多发生在暴晒日光后 2～12 小时内。皮损一般局限在暴露部位。初发皮损为鲜红至猩红色水肿性斑，边缘鲜明，重者可起水疱。局部自觉灼痛。皮损广泛时可有全身不适、寒战和发热等全身症状。数天后红斑和水肿消退，继以脱屑和暂时性色素沉着。

【诊断】

1. 有强烈日光暴晒史。

2. 面、颈、手臂及胸前V形区等暴露部位发生皮肤潮红、肿胀、自觉灼热或刺痛。严重者红肿区气疱，甚至糜烂。

本病应与接触性皮炎进行鉴别，后者有接触刺激物史，与日晒无关，可发生于任何季节，皮损发生于刺激物接触处。

【治疗】

应根据皮损情况选择相应治疗措施。局部治疗采用2.5%吲哚美辛溶液外涂；大疱、渗出液多时，可用2%~4%硼酸溶液、牛奶液（牛奶和水10:1）或生理盐水（一茶匙盐溶于500~600ml水中）等溶液进行湿敷，每次15~20分钟，每日2~3次。大部分水疱可不必处理。全身治疗用抗组胺药赛庚啶2mg，每日3次口服，马来酸氯苯那敏4~8mg，每日3次口服，同时配合服用维生素C及复合维生素B。重症者可内服外用皮质类固醇激素。

【预防】

针对性延长午休时间，避开紫外线强烈的时间段外出。着装注意戴帽、穿长袖服，减少皮肤暴露；使用防晒用品，降低日晒伤发病率。外出打伞降低紫外线照射，降低室内温度，利于休息。

烈日下外出前可在暴露部位外用物理性遮光剂如5%二氧化钛霜，也可选用含对氨基苯甲酸或二苯甲酮等成分的化学遮光剂，可根据个人肤色选择遮光剂的日光保护指数（SPF）。

（三）湿疹

【病因】

1. 内部因素　慢性感染病灶（如慢性胆囊炎、扁桃体炎、肠寄生虫病等）、内分泌及代谢改变（如月经紊乱、妊娠等）、血液循环障碍（如小腿静脉曲张等）、神经精神因素（如精神紧张、过度疲劳等）、遗传因素（如过敏素质），其中遗传因素与个体的易感性及耐受性有关。

2. 外部因素　本病的发生可由食物（如鱼、虾、牛羊肉等）、吸入物（如花粉、屋尘螨、微生物等）、生活环境（如日光、炎热、干燥等）、动物毛皮、各种化学物质（如化妆品、肥皂、合成纤维等）所诱发或加重。

本病的发病机制与各种外因、内因相互作用有关，某些患者可能由迟发型变态反应介导。

【症状】

1. 急性湿疹　好发于面、耳、手、足、前臂、小腿外露部位，严重者可弥漫全身，常对称分布。皮损多形性，常表现为红斑基础上的针头至粟粒大小丘疹、丘疱疹，严重时可出现小水疱，常融合成片，境界不清楚，皮损周边丘疱疹逐渐稀疏，常因搔抓形成点状糜烂面，有明显浆液性渗出。自觉瘙痒剧烈，搔抓、热水洗烫可加重皮损。如继发感染则形成脓疱、脓液、脓痂、淋巴结肿大，甚至出现发热等全身症状；如合并单纯疱疹病毒感染，可形成严重的疱疹性湿疹。

2. 亚急性湿疹　因急性湿疹炎症减轻或不适当处理后时间较久发展而来。表现为红肿及渗出减轻，但仍可有丘疹及少量丘疱疹，皮损呈暗红色，可有少许鳞屑及轻度浸润；仍自觉有剧烈瘙痒。再次暴露于致敏原、新的刺激或处理不当可导致急性发作；如经久不愈，则可发展为慢性湿疹。

3. 慢性湿疹　由急性湿疹及亚急性湿疹迁延而来，也可由于刺激轻微、持续而一开始就表现为慢性化。好发于手、足、小腿、肘窝、股部、乳房、外阴、肛门等处，多对称发病。表现为患部皮肤浸润性暗红斑上有丘疹、抓痕及鳞屑，局部皮肤肥厚、表面粗糙，有不同程度的苔藓样变，色素沉着或色素减退。自觉有明显瘙痒，常呈阵发性。病情时轻时重，延续数月或更久。

【诊断】

根据急性期多形性、对称性皮损，有渗出倾向、瘙痒剧烈等特点，慢性期苔藓样变皮损等特征，本病一般不难诊断。

急性湿疹应与急性接触性皮炎鉴别（表 24－6－1），慢性湿疹应与慢性单纯性苔藓鉴别（表 24－6－2），手足湿疹应与手足癣鉴别（表 24－6－3）。

表 24－6－1　急性湿疹与接触性皮炎的鉴别

	急性湿疹	急性接触性皮炎
病因	复杂，多属内因，不易查清	多属外因，有接触史
好发部位	任何部位	主要在接触部位
皮损特点	多形性，对称，无大疱及坏死，炎症较轻	单一形态，可有大疱及坏死，炎症较重
皮损境界	不清楚	清楚
自觉表现	瘙痒，一般不痛	瘙痒、灼热或疼痛
病程	较长，易复发	较短，去除病因后迅速自愈，不接触不复发
斑贴试验	常阴性	多阳性

表 24－6－2　慢性湿疹与慢性单纯性苔藓的鉴别

	慢性湿疹	慢性单纯性苔藓
病史	由急性湿疹发展而来，有反复发作的亚急性史，急性期先有皮损后有痒感	多先有痒感，搔抓后出现皮损
病因	各种内外因素	神经精神因素为主
好发部位	任何部位	颈项、肘膝关节伸侧、腰骶部
皮损特点	圆锥状、米粒大小灰褐色丘疹，融合成片，浸润肥厚，有色素沉着	多角形扁平丘疹，密集成片，呈苔藓样变，边缘见扁平发亮丘疹
演变	可急性发作，有渗出倾向	慢性，干燥

表 24－6－3　手足部湿疹与手足癣的鉴别

	手足湿疹	手足癣
好发部位	手、足背	掌跖指趾间
皮损性质	多形性，易渗出，境界不清，分布多对称	深在性水疱，无红晕，领圈状脱屑，境界清楚，常单发
甲损害	甲病变少见	常伴甲增厚、污秽、脱落
真菌检查	阴性	阳性

【治疗】

应注意避免各种可疑致病因素，发病期间应避免食用辛辣食物，避免过度洗烫。

1. *内用药物治疗*　目的在于抗炎、止痒。可用抗组胺药、镇静安定剂等，一般不宜使用糖皮质激素；急性期可用钙剂、维生素 C、硫代硫酸钠等静注或普鲁卡因静脉封闭；有继发感染者加用抗生素。

2. *外用药物治疗*　应充分遵循外用药物的使用原则。急性期无渗液或渗出不多者可用氧化锌油，渗出多者可用3%硼酸溶液作湿敷，渗出减少后用糖皮质激素霜剂，可和油剂交替使用；亚急性期可选用糖皮质激素乳剂、糊剂，为防止和控制继发性感染，可加用抗生素类；慢性期可选用软膏、硬膏、涂膜剂；顽固性局限性皮损可用糖皮质激素做皮损内注射。

【预防】

注意尽量避免能加重病情的因素，如潮湿、搔抓、刺激性食物等；适当减少洗澡及使用肥皂的次数，以免过多去除脂肪膜，同时外用保湿剂。

（四）虫咬性皮炎

【病因】

引起虫咬皮炎的昆虫有很多，比较常见的有蚊、臭虫、蚤、螨、飞蠓（小黑虫）、黄蜂等，另外有些毛虫，如桑毛虫、刺毛虫的毒毛刺入皮肤也会引发病症。其中最为常见的是螨虫，螨虫非常小，在自然界可以说是无处不在，它既可以直接叮咬皮肤引起虫咬皮炎，也可以通过其产生的分泌物如粪便、唾液等引起皮肤的炎症。

【症状】

虫咬性皮炎的发生不分年龄段，各年龄组均有，有聚集发病现象。常见于婴儿和儿童，夏秋季常见。皮肤损害好发于暴露部位，如面、颈、四肢等，散在分布，也可以聚集成群，表现为绿豆至花生米大小红色纺锤形丘疹，顶部常有小水疱，少数可以出现大疱。搔抓常引起局部糜烂及继发感染。皮损经 1～2 周逐渐消退，局部留下褐色素沉着。有时损害中央可以见到蚊虫叮咬痕迹。可发生于身体的各个部位，并伴有不同程度的痒、刺痛、灼痛。其中以皮肤瘙痒最为常见。可因痒而搔抓后继发细菌感染。如果被毒毛毒刺所伤，还可以引起损伤部位的红、肿、热、痛，极个别严重者还可以因此而休克。个别敏感者，叮咬处可以出现大片红肿斑，若发生于眼睑、足背、阴囊、包皮、口唇等组织疏松部位，则水肿更加明显。本病易复发，新皮疹常成批、反复出现。一般无发热、乏力等全身症状。

【诊断】

有明确的暴露部位虫咬病史，在被咬部位出现红斑疹或瘀点，也可表现为水肿性红斑、丘疹、风团，自觉瘙痒。严重者除局部症状外还可出现畏寒、发热、头痛、头晕、恶心、呕吐、心悸、烦躁等全身症状，或抽搐、肺水肿、昏迷、休克甚至死亡。

【治疗】

本病的治疗原则是脱敏、止痒和防治继发感染。一旦发生虫咬皮炎，应当及时治疗，避免搔抓。症状比较轻的可以用一些皮炎平、无极膏、优力肤、止痒水等药剂即可，中等症状的患者可以加服一些抗组胺药物，如氯雷他定、扑尔敏、酮替芬等，个别比较重的可以短疗程小剂量用一些糖皮质激素药物，如 20～30mg 强的松，每天早晨 1 次，连用 2～3 天后即停。

蚊虫叮咬可外用 1% 薄荷或酚炉甘石洗剂、樟脑搽剂，瘙痒明显可口服抗组胺药。

蜂蜇伤后应首先检查是否有毒刺残留在皮肤内，若有则用镊子拔出，再用吸引器将毒汁吸出，随后局部外用 10% 氨水或 5%～10% 碳酸氢钠溶液冷湿敷。胡蜂蜇伤后应用弱酸性溶液外敷，再酌情口服或肌注抗组胺药。过敏性休克者应积极抗休克治疗，出现肌肉痉挛者可用 10% 葡萄糖酸钙 10ml 加入 25%～50% 葡萄糖液 20ml 内，缓慢静注。可静脉补液以促进毒物排泄，同时应注意维持水、电解质和酸碱平衡。

蝎蜇伤后应立即用止血带扎紧被蜇部位的近心端或放置冰袋，并尽量将毒汁吸出，用肥皂水、稀氨水冲洗，再用碳酸氢钠溶液冷湿敷以中和酸性毒汁；疼痛难忍时可取 1% 盐酸吐根碱水溶液 3ml，加 2% 利多卡因于蜇伤部位的近心端及伤口周围做皮下注射，可迅速止痛消肿；全身症状明显时可用抗组胺药、糖皮质激素等，并及时抢救。

【预防】

应尽量避开水边、草丛、树丛间，不在地面上直接铺垫睡觉；不在草丛林间坐卧休息；外出锻炼身体、旅游要穿好鞋袜，扎紧裤脚、袖口，外露的皮肤涂擦驱虫剂，以防虫咬；使用蚊帐，同时减小室内照明度。被褥、床板经常在太阳下晾晒；勤洗澡，勤换洗衣服。有虫叮咬时不要拍打，应将其掸落为好。虫体爬过皮肤后，立即用清水或肥皂水充分清洗。

（五）海蜇性皮炎

【病因】

因皮肤与海蜇接触造成。当人体接触海蜇触手时，刺胞可刺入皮肤，引起中毒。海蜇毒素为四氨络物、5－羟色胺及多肽类物质，有较强的组胺反应，有扩张血管及增强毛细血管通透性作用。还可使平滑肌收缩，或发生超敏反应，导致严重的肺水肿及过敏性休克。

【症状】

被海蜇蜇伤几分钟后局部皮肤即触电样刺疼、麻木、瘙痒及烧灼感，随后皮肤不同程度地出现红肿、疼痛、发痒、皮疹等症状。海蜇蜇伤局部会产生抓痕样线状、条索状排列的红斑、丘疹。较重患儿可表现为肌肉痉挛、疼痛、恶心、腹痛、腹泻、胸闷、呼吸困难、口渴、出冷汗、血压降低等。皮损持续 1～2 周方可消退。若全身大面积被刺则可发生恶心、肌痛甚至休克，抢救不及时可导致死亡。

【诊断】

从事水产养殖、捕捞、水产加工及海中游泳者接触到海蜇，皮肤数分钟内感刺痒、麻木或灼热感，继而出现红斑、丘疹或风团，重者出现瘀点和瘀斑，甚至水疱，多呈点线状、条索状和地图状分布。

【治疗】

轻症者立刻用5%碳酸氢钠溶液全身冲洗两遍，然后用无菌纱布擦干。对皮损处以10%碳酸氢钠溶液冷敷30~60分钟，再涂抹哈西奈德溶液，3次/d；疼痛剧烈者给予利多卡因局部涂抹，每250ml水中加入盐酸利多卡因2支。门诊要求留观8小时，观察生命体征及有无上述全身重症症状。重症处理：主要针对全身中毒反应和过敏反应治疗。西替利嗪2.5~10mg口服；异丙嗪0.5mg/kg肌内注射；10%葡萄糖酸钙溶液10ml加入10%葡萄糖液静脉缓慢注射。胸闷气短、呼吸急促、心慌给予面罩吸氧，5L/min，呕吐、恶心、腹痛给予西咪替丁10mg/kg静滴；出冷汗、血压降低给予补液。惊恐、烦躁不安患儿给予苯巴比妥镇静。蜇伤面积较大及反应较重予肾上腺皮质激素，地塞米松2~5mg静滴。观察神志、血压、脉搏等生命体征及肺部有无啰音等。

【预防】

避免接触海蜇，一旦人体接触海蜇触手尽快用毛巾、衣服、泥沙擦去黏附在皮肤上的触手或毒液，也可以用海水冲洗。然后到医院检查。

（六）沙土皮炎

【病因】

反复接触沙土、洗衣粉、香皂、肥皂、消毒液、不合格玩具等引起的一种慢性炎症性皮肤病，是一种迟发型变态反应。小儿皮肤嫩，发育尚不健全，在外层表皮的角质层很薄，毛细血管网丰富，加上海岛地区紫外线很强、气候潮湿等原因，使皮肤很容易发生过敏反应，甚至出现感染现象。此病多发生于2~5岁儿童。

【症状】

皮疹为淡红色小丘疹，直径为1~2mm，丘疹顶部稍扁平，多群集呈苔藓样，但在周边可有散发丘疹。自觉症状微痒，或中度瘙痒。好发于手背，有时延及腕部及近腕的前臂，偶尔侵及股部，发疹广泛者少见，极少例躯干亦有播散。

【诊断】

主要根据发病前接触史和典型临床表现进行诊断；去除病因后经适当处理皮损很快消退也提示本病。斑贴试验是诊断接触性皮炎最简单可靠的方法。

【治疗】

本病的治疗原则是寻找病因、迅速脱离接触物并积极对症处理。变态反应性接触性皮炎治愈后应尽量避免再次接触致敏原，以免复发。除避免再接触外，局部涂擦保护、消炎、止痒的炉甘石洗剂，少数使用激素类软膏。痛痒明显者内服抗组胺药。及时治疗者，2~4周内可痊愈。

【预防】

增强自我保护意识，减少对沙土和不洁水的接触，强调勤洗澡、勤换衣，经常洗晒被装和衣物；多吃蔬菜水果。

（屈素清　杨　辉）

参考文献

[1]　胡亚美，江载芳．诸福棠实用儿科学［M］．第7版．北京：人民卫生出版社，2012.

[2] 刘辅仁. 实用皮肤科学 [M]. 第3版. 北京：人民卫生出版社，2005.
[3] 谭永强，顾海萍. 海岛地区气候因素与粉尘螨皮试结果关系探讨 [J]. 中国实用儿科杂志，2009，24 (12)：943 - 945.
[4] 赵达明，张锦龙. 淹溺的心肺复苏 [J]. 人民军医，2008，51 (5)：313 - 314.
[5] 赵辨. 临床皮肤病学 [M]. 第2版. 南京：江苏科学技术出版社，1992：82 - 194.
[6] 李会绒. 日光性皮炎的预防与治疗 [J]. 现代中西医结合杂志，2009，18 (12)：1405 - 1406.
[7] 杨莉，孔宏岩. 小儿沙土皮炎92例疗效观察 [J]. 中国中医药信息杂志，2009，16 (12)：76 - 77.

第四篇

军事预防儿科学

第二十五章　绪　论

第一节　概　论

预防医学是从医学科学体系中分化出来的，是研究预防和消灭病害，讲究卫生，增强体质，改善和创造有利于健康的生产环境和生活条件，保护、增进健康和延长寿命的理论和实践相结合的综合性的科学。预防医学与临床医学不同之处在于它是以人群为对象，而不是仅限于以个体为对象。

预防医学的特点包括：工作对象为个体和群体，重点是健康和无症状患者，对策与措施更具积极预防作用，更具人群健康效益；研究方法上更注重微观和宏观相结合，研究重点是环境与人群健康之间的关系。

预防医学是应用现代医学及其他科学技术手段研究人体健康与环境因素之间的关系，制定疾病防治策略与措施，以达到控制疾病，保障人民健康，延长人类寿命之目的。必须要求高瞻远瞩，面向医学的未来，从战略的高度考虑人类的疾病和健康问题。

新时期我国卫生工作的方针是："预防为主，依靠科技进步，动员全社会参与，中西医并重，为人民健康服务。"我军卫生工作既要坚定贯彻国家卫生工作方针，还应结合军队建设实际，确定军队卫生工作方针。1995 年中央军委提出的我军新时期卫生工作方针是："面向部队，预防为主，中西医结合，依靠科技进步，动员全军参与，为巩固和提高部队战斗力服务。"这就更加明确了我军卫生工作的方向和预防医学的战略地位。

军事预防医学是一门应用性很强的学科。学科的概念、任务和内容体系包括特殊武器伤害及其医学防护、特殊环境对健康的影响及其卫生防护、特殊军事作业对健康的影响及其卫生防护、军队平战时的营养与食品卫生、部队平战时重要疾病与损伤的预防、军事活动中的卫生保障等。

军事预防儿科学是军事预防医学的不可缺少的一部分。儿童是国家的未来，军事环境下对儿童的危害极大，甚至是毁灭性的，加强军事预防儿科学的建设具有深远的战略意义。军事预防儿科学的主要内容是：平战时期儿童疾病与损伤的预防、突发公共卫生事件对儿童的危害及应急对策、环境污染对儿童的危害、军事环境下儿童的营养与食品卫生保障等。儿童的疾病医疗、预防和保健，是部队卫生人员，特别是儿科军医必然需要面对的问题，并且负有解决问题的重要责任和义务，因此，必须加强军事儿科学的教学和建设，以适应新时期卫生工作的要求。

（王永午　徐　通）

第二节　学科领域

预防医学是从医学中分化出来的一个独立的学科群。它以人类群体为研究对象，应用生物医学、环境医学和社会医学的理论，宏观与微观相结合的方法，研究疾病发生和分布规律以及影响健康的各种因素，制定预防措施和对策，达到预防疾病、促进健康和提高生命质量的目的。

预防医学领域包括20多个分支学科，该领域国家自然科学基金资助项目主要是围绕着环境与健康、劳动环境与职业病、地方病、传染病、肿瘤、心脑血管疾病、营养相关性代谢性疾病、儿童少年卫生与妇幼保健、心理精神疾病等问题开展。其研究方向的变化调整与国家社会经济发展面临的亟待解决的公共卫生问题密切相关，因而也是牵涉面甚广的重要学科。

根据国家高等院校专业目录，本科专业包括：预防医学、卫生检验、妇幼保健、营养学。研究生专业包括：流行病与卫生统计学、劳动卫生与环境卫生学、营养与食品卫生学、少儿卫生与妇幼保健学、卫生毒理学、军事预防医学、军事预防儿科学等。

本科专业学生主要学习基础医学、预防医学的基本理论知识，进行卫生检测技术、疾病控制的基本训练，使其具有卫生防疫、控制传染病与职业病、改进人群环境卫生条件、实施食品卫生监督、从事军事预防儿科学的实践工作等的基本能力。

具体课程设置如下。

主干学科：基础医学、预防医学。

主要课程：细胞生物学、人体解剖学、组织胚胎学；生物化学、生理学、病理学、病理生理学、人体寄生虫学、医学微生物学、免疫学、药理学；卫生化学、毒理学、诊断学、卫生统计学、流行病学、传染病学、职业卫生与职业医学；环境卫生学、营养与食品卫生学、儿童少年卫生学、军事预防医学及军事预防儿科学、卫生法学、卫生经济学、卫生事业管理、医学伦理学等。

（王永午　徐　通）

第三节　战略地位

预防医学是预防、控制疾病，保护增进健康和延长寿命的理论和实践相结合的综合性医学科学，着重研究环境诸因素对人群健康的影响，这些因素包括生物、物理、化学、社会及心理因素，是研究人口与环境、健康与疾病等关系人类健康与生命的本质问题。预防医学是以实现人人健康为最高医学目标，是一种重大的、决定全局的谋划，是为了满足社会需要的重要决策，具有重要的战略地位。

1. 预防医学的战略地位体现在卫生工作基本方针　新时期我国卫生工作的方针是："预防为主，依靠科技进步，动员全社会参与，中西医并重，为人民健康服务。"我军卫生工作既要坚定贯彻国家卫生工作方针，还应结合军队建设实际，确定军队卫生工作方针。

2. 预防医学的战略地位体现在面向部队，积极搞好预防　军队卫生机构的首要任务是保障和满足部队全体官兵的卫生需求，其出发点和落脚点都是为了提高部队战斗力、凝聚力而服务的。坚持“预防为主”的方针，坚持卫生工作为部队服务的方向，认真做好“三级预防”，使之达到无病防病、有病早治、抵御疾病、提高部队健康水平和战斗力。

3. *预防医学的战略地位体现在注重未来* 随着军事科学技术的进步，战争中新式武器、新技术的复杂化，改变着战争的形态和致伤因素，战争恐怖症、功能性致伤残，以及新的生物武器致使新的疾病的流行等问题的解决，对预防医学的发展提出了新的挑战。为了提高未来战争的伤病预防和防治能力，需要着眼未来，加强生命科学和生物高科技的研究，依靠医学科学技术的进步推动预防医学的发展。

4. *预防医学的战略地位体现在全局性* 预防医学与临床医学有明显的区别，临床医学是一种以个体、个病为对象的医疗模式，比较局限，而预防医学是一种以群体（包括个体）、保健为目的的预防模式，带有全局性。普及健康教育，加强自我保健，不仅可以减轻医疗需求矛盾和医疗负担，还可以提高人们的健康意识水平。预防医学需要动员全军、全民参与，使人人都关心预防事业，参与卫生保健，为实现人人健康的社会目标而共同奋斗，使预防工作真正深入军心、民心。

5. *预防医学的战略地位体现了社会发展的需要* 随着预防医学的发展，对传染病的预防和控制已取得了显著的成绩，当今发达国家和我国疾病死亡谱发生了根本性变化，其死因已不再是传染病和营养不良，而是被慢性病所取代，心脏病、脑血管病、恶性肿瘤、意外死亡等已居我国疾病死亡谱的前列。这些疾病多与不良的饮食生活方式、行为职业和环境因素有关，解决这些问题，单靠医疗单位不能满足社会的需要，必须有效积极地预防疾病的发生。这就需要依靠社会文化素养水准的提高和文明、进步、安定、团结的环境。

6. *预防医学的战略地位体现了未来战争的需要* 未来战争是使用各种新式武器和新技术的现代化战争，是地面、空中、地下、正面、侧面、后方同时交错的，全纵深、全方位的立体战争。战争突然性、机动性、速决性、歼灭性大为提高。这些基本特点给部队和百姓带来十分严重的威胁，也是预防医学需要面对的重大复杂课题，显示了预防医学的战略地位的重要性。未来战争的战场环境复杂，伤情严重，需要提出新的预防措施，提高战伤救治和医学预防能力。

7. *必须提高对预防医学战略地位的认识* 重视预防医学，做好卫生保健，已经得到全世界的认可。我国现在的人均寿命比旧中国有明显增长。我国儿童发病死亡急剧减少是我国人均寿命大大提高的重要原因，其中最能体现预防为主方针的“免疫预防”发挥了十分重要的作用。1993 年 12 月 5 日和 1994 年 1 月 5 日，我国开展了首次全国强化免疫日活动，为约 8000 万 4 岁以下儿童接种了两剂脊髓灰质炎疫苗。这次活动的成功开展，被世界卫生组织誉为人类公共卫生史之最，推动了整个预防工作的发展。必须加强对预防医学战略地位的认识，提高全民预防保健的素质，使人们自愿采纳健康的生活方式与行为，降低致病的危险因素，预防疾病，促进健康，延长寿命。

8. *预防医学战略地位的树立是医学发展的必然结果* 预防医学的发展，使医学不断社会化，医学已不再是一门纯自然科学和技术服务，它已成为一种社会事业，需要国家、社会和群众承担更多的卫生保健责任。要提高群众健康状况和控制疾病的能力，实施医学的社会化措施，必须以新医学模式作指导。新的医学模式的产生是医学发展的必然趋势，是医学发展的方向，具有重要战略地位。今后应针对疾病的成因，建立社会医学和家庭医学的体系和网络，搞好社会预防和保健，宣传健康教育，强调行为和社会因素在现代健康概念中的重要地位，启发个人和群体对自身健康的认识，搞好预防保健工作。

（王永午　徐通）

第四节　发展历程

一、我国预防医学发展历程

中国的预防医学专业创立于动荡的战争年代。抗日战争爆发后，大批难民、伤员的出现使传染病和感染病广泛蔓延，国统区内北平、上海、重庆等大城市综合大学的医学院，开设了公共卫生学系，招收了少量公共卫生专业学生。解放区于 1940 年在延安创办中国医科大学，也开设了预防医学专业，培养了一批公共卫生专业人才，为建国后预防医学专业教育的开展打下了基础。

解放初期，中国广大地区群众在饱受战火摧残之后贫病交加，各种疫病广泛流行，疾病防治工作繁重，急需大量专业人才。1950 年，卫生部提出了“预防为主”的卫生工作方针，并在部分高等医学院校中开办了公共卫生专业。1954 年 8 月，卫生部召开了第十届全国高等医学教育会议，确定预防医学专业学制为 5 年，从 1955 年起执行。1955 年初，卫生部决定将现有 9 处公共卫生专业调整合并为 6 处。1955 年秋，按全国六大行政区划分，设立北京医学院卫生系、哈医大卫生系、山西医学院卫生系、上海第一医学院（现已并入复旦大学）卫生系、武汉医学院卫生系、四川医学院卫生系，当年，全国公共卫生专业学生 1702 人。1958 年“大跃进”时期，全国 17 个省、市的医学院校盲目追求数量，又先后建立卫生系 17 处，到 1962 年夏，17 处卫生系都先后下马，仍保留原 6 处，设备师资稳中有升，招生规模与前持平。

改革开放之后，预防医学教育事业得到了蓬勃发展，原六处卫生系的教学质量不断提高。1981 年，四川医学院设置了卫生检验专业，武汉医学院增设了环境医学专业。

1985 年 4 月，哈尔滨医科大学在原卫生系基础上，首先建成了公共卫生学院，设有卫生、卫生检验、卫生管理、营养与食品卫生 4 个专业，共 15 个教研室。继之，北京医科大学（已并为北京大学医学部）、上海医科大学、华西医科大学（2000 年并入四川大学）、同济医科大学（2000 年已并入华中科技大学）都先后建立了公共卫生学院，到 1995 年，全国共有公共卫生院系共 41 处，招生总数达 5753 人。1981 年始，哈尔滨医科大学等原六处医学院的卫生系开始招收硕士以上研究生。至 1995 年，已有 10 所医科大学开设了研究生专业，北京医科大学、上海医科大学、协和医科大学相继成立了研究生院，西安医科大学（现西安交通大学）还与美国阿拉巴马大学合办了社会医学与卫生事业管理专业，招生 20 名，学制 3 年。据有关部门统计，到 1998 年，中国公共卫生专业已培养硕士生 648 人，博士生 32 人。

目前，我国预防医学领域正在不断扩大、成熟和发展，随着我国经济的发展和科技的进步，预防医学必将提高到一个新的水平。预防医学的发展也为儿童健康提供了重要的保证。

二、国外预防医学发展历程

预防医学是随着现代医学和统计学、微生物学的先后创立而逐步发展完善的。预防医学创立于19世纪自然科学三大发现之后的欧洲，那时并没有专门的预防医学教育和专门从事预防医学的人才，而是由一般医护人员担任。直到20世纪一战之后，由于非常缺乏解决人群卫生问题的专业人员，因此欧美发达国家和俄罗斯都纷纷在医学院校开设了预防与社会医学系、公共卫生系等，主要进行学生时期和毕业后教育。二战之后，公共卫生医师的作用更加受到重视，欧美各国和俄罗斯都开设了专门的公共卫生学院。

欧美各国都非常重视公共卫生事业的健全与完善，有完整的卫生防疫和社会医疗体系。因此，发达国家和中等发达国家的公共卫生专业教育部很完善。据世界卫生组织1994年统计，欧美54个国家，公共卫生学校已有284座，其毕业生主要从事环境监控、卫生宣教、卫生立法等工作。国际教育现状以美国为例：美国目前有近30年独立的公共卫生学院，其生源为已完成本科教育的医学和非医学专业学生。美国公共卫生教育的总方针是“立足群体，紧密结合群体治疗和预防”，基础开设统计学、社会学、经济学、政治学、营养学、卫生工程学、管理学、病因学等。专业课都与群体和社区有关：包括流行病学、卫生教育、疾病控制规划、公共卫生计划、环境卫生学、卫生管理学、应用营养学、职业卫生学、卫生信息系统等。主要课堂不是在教室，而是在社区。美国这一教育模式逐渐得到世界各国的认同。

三、预防医学发展前景

目前国际上正在普遍推广“美国模式”。随着西方各国社会医疗体系的进一步完善，社会医疗将成为医疗体系的主导，而日益严重的环境卫生问题和由此引发的职业病流行病也将成为危胁人类健康的头号杀手。所以美国公共卫生教育所倡导的“立足群体、立足社会”的原则以及将公共卫生教育从医学领域向社会领域过渡的方针已被日益接受，而且将随着西方社会“追求健康，回归自然”的思潮而大行其道。可以做这样的展望，公共卫生专业教育的独立性将越来越突出，将不再仅是医学范畴，而是医学、社会学、环境学多学科教育的集合。

中国的经济收入和文化素养正在不断提高，对疾病的认识也由被动接受治疗转向主动预防、追求健康上来。中国政府已明确提出响应世界卫生组织提出的“21世纪人人享有卫生保健”的目标，并已明确做出承诺。因此，国家对预防医学教育的重视程度将进一步提高，投入将进一步增加，招生规模将进一步扩大，同时课程设置将更趋向于社会学、环境学等非医学类的比例，以此来满足社会不断增长的对公共卫生专业人才的需求。在中国，其供求基本上可达到平衡，但仍将是21世纪世界范围内的热点专业。

（王永午　徐　通）

第五节 发展趋势

当前，医学的发展趋势，一方面从治疗扩展到预防，另一方面从生理扩展到心理。专家预测，21 世纪心理学有可能继分子生物学之后，成为医学中的带头学科。1998 年，世界卫生组织执委会讨论了“21 世纪人人享有卫生保健”的全球新卫生政策，并召开第 51 届世界卫生大会，通过《世界卫生宣言》，号召采取行动以帮助最需要改善卫生状况的人们。可以预见预防医学有以下发展趋势：

1. *向社会预防为主的方向发展* 随着生产力的提高和社会的进步，医学模式从生物医学模式向生物—心理—社会医学模式转变，人们认识到预防疾病，促进健康在更大程度上依赖于社会。要实现“人人享有卫生保健”的目标，必须使医学更加社会化。所谓社会化，是指全社会都把健康作为社会目标和人的基本权利，把对健康的投资作为基本建设投资，把卫生建设与物质文明和精神文明结合起来。事实说明，许多疾病如高血压、糖尿病、肿瘤等慢性病，只有通过广泛深入的健康教育，个人合理的生活方式，以及公平合理的社会医疗保险制度，才能达到减少发病和早期发现、早期治疗，确保人人健康的目的。

我国提出的“大卫生”观，是对预防医学社会化的具体表述。要达到 WHO 提出的“健康为人人、人人为健康”的目标，除需要卫生部门的努力外，还需要全社会各部门和广大群众的参与。深入地进行健康教育，引导群众合理消费、接受健康的生活方式，是预防医学社会化的一项重要任务。

2. *防治结合，向促进健康，提高生活质量和人口素质的方向发展* 预防医学和临床医学本是同一医学群体，但当前预防医学和临床医学都处于分裂和脱节的状态。随着国民经济和文化水平的提高，群众不仅要求有病能及时得到治疗，而且要求懂得防病和保健的知识，以提高自我保健能力。群众需要防治结合的全科医生和专科医生，因此预防医学和临床医学的结合是医学发展的必然趋势。

3. *环境与健康问题将成为预防医学的热点* 21 世纪人类面临人口爆炸、环境污染、能源匮乏、疾病控制等四大问题。环境污染问题已引起各级政府和广大群众的关心，但治理和保护环境却是十分艰巨、长期的工作，既需要高新技术，也需要全社会的积极参与。预防医学应积极参与对环境与健康问题的解决，特别是对环境中有害因素的允许量和消除方法，以及对环境中微量有害因素长期危害性的研究尤为迫切。

4. *更加重视心理、精神和行为因素对健康的影响* 心理应激对健康影响很大，美国资料对大学医学院调查观察发现，48 名癌症患者都具有共同的心理特点：内向、抑郁、隐蔽着愤怒和失望。

现代工业化社会节奏快，竞争激烈，经济和生活压力加重，精神压力大，随之而来的是一系列心理、情绪问题增多。家庭破裂造成儿童心理障碍，社会变革下的就业环境、人际关系的心理适应能力，家庭、婚姻、性观念和现实的应付能力，还有吸毒、酒瘾、赌博等社会恶习带来的心理、精神问题，都需要心理卫生教育、社会的关心和政府的政策支持。

当前，医学的发展趋势，一方面从治疗扩展到预防，另一方面从生理扩展到心理。专家预测，21 世纪心理学有可能继分子生物学之后，成为医学中的带头学科。

5. *预防保健政策和策略的发展* 建国初我国即提出了“预防为主”的卫生工作方针。

从1953年起在全国各省市（地）县（区）和大型企业建立了卫生防疫站，成为党和国家实施预防医学政策和策略的组织体系。1997年中共中央、国务院《关于卫生改革与发展的决定》，把预防保健与农村卫生、中医药工作作为卫生工作的三大重点任务，并对预防保健的方针、政策和目标任务作了充分的表述。在各级政府的重视下，预防保健的政策和策略将会得到进一步发展和加强。

（王永午　徐　通）

第六节　面临的问题

随着医学模式的发展，预防医学日益显示出其在医学科学中的重要性。预防医学是应用现代医学及其他科学技术手段研究人体健康与环境因素之间的关系，制定疾病防治策略与措施，在控制疾病，保障人民健康，延长人类寿命等方面已经取得重大成就。许多传染病得到消灭或有效的控制，人类健康水平和体质不断提高，生活质量大大改善，人的寿命得到延长。但预防医学的发展各地是不平衡的，还面临不少困难和问题。主要有：

1. *传染病和寄生虫病的威胁仍然存在*　世界卫生组织（WHO）发表的危害人群健康最严重的疾病中，传染病和寄生虫病占40种。全世界每年死于疫苗可预防的传染病数以千万计，其中大部分是儿童。传染病在我国仍是危害人民健康的最大因素。20世纪90年代，一些已被控制的传染病又呈死灰复燃之势，如霍乱在南美、东南亚一些地区流行，肺鼠疫又在印度出现。1993年WHO发出警告，结核病在世界已处于紧急状态，1995年全球死于结核病的人数达300万，我国每年新增结核病人60万，死亡20万。抗生素的发现在人类与疾病的斗争中功不可没，但在广泛应用之后，也带来一些新的问题，如耐药性细菌的出现等。

新的传染病不断出现，近年来，新增加了30多种新传染病，如艾滋病，军团菌病，莱姆病，埃博拉出血热、拉沙热，O139型霍乱，致病性大肠埃希菌O157：H7引起的出血性肠炎，疯牛病（克－雅病），病毒性肝炎的丙型、丁型、戊型、庚型等。新病毒的出现将给人类带来严重的后果，也对预防医学提出了新的难题和攻克方向。

2. *非传染性慢性病对人民健康的危害加剧*　心脑血管病、糖尿病、肿瘤等慢性病的死亡率占全世界所有死亡原因的1/4以上，是各种残废原因中比例最高的。据统计，我国高血压、脑卒中、冠心病、肿瘤、糖尿病等非传染性疾病所造成的死亡，目前已占全部死亡的70%以上。癌症已成为城市居民的首位死因，其中肺癌占第一位，脑血管病、心脏病的死亡率达100/10万左右。我国非传染性慢性病的危害将呈持续上升的趋势。据WHO 1997年世界卫生报告指出：全球720万人死于冠心病，460万人死于中风，在发展中国家死于中风的人数为发达国家的1倍多。吸烟、酗酒、不合理饮食和缺少体力劳动等是慢性病的主要危险因素。因此，大部分慢性病是可以预防的。有些国家采取深入的健康教育和严格的干预措施，明显降低了慢性病的发病率，如采取各种措施限制吸烟和饮酒，倡导合理饮食和全民健康运动等，取得了良好的效果。

3. *地方病和职业病危害严重*　如生活在缺碘地区的人口众多，是引起地方性甲状腺病、克汀病和儿童智力低下的重要原因。由于水、煤含氟量过高所引起的地方性氟中毒、氟斑牙病和氟骨症病人需要加强预防和治疗。我国有5个省区的部分地区属贫硒地带，缺硒可引起克山病、大骨节病和心脑血管病，全国有200多万大骨节病患者。随着工业的发展，特别是乡镇企业的迅猛发展，我国职业病不断上升，如尘肺病，铅、苯、二硝基甲苯、汞、锰等慢性中毒，有机磷、氯气、硫化氢、农药等急性中毒等。

4. *精神卫生和心理健康问题日益突出* 随着社会的变革，工业化、都市化进程，家庭、社会结构的变化，精神疾病患者有上升趋势。美国资料表明，门诊病人中半数属于身心病，是由于精神紧张、情绪压抑等原因引起的器质性疾病，如高血压、神经衰弱、抑郁症等。我国大城市身心病约占1/3。儿童多动症、抽动症、抑郁症、不良行为、青少年吸烟和酗酒等儿童心理问题也日趋突出，是军事预防儿科学必须面对的问题和挑战。

5. *意外伤害发生率不断提高* 意外伤害被认为是偶发事件，但无法预防的观点是不正确的。我国意外伤害发生率较高，损失较大，因意外伤害而致死的前三位是：自杀、交通事故和溺毙。儿童是意外事故的高发人群，如车祸、溺水、灾祸、坠楼、创伤、自杀、被贩卖、被遗弃、中毒等时有发生。防治儿童意外伤害是军事儿科学的重要课题。

6. *人口老龄化带来的问题日趋严重* 随着生活水平的提高，预防医学的发展，人类寿命的延长，人口的老龄化，老年人的健康问题必然增加，往往患有多种慢性病，而且解决难度也增大。在中国，老人的健康与儿童的幸福密切相关，预防老年病，提高老年人群的健康水平，改善生活质量，延长无残疾预期寿命等将是预防医学面临的新课题。

（王永午　徐　通）

参考文献

[1] 朱惠莲，洪微，张作文．我国预防医学研究面临的机遇与挑战［J］．生命科学，2006，18（1）：4－8.

[2] 熊光练，欧阳宁惠，周妮，等．新世纪预防医学发展方向的浅议［J］．医学与哲学，2003，24（2）：4－7.

第二十六章　环境对儿童健康的危害及防护

第一节　环境与儿童健康

一、地球环境与儿童健康

人类赖以生存的地球环境日趋恶化，已经威胁到人类特别是儿童的安全和生存。已被人类认识到的环境问题至少有十个方面，包括：全球变暖、垃圾成灾、有毒化学品污染、土地荒漠化、臭氧层破坏、酸雨、淡水资源危机、能源短缺、森林资源锐减、物种加速灭绝等方面，是当今预防医学面临的重大挑战。

（一）全球变暖

1981～1990 年全球平均气温比 100 年前上升了 0.48℃。主要原因是人类大量使用矿物燃料（如煤、石油等），排放出大量的 CO_2 等多种温室气体引起的温室效应，导致全球气候变暖。全球变暖的后果，会使全球降水量重新分配，冰川和冻土消融，海平面上升等，既危害自然生态系统的平衡，更威胁人类包括儿童的食物供应和居住环境。

（二）垃圾成灾

全球每年产生垃圾高达 100 亿吨，而且处理垃圾的能力远远赶不上垃圾增加的速度，特别是一些发达国家，已处于垃圾危机之中。我国的垃圾排放量相当可观，在许多城市周围，排满了一座座垃圾山，除了占用大量土地外，还污染环境。危险垃圾，特别是有毒、有害垃圾是人类特别是儿童健康的杀手，垃圾的处理是当今世界各国面临的一个十分棘手的环境问题，也是预防医学必须面对的问题。

（三）有毒化学品污染

市场上有 7 万~8 万种化学品。对人体健康和生态环境有危害的约有 3.5 万种。其中有致癌、致畸、致突变作用的约 500 余种。由于化学品的广泛使用，全球的大气、水体、土壤乃至生物都受到了不同程度的污染、毒害，如今癌症已经成为人类致死的重要原因之一。胎儿畸形和儿童癌症发生率也有增加趋势，如不采取有效防治措施，将对人类和动植物造成严重的危害。

（四）土地荒漠化

荒漠化意味着有生产能力的土地的消失。由于气候变化和人类不合理的经济活动等因素，使干旱、半干旱和半湿润地区的土地发生了退化。荒漠化已经不再是一个单纯的生态环境问题，而且演变为经济问题和社会问题，致使人类饥饿、贫困和社会不稳定。荒漠化以每年 5 万~7 万平方公里的速度扩大，直接威胁人类特别是儿童的生存。

（五）臭氧层破坏

在地球大气层近地面20~30公里的平流层里存在着一个臭氧层，具有强烈的吸收紫外线的功能，能挡住太阳紫外线辐射对地球生物的伤害，保护地球上的一切生命。然而人类生产和生活所排放出的一些污染物，使臭氧层破坏，如南极上空的臭氧在一个世纪里就被破坏了60%，西伯利亚上空减少了35%，太阳紫外线辐射的加强影响儿童的健康发育。

（六）酸雨

酸雨是由于空气中二氧化硫（SO_2）和氮氧化物（NOx）等酸性污染物引起的pH值小于5.6的酸性降水。受酸雨危害的地区出现了土壤和湖泊酸化，植被和生态系统遭受破坏，建筑材料、金属结构和文物被腐蚀等一系列严重的环境问题。全球受酸雨危害严重的有欧洲、北美及东亚地区。我国在20世纪80年代，酸雨主要发生在西南地区，到90年代中期，已发展到长江以南、青藏高原以东及四川盆地的广大地区，严重影响了我国人民的生活和健康。

（七）淡水资源危机

地球97%为不能饮用的海水，只有不到3%是淡水，其中大部分为工农业用水，很少一部分可供饮用和其他生活用途。然而，水却被大量滥用、浪费和污染，致使世界上缺水现象十分普遍，全球淡水危机日趋严重，缺水人口将达28亿~33亿人。我国广大的北方和沿海地区水资源严重不足，一些河流和湖泊的枯竭，地下水的耗尽和湿地的消失，不仅给人类生存带来严重威胁，而且许多生物也正因生态环境恶化而灭绝。

（八）能源短缺

人类无计划、不合理地大规模开采使多数国家甚至全球范围内出现资源、能源短缺。从目前石油、煤、水利和核能发展的情况来看，要满足日益增长的需求量是十分困难的。因此，在新能源开发利用尚未取得较大突破之前，世界能源供应将日趋紧张，严重威胁人类的生活。

（九）森林资源锐减

由于世界人口的增长，对耕地、牧场、木材的需求量日益增加，导致对森林的过度采伐和开垦，使森林受到前所未有的破坏。据统计，全世界每年约有1200万公顷的森林消失，其中绝大多数是对全球生态平衡至关重要的热带雨林。热带雨林的破坏主要发生在热带地区的发展中国家，尤以巴西的亚马逊情况最为严重，非洲的热带雨林也在遭到破坏，严重影响了全球生态平衡。森林火灾连年不断，大批森林被毁，也是森林资源减少的重要原因，而且火灾还可能造成财产、生命等损失，特别是儿童妇女更容易受到伤害。

（十）物种加速灭绝

一般来说，物种灭绝速度与物种生成的速度应是平衡的。但是，由于人类活动破坏了这种平衡，使物种灭绝速度加快。自20世纪以来，平均每年消失的物种在9种左右，造成的后果是生物圈里食物链出现断裂，然后会导致该食物链中的物种大量死亡，使更多的物种消失。发生灭绝的原因有多种，目前认为最主要的是与人类大量活动所引起的气候变化以及对动物生存环境的破坏有关。

物种灭绝将对整个地球的食物供给带来威胁，对人类社会发展带来的损失和影响是难以预料和挽回的，也对人类生存和健康造成威胁。

二、物理环境与儿童健康

人们生活环境中的一些物理现象，诸如光、电、声、热、风、雨、尘、辐射等包围着人群，构成了人类的物理环境。这些物理环境既是人类生活所必需的，又是有危害的，当这些物理运动的强度超过了人的忍耐限度，就会影响人体的健康，儿童的忍耐限度比成人差，对健康的危害也比成人大。

（一）光与儿童健康

光是人类日常生活中不可或缺的。它不仅直接影响到我们的生活和工作，与我们的健康也息息相关。光的实质是一种电磁波，波长区间从几个纳米（nm）到 1 毫米（mm）左右。总体上，光可以分为可见光和不可见光。可见光是人眼可见的光，它的波长范围为 380～780nm，波长由长到短分为红、橙、黄、绿、青、蓝、紫光。不可见光是人眼看不见的光，它的波长范围在可见光的波长以外，有红外线和紫外线。发光二极管（light emitting diode，LED）的光源没有紫外线和红外线辐射，光谱集中于可见光光谱范围内，是一种人造的“环保”照明光源，对人体危害很小。

1. 可见光对人体健康的影响　适宜的光照是生活、学习和工作必不可少的，但长时间在白色光亮环境下工作的人眼睛会受到损害，出现视力下降、头昏心烦、情绪低落、失眠、身体乏力、食欲下降等症状。人工白昼会扰乱人体生物钟，影响睡眠和工作效率。黑光灯、旋转灯、荧光灯以及闪烁的彩色光源也会干扰中枢神经，使人出现头晕目眩、恶心呕吐、失眠等症状，影响儿童健康。

光的颜色对人的情绪有一定影响，如橙色易引起人的温暖感，蓝色、绿色易引起凉冷感，红色使人兴奋，黄色使人感到明朗欢快，紫色和蓝色光对人起抑制作用等。医学上有利的彩色光线照射，是改善抑郁病的物理疗法。

2. 紫外线对人体健康的影响　日光中的紫外线可将人的皮肤里的维生素 D 原转化为维生素 D，从而防止儿童佝偻病的发生。紫外线能使生物细胞失去活性，可用于空气灭菌，痈、疖、丹毒的治疗。

紫外线对人体眼睛的角膜、结膜、晶状体和视网膜都有伤害作用，可引起结膜炎、角膜炎、白内障、硬化症和视网膜变异等；也会引起皮肤红斑、灼伤、炎症、水疱和脱皮等。长期受紫外线辐射会加速皮肤老化，出现粗糙、干燥、皱纹，甚至引发皮肤癌变。

3. 红外线对人体健康的影响　红外线对人体皮肤、皮下组织具有强烈的穿透力，并有大量的热辐射，而红外线对组织产生的热作用、消炎作用及促进再生作用可用于呼吸道病、皮肤病等理疗。同时也可用于仪器仪表、军事和数据传输等科技领域。

由于红外线穿透力强、热辐射大，过量辐射可致视网膜灼伤和烧伤、白内障，严重的可致盲；也可使皮肤温度升高，毛细血管扩张、充血，出现红色丘疹、皮肤衰老和色素紊乱等。

（二）电与儿童健康

电给人们日常生活带来方便、快乐和舒适，是不可缺少的必需品，如电热毯、微波炉、电冰箱、电视机、电脑、洗衣机、电话、手机、电灯、空调等。但若使用不当，也会影响人体特别是婴幼儿的健康。如婴儿长期使用电热毯，可出现皮肤干燥、红斑、瘙痒、脱水等症状，使小儿口渴、咽干、消化不良，影响健康发育；电冰箱内的婴幼儿食品如不经过加热、消毒就直接食用，容易发生细菌性腹泻、寄生虫等疾患；如儿童长期生活在空调房间内，会生“空调病”，出现恶心、烦躁、疲乏无力的症状；电视机，特别是大屏幕彩色电视机，可使空气中的尘埃成为带电微粒，极容易吸附在人的脸部皮肤及毛孔之中，可能刺激脸上长出黑色斑疹；电子游戏机严重影响儿童的正常学习；电吹风、冰箱、洗衣机、微波炉等电器带有静电，产生的静电火花有可能着火爆炸；暴露的电线有可能使儿童触电致死等。

（三）声与儿童健康

声音强度常用的表示单位是“分贝”。1～140dB 声音是人的听觉可以听到的全部范围。1dB 是听觉能够分辨出来的最小声音的强度，而 140dB 则是人耳能够忍受的最大限度。

正常的声音是人们相互交流、沟通的信号，是生活中不可缺少的，但有些声音不但无用，还影响正常工作和生活，通常称为噪声，如汽车声、汽笛声、爆炸声、电器声、打雷声等等。

噪音对人体的主要危害是损伤听觉系统。当噪音强度超过 100dB 时即能造成听觉损伤，轻则耳鸣，重则耳聋，致使工作、学习、生活中感到听觉困难。有时一次强烈的噪音可致暂时性的两耳全聋，并有剧烈耳鸣、眩晕，也可出现头痛、头晕、失眠、多梦、记忆力减退、血压不稳、心律不齐等。对婴幼儿、青少年和孕妇的不良影响更为严重。

（四）热与儿童健康

环境温度与人体的生理活动密切相关。人体最舒适的环境温度在 20～28℃之间，最理想的温度是 15～20℃，此环境中人的记忆力强，工作效率高；温度在 4～10℃时，儿童呼吸道疾病发生率增加；在 4℃以下时，易生冻疮、冻伤、新生儿硬肿症等。环境温度高于 28℃时，人们就会有不舒适感。温度再高就易导致烦躁、中暑、精神紊乱。在 30℃时，出汗明显；气温高于 34℃，可引发心脏、脑血管、消化道疾病等。37℃以上的高温对人体的蛋白质有一定的破坏，如人体温度达到 40℃以上，生命会直接受到威胁。热的产生除自然气候的温度外，各种燃料、爆炸物、电热器、明火、热水、热饭等都可造成儿童意外热伤害，如烫伤、烧伤、中暑、闷热综合征等。

（五）风与儿童健康

在自然环境中，风是无时不在的，只是有时微弱，有时强烈罢了。风对人体健康的影响也有利有弊。温和的风能使人精神焕发、心情舒适、呼吸顺畅，而猛烈的风能引起精神恐惧、情绪紧张、呼吸困难，甚至威胁生命。据报告，当风速大于 1m/s 时，就会影响人体的感觉和体温调节。当气温高时（>33℃），风可使人体汗液蒸发加强；当气温较低时，风能加强热对流，使身体散热增加而易引起感冒。

冬季的寒风使人呼吸道温度骤降，容易诱发儿童呼吸道疾病、支气管炎、肺炎、支气管哮喘等，成人高血压、冠心病、心肌梗死、关节炎等明显增加。

夏季台风来袭，风雨交加，给人民生命财产造成巨大损失几乎年年不断，无法估量，由台风引发的次生灾害，如山体滑坡、泥石流、交通瘫痪和电力中断等需要相当时日才能恢复，无疑会对儿童健康造成巨大威胁。

（六）雨与儿童健康

雨是水的泉源，水是人们生活中不能缺少的，在人体中营养物质的消化吸收、代谢物质的排泄、血液的循环、体温的调节以及各种生理生化反应过程等都离不开水。如果水质受污染，就会影响人的健康，引起一些传染病的发生、传播和流行，如痢疾、腹泻、肝炎、霍乱等。如果饮用水含有铅、镉、铬、砷、酚类、氰化物等重金属和难以分解的有机物，危害更大，可直接引起人体中毒、畸形，甚至死亡。

雨水有降低气温、体温的作用，炎热的夏天，儿童多喜欢去泳池、江河、湖泊、水池去玩水、游泳，溺水事件常有发生。暴雨可以成灾，河水泛滥、山洪暴发、海水倒灌、良田被淹、城镇积水、道路中断、交通受阻等，都会对人类的健康、生活、生命造成严重的影响。

（七）尘与儿童健康

灰尘按粒径大小可分为降尘和飘尘。直径在10μm以上并以加速度沉降到地面的叫做降尘，占30%左右。直径小于10μm、肉眼看不见、浮游在空气中的微粒叫飘尘，更小的微粒可以长期不沉降，严重危害人类健康。城市灰尘一般由40%的有机物和60%的无机物，如石英、石棉、汞、镉、铅、锰、铬等有害物组成。据统计，在20世纪80年代的后5年，全世界约有13亿人居住在空气中颗粒物（烟尘）不达标的城市地区，严重影响着人类的呼吸健康。火山爆发、沙尘风暴、烟雾排放、工业事故等也会严重危害人类健康。例如：

1952年12月伦敦烟雾事件，燃煤排放的粉尘和二氧化硫形成的烟雾，使所有飞机停飞，呼吸疾病猛增，5天内有4000多人死亡，两个月内又有8000多人死去。

1984年12月印度博帕尔事件，某一农药地下储罐内剧毒的甲基异氰酸酯因爆炸外泄，45吨毒气形成的烟雾，以5000m/h的速度袭击了博帕尔市区，造成近2万人死亡，20多万人受害，5万人失明，孕妇流产或产下死婴，受害面积达40平方公里。

（八）辐射与儿童健康

辐射有平时经常可以接触到的电磁辐射和一些放射性元素镭、铀等的核辐射，核辐射主要是α、β、γ三种射线。现代人的生活已经离不开电器，但一切电器都有电磁辐射，人体接触过强的辐射可以危害健康。由于儿童身体尚在发育之中，对辐射异常敏感，自我修复能力也差，长时间接受电磁辐射，会对儿童的生殖系统、神经系统和免疫系统造成直接伤害，导致体格、智力发育迟缓，生殖无能，记忆力减退。在一些特殊场所，如热核反应实验室、核电站等，射线强度很大，防护不当，会造成严重核泄漏污染。如前苏联的切尔诺贝利核电站事件和日本地震后引起的核电站破坏，严重危害人体健康，甚至造成死亡，还可能产生后续效应，如生殖能力的下降、生态平衡的破坏、癌症患者的增加等。

三、化学环境与儿童健康

化学环境与儿童健康有密切关系，化学品大大提高了人类的生活质量，极大地丰富了人类的物质生活。各种化学品，包括医药、农药、化肥、塑料、纺织纤维、装饰材料、肥皂、洗衣粉、玩具等，给人类的衣食住行带来了方便和满足，可以说没有化学工业就没有现代生活。但化学工业的发展造成地球环境的污染，严重危害着人类自身的健康，尤其是正在发育阶段的儿童对环境化学污染物的毒性作用特别敏感，同样的暴露水平对成人可能没有影响，但可导致儿童严重的发育障碍和健康危害。

（一）食与儿童健康

要保证儿童正常生长发育，需要多种营养素，包括蛋白质、糖、脂肪、维生素、宏量元素、微量元素和水。这些营养物质来自自然界或人工制成，其中常常混有许多有害物质，不利于人体尤其是儿童的健康，甚至会造成严重的危害。食物污染引起的食物中毒事件屡见不鲜，有害的添加剂超标影响儿童健康，含有雌激素的食品引起女童性早熟或男童阴茎发育不良，过度营养造成儿童肥胖症等，都是预防儿科学需要面对的问题。有些需要由社会、行政、法律参与解决。如奶粉中添加化工原料三聚氰胺引起的毒奶粉事件，使多名宝宝患肾病，死亡4例。森永公司1955年生产的奶粉中将有毒化合物（砒霜）当作乳质稳定剂添加到奶粉中，使130名婴儿死亡。

（二）衣与儿童健康

被服、鞋袜、尿裤、衣帽等是儿童必需日常保暖用品，是维持健康的条件之一。毛织品、棉织品、丝绸品等具有保温性、透气性、吸湿性好、卫生无毒等优点，是常用的衣料。合成纤维品种多，保温性好，原料丰富，可大批生产，也是人们生活的必需品，但透气性、吸湿性差，还含有甲醛、甲醇等化学成分，可致过敏、湿疹、皮炎、皮肤瘙痒、毛囊炎、荨麻疹等，使白细胞降低，甚至诱发哮喘，不宜做儿童服装及婴儿尿布。孩子的服饰简便、宽松、色浅、容易穿脱、不用松紧带、不钉扣等，有利于孩子发育。颜色鲜艳的衣服，因添加很多染色颜料，所含的铅可以通过皮肤被吸收，可能造成孩子铅中毒。调查发现，甲醛超标的产品绝大部分是2岁以下的婴幼儿服装。

（三）住与儿童健康

宽敞、明亮、安全、舒适、环保的住所，无疑是对儿童健康生长发育有益。但为使新居显得漂亮、气派，进行豪华装修未必是好事，因装修后室内污染引发的健康问题不容忽视。调查发现，儿童血液病、呼吸道疾病、肺癌等发病不少与移居新装修房有关。室内空气中挥发性有机化合物对人体可能造成伤害的就有20多种，包括甲醛、苯类物质和氨气等。

甲醛具有强烈的致癌和诱发过敏作用，儿童、孕妇和老年人对甲醛尤为敏感，可引起流泪、恶心、呕吐、咳嗽、胸闷、气喘，甚至肺水肿、细胞核基因突变、白血病、鼻咽癌等。苯类物质对眼、呼吸道和皮肤有强烈的刺激性作用，还可致贫血、感染、皮肤出血等，也有致癌作用，可诱发白血病等。氨气对皮肤、黏膜有刺激作用，可出现流泪、咽痛、声音嘶哑、咳嗽、痰带血丝、胸闷、呼吸困难、皮肤溃疡等。

（四）用与儿童健康

儿童日常用品种类繁多，是保证儿童健康发育不能缺少的物品。但有些日常用品质量差、含毒素、不安全、铅超标、甲醛高，应避免使用。举例如下：

6岁以下儿童和高氟地区居民不宜使用含氟牙膏，以免吞服牙膏残液导致氟摄入量增加，从而导致氟牙症。

香水及含有芳香剂的洗发水、化妆品、婴儿护肤品、空气清新剂、洗涤用品等，长期使用会污染空气，引起孩子注意力不集中、学习障碍、活动过度、过敏、荨麻疹、皮炎、哮喘等，甚至诱发惊厥、发育迟缓等，哺乳期时还会通过奶水损害婴儿健康。

婴儿爽身粉中含有滑石，而含有滑石的产品有时会被石棉污染，可诱发癌症、间皮瘤和石棉沉着病等。美国曾有儿童蜡笔因含有滑石粉被检出石棉而停产。

掉色毛巾的染料、添加物可能是含有强致癌物质联苯胺，最好不要用。

婴幼儿洗发香波、沐浴液和爽身粉等护理用品中普遍含有邻苯二甲酸盐等添加剂，婴幼儿如果过多接触这种化学物质，会影响内分泌，引发激素失调，有可能导致性早熟和危害儿童肝脏和肾脏。

含双酚A（BPA）的婴儿奶瓶和塑料制品一旦加热或接触高温液体就可能会释放诱发癌症的有害物质。

涂改液、彩贴画、油画棒是儿童普遍使用的学习用品，但原料中含有可溶性重金属元素，如铅、钡、铬、锑、镉、汞、砷等，可能引起中毒，甚至导致皮肤癌、肺癌等。

（五）玩与儿童健康

玩是儿童的本性，是一种儿童运动，对增强体质、增进智力和促进健康发育有积极意义。但玩也要注意科学、安全、适度，避免危害儿童健康。玩具多由金属、塑料、木质等制成，其中含有重金属、化学毒物、环境激素壬基酚、塑化剂、染料等都可危害儿童健康，影响性发育，损害智力，如铅、铬、锑、砷、钡、镉、汞超标时就会影响儿童健康。曾有发现雨衣中塑化剂含量超标 196 倍，如雨衣塑毒被皮肤吸收，会影响儿童内分泌系统。有些幼儿戏水用具、幼儿泳圈、婴儿游泳池等，被检出邻苯二甲酸酯严重超标，有可能导致女童性早熟，男性阴茎短小。

在空气中的有毒物质、微粒多数飘浮在离地 1 米左右，因此，儿童受害也比成人容易且严重，玩耍时一定要避开环境污染严重的地区，尽量不去交通拥挤、人员密集的场所。

（六）药与儿童健康

药是儿童治疗疾病必需的，可以消除儿童病痛，保证身心健康；但药也有毒副作用，俗语说，“是药三分毒”，药不能滥用，要严格按病情需要、按药物说明书、按医生指导用药。输液比口服药物更容易出现不良反应，甚至过敏、死亡，因此，能口服治疗就不要输液。婴儿肝肾功能差，一些常用的感冒药容易引起中毒，已经禁用。抗生素可以治疗细菌感染，但有比较严格的适应证，也有一定毒副作用，对病毒无效，多用容易产生抗药性，因此，抗生素不能滥用。有些保健品，名义上有增高、增智、抗病、健身等作用，但没有治疗功效，不能作为药物使用，也可能产生过敏、皮炎、厌食等不良反应。

四、社会环境与儿童健康

社会环境是指人类生存及活动范围内的社会物质、精神文明的总和。广义包括整个社会经济文化体系、社会制度、社会意识；狭义仅指人类生活的直接环境，如家庭、劳动组织、学校、商场、医院、社会团体、语言、建筑物、道路、动植物等。社会环境对人类的形成和发展进化起着重要作用。政治、经济、文化、信息等因素与人类健康生存密切相关，是儿童健康发育的重要保证。

（一）家庭与儿童健康

家是最小的社会组织，是社会道德、文化、精神形成的基础。家庭的产生，是人类进入文明社会的重要标志。构建以家庭为核心的社会体制、价值观念、行为方式，重视亲情，尊老爱幼，和谐相处是民族得以长盛不衰、和平发展的重要原因，也是儿童得以健康发展的根本保证。经济条件是儿童健康发育的基础，而家庭教育对儿童的全面发展影响更为深远。

如果家庭教养过分严厉，动则用惩罚手段，可能形成儿童胆小、自卑的心理，缺乏自信和独立性，或造成暴戾、蛮横、撒谎、逆反心理。如果过分溺爱、娇宠，有求必应，会使孩子养成依赖性、自私、任性、放肆、易发脾气等性格。如果放任自流，漠不关心，会产生孤独感、情绪不安、容易触怒等。父母的离异会使儿童心灵受到创伤，容易形成怪癖性格和不良心理行为，甚至走上犯罪道路。

（二）经济与儿童健康

社会经济的发展，家庭经济的好转，物质供应的充足，生活条件的改善，无疑是人类健康发展，特别是儿童健康成长的基本保证。当前各国各地健康状况的差距，主要是由于经济发展不平衡造成的。据报道，5 岁以下儿童死亡 70% 发生在经济贫困的国家，而且，死因主要是可以防治的疾病，如肺炎、腹泻、营养不良、麻疹等。从人的寿命分析，发达国家明显比不发达和发展中国家长寿。解放以来我国平均寿命提高了 20 多岁，经济的发展是重要因素之一。但经济的发展，物质的丰富，如果不能科学、合理、节制的利用，也会带来负面的影响。许多疾病的发生，如肥胖症、糖尿病、高血压、高血脂、性早熟等，与经济发展有关。经济条件优越的孩子也容易养成贪图享乐、不思进取、好吃懒做、独断独行的不良心理行为，对儿童健康发展造成重大障碍。

（三）文化与儿童健康

文化是指一个国家或民族的历史、地理、风土人情、传统习俗、生活方式、文学艺术、行为规范、思维方式、价值观念等。文化也是人类所创造的精神财富，如文学、艺术、教育、价值观等。文化是一种软实力，即一个国家或地区文化的影响力、凝聚力和感召力。健康文化是一种面向现代化、面向未来、面向世界、健康向上的科学大众的先进文化，以培养有文化、有道德、有理想、有纪律的公民为目标，使个人、家庭、全民、国家和谐相处，全面协调和可持续发展，促进人们精神生活、物质享受和身体健康不断提高，让每个儿童自由成长，成为国家有用的一员。

不健康文化和不文明行为包括骂人、打架、随地吐痰、破坏公物、危害公共安全、卖淫、嫖娼、贩卖儿童、贪污、偷盗、受贿、诈骗、投机、暴力行为、吸烟、酗酒、吸毒、贩毒、不良网络游戏、动刀动枪、欺凌、霸权等，会严重影响社会稳定、身心健康，甚至威胁世界和平。如果儿童生活在不健康的社会文化环境中，不但生活不能保证，智力体格发展受到明显制约，甚至将严重威胁健康和生命安全。

（四）政治与儿童健康

政治是以经济为基础的上层建筑，是经济的集中表现，是各种社会活动和社会关系的总和。它是人类历史发展到一定时期产生的一种重要社会现象，一般来说，是指政府、政党等治理国家的行为。政治对社会生活各个方面都有重大影响和作用。

社会政治稳定，生活安居乐业，人民和谐相处，生产物资丰富，医疗服务健全，是儿童健康发育的基本保证。相反，政局不稳，社会动乱，生活无着，物资贫乏，医疗无门，疾病流行，必然要严重影响儿童正常生长发育，甚至危及生命。

儿童是国家的未来，人类的希望，在制定国家战略决策时，要坚持儿童优先的原则，儿童的营养、医疗、教育、安全等都是需要国家优先关注的问题。有害儿童健康发展的一切行为，如虐待、买卖、遗弃、猥亵、毒害儿童等，都是受到各国反对和制止的，违法的必将受到法律的严厉制裁。

（王永午　徐　通）

第二节　环境污染对儿童健康的危害及其防护

生活环境的污染影响着儿童的生长发育，空气，水质，食物，物理性、化学性、放射性污染等对儿童健康都有明显的危害。

一、空气污染的危害及防护

（一）室内空气污染

1. 常见室内污染物及来源　室内环境污染物很多，包括尘螨、霉菌、细菌等微生物，放射性物质——氡，化学纤维，清洁剂，昆虫的排泄物，香烟烟雾、煤气炉和火炉的烟雾，家具及建筑材料的铅、甲醛、苯、甲苯、乙醇、氯仿、氨等有毒蒸气，屋内喷洒的杀虫剂，动物皮屑等。

室内污染物的来源，包括室内装饰材料，建筑物、家具涂料、油漆，胶合板、刨花板、泡沫填料、内墙涂料、塑料贴面、防冻剂、燃烧物、吸烟、化妆品、宠物、电器、厨房中的油烟、杀虫剂、清洁剂等都可能是污染源。室外污染也是室内污染物的来源之一。

2. 室内环境污染的危害　室内污染物，特别是新装修的住房、家具等甲醛浓度高，能引起头痛、失眠、咳嗽、流泪、皮肤和眼睛红肿、儿童哮喘，以1～5岁患儿居多。也可诱发癌肿、儿童白血病等。儿童发生铅和汞中毒，会出现智力低下。煤气中毒可以致死。

3. 室内环境污染的防护　应加强室内空气流通，新装修住房需要通风3个月以上才能入住。要搞好清洁卫生，及时清除垃圾及有害毒物。不在室内吸烟，有儿童时不养宠物，要正确使用电器，儿童不要长时间看电视、玩游戏机。光照适宜，不要整夜通明睡眠。室外污染严重时要关好门窗。

（二）户外空气污染

1. 常见户外污染物及来源　常见的户外空气污染物包括铅、臭氧、一氧化碳、二氧化氮、硫化物（二氧化硫、液态硫酸和硫酸盐）、工业废气、建筑扬尘、汽车尾气、大气中悬浮颗粒、烟雾、垃圾、农药、动物排泄物、病毒、细菌、多种微生物、放射性物质等。

污染物的来源：铅主要来自工业排放、用含铅汽油等，可通过食物、空气进入人体。臭氧来自光化学烟雾。硫化物来自煤和含硫石油等工厂，如冶炼厂、造纸厂等的燃烧排放。悬浮颗粒来自废气、垃圾、尘土等。一氧化碳和二氧化氮来源于电动机、电力厂等燃料的燃烧。

2. 户外环境污染的危害　飘浮于近地空气中的铅，最容易被儿童吸入。臭氧对呼吸道有很强的刺激性，可使儿童发生咳嗽、哮喘、肺水肿等。悬浮颗粒含有的铅、汞、锰、苯并芘、砷、铬等可危害健康和致癌，硫化物可致咳嗽、胸闷、喉痛、眼痛、呼吸困难、呼吸衰竭等。一氧化碳和二氧化氮的吸入可使人体组织缺氧、神经系统损害等。

3. 户外环境污染的防护　户外空气污染对儿童健康的危害比成人严重，儿童咳嗽、哮喘等发病率也高，加强防护十分必要。儿童应尽量避免与污染物接触，不去有污染的地区玩耍、逗留，必须去时要做好个人防护，戴好口罩和帽子等。回家以后及时换衣、洗手、漱口或洗澡，去除污染物。

二、水质污染的危害及防护

（一）水的生物性污染

1. 生物性污染物及来源　水的生物性污染主要是指有害的微生物污染水质，包括致病细菌、病毒、寄生虫等。水中藻类如蓝绿藻、蓝绿藻微囊，可产生微囊藻肝毒素，并污染鱼贝类，成为有毒生物。医院、生活、养殖、工厂、垃圾的排放，是水质生物污染的主要来源。

2. 生物性污染的危害　受生物污染的水可直接或间接引起许多疾病，并且可以人与人进行传播，造成流行，如伤寒、副伤寒、霍乱、肝炎、阿米巴痢疾、细菌性痢疾、血吸虫病、钩端螺旋体病、肺吸虫病等，儿童抵抗力差，容易受到感染，严重危害其健康。

3. 生物性污染的防护　饮用的水一定要符合饮用标准，未经煮沸、消毒不能应用，不吃生水，不去污染的江河中洗澡、游泳或玩耍。水产品要煮熟吃，不要生吃，不吃有污染的水产品等。感染疾病后要及时有效进行治疗、隔离，避免疾病扩散。

（二）水的化学性污染

1. 水化学性污染物及来源　许多有害化学物质，包括农药、毒物、杀虫剂、化学品、抗生素、洗涤剂、消毒剂、强酸、强碱、汽油、铅、砷、汞、氰、铬等都可溶解或沉淀于水中，成为水的污染源。其中工业废物、生活垃圾的排放是主要污染来源。也有来源于工业事故或有意投毒。

2. 水化学性污染的危害　化学性污染物一旦被人体摄入，可以发生急性中毒，甚至死亡。如果摄入量小可以在体内积聚，产生慢性中毒，对肝、肾、神经系统、消化系统等造成危害。化学性污染还可造成大批水产生物的污染和死亡。

3. 水化学性污染的防护　建立公共供水系统是保证饮食安全的重要措施，没有条件的山区、农村应用井水或溪水，饮用前要煮沸。要加强水质的检测，发现有害化学物要及时处理，发布通告，采取有效净水措施。发生灾祸地区可以临时供应桶装净水，及时救治中毒病人。

（三）水产品污染

1. 水产品污染物及来源　水产品物种丰富，种类很多，包括各种鱼类、虾、蟹、贝类、海蜇、海带、螺类、藻类和水生哺乳动物等。各种有害生物和化学物均可污染水产品，海鱼普遍存在重金属污染，汞、镉、铅等可蓄积于鱼的组织中。有的可以寄生于水产品中，如病菌、肺吸虫、血吸虫等。

2. 水产品污染的危害　有污染的鱼类体内含有化学毒物，食用含汞、铅、镉等的鱼类后可以中毒。1988 年因食用污染病毒的毛蚶引起急性甲肝大流行，病例达数十万余人。有毒污染物也可以使水中生物中毒，引起大批水生物死亡。

3. 水产品污染的防护　不吃污染和有毒的水产品，不吃鱼皮、鱼头和鱼内脏，因肝、肾、肺等内脏组织中毒物含量较高。进食要适量，不要贪吃。不要生吃水产品，要煮熟以后再吃。加强水质管理，改善水产生物的生存环境，提高水产品的质量。

三、食物污染的危害及防护

（一）食物的生物性污染

1. 食物生物性污染物及来源　环境中普遍存在着致病病原体，包括肝炎病毒、致病细菌（沙门菌、志贺菌、大肠菌、霍乱弧菌等）、真菌、寄生虫以及细菌毒素等。动物粪便是食物污染的重要来源，可通过污染水、食物零售工具及家庭处理食物方法不当等造成污染。

2. 食物生物性污染的危害　儿童食入被细菌污染的食物可引起食物中毒，出现发热、呕吐、腹泻等，常见的疾病有儿童大肠埃希菌性肠炎、细菌性痢疾、伤寒、副伤寒等。黄曲霉毒素可致肝癌。生吃蔬菜、瓜果等可致肠寄生虫病等。

3. 食物生物性污染的防护　食物要科学保藏，严格进行消毒处理，杀灭有害微生物，过期、腐败、发霉的食物不能吃。教育儿童养成饭前便后洗手的习惯，不吃生食，发生急性食物中毒要及时治疗，多饮水，应用必要的抗生素。发生传染病要及时隔离。

（二）食物化学性污染

1. 食物化学污染物及来源　目前市场上大约有14万种化学品，与食品直接有关的包括食品添加剂、防腐剂、塑化剂、色素、调味剂等。意外性食物污染，包括亚硝酸盐、多氯联（二）苯、重金属（铅、汞）、二噁英、农药、杀虫剂等，均为食物化学性污染的来源。

2. 食物化学性污染的危害　许多化学品对人体有毒，儿童进食化学品污染的食品，包括奶制品、饮料、蛋糕、口香糖、热狗、果冻、冰淇淋等，可引起中毒、过敏反应，出现头痛、恶心、腹泻、腹痛、出汗、皮疹、咳嗽、哮喘、变性血红蛋白症等，严重者可致昏迷、休克、死亡。

3. 食物化学性污染的防护　食品添加剂要严格按规定使用，食品的生产、包装、容器、运输、拿取等必须按生产规程执行。加强食品管理和检测，不让有害物品流入市场。过期食品、不合格食品和有毒食品要及时回收，集中处理。水果和蔬菜要彻底清洗。儿童食物中毒要及时急救治疗。

（三）转基因工程食品污染

1. 转基因食品及来源　转基因食品（genetically modified food，GMF）是指利用基因工程技术，将特殊基因片段转入到植物或动物基因组中，成为外源基因转入的食品。中国转基因农作物有：甜椒、西红柿、紫番薯、土豆、玉米、水稻、小麦、甘薯、非洲鲫鱼、非洲鲇鱼等。进口的转基因食品有大豆油、菜子油、大豆等。猪、牛、鸡饲料多是转基因玉米、大豆等。

2. 转基因工程食品的危害　转基因食品的安全性仍然存在许多疑点，可能引起过敏反应、抵抗力下降，影响生殖能力，有可能导致基因突变而对环境和人造成危害。当真菌、病毒、虫害侵袭这些特别的植物时，会发生严重的农作物产量减产。基因污染危害一旦发生就难以逆转。主要疑点：

（1）转基因食物进入人体后，食物中的突变基因可能会导致新的疾病。

（2）蛋白质转移可能会引起人体对原本不过敏的食物产生过敏。

（3）基因的人工添加有可能增加原有的微量毒素或产生新的毒素。

（4）外来基因有可能破坏食物中的营养成分，降低食物营养价值。

（5）转基因食品是对特定物种进行干预，可能引起生态平衡的变化而产生危害。

3. 转基因工程食品污染的防治　在转基因工程食品的安全性仍然存在疑问的情况下，需要长期进行科学实验和观察，不宜大范围推广转基因技术和食用。需要完善转基因食品安全性的政策、法规建设，控制或限制转基因动物或植物的种养植区域。保障消费者食品安全，提高消费者的知情权和选择权，应对转基因食品作出明确标识。要严格控制转基因食品的进口。

四、物理性污染的危害及防护

（一）紫外线污染

1. 紫外线污染的来源　自然界主要紫外线的来源是太阳，可分近紫外线（UVA）、远紫外线（UVB）和超短紫外线（UVC）。人工的紫外线光源有多种气体的电弧，如低压汞弧、高压汞弧等。各种荧光灯和农业上用来诱杀害虫的黑光灯都是用紫外线激发荧光物质发光的。

2. 紫外线污染的危害　紫外线污染对儿童损害的急性反应是皮肤红斑和晒伤，以后皮肤变黑、老化。长期暴晒可致非黑色素瘤皮肤癌（基底细胞癌和鳞状细胞癌）、恶性皮肤黑色素瘤等。对眼的损害是引起视网膜的点状灼伤、白内障、翼状胬肉、结膜炎、角膜炎等。

3. 紫外线污染的防护　6 个月以下的婴儿应当避免阳光的直接照射。阳光强的时段儿童要避免在日光下暴晒。有遮光作用的物品如衣物、帽子、墨镜、阳伞、玻璃窗、防晒霜、抗氧化剂等都可以防止紫外线的伤害。要科学进行日光浴，不要久晒，晒后应多喝水，补充一些富含维生素 A 的食物及新鲜蔬菜和水果，如鸡蛋、肝、牛奶、鱼肝油、胡萝卜、菠菜等。

（二）电磁波污染

1. 电磁波污染的来源　各种电子设备，包括空调机、计算机、电视机、电冰箱、微波炉、卡拉 OK 机、电热毯、电脑、手机等，使用时会产生不同波长和频率的电磁波，按波长可分为长波、中波、中短波、超短波和微波等，它无处不在污染环境，称电磁波污染或电子辐射污染。

2. 电磁波污染的危害　电磁波辐射源的输出功率越大，波长越短，频率越高，距离越近，接触时间越长，对人体的影响和危害就越大。人体受电磁波污染会出现乏力、记忆力减退、注意力分散、失眠、心悸、神经衰弱症、易激动、月经紊乱和流产、白细胞与血小板减少或偏低、免疫功能降低等，增加儿童白血病、淋巴癌或神经系统肿瘤的患病率。

3. 电磁波污染的防护　防护方法在于尽量减少电磁波的危害。如家用电器不宜集中放置，观看电视的距离应保持在 4～5m，不要长时间看电视、玩游戏机。注意开窗通风。电热毯预热后，入睡时应切断电源，儿童与孕妇不要使用电热毯。平时应多吃新鲜蔬菜与水果，以增强机体抵御电磁波污染的能力。

（三）噪声污染

1. 噪声污染的来源　凡是影响人们正常学习、工作和休息的不需要的声音，统称为噪声。噪声有军事、工业、交通、施工、社会生活噪声等。噪声的强度以分贝（dB）或帕斯卡尔表示。噪声分贝越高，对人体危害越大。

2. 噪声污染的危害　噪声对睡眠、休息、工作学习等可以造成危害，尤其是对儿童、老人及病人。长期生活在 90dB 以上的环境中，听力会受到严重影响并产生神经衰弱、头痛、高血压等。70dB 噪声会影响谈话。如突然暴露在高达 150dB 的噪声中，轻者鼓膜会破裂出血或穿孔，完全失去听力；重者则会引发心脏共振，导致死亡。有证据表明，孕期受到过度噪声侵害会导致新生儿听力损害，还可能与婴儿早产和宫内发育迟缓有关。

3. 噪声污染的防护　让儿童有安静舒适的生活环境，30～40dB 是理想的环境。住宅区噪声，白天不能超过 55dB，夜间应低于 45dB。为了保护人们的听力和身体健康，噪音的允许值在 75～90dB。环境噪音的允许值在 45～60dB。尽量避免儿童接触高分贝的噪声，尽量不让儿童玩鞭炮、发声大的玩具。尽量调低电视机和收音机的音量，不用时关掉。使用听力保护器，戴耳塞和耳罩。用吸声、隔声或消声器降低噪声等。

（四）放射污染

1. 放射性污染的来源　在自然界和人工生产的元素中，有一些能自动发生衰变，并放射出射线。这些元素统称为放射性元素或放射性物质。污染源可来自原子能工业排放的废物或泄漏，核武器试验的沉降物，医疗放射性接触，科研放射性物质的使用等。

2. 放射性污染的危害　放射性损伤与接触放射性剂量、时间呈正相关。急性损伤，轻者有脱毛、感染、皮炎等，重者出现腹泻、呕吐、无力、怠倦、昏睡，严重时全身肌肉震颤、痉挛甚至死亡。慢性损伤引起淋巴细胞染色体变异，导致白血病和各种癌症，免疫系统、内分泌系统损害。据一项权威性报道，每年在60万名行CT检查的儿童中约有500例可能发生癌症的数据，提示该项检查有引起癌症的风险。

3. 放射性污染的防护　放射性污染物一旦进入人体，很难消除，最好的防护是不要接触放射性物质，尽量减少放射性的污染。必须接触时要做好辐射屏蔽防护，尽量缩短接触时间。X线透视和CT检查等，应尽量少用于早产儿、新生儿和婴儿。一旦接触放射性碘，应立即使用碘化钾保护甲状腺。急性辐射病可对症治疗和重组细胞因子治疗，如干细胞因子、集落刺激因子等。

（五）激光污染

1. 激光污染的来源　自20世纪以来，继原子能、计算机、半导体之后，人类的又一重大发明——激光，被称为“最快的刀”和“最亮的光”，它的亮度约为太阳光的100亿倍。激光的发明，被广泛应用于打标、通信、测距、切割、雷达、武器、手术、扫描等。在军事上有广泛用途。

2. 激光污染的危害　激光对人体的损害主要是热损伤、机械损伤、光化损伤和生物刺激损伤，可使眼视网膜损伤而失明，使皮肤红斑、老化，甚至癌变，以及皮肤烧伤破坏。长期受弱激光刺激，可发生失眠、头痛、烦躁或抑郁、精力不能集中、记忆力减退、全身疲劳、易怒等。体检时可见血管反应不稳定、多汗、腱和骨膜反应。进行激光加工和激光治疗时，可能产生有害的烟雾、蒸气和噪声等，对环境造成辐射危害。

3. 激光污染的防护　通常是对激光源、操作人员和工作环境分别采取相应的保护措施。主要是加强安全管理，制定激光安全操作规程，提供安全使用指南等；对接触激光的人员进行安全教育和训练；在工作场所设置必要的警报装置等；加强个人防护，为接触激光的人员配备激光防护镜等防护用具和进行定期体检。

五、化学性污染的危害及防护

（一）化学物质污染

1. 化学物质污染的来源　化学物质种类繁多，有铅、汞、砷、石棉、一氧化碳、硝酸盐和亚硝酸盐、汽油、农药、杀虫剂、化肥、化妆品、金属工业、化学工业等。这些有害化学物质进入环境，可造成环境化学污染。一些有毒性、易挥发、在环境中难降解、高残留化学物质，可通过直接接触、吸入或食入途径危害身体健康。

2. 化学物质污染的危害　一些可以致基因突变的化学物可致癌、致畸，使人类出生缺陷率和癌症发病率增加。有些环境激素类损害（如二噁英等）可干扰雄性激素的分泌，导致雄性退化，精子数量减少50%、活力下降，生殖器畸形，阴茎短小，女孩的出生率高于男孩等。若发生有毒化学品突发污染事故，可严重威胁人民生命财产安全和社会稳定。

3. 化学物质污染的防护　加强监测、预防和消毒措施，避免有害化学物质从各种途径进入人体。要确实保证水源安全，提供安全饮用水。加强化学品、工业排放的监督、管理和执法，发现问题要及时处理，有毒食品要及时回收、销毁等。

（二）铅污染

1. *铅污染的来源* 铅广泛存在于自然界、工业生产、生活环境和日常用品中，如蓄电池制造业、金属冶炼、印刷以及机械制造业、含铅汽油的燃烧等，工业铅的排放造成大气、土壤和水源中铅含量增加，而儿童对饮水铅的吸收率高达50%（成人只有10%）。含铅量较高的食物有爆米花、松花蛋、水生贝壳类动物、龙虾、公路旁生长的水果、蔬菜、陶瓷制品盛装的食物、动物骨粉制成的补钙剂等。学习用品与玩具大多含有过量的铅，可通过手、口、皮肤的接触进入儿童体内。铅作业工人家庭的子女血铅含量明显高于其他儿童。

2. *铅污染和中毒的诊断方法和标准* 静脉血铅浓度的测定是诊断铅中毒或铅吸收的唯一可行的方法。对生长迟滞、语言功能障碍、贫血、注意力分散及行为功能障碍的儿童应进行血铅检测。头发中的铅水平不能作为诊断依据。有大批儿童铅污染时，可先用纸片筛查法，只需一滴血即可大致判定血铅水平，适合于大量人群筛查。对疑有高血铅者，仍需以静脉血铅测定为准。同时可进行红细胞原卟啉、尿粪卟啉测定，协助诊断。

诊断标准：美国国家疾病控制中心于1991年将儿童铅中毒诊断标准定为：血铅水平（BPb）≥100μg/L，并根据血铅水平分为5级，我国也应用此标准：

Ⅰ级（BPb＜100μg/L）：为相对安全的血铅浓度范围，不需要临床处理，但这并非正常的血铅水平。由于铅在体内无任何生理作用，因此，正常血铅水平应为0。

Ⅱ级（BPb 100～200μg/L）：该组又分为2个亚级，分别为无症状铅中毒和有症状铅中毒，又称轻度铅中毒。

Ⅲ级（BPb 200～450μg/L）：属中度铅中毒。

Ⅳ级（BPb 450～700μg/L）：属重度铅中毒。

Ⅴ级（BPb≥700μg/L）：属极重度铅中毒。

3. *铅污染和中毒的危害* 铅中毒对儿童的危害与血铅水平呈正相关。可影响神经系统，引起语言、注意力、行为和智力障碍，铅对智力的损害可持续到成人；影响血液系统，引起小细胞低色素贫血；影响生长发育，可导致生长和青春期发育延缓。当血铅浓度超过600μg/L时就会出头痛、腹痛、食欲减退、便秘、行动笨拙、易怒或活动减少、嗜睡等，可快速发展为呕吐、昏迷、惊厥等症状。部分铅中毒脑病儿童的腹部平片可见到铅碎片。

4. *儿童铅污染和中毒的防治*

（1）预防：铅容易通过吸或吃进入人体，但排出比较困难，可以蓄积中毒，防治铅中毒关键在于预防铅进入体内。平时应加强教育，养成良好卫生习惯，营造无铅的生活环境，避免铅进入体内。个人要饭前洗手，玩具要清洗，不吃、不用有铅物品等。社会要加强环境保护和监测，控制工业污染，禁止含铅汽油的生产和使用。加强食品和生活用水的卫生监督管理，消除或限制含铅油漆和涂料的生产使用等。开展儿童血铅筛查，及时发现铅污染儿童。同时，高蛋白、高维生素和微量元素饮食，有利于排铅。

（2）治疗：首先要脱离铅污染源。对于血铅浓度高于450μg/L的患儿，应进行药物驱铅治疗。常用驱铅药物有：依地酸二钠钙（$CaNa_2$ EDTA）和二巯基丁二酸（DMSA），国外也有采用琥巯酸口服进行治疗的。依地酸二钠钙须静脉给药：用量为每天$1g/m^2$，用生理盐水配制成0.5g静脉滴注。常规治疗方案是一周2次，每次3小时。二巯基丁二酸口服：前5天剂量为每次10～30mg/kg，3次/d；第6天起，剂量调整为每次10mg/kg，2次/d。14～19

天为一疗程，可进行多个疗程治疗。

（三）汽油污染

1. 汽油污染的来源　汽油是人们生活中的重要能源，应用广泛，含有多种有毒、致癌物质，包括苯、铅、烷、甲醛、醚、锰和一氧化碳等。儿童可以通过吸入、皮肤吸收或饮用污染的水源或沐浴等摄入汽油，造成汽油污染和中毒。

2. 汽油污染的危害　大量摄入汽油及其氧化产物可导致吸入性肺炎，中枢神经系统中毒、内脏损害，肝、肾中毒，心肌病等。长期接触可能致肾癌和鼻咽癌。严重吸入性肺炎可短时窒息死亡。急性吸入高浓度汽油具有麻醉性，可致头晕眼花、兴奋、意识不清、惊厥、昏迷、死亡。

3. 汽油污染的防护　停止使用含铅汽油等。儿童要尽量避免接触汽油及其产品，改善环境，使炼油厂、汽油运输站、加油站远离居民区。受汽油污染后要及时清除，吸入新鲜氧气，多饮水等。吸入汽油导致的急性肺炎需立即住院治疗，必要时使用呼吸机。

（四）亚硝酸盐污染

1. 亚硝酸盐污染的来源　亚硝酸盐是一种工业用盐，如误作食盐、碱面等食用或投毒、掺杂使用可以引起急性中毒。食用了含有大量亚硝酸盐的苦井水、蒸锅水、陈久蔬菜、腌制肉制品、泡菜及变质的蔬菜，可引起慢性中毒，发生癌变。

2. 亚硝酸盐污染的危害　亚硝酸盐为强氧化剂，可使血中低铁血红蛋白氧化成高铁血红蛋白，失去运氧的功能，致使组织缺氧，出现青紫而中毒，称为肠原性青紫症。儿童多见，症状以口唇黏膜、指甲下发绀为主，并有头痛、头晕、心率加快、呕吐、腹痛、腹泻等，严重者有心律不齐、昏迷或惊厥，常死于呼吸衰竭。亚硝酸盐中毒量为0.2～0.5g，致死量为3g。

3. 亚硝酸盐污染的防护　美蓝为特效解毒剂，中毒者立即静脉注射，用量为1～2mg/kg。必要时可重复使用。对症处理，包括吸氧、洗胃、输液，注射高渗葡萄糖、能量合剂、维生素C、营养支持等。心肺功能受损害时用呼吸兴奋剂、抗心律失常药等。

防护方法：不吃腐烂的蔬菜和刚腌的菜，不在短时间内吃大量叶菜类蔬菜，食剩的熟菜不可在高温下存放长时间，腌肉制品不可多吃，苦井水勿用于煮粥，不要把工业盐当食盐或碱用。蔬菜腌制时，放入葱、姜、蒜、辣椒汁有利于降低亚硝酸盐的含量。

（五）甲醛污染

1. 甲醛污染的来源　甲醛是室内空气污染具有代表性的化学物质。主要来源是装修材料及家具。其中胶合板、中纤板、刨花板的粘合剂遇热、潮解时甲醛就释放出来，是室内最主要的甲醛释放源；泡沫材料、涂料、油漆、化纤地毯、防腐剂、化妆品、室内吸烟、烟雾均含有甲醛。

2. 甲醛污染的危害　甲醛是致癌、致畸的化学物质，人体接触少量甲醛，可立即刺激眼睛，引起流泪，还会发生咳嗽、气喘、咽喉不适或疼痛、呕吐等，严重可致肺水肿，甚至死亡。长期少量接触可致慢性咳嗽、气管炎、鼻咽癌、月经不调、白血病、意识障碍等。儿童和孕妇更易受伤害。

3. 甲醛污染的防护　家中有老人、孕妇、儿童和过敏性体质的家庭，要检测室内空气中的甲醛污染程度，请专家提供有效的净化措施，降低家具释放出的有害气体。如甲醛未清除干净的新房子、新家具，尽量不要急着使用。室内要通风相当时间以后，甲醛已经消失或达到安全水平才可以住人。尽量使用环保、安全、优质的装饰材料。发生甲醛中毒时要及时就医。

六、生物污染的危害与防护

（一）微生物污染

1. *微生物污染的来源* 微生物污染是指有害的细菌与细菌毒素、霉菌与霉菌毒素和病毒造成的食品、空气等生物性污染。微生物污染的食品是引起消化道感染性疾病（如肠炎、痢疾等）的主要来源。空气微生物污染是呼吸道感染性疾病（如肺炎、肺结核等）的主要来源。

2. *微生物污染的危害* 微生物进入人体后可引起相关疾病，如病毒性感冒、流行性腮腺炎、麻疹、水痘、病毒性脑炎等；细菌性脑膜炎、痢疾、肺炎、白喉、百日咳等；霉菌可引起肠炎、鹅口疮、脑炎、皮炎等；其他如支原体肺炎、钩端螺旋体病等。

3. *微生物污染的防护* 对空气、食物、水及应用物品进行彻底消毒，完全杀灭有害微生物。加强监测，保证食用物品无毒无害。发生微生物引起的疾病时，要及时、积极进行抗微生物治疗。对可以制成疫苗的微生物，要制成疫苗进行预防接种。

（二）动物污染

1. *动物污染的来源* 动物污染主要指有害动物、昆虫、寄生虫、原生动物、水生动物等对人体的危害。有害昆虫包括蚊子、苍蝇、跳蚤、虱子、小咬、螨虫、蛀虫、白蚁、蚂蚁、米象、麦蛾、螟虫等；有害寄生虫包括蛔虫、钩虫、绦虫、肺吸血、血吸虫等；有害原虫包括疟原虫、阿米巴原虫、利什曼原虫等；有毒水生动物包括河豚、水母、海胆、带病毒的毛蚶、有寄生虫的蟹、虾等。有些动物可以直接伤害人体，如毒蛇、蜜蜂、蝎子等；有些动物带毒以后害人，如带狂犬病毒的狗、猫等，带汉坦病毒的鼠、家兔、猫、犬等，带绦虫的猪等。

2. *动物污染的危害* 动物污染对人体的危害主要是传染多种疾病和直接袭击伤人。如蚊子可以传播疟疾，狗、猫传播狂犬病，鼠可以传播流行性出血热、鼠疫等，毒蛇、蜜蜂、蝎子可以直接伤人，河豚、水母可以使人中毒；其次可以危害人的生活，如白蚁等影响建筑安全，蝗灾等造成粮食绝收，鸟类对航空运输安全构成威胁等。

3. *动物污染的防护* 尽量消灭一切有害动物，保护有益动物。不吃、不接触有害动物，不能避免接触时要做好防护、消毒等处理。发现疾病流行时要及时隔离，积极治疗。被带有狂犬病毒的动物咬伤时及时接种狂犬病疫苗。

（三）植物污染

1. *植物污染的来源* 植物污染是指有害植物对环境造成危害，影响人类和动物健康或有益植物的生长。外来物种的污染和能挥发有毒气体物质的少数花卉是植物污染的重要来源，如豚草、水葫芦、葎草、兰花、百合花、含羞草、郁金香、紫荆花、杜鹃、夹竹桃、松柏、洋绣球、夜来香、马蹄莲、滴水观音等。还有世界上最毒的植物是“见血封喉”，又名箭毒木，乳汁剧毒，若误入眼中，会引起双目失明；由伤口进入人体内会引起中毒，使心脏麻痹，血管封闭，血液凝固，在 20～30 分钟内死亡。

2. *植物污染的危害* 有害植物轻则污染空气，重则危害农作物，给农林牧渔业生产造成一定损失，甚至会破坏生态平衡，对地区生态安全造成威胁。有害植物对人体同样有害，轻则诱发人体过敏或带来种种不适，重则损伤人体器官，致癌促癌，甚至中毒致死。

如误食毒蘑菇（菌类）中毒，会出现寒战、发热、呕吐、腹痛、腹泻、烦躁、兴奋、精神错乱、肝脏损害、呼吸与循环衰竭，甚至死亡。

3. *植物污染的防护* 不少常见的盆栽或地栽花卉是有毒的，曾有报道，一位13岁男孩咬一口“滴水观音”中毒，抢救8小时才脱离危险，这提醒人们在欣赏美丽花卉的同时，必须要警惕其有毒，注意防护。

防护方法：对有毒植物只能观赏，不能触碰其汁液，不要弄到眼睛、伤口或嘴里。发芽马铃薯、霉变水果、有毒蘑菇等不能食用。平时要教育儿童不能随便食用没有吃过的食物、野果或野菜等。有儿童的家庭最好不在室内养有毒植物，或摆放在儿童不容易触及的地方。

（刘春英　王永午　徐　通）

第三节　军事环境对儿童健康的危害及其防护

军事环境是指人们生命财产安全受到严重威胁需要动用军事力量加以保护的特殊环境。人在地球上生存通常是安全的，但也会不断受到天灾人祸的挑战。地震就是一种天灾，战争就是一种人祸，对儿童的危害都是毁灭性的，如何防护是军事预防儿科学的重要课题。

一、天灾对儿童健康的危害及防护

（一）地震的危害及防护

强地震的危害是巨大的，但幸运的是不多，像唐山地震那样死亡20多万人的破坏性巨大的强震，平均要几十年或上百年才能遇到一次。地震可致人和动物伤亡，建筑物、地面、山体破坏，如房屋倒塌、桥梁断落、水坝开裂、铁轨变形、地面塌陷等。地震次生灾害的伤亡和损失，有时比直接灾害还大，次生灾害包括火灾、水灾、瘟疫、海啸等。如1932年日本关东大地震，直接因地震倒塌的房屋仅1万幢，而地震时失火却烧毁了70万幢；2004年印尼地震引发的海啸导致近30万人死亡。

地震的防护：地震还无法事前预防，但可以预报和防护，减少损失。一般从地震发生到房屋倒塌，有12秒钟时间，此时要保持冷静，能撤离时，迅速有序地疏散到选定的安全地区，不要拥挤在楼梯和过道上。来不及撤离，应就近避震，震后再迅速撤离到安全地方。例如：在家里可躲在床或桌下面或跨度较小的房间，如卫生间等；在教室里可躲在书桌下或墙角边；在车间里可躲在机床下或小房间；在影剧院、饭店可躲在椅子下。撤到室外或正在室外的人员要选择空旷地带避难。避震时，要注意保护头部，如用枕头或脸盆顶在头上，用双手护住头部等。在发生灾害前，有计划地优先做好儿童救治、疏散和防护工作。

（二）水灾的危害及防护

洪水灾害是严重的自然灾害，我国是水灾频发且影响范围较广泛的国家之一。全国约有35%的耕地、40%的人口和70%的工农业生产经常受到江河洪水的威胁。根据史料统计，从公元前206年至1949年的2155年当中，全国各地发生较大的洪涝灾害1092次，平均约2年发生1次。1954年是1949年以来长江全流域洪涝灾害最严重的一年，全国受灾农作物面积达2.4亿亩，约3.3万人死亡。洪水灾害有江河灾害的土地淹没，海岸灾害的海啸，山洪灾害的泥石流等。儿童不会游泳，常常因溺水死亡。

水灾的防护：洪水发生时，要按照预定路线转移、避难，注意扶老携幼、相互帮助。如无法步行转移，要使用事先备好的船只或门板、木床等漂浮物，做水上转移工具。如水已经进屋时，要迅速爬上屋顶、墙头或就近的大树上，暂时避难，等待救护，不要单独游水转移。洪水过后要清除积水、秽物，通风晾晒，喷洒消毒药剂，预防蚊蝇滋生和疾病传染，家用生活器具要清洗、消毒，湿、霉的物件要通风、晾晒。山洪暴发时，要保持冷静，尽快向山上或较高地方转移或选择一个相对安全的地方避洪，可向两侧快速躲避，千万不要轻易涉水过河，及时寻求救援等。水灾过后，要预防疾病，注意个人饮食卫生，不接触被污染的水及食物，保持居住环境的清洁和通风，用消毒剂冲洗所有被污染的地方，隔离病人，不要让儿童、体弱者接触传染病人，不可触摸、食用死动物。

（三）大风的危害及防护

能对人类直接造成伤害和影响的主要有飓风、台风、龙卷风、沙尘暴等。飓风与台风的风速很快，常伴有大暴雨，所到之处能摧毁一切脆弱的结构，特别在岛屿与海岸地区可发生毁灭性的破坏。龙卷风风力巨大，直径通常仅为 25 ~ 50m，所过之处除了最坚固的建筑物外，一切都将被吸进空中，遭到破坏。沙尘暴形成后，便滚滚向前，当它碰到障碍或风力减弱时，大量沙尘便落到地面，会埋压农田、村庄、工矿、铁路、公路、水源等，形成沙堆和沙丘，严重危害交通、工农林牧业的生产，污染环境，危害健康，引起人的皮肤、鼻、眼、气管和肺部疾病，对儿童呼吸道的危害尤为严重。

大风的防护：尽量减少外出，必须外出时少骑自行车，不要在广告牌、临时建筑物下面逗留、避风。如果在水面作业或游泳，应立刻上岸避风，船舶要听从指挥，回港避风，帆船应尽早放下船帆。在房间里要小心关好窗户，在窗玻璃上贴上“米”字形胶布，防止玻璃破碎，远离窗口，避免强风席卷沙石击破玻璃伤人。在公共场所，应向指定地点疏散。严禁儿童外出。

（四）火灾的危害及防护

火灾是自然灾祸中最为常见的灾祸，有人为因素，但以自然因素为主。因为许多物质是可以燃烧的，引起燃烧的火源又很多，两者一结合便可造成火灾，如雷电、高热、干燥、火山、天然气、煤气、电火、烟花、爆炸物等，随时有引发火灾的危险。火灾的危害是巨大的，而且发生比较频繁，很难灭绝。据有关资料报道，2010 年 1 ~6 月份全国共发生火灾 73317 起（不含森林、草原、军队、矿井地下部分），死亡 656 人，受伤 271 人，直接财产损失 79290.7 万元；发生刑事放火 577 起，死亡 58 人，受伤 18 人，直接财产损失 1976.2 万元。

火灾的防护：要了解和熟悉消防环境，注意太平门、安全出口、灭火器的位置等，以便遇到火警能及时疏散和灭火。一旦遇到火灾应立即跑出房间，设法脱险，迅速撤离。逃生时，可把毛巾、口罩或衣服浸湿，叠起来捂住口鼻。从浓烟弥漫的建筑物通道向外逃生时，要低势行进或匍匐爬行，穿过险区。也可利用结实的绳子或将窗帘、床单用水沾湿，从窗门慢滑到地面脱险。此外，逃生和救人的器材设施种类较多，通常使用的有缓降器、救生袋、救生网、救生气垫、救生软梯、救生滑杆、救生滑台、导向绳等等，如果能够充分利用这些器材和设施，就可以火“口”脱险。在逃避中要特别关注儿童的安全疏散，帮助其脱离火口。对烧伤儿童要及时进行急救。

二、人祸对儿童健康的危害及防护

（一）战争的危害及防护

战争是一种特殊的社会历史现象，是人类社会集团之间为了一定的政治、经济目的而进行的武装斗争，是人为的灾祸。战争自出现以来就给人类带来了深重的灾难，给人民的生命和财产造成重大损失。特别是进入20世纪以后，随着科学技术的进步，战争手段不断升级，战争对人类造成的灾难更加深重。据不完全统计，第一次世界大战动员军队6540万人，军民伤亡3000多万人，财产损失3300亿美元；第二次世界大战波及20亿人口，动员军队1.1亿人，军民死亡7000多万人，财产损失高达4万亿美元；两伊战争，伊朗死伤60多万人，伊拉克死伤40多万，两国无家可归的难民超过300万。战争后的危害更是长期的、深重的。

战争的防护：反对战争，保卫和平是人类的共同愿望，理应可以避免战争，但事实上，有史以来战争不断发生，武器不断升级，规模波及全球，避免战争需要全人类的共同努力，任重道远。战争的防护有积极防护和消极防护。积极防护是要准备有压制战争的强大力量，使战争不发生或消灭战争在萌芽状态，确保国家安全和世界和平。消极防护是逃避和躲避战争的伤害，儿童和妇女是最虚弱的群体，任何战争都不应伤害他们，是需要优先保护的对象。

（二）恐怖袭击的危害与防护

恐怖袭击是另一类的战争形式，是一种不对称的战争或战斗，也有武器、组织、驻地和经费，采取分散、隐蔽、小量、突然袭击的方式，用抢劫、枪击、刺杀、劫持、爆炸和自杀爆炸、生物、生化或放射武器进行袭击。其危害同样可以造成人民生命财产巨大损失。如“911事件”自杀式炸弹袭击造成超过3000人死亡；洛克比空难事件机上259人和地面11人遇难；印度尼西亚的巴厘岛事件，造成202人丧命，其中有不少儿童与妇女。

恐怖袭击的防护：恐怖袭击的整体防护是由国家公安机关担负防护责任。个人防护措施包括立即报警，及时撤离现场，利用就近的器材设施进行防护，对可疑物品不要轻易翻动。一旦发生爆炸恐怖事件时，尽快保护好弱势群体，优先撤离儿童、老人和妇女，进行伤员护送和抢救。恐怖袭击后要协助警方保护好现场，向警方提供可疑人员、物品等线索。

（三）交通事故的危害和防护

交通事故是指在铁路、公路、水路、航空等运输过程中发生的意外事件。地震、山体滑坡、山洪暴发、地面爆炸等引起大面积道路破坏，交通堵塞也是交通事件的一部分，都可以造成人民生命财产的重大损失。儿童在各种交通事故中也占有一定比例。如山西灵石县发生一起校车与大货车相撞事故，导致6名学生死亡，6人受伤。2001年11月，甘肃庆阳市正宁县一幼儿园校车被撞，致21人死亡，44人伤。近十年来，我国交通事故死伤人数连续十年高居世界第一，已成“中国第一害”。数据显示，2011年，中国有6.2万人死于车祸。

交通事故的防护：需要管理部门、驾驶员和个人的共同努力，加强安全意识，遵守交通规则，加重对违法行为的处罚力度。要服从交警指挥，时刻保持清醒的头脑，不酒后和疲劳驾驶，不闯红灯，不在马路上嬉戏打闹。加强交通工具、道路的维修和保养，改善校车的管理，提高驾驶人员的技术和责任心，保证学生的交通安全。

（四）意外事件的危害与防护

意外事件是指人在活动过程中，突然发生的、出乎人们意料的意外事故。儿童是意外事故的高发人群，包括溺水、坠楼、中毒、触电、车祸、翻船、烫伤、烧伤、刀伤、创伤、枪伤、拐卖、自杀、他杀等。意外事件对人体的危害轻的皮破肉裂，重的伤筋断骨，严重的瘫痪失知，甚至伤及生命，给社会和家庭带来不安和不幸。

意外事件的防护：平时要加强安全教育，时时事事提高警惕，防止意外事故的发生。学校、幼儿园要重视安全工作，完善安全管理制度，制订安全事故应急预案，提供有力的制度保障，一旦意外事故发生，及时、快速、正确采取应对措施降低伤害程度。加强儿童安全和爱惜生命的教育，提高自保自救能力，避免让幼儿接触不安全的环境。家长是儿童的监护者，对儿童安全负有法律责任，要学习儿童意外伤害预防和处理的方法，保证儿童不受伤害，使祖国花朵健康成长。

（刘春英　王永午　徐　通）

第二十七章 军事活动背景下的小儿营养与食品卫生

第一节 军事活动背景下小儿营养的基本保证

一、小儿对能量及营养素的基本需要

营养是指人们摄取食物，进行消化、吸收和利用的整个过程。营养素是指食物中为机体正常代谢所需的成分，包括蛋白质、脂肪、碳水化合物、无机盐、维生素和水等。

儿童处于生长发育阶段，新陈代谢旺盛，对能量、蛋白质、脂肪及碳水化合物的需要量相对高于成人。在军事活动背景下小儿营养容易缺乏，应予以基本保证。

1. 保证能量的需要　能量来自蛋白质、脂肪和碳水化合物，实际产生的热量分别为16.8kJ/g（4kcal/g）、37.8kJ/g（9kJ/g）、16.8kJ/g（4kcal/g）。小儿能量的需要包括基础代谢、生长发育、活动所需等。需要保证总能量，一般新生儿出生后第1周每日约为250kJ（60kcal）/kg，第2、3周约为418kJ（100kcal）/kg，1岁以内婴儿为460kJ（110kcal）/kg，以后每增加3岁减去42kJ（10kcal）/kg，到15岁时为250kJ（60kcal）/kg。

2. 保证蛋白质的需要　小儿对蛋白质的需要量相对较成人多，每日需要保证蛋白质，一般早产儿需要量为每日4g/kg，1岁以内为3.0～3.5g/kg，1～6岁为2.0g/kg，12～18岁为1.5g/kg，成人为1g/kg。

3. 保证脂肪的需要　婴幼儿每天需要脂肪约4g/kg，6岁以上需2.5～3g/kg。脂肪所供能量占总能量30%～35%。母乳喂养时摄取脂肪量很多，约占总能量的50%。饮食所提供的脂肪宜新鲜，避免氧化，以免失去营养价值。

4. 保证碳水化合物的需要　婴幼儿每日所需要碳水化合物量较成人多，1岁以内婴儿需12g/kg，2岁以上约需10g/kg。婴幼儿碳水化合物供给不足可引起低血糖，并且机体将分解脂肪或蛋白质以满足能量需要，以致产生过量的酮体而导致酮中毒。

5. 保证无机盐的需要　通常婴儿最易缺乏的是钙和铁。婴幼儿每天需供给钙400～600mg。铁的需要量：足月儿每日应摄取铁1mg/kg，最多每日15mg，从4月龄开始，持续至3岁；未成熟儿需2mg/kg体重，最多每日15mg，从2月龄开始。乳儿自3～4个月起即应添加含铁食物，如肝泥、蛋黄、绿叶蔬菜泥、肉泥等。学龄前儿童每天需供给钙800mg、铁10mg。新生儿每天可供给食盐0.25g，幼小婴儿0.5g，稍长婴儿1.0g，幼儿1.0～2.0g，儿童2.0～3.0g。其他如磷和锌与生长发育、氟与牙齿生长等有关，也应注意及时供给。

6. 保证维生素的需要

（1）维生素A需要量：1岁以内的婴儿每日200μg，1～4岁每日300～500μg，5岁以上的儿童供给量与成人相同，均为每日1000μg。

（2）维生素 D：WHO 建议维生素 D 的需要量，婴幼儿每日为 400IU，7～15 岁为 100IU。

（3）维生素 K：人乳中维生素 K 含量低于牛乳，人初乳几乎不含有维生素 K，因此，母乳喂养的新生儿及早产儿易患维生素 K 缺乏症。给新生儿一剂维生素 K_1（1～2mg）就能预防新生儿自然出血。

（4）维生素 C 需要供给量：1 岁以内的婴儿每日 30mg，1 岁以上的儿童每日 30～60mg。

（5）维生素 B_1 需要量：1 岁以内婴儿每日 0.4mg，1 岁以上儿童 0.7～1.7mg。

（6）维生素 B_2 需要量：1 岁以内婴儿每日 0.4mg，1 岁以上儿童 0.7～1.7mg。

（7）维生素 E 需要量：婴幼儿每日为 5mg，早产儿为 9mg，儿童为 10mg。

（8）维生素 B_{12} 需要量：婴儿每日 0.5～1.5μg，1 岁以上 2～3μg。

（9）叶酸需要量：婴儿每日 30～45μg，1～4 岁 100～200μg，7～13 岁 300～400μg。

7. 保证水的需要　婴儿为 150ml/kg，以后每 3 岁减去 25ml/kg，9 岁时为 75ml/kg，成人为 50ml/kg。如果婴幼儿每日摄取的水量少于 60ml/kg，则易发生脱水。牛奶中所含蛋白质及矿物质多于人乳，故牛乳喂养儿每天需水量比人乳喂养多。体温每升高 1℃，要蒸发人体 10% 的水。

二、提供各类有营养价值的食物

营养价值（nutritional value）是指食物中营养素及能量满足人体需要的程度。一般认为，含有一定量的人体所需的营养素的食品就具有一定的营养价值；含有较多营养素且质量较高的食品，则营养价值较高。

1. 粮食类的营养价值　粮食指大米、小麦、高粱、小米、玉米、荞麦、燕麦等。每 50g 干粮供热 418.7kJ（100kcal），每 100g 粮食含蛋白质 8～15g，含脂肪 2g，含碳水化合物 70g（利用率 90%），含无机盐 1.5～3g，另含维生素 B_1、维生素 A、维生素 E 和尼克酸等。

2. 豆类的营养价值　豆类包括黄豆、黑豆、青豆、豇豆、绿豆等。如黄豆富含钙、磷、铁，500g 黄豆含铁 55mg，而成人每天只要有 10mg 左右的铁就可以满足身体需要。500g 黄豆含 2855mg 磷，对大脑非常有益。黄豆中维生素 B_1 也很丰富。500g 黄豆所含的蛋白质含量相当于 1kg 瘦猪肉或 1.5kg 鸡蛋或 6kg 牛奶的蛋白质量。

3. 蔬菜与果品类的营养价值　蔬菜和水果含有维生素（包括维生素 C、胡萝卜素、核黄素等）、无机盐（包括钾、钙、铁等）、纤维素和果胶、酶和有机酸（如淀粉酶、蛋白酶、柠檬酸、苹果酸、酒石酸）等，有抗癌、降血脂、利尿、降血糖、杀菌、活血化瘀等保健作用。

4. 肉类的营养价值　肉类食品含 10%～20% 蛋白质，必需氨基酸的含量及利用率与全鸡蛋相似，富含一般植物性食品中缺少的精氨酸、组氨酸、赖氨酸、苏氨酸和蛋氨酸；含 10%～30% 脂肪，主要成分为甘油三酯，还有碳水化合物、铜、铁、硫、磷等多种无机盐，也是 B 族维生素的良好来源。

5. 鱼类的营养价值　鱼类食品含 15%～20% 蛋白质，质地优良，水分多、脂肪少、肉质细嫩。人体对鱼肉的消化率为 87%～98%。脂肪含量为 1%～10%，由不饱和脂肪酸组成，人体对它的消化吸收率为 95% 左右。海产鱼富含碘，每千克鱼含碘 500～1000μg。一般淡水鱼每千克含碘 50～400μg。鱼肉还含维生素 A、维生素 D、维生素 B_1、维生素 B_2 等。

6. 奶类的营养价值　奶类食品营养丰富，容易消化吸收。以牛奶为例，蛋白质含量

3.5%，以酪蛋白为主，并含全部必需氨基酸。脂肪含量为3.4%~3.8%，碳水化合物主要为乳糖，占4.6%~4.7%。无机盐中以钙、磷、钾含量丰富，1L牛奶可供1g钙；另含铜、锌、锰、碘等多种微量元素，及维生素A、胡萝卜素、维生素D、维生素B_2、硫胺素。牛奶中含的3-羟-3甲基戊二酸、乳清酸和钙质，均有抑制胆固醇生物合成和减少胆固醇吸收的作用。

7. 蛋类的营养价值　蛋类食品含有丰富的必需氨基酸，生物价可达94%以上。脂肪绝大部分在蛋黄内，蛋黄中含脂肪30%，其中大部分为中性脂肪（39%），还有卵磷脂（15%）和胆固醇（3%~5%）。每个鸡蛋约含胆固醇200mg。在蛋黄内有较多的钙、磷、铁。蛋黄是婴儿摄入铁的良好来源。蛋黄内还含有维生素A、维生素D、维生素B_2。

8. 食用油脂的营养价值　食用油脂的来源主要有动物脂肪和植物油（如豆油、菜油、麻油、花生油、橄榄油等）。每100g油脂能产热900~3900kJ。一般含油脂多的食物在胃中停留的时间较长，饱腹作用强，并在烹调时能增加食物的香味。油脂（如鱼肝油）中还含有维生素A、维生素D等。

9. 主要食物营养成分表　见表27-1-1。

表27-1-1　主要食物营养成分表（每百克食物所含的成分，※仅供参考※）

类别	食物名称	蛋白质(g)	脂肪(g)	碳水化合物(g)	热量(kcal)	无机盐类(g)	钙(mg)	磷(mg)	铁(mg)
谷类	大米	7.5	0.5	79	351	0.4	10	100	1.0
	小米	9.7	1.7	77	362	1.4	21	240	4.7
	高粱米	8.2	2.2	78	385	0.4	17	230	5.0
	玉米	8.5	4.3	73	365	1.7	22	210	1.6
	大麦仁	10.5	2.2	66	326	2.6	43	400	4.1
	面粉	12.0	0.8	70	339	1.5	22	180	7.6
干豆类	黄豆 大豆	39.2	17.4	25	413	5.0	320	570	5.9
	青豆	37.3	18.3	30	434	5.0	240	530	5.4
	黑豆	49.8	12.1	19	384	4.0	250	450	10.5
	赤小豆	20.7	0.5	58	318	3.3	67	305	5.2
	绿豆	22.1	0.8	59	332	3.3	34	222	9.7
	花豇豆	22.6	2.1	58	341	2.5	100	456	7.9
	豌豆	24.0	1.0	58	339	2.9	57	225	0.8
	蚕豆	28.2	0.8	49	318	2.7	71	340	7.0

续表

类别	食物名称	蛋白质（g）	脂肪（g）	碳水化合物（g）	热量（kcal）	无机盐类（g）	钙（mg）	磷（mg）	铁（mg）
鲜豆类	青扁豆	3.0	0.2	6	38	0.7	132	77	0.9
	白扁豆	3.2	0.3	5	36	0.8	81	68	3.4
	四季豆	1.9	0.8	4	31	0.7	66	49	1.6
	豌豆	7.2	0.3	12	80	0.9	13	90	0.8
	蚕豆	9.0	0.7	11	86	1.2	15	217	1.7
	菜豆角	2.4	0.2	4	27	0.6	53	63	1.0
豆类制品	黄豆芽	11.5	2.0	7	92	1.4	68	102	6.4
	豆腐浆	1.6	0.7	1	17	0.2	–	–	–
	北豆腐	9.2	1.2	6	72	0.9	110	110	3.6
	豆腐乳	14.6	5.7	5	30	7.8	167	200	12.0
	绿豆芽	3.2	0.1	4	30	0.4	23	51	0.9
	豆腐渣	2.6	0.3	7	41	0.7	16	44	4.0
根茎类	小葱	1.4	0.3	5	28	0.8	63	28	1.0
	大葱	1.0	0.3	6	31	0.3	12	46	0.6
	葱头	4.4	0.2	23	111	1.3	5	44	0.4
	芋头	2.2	0.1	16	74	0.8	19	51	0.6
	红萝卜	2.0	0.4	5	32	1.4	19	23	1.9
	荸荠	1.5	0.1	21	91	1.5	5	68	0.5
	红薯	2.3	0.2	29	127	0.9	18	20	0.4
	藕	1.0	0.1	6	29	0.7	19	51	0.5
	白萝卜	0.6	–	6	26	0.8	49	34	0.5
	马铃薯	1.9	0.7	28	126	1.2	11	59	0.9
叶菜类	黄花菜	2.9	0.5	12	64	1.2	73	69	1.4
	黄花	14.1	0.4	60	300	7.0	463	173	16.5
	菠菜	2.0	0.2	2	18	2.0	70	34	2.5
	韭菜	2.4	0.5	4	30	0.9	56	45	1.3
	苋菜	2.5	0.4	5	34	2.3	200	46	4.8
	油菜	2.0	0.1	4	25	1.4	140	52	3.4
	大白菜	1.4	0.3	3	19	0.7	33	42	0.4
	小白菜	1.1	0.1	2	13	0.8	86	27	1.2
	洋白菜	1.3	0.3	4	24	0.8	100	56	1.9
	香菜	2.0	0.3	7	39	1.5	170	49	5.6
	芹菜茎	2.2	0.3	2	20	1.0	160	61	8.5

续表

类别	食物名称	蛋白质（g）	脂肪（g）	碳水化合物（g）	热量（kcal）	无机盐类（g）	钙（mg）	磷（mg）	铁（mg）
菌类	鲜蘑菇	2.9	0.2	3	25	0.6	8	66	1.3
	干口蘑	35.6	1.4	23	247	16.2	100	162	32.0
	香菇	13.0	1.8	54	384	4.8	124	415	25.3
海菜类	黑木耳	10.6	0.2	65	304	5.8	357	201	185.0
	干海带	8.2	0.1	57	262	12.9	2250	–	150.0
	紫菜	24.5	0.9	31	230	30.3	330	440	32.0
茄瓜果类	南瓜	0.8	–	3	15	0.5	27	22	0.2
	西葫芦	0.6	–	2	10	0.6	17	47	0.2
	龙蛋瓜	0.6	0.1	3	15	0.4	12	17	0.3
	丝瓜	1.5	0.1	5	27	0.5	28	45	0.8
	茄子	2.3	0.1	3	22	0.5	22	31	0.4
	冬瓜	0.4	–	2	10	0.3	19	12	0.3
	西瓜	1.2	–	4	21	0.2	6	10	0.2
	甜瓜	0.3	0.1	4	18	0.4	27	12	0.4
	菜瓜	0.9	–	2	12	0.3	24	11	0.2
	黄瓜	0.8	0.2	2	13	0.5	25	37	0.4
	西红柿	0.6	0.3	2	13	0.4	8	32	0.4
水果类	柿	0.7	0.1	11	48	2.9	10	19	0.2
	枣	1.2	0.2	24	103	0.4	41	23	0.5
	苹果	0.2	0.6	15	60	0.2	11	9	0.3
	香蕉	1.2	0.6	20	90	0.7	10	35	0.8
	梨	0.1	0.1	12	49	0.3	5	6	0.2
	杏	0.9	–	10	44	0.6	26	24	0.8
	李	0.5	0.2	9	40	–	17	20	0.5
	桃	0.8	0.1	7	32	0.5	8	20	1.0
	樱桃	1.2	0.3	8	40	0.6	6	31	5.9
	葡萄	0.2	–	10	41	0.2	4	15	0.6

续表

类别	食物名称	蛋白质(g)	脂肪(g)	碳水化合物(g)	热量(kcal)	无机盐类(g)	钙(mg)	磷(mg)	铁(mg)
干果及硬果类	熟花生	26.5	44.8	20	589	3.1	71	399	2.0
	栗子	4.8	1.5	44	209	1.1	15	91	1.7
	炒杏仁	25.7	51	9	597	2.5	141	202	3.9
	生菱角	3.6	0.5	24	115	1.7	9	49	0.7
	干红枣	3.3	0.5	73	309	1.4	61	55	1.6
走兽类	牛肉	20.1	10.2	–	172	1.1	7	170	0.9
	牛肝	18.9	2.6	9	135	0.9	13	400	9
	羊肉	11.1	28.8	0.5	306	0.9	11	129	2
	羊肝	18.5	7.2	4	155	1.4	9	414	6.6
	猪肉	16.9	29.2	1.1	335	0.9	11	170	0.4
	猪肝	20.1	4.0	2.9	128	1.8	11	270	25
乳类	鲜牛奶	3.1	3.5	4.6	62	0.7	120	90	0.1
	牛奶粉	25.6	26.7	35.6	48.5	–	900	–	0.8
	鲜羊奶	3.8	4.1	4.6	71	0.9	140	–	0.7
飞禽	鸡肉	23.3	1.2	–	104	1.1	11	190	1.5
	鸭肉	16.5	7.5	0.1	134	0.9	11	145	4.1
蛋类	全鸡蛋	14.8	11.6	–	164	1.1	55	210	2.7
	全鸭蛋	13	14.7	0.5	186	1.8	71	210	3.2
	咸鸭蛋	11.3	13.2	3.3	178	6	102	214	3.6
爬虫	青蛙	11.9	0.3	0.2	51	0.6	22	159	1.3
	甲鱼	16.5	1	1.5	81	0.9	107	135	1.4
蛤类	河螃蟹	1.4	5.9	7.4	139	1.8	129	145	13.0
	明虾	20.6	0.7	0.2	90	1.5	35	150	0.1
	青虾	16.4	1.3	0.1	78	1.2	99	205	0.3
	虾米	46.8	2	–	205	25.2	882	–	–
	田螺	10.7	1.2	3.8	69	3.3	357	191	19.8
	蛤蜊	10.8	1.6	4.8	77	3	37	82	14.2

续表

类别	食物名称	蛋白质（g）	脂肪（g）	碳水化合物（g）	热量（kcal）	无机盐类（g）	钙（mg）	磷（mg）	铁（mg）
鱼类	鲫鱼	13	1.1	0.1	62	0.8	54	20.3	2.5
	鲤鱼	18.1	1.6	0.2	88	1.1	28	17.6	1.3
	鳝鱼	17.9	0.5	–	76	0.6	27	4.6	4.6
	带鱼	15.9	3.4	1.5	100	1.1	48	53	2.3
	黄花鱼	17.2	0.7	0.3	76	0.9	31	204	1.8
油脂及其他	猪油	–	99	–	891	–	–	–	–
	芝麻油	–	100	–	900	–	–	–	–
	花生油	–	100	–	900	–	–	–	–
	芝麻酱	20.0	52.9	15	616	5.2	870	530	58
	豆油	–	100	–	900	–	–	–	–

三、军事环境下小儿营养状况的评价

1. 营养调查

（1）病史询问：了解母乳喂养情况、乳量和乳母营养状况；人工喂养乳品的种类、冲调浓度、数量和次数；4个月以上婴儿询问辅食添加的时间、种类和数量。断乳后小儿要了解每天进餐次数、食品种类和数量，食品烹调方法，小儿有无偏食，食欲好坏等。此外，尚需了解小儿的出生史、疾病史、服药史及有无营养素缺乏等。

（2）膳食调查：计算出每人每天摄入的各种营养素和能量，分析其膳食平衡状况。可用记账法调查集体机构的膳食；用询问法了解其膳食状况，方法简便，常用于散居儿童的膳食调查。一般询问法是调查近1～3日的进食情况。

2. 膳食调查结果评价　总能量供给如每日摄入总能量达到推荐的同龄儿供给量的90%为正常，低于80%为不足；长期超过推荐量的50%可引起肥胖。蛋白质摄入量应达推荐的同龄儿供给量的80%以上，优质蛋白应占总蛋白的50%，至少不低于30%。三大产能营养素来源的比例应是蛋白质10%～15%、脂肪25%～30%、碳水化合物50%～60%。

3. 体格检查和体格发育评价

（1）体重：体重是反映营养状况最常用的指标。当短期内体重减少超过10%，同时血浆白蛋白<3.0mg/dl时，可判定病人存在严重的蛋白质热量营养不良。

（2）身高（长）：影响身高（长）的因素，包括营养、环境、遗传、种族、运动、季节、疾病等，如克汀病、软骨发育不全、垂体性巨人症。我国北方人大多比南方人高。

（3）头围：新生儿头围平均为34cm，在头半年增加9cm，后半年增加3cm，1周岁头约为46cm，5岁时约50cm；15岁时接近成人头围54～58cm。头围过小见于小头畸形、大脑发育不全，头围过大见于脑积水。

（4）胸围：胸围反映胸廓、胸背肌肉、皮下脂肪及肺的发育程度。至1岁左右胸围约等于头围；1 岁以后胸围逐渐超过头围，其差数（cm）约等于儿童的岁数。重症佝偻病可出现肋骨串珠、鸡胸、漏斗胸等。先天性心脏病合并心脏增大也可出现鸡胸。

（5）上臂围：上臂围可以用来评估 5 岁以下儿童的营养状况，>13.5cm 为营养良好；12.5~13.5cm 为营养中等；<12.5cm 为营养不良。

（6）皮褶厚度：腹壁皮下脂肪取锁骨中线上平脐处的腹壁，厚度小于 0.8cm，提示营养不良；大于 2cm 提示皮下脂肪过多。

4. 实验室检查

（1）血浆蛋白。血清白蛋白可作为营养状况的指标，持续低白蛋白血症可认为是营养不良的可靠指标。氮的摄入量与排出量可用于计算氮平衡，也是评价机体蛋白质营养状况的可靠与常用指标。

（2）肌酐身高指数（CHI）。测定方法：连续保留 3 天 24 小时尿液，取肌酐平均值，并与相同性别及身高的标准肌酐值比较，所得的百分比即为 CHI。若 CHI >90% 为正常；80%~90% 为轻度缺乏；60%~80% 为中度缺乏；<60% 为重度缺乏。

（3）血浆氨基酸。在重度蛋白质热量营养不良时，血浆总氨基酸值明显下降，而必需氨基酸（EAA）较非必需氨基酸（NEAA）更为明显。如果 EAA/NEAA <1.8，为中度以上营养不良。

（魏　兵　王永午　徐　通）

第二节　小儿营养与疾病的关系

一、小儿营养与脑发育、行为的关系

（一）脑发育的关键时期

人类脑组织生长发育的关键时期开始于妊娠中期，持续到生后 2 周岁，甚至 3 岁。在这期间，脑组织的结构、生化与生理功能均迅速成熟。快速发育的脑组织对外界不良刺激极为敏感，很多因素直接阻碍 DNA 或脂质合成，导致细胞数量不足或髓鞘缺乏，影响脑的发育。

脑内不同结构发育速度也不同。胚胎 10 周前，脑内成神经细胞已达足够数目。10~18 周期间，神经细胞数量急速增加，出现发育的第一个高峰。神经胶质发育的关键时期约在出生前后，属于脑细胞发育的第二个高峰，并持续到生后 5~6 个月。6 个月后增殖速度减慢。

因此，妊娠 2~3 个月正是胎儿脑细胞的增殖期，一旦遭受严重营养不良，将直接引起脑细胞数量减少和不可逆损伤。此外，至少 5/6 的脑组织成熟是在出生后最初 2~3 年内完成的，保证孕妇和婴幼儿的营养均衡，对于小儿脑组织的正常发育有重要意义。

（二）营养不良对脑发育的影响

在脑的生长发育关键时期发生营养不良，将给脑组织和生化结构造成不可逆的永久性影响；而在生长发育关键期之后发生的营养不良，其影响往往是可逆的。

神经细胞数量减少后，小儿智能和精神发育都将受到影响；若神经胶质细胞数目减少，将影响髓鞘的生成，引起行为异常和神经功能的缺失。

营养不良对脑发育的影响还与时间有关。长期营养不良的小儿，脑重量和 DNA 含量的减少要较短期营养不良者明显。

营养不良的小儿神经髓鞘的糖脂合成减少，阻碍了髓鞘的形成。同时，小儿脑中存在较高浓度的胆固醇酯，导致神经细胞膜稳定性降低，以及脑神经树突和突触的发育明显受抑制。营养不良时，脑中某些氨基酸，尤其是支链氨基酸和色氨酸含量减少，不仅影响脑内蛋白合成，也造成氨基酸类神经递质的缺乏。

（三）营养不良对小儿行为的影响

1. 营养不良小儿多表现出不同程度的神经精神症状，如表情淡漠、性格孤僻、情绪不稳和抑郁、注意力涣散，学习能力降低、外界适应能力差等，脑电图检查可出现异常波形。

2. 长期喂养牛乳尤其是脱脂牛乳，或接受无脂肪的静脉营养，可发生必需脂肪酸的缺乏，影响脑发育。有胆道疾患的孕母，因脂肪吸收不良，胎儿脑内磷脂不足，影响孩子智商。

3. 铁缺乏影响小儿智商和学习能力，发生注意力缺陷和多动。

4. 缺锌时体内氨基酸氧化过程增强，组织蛋白合成减少，脑组织内 DNA 合成受影响。孕妇患肝硬化、慢性酒精中毒和营养缺乏都会导致锌的缺乏和胎儿畸形。

5. 铜的缺乏对处于生长发育关键期的脑组织影响很大，出生后容易发生共济失调。

（四）食品卫生对小儿行为的影响

1. *早餐*　不吃早餐或早餐营养价值过低的学生常常在课间出现饥饿感，听课效率下降，可引起多种不良行为和学习问题，包括情绪淡漠、注意分散、扰乱秩序、学习能力下降等。

2. *食品添加剂*　食品添加剂与部分儿童的多动或注意力不集中有关，应该尽量减少进食人工食品着色剂和调味品的数量。

3. *糖类食品*　有学者认为糖类食品也可能成为某些小儿精神行为异常的原因，包括多动、学习困难和精神抑郁等，摄入的糖量越多，行为异常表现越严重。

二、小儿营养与心血管疾病的关系

（一）心血管系统疾病的营养问题

流行于我国部分地区的克山病与硒元素缺乏有关。长期而严重的低血钙可以引起心肌病。此外，维生素 B_1 缺乏常有心脏受累，即所谓“冲心型”脚气病。维生素 C 缺乏可引起心肌脂肪变性导致猝死。严重蛋白质 - 能量营养不良小儿有心肌重量减轻、肌纤维萎缩、传导系统肌溶解等病理改变，产生相应的心功能不全、心律失常乃至猝死。

（二）先天性心脏病儿童营养不良的治疗

先天性心脏病儿童常有不同程度的营养不良。根治性手术后，改善最明显的是完全性大血管转位，通常在术后 1 ~ 2 年患儿身高、体重达到或超过同龄儿的第 10 百分位数。身高的增长速度落后于体重的增长速度，且出现较晚。法洛四联症患儿 20% 在术后仍有生长迟滞，而大型室间隔缺损患儿术后通常都有显著的生长改善。一般而言，手术越早，改善越明显。

先心病患儿比正常同龄儿营养需求量大，其热量需求通常达每日 502. 1 ~ 564. 8kJ/kg。补充方法如下。

1. *采用浓缩的高能量配方奶*　生后早期以标准的早产儿配方奶（含能量 3347kJ/L）为基础，添加油脂和碳水化合物，使总能量提高到 4184kJ/L。但应预防腹泻的发生。

2. *采用持续经肠道喂养（CEF）*　经鼻腔插入一根聚氯乙烯胃管，连续 24 小时缓慢输入配方奶，输注速度开始为每日100~150ml/kg，提供热量每日292.9~502.1kJ/kg，在1周内逐渐提高到502.1~627.6kJ/kg，根据体重增长情况调整输注量及速度。鼻胃管每3天更换1次，容器和管道每天更换1次，以免污染。

（三）先天性心脏病患儿矿物质维生素的补充

先心病心力衰竭常伴有低钠低氯血症，一般无需特殊处理，也不需特别限钠，使用标准配方奶即可。心衰严重，伴有明显钠潴留，避免使用低钠配方奶。

心力衰竭患儿常有缺钾缺镁，长期使用利尿剂的患儿必须口服补钾。先心病婴儿食物摄入量少，导致钙的入量不足，并且心衰时往往还有钙吸收不良存在，故应考虑适量补钙。

青紫型先心病铁贮存量相对不足，血细胞比容 <0.45 即可能影响患儿生长发育。3个月以上的青紫型心脏病患儿的血红蛋白或血细胞比容降到正常水平，则认为有贫血存在，需要补充铁剂，一旦血细胞比容接近0.60，即应停止给药。

先心病患儿叶酸、核黄素缺乏的发生率显著高于正常儿童；B族维生素往往与组织呼吸有关，其缺乏可能影响心肌及全身组织的代谢过程。因此，应注意充分供给维生素。

三、小儿营养与肾脏疾病的关系

（一）肾病综合征的营养问题

肾病综合征的主要营养紊乱为低蛋白血症、高脂血症，亦可发生维生素及微量元素锌缺乏症。

肾病综合征患儿肾小球滤过率正常或大致正常，但是低蛋白血症导致体液从血管床转移到组织间隙，血容量明显减少，肾脏排钠、排水的能力下降，导致水钠潴留。因此，应限制水钠摄入，并且限制钠盐比限制液体摄入更为重要，建议钠摄入量1~2g/d。但糖皮质激素治疗过程中，开始利尿后，就不应过分限制钠盐，同时应注意低钾血症；每日给予维生素D 400U及适量钙剂。

肾病综合征持续给予高蛋白饮食可致肾小球血流量和滤过率持续性增高，同时会加重肾脏损害，建议蛋白质摄入量每日1.5~2g/kg，以高生物价的动物蛋白（乳、鱼、蛋、禽、牛肉等）为宜。BUN >9mmol/L时蛋白质摄入不可过多。

（二）肾性尿崩症的营养问题

肾性尿崩症自尿中排出的溶质主要为尿素氮、钾和钠盐，尿素氮是蛋白质的代谢产物。如果为减少尿中溶质的排出而过分节制饮食，则有可能发生营养不良，也不利于小儿的生长发育。另外，由于口渴大量饮水，固体食物摄入量减少，可能发生能量供给不足。为了补充足够的能量，可在水中酌量加入糖类。

（三）慢性肾功能不全的营养问题

1. 肾功能不全患儿营养供给量　尿毒症患儿能量需要量为正常同龄儿的70%，蛋白质需要量为每日0.6~1.7g/kg。接受血液透析者，蛋白质-能量需要量的比率接近于正常小儿；接受腹膜透析者，在计算营养需要量时，应扣除由透析液吸收入循环的葡萄糖量，在计算蛋白质需要量时应补充透析所丧失的蛋白质量。

2. 持续鼻饲减轻肾脏负担　肾功能不全患儿常不能摄入所需的营养素，采用鼻饲可保持营养素持续供应。因两餐之间常为负氮平衡，进餐后多为正氮平衡。负氮平衡时蛋白质分解代谢的产物将加重肾脏损害。持续鼻饲保证营养素的持续供给，避免发生负氮平衡，有利于减轻肾脏的负担。

3. 营养疗法必须同时配合透析　单纯营养疗法由于过分限制饮食，最终多发生营养不良。若早期配合透析治疗，因代谢产物大部分经透析移除，饮食成分的限制可适当放宽，有利于小儿的生长发育。营养疗法配合透析治疗后，多数患儿的生长发育速度能接近正常同龄儿，达到大致正常的营养水平。

四、小儿营养与药物的关系

（一）营养状况对药物的影响

1. 药物吸收　营养不良，肌肉萎缩，肌注药物困难，吸收较差。小肠黏膜萎缩，药物吸收速率及吸收量降低，不能达到预期的药物治疗浓度。

2. 药物分布　在低蛋白状态其血浆游离型药物增多，药物作用增强。重度营养不良时，心、肝、肾药物分布减少。肥胖症小儿，在脂肪组织中分布较少的药物，如地高辛、氨基糖苷类抗生素等，应按照理想体重计算药物剂量，以免发生毒性反应。

3. 药物代谢　蛋白质、维生素 C、核黄素、钙、镁、锌和必需氨基酸缺乏，可降低肝脏对某些药物的代谢能力。

4. 药物排泄　营养不良时，肾血流量及肾小球滤过率均降低，影响药物排泄。

（二）食物对药物效应的影响

1. 食物对药物吸收的影响　食物可影响药物吸收，如食物可延缓扑热息痛的吸收。在胃溶解吸收的药物，食物可增加药物吸收；脂餐可刺激胆汁分泌，增加药物的溶解度，故高脂饮食可增加脂溶性药物的吸收。

2. 食物对药物代谢的影响　高碳水化合物低蛋白膳食可使茶碱类药物清除速率减慢。富含动物脂肪与蛋白质的膳食可缩短安替比林的半衰期。某些蔬菜如洋白菜、花椰菜及甘蓝等可使某些药物如非那西汀的清除量增加。炭烤肉食可加速茶碱、咖啡因、安替比林等药物的代谢。

3. 食物对药物排泄的影响　食物通过改变尿 pH 而影响药物排泄。如酸性尿中，安替比林及氯喹等弱碱性药物排泄增加，半衰期缩短。如低钠可导致钠和锂的重吸收均增加，血锂可迅速增高出现锂中毒。

4. 食物诱发的特殊药物反应　若头孢唑啉与酒精饮料同服可出现头痛、皮肤潮红、恶心、呕吐、胸腹疼痛等，鸡肝、乳酪及某些酒精饮料与单胺氧化酶抑制剂，如抗抑郁药同服可导致剧烈头痛，严重高血压，甚至导致颅内出血。

（三）药物对营养的影响

1. 抗惊厥药物　可干扰叶酸转变为具有活性的 5－甲基四氢叶酸，导致巨幼红细胞贫血、齿龈增生和神经损害。可诱发维生素 D 缺乏，长期用抗惊厥药物时，每日需补充维生素 D 600～1000IU。

2. 抗生素　新生儿口服抗生素可改变肠道菌群，抑制维生素 K 的合成，导致严重维生素 K 缺乏。口服新霉素、卡那霉素、多黏菌素可致叶酸、维生素 B_{12} 等吸收不良。复方新诺明导致叶酸缺乏及巨幼红细胞贫血。抗结核药异烟肼可导致维生素 B_6 缺乏。

3. 类固醇激素　可加速维生素 D 的代谢，减少钙的吸收，易发生骨质疏松。对维生素 C 和维生素 B_6 的需要量均增加。尿排锌增加，可导致锌缺乏，皮肤伤口不易愈合。增加钠、水的潴留，促进钾的排出。

4. 其他　抗肿瘤药物氨甲蝶呤是叶酸拮抗剂，可抑制叶酸代谢，导致叶酸缺乏。非甾体类抗炎药可诱发消化道出血，造成缺铁性贫血。降压药肼苯哒嗪可导致维生素 B_6、锰缺乏。利尿药及强心苷类药物影响钾、钠、钙、镁等电解质代谢。

（魏　兵　王永午　徐　通）

第三节　军事活动背景下小儿营养的特点及治疗

一、烧伤时小儿的营养特点及治疗

烧伤是热力引起皮肤或其他深部组织的损伤。电、火焰、沸水及某些化学药品不但烧伤全层皮肤，还能损伤肌肉、骨骼、内脏，并引起全身一系列病理生理紊乱。烧伤患者代谢率可升高 50%~100%，为所有创伤中最高，其增高程度与年龄、性别、烧伤面积及程度密切相关。

（一）小儿烧伤的代谢反应

1. 水分及能量的消耗　患者每小时经创面丢失的水分（ml）＝［25＋烧伤面积（%）］×体表面积（m^2），水分每蒸发 1L，需消耗 576kcal（2.41MJ）能量。

2. 糖代谢　在烧伤应激状况下，胰岛素分泌减少，导致血糖增高，但尿酮阴性，称为“损伤性糖尿病”。有的胰岛素出现抵抗性，其降血糖作用下降，尿糖排出减少，血中乳酸、丙酮酸增高，患儿处于细胞外高血糖、细胞内饥饿状态。

3. 脂肪代谢　烧伤患儿更易出现能量不足的营养不良表现，会造成脂肪过度分解和肉毒碱缺乏，可导致脂肪肝和肝功能损害。

4. 蛋白质代谢　可使蛋白质分解亢进，生成大量氨基酸和氮，出现氨基酸尿及尿排氮增加，组织消耗极大，体重迅速减轻，出现低蛋白血症、贫血、免疫功能下降、继发感染、创面愈合延缓等。

5. 无机盐代谢　烧伤后尿钾排出增加，早期血钾可正常或偏高。对钙的需要量增加，容易发生低血钙、低磷血症。烧伤后血浆锌浓度降低，可致低锌血症。烧伤早期血清铜含量下降，铜蓝蛋白减少，烧伤越重下降越多。

6. 维生素代谢　烧伤后，血液中维生素 A、维生素 B_1、维生素 B_2、维生素 B_6、维生素 C，生物素，叶酸，烟酸水平均降低。维生素是许多酶的辅酶，缺乏维生素影响烧伤的康复。

（二）烧伤小儿营养支持的时机

烧伤临床分为休克期、感染期与康复期三个阶段，大致与代谢状态的低潮期、高潮期和恢复期相对应。各期营养治疗的重点互不相同。

1. 休克期　以液体复苏为主，待血流动力学稳定后即可给予患者肠内营养，以期调理胃肠功能。严重烧伤早期主张同时给予肠外营养和肠内营养。

2. 感染期　与代谢高潮期相对应，此期应遵循循序渐进原则，逐步达到能量和蛋白质需求量，并根据病情发展情况，及时调整营养支持方案，达到最佳治疗效果。

3. 康复期　烧伤创面已大部分愈合，进入功能恢复期。此时以肠内营养，包括强化口服营养为主，应注重其提供的蛋白质质量。

（三）烧伤小儿营养支持的途径

烧伤者营养支持的最佳途径是肠内营养。高热量、高蛋白质的口服饮食能满足烧伤总面积小于20%患者的营养需要。对于烧伤面积较大合并吸入性损伤或多发伤的患者，单纯经口摄取足够的热量和蛋白质则存在困难。因此，临床实践上应尽早开展肠内营养，最好能在烧伤当天待血液动力学稳定后开展，同时辅以肠外营养，可采用深静脉置管。

（四）烧伤小儿能量及营养素的补充量

严重烧伤后机体对能量及营养素的需求大量增加，应准确评估和足够支持。计算方法：8岁以下儿童热能需要量（kcal）=60×体重（kg）+35×烧伤面积的比例（%）

烧伤后每日蛋白质供能占总能量的15%~20%，估算方法：3g×体重（kg）+1g×烧伤面积的比例（%）。同时应补充非蛋白（脂肪、糖）热量，以免蛋白质作为热量被消耗。

烧伤时处于细胞外高血糖和细胞内低能量的状态，葡萄糖输注速度应限制在5mg/(kg·min)，同时应以一定比率补充胰岛素，并进行血糖监测。

脂肪供能占15%~30%为宜。在临床应用中应根据具体病情调整总能量和三大营养素的比例，实行个体化治疗。

关于特殊营养素：在血糖水平得到控制的条件下，伤后1~2周起，应用重组人生长激素有利于促进创面愈合；烧伤早期应用肠内营养短肽制剂，更有利于肠内营养的实施。

二、小儿创伤时肠外、内营养支持

小儿创伤时营养支持是保证创伤治愈的重要条件。营养支持方法有肠外营养（parenteral nutrition，PN）和肠内营养（enteral nutrition，EN）。根据营养支持成分不同可分为补充性营养支持、维护性营养支持和治疗性或药理性营养（pharmaco nutrient）支持。

（一）肠外营养支持

1. 肠外营养支持的适应证　如超过7天不能经消化道补充营养的危重症如严重创伤、烧伤、枪伤等都是其适应证。包括各种危重症估计5日内不能经口进食者，消化道梗阻（先天性畸形或后天疾病），极低出生体重儿和某些早产儿，严重的消化道疾病不能口服者，胸或腹部中、大型手术后或围手术期以及其他危重症（肾衰、肝衰、多器官功能衰竭、大面积烧伤、严重创伤等）。能肠内营养支持者，一般不采用肠外营养支持治疗。

2. 肠外营养液的种类

（1）葡萄糖液：提供主要的能量（50%），是大脑和红细胞的能量底物。

计算方法：葡萄糖液量=输液总量－（脂肪乳液量+氨基酸液量）。外周静脉葡萄糖浓度=总糖量÷总液量（<12.5%）。加入高张葡萄糖液的方法，10%葡萄糖100ml+50%葡萄糖5ml（葡萄糖浓度11.9%）。葡萄糖热卡计算，1g葡萄糖产生4kcal热量。

注意事项：外周静脉对葡萄糖液浓度的要求<12.5%；中心静脉则为25%~35%。输注速率每分钟为6~7mg/kg。输入高张糖可引起周围静脉炎、渗透性利尿。应激时机体对糖的利用率下降，应用时要及时监测血糖，随时调整。

（2）脂肪乳剂：提供主要能量（35%）、提供必需脂肪酸。脂肪乳剂的特点是渗透性小，10%~30%制剂可经周围静脉给药，可作为脂溶性维生素的载体。

脂肪乳剂的类型：长链脂肪酸（LCT）提供能量和必需脂肪酸（亚油酸、亚麻酸）。中链脂肪酸（MCT）快速氧化生成酮体供能，很少引起器官和网状内皮系统沉积，快速大量输入后，可穿透血脑屏障，引起神经系统毒性反应。鱼油脂肪乳剂，其含有 ω－3 脂肪酸、二十二碳六烯酸和二十碳五烯酸，能够促进神经系统发育，调节免疫和凝血功能。含橄榄油的脂肪乳剂，降低了多不饱和脂肪酸的含量，减少了免疫抑制和脂质过氧化风险。

小儿脂肪乳液量：用含中、长链脂肪酸的脂肪乳剂，其脂肪代谢可减轻小儿的肝脏负担。

初始量为每日 0.5～1g/kg。递增量每日 0.5g/kg，最终量为小儿各年龄组需要量。

输入速度：初始为10%脂肪乳剂每分钟 0.1ml/kg，20%脂肪乳剂 0.05ml/kg。最大承受速率每分钟 1ml/kg。简单用法为第 1 小时 6ml，余液体 24 小时匀速输入。

（3）氨基酸液：小儿专用氨基酸注射液含有 19 种氨基酸，必需氨基酸含量高（占 60%），支链氨基酸含量丰富（占 30%），含一定量的精氨酸等。在胃肠外营养中提供 15% 的能量和合成机体蛋白质。氨基酸液具体用法：初始量为每日 0.5～1g/kg，递增量每日 0.5g/kg，最终量为小儿各年龄组需要量。

注意事项：24 小时内均匀滴注。注意补充电解质，输入脂肪乳剂、葡萄糖液，保证有充足非蛋白热量供应。

（4）其他：维生素制剂包括水溶性维生素和脂溶性维生素（避光）。电解质溶液包括不同浓度（%）的氯化钠、氯化钾、乳酸钠、碳酸氢钠等。

3. 肠外营养液组成

（1）“全合一”（all in one）输液：将所有的营养成分在无菌条件下汇合在一个容器中进行输注，称为“全合一”营养液。其优点是有利于各种营养素的利用，减少并发症产生，易于管理，节省费用；缺点为混合后不能临时改变配方。

（2）多瓶输液：将含有葡萄糖、氨基酸、电解质、微量元素及水溶性维生素的营养液置一容器中，脂肪乳剂及脂溶性维生素置另一容器中，以“Y”形管连接，用输液泵输入。临床输注时应将连接管尽可能接近静脉，以减少脂溶性维生素的损失。

4. 肠外营养途径

（1）外周静脉营养：用 22、24 号头皮针或静脉套管针由周围静脉穿刺输入，适用于短期胃肠外营养的患儿。周围静脉营养时，营养液中应含有相当量的脂肪乳剂，渗透压控制在 600mOsm/L 左右，最高不应超过 700mOsm/L，微泵匀速输入。

（2）中心静脉营养：是导管末端定位于中心静脉，可经周围静脉或经颈内、外静脉将导管送入上腔静脉与右心房交汇处。具有留管时间长、并发症少等优点，但可有感染、血栓等并发症。导管需有专人管理，每隔 24～48 小时更换导管插入处的敷料。

5. 肠外营养监测　肠外营养可能发生并发症，应加强监护和监测。进行定期体格检查，生命体征监护，血、尿常规，血气分析，血生化检验包括电解质、白/球蛋白、胆固醇、甘油三酯、肝肾功能等。

6. 肠外营养并发症　可能发生的并发症，包括空气栓塞、气胸、血胸、心脏壁穿破、导管栓子形成、感染、败血症、高糖高渗性非酮症性昏迷和低血糖、胆囊结石、胆汁淤积和肝酶谱升高等。

（二）肠内营养支持

肠内营养比肠外营养更符合生理模式，有助于维持肠黏膜细胞结构与功能的完整性，促进肠黏膜的增生、修复，维护肠黏膜屏障，减少肠原性感染的发生。肠内营养方法灵活方便，可口服、鼻胃管、鼻肠管、胃造口、空肠造瘘等多种途径，简单易行，安全价廉，并发症相对较轻，药品、技术和设备要求较低。

1. 肠内营养适应证和禁忌证　小肠吸收功能尚可耐受时，均可采用肠内营养。可用于营养不良患者的术前、术后支持治疗，严重的创伤、烧伤等高分解代谢的患者，长期或严重腹泻患者，口腔、耳鼻喉科手术后需流质饮食的患者等。

肠内营养的禁忌证：严重应激状态，腹泻急性期，顽固性呕吐，麻痹性肠梗阻、腹膜炎，严重吸收不良综合征，小肠广泛切除术后。

2. 肠内营养剂的类型　按剂型可分为粉剂、混悬剂、乳剂。按氮源可分为氨基酸型、短肽型、整蛋白型。整蛋白或蛋白质游离物为氮源，口感较好，适合口服。按临床用途分为普通型（基本型），疾病特异型如烧伤、肝脏疾病、糖尿病等。

3. 肠内营养的实施方法　胃肠蠕动正常者，适合一次投给；如胃肠术后蠕动减弱，应采用经泵定时、定量输入。关键是要做好“三度”，即鼻饲液浓度、温度及输注速度。具体方法：

（1）一次投给：注射器抽取配制好的营养液 5～10 分钟缓慢注入鼻饲喂养管，间隔时间以 3 小时为宜，并根据胃内容物排空情况决定次数。主要用于胃内营养供给，优点是不受连续输注的限制，类似于正常餐食的间隔时间，符合生理需求。

（2）间歇重力滴注：将营养液置于输液架上，缓缓滴入胃内，速率为 30ml/min。开始每次管饲营养物 1/2 浓度，每 2 小时一次，8 小时后无不良反应，可加到 3/4 或全浓度，如仍能耐受，可逐渐增加每次用量，或根据能量需求供给。为保证患者睡眠，应在白天供给。

（3）连续经泵滴注：肠内营养液接复尔凯输注管，将其嵌入输注泵内，连续经泵滴注，连续滴注 16～24 小时。开始时以 1/2 浓度的营养液 40～60ml/h 的速度持续滴注，以后根据反应逐渐增加滴注浓度和速度。小肠管饲者必须持续滴注，每 8 小时用水冲洗 1 次饲管。

4. 肠内营养的并发症　只要做到新鲜配制，从小剂量、低浓度逐渐增加，可收到较好的治疗效果，减少并发症的发生。主要并发症：

（1）咽炎、肺炎：由于呕吐、反流、误吸和排痰不畅引起。

（2）腹痛、腹泻、腹胀：由于输注速度过快、浓度过高、量过大、脂肪吸收不良等引起。

（3）水、电解质失衡：与水分供应不足和膳食中钠、钾、磷过高有关，可有脱水、高血钠、高血氯、高血钾、高血磷和氮质血症。

5. 肠内营养注意事项　要保证提供合理的热量和营养物质配比，避免营养过剩或不足及电解质紊乱。预防鼻饲管堵塞，避免误吸。注意药物浓度、给药速度、营养液的温度等，注意维生素 K 的补充。对于胃肠道功能正常或基本正常的患者，应首选肠内营养支持方法。

（三）肠内免疫营养

1. 肠内免疫营养的概念　免疫营养是指在标准营养配方中加入具有免疫调节作用的营养素，如谷氨酰胺、精氨酸、ω－3 脂肪酸、核苷酸、膳食纤维等，进行营养支持的一种疗法。它可通过提高机体细胞免疫功能，维护肠道黏膜结构及功能完整，改善营养状况，增加对手术和化疗的耐受性，对严重烧伤及外科大手术后的免疫抑制起到正向调节作用，减少术后并发症的发生，促进组织修复和伤口愈合。

肠内生态免疫营养是指在免疫营养支持治疗的基础上，加上益生合剂为主的生态制剂来增强营养支持的效果，减少并发症、降低感染率和改善预后的一种方法。

2. 免疫营养成分及作用

(1) 谷氨酰胺：谷氨酰胺是一种条件必需氨基酸，占体内游离氨基酸总量的60%以上，是嘌呤、嘧啶、核酸及蛋白质等合成的前体，也是肠黏膜上皮细胞、淋巴细胞和巨噬细胞等增殖活跃细胞的重要能量来源。其在保护肠黏膜屏障功能、防止肠源性感染、酸碱平衡调节和机体抗氧化应激等方面均具有重要意义。在创伤、大手术等应激下，机体对谷氨酰胺的摄取利用增加，谷氨酰胺缺乏，可导致免疫功能下降，肠黏膜通透性增加，继发细菌移位、全身感染等严重并发症，此时肌肉等组织加速释放谷氨酰胺入血，作为“应激信号”激活相关基因，发挥细胞保护和免疫调节作用，可改善临床预后。

(2) 精氨酸（Arg）：精氨酸是一种有多种生理和药理作用的条件必需氨基酸，在DNA复制、细胞周期调控、维持血流通畅和调控机体免疫反应等方面有重要作用，还可促进蛋白质合成及组织修复，改善机体细胞免疫、体液免疫和代谢反应，促进创伤愈合，降低感染发生率。

用于中、重度创伤，烧伤和一般感染病人，轻和特重度创伤、烧伤和严重感染患者不宜使用。通常推荐剂量为15～20g/d，或0.2～0.3g/（kg·d）。病情相对稳定时，原则上应尽早使用Arg。当出现严重感染和脓毒症时，要及时停药。醋酸Arg的安全性较盐酸Arg高，可预防高氯性酸中毒发生，适用于需要较大剂量和较长疗程患者。

(3) ω－3脂肪酸（ω－6PUFA）：属于人体必需脂肪酸，主要包括α－亚麻酸、二十碳五烯酸和二十二碳六烯酸。主要来源于海洋鱼油与大豆植物油等。实验证实，ω－3脂肪酸可减少过度的炎症反应，改善宿主反应，改善内脏血流情况及肠道屏障功能，并且可防止肿瘤的生长，成为严重创伤病人重要的营养添加物，在创伤病人身上显示出抗炎的特性，防止机体陷入过度炎症状态。现推荐在严重创伤早期，实施免疫营养以对抗病人高分解和免疫抑制的状态，提高患者免疫功能。

(4) 膳食纤维：膳食纤维是指不能被人体消化的可食碳水化合物及其类似物，包括多糖、低聚糖、木质素或与之相结合的植物成分。这些物质不能被小肠消化吸收，但在大肠中可全部或部分发酵。

膳食纤维的主要作用有：缩短粪便通过时间并增加粪便量，促进结肠黏膜细胞增殖，改善肠屏障功能，调节肠道pH值，改善双歧杆菌等有益菌的繁殖环境，降低血总胆固醇和餐后血糖，改善胰岛功能，并可改善水、电解质平衡失调和促进矿物质生物吸收及利用。膳食纤维对肠黏膜屏障具有营养和保护作用，能明显降低患贲门癌的危险性。腹部大手术后添加膳食纤维能明显减少肠细菌移位和感染的发生率。

(5) 其他

①核苷酸：是遗传物质的基本组成单位，在能量代谢、信号传导、磷脂的生物合成、酶活性的调控及免疫调节等方面都起着重要作用。

②牛磺酸：可以增强机体的特异和非特异性免疫，保护心肌，改善血脂、血糖等代谢。

③微量元素：如硒、锌、铜等，参与体内多种抗氧化应激酶和蛋白质的合成，并调节机体细胞免疫等功能。

④抗氧化剂：如谷胱甘肽、N－乙酰半胱氨酸、维生素E、维生素C等，能改善机体抗

氧化应激反应，防止脂质过氧化，改善机体免疫功能等。

⑤支链氨基酸等。

3. 肠内微生态免疫营养　肠内微生态免疫营养是在免疫营养的基础上添加微生态制剂，以增强营养支持效果的一种疗法。微生物制剂包括益生菌、益生元、合生元三大类。

肠内微生态免疫营养主要作用：是调整宿主微生态失调、维持微生态平衡，起到防治疾病效果。微生态制剂能改善肠道微生态，利用肠道内有益菌群的生物拮抗作用，减少致病菌过度生长，同时提高肠道细菌的酵解效能，改善肠道内环境，最终达到维护肠道微生态及肠屏障功能的目的，但增强全身免疫功能的作用有限。临床证实，生态免疫肠内营养可减少术后感染等并发症的发生，并具有减少抗生素使用、缩短住院时间及 ICU 住院时间的潜力。

4. 常用的肠内免疫营养制剂

（1）瑞能（supportan）：每 100ml 瑞能含能量 546kJ、碳水化合物 10.4g、蛋白质 7.1g、脂肪 7.2g、饱和脂肪酸 2.9g、不饱和脂肪酸 0.9g、精氨酸 1.25g、ω－3 脂肪酸 0.3g、核苷酸 0.13g 及各种矿物质、微量元素和维生素。

（2）士强（stresson）：每 100ml 士强含能量 523kJ、碳水化合物 14.5g、蛋白质 7.5g、脂肪 41.7g、ω－3 脂肪酸 3.45g、精氨酸 0.89g、谷氨酰胺 0.3g、核苷酸 0.13g、膳食纤维 0.9g。

（3）茚沛（impact）：每 100ml 茚沛含能量 418kJ、碳水化合物 13.4g、蛋白质 5.6g、总脂肪 2.8g（ω－3 脂肪酸占 10.5%）、精氨酸 1.25g、核苷酸 0.12g。

5. 严重创伤的免疫营养支持　严重创伤早期特征表现为过度激活的炎症反应及随后的 T 细胞功能下降（免疫抑制），对感染的易感性增加，脓毒症和多器官功能衰竭（MOF）。在早期的全身炎症反应期和后期的代偿性抗炎反应期，病人极易遭受二重打击，从而激发脓毒症、MOF 和死亡的病理生理过程。

对严重创伤病人的免疫营养支持目的是减弱早期过度激活的炎症反应，防治创伤以外的附加伤害，调控细胞介导的免疫反应，以应对创伤后的免疫抑制。有研究认为，对于严重创伤病人在创伤及术后，早期肠内免疫营养是安全、可行的。添加谷氨酰胺、ω－3 脂肪酸、精氨酸及核苷酸等特殊物质的免疫营养可降低危重病人的死亡率，缩短住院时间，改善预后。但目前尚缺乏关于免疫营养的指南，创伤病人的肠内免疫营养支持还有待探索。

三、小儿外科围手术期营养支持

（一）小儿围手术期营养支持的目的

小儿手术后代谢改变与成人不同，成人大手术后可出现一系列神经内分泌改变及高代谢状态，能量需求增加；小儿手术后这种神经内分泌改变也存在，但能量消耗并不增高或仅有短暂增高。

围手术期营养支持的目的是为了保证机体细胞的正常代谢、保持组织和器官的结构与功能的完整、维持机体免疫功能，从而直接或间接促进伤口愈合，降低术后并发症的发生率，提高手术的成功率。

需要营养支持的主要是禁食超过 7 天的危重病人，以及用于营养不良病人的围手术期。大多数择期胃肠手术者，术后3～5 天就能恢复进食，期间只要给予基本的水和电解质即可，不必考虑特殊的营养支持。

（二）小儿围手术期营养支持的实施

选择肠内营养途径时，应根据年龄、胃肠道功能、肠内营养时间等加以综合判断。

1. *经皮内镜胃造口术* 比外科手术胃造口操作简单，更为安全，并发症和死亡率较低。主要适用于头面颈部畸形和肿瘤、先天性食管气管瘘以及意识障碍等疾病。对于有腹部皮肤感染、腹膜炎、肝肿大、腹水、近端小肠瘘的患儿，不宜使用。

2. *空肠造口术* 经鼻胃管途径营养支持有困难时，如食道闭锁、需要肠造瘘等，经皮空肠造口为术后早期开始肠内营养提供了保证。空肠造口术的并发症少见，主要有喂养管堵塞、腹腔渗漏、导管意外滑落和极少见的肠穿孔。

患儿手术后，一旦肠功能恢复，可逐步开始给予肠内营养，可先试用少量等渗糖水，然后逐渐过渡到母乳或相应的配方乳。在疾病康复早期，要根据年龄、食欲、肠道功能、大便等决定摄入量和肠内营养制剂。市场上有多种配方制剂可供选用，包括早产儿配方奶粉、部分水解蛋白配方奶粉、深度水解蛋白配方奶粉和氨基酸配方奶粉等。

3. *术后吻合口瘘管时的营养支持* 对于引流良好的术后吻合口瘘管（最常见的是胰、十二指肠切除后的胰空肠吻合口瘘），一般经过肠外营养支持后都可自愈。需再次手术引流者，则应在术中置入空肠造口管，术后予以肠内营养支持。多数小肠瘘仍采用肠外营养，可减少漏出量。须同时给予谷氨酰胺，以保护肠道屏障。稳定期给予小剂量生长激素可促进瘘管口愈合。少数病人可将喂养管送达瘘口远端的小肠，实施肠内营养。

（李　薇　魏　兵　王永午　徐　通）

参考文献

[1] 薛辛东，李永柏．儿科学［M］．北京：人民卫生出版社，2002.

[2] 廖清奎，郭学鹏，张美瑜．小儿营养及营养性疾病［M］．天津：天津科学技术出版社，1990.

[3] 蔡威，王莹．小儿外科围手术期营养支持［J］．中华临床营养杂志，2011，19（3）：144－147.

[4] 孙永华，周业平．严重烧伤的代谢变化和营养支持［J］．中华临床营养杂志，2009，17（1）：1－3.

[5] 张长习，陈强谱，张兴元．免疫肠内营养的临床应用及评价［J］．中华临床医师杂志，2011，12（5）：3417－3420.

第四节　军用食品和营养强化剂

一、军用食品

（一）军用食品定义

军用食品是按军队规定的技术标准生产、供应的各类制式食品的总称。军用食品是可以应用于特定军事环境或灾祸时的食品，有特定的技术战术要求。例如要求体积小、重量轻、携带食用方便、营养结构合理、口感性好、易消化吸收、安全卫生、耐贮存等，在军事和灾祸环境下能够即食等。军用食品的产品形式大致有脱水食品与罐头食品两大类，可以于各种灾祸、救生、野战、远航、野外、矿井、边防、山区、探险环境下食用。

军用食品加工、消毒、包装、压缩、防腐、抗氧化、营养保持、餐谱、餐份和日份等食品组合均有特殊要求。需要在平时研究、设计和规模生产，加以储备，供军事活动下和灾祸环境时食用，其中，也应包括救灾时儿童，特别是婴幼儿需要的食品。

（二）我国军用食品发展历程

我国军用食品的发展大致有四个阶段：

第一阶段（1949～1976年）：解放后开始军用食品研制，抗美援朝期间开始供应。当时研制的品种少，口味单一，不耐贮藏，易于变质。1953年研究过速煮米和速煮面，供应过副食罐头。1958年研制出压缩甜咸饼干、杂粮饼干、压缩蚕豆糕、玉米糕等四种干粮。由于是干制品，采用的是铁桶，嵌入式盖，充氮加锡焊。罐头主要为马口铁硬罐头。

第二阶段（1976～1982年）：研制出第一代野战食品，由三种主食（761压缩干粮、脱水面条、脱水米饭）和三种副食（午餐肉罐头、荤炒什锦罐头、酱爆肉丁罐头）组成的新型食品。其主要特点：军用食品开始考虑主、副食搭配，但未形成餐份。脱水米饭、脱水面条由于存在技术问题，未被装备部队。

第三阶段（1983～1994年）：1983～1986年，开始研制第二代野战食品，由普通单兵食品、普通集体食品、边防巡逻食品和坦克兵食品组成，但因条件限制最终没有研制装备。1986年后，开始研制边防巡逻专用单兵食品、侦察兵食品、系列野战食品、压缩干粮、脱水米饭、军用蔬菜罐头等并且得到了应用。其特点：在组成上有了餐份食品、日份食品、单兵食品和集体食品，在营养上提出了热量指标和营养素比例指标。同时，海军、空军也有了远航食品、救生食品和空降兵食品。

第四阶段（1995年至今）：开发了高能野战口粮，渡海登陆作战食品，高原山地野战食品和以主食、副食及汤饮料三大系列为基础的新一代野战食品。高能野战口粮首次在野战食品中使用了功能性物质，渡海登陆野战食品首次使用了自加热装置，营养速食面条在冷、热水中均可复水，还能水煮。同时，自加热器的研制也取得了较大的突破，使军用食品达到系列化、餐谱化、热食化的要求。在包装材料上也有突破性进展，如自热罐头、复水盒、玻璃棉、发泡材料等，更适应寒冷、漂浮、空投等的要求。

（三）军用食品的发展

1. 军民共用　军用食品不仅可以适应于军事活动环境下食用，也可以在发生各种灾难时食用。既能供应军队作战、远航、航空、训练、野营、边防、高山、海洋、沙漠等军人的生活需要，也能满足民众受灾受难、野外作业、地质勘查、开矿劳动、长途旅游等的生活需要，使军用食品成为军民共用的食品。因此，应考虑儿童，特别是婴儿的特殊食品要求，在特殊环境下，满足儿童食品营养的需要。

2. 食品包装　军用食品包装需要向轻质、可靠、增加功能、生物降解、方便携带、容易开启等趋势发展。罐头可以在常温下长期贮存，耐外界不良条件的能力强，根据其硬度分为硬包装、软包装和半硬包装。从发展趋势看，这三种包装在军用上都具有发展前景。

（1）硬包装罐头：耐外界不良条件能力最强，如抗鼠咬及冲击力。对外包装要求较低，既可以当炊具在火或蒸气上加热、保温；也可以作为餐具，替代碟碗。

（2）软包装袋罐头：生产食用方便，适宜临时大量供应，但耐受外界不良条件的能力差，保持时间短，需要在包装材料上加以改进，最好能自然降解，符合环保的要求。

（3）半硬包装罐头：兼顾前两者的优点，尤其在开启方面比硬、软罐头都好些。研制新型的半硬包装罐头材料，是军用罐头食品发展的趋势。

3. 包装要求　由于作战与灾祸的快速性、突然性、多变性，要求军用食品能经得起空投、伞投，能在水面上漂浮，能防止武器爆炸造成的损害和污染，开始采用防护包装的泡沫塑料、玻璃棉等。此外，还需要一种能自加热的无火焰加热器，可以将罐头食品中心温度加热到60℃左右。

（四）新型军用食品发展趋势

1. 系列化　系列单兵食品和集体食品，能满足平时训练、演习、抢险救灾及战时不同使用对象的需求。完整配套的军用食品可以满足不同部队在不同战争环境或执行不同任务时的饮食需要。包括：单兵快餐口粮、寒区口粮、远程巡逻食品包及救生食品包等。

2. 热食化　热食化有利于消化吸收，避免凉冷食品对胃肠道的刺激，符合生理要求和饮食习惯。热食化是提高部队战斗力的重要环节，也是决定军用食品质量的重要性能指标和当前军用食品研究的主要方向之一。

3. 功能化　为满足高技术条件下作战的需要，必须提高军用食品的综合性能，如具有一定补充功能的补充食品。包括：军用体力恢复剂、军用营养粉、军用泡腾饮片、高能固体饮料、抗缺氧食品等通用型补充食品，还有空勤营养补充剂和海勤营养补充剂等。

4. 现代化　制造技术向现代化、规模化发展，做到真空干燥、喷雾干燥、充氮、控氧、辐射杀菌、冷冻脱水、无菌包装等，不断提高军用食品的质量和性能。如冷冻脱水技术的应用提高了食品的复原性能，延长了食品的贮存期，保持食品的色、香、味、形。同时，也适应儿童的需求。

二、营养强化剂

（一）食品营养强化的意义

食品营养强化剂是指为增强营养成分而加入食品中天然的或者人工合成的属于天然营养素范围的食品添加剂。食品营养强化的总目的是保证人们在各生长发育阶段及各种劳动条件下获得全面、合理的营养，满足人体生理、生活和劳动的正常需要，以维持和提高人类的健康水平。食品营养强化剂的意义是：

1. 弥补缺陷　食品营养强化剂弥补了天然食物的缺陷，使其营养趋于均衡。天然食物中几乎没有一种单纯食物可以满足人体的全部营养需要，并且由于人们的膳食习惯，食物品种及生产、生活水平等的限制，往往会出现某些营养上的缺陷。据调查，各他居民普遍缺少维生素 B_2，常食用精白米、精白面的地区容易缺少维生素 B_1，有些地区则缺碘等，各地居民均可用营养强化剂来解决这些缺陷。

2. 弥补损失　食品在加工、贮藏和运输中往往会损失某些营养素，营养强化剂可以弥补营养素的损失。如精白面中维生素 B_1 的大量损失，可用营养强化剂来弥补。在实际生产中应尽量减少食品在加工过程中的损耗，维持食品的天然营养特性。

3. 简化膳食处理　由于天然的单一食物仅能供应人体所需的某些营养素，因此，为了获得全面的营养需要，须同时食用多种食物，食谱比较广泛，膳食处理也很复杂。采用食品强化就可以简化膳食处理，用1～2种食品就能满足人体的营养需要。

4. 适应特殊需要　不同年龄、不同职业的人群有特殊的营养需求，如婴儿、儿童、军人、矿工、高温或低温作业者，及某些易引起职业病的工作人员，由于消化功能、劳动条件，需要高能量、高营养的特殊食品。强化食品可以解决不同人群的需要。婴儿配方奶粉，可以满足婴儿的需要。

（二）常用食品营养强化剂的种类

1. *维生素类* 维生素类强化剂有：维生素 A、β－胡萝卜素、B 族维生素（维生素 B_1、核黄素、烟酸）、维生素 C、维生素 D、维生素 E 等。

2. *矿物元素类* 矿物元素类强化剂有常量元素如钙、铁、镁等，微量元素如碘、锌、硒等。

3. *氨基酸强化剂* 常用的氨基酸强化剂有 L－盐酸赖氨酸、L－赖氨酸－L－天门冬氨酸盐、L－赖氨酸－L－谷氨酸、牛磺酸盐等。

4. *蛋白强化剂* 常用于食品强化的蛋白质有大豆蛋白、乳清蛋白、脱脂乳粉、鱼粉、牛初乳、酵母粉等。

（三）用强化剂应注意事项

在食品加工过程中，并非每种产品都需要强化，强化剂的使用要有针对性，需要注意以下几点。

1. *安全无毒* 在食品中添加的强化剂要安全无毒，卫生、质量符合要求，易被机体吸收利用。

2. *营养平衡* 添加强化剂的量要适当，不能破坏机体营养平衡，更不致因摄食过量引起中毒。

3. *用量适当* 强化用的营养素含量应低于通常食品中营养素的含量，如果食品中已经有的足够营养素，就不应添加强化剂。

4. *质量可靠* 强化剂在食品加工、贮存等过程中不易分解破坏，且不影响食品的色、香、味等感官性状。

三、军事活动中食品卫生

在各种军事活动中食品卫生安全是保障人体健康的重要条件。在战争或灾祸环境下，食品中存在的、威胁人体健康的有害因素很多，必须加以防范和消除。

（一）食品卫生

1. *食品* 食品是人类赖以生存的能源和发展的物质基础，所以食品的质量十分重要，根据中国《食品卫生法》第六条的规定：“食品应当无毒、无害，符合应当有的营养要求，具有相应的色、香、味等感官性状。”“无毒、无害”是指正常人在食用情况下摄入可食状态的食品，不会造成对人体致病、危害，食品是安全、保健和有营养的。

2. *卫生* 食品卫生与食品的加工、制备和处理有关。为了提供有益健康的食品，必须在清洁环境中，由身体健康的食品从业人员加工，防止因微生物污染而引发的食源性疾病。同时，有害微生物的繁殖应减少到最低程度。

（二）食品中的有害因素

1. *分类* 食品中有害因素，按性质可分为生物性因素、化学性因素和放射性因素。

2. *来源*

（1）食品污染物：在生产、加工、储存、运输、销售等过程中混入食品中的物质或有意投毒。一般也包括化学、生物性有害因素（如农药、细菌、病毒等）和放射性核素污染等。

（2）食品添加剂：在食物制造过程中需要添加一些物质，如防腐剂、调味剂、色素等，都有严格标准，如果擅自添加或超标都可能造成危害，如三鹿奶粉添加的三聚氰胺。

（3）食品天然物：天然存在的有害物质，如马铃薯的芽、皮含有毒的茄碱，吃后可致头痛、腹泻、昏迷等；河豚含有河豚毒素，吃后可致神经麻痹。

（4）食品制造：在食品制造、加工、保藏过程中产生的有害物质，如酿酒过程中产生的甲醇、杂醇油等有害成分，蔬菜腌制以后产生的亚硝酸盐等。

（5）有毒饲料：饲料中有害物质，如用加丽素红喂养的鸡所产的红心鸡蛋，超过标准含量，可引起严重贫血、白血病、骨髓病变等。瘦肉精饲养出的瘦肉型猪肉等。

（三）简易快速的食品卫生检验方法

简易快速食品卫生检验方法是指具有快速、简便、灵敏等特点，用于各类食品安全卫生相关项目初步筛查的检测手段。不同食品有不同检测方法，可分为：粮食、豆类、食用油脂、水果和蔬菜、肉及肉制品、乳及乳制品、干菜类、蜂蜜、鱼贝类、酒类、饮料类、糕点、调料、调味品、食品添加剂、蛋及蛋制品、小食品、食品包装材料及容器、糖果类、药材等。进行简易、快速的食品检验、鉴别，可以在军事环境下保证食品等安全卫生，避免食物中毒的发生。

1. 感觉检查　食品质量感官鉴别就是凭借人体自身的器官，眼、耳、鼻、唇、舌头和手，对食品的质量状况作出客观的评价。也就是通过用眼睛看、鼻子嗅、耳朵听、用口品尝和用手触摸等方式，对食品的色、香、味和外观形态进行综合性的鉴别和评价。通过感官指标来鉴别食品的优劣和真伪，不仅简便易行，而且灵敏度高，直观而实用。感官检查可以大致判断食品的新鲜度、质量，有无破损、变质、假冒、畸形、伪造、掺杂、过期等与食品质量相关的问题，但有些情况是很难用感觉来检测的。

感觉检查可以广泛应用于：奶、蛋、肉（猪、牛、羊、鸡、鸭、鹅等）、水产品（鱼、虾、蟹、贝类等）、冷饮、酒类、调味品等。

2. 实验检测　可使用食品安全快速检测箱，其中有 6 个检测盒，每个盒里又有各类检测工具和试剂、试纸等，分别适用于不同的食品和检测目的。如检测蔬菜农药残留，食品中的甲醛、碘盐、亚硝酸盐、余氯、食用油脂、鼠药等。最大的优点是简便、快速，几分钟内可以完成检测。可按具体说明进行操作。

四、军事活动中食品污染及预防

军事活动或灾害环境中食物资源遭到破坏，生产、制造、运输、保存、分配和供应等发生困难，食品污染严重，使灾民陷于困境。

（一）军事活动中食品污染

军事活动中食品污染可分为生物性污染、化学性污染和放射性污染。

1. 生物性污染　战争与灾害时环境破坏，污物、污水、粪便、垃圾、腐败尸体等到处都是，有害微生物及其毒素、寄生虫和昆虫等大量繁殖，导致肉、鱼、蛋和奶等动物性食品致病菌及其毒素污染，容易发生细菌性食物中毒和人畜共患的传染病流行。食物霉变产生有毒的霉菌毒素，如黄曲霉毒素对人畜都有很强的毒性。战争中如用生物毒剂，可致疾病暴发流行。

2. 化学性污染　在灾害时农用化学物质的广泛泄漏，工业有毒废弃物排放，食品卫生的恶化，使用不合卫生要求的食品添加剂、包装容器等，造成农药、有毒金属（汞、镉、铅、砷）、氰化物、有机磷、有机氯、亚硝酸盐和亚硝胺等污染食品，严重危害食品安全和人体健康。

3. 放射性污染　食品中的放射性物质可来自核武器试验、和平利用放射能所产生的放射性物质、灾害时核设施的破坏、民用或军用核事故等，放射性物质可通过食物链向食品中转移。如日本大海啸以后的核电站破坏造成大量放射性元素泄漏，污染周围动植物、水等，某些鱼类能富集金属同位素铯－137、锶－90、铁－55等，牡蛎能富集大量锌－65，蔬菜可污染碘－131等。人体吃入含有放射性元素的食物，可引起胎儿畸形、造血功能障碍、贫血、白血病、癌症等。

（二）食品污染的预防方法

民以食为天，人离不开食物，但食物需要经过口、消化道吸收以后才能被人体利用，只要不吃污染食品就可以预防食物中毒。预防方法：

1. 不吃污染食物　应用的水和食物必须经过彻底清洗和严格消毒，去除污染，不喝生水，不吃不洁或污染食品。

2. 加强食品管理　加强水源和食物的消毒和管理，随时检查水的质量、食品等卫生，合格的才能食用。

3. 遵守操作规程　食品在生产、加工、运输、储藏、销售等过程，要遵守操作规程，避免食品二次污染。

4. 开展卫生宣传　要广泛开展食品卫生宣传，灾害发生时要动员广大群众保护环境、保护水源、保护食品，避免食品污染。

5. 加强卫生监督　食品卫生管理机构要加强食品卫生监督，开展食品卫生检查，管理好食品流通，不让污染食物流入市场。

（王永午　周　翊）

第五节　军事活动中小儿非细菌性食物中毒及其预防

除极少数的食品原料含有某种天然毒素外，自然的食品都应是无毒无害的。但是食品在培育、采收、制备、加工、包装、贮藏、运输、销售直至烹食的一系列过程中，受环境和人为因素的影响，随时都有可能被有害的生物性、化学性或放射性物质等所污染。特别是在军事活动或灾难情况下，食品安全卫生难以保证，容易发生食物中毒。本节简要介绍非细菌性食物中毒。

一、非细菌性食物中毒

（一）食物中毒的分类

食物中毒是指健康人摄入正常数量的但已被有毒微生物或有毒物质污染的食品后所突然发生的不直接传染的疾病。发病来势凶猛而集中，抢救不及时则容易造成伤亡。防止食物中毒是食品卫生的重点任务。食物中毒可分为细菌性和非细菌性。

1. 细菌食物中毒　食品被有毒的细菌污染后，大量繁殖，若食前未经加热杀菌则会引起中毒。常见的细菌有沙门菌、变形杆菌、致病性大肠菌、产毒素葡萄球菌、肉毒梭菌、蜡样芽胞杆菌等。多发于夏秋季，以动物性食品发生较多，植物性食品如剩饭等也有发生。

2. *霉菌食物中毒* 霉菌也是病菌，同样可以引起食物中毒，如镰刀菌引起的麦类赤霉病，使小麦籽粒中含有真菌毒素可致人畜中毒。节菱孢霉可引起甘蔗霉变，含三硝基丙酸的毒素可致人体中枢神经中毒，严重可成植物人，甚至死亡。

3. *化学食物中毒* 食品在生产、加工、包装等过程中可能受到有毒金属、非金属及其化合物、农药等各种有毒化学品污染，会引起中毒。如食品装入有毒化学品的容器，加工过程过量使用了化学剂等。较常见的有铅、锌、砷、汞、亚硝酸盐中毒等。

4. *放射食物中毒* 放射性元素在自然界、军用核设施、核电站、放射性工业等均可能产生各种放射性元素，容易污染水源、农作物、食品等，如放射性碘－131、锶－90等，随食物进入人体后，可引起放射病。

6. *天然毒素食品中毒* 有些动植物原料本身含有毒素，如河豚、有毒贝类、含有组胺的不新鲜鱼类、某些毒蕈、某些核仁和含有氰苷的木薯，食用后都可能引起中毒。用激素催熟的草莓、猕猴桃、家禽等，可引起性早熟。

（二）非细菌性食物中毒的来源

1. *有毒金属* 在正常情况下，人体只需极少量或只能耐受极小量，剂量稍高即可呈现毒性作用，这些金属称为有毒金属。来源于土壤、水、空气、农用化学品、工业“三废”、容器、添加剂等，其中以砷、汞、镉、铅毒性较大。

预防方法：在食品制造时避免有毒金属的污染，加强监测，不食含有毒金属的食物。

2. *农药污染* 各种农药直接接触农产品或通过土壤、水、空气转移给农产品，会造成食品污染。多数农药对人体有不同程度的毒性，可引起急性中毒，致人死亡。

预防方法：限制农药的品种、施用范围和方法，严格控制残留量；食品加工时要对原料进行清洗和处理，减少农药残留；蔬菜水果要彻底清洗后才能食用。

3. *食物毒素* 有些食物本身含有毒素或某些部位、某些品种有毒，食后可引起中毒，如河豚、发芽马铃薯、木薯、毒蘑菇、霉变甘蔗、霉变花生等。

预防方法：在食用前要仔细检查食品质量，已经变质等不能再吃。

4. *包装污染* 包装食品所用的塑料、涂料、橡胶、金属、陶瓷等材料，如果质量不良或使用不当，其中所含的多种化学剂、聚合物、陶釉和油漆中的铅、煤焦油成分多环芳烃或金属盐类等毒性物质污染食品引起中毒。

预防方法：包装食品等材料必须无毒、无害，符合卫生要求，特别是直接接触食物的包装塑料纸、瓶、易拉罐等；不吃过期的食品。

5. *添加剂污染* 在食品制造过程中需要添加一些物质，增加食品的色、香、味，防止食物变质，延长保质期，这些物质添加有严格质量和数量的要求。不能有假冒、以次充好、超标添加等。但有些厂商为了追求利润，添加一些不允许添加的物质，如塑化剂、三聚氰胺、苏丹红、瘦肉精等，如果长期、大量食用以后就可能产生食物中毒。

预防方法：要加强食品安全卫生检查，及时公布不合格食品，禁止出售、食用。

二、非细菌性食物中毒的性质与预防

非细菌性食物中毒性质可以分急性中毒和慢性中毒两种类型，与食品种类、食量、时间有关。

（一）非细菌性急性食物中毒

非细菌性急性中毒起病急，出现症状快，病情比较严重，有生命危险，需要及时、积极抢救。在灾害环境下可能发生的非细菌性急性食物中毒包括以下类型。

1. *毒蕈中毒* 一些蕈类可以被当作食品，如香菇、木耳等；但也有不少的毒蕈含有剧毒，任意采食野生毒蕈，食后可发生中毒。已知我国食用蕈300多种，毒蕈约80余种，其中剧毒可致死的近10种。毒蕈毒素成分复杂，中毒症状有：急性胃肠炎型，食后30分钟至6小时，即可有恶心、呕吐、腹痛、腹泻等中毒表现；神经精神型，潜伏期10分钟至数小时，除胃肠炎症状外，尚有副交感神经兴奋症，严重有幻觉、谵语、抽搐、昏迷等；急性溶血型，6小时至数天，可出现黄疸、血尿、肝脾肿大等溶血现象，严重时内脏出血，可致死；还可引起肝萎缩、肝昏迷，甚至肝坏死。

预防方法：要进行宣传教育，野外蘑菇不要采食。

2. *亚硝酸盐中毒* 食用含大量亚硝酸盐的食物如腌制的蔬菜、肉类，或误将亚硝酸盐当作食盐而引起中毒。亚硝酸盐进入机体后，将红细胞中的低铁血红蛋白氧化成高铁血红蛋白，使之失去携氧引起组织缺氧。出现缺氧症状，如口唇、指甲、面颊和全身皮肤青紫，胸闷、心悸、气急等，并可伴随头痛、头晕、乏力、恶心、呕吐、腹痛、腹泻等症状，严重者可出现昏迷、惊厥，常死于呼吸衰竭。

预防方法：不食用腐烂变质青菜、腌制品等。及时应用美蓝与维生素C可以解毒。

3. *河豚中毒* 河豚体内含河豚毒素，是极强的神经毒素，耐高温、耐酸，故经盐腌、日晒均不能破坏。其中卵巢、肝脏毒性最高，肾、眼、血液、鳃、皮肤次之。河豚毒素阻断神经兴奋传导，使神经中枢麻痹，感觉神经传导阻滞，外周血管扩张及动脉压急剧下降；对呼吸中枢有特殊抑制作用等。中毒的特点是发病急速而剧烈，潜伏期0.5~3小时。首先出现消化道症状，恶心、呕吐、腹痛、腹泻等，然后出现麻痹症状，如手指、舌尖、口唇、肢端及全身麻木，眼睑下垂，手足共济失调，全身麻痹瘫痪，最后出现发绀、血压下降、昏迷，多死于呼吸麻痹。

预防方法：加强宣传教育，不准河豚上市，防止误食中毒。

4. *化学性食物中毒* 如被砷、农药、汞、亚硝酸盐等毒物污染了的食物，可发生急性中毒。如砷，广泛存在于自然界中，主要以硫化物的形式混合于各种金属矿石中；在冶炼炉的烟道灰或矿渣中，也有三氧化二砷粉尘；杀鼠药、杀虫剂、消毒防腐剂也有砷的成分，以及含砷农药如甲基砷酸锌（稻脚青）、甲基砷酸钙（稻宁）等复合杀菌剂等。如防护不周，或意外污染食品、饮水时，常有发生急、慢性砷中毒的可能。

预防方法：食品要妥善保管，不让化学毒物污染，有化学毒物污染的食物要避免食用。

（二）非细菌性慢性食物中毒

非细菌性慢性食物中毒与毒物的剂量和接触时间有关，一般毒物剂量小，不断少量进入人体，可以引起累积性慢性中毒，如果污染源长期存在，可能导致严重疾病，如白血病、再生障碍性贫血、放射病、性早熟、营养不良、智力障碍等。

1. *三聚氰胺中毒* 三聚氰胺是一种毒性化工产品，婴幼儿食用含有大量三聚氰胺的配方奶粉可以逐渐引起尿液混浊、排尿困难、血尿、尿急、发热、肾结石等，严重可导致肾功能衰竭。国家质检总局对婴幼儿奶粉三聚氰胺含量一次阶段性专项检查结果显示，有22家婴幼儿奶粉生产企业的69批次产品检出了含量不同的三聚氰胺，涉及国内知名婴幼儿奶粉品牌。

预防方法：开展食品检查，含有三聚氰胺的有毒奶粉不能生产，不得销售，不能用于救灾、食用。

2. 苏丹红事件　苏丹红一号是一种工业用增色添加剂，广泛用于彩色蜡、油脂、汽油、溶剂、鞋油、焰火礼花等的着色剂。有研究表明，苏丹红一号染料可以导致动物患癌，具有潜在致癌危险性，不可服用。但添加在食品的含量很少，不会立即导致人生病。我国在许多食品中包括烤鸡翅、香辣鸡腿堡、劲爆鸡米花、辣椒酱等在内的88种产品中发现了苏丹红成分。

预防方法：对含有苏丹红食品要及时回收，平时不要食用有苏丹红着色的食品，特别不能长期、多量食用。

3. 铅中毒事件　铅是一种严重危害人类健康的重金属元素，可影响神经、造血、消化、泌尿、生殖和发育、心血管、内分泌、免疫、骨骼等，主要的靶器官是神经系统和造血系统。铅很容易通过血液长期蓄积于人的肝、肾、脾、肺和大脑中，若铅一旦进入人的大脑组织，可导致人的智能发育障碍和血红蛋白生成障碍等严重后果。儿童铅吸收率高达42%～53%，约为成人的5倍，而排铅能力只有成人的30%，是铅污染的最大受害者。

按照卫生部2006年颁布的儿童高铅血症和铅中毒分级标准，儿童每升血液当中的铅含量，100～199μg为高铅血症；超过450μg，则属于重度铅中毒。

国内儿童“血铅超标”事件时有发生。如2009年8月21日凤凰卫视报道，湖南武冈市精炼锰加工厂超标排铅，在1958名14岁以下受检儿童中有1354人血铅疑似超标，轻微高铅血症者38名，轻度铅中毒者28名，中度铅中毒者17名。2009年10月，新华社报道，济源10个村14岁以下少年儿童血铅值在250μg/L以上需驱铅治疗的儿童有1008名（占32.4%）。这些儿童居住在冶金厂附近不足1000米范围内，铅元素可以通过扬尘、土壤和地下水的渗透，播散到附近村民的生活环境中去，导致儿童中毒。

预防方法：加强环境保护，严格控制有铅污染物的排放，有关工业生产要远离居民区。定期进行儿童及有关人员血铅检查，发现血铅超标者要及时脱离铅污染区，有中毒者进行驱铅治疗。

4. 塑化剂事件　邻苯二甲酸二（2－乙基己基）酯（DEHP）是一种在塑胶中常用的塑化剂，为毒性化学物质，是不允许添加在食品里的。这种塑化剂如被长期大量食用可能影响肝脏和肾脏，甚至致癌，还会危害男性生殖功能，促使女性性早熟。

2011年台湾披露的塑化剂人为污染事件，产品多、范围广，受污染的产品达到945种，六类含起云剂商品，其中可能有塑化剂的有：茶饮料类：红茶、绿茶、奶茶、冬瓜茶、乌龙茶等；果汁类：百香果、葡萄柚、水蜜桃、荔枝、苹果、杨桃汁等；各类运动饮料；果浆、果酱类：芒果果浆、水果颗粒、凤梨浓糖果浆、草莓果酱、果冻等；粉状类：胶原蛋白粉、益生菌、果汁粉等；锭状类：嚼锭、羊乳片、胶囊、钙片等。产品远销中国大陆、东南亚、欧美各地，影响范围广泛，儿童受害可能最为严重。

预防方法：广泛开展食品塑化剂含量检测，含塑化剂的食品要及时回收销毁，并向民众公布产品名称、批号、生产单位等。开展卫生宣传教育，不买含有塑化剂的食品。

（王永午　周　翊）

第二十八章　武器损伤与医学防护治疗

第一节　新概念武器损伤与医学防护治疗

一、新概念武器概论

（一）定义

新概念武器是指在武器原理、形态结构、杀伤机理、作战方式和作战效能上完全不同于传统概念的武器，能提高作战效能与消费比，更具有杀伤威力，在技术上有重大突破与创新的全新型武器。新概念武器的出现对现代军事医学产生了重大影响。

（二）新概念武器分类

1. 按概念分类　分为定向能武器、动能武器和非致命性武器。

（1）定向能武器：武器的能量沿着一定方向传播，并在一定距离内有杀伤破坏作用，而其他方向没有杀伤破坏作用，如激光武器、微波武器和粒子束武器。

（2）动能武器：发射超高速的弹丸或爆炸产生大量的超高速碎片撞击目标，使目标被巨大动能所摧毁，如动能反卫星、反导弹拦截弹、电磁炮、群射火箭等。

（3）非致命武器：使人丧失战斗力而不致死，如激光致盲武器、化学失能剂、强闪光弹、部分次声武器等。

2. 根据杀伤因素分类

（1）粒子杀伤效应型：粒子束武器。

（2）电磁辐射效应型：微波武器、电磁脉冲武器。

（3）光辐射效应型：激光武器、光学弹药。

（4）声波效应型：次声武器。

（5）心理效应型：心理战武器。

（6）生物型：基因武器。

（7）化学毒物型：化学失能剂、化学雨武器。

（8）高动能质量单元型：动能武器。

（9）普通质量单元型：智能武器。

3. 根据武器的杀伤原理、规模和手段分类　分为能量武器、信息武器、生化武器、环境武器、软杀伤武器。

4. 根据杀伤目标分类　分为三类：

（1）人员杀伤，如次声武器。

（2）人员杀伤和摧毁武器设备，如激光武器、微波武器、粒子束武器等。

（3）摧毁武器装备，如电磁炮、电热炮等。

5. 根据作用机制分类　有激光武器、微波武器、次声武器、电磁脉冲武器等，使人员致残、致死的危险率明显增加。

二、新概念武器中主要代表武器

（一）次声武器

次声波武器是能发射20Hz以下低频声波，即次声波的大功率武器装置。次声波在空中以每小时1200km的速度传播，在水中能以每小时6000km的速度传播，并可穿透1.5m厚的混凝土。

次声波频率（低于20Hz）很低，且波长特别长，如频率为6.88Hz的次声，其波长达200m。人体各器官、部位的固有频率在0.01~20Hz之间，与次声频率相似，如躯体频率为7~13Hz，腹部、内脏频率为4~6Hz，头部频率为8~12Hz。

1. 杀伤机理及特点　当外来的次声频率与人体内脏振动频率相同或接近时就会发生共振，次声武器就是利用发生的共振，使共振的器官发生位移或变形而造成人体损伤，甚至死亡。次声波的传播特点是速度快、距离远、穿透力强、衰减小、防护困难。

2. 次声武器杀伤的病理改变

（1）神经系统：大脑皮质听区发生血管复合性改变及神经元形态改变，皮质的许多区域内内皮细胞破坏，视丘结构中轻度染色质溶解，神经元核增大。

（2）内脏系统：肺血管扩张、出血；肝细胞膜损伤、线粒体破坏、胞浆溶解形成大空泡；心肌细胞线粒体肿胀、肌原纤维局部溶解和断裂；中耳鼓膜出血、穿孔；眼球毛细血管扭曲、淋巴管外形改变，结膜结缔组织营养障碍等。

3. 次声武器对人体损伤的临床表现

（1）听视器官：鼓膜发生破裂，听力下降。出现眼球震颤、视觉模糊、定向障碍。

（2）神经系统：出现倦怠、头晕、头痛、语言不清、定向障碍、情绪失常、精力分散、精神错乱，甚至失去知觉。也可出现肌肉痉挛、震颤、肌力降低等运动功能障碍。

（3）呼吸系统：呼吸次数减少，严重者呼吸不规则，呼吸困难和停止。

（4）循环系统：心率减慢，严重者可出现血管破裂、脱水、休克，甚至死亡。

（5）消化系统：恶心、呕吐、口干、吞咽困难、大小便失禁等。

4. 对次声武器的防护

（1）物理防护：主要是屏蔽，但由于次声波的传播速度快、作用距离远、穿透能力强，即使佩戴头盔、耳罩也不能完全将次声隔离，尚需研制新型的能防护次声波的屏蔽材料和工具。

（2）医学防护：主要是增强机体的抵抗力，减轻次声对机体的损害作用。可应用复合抗氧化剂和咪唑衍生物，辅以神经营养药物、镇静剂和血管扩张剂，具有良好效果。战时服温开水及注重全身保温也能减轻次声的影响。

（二）激光武器

激光武器是一种用低能激光束干扰或破坏人眼视觉和武器装备中的光电传感器的武器，使视觉功能暂时或永久丧失，干扰和损坏各种仪器中的光敏感设备。

1. 激光武器特点

（1）激光武器具有方向性强、亮度高、相干性好的特点，把能量集中射到目标上，产生热力和辐射破坏等效应。如激光致盲武器可使几公里以外的人的眼睛暂时或永久失明。

（2）被攻击目标受到激光照射后，其表层会吸收激光能量而被加热，使其软化、熔融、气化、穿孔，并产生爆震波，从而导致人员伤亡。

（3）激光武器属于非核杀伤，无污染，不能全天候作战，受限于大雾、大雪、大雨、烟尘等气象条件。

2. 激光武器杀伤效应

（1）烧蚀效应：激光照射靶材，转化为高热能，产生高压，发生热爆炸，使靶材穿孔。

（2）激波效应：激光照射靶材，使蒸汽向外喷射形成激波，激波反射后将靶材破坏。

（3）辐射效应：激光照射靶材，形成等离子体云、辐射紫外线、X 射线，使靶材内部电子元件损伤。

3. 激光武器对眼的杀伤机理

（1）视网膜比较脆弱，很容易吸收光能而被烧伤。黄斑处发生烧伤，会造成暂时性甚至永久性失明。

（2）人眼屈光介质具有很强的聚焦能力，强激光束照射到角膜上，经过角膜及晶状体的聚焦，严重损伤视网膜。

（3）激光脉冲十分短暂，远低于眨眼反应时间，未等眨眼，脉冲激光已射至眼底，造成损伤。

（4）激光对眼产生的“冲击波”引起眼底出血性损伤，使视网膜或膜下血管破裂而进入视网膜层或玻璃体，造成视觉障碍。

4. 对激光武器的防护

（1）防护器材：包括激光防护镜、抗辐射眼损伤的吸收滤光片或干涉滤光片、眼防护器、防护面罩、防护薄膜、防护涂料等。佩戴防护镜是单兵激光眼防护最有效的方法。

（2）改变观察方式：是指利用间接观察装置——成像系统、面罩式光增强夜视眼镜进行战场观察，这是保护人眼的一种重要方法。

（3）对抗措施：是指对激光武器实施积极的防御，如激光报警、激光主动干扰。利用探测装置探测敌方激光武器的位置和来袭方向、波长、能量、编码等，并采取相应措施。

（三）微波武器

微波是一种高频电磁波，波长范围在 0.01mm 至 1m 之间。微波可以用特殊的天线汇聚成方向性极强、能量极高的波束，在空中以光速沿直线传播。

微波武器，是把微波能量聚集在很窄的波束内，以极高的强度照射目标，而产生杀伤和破坏效果的一种新式定向能武器。是利用微波束的能量直接杀伤破坏目标或使目标丧失效能的特殊武器，也称射频武器。

1. 微波武器杀伤机理

（1）热效应杀伤机理：由于体温升高导致细胞膜结构改变，降低多种酶活性，引起细胞凋亡和坏死；影响血液循环，引起出血、水肿及血栓形成；蛋白质的结构和活性变化，甚至发生热凝固。微波主要损伤中枢神经、内分泌、心血管、生殖、造血、视觉等系统。

（2）非热效应：主要在细胞和分子水平上影响其生物物理和生物化学反应过程，基因、细胞因子、信号转导通路等发生改变，并引起相应的组织器官和整体的损伤效应。以视觉损伤为例：晶状体前囊和后囊水肿、凝聚，轻者出现局灶性混浊，重者全晶状体混浊。

人体对不同频率电磁场照射的生物学效应见表 28－1－1。

表 28－1－1　人体对不同频率电磁场照射的生物学效应

频率（MHz）	波长（cm）	主要影响器官	主要生物学效应
＜150	＞200		透过人体，影响不大
150～1000	30～200		体内组织过热，各器官均受伤害
1000～3000	10～30	眼晶状体、睾丸	组织加热显著，晶状体尤易受伤
3000～10 000	3～10	皮肤、眼晶状体	伴有温感的皮肤加热
＞10 000	＜3	表皮	皮肤表面一方面反射，另一方面吸收产热

2. 微波武器伤临床表现

（1）热效应损伤表现：高频率微波辐射下产生热效应，功率密度每增加 $45W/m^2$，人体温度上升 0.1℃，可引起人皮肤灼热、白内障、体内组织和脏器严重烧伤等现象，甚至导致机体死亡。微波束也可以穿过缝隙、玻璃或纤维，进入坦克或装甲车辆内部，烧伤乘员。

（2）非热效应损伤表现：微波强度较低，功率密度达 $3 \sim 13mW/cm^2$，轻者产生烦躁、头痛、神经错乱、记忆力衰退、行为错误，重者致盲、致聋。当功率密度为 $20W/cm^2$ 时照射 2 秒钟，可造成Ⅲ°烧伤，当功率密度为 $80W/cm^2$ 时，仅 1 秒钟就可使心肺功能衰竭，甚至死亡。微波还可以影响到血液系统、生殖系统。

3. 微波武器伤的防治

（1）物理防护：穿戴用防护材料制成的单兵微波反射服来屏蔽微波，佩戴护目镜保护眼睛。

（2）医学防护：主要指应用药物进行防护和治疗，如服用抗微波辐射药物或保健食品，针对电磁波的器官系统损伤，进行预防和对症治疗，以减轻电磁波损伤。

（3）医疗设备的电磁防护：可以采取屏蔽、接地处理或滤波等方法。

（李　薇　王永午　徐　通）

参考文献

[1] 陈建明，曹彩娥．次声对人体的损伤与防治［J］．前卫医药杂志，1997，14（3）：132－133.

[2] 刘秀鹏．新机理武器对人员的伤害及防护［J］．解放军健康，1998，（6）：12－13.

[3] 吴绪清．激光武器眼损伤机理及其防护措施研究现状［J］．海军医学杂志，2001，22（1）：88－89.

[4] 徐冰心，岳茂兴，刘志国．高能微波武器辐射损伤的医学防护问题［J］．总装备部医学学报，2005，7（4）：240－242.

第二节　核武器损伤与防护

一、核武器概论

利用核原料装置爆炸瞬时所产生的极大能量杀伤人、畜和毁坏建筑物及农作物，制造人类巨大灾难的武器。核武器有一代的原子弹，二代的氢弹和三代的中子弹、冲击波弹、减少剩余放射性弹等。还有以贫铀为主要原料制成的导弹、炸弹、炮弹等贫铀弹。

核武器根据投放方式与杀伤威力可分：

1. 空中核爆炸　如在距地面 500～600m 的广岛、长崎市空中爆炸原子弹，死亡人数 7 万~14 万，死亡率高达 54%。留下长期的核污染。

2. 地（水）面核爆炸　在马绍尔群岛的埃尼威托克珊瑚岛进行的氢弹地面爆炸使整个岛屿沉入海洋深处，而且在海底炸出深 50m、直径 2000m 巨坑。

3. 地（水）下核爆炸　在太平洋比基尼岛海域进行水下氢弹核爆炸，一次爆炸可使潜艇、主力舰、航空母舰、登陆舰、油船等多艘舰船下沉。

二、核武器杀伤作用

（一）光辐射

原子弹爆炸时产生几千万度的高温，发出强烈的闪光和火球，向外释放光和热，形成光辐射。光辐射的紫外线能造成视力障碍——闪光盲。红外线和可见光可直接或间接烧伤人体皮肤、黏膜、角膜、视网膜、呼吸道等。

（二）冲击波

核爆时向四周急剧扩展的高温、高压、高速气流冲击波，产生的超压、动压和负压对人体有极大的伤害。直接冲击波的超压可造成人的心、肺和听觉器官等严重损伤，动压可将人抛出，造成人颅脑伤、骨折和肝、脾破裂等；间接冲击波的正压能使建筑物等倒塌而损伤人体。

（三）核辐射

核武器的核心原料由原子质量很高、具有放射性核素的金属如钚、铀等组成，能产生中子和释放 α 射线、β 射线和 γ 射线等。核辐射对人的杀伤作用大小用核辐射量的吸收剂量戈瑞（Gy）表示，1Gy＝1 焦耳/千克＝100 希弗。人体受到核辐射 1～2Gy，可致轻度放射病，2～4Gy 致骨髓型放射病，6～10Gy 致极重度骨髓型放射病，10～50Gy 致胃肠型放射病，大于 50Gy 可致脑型急性放射病。还可损伤晶状体致白内障。

（四）放射性沾染

核爆时核裂变碎片和未裂变的核装料被火球高温熔融汽化，在冷却过程中逐渐凝结成放射性微粒，逐渐沉降到地面和物体表面，造成放射性微粒污染环境及人体。放射性沾染物造成空气、水和植物等各种物体表面污染，可致生物毁灭性破坏。放射性微尘在皮肤可诱发皮肤癌等。进入人体可致内照射的危害，在呼吸道可诱发肺癌、肺水肿、肺栓塞，在消化道和肾可诱发肝癌、胃癌、肠癌、肾炎和肾坏死等，在血液系统可引发白血病，以及不孕不育等。

（五）核袭击复合伤

指由光辐射、冲击波和早期核辐射二种或三种瞬间杀伤因素所致的损伤。按核爆当量杀伤威力大小分可为轻重不同区域：极重度杀伤区，受伤人员经救治仅极小部分可能治愈；重度杀伤区，受伤人员经救治大部分可能治愈；中度杀伤区，受伤人员经救治绝大多数可治愈；轻度杀伤区，少数伤员失去活动能力，但可全部治愈。

（六）贫铀武器的危害

贫铀弹以高密度、高强度、高韧性的贫铀合金做弹芯，爆炸时产生高温化学反应，可以摧毁坚固建筑物和坦克。爆炸同时也形成弹片伤、烧伤、辐射毒性及化学毒性 4 种杀伤作用，并且污染环境。

（七）核袭击对心理的伤害

核袭击对心理的伤害是由于核爆或核辐射事故严重破坏环境及伤害生命，使人们受到极大的心理恐惧和精神压力，会出现不同程度的心理和生理反应，引起社会恐惧。主要表现为：

在心理上，因恐惧而引起的失语症、抑郁、沮丧、失眠、胃肠不适、记忆丧失、呼吸困难、瘫痪等。

在精神上，可出现癔症、神经衰弱、强迫性神经症状、反应性精神病和精神分裂症等。

在心身上，可有性格行为的改变，如暴发性狂怒、睡眠紊乱、持续性恶梦、人际关系和社会适应不良等。

三、核辐射对儿童机体的损伤

在相同辐射剂量照射下，年龄越小，对组织损伤越重；对系统损伤的严重程度依次是造血系统、中枢神经系统、免疫系统、消化系统、生殖系统、视觉器官等。详见第五篇第三十六章第二节。

四、儿童急性放射病

放射性外照射和内照射都可发生急性放射病，儿童以外照射为主，照射后病情凶险，发展极迅速。根据临床和病理改变有骨髓型、肠型和脑型三种类型。详见第五篇第三十六章第五节。

五、儿童慢性放射病

慢性放射病（chronic radiation sickness）又称慢性放射综合征，是指机体在较长时间内受到超剂量的电离辐射使造血组织及其他系统损害的全身性疾病。

（一）慢性放射病的损害

1. *胎儿和儿童*　胎儿受照射后死亡率增加，器官畸形发育，畸形儿出生率增多，如脑积水、小头畸形、脊柱裂、畸胎瘤等，儿童营养不良、生长发育障碍、智力发育不全。

2. *血液系统*　外周血红细胞、白细胞、血小板和血红蛋白中到重度减少，免疫力低下，出现贫血、出血、感染等。骨髓白细胞成熟障碍，可发生骨髓纤维化、多发性骨髓瘤等。

3. *皮肤损伤*　类似烧伤，发生毛囊破坏、血管损伤、营养障碍，可出现红斑、瘙痒、感觉丧失、水疱、水肿、脱皮、脱发、色素沉着、甲床变形，如感染、破溃，常经久不愈。

4. *神经系统*　三种典型病变依次为神经、血管调节障碍（血管自主神经性张力障碍）、无力症候群和与脱髓鞘脑脊髓病有关的器质性改变。

5. 眼白内障　较早和较多的病人出现眼晶体混浊及视觉障碍。

6. 肺部损伤　常见为间质性肺炎，出现发热、咳嗽、咳痰、呼吸急促、进行性呼吸困难、发绀、肺部啰音等，常继发细菌、病毒、霉菌等感染。

7. 生殖系统　生育能力下降，甚至不孕、不育等，精子和卵子中染色体畸变和基因突变。

8. 其他　可并发白血病和其他类型恶性肿瘤，如甲状腺癌、肺癌、乳腺癌、皮肤癌、恶性淋巴瘤、骨癌等；影响内分泌功能，致甲状腺功能低下等。

（二）放射病辅助诊断

1. 外周血血常规诊断标准及分度　见表 28－2－1。

表 28－2－1　放射病外周血诊断标准及分度

症状或征兆	1 度	2 度	3 度	4 度
淋巴细胞改变#	$\leq 1.5\times10^9$/L	$(1\sim1.5)\times10^9$/L	$(0.5\sim1)\times10^9$/L	$<0.5\times10^9$/L
粒细胞改变&	$\leq 2\times10^9$/L	$(1\sim2)\times10^9$/L	$(0.5\sim1)\times10^9$/L	$<0.5\times10^9$/L
血小板改变§	$\leq 100\times10^9$/L	$(50\sim100)\times10^9$/L	$(20\sim50)\times10^9$/L	$<20\times10^9$/L
出血	瘀斑，易擦伤，血红蛋白水平正常	轻微出血，血红蛋白下降水平小于 10%	出血，血红蛋白下降 10%～20%	自发出血或血红蛋白下降大于 20%

#：$(1.4\sim3.5)\times10^9$/L；&：$(4\sim9)\times10^9$/L；§：$(140\sim400)\times10^9$/L

（1）T 细胞亚群变化：CD4/CD8 比值下降。

（2）凝血系统：早期凝血系统激活出现高凝状态，后期减弱，发生出血乃至 DIC。

2. 骨髓象检测

（1）初期：照射后数小时骨髓造血细胞出现有丝分裂减少或消失，幼稚细胞出现核固缩，细胞核 DNA 含量降低、核破裂、核分叶过多、细胞溶解。1～2 天出现畸形分裂细胞，骨髓细胞数量剧减，成熟粒细胞比例增大。3～4 天骨髓细胞分布不均，处于退行性变。

（2）极期：骨髓造血细胞基本消失，残留少许网状细胞、巨噬细胞和浆细胞。造血微环境破坏，出现血窦扩张、破裂出血、基质水肿、血流徐缓、红细胞集聚、白色小血栓形成，骨髓腔多为脂肪细胞占据。

（3）恢复期：照射后 30 天进入恢复期，骨髓造血干细胞分裂增殖逐渐再生，2～3 周后骨髓腔充满造血组织，造血微环境逐渐增殖与修复，血窦重建，血液循环通畅。红、粒两系恢复早于巨核细胞系，但比例不定，照射后 40 天左右才有血小板形成。

3. 辐射生物剂量计测定　辐射生物剂量计测定辐射与血细胞病变和染色体畸形的关系，以确定病变严重程度和治疗效果。

（1）淋巴细胞染色体畸变（CA）：非稳定性畸变（CU），如双着丝粒和形成染色体环；稳定性畸变（Cs），如缺失、易位、倒位等。

（2）淋巴细胞微核率（CB 阻滞法）：简便，但有干扰因素。

（3）染色体彩涂或荧光原位杂交（FISH）：能快速识别人类第 1、2、4 与其他染色体间易位。

(4) 体细胞基因突变检测：T淋巴细胞次黄嘌呤磷酸转移酶（HPRT）位点、血型糖蛋白（GPA）基因、T淋巴细胞受体（TCR）基因等突变检测，其突变频率与辐射剂量呈正相关。

(5) 早熟染色体凝集技术：在染色体畸变与照射量之间有良好的量效关系，精子数和质的变化与性腺照射剂量有关。

(6) 粒-巨噬系集落刺激因子形成试验：反映干细胞损伤率。

(7) 其他：Comet试验，检测DNA单、双链断裂，顺磁共振（ESR）技术等。

（三）慢性放射病的治疗

1. 外照射病的治疗

(1) 粒细胞减少：可用升高白细胞药，如鲨肝醇、利血生、白血生、维生素 B_4、维生素 B_6、维生素 B_{12}、核苷酸、肌苷、茜草片等，1～3种联合应用，1～3个月无效改用其他药物。

(2) 血小板减少：可用维生素C、安络血、6-氨基己酸、茜草双酯、强的松等减轻出血；中药用凉血止血、益气养血药，如丹皮、三七、白药、仙鹤草、白茅根、大小蓟等。

(3) 对症处理：头晕用谷维素，维生素 B_6、维生素 B_{12} 等，中药菊花、钩藤等。失眠用刺五加、酸枣仁、远志或其他镇静安眠药。食欲不振用山楂丸、健脾丸、多酶片等。

2. 内照射病的治疗

(1) 减少吸收：可催吐，刺激咽部或用催吐剂，皮下注射阿扑吗啡（5～10mg）；洗胃；导泻。硫酸钡50g、磷酸三钙5g、磷酸氢二钠6g、磷酸铝凝胶100ml等沉淀剂、吸附剂对锶、钡、镭、锌、锰等元素有效，服后半小时可口服缓泻剂硫酸镁、双醋酚酊等。

(2) 阻止吸收：特异性阻止吸收剂褐藻酸钠8～10g配成糖水饮用和氢氧化铝凝胶首剂50ml均可阻止 ^{90}Sr 的胃肠道吸收，可使吸收减少50%以上。

(3) 促进排泄

①普鲁士蓝（亚铁氰化铁）：促进 ^{137}Cs 排除，每次1g，每日3次，连服数日。

②碘化钾：100mg，每日1次，连服数日，不超过10天，阻止放射性碘进入甲状腺。

③络合剂加速排除：

A. 促排灵（二乙烯三胺五醋酸钙钠盐，DTPA-CaNa），可促进镧、铈、镨、钷、锆、钚等多种放射性沾染物的排除。用法：1g溶于250ml生理盐水中静脉点滴，每日1次，连续3日为一疗程，必要时间隔3～4天进行第二疗程。

B. 二巯基丙磺酸钠：促进钋的排除。用法：5% 5ml肌注，每日2次，3～4日为一疗程。

C. 喹胺酸：促进钍、锆、钷、钚的排除。用法：0.5g溶于3ml注射用水或苯甲醇溶液中，肌注，每日1次，3～4日为一疗程。明显肝肾功能障碍者禁用。

D. 大量饮水：可将 ^{3}H 的排出量增加10～20倍。

六、核袭击的防护措施

（一）核袭击前防护措施

1. 建立核武器预警系统　采取预警卫星、超距雷达、远程跟踪雷达等，建立国家或区域性安全预警网，日夜担负着发现、识别、捕获、跟踪来袭目标的任务。

2. 构筑防护核武器建筑　建筑有防核能力的地下防空洞，抗压力强、防燃性能好和密闭性能良好，过滤通风，能避免或减轻核武器的危害。

3. 普及核辐射知识　进行全民安全教育，包括防原基础及自救互救知识、各种防护衣物和面具的穿脱方法、主要防辐射药物的原理及应用、核设施概要及事故医疗防护策略、除沾染方法模拟操作、辐射剂量测定、伤员分类及后送等。

4. 训练核辐射救援医疗队　现场救援医疗队由野战医院、驻军医院为单位，抽取相关人员组成。分为指挥组、后勤组、抢救分队、抢险分队、消防分队。配备分队救护车、个人防护器材，包括防毒面具、预防衣、预防自救器具等。

（二）核袭击时现场人员应急防护措施

1. 核爆炸瞬时效应防护

（1）立即卧倒：开阔地带采取方式是立即背向爆心，就地卧倒，闭眼、收腹、憋气，以防呼吸道烧伤。在离爆心较远的地方可利用衣帽、雨衣、白布等遮盖暴露的皮肤，以减轻光辐射损伤。戴口罩防止放射性落下灰进入呼吸道和消化道。

（2）就近隐蔽：发现核爆炸的闪光必须尽快利用各种有利地形地物，如永久防御工事、野战工事、山洞、土坑、沟渠、涵洞等。没有的可迅速就近利用地形地物隐蔽，卧倒在土坎、土丘背向爆心的地方，或侧向爆心的沟渠、桥洞等。装甲车辆乘员可利用车体进行防护。

（3）进入工事：有预防工事的应迅速进入，关好预防门，掩堵耳孔并采取相应措施，以避免光辐射、冲击波和早期核辐射的杀伤。

2. 核袭击后区域性放射性沾染判定

（1）确定沾染区的面积：沾染区的形状、范围取决于核袭击爆炸当量、爆炸方式、放射性尘粒大小、裂变碎片放射性衰减速度、风向、风速等。当风情变化较小时，沾染区呈带状或椭圆状，当风情变化较大时，沾染区的形状及范围就比较复杂。

（2）评定沾染等级：根据沾染区内射线照射剂量大小，将沾染区划分为轻微（0.02～0.1Gy/h）、中度（0.1～0.5Gy/h）、严重（0.5～1Gy/h）和极严重（>1Gy/h）四个等级。

（3）放射危害程度：一般划分为：

①危险伤情区：停留至爆后6小时可受到3Gy以上的照射，大部分暴露人员可能失去活动能力。

②中度伤情区：停留至爆后6小时可受到1～3Gy的照射，半数人员可能失去活动能力。

③轻度伤情区：停留至爆后6小时可受到0.5～1Gy的照射，一般不会失去活动能力。

④安全区：在上述区域以外的暴露人员。

3. 区域放射性沾染防护

（1）尽可能快速撤离：撤离的人群应是受照剂量较高、可能发生确定性损伤效应的人群，将人群从污染区迁移出去。

（2）进出沾染区：受染人员及其随身携带物品，在撤离沾染区后，要尽快进行洗消，以消除沾染；进入沾染区人员，可服用抗辐射药，以减少放射性物质在人体内的存留量。

（3）洗消建筑物、道路及工地污染：对受到放射性物质污染的建筑物、道路及工地场所等可进行清扫、水洗、覆盖或刮去表层等。

（4）控制受污染的食物和饮水：应禁止食用，如必须食用沾染食物时，可用水洗或去掉被沾染的表层、削去果皮的方法去除蔬菜和水果表面的放射性污染物。

4. 个人放射性沾染的防护

（1）外照射防护：尽量减少与放射源接触的时间，尽量拉开与放射源的距离，利用建筑物等快速进入隐蔽所，必要时服用防护药物。

（2）内照射防护：可用任何着装用品如帽子、头巾、雨衣、手套和靴等，并可翻起衣领、围上围巾、扎紧袖口和裤脚等，减少体表放射性物质的沾染。

（3）消除沾染：放射性沾染可较长时间存在，要注意消除，以减少因吸入、食入或皮肤伤口进入放射性沾染对人体的危害。定期进行健康检查及辐射量检测。

七、核辐射及突发事件的紧急救援

（一）迅速启动救援行动

1. 立即抢救伤员，脱离核暴露　核袭击瞬间造成大面积杀伤区，伤员多，伤情复杂，要迅速就地抢救及后送。撤离核辐射现场半径30km以内，下风向90~120km以内区域的所有人员。及时后送至后方医院治疗，尽快脱离核暴露，以减轻放射危害，防止伤情加重。

2. 确定核辐射剂量及区域　迅速侦查和测量核辐射的污染半径及污染程度，明确划分高、中、低剂量区，分别用红、黄、蓝旗进行污染区标记，标明上、下风区及风向。

3. 分区分段搜寻　在高、中、低剂量污染区再划分区段，进行人员搜索，将伤员尽快转移到远离核辐射区域的上风方向50m以上区域。

4. 判断伤情危急程度　采用简便易行的快速急救方法，优先处理致死性伤害，如严重弹片伤、烧伤、休克和急性肾衰等。争取时间进行外科清创手术，保护心、肺、肾、肝等功能。

5. 判断核辐射剂量　可根据从物理剂量中核算其瞬时和延时辐射剂量、淋巴细胞绝对值下降程度、恶心呕吐时间、核暴露位置、滞留时间、穿着等进行综合分析、判断。

6. 救护及洗消　根据伤情决定先救后消或先消后救。更换衣物，清洗体表，尤其是耳、鼻、眼周围。在放射性沾染区进行医疗抢救的人员也必须进行严格的个人防护。

7. 药物防护　放射性碘（^{131}I）的防护可用药物碘化钾，剂量为：婴儿12.5mg，1个月至3岁25mg，3~13岁38mg，13~40岁76mg，40岁以上不再服用。越早服用越好，对甲状腺有保护作用，可防止甲状腺肿瘤发生。

现场抗辐射可注射苯甲酸雌二醇4~6mg；6小时内出现恶心，可疑急性放射病，可立即静脉滴注右旋糖酐40；普鲁士蓝可阻止^{137}Cs在肠道的吸收。

（二）放射性沾染的消除

1. 先救治后洗消　休克或严重复合伤时先救治，待病情稳定后再行洗消。在应急救援中发生创伤时应立即撤离，用生理盐水或肥皂水冲洗，并尽早实施清创手术。

2. 局部洗消　一般用配好的专用洗消溶液（0.5%乙二胺四醋酸钠、5%柠檬酸和5%盐酸等比混合液）刷洗2~3遍，再用40℃左右的温水冲洗污染部位。眼睛用生理盐水冲洗后涂抗生素眼药膏。口腔用生理盐水或2%碳酸氢钠或专用洗消液漱口。鼻腔宜剪去鼻毛后用盐水棉签擦拭。外耳道可用棉签蘸取3%的双氧水擦拭。体表先剔除毛发后再彻底洗消。

3. 伤口处理　应先包扎、保护好伤口后进行全身洗消，防止二次污染。伤口有核污染和化学毒物合并污染，先处理化学毒物污染。弹片伤处理：用X线检测弹片大小、数量和存留部位，用检测仪确定铀片。根据铀片大小、数量和存留部位，确定是否手术清除。

4. 减少核污染进入体内

（1）呼吸道处理：多漱口，用生理盐水反复冲洗鼻腔，服祛痰剂或用洗肺疗法使放射性物质从呼吸道排出。洗肺疗法：全麻下单侧肺灌注37℃的生理盐水或含 $CaNa_2DTPA$（二乙烯三胺五乙酸）等渗液，灌洗多次，用另侧肺维持呼吸功能。间隔2~3日对另侧肺灌洗。

（2）胃肠道处理：用刺激咽部或药物催吐，生理盐水或苏打水洗胃。超过4小时，可用泻剂、灌肠等方法以缩短核污染物在肠道停留时间，大量输液并给予利胆剂。

（3）皮肤和伤口处理：洗消或外科处理，选用表面活性剂、络合剂（柠檬酸钠和DTPA等），提高洗消效果。

（4）加速体内核污染物的排除：促排药物主要有：碳酸氢钠、喹胺酸、Tiron（钛铁试剂）、氨羧型络合剂（$CaNa_2EDTA$ 或 $CaNa_2DTPA$，即促排灵）、氨烷基次膦酸型络合剂、苯酚类螯合剂双酚氨酸及其衍生物等。氨烷基次膦酸型络合剂中的促排剂EHBP（1-羟基-1，1-二磷酸乙烷）有极强的螯合能力，无明显毒副作用，很少发生肾功能损害。

（李薇　王永午　徐通）

参考文献

[1] 叶根耀. 急性放射病临床诊治研究进展［J］. 国外医学·放射医学核医学分册，1997，21（5-6）：199-204.

[2] 张斌，丁新民，段蕴铀. 贫铀对机体健康影响的研究进展［J］. 中国预防医学杂志，2011，12（5）：448-450.

[3] 李艳波，李进，邢志伟，等. 造血干细胞移植与SDF-1在急性放射病治疗中的研究进展［J］. 医学综述，2012，18（3）：348-350.

[4] 封志纯，史源主编. 军事儿科学［M］. 北京：军事医学科学出版社，2010：207-229.

第三节　化学武器损伤与防护

一、化学武器概论

（一）定义

化学武器是以毒剂的毒害作用杀伤有生力量的各种武器、器材的总称，属于大规模杀伤性武器。以毒剂杀伤人、畜，破坏植物的化学物质为毒剂（化学战剂）；装填有毒剂的弹药称为化学弹药；通过各种兵器，如火炮、火箭、导弹、飞机或器材将毒剂投放到空间和地面，形成一定浓度和密度发挥杀伤作用的军事行动为化学战。化学战剂、化学弹药及投放装置统称为化学武器。化学武器组成包括化学弹药和毒剂布洒器。化学弹药是指战斗部内主要装填毒剂的弹药。

（二）化学武器性能特点

1. 毒性作用强　化学武器中的毒剂多属剧毒或超毒性毒物，其杀伤力远远超过常规武器，化学战条件下可造成大批同类中毒伤员。

2. 中毒途径多 化学武器通过吸入、接触、误食毒剂等多种途径，直接或间接地引起中毒。杀伤途径多，杀伤范围广，染毒空气可随风扩散，渗入工事、舱室、沟壕和低洼处。

3. 持续时间长 化学毒剂持续时间取决于毒剂特性、袭击规模、气象、地形等条件。经口、鼻、皮肤中毒可延续几分钟至几天；液体毒剂污染可持续几小时至几天、数周。

4. 杀伤范围广 化学袭击后的毒剂蒸气或气溶胶（初生云）随风传播和扩散，使得毒剂的效力远远超过释放点，故其杀伤范围较常规武器大许多倍。

5. 制约因素多 化学武器虽然是大规模杀伤武器，但恶劣气候条件和不同地形地物对毒剂的杀伤效果都有影响。

6. 造价低，来源方便 同核武器相比，化学武器造价低，来源方便。比如以 $1km^2$ 面积内杀伤人畜计算，常规武器需2000美元，核武器需800美元，化学武器仅需600美元。

（三）化学恐怖袭击的特点

1. 突发性 化学毒物的毒性作用发生迅速、范围大，化学恐怖袭击突发且难以预料。

2. 群体性 短时内多人同时中毒，死亡率可高达50%左右。

3. 隐匿性 化学毒剂种类多，其不同种类的中毒初期病因不能马上确定，常会被误诊。

4. 高速致命性 氰化物、硫化氢、氮气、二氧化碳、一氧化碳在较高浓度下均可于数秒或数分钟内使人发生“电击样”死亡，与喉痉挛、延髓中枢或呼吸中枢麻痹等有关。

5. 时间可控 化学毒剂可控制时间、有效时间长，伤害严重。

（四）化学武器影响因素

1. 气象

（1）风速：无风、风速过小、风向不定、风速过大等可影响效果。

（2）气候：炎热季节，缩短毒剂有效时间；严寒季节，毒剂冻结失效；雷雨、下雪可以冲刷、水解、覆盖毒剂作用。

（3）空气对流：向高空扩散，降低战斗浓度；空气无上下对流，毒剂浓度高，有效时间长。

2. 地形、地物和地面 在山区、洼地、丛林地带，毒剂滞留时间长、浓度高、杀伤范围则相对缩小。在平坦开阔地或海面。毒剂云随风运动，不受阻碍，容易扩散，杀伤范围较大，但时间短。城市死胡同、小巷、拐角多、庭院及背风处染毒空气易被滞留。

3. 毒剂的战斗状态 毒剂施放后发挥杀伤作用的状态，叫毒剂的战斗状态。通过爆炸分散法、加热蒸发法和布洒法将毒剂迅速分散成蒸气、烟、雾、液滴、微粉等五种战斗状态，烟和雾统称为气溶胶，各具不同的杀伤效果。

（五）化学武器种类

按毒剂分散方式分为三种基本类型。

1. 爆炸分散型 借炸药爆炸使毒剂呈气雾状或液滴状分散。主要有化学炮弹、化学航弹、化学火箭弹、化学地雷等。

2. 热分散型 借烟火剂、火药的化学反应产生的热源或高速热气流使毒剂蒸发、升华，形成毒烟（气溶胶）、毒雾。主要有手榴弹、炮弹及装填液体毒剂的毒雾航弹等。

3. 布洒型 利用高压气流将容器内的固体粉末毒剂、低挥发液态毒剂喷出，使空气、地面和武器装备染毒。主要有毒烟罐、气溶胶发生器、布毒车、航空布洒器和喷洒型弹药等。

二、化学毒剂种类

化学毒剂共6类14种，按化学毒剂的毒害作用把化学武器分为六类：神经性毒剂、糜烂性毒剂、全身中毒性毒剂、失能性毒剂、刺激性毒剂、窒息性毒剂。

（一）神经性毒剂

1. 分类　为有机磷酸酯类衍生物，分G类神经毒，为甲氟膦酸烷酯或二烷氨基氰膦酸烷酯类毒剂，有塔崩、沙林、梭曼；V类神经毒，为二烷氨基乙基甲基硫代膦酸烷酯类毒剂，有维埃克斯（VX）。毒剂呈无色水样或油状液体，微果香味，微溶于水，易溶于有机溶剂。

2. 代表毒剂　塔崩、沙林、梭曼、维埃克斯（VX）。战争使用时为蒸气态或气溶胶态。人的半致死剂量（LD_{50}）为：塔崩1g、沙林1.7g、梭曼0.35g、维埃克斯（VX）0.01g。症状开始时间，几秒到几分钟。

3. 毒剂效应　通过呼吸道、眼睛、皮肤等进入人体，迅速与胆碱酯酶结合使其丧失活性，引起神经系统功能紊乱，出现流口水、咳嗽、呼吸困难、流泪、恶心、呕吐、腹痛、腹泻、大小便失禁、焦虑、头痛、意识错乱、运动失调、昏迷、惊厥、麻痹等，可迅速致死。

（二）糜烂性毒剂

1. 代表毒剂　主要有芥子气、氮芥和路易斯气。无色油状液体，大蒜气味，难溶于水，易溶于有机溶剂。战争使用时状态为液滴态或雾状。芥子气毒剂对人的半致死剂量（LD_{50}）为7g。症状开始时间，15分钟到4小时。

2. 毒剂效应　主要通过呼吸道、皮肤、眼睛等侵入人体，出现水疱、皮肤糜烂、流泪、咳嗽、呼吸道黏膜坏死、呼吸困难、肺水肿、恶心、呕吐、腹泻、焦虑等。长期效应可致癌、免疫、生殖系统、呼吸道损伤和致盲。中毒后需长期治疗才能痊愈。

（三）失能性毒剂

1. 代表毒剂　主要有毕兹（BZ，二苯基羟乙酸-3-奎宁环酯），无臭、白色或淡黄色结晶。不溶于水，微溶于乙醇。战争使用时状态为烟状。人的半致死剂量（LD_{50}）估计为200g/(min·m^3)。症状开始时间在中毒0.5~1小时后，4小时达到高峰，伤员完全处于谵妄状态，中毒12小时后症状逐渐减轻，2~4天可恢复正常。

2. 毒剂效应　主要通过呼吸道吸入中毒。口干、皮肤潮红、瞳孔散大、头痛、幻觉、判断力和注意力减退、狂躁等，使人精神失常、四肢瘫痪而丧失战斗力。

（四）刺激性毒剂

1. 代表毒剂　有催泪性毒剂，氯苯乙酮、西埃斯；喷嚏性毒剂，亚当斯气。白色、无色、金黄色晶体，无味或荷花香味，微溶于水，易溶于有机溶剂。使用时状态为烟状。

2. 毒剂效应　毒剂作用迅速强烈，刺激眼睛和上呼吸道，出现眼痛、流泪、咳嗽、喷嚏等症状。属于非致命性的暂时失能性药剂，脱离接触后几分钟或几小时症状会自动消失，不需要特殊治疗，不留后遗症。若长时间大量吸入可造成肺部损伤，严重的可导致死亡。

（五）窒息性毒剂

1. 代表毒剂　有光气、氯气、双光气等。光气常温下为无色气体，有烂干草或烂苹果味，难溶于水、易溶于有机溶剂。使用时状态为气体。吸入的半致死剂量（LD_{50}）为3200g/（min·m^3），半失能剂量为1600mg/（min·m^3）。吸入后立即出现症状，经几小时后出现肺水肿。

2. 毒剂效应　损害呼吸器官，引起急性中毒性肺气肿而造成窒息。光气与水结合生成盐酸和二氧化碳，盐酸刺激和腐蚀肺泡壁引起强烈的肺水肿，继而引起窒息，甚至死亡。在高浓度光气中，中毒者可在几分钟内由于反射性呼吸、心跳停止而死亡。

（六）全身中毒性毒剂

1. 代表毒剂　有氢氰酸、氰化氢等。为破坏人体组织细胞氧化功能，引起组织急性缺氧的毒剂。氢氰酸（HCN）是氰化氢的水溶液。氰化氢有苦杏仁味，可与水及有机物混溶，使用时状态为蒸气状。人的半致死剂量（LD_{50}）为7g。症状即刻开始。

2. 毒剂效应　氰化氢经呼吸道进入人体，遇水后变成氢氰酸，作用于细胞色素aa3，与三价铁结合，失去携氧能力，导致组织窒息。临床表现为眼刺激、恶心、呕吐、抑郁、头痛、运动失调、抽搐、瞳孔散大、昏迷、呼吸困难等，重者可迅速死亡。

三、化学毒剂的检测

（一）侦毒装备

1. 远程探测设备

（1）主动激光差分雷达技术：可以探测到20km内的化学毒剂扩散与移动情况，对化学毒剂进行快速分类和鉴别，得出定量的结果。

（2）被动式傅立叶变换红外光谱技术：用于机场、体育场、广场等目标地域进行大范围远距离监测，可以在5km的距离上探测目前已知的化学毒剂和绝大多数工业污染物。

2. 早期预警装备　主要由自动、可在线监测的毒剂（毒物）报警器组成。化学预警装备可预先放置在现场或装备于化学侦察车，对化学毒剂早发现、早预警。主要有：对有机磷毒剂进行监测报警的含磷毒剂报警器；探测神经性毒剂和糜烂性毒剂的ChemPro 100化学探测器；监测化学有毒气体，能自动发出警报的Toxiae PGM－35型有毒气体监测仪等。

3. 快速侦毒装备　快速确定化学毒剂、毒物的种类和大致浓度，便携多用途组合式侦检箱，可为确定解除防护的时间、伤员救治和洗消提供依据。主要有：能够检测、识别多种化学战剂、毒物的蒸气等的手持式Sabre 4000型化学检测仪；可对神经性毒剂、糜烂性毒剂、氢氰酸、光气等进行侦检的化学侦毒器，并可采集毒剂、毒烟等样品；能分别测定500多种有害气体或挥发性有机物的快速气体检测管等。

4. 现场化验装备　能够实现化学毒剂的现场侦检。能对毒剂样品进行定性、定量检测，分析，鉴定；对水和食品进行化验以确定可否食用；对伤员血液等进行化验，以辅助诊断。主要有以下几种。

（1）化学检毒箱：由各种溶剂、固体试剂和试验器具组合而成，能检定粮食及饮水中的毒剂和一般性毒物，检验方法简单，易于掌握。

（2）4.2 FYX－04型毒物化验箱：将不同的显色试剂按比例固定在硅胶上，根据生色反应的颜色检测毒剂，方法灵敏快速，使用简单。

（3）便携式分析仪器

①气相色谱－质谱联用仪（GC/MS）：可在15分钟内高精度地完成目前已知绝大多数化学毒剂的检出和测定。

②便携式红外光谱分析仪：可对化学毒物快速定性鉴定，如Travel IR HCI快速检测仪。

③便携式分光光度计：如 DREL/2400 型便携式水质实验室，可快速检测 22 种常用水质参数。

④离子迁移谱技术：主要用来确定化学毒剂类别和实时监控。

⑤声表面波技术：对神经毒气的检测精度可达 $0.1mg/m^3$。

5. 生物毒剂侦检技术　生物毒剂侦检技术只能分辨生物气溶胶和非生物气溶胶，均无法对生物毒剂的种类进行区分。主要有激光激发生物荧光分析技术的远距离探测型和在线分析型两种。

（二）各种毒剂的检测

1. 神经性毒剂　测定乙酰胆碱酯酶，可检测神经毒剂。气相色谱、气相色谱质谱、液相色谱质谱、毛细血管电泳、离子色谱间接光度检测等技术，可直接检测神经毒剂的水解产物，如乙基甲基膦酸、异丙基甲基膦酸等。神经毒剂酶加合物的特异性检测，特异性较高。

2. 糜烂性毒剂　检测芥子气，用免疫化学分析可检测出的最低剂量为 50nmol/L；气相色谱、液相色谱技术可检测出 100μg/L 的芥子气衍生化合物。检测氮芥，可用反相高效液相色谱，最低检测定量为 20μg/L。检测路易氏剂，可用原子发射检测器，查全血和尿中的路易氏剂，最低检测定量为 40pmol/L。

3. 失能性毒剂　可用放射性同位素免疫法，最低检测定量血样品为 0.15μg/L，尿样品为 0.139μg/L；非放射性同位素免疫法，最低检测定量与放射性同位素免疫法相同；毛细管电泳激光诱导荧光检测法，最低检测定量血样品为 0.1～0.2μg/L。

4. 窒息性毒剂　高效液相色谱仪可用于光气检测，微柱液相色谱串级质谱对血样品中光气的最低染毒剂量是 1μmol/L。

5. 全身中毒性毒剂　同位素稀释气相色谱/质谱、电化学法、高效液相色谱、分光光度法检测尿中的硫氰酸盐对氰化氢中毒进行检测，方法快速、准确、定量。

四、化学武器的平时防护

（一）加强组织训练

化学武器虽然杀伤力大，破坏力强，但由于使用时受气候、地形、战情等的影响使其具有很大的局限性，而且是可以防护的。

1. 组成联合指挥部门　由防疫、医疗、民防、消防、公安、军队、环卫、通讯、运输、环保等众多部门联合组建高效、强势的指挥机构，统一指挥、协调各单位和部门，共同应对化学毒剂恐怖事件。

2. 提高应急反应速度　完善各种医疗救援应急预案，进行经常性专业培训及模拟演练。增强全民的反恐意识和应急自救互救能力。平时反复演练，发现问题及时解决，增强协同防护能力。

3. 防化教育和培训　对公众进行毒剂的识别、防护、催吐、导泻、洗消及标识知识等教育。应熟悉化学应急救援组织指挥体系，毒剂泄漏后的救护、群众的自救互救（检伤分类、止血、包扎、固定）进行演练。

（二）建立应急专业组

1. 洗消组　由疾病预防专业人员组成，负责染毒人员、救援人员、车辆、装备及染毒地域的洗消。

2. 侦检组　由疾病预防专业人员组成，负责毒物的检测，确定污染范围和程度，划分危险区域。

3. 急救组　由医院和疾病预防人员联合组成，负责洗消后伤员的现场急救及伤员后送等，配备急救药材、运输车辆、防护器材等。

4. 专家组　成立反化学恐怖救护专家组，由防化、检验、防护、除沾染、现场救治、毒理、解毒药物、麻醉专家等组成。负责解决疑难问题、指导救援行动、决策咨询和技术指导。

（三）防护设施及装备

1. 防护设施　防护的基本原理是设法把人体与毒剂隔绝，同时保证人员能呼吸到清洁的空气，如构筑防化学工事、永备工事、特种车辆的集防装置、野战掩蔽部、过滤通风设备等。

2. 贮备防护器材和设备　贮备与人口密度相适应的救援防护器材、急救和洗消药品。用于个人防止毒剂、放射性灰尘和生物战剂气溶胶伤害的器材，包括防毒面具、衣裤、斗篷、手套、靴套等。防毒面具可防护沙林、氢氰酸、光气等。全身防毒衣可防护 VX、芥子气、路易氏剂等毒剂。

（四）毒剂洗消方法

1. 机械法　机械方法铲除染毒地面部分，使人不与毒物接触。隔绝毒剂，用沙土等覆盖染毒地面或深埋毒物物品等，并加盖大量漂白粉。

2. 物理法

（1）吸附法：利用强吸附能力的吸附剂如活性炭、漂白粉等吸附物体表面和过滤空气、水中毒剂，棉花、纱布等吸去皮肤上的毒剂。

（2）溶解、冲洗：用棉花、纱布等吸收汽油、煤油、酒精等有机溶剂溶解去除体表或器械表面的毒剂，也可用热水加洗涤剂。

（3）通风、加热：通风、加热可驱散、破坏、蒸发毒剂。如蒸汽可消毒服装类，水煮可消毒水和医疗器械等。体积大而无利用价值物品可进行焚烧。

3. 化学法

（1）水解作用：可通过水解作用破坏多数毒剂的毒性作用，加温可加速解毒效果。

（2）碱化作用：氨水、碳酸钠、碳酸氢钠和氢氧化钠等碱性消毒剂可破坏、抑制 G 类神经毒剂和路易氏剂的毒性。

（3）氧化作用：漂白粉、氯胺、过氧化氢、高锰酸钾等可使糜烂性毒剂被氧化而失去毒性。碘酒消毒可破坏路易氏剂的毒性。金属器械和服装类不适合用氧化剂。

（4）氯化作用：漂白粉及含有活性氯的消毒剂、氯胺、二氯异三聚氰酸钠等可消除芥子气。

4. 洗消剂　洗消剂应洗消速度快，效果彻底，用量少，且无人体伤害作用。常用的洗消剂有：氧化氯化洗消剂，如次氯酸钙（漂白粉）、次氯酸钠、氯胺等；酸性洗消剂，如稀盐酸、稀硫酸、稀硝酸等；碱性洗消剂如氢氧化钠、氨水、碳酸氢钠等；络合型洗消剂，如硝酸银试剂、活性炭等；物理洗消剂，如酒精、汽油以及吸附剂等；简易洗消剂，如草木灰水、肥皂、水等。

五、化学武器毒剂泄漏现场的紧急处理

（一）现场毒剂泄漏调查

1. 调查　详细了解毒剂泄漏的时间、地点，人员伤亡，是否爆炸，毒剂数量、类型、扩散范围，地形地貌，居民状况等。

2. 毒剂侦查　用检测仪器测定毒剂类型、扩散范围、现场风向、周边污染状况。

3. 划分区域　根据人员损伤、毒剂类型、扩散范围划分警戒区域，分成危重区、中危区、轻危区和安全区，并设立警戒标志。严格出入管理，进行安全检查，详细登记。

（二）抢救人员的卫生防护

派遣化学专家、救援队伍、抢险救援车、防化车、救护车等组成救援体系。

1. 抢救人员进入污染区前，按规定口服或注射预防药物，佩戴制式防护器材。防护神经性毒剂、全身中毒性毒剂、糜烂性毒剂时应穿戴全身防护器材。防护失能性毒剂、窒息性毒剂或刺激性毒剂时应戴防毒面具。

2. 尽量乘车从上风方向或侧风方向进入污染区，既可争取抢救时间，又可减少毒剂污染。行车途中拉开距离，防止扬尘。在污染区内坚持穿戴防护设备，避免触摸染毒物体，不得食宿和吸烟。离开核心区要进行洗消和毒剂检查。

（三）现场紧急医学救援

1. 救治程序

（1）污染区伤员的现场抢救：先重伤员后轻伤员，先重染毒区、后轻染毒区。自救与互救相结合。

（2）判断伤员病情严重程度：虚脱、昏迷、肺水肿、呼吸困难、惊厥、精神障碍及伤口状况等。

（3）判断中毒剂种类：尽快脱离毒剂接触，使用抗毒剂。给中毒伤员戴防毒面具，就地进行局部消毒，防止继续中毒。

（4）迅速撤离：将伤员进行登记、标识，迅速撤离染毒区。抢救后的伤员后送至救护所或医院，伤员应分散安置，及时消毒担架和车辆，防止交叉染毒。

2. 现场救治

（1）将危及生命的毒剂及创伤救治放在首位，用急救包包扎伤口，将伤员撤离染毒区。

（2）严密注意生命指征：呼吸、循环、水电解质平衡等。及时清除呼吸道分泌物，如吸氧、吸痰、体位引流等，防止舌后坠，保持呼吸道通畅。呼吸、心跳停止或抑制时立即心肺复苏，进行人工呼吸、体外心脏按摩。离开染毒区后可用口对口或口对鼻法人工呼吸。

（3）急救要争分夺秒，用药及时准确。出现神经性毒剂时，立即肌内注射急救针，后送途中如症状复发，可重复注射1～2次，每次1支，间隔1～2小时。无急救针时，酌情注射阿托品2～5mg，若出现明显躁动、心率快、皮肤广泛潮红时，应适当减少用量、延长给药时间。

（4）局部处理与全身治疗相结合：神经毒剂（VX）中毒伤员同时进行皮肤消毒及注射抗毒剂，糜烂剂伤员合并严重创伤危及生命体征时，应先处理创伤并使用抗毒剂，阻止毒剂的继续吸收。

（5）静脉补液时注意输液不宜过快过多，防止引发肺水肿或脑水肿。急救时注意其他

安全防护措施，以防止患者发生意外损伤，如用牙垫、用约束带固定伤员四肢等措施以防止舌咬伤、撞伤、坠床、皮肤抓伤及拔出各种治疗护理管道。

3. 人员洗消

（1）伤员消毒程序：伤口的消毒，先创面，后全身，用水或0.5%次氯酸盐冲洗皮肤浅表伤口，或用5%~10%氯胺溶液浸湿的棉花填塞于伤口内。全身多处损伤的洗消，先急救，再按从头到脚的顺序进行毒剂污染清洗。呼吸损伤患者提倡早期呼吸道灌洗。

（2）洗消部位与洗消剂：眼睛、腹部脏器禁用次氯酸盐溶液消毒。眼睛，用清水、2%碳酸氢钠或0.01%高锰酸钾水溶液反复冲洗，冲洗时脸偏向一侧。皮肤，局部擦洗消毒或用热水、肥皂全身擦洗消毒。常用的皮肤消毒剂有2%碳酸氢钠水溶液、10%氨水、18%~25%氯胺醇水混合溶液（用于糜烂毒素）、5%碘酒和5%二巯基丙醇软膏（用于路易氏气）。

六、化学武器伤的救治

化学毒剂急救、诊治原则：先重后轻，特效抗毒素与综合治疗相结合，局部处理与全身治疗相结合。防止继续中毒，尽早使用特效抗毒剂，维持呼吸循环功能，对症处理等。

（一）神经性毒剂中毒救治

1. 注意观察　对重度中毒或酶活性低于正常值50%者，应特别注意呼吸、心率、血压和酶活性的变化，防止病情突变。对维埃克斯（VX）染毒伤员，应同时进行皮肤消毒及注射抗毒剂。

2. 口服中毒　立即用清水、2%~5%碳酸氢钠液或1∶5000高锰酸钾溶液反复洗胃。洗胃后胃管内注入硫酸镁或硫酸钠30~60g导泻。

3. 神经解毒药（抗胆碱药物）

（1）阿托品：阻断突触后受体位置的乙酰胆碱，从而中和毒蕈碱的效应，但不能影响烟碱突触。轻度中毒单用阿托品，中、重度中毒可与胆碱酯酶复能剂联合应用。用法见表28－3－1。

表28－3－1　阿托品用量与用法

	轻度中毒	中度中毒	重度中毒
给药途径	肌内注射或口服	肌内或静脉注射	肌内或静脉注射
首次给药剂量（mg/人）	1.0~2.0	2.0~5.0	5.0~10.0
重复给药剂量（mg/人）	0.5~1.0	1.0~3.0	3.0~5.0
给药时间间隔（min）	>45	>30	>15

（2）解磷定：为肟类化合物，能结合乙酰胆碱酯酶和水解神经毒剂。尽早应用，否则神经毒剂将发生不可逆转的结合作用。解磷定用量与用法见表28－3－2。

表 28－3－2　解磷定用量与方法

	轻度中毒	中度中毒	重度中毒
给药途径	肌内注射	肌内或静脉注射	肌内或静脉注射
首次给药剂量（g/人）	0.5～1.0	1.0～1.5	1.5～2.0
重复给药剂量（g/人）	—	0.5～1.0	1.0～1.5
给药时间间隔（min）	—	60～120	30～120

4. 输注新鲜血液或换血疗法　补充有活性的胆碱酯酶。血液灌注，清除血液内有机磷毒剂。

5. 对症及支持治疗　防治脑水肿，注意水电解质与酸碱平衡，防治感染等。

（二）糜烂性毒剂中毒救治

无特效抗毒剂。急救原则：糜烂性毒剂合并有危及生命的创伤时，应将创伤急救放在首位，对染毒部位彻底洗消，抗感染、抗休克及对症处理，尽快阻止毒剂继续吸收。

1. 芥子气中毒救治

（1）现场救治

①皮肤染毒：用吸水物质吸去皮肤上可见毒液，再用消毒液局部消毒，10 分钟后用清水冲洗。也可用肥皂、洗衣粉等碱性水溶液。

②伤口：尽快用无菌纱布擦去毒液后用大量稀释消毒液或生理盐水冲洗。

③眼睛：用大量流动清水清洗病眼，或用 2% 碳酸氢钠液冲洗。

④呼吸道：0.5% 氯胺或 2% 碳酸氢钠液或清水漱口和灌洗鼻咽部。

⑤消化道：误食后立即催吐和洗胃，用 2% 碳酸氢钠液或清水反复灌洗十余次，晚期禁止洗胃。

（2）中毒治疗：全身吸收中毒：早期以每 5ml/min 的速度静脉注射 25% 硫代硫酸钠 50ml。危重者需心肺复苏，静脉注射糖皮质激素、抗休克、抗感染等。

（3）对症处理：包括镇静、止痛、加强营养、隔离消毒等。

①呼吸道损伤：局部超声雾化吸入，防治感染，保持呼吸道通畅。

②眼损伤：冲洗结膜后用抗生素、激素抗感染消炎，疼痛剧烈用 0.5% 地卡因滴眼，有角膜损伤时用 1% 阿托品扩瞳。

③皮肤损伤：用清凉止痒抗炎消肿药物，浅烧伤保护创面、预防感染、促进愈合，深度烧伤与凝固性坏死切痂植皮。

2. 路易氏剂中毒救治

（1）皮肤：清洗后立即用 5% 二巯基丙醇油膏涂擦皮肤，5～10 分钟后擦去洗净。

（2）眼睛：洗消后立即用 3% 二巯基丙醇眼膏涂入眼内，30 秒钟后再用冷水冲洗。

（3）误食：急救洗胃后口服 5% 二巯基丙磺酸钠 20ml。

（4）全身吸收中毒：及早使用二巯基类药物：二巯基丁二酸钠、二巯基丁二酸、二巯基丙磺酸钠、二巯基丙醇。

（三）失能性毒剂中毒救治

抗毒药物为可逆性胆碱酯酶抑制剂，包括解毕灵、毒扁豆碱、新斯的明等。

（1）解毕灵：首次肌内注射10～15mg，疗效不明显可再注射半量。症状控制后逐渐减量或延长间隔时间。

（2）毒扁豆碱：首次肌内注射2～4mg，疗效不明显可再注射半量。

（3）新斯的明：首次肌内注射0.5～1mg，疗效不明显可再注射半量。

可逆性胆碱酯酶抑制剂使用过量可出现拟胆碱能副作用：流涎、多痰、多汗、呕吐、腹痛、肌颤、血压降低等。严重时立即停用，并肌内注射小剂量阿托品（0.5～1mg）。

（四）窒息性毒剂中毒救治

无特效药物治疗。主要是对症处理，维持呼吸循环功能，保持呼吸道通畅，防治肺水肿，预防感染、纠正水电解质紊乱及酸碱失衡。

（五）刺激性毒剂中毒救治

1. 眼睛损伤　立即用清水或2%碳酸氢钠溶液充分冲洗，结膜炎及角膜炎按眼病治疗，眼痛时可用1%狄奥宁止痛。

2. 皮肤损伤　先用干布轻擦，再用清水或肥皂水或3%～4%碳酸氢钠溶液冲洗。用可的松软膏涂抹患处，水疱破裂时用抗生素预防感染，深度灼伤按化学烧伤原则处理。

3. 呼吸道损伤　超声药物吸入，止咳、祛痰、抗感染、解痉等防治肺损伤。

4. 消化道损伤　误服可催吐、洗胃、口服活性炭粉等刺激物后导泻。消化道症状明显可用颠茄片或阿托品。

5. 亚当剂中毒　全身吸收中毒症状出现可用二巯基类药物抗砷治疗。

（六）致痉挛性灭鼠剂中毒的救治

主要代表毒剂为毒鼠强、氟乙酰胺。毒鼠强对脑干具有强烈兴奋作用，可引起惊厥。氟乙酰胺属于高毒类药物，影响脑代谢，产生脑水肿，引起惊厥。救治方法：

1. 口服中毒　立即催吐、洗胃、导泻、口服活性炭吸附毒物。

2. 止惊　用安定，儿童每岁每次用1～2mg/次，缓慢静脉注射，20～30分钟。4～6小时可重复1次。成人24小时总量不超过100mg。苯巴比妥钠，儿童每次5～8mg/kg，肌内注射，4～6小时可重复1次。

3. 解毒药　乙酰胺（解氟灵）为氟乙酰胺特效解毒药，成人每次2.5～5.0g，2～4次/d或0.1～0.3g/(kg・d)分2～4次肌内注射，连续5～7天。无乙酰胺可用无水乙醇5ml加入10%葡萄糖100ml中静脉点滴，2～4次/d。毒鼠强中毒无特效解毒剂。

4. 血液净化　重度中毒者症状难以控制，可采用活性炭作为吸附剂进行血液灌流，清除血中毒鼠强。血液透析可有效清除血中毒物。

5. 对症处理　防治肺水肿，保护心、脑、肾、肝功能，解除呼吸抑制，抗感染、抗出血等。

（七）全身性毒剂中毒救治

1. 现场急救　皮肤黏膜污染者用大量清水彻底清洗，口服者进行催吐。

2. 综合对症处理　维持呼吸循环功能，保持呼吸道通畅，预防感染、防治肺水肿，纠正水电解质紊乱及酸碱失衡。

3. 特效解毒剂　氰化物中毒可选用变性血红蛋白形成剂，用亚硝酸异戊酯1～3支吸入；3%亚硝酸钠10ml静脉注射；10%4DMAP 2ml肌内注射；用硫代硫酸钠，氰化物在硫氰生成酶催化下，生成无毒的硫氰酸盐排出体外。常用25%～50%的硫代硫酸钠20～40ml

静脉注射。

（李薇　王永午　徐通）

参考文献

[1] 李群文. 生化武器的威胁与防治［J］. 中国地方病防治杂志，2003，18（6）：350－352.

[2] 葛巍巍，吕显智，王永西等. 军事化学毒剂的应急救援［J］. 职业卫生与应急救援，2009，27（4）：211－214.

[3] 陈峰，吴太虎，王运斗等. 生物及化学毒剂侦检技术发展现状［J］. 医疗卫生装备，2011，32（1）：72－73.

[4] 宋婷婷，郭磊，陈佳. 主要化学毒剂体内生物标志物检测技术研究进展［J］. 国际药学研究杂志，2008，35（3）：198－204.

[5] 唐博恒，李权超，于泱等. 提高疾病预防控制机构处置化学恐怖事件能力的思考［J］. 华南国防医学杂志，2010，24（5）：398－399.

[6] 王启栋，李增德，曹德康等. 化学恐怖事件卫勤应急救援探要［J］. 武警医学院学报，2011，20（11）：916－917.

第四节　生物武器损伤与防护

一、生物武器概论

（一）生物武器组成及条件

生物武器是指用生物杀死有生力量和毁坏植物的武器，由生物战剂及施放它的武器、器材共同组成。生物战剂也称细菌武器，指用来杀伤人员、牲畜和毁坏农作物的致病性微生物及其毒素，属于大规模杀伤性武器。它的施放装置，包括炮弹、炸弹、火箭弹、导弹弹头和布撒器、喷雾器、气溶胶发生器等。用做生物战剂的病原体条件：

1. 具有大规模杀伤性、感染性、强毒性；能使人、畜均感染发病；投放后感染蔓延、发病快，症状严重，病死率高，难以预防、诊断和治疗。

2. 多种传播途径，速度快；污染、遗毒难清除；能耐热、耐日光、耐干燥，并能维持较强的致病能力。

3. 便于生产、运输和保存；廉价获得而投放简便；最容易引起公众恐惧和社会混乱。

（二）生物战剂的流行病学特征

1. 流行过程异常　通过播散气溶胶和媒介昆虫造成疾病暴发或流行，很难找到最初的感染源。传统的疾病传播途径发生变异，既往经叮咬或食入传播的传染病反常地经呼吸道传播。经生物工程技术改变使病原体毒力增强到数万倍。

2. 流行特征异常　仅限于在严格的疫源地内传播的传染病可以在其他地区出现；仅限于在特定季节发生的传染病或昆虫在其他季节出现；仅限于某些特定职业人员的传染病可以在其他人员发病。气溶胶与自然传染病逐渐流行不同，可同时、短期、大量发病呈暴发流行。

（三）生物战剂使用方式及侵入途径

1. 喷洒生物战剂气溶胶　生物战剂撒播后以微小的粒子与空气混合成气溶胶，随风飘移，污染空气，以气溶胶、飞沫、烟雾剂吸入，通过呼吸道传播疾病。如天花、肺鼠疫等。

2. 投撒带生物战剂的媒介物　用飞机、炸弹等方式投放感染或污染的媒介昆虫（蝇、虱等）、小动物和杂物等，使人经叮咬或接触致病，继而流行。

3. 其他方法　利用生物战剂污染水源、地面、食物，经皮肤、呼吸道摄入人体而发病。或遣返受感染的俘虏等，使人接触致病。如霍乱、痢疾等。

（四）生物战剂的进展

1. 传统生物战剂　传播自然界的致病微生物引起疾病暴发，如细菌类的炭疽杆菌、鼠疫杆菌，病毒类的天花病毒、脑炎病毒，毒素类的肉毒毒素、破伤风毒素、蓖麻毒素等。

2. 新型生物战剂　对已有的生物战剂进行结构改造，蛋白质修饰、氨基酸基团改变，或开发利用新的病原体或毒素，如马尔堡病毒、埃博拉病毒等。

3. 基因生物战剂　利用基因重组技术在非致病性微生物中接入多种毒素或致病因子基因，产生具有超强致病性或显著抗药性的新型微生物。

（五）生物战剂的危害性

1. 致病力强　因感染、爆炸、毒气等方法引起的发病，病情进展快、传染性极强。具有烈性传染病的病原体在短期内即可引起暴发流行，严重者甚至死亡。

2. 污染范围广　通过飞机投掷或水源投放，可造成大面积污染区。通过气溶胶、牲畜、植物、信件、交通工具、人员流动等也可传播疾病，反复发生大规模的疾病流行。

3. 危害时间长　生物战剂都是活体致病微生物，抵抗力强，在土壤或昆虫体内长期生存，自我繁殖，保持较长的活毒性。

4. 难以防御　生物战剂候选清单中病原生物及毒素的种类在不断增加，2001 年公布 51 种，2002 年 78 种，2006 年增加至 100 种。

（六）生物战剂恐怖事件案例

生物战剂恐怖事件一般都有以下共同点：不发生突然爆炸事件，没有硝烟；短时间内出现大量病情相同的伤病员事件；案发与诊断之间有一定潜伏期；容易造成整个社会的心理恐惧，引起人人自危。1960 年至 2001 年间，全世界发生生物恐怖事件多达上百起，导致多人感染、死亡。例如：

1984 年美军潜艇肉毒毒素中毒事件：食品罐头污染肉毒毒素，导致两艘潜艇 13 人中毒，10 人死亡；一个基地 50 人中毒，40 人死亡。一恐怖组织声称对此次中毒事件负责。

1984 年美国俄勒冈州达尔斯市发生一餐馆鼠伤寒沙门菌污染中毒事件，导致 751 人感染发病，一恐怖分子承认为有意所为。

1995 年奥姆真理教在日本东京地铁释放化学毒剂沙林，导致多人发病和死亡，在其生物化学实验室还发现有肉毒毒素、炭疽杆菌气溶胶喷洒罐。

2001 年美国发生多起邮件携带炭疽芽胞杆菌粉末事件，导致 16 人感染，5 人可疑感染，其中 5 人死亡。

二、生物武器的特点

（一）生物武器的战争特点

1. 投放的隐蔽性　生物战剂无色无味，投放时间多在黄昏、夜间、拂晓、多雾时间，投放生物与否没有明显区别。此外，发病和潜伏期长短不一，症状不明显，难以及时发现。

2. 投放的伪装性、欺骗性　包装简易、携带方便、批量生产、容易释放、不易发现。投放有欺骗性，如信封、艺术品、动物皮毛、邮政系统、中央空调等，大大提高传播性。

3. 难以控制性　基因武器是将致病基因插入到微生物中制造的新生物武器，使致病性及毒性提高。如自然炭疽以皮肤型病变为主，而炭疽基因武器则以肺型病变为主，死亡率高。

4. 成本较低　生物武器的制造能在一个小小的实验室里完成。据估计，以每平方公里杀伤面积的成本计算，化学武器、核武器、常规武器所需成本为生物武器的数百、上千倍。

5. 受自然和社会条件制约　自然环境如大雪、下雨、低温、干燥、日晒等都会加速病原微生物消亡。良好的社会制度和积极的卫生防疫措施，也可减轻生物战剂的危害程度。

（二）生物战剂的生物特征

1. 生物战剂分类

（1）根据种属分类：病毒类有黄热病毒、委内瑞拉马脑炎病毒、天花病毒、马尔堡病毒；细菌类有炭疽芽胞杆菌、鼠疫耶尔森菌、土拉佛朗西斯菌、霍乱弧菌、布氏杆菌；立克次体类有 Q 热立克次体、流行性斑疹伤寒立克次体；毒素类有肉毒毒素、葡萄球菌肠毒素；衣原体类有鸟疫衣原体等；真菌类有粗球孢子菌、荚膜组织胞浆菌等。

（2）根据传染性分类：传染性战剂，传播快，造成传染病，并持续一定时间，如：鼠疫、天花病毒等；非传染性战剂，只感染接触者，如肉毒毒素。

（3）根据对人员的危害程度：失能性战剂，病死率小于 10%，如布氏杆菌；致死性战剂，病死率高于 10%，如鼠疫杆菌、黄热病毒等。

2. 生物战剂毒性分级　2000 年美国 CDC 根据病原体引起大规模灾难的危险性、致死率、播散能力、人群传播能力、人群易感性、公众恐慌性，将病原体及生物毒素依次分为甲、乙、丙三类（表 28－4－1）。

表 28－4－1　生物战剂毒性分级

甲类恐怖病原	乙类恐怖病原	丙类恐怖病原
天花病毒	α 病毒	汉坦病毒
埃博拉病毒	布氏杆菌	登革病毒
马尔堡病毒	霍乱弧菌	黄热病毒
拉沙病毒和胡宁病毒	大肠杆菌 O157：H7	蜱媒性脑炎病毒
炭疽芽胞杆菌（炭疽）	产气荚膜梭菌 α 毒素	Nipah 病毒
鼠疫耶尔森菌（鼠疫）	蓖麻毒素	多种耐药结核杆菌
土拉弗朗西斯菌	相思豆毒素	鹦鹉热衣原体

续表

甲类恐怖病原	乙类恐怖病原	丙类恐怖病原
肉毒毒素	金葡萄肠毒素 B	T-2 毒素
志贺毒素	贝氏柯克斯体（Q 热）	荚膜组织胞浆菌
		粗球孢子菌

α 病毒：指东马、西马和委马脑炎病毒

（三）生物战剂的相关疾病

见表 28-4-2。

表 28-4-2　生物战剂的相关疾病

生物战剂种类	所致传染病/中毒
（1）克里米亚 - 刚果出血热病毒	克里米亚 - 刚果出血热
（2）东部马脑炎病毒	脑炎
（3）埃博拉病毒$^{\Delta}$	埃博拉病毒病
（4）马麻疹病毒$^{\Delta}$	麻疹
（5）拉沙热病毒	拉沙热
（6）天花病毒	天花
（7）马尔堡病毒	马尔堡出血热
（8）委内瑞拉马脑炎病毒	委内瑞拉脑炎
（9）西尼罗河热病毒	西尼罗脑炎
（10）裂谷热病毒	裂谷热
（11）南美出血热病毒	流行性出血热
（12）汉坦病毒	汉坦病毒性肺综合征
（13）黄热病病毒	黄热病
（14）蜱传脑炎病毒	蜱传性脑炎
（15）炭疽芽胞杆菌	炭疽
（16）布鲁杆菌	布鲁杆菌病
（17）马鼻疽杆菌$^{\Delta}$	鼻疽/肺炎
（18）鼠疫杆菌	鼠疫
（19）土拉热杆菌	土拉热
（20）Q - 热立克次体	Q - 热肺炎
（21）普氏立克次体	斑疹伤寒
（22）立氏立克次体	斑疹热

续表

生物战剂种类	所致传染病/中毒
（23）厌氧球孢子菌	内脏真菌病
（24）相思豆毒蛋白	相思豆中毒
（25）黄曲霉毒素	黄曲霉毒素中毒
（26）河豚毒素	河豚中毒
（27）梭状芽胞杆菌毒素	梭状芽胞杆菌毒素中毒
（28）海蜗牛毒素	海蜗牛中毒
（29）蓖麻毒素	蓖麻中毒
（30）哈贝毒素	哈贝中毒
（31）志贺菌毒素	志贺毒素中毒
（32）葡萄球菌毒素	中毒性休克综合征
（33）肉毒毒素	肉毒中毒
（34）T－2 毒素	T－2 毒素中毒
（35）镰刀菌毒素	镰刀菌中毒
（36）破伤风毒素	破伤风

注：$^{\Delta}$ 人兽共患传染病（anthropo zoonsis），病死率高。

（四）生物毒剂检测技术

1. *实时 PCR 技术* 应用病原体核酸扩增技术联合各种探针及新型荧光报告染料，检测细菌和病毒的 DNA，通过反转录也可检测 RNA 病毒。具有特异性好、操作简便、速度快等优点。

2. *免疫技术* 免疫层析快速检测技术利用抗体检测病原的特异蛋白，进行广谱的生物毒剂检测，具备速度快、自动化半定量、结果易于判断、应用广泛、方便等优点，但灵敏度和特异性略低。

3. *生物质谱* 常用于环境监测中的痕量分析及生物毒剂的检测，并能区分非常相近的生物毒剂。

三、几种微生物战剂疾病

（一）炭疽

【病因】

由炭疽芽胞杆菌引起的动物源性、人畜共患烈性传染病。皮肤炭疽为乙类传染病，肺炭疽为甲类传染病。炭疽杆菌经皮肤侵入、呼吸道吸入引起皮肤炭疽、肺炭疽或胃肠炭疽，并发败血症。炭疽杆菌被用作生物武器是人类的巨大灾难。

病原学特点：炭疽芽胞杆菌属于芽胞杆菌属，需氧或者兼性厌氧，革兰染色呈阳性，有荚膜及芽胞。芽胞具有极强的抵抗力，耐高温、高压、紫外线、电离辐射以及诸多化学物质，毒力是致病微生物的20倍和病毒的300倍。炭疽杆菌的保护性抗原和水肿因子结合构成致死毒素，导致全身毒血症状，并使神经变性而使皮肤坏死处无疼痛感。炭疽杆菌维持“繁殖体—芽胞—繁殖体”的循环过程，可生存几十年。

接触炭疽杆菌污染的毛皮和肉类感染。牧民、兽医、屠宰工人、皮毛加工人员等多发病。

肺炭疽和胃肠炭疽多为暴发流行，病死率极高。病死率：脑炭疽 > 70%，肺炭疽 > 60%，肠炭疽 25%~60%，皮肤炭疽 > 20%。

【临床表现】

潜伏期：1~5日。主要分为皮肤型、肺炭疽型、肠炭疽型。

1. *皮肤型炭疽* 皮肤炭疽常见，散发，病死率不高。占发病率的95%。病变多见于手、脚、面、颈、肩等裸露部位皮肤，病变依次为斑疹、丘疹、疱疹、周围组织变硬出现大范围的非凹陷性肿胀、出血性坏死溃疡、黑炭块状焦痂，坏死部位无痛感。若溃疡水肿环绕颈部压迫气管，可引起喉头水肿，出现呼吸困难或窒息。

2. *肺炭疽型* 吸入的炭疽杆菌芽胞经吞噬细胞进入纵隔和支气管周围淋巴结，引起出血性纵隔炎和出血性淋巴结坏死。出现胸闷、胸痛、寒战、高热、咳嗽、咳血性黏液痰、气急、喘鸣、发绀、呼吸窘迫、血性胸腔积液。肺部可闻及散在的细小湿啰音或有摩擦音、呼吸音降低等胸膜炎体征。X线检查见纵隔增宽、胸水及肺部浸润性阴影。常并发败血症、脑膜炎和蛛网膜下腔出血。多因中毒性休克、呼吸循环衰竭而死亡。

3. *胃肠炭疽型* 食入污染的食物、水而后患病，出现口咽部炭疽和胃肠道炭疽。口咽部炭疽表现为咽喉部疼痛，颌下及颈部明显水肿、局部淋巴结肿大，压迫食管引起吞咽困难，压迫气管引起呼吸困难。胃肠道炭疽出现恶心呕吐、腹痛、腹泻、血样便、血性腹水等。

4. *并发症* 易并发败血症、感染中毒性休克、炭疽性脑膜炎。炭疽性脑膜炎表现：起病急骤，剧烈头痛、呕吐、昏迷、抽搐、脑膜刺激症状。脑脊液多呈血性或黄色，压力增高，白细胞数及中性粒细胞增多。病情发展迅猛，多在发病后2~4日内死亡。

【诊断要点】

1. *涂片及培养* 采集溃疡渗出物、排泄物、血、胸腹水及脑脊液等标本涂片后立即进行细菌培养确定病原菌。革兰及美蓝染色后显微镜下可观察到两端平齐、粗大、竹节样排列的革兰阳性杆菌；孔雀绿芽胞染色可见细菌芽胞；荚膜染色菌体呈现蓝色，荚膜呈现红色。

2. *PCR检测* 标本涂片和细菌培养结果不佳时可进行PCR检测。

3. *免疫学检查* 酶联免疫吸附试验（ELISA）双份血清检测患者血液内特异性抗体。

【治疗要点】

原则是隔离患者、早期治疗、对症处理、杀灭细菌、中和毒素、监测生命体征、维持呼吸功能、防止发生合并症。

1. *基础治疗* 保持呼吸道通畅，必要时气管插管或气管切开。给予高热量流质或半流质饮食、静脉补液扩容。严重者可用糖皮质激素缓解症状，氢化可的松100~300mg/d，短期静脉滴注。

2. *炭疽的对症处理* 皮肤炭疽的伤口切忌挤压及切开引流，以免感染扩散和患败血症，可用1:5000的高锰酸钾液局部处理，敷以抗菌软膏，无菌包扎。

3. 抗菌治疗　可用于预防和治疗。天然炭疽杆菌对青霉素 G、阿莫西林、多西环素、利福平、氯霉素、克林霉素、红霉素、庆大霉素、链霉素、亚胺培南、头孢唑啉、利奈唑胺、万古霉素以及喹诺酮类药物敏感，但对广谱的先锋霉素、头孢呋辛、头孢他啶、头孢噻肟、氨曲南和复方磺胺甲基异噁唑等药物耐药，可联合用药。儿童禁用喹诺酮类药物。

4. 抗炭疽血清　肺炭疽或极危重者可给予，80～100ml/d，严重者加倍。

【预防要点】

1. 检疫　可疑及密切接触者医学观察 8 天或尽早进行药物治疗。

2. 隔离　肺炭疽病人须单独隔离，其他炭疽病人隔离室治疗，直至临床症状消失、细菌培养连续 3 次阴性方可解除隔离。

3. 防护　穿防护服、戴防毒面具或防疫口罩，可疑气溶胶时戴眼罩和呼吸器。简易条件时，用手帕捂住口鼻，扎紧袖口和裤脚，将上衣塞入裤腰，颈部用毛巾围好，戴手套，外穿雨衣。

4. 疫苗接种　对有关人员接种炭疽减毒活芽胞疫苗，采用皮肤划痕法，每次 0.1ml。接种安全，保护率为 75%～100%，但肺炭疽保护效果不佳。

（二）鼠疫

【病因】

鼠疫由于感染耶尔森菌（也叫鼠疫杆菌）引起，鼠疫杆菌是一种短而粗、中段膨大、两端钝圆、两极浓染的卵圆形杆菌，属革兰阴性无孢子菌，长 1～2μm，宽 0.5～0.7μm，有荚膜，无鞭毛和芽胞。

鼠疫杆菌的天然宿主是啮齿类动物（主要是鼠类），带菌的鼠蚤为媒介，人接触带菌的鼠类或被鼠身上染菌的蚤类叮咬而感染鼠疫，也可通过患者的飞沫进行传播。

【临床表现】

鼠疫是以发病急、传播快、病死率高、传染性强为特征的甲型烈性自然疫源性传染病。人类历史上，曾先后发生过 3 次鼠疫世界大流行，导致至少 1 亿 6 千万人死亡。

鼠疫可分为肺鼠疫、腺鼠疫、败血性鼠疫、皮肤型鼠疫、肠型鼠疫等九型。其中肺鼠疫最严重，致死率可达 100%。潜伏期 2～10 天，临床表现为高热、淋巴结肿痛、出血倾向，肺部病变为小叶性或大叶性出血坏死性肺炎，起病 2 天内出现剧烈胸痛、咳嗽、咳大量泡沫血痰、呼吸急促、呼吸困难和发绀，胸部 X 线呈支气管炎表现，与病情严重程度极不一致，多因心力衰竭、出血死亡。腺鼠疫表现为全身浅表淋巴结肿大、广泛出血、坏死和化脓，含有大量病菌，并与周围组织粘连，形成出血性蜂窝织炎。败血性鼠疫出现严重毒血症症状，高热、寒战、颜面潮红、眼结膜充血、咳嗽、咯血、呕血、便血、头痛、肌痛等，最终呼吸衰竭死亡。

【诊断要点】

血清学检测以胶体金抗原检测、酶联免疫吸附试验或反向血凝试验结果作为诊断依据。

【防治要点】

1. 隔离　与鼠疫患者接触，在鼠疫病环境中可疑感染者必须隔离留观。

2. 预防　对疫区及其周围人群、进入疫区的救援人员可用鼠疫活菌苗预防接种。

3. 药物防治　磺胺类药物抑制鼠疫菌繁殖，多用于预防性用药。磺胺嘧啶，每日 1g，分 4 次服用。也可用链霉素每日 1g，分 1～2 次肌注，连续 6 天。诺氟沙星、环丙沙星也可作为预防用药。杀灭鼠疫菌的抗生素有：氨基糖苷类、头孢菌素类、氟喹诺酮类、链霉素、氯霉素、强力霉素、多西环素等。环丙沙星、氧氟沙星、头孢曲松钠可作为鼠疫的特效治疗药物。

（三）天花

【病因】

本病由天花病毒引起，属于痘病毒科正痘病毒属，DNA 类痘病毒，对环境抵抗力强，但不耐热和紫外线。人类对天花病毒普遍易感，通过呼吸道飞沫、直接接触传播，潜伏期 7～17 天。

【临床症状】

潜伏期后出现感冒样症候群、典型的皮肤痘疹。急起畏寒、高热和肌肉疼痛，3 天后出现皮疹。出疹从颜面开始，向胸、背及四肢扩展，1～2 天遍及全身。皮疹依次为斑疹、丘疹、水疱疹、脓疱疹、结痂，1 周后留下凹陷的疤痕。并发病毒血症、肺炎、脑膜炎。

【治疗要点】

目前没有有效抗生素，接种天花疫苗是最有效的预防方法，接种疫苗并隔离观察 2 周以上，未接种疫苗者的病死率为 30%。危重者可加用牛痘免疫球蛋白，也可试用抗天花丙种球蛋白或干扰素。

（四）出血热

【病因】

出血热由不同科的 RNA 病毒引起，包括丝状病毒科的埃博拉和马尔堡病毒，沙粒病毒科的拉沙病毒、胡宁病毒和马丘波病毒，布尼雅病毒科的汉坦病毒、克里米亚－刚果出血热病毒，黄病毒科的黄热病病毒、登革出血热病毒等。病毒可制成气溶胶，并在人与人之间传播。

【临床症状】

病毒致病后的症状包括发热、结膜炎、脸及胸部潮红水肿、肌痛、头痛、呕吐、腹泻、弥漫性出血、低血压甚至休克症状。出血热病毒可引起肺部和肝脏的损伤、DIC，死亡率可达 5%～20%。

【防治要点】

预防与治疗：目前仅有黄热病减毒疫苗和流行性出血热灭活疫苗可用于免疫预防。可用利巴韦林静脉滴注和 α－干扰素联合应用。

（五）Q 热

【病因】

病原体是贝氏立克次体，菌体球杆状，无鞭毛，无荚膜。急性 Q 热为人兽共患病，多种蜱可携带病原体由吸血过程传递给动物，蜱的粪便也可散播。现已确定，Q 热在同种或不同种动物之间可以直接接触传染，不需要昆虫媒介参与。

蜱通过吸血可把病原体带入人体内而引起传染，由患病动物粪便等污染外界环境也可引起传播。在第二次世界大战期间，意大利很多服役人员因睡了被带菌动物污染的草褥子而导致 Q 热肺炎的暴发。

【临床表现】

潜伏期通常为 12～19 日。起病急骤，主要临床表现为弛张热，持续 5～14 日，伴有寒战、恶心、呕吐、剧烈头痛、肌痛、胸痛、咳嗽、肝脾大、黄疸。可并发肝炎、肺炎、脑膜脑炎、心包炎、心肌炎、心内膜炎等。

【防治要点】

有效药物包括土霉素、甲氧苄氨嘧啶、强力霉素、红霉素、林可霉素、阿奇霉素、利福平等。药物可单用或联合应用，后者效果更佳。四环素类抗生素不用于儿童，可用红霉素静脉滴注或口服。Q 热心内膜炎多采用四环素与甲氧苄氨嘧啶 - 磺胺甲基异噁唑（TMP - SMZ）或林可霉素长期联合使用，疗程要长。特异性预防为疫苗接种。

四、毒素类生物战剂

（一）肉毒杆菌毒素

1. 毒性　肉毒杆菌毒素是厌氧肉毒梭状芽胞杆菌产生的烈性神经麻痹毒素，为外毒素。毒素作用于神经肌肉接头和胆碱能自主神经的突触前神经末梢，阻断乙酰胆碱的释放，影响神经传递，导致进行性弛缓性瘫痪和呼吸肌麻痹。为最剧烈的生物毒素，是有机磷神经毒剂沙林的 10 万倍，100ng 即可使人致死。毒素有 A～G 7 个抗原型，人类中毒主要由 A、B、E 型引起。

2. 症状　毒素经消化道、呼吸道、伤口、眼睛吸收而引起中毒，出现视力模糊、瞳孔放大、复视、眼睑下垂等，重症可出现吞咽、呼吸困难，最终因呼吸肌和心肌麻痹死亡。潜伏期 12～48 小时，最长 8～10 天。

3. 防治　肉毒毒素无传染性，无需隔离。气溶胶污染应立即戴口罩或防护面具。肉毒毒素可通过煮沸 10 分钟灭活。地面用漂白粉消毒，物体表面污染用 2% 苛性碱擦拭。

高危人群可接种单价、3 价和 5 价的肉毒毒素的类毒素疫苗，如 C 型肉毒素梭状芽胞杆菌类毒素。越早使用多价抗毒素血清治疗效果越好，如复合三价（ABE）肉毒素抗体 10ml 加生理盐水 100ml 静注 1 次即可，用前做皮肤过敏试验。婴儿中毒不使用抗毒素，以防止严重过敏危及生命，可以输液、补充大剂量维生素 E 复合物。特异的中药川楝素疗效也较好。

（二）蓖麻毒素

1. 毒性　蓖麻毒素抑制蛋白质的生物合成，导致普遍性细胞中毒性器官损伤，其毒性是有机磷神经毒剂 VX 的 385 倍、氰化物的 6000 倍。口服致死量（LD）为 1mg，儿童吞服 4～5 粒生蓖麻籽即可致死。

2. 症状　潜伏期 4～8 小时，出现中毒性肝病、肾病、出血性胃肠炎、急性间质性肺炎、肺水肿、ARDS 或肾功能衰竭，病死率高达 46%。

3. 防治　目前尚无特效防治方法，没有疫苗及抗毒素。食入中毒者可用活性炭吸附毒素和柠檬酸镁盐等泻药。对于蓖麻毒素气溶胶的有效手段是戴防护面具，体表用 0.1% 的次氯酸盐或肥皂水冲洗。

（三）葡萄球菌肠毒素 B

1. 毒性　由金黄色葡萄球菌产生的外毒素，可经消化道、呼吸道和血行侵入。

2. 症状　潜伏期 1～2 小时，出现发热、寒战、头痛、肌痛、咳嗽、呼吸困难、呕吐、腹泻等不适。可引起全身炎症反应综合征、中毒性休克综合征、胃肠综合征，病死率约 5%。

3. 防治　目前无特效疗法，可试用葡萄球菌抗毒素，不推荐用抗生素，以纠正水、电解质和酸碱失衡为主。

五、生物战剂的防护

（一）平时生物恐怖预防

建立快速诊断网络系统，具有高度机动性、快速反应性，以便能早期预警。预警系统应由临床、病原学、防疫、检验学及网络专家组成。可根据收集到的临床资料作出诊断，指导防治、补充标本资料、进行定向检验、建立暴发疾病可疑病原体基因库。

WHO技术指导的10个环节：确认生物剂释放或疾病暴发事件，检验鉴别涉及的生物剂，评估可能的传播情况，传染的控制，伤病员的鉴别、分类与治疗，医学处置援助，疾病暴发监测，后续行动，风险通报和资料散发，指挥、控制和联络等。

（二）生物战剂恐怖的应急措施

1. 确定诊断　在感染控制委员会统一领导下，组织专家对传染性暴发病例进行确定诊断。

2. 组织救援　组织医学灾难救援队，在短时间内集中人员、物资、车辆、医疗设备。

3. 隔离消毒　对发病现场进行病人隔离、病房封锁、污物处理、标本采集、消毒检疫。

4. 进行调查　调查生物战剂情况、种类、传染源、传播方式、发展趋势等。确定发病的疫区范围、封锁区。实行交通检疫、消毒杀菌，对水源、食源、动物、媒介进行勘查等。

5. 应急人员　应急保障人员由有经验的专家带队，参与人员包括疾病控制专业人员、感染病专业医生、相关专业医生、检验医师、药剂师、放射技师、B超技师、护士等。

6. 设立医院　设立或组建专门医院，建立专门治疗体系，制定接待伤病员的医疗计划。

7. 物资供应　为确保突发事件发生时的卫生应急物资供应，制定卫生应急储备药物和物资目录，包括疫苗、解毒药品、抢救药品、医疗器械等，在储备形式和调用机制上做好准备。

8. 通报疫情　在知识、信息、技术、经济、生物恐怖日益全球化的时代，建立区域、全国、全球性的广泛联系，及时通报疫情进展，共同应对生物恐怖事件。

（三）生物恐怖具体防护程序

1. 侦察判断　是通过侦察与检测、危害评估，提出预警和报警，及时合理采集相关标本，启动应急预案。尽可能及早获取有关生物战剂袭击信息，及时发现可疑的征候和迹象，以识别、判断生物战剂的袭击。

（1）空情：出现与季节不符合的异常低空云、烟雾及异常气味。飞机常做低空慢速盘旋飞行，尾部有烟雾或空投的炸弹爆炸时，声音沉闷，闪光小。

（2）地情：炸弹的弹坑浅小，有特殊容器及弹壳、弹片。在弹坑附近可能遗留有粉末、液滴或其他包装杂物。

（3）虫情：出现当地没有或少有的昆虫、小动物，或出现的季节、场所、种类、密度、范围与当地自然条件不符的反常现象，如患病的、垂死的动物及异常群集的昆虫等。

（4）疫情：群集性迅速发病，在短时间内发现大批症状相同的病人、病畜或大批牲畜突然死亡；发生不符合当地的季节性传染病、少见疾病。健康者短时间内流行发热，出现呼吸道、胃肠道、皮肤病症状，而无集体中毒之可能，病死率明显增加。

2. 收集证据　检测生物战剂投放的证据，进行流行病学调查，对可疑生物战剂投放后应密切观察当地的疾病发生情况。内容包括：

（1）群体发病调查：发病的人群、时间、地区分布。

（2）个体发病调查：接触生物战剂史、发病时间、临床表现、化验检查、接触人群等。

（3）疾病流行调查：首发者、继发者、传播方式、隔离状态。

（4）投放证据：收集标本。

3. 标本采集　采集检疫标本，通过筛检、实验室检验确认，明确生物剂种类、污染范围，采取针对性措施进行污染消除和伤病员救治。对可疑现场进行保护、采集标本、妥善保存运送。

（1）标本种类：包括空气、污染物表面、水、土壤、昆虫、动物、病人体液、呕吐物以及病死者尸体标本。

（2）注意事项：应在喷洒消毒药之前或病人治疗之前采集标本，不得用手直接接触标本。标本要装入专用容器送检，并注明时间、品名、数量、病历摘要、解剖记录、采集人等。

（3）标本的保存和送检：标本须严密包装密封，冷藏保存，由专人尽早送检，尽快定性定量检验。

4. 标本检测

（1）常规检测：涂片、培养、生化试验、血清学、酶联免疫、免疫标记检测等。

（2）分子生物学技术，如核酸杂交、PCR 扩增技术、DNA 测序、气相色谱、免疫荧光检测、DNA 芯片等先进方法。快速、反复检测相关标本，必要时可行活体组织检测。

5. 检测设备

（1）微粒检测器：一种生物学检测器，能从空气中取样并计数一定大小的生物粒子，当数量超标时发出报警响声。

（2）激光雷达扫描仪：能发出激光束，检测反射光，确定一定大小的粒子。不能区分微生物和尘埃。

（3）紫外激光雷达：利用活细胞受到紫外光照射时发出荧光的特性，检测尘埃微粒放出的荧光以确定是否有活的生物细胞。不能区分致病微生物和非致病微生物。

（四）生物战剂的防护

1. 生物战剂污染区的防护

（1）设立识别标志：在遭受生物武器袭击的战场、驻地和地区设立醒目的识别生物战剂污染区的标志。

（2）隔离和封锁：对污染区和烈性传染病疫区，路口设立检疫哨卡，专人进行警戒，严格实行疫区封锁。对传染病人进行隔离、治疗。

（3）杀虫灭鼠：可打、捕、烧、熏或喷洒药物杀灭昆虫，采用打、挖、灌、深沟隔离及毒药灭鼠。

2. 个体防护

（1）一般穿防疫服，紧急情况下戴手套，穿胶鞋，扎紧袖口、领口、裤脚，将上衣扎进裤腰；戴上防风眼镜；脸部、颈部用毛巾围好。

（2）防止昆虫叮咬，有条件时尽量用防蚊药品涂沫在暴露部位。

（3）全封闭的呼吸器能避免呼吸道、黏膜、眼结膜等暴露在生物战剂中。

（4）个人卫生措施：个人卫生整理前不得吸烟和饮食，饭前洗手，食具每餐消毒，不吃生冷和可疑被污染的食物，不接触可疑被污染的物品，不要坐卧地上。有条件者注射疫苗。

（五）毒剂的消杀

1. 洗消原则

（1）封锁污染区：严禁无关人员出入。进入人员需着防护服，撤离人员应彻底洗消。洗消与封锁自净相结合，人员活动地区立即进行消毒处理。人员不进入地区实行封锁，待其自然净化。

（2）消毒顺序：先重点后一般、先近后远、先室内后室外、先人员后装备。先消毒生物弹坑、毒虫毒物密集地段、食物和水源。具有传染性的生物战剂应立即进行消毒，对传染性强的污染地区应反复进行消毒。

（3）消毒方法：重点地区按芽胞消毒方法处理，应选择高效、广谱、快速、穿透力强、受环境影响少的药物。对人畜毒性低、物品损坏低的，可使用简便的消杀药物。注意安全操作，穿戴防护装置，避免直接接触毒物，彻底消毒使用过的物品及器材。

2. 洗消范围

（1）气溶胶施放点及其周围消毒：上风向与侧风向 50～100km，下风向 300～500km。污染波及的范围为处理的重点。

（2）媒介方式施放：对媒介生物的最大活动范围进行消毒处理。蚊蝇为半径约 1km，蚤为半径数十米，鼠类为半径 500m 左右。

3. 洗消方法

（1）人员的污染消除：着装和随身携带装具用表面喷雾消毒，用皮肤消毒剂擦拭或搓洗暴露部位的皮肤，然后卸下随身物品，脱衣淋浴，用肥皂搓擦 1～2 次，冲洗 10～15 分钟。手、皮肤消毒：用 0.5% 碘伏溶液或 0.5% 氯己定醇溶液涂擦，1～3 分钟。75% 乙醇或 0.1% 苯扎溴铵溶液浸泡 1～3 分钟。0.02% 过氧乙酸溶液或 0.02% 洗必泰含漱或滴眼。

（2）服装、装具的消毒：煮沸或流通蒸汽，30 分钟以上。在水中加入 1%～2% 碳酸氢钠、0.5% 肥皂或洗衣粉用清水漂洗。环氧乙烷气体熏蒸消毒，适用于各种怕湿怕热的衣物。

（3）场所污染消除：生物弹与弹坑消毒，就地焚烧或用 10%～20% 漂白粉喷后掩埋。对室外地面、建筑物用铁锹或推土机铲除泥土上层 3～4cm 或用火烧，也可喷洒化学消毒剂。室内消毒用过氧乙酸或甲醛熏蒸消毒，室内空气消毒用二氧化碳气体、臭氧气体、空气过滤和紫外线等。

（4）饮水消毒：煮沸 15 分钟，或加氯至 8～15mg/L 作用 15 分钟，然后沉淀、过滤、脱氯后用。个人饮水用消毒片消毒，每升水中加 1～2 片饮水消毒片等。食物或餐具洗消，煮沸 30 分钟，蔬菜水果用 0.25% 过氧乙酸、0.1% 高锰酸钾或 0.5% 二氯异氰尿酸钠浸泡 30 分钟，食用前用清水洗净。

（六）杀虫的原则及程序

1. 应快速彻底，力争在虫群扩散前即予杀灭，采取捕打、焚烧与药物处理等综合性措施。

2. 速杀药与滞效药相结合，以速杀药做向心围歼，然后在外围做大面积滞留喷洒。对抗性昆虫，可采取非化学杀虫法或以多种杀虫剂混合处理，亦可使用增效剂。

3. 对野外大面积敌投昆虫施用药物时，应采用超低容量喷洒或施放杀虫烟雾。

4. 使用化学药物杀灭后，应将死去的昆虫集中在一起，可浇上汽油等易燃物烧杀，或用火焰喷射器杀灭，加以掩埋。

5. 杀虫范围：根据虫种的最大活动半径确定杀虫范围，蚊、蝇类能飞的昆虫，活动半径约1km；蚤、蜱类不能飞的，活动半径在50m内。

6. 随身病媒昆虫的杀灭：主要针对虱、蚤、蜱等昆虫。采取杀虫剂浸泡、喷雾或撒布粉剂等方式进行杀虫处理。当虱媒传染病流行时，可用环氧乙烷气体熏蒸大批衣物集体灭虱。

（七）灭鼠的原则与程序

1. 以捕打与药物毒杀相结合，室内与室外灭鼠相结合，灭鼠与防鼠相结合，速杀灭鼠剂与缓效灭鼠剂相结合，快速彻底在鼠群逃散前全部捕灭。

2. 投放带毒鼠与当地鼠密切接触后，使当地鼠也能传播疾病并形成疫源地。因此，必须杀灭当地鼠类。灭鼠范围，以鼠类的活动半径约为500m，或适当扩大至气溶胶污染的区域。

5. 灭鼠方法可采取人工捕打、洞鼠熏杀或使用鼠笼、鼠夹等器械。投施以广谱速杀药物为主的化学毒饵。不得徒手拣拾捕杀的鼠类，捕杀的鼠类集中焚烧或掩埋。

（李 薇　王永午　徐 通）

参考文献

[1] 魏承毓．生物恐怖的出现与应对措施［J］．预防医学文献信息，2003，9（1）：123－128.

[2] 金大庆，何颖，廖文．生物恐怖特点及应对措施［J］．中华疾病控制杂志，2008，12（5）：488－489.

[3] 马静，史套兴，田青等．生物恐怖袭击事件特点及其医学应对处置能力建设［J］．解放军预防医学杂志，2008，26（5）：313－316.

[4] 陈焕永，张新．炭疽的早期识别及处理［J］．医学与哲学（临床决策论坛版），2010，31（9）：15－18.

[5] 鞠成摘译．两种生物武器：炭疽和鼠疫［J］．中国地方病防治杂志，2011，26（4）：304.

第二十九章　战争与灾难时儿童疾病控制与预防

军事冲突、自然灾害、恐怖爆炸等发生时，随即出现混乱状态，人们疲于奔命，儿童突然失去保护，最容易受到伤害，加上环境破坏、疾病流行、物资缺乏，更是雪上加霜。优先救助儿童脱离险境，控制与预防儿童疾病，是灾害时的重要任务之一。

第一节　评估与预测

战争或灾难发生后，评估与预测是首要任务，需要快速组成调查组，迅速了解当地受累儿童情况和处境，包括环境、住处、供水、卫生、食品、疾病等情况，以便将灾情及时、准确向有关部门报告，为决策提供可靠依据。

一、调查组结构与组成

（一）成分与分工

1. 领队　负责全面工作，也可兼任专业技术人员。确定调查方向与问题形成，确定将来干预方式、规模和优先措施。

2. 联络员　在领队指挥下负责与相应组织或机构联系，协调外部事务，可由专业人员或行政人员兼职。

3. 保障人员　负责本组内后勤保障及事务协调。

4. 专家成员　包括公共卫生、流行病学、营养学、环境卫生等专家或专业人员，负责相应专业领域的工作、调查和评估等。

（二）材料与设备

进行评估的必要设备，如空气、水、食品污染程度监测仪器，车辆、燃料、食品、帐篷等。订立具体项目与可行性的评估清单。与外界保持联系的通迅方式与设备。

评估时间尽可能短，并及时告知有关决策者，为后续干预赢得时间。

二、调查与资料

（一）调查对象与目的

1. 调查对象　与灾害有关人员，包括地方当局或民间组织、营地管理者、社区领导人、家长、卫生工作者和个体以及其他有关人员。

2. 目的　了解当地社会机构运行效率、卫生机构基础设施。调查范围包括：当地儿童数量及监护人，公共卫生规划，如免疫接种覆盖率、药物、教育状况等。

（二）资料收集

在灾害状态下需收集的资料不可能按部就班进行，但资料收集和分析的计划应尽可能做到完整、系统和真实。

1. 回顾性资料　包括人口学资料，未成年人，特别是5岁以下儿童，性别、种族，婴儿数量及其母亲状况，无监护、有病和受伤儿童数量、死亡率等，既往传染病发病情况及常见病、多发病发生率，水源、食品供应、卫生、居住、衣物等基础环境等资料。

2. 现场调查

（1）卫生机构：卫生基础设施、规模、数量、类型，可承担受难未成年人群的能力，以及卫生人员类型、数量及能行使紧急救助职能的人员。

（2）居民情况：家庭成员数、年龄和性别，孕妇和哺乳期妇女的人数，家庭的平均人数和住宅情况。

（3）常见疾病：常见病及传染病发病率，如呼吸道感染、腹泻、麻疹、脑膜炎、疟疾、霍乱等，目前已发生的流行性疾病严重程度及范围。

（4）营养卫生：儿童每天可提供的食品量，营养素搭配情况，水的来源及质量、供应情况，污水处理，居住卫生环境，包括建筑材料性质、保温条件、人均居住面积。

（三）调查方法

灾害发生后，最重要的是对儿童的需求进行全面细致的评估，以确保以有限的资源能够得到最合理利用。必须进行有组织、有计划调查，并及时进行统计学分析。具体方法：

1. 调查步骤

（1）明确目的：要根据实际情况、需要和可能，确定调查目的、范围，以确保合适的援助送到所需的儿童中去。不要试图一项调查收集太多项目的资料。

（2）选择地点：所选的地区和选择的理由应明确。可能需选择合适的对照地区。如果在破坏严重的地区工作，也同时需要未受损害的地区作比较。

（3）确定基本抽样单位：使用随机抽样方法，其基本抽样单位通常是个体，而整群调查时，通常以住户为单位。应在报告中说明。

（4）样本大小：样本大小理论上应根据最后估计值的可信度高低而定。样本必须代表总体。

（5）收集有用信息：所提的问题尽可能简单、明了、费时不多，不要收集无关信息。应训练团队，不应将个人偏倚带入抽样。选择的人应受欢迎，不恐吓普通人群。

2. 抽样方法

（1）普查：在战争或突发自然或人为灾害下，当地局面常常极为混乱，此种方法可行性极小，但在小型洪水、地震等有限范围内发生的事件，有实施可能性。

（2）单纯随机抽样：随机抽样是比较适用的方法，统计学可靠，但费时，在灾害时由于人口流动，使用受限。在难民营，详细的登记资料可能是有用的。

（3）系统抽样：系统抽样的代表性比单纯随机抽样好，因其假定抽样单位的分布无周期趋势。这种类型非常罕见。

（4）分层抽样：在不交叠的亚群（分层）内随机选择样本，从每层可获得不同的估计值，通过分层获得总体的总估计值。该方法的价值是每层代表性精确度高，总的抽样误差小。

（5）整群抽样：在大多数灾害、战争局部应用较为广泛。即使总体大小未知时，此法也可获得有代表性的定性和定量资料。整群抽样更适合于卫生保健、患者和需医疗等问题。

三、结果分析与判断

评价和报告应在短时间（3～4 天）内定稿和分发，内容必须真实可靠，符合实际，便于决策机构、团体或个人能迅速而准确地得出正确结论，提供最急的需求，使受害儿童得到及时救助。

（李奇玉　王永午　徐　通）

第二节　生存条件的建立与要求

一、临时救难所的建立

战争或自然灾害发生地，环境破坏，房屋倒塌，交通中断，受难众多，流离失所，急切需要建立临时救难所，安置难民，建立基本生存条件，保障儿童妇女身心健康，为后续救援打好基础。

（一）场所选择标准

临时避难所应选择安全、避风、卫生、便于生活和管理的开阔地区。具体要求：

1. 水源　临时避难所建立在可获得足量的安全水源地区，住所应尽可能靠近水源，便于日常生活。

2. 空间　要有充足的生活空间，可以容纳受灾难民和可能新增的难民，特别应保证儿童的生存条件。同时要有卫生设备、食物分配中心、储备点、医院、诊所等配套设施。

3. 安全性　临时避难所应选择近交通线和比较安全的区域，尽量远离灾区或战地。避难所的搭建要坚固可用，能避风防雨，可利用当时地形地貌，使避难所尽量安全舒适。

4. 环境卫生　环境卫生与疾病流行密切相关，应避免在疫区搭建避难所，并搞好环境卫生，预防疟疾、流行性脑炎、森林脑炎、出血热、鼠疫等疾病的发生。

5. 居民关系　受难民众一般能得到当地居民的帮助和救援，可以和谐相处，但也可能发生一些利益冲突和摩擦。一定要尊重当地居民的风俗习惯、宗教礼仪，搞好居民关系。

6. 燃料供给　灾害时燃料供应会有困难，要就地取材，收集可供燃料，包括木材、木炭、废旧物品、枯枝残叶、油料等，满足日常需要。要保护好森林，防止乱砍乱伐。

（二）场所总体设计与布局

场所设计与布局要有前瞻性、灵活性和可塑性，并充分考虑人口的流动性、差异性和特殊性。避免对场所某些地方的过度开发和破坏。让不同民族、不同信仰的人和谐共居。

1. 组织设施　临时救助所应设行政管理机关、日常事务办公室、医务室或野战医院、后勤保障中心、培训中心、仓库保管等组织。

2. 公共设施　临时救助所要有保障生活的公共设施，包括厨房、食堂、男女卫生间、儿童娱乐场所、文化体育设施、临时学校、防火设备、生活服务和商店等。

3. 接待区　应设立在入口处醒目位置，便于接收新来人员，进行登记、分配和安置。对传染病和有特殊需要者进行初检，便于及时隔离或治疗。

4. *服务设施* 服务设施的设置要充分考虑方便、安全、够大，如食品分发中心要够大，宜设在区域中心，道路要足够宽敞便于车辆进出，要有保安、消防、医疗等服务设施。

5. *场所标准要求* 临时居室的标准要求：集体活动的人均面积 $30m^2$，避难所的人均面积 $3.5\sim5.5m^2$，避难所的间隔至少 2m，支持服务面积人均 $7.5m^2$，每个供水点的人数 250 人，到供水点的距离最远 150m，每个公厕的人数 20 人，到公厕的距离 30m，供水点与公厕之间的距离 100m，每 300m 开设一条 75m 宽的隔离防火带。

实际上很难达到上述要求，设计者要因地制宜，就地取材，充分利用当地条件、财力物力，设计出符合要求、方便生活、安全舒适的临时居所。

6. *社区组织* 大规模灾害发生时，灾民可能成千上万，其中不乏有完整的家庭，也有不少失散、伤亲、亡子的家庭。为了进行有效管理，做好生活安排，控制疾病流行，减少灾害损失，必须构建规模不等的社区组织。

一般 16 个家庭（约 80 人）可以组建成一个基本社区，16 个社区可以组成一个大社区（村庄，1000～1500 人），4 个大社区可以建成为地段（约 5000 人），20000 人以上可以构成地区或营区，并成立各级领导管理机构，为灾民服务。对破碎、失散、孤儿、寡母等人员也可以组成临时家庭、互帮组、代养代管等，把全部人员都纳入到社区大家庭，方便管理和控制疾病。

7. *市场管理* 对社区周边设立的市场必须加强食品卫生管理，及时清理废品垃圾，维护商业秩序，稳定市场物价，打击投机倒把，预防和控制疾病的发生。

8. *避免噪音* 临时避难所虽然为暂时居住地，车来人往，噪音不断，但也应尽可能营造一个安静、安定、舒畅的生活环境，控制和避免各种噪音的发生。

9. *组织领导* 为了有效开展救助，安定难民生活，控制疾病流行，必须有组织领导，包括主要领导者、各级领导机构、协调组织、通讯联络、调查监督、秩序维持组织等，保证人人受到公平公正待遇，儿童、妇女优先照顾，组织利用自然条件，共同渡过难关。

二、水卫生控制

（一）水的重要性

人可以几天不食，但不能一天不饮水，可见水对人体的重要。但水也是传播疾病的主要媒体，可引起许多疾病，包括水直接传染的霍乱、伤寒、腹泻、肝炎、血吸虫病、钩端螺旋体病、毒物中毒等，通过水栖虫媒引起的疟疾、登革热、虫病、黄热病、乙型脑炎等，以及卫生条件差引起的皮肤病、疥疮、脓疱病、结膜炎、沙眼、斑疹伤寒、回归热、战壕热等，要预防和控制儿童疾病，必须加强水卫生的控制。

1. *水的供应要求* 在灾害环境下首先应保证能提供足够的水。正常每人每天所需清洁用水为 30～40L。紧急状态下，水的供应常常达不到正常需要，必须节约用水。一般供应饮用、烹饪、洗涤、洗澡及其他用水，至少为每人每天 20L。如短期内需要量大增，最低标准也需要每人每天 8L 左右。这种情况仅能维持生命和最低卫生要求。如每人每天低于 3L，则人的生存也难于维持，容易出现疾病流行，特别是在干旱炎热地区更加危险。

2. *估计水需要量* 可以根据避难总人数、人员流动情况、当时气候及地理条件等估计所需总数量，再增加 10%～15%，以供公共机构及应急使用。在水源不足情况下，应优先保证生活用水，进行公平合理分配，使受难群众能够健康生存。

（二）水源的确定

在建立避难所时，应选择水源丰富、水质优良、便于获取的江河、湖泊、溪流等地区，便于人民生活和有利于儿童疾病的控制和预防。

1. 水的来源　最好是深层地下水，洁净无污染，可能有些异味，静置或加热后可以消失，不影响饮用，但开采有一定难度。其次是浅表地下水，地面水最差，因为最容易受病菌、毒素等污染。但溪流、江河、湖泊仍然是方便、理想的水源。

2. 水质评估　生活用水必须满足一定卫生要求和有一定量的矿物质，以保障儿童健康。根据世界卫生组织要求标准：水 pH 值为 6.5～8.5，不能检出有异味、臭味，混浊度应小于 5 混浊单位，溶解性总固体小于 500mg/L，粪大肠埃希菌 <10 个/100ml，当然最好是零。

3. 水的处理　应用水必须经过卫生处理后才能分发，在紧急状态下，最常用和有效的消毒剂是氯。氯的具体消毒法：每 10L 地下水或其他清洁水，用氯 10mg；有保护的井水或清洁雨水，用氯 20mg；没有保护的井水和混浊水，用氯 50mg；已知被粪便污染过的水，用氯 100mg。其他处理方法：

（1）储存：将水储存在相对密闭容器中，如桶、罐、锅、箱等，放置 2 天以上，许多病原体可随杂质沉降至容器底部，可取上面清水进一步处理使用。

（2）晾晒：将储存后的水暴露在阳光下，促进水中异味挥发，再加压快速通过砂砾层以除去水中铁、锰等产生异味的金属，改善口感。

（3）沉淀：来自江河、湖泊的水，泥沙、杂质多，常用硫酸铝（明矾）沉淀法。具体可根据水混浊度、杂质含量、硬度及 pH 值调整到可饮用水的标准。

（4）过滤消毒：根据用水量多少，决定细砂等吸附剂滤过率的大小。氯是最有效消毒剂，可按上述剂量使用，余氯水平不超过 0.2～0.5mg/L。

（5）加热：为完全消灭水中的病原体，减小水的硬度，有利于儿童消化吸收。经过处理后的水，还必须加热、烧开、凉凉后再饮用。

4. 水质监控　在清洁饮用水来源解决后，应定期对水的质量进行监控，以保证始终能达到饮用标准。为控制儿童疾病流行，应每天查氯含量，每周查一次大肠埃希菌数量。

（1）水源的保护：应用水源必须有固定人员看守与维护，以减少污染的可能。运送水的运输工具也应保持清洁、密闭。水源区域内不要放养动物，地下水源 30～50m 内不应有粪便、垃圾和污水等排放。

（2）水的分配：应先满足人的饮用，其次才用于洗衣或洗澡等。按一个水龙头可供应 200～250 人使用的要求设置；运水车应停在居高点，既方便难民取水，也可减少污染。

5. 家庭储水　灾害期间家庭必须有一定量的用水储存。可使用 10～20L 大小的塑料容器、木桶、大盆等，如有可能应配备有盖的大容器（100～200L），如水缸、混凝土储藏坛等。

三、环境卫生控制

环境卫生控制的目标是在救助所内外周边区域建立与完善疾病传播的屏障，以保护紧急状态下人民特别是儿童的健康。具体措施：

（一）污水处理

人在生活活动中，如烹调、洗澡、洗物等都要用水，不断有污水产生，造成环境污染，也成为病菌、病媒体的滋生条件，必须加以妥善处理。应提供单独的地方供洗涤和洗澡使用，洗涤后的污水要有专用排水系统，避免污染水源。如果没有污水排除系统，也可以将其引入渗水坑或坚固的污水池。

（二）排泄物处理

1. *人排泄物的处理* 人的粪便是重要传染源，许多疾病都是通过粪－口途径传染。灾难发生时一切杂乱无序，随地大小便极为普遍，加重了疾病传播的危险。必须严禁随地大小便，特别是水源上游、取水区域、供水点、营地上游、公路沿途、门诊部、食品储存处及发配点、食堂等地区，这些地方应有严禁大小便标识或围栏隔阻，必要时可配备警卫人员。

大小便要有专用厕所，一般 50 人应有一个公共厕所，有条件时 4 个家庭公用一个厕所，最好每家庭有一个厕所，但在灾害环境下不容易办到，可以先开挖厕所坑、大便池或储粪缸等加以临时处理。婴儿、儿童和病人可用便盆、马桶等。在建卫生设备时，要考虑到不同地区或民族的风俗习惯，广泛征求意见，开展卫生宣传教育，预防疾病流行。

2. *动物排泄物处理* 灾害环境下动物粪也是重要传染媒介之一。牛、马、羊、鸡、鸭鹅、猪、猫、狗等的排泄物更是随处可见，严重污染环境，成为蚊、蝇等昆虫滋生地，给儿童疾病控制和预防添加困难，也应妥善加以处理。处理方法可以区别对待，如家禽、家畜可以圈养，粪便可以收集晒干作为肥料、燃料，烧饭或取暖。野猫、野狗的排泄物，可打扫清洁消毒处理或集中掩埋。

（三）废物处理

废物包括人或动物的尸体、生活垃圾、医疗废物、修建残渣等，容易成为滋生苍蝇、蟑螂和老鼠的场所，这些废弃物的收集、分类、处理、销毁等要及早进行。要开展卫生宣传，动员群众共同参与，养成良好卫生习惯，保持居住环境整洁，减少各种疾病的危害。

1. *尸体处理* 处理动物尸体比较简单，能食用的可做成食品，不能食用的可以就地烧毁或掩埋。人尸处理需要慎重，要尊重遇难死者，妥善安置。如有大批死亡者，尽可能收集完整尸体，记录死者姓名、年龄、性别、住址、死因等，分别加以消毒、包裹、分类、保存，等待认领或检验，然后火化或掩埋。如死因为烈性传染病（霍乱、鼠疫、病毒性出血等），尸体应尽快消毒、辨认、火化或掩埋，避免疾病流行。在安葬时应按当地或民族的风俗习惯举行一定形式的葬礼，并在埋葬地建立标志或墓碑。必要时应采集一些尸体样本，如胃内容物、尿液、血液、头发、皮肤等，以备日后用于检验、鉴定。

2. *生活垃圾* 生活垃圾、建筑废材等可循环利用的木材、钢材、废纸、塑料制品等，可回收利用；不能循环使用，但不影响环境的可集中存放待机处理；对环境有影响容易成为病菌、昆虫、鼠类滋生的应及时清除或掩埋。

3. *医疗废物* 医疗废物包括针具、手术刀、实验室样品、一次性用品和身体组织等，可传染疾病，伤害人体，要小心处理。最好有焚毁炉烧毁或挖立方米大小的坑来焚烧后掩埋。不能焚烧的如碎玻璃、手术刀、针头等可集中在废弃的金属罐或塑料瓶内掩埋。

4. *尘埃* 大量尘埃、沙尘、废气等可损伤呼吸系统和污染食品，一般可在短时间内自然消退。临时处理可在空中和地面洒水，外出戴口罩，不要开门窗等。长期处理需要保护环境，进行植树造林，美化环境，控制废气排放等。

四、传染病媒介的控制

传染病媒介是指苍蝇、蚊子、跳蚤、人虱、老鼠、蟑螂、白蛉、蜱、螨、毛蚶和钉螺等。这些媒介能传播疟疾、脑炎、出血热、鼠疫、斑疹伤寒、登革热、黄热病、黑热病、锥虫病、昏睡病、丝虫病、肝炎、腹泻等。控制媒介的目的是为了消灭媒介、改善环境、预防疾病。

（一）媒介控制方法

1. 主要节肢动物媒介的控制

（1）蚊子：可传播疟疾、黄热病、登革热、登革出血热、乙型脑炎等。疟疾、丝虫病可以用药治疗，其他无特效疗法，黄热病病死率可高达50%。控制蚊子滋生和彻底消灭蚊子是最好的预防，但很难做到。可以预防用药、免疫接种、避免蚊子叮咬等进行消极控制。

（2）苍蝇：主要传播腹泻病（志贺菌或沙门菌）、沙眼等。可以进行积极补液及抗生素等治疗，一般可以治愈，但严重者可以致死、致盲。控制方法主要是彻底消灭苍蝇，搞好个人及环境卫生，饭前便后洗手，做好垃圾、粪便处理等。

（3）体虱：可传播斑疹伤寒、回归热、战壕热等，未经治疗死亡率可高达40%。预防方法主要是注意个人卫生，勤换衣服，勤洗澡，彻底消灭体虱。

（4）跳蚤：可传播地方性斑疹伤寒、鼠疫等，可致儿童死亡，鼠疫死亡率可高达95%，可进行免疫接种预防。控制方法主要是搞好个人及环境卫生，用杀虫剂杀灭跳蚤。

（5）螨虫：可传播疥疮、恙虫病等，恙虫病可用抗生素，未经治疗死亡率可高达60%。疥疮可涂硫磺软膏。预防方法包括经常洗澡，保持皮肤清洁卫生，避免进入疫区等。

2. 鼠类等控制方法　鼠的危害不仅是传播鼠疫，还破坏用具、偷吃食品、咬坏电线等，必须加以消灭控制。具体方法：

（1）灭鼠：可以利用毒鼠药、捕鼠器、粘鼠胶诱杀老鼠，养猫来捕鼠，尽可能把老鼠消灭。

（2）防鼠：将一切可以供老鼠食用的物品保管好，可供老鼠躲藏的地方消除掉，使鼠无藏身之地。婴幼儿要看护好，睡眠要警醒，避免被鼠咬伤。

（3）宣传：广泛开展灭鼠、防鼠宣传活动，提供对老鼠危害的认识，传授灭鼠防鼠的方法，开展群众灭鼠防鼠工作，做到老鼠过街、人人喊打。

（二）常用杀虫剂及使用方法

常用杀虫剂有：高效氟氯氰菊酯、溴氰菊酯、扑灭司林、双硫磷等。均属滞留型喷剂，可杀死蚊子、苍蝇、跳蚤等节肢动物的幼虫及成虫，起到控制疾病目的。

方法1：高效氟氯氰菊酯与水（1:200）配成溶液，按20～50mg/m^2对室内墙，特别是缝隙等死角、蚊帐等进行滞留喷洒灭虫；

方法2：可用对硫磷按500mg/L浓度配制后进行喷洒，有效性可持续2～3周；

方法3：按2g/L配成扑灭司林对衣服、床上用品等进行浸泡，可杀灭虱、螨、蚤等小动物，有效避免各种疾病及传播。

（三）媒介控制评价

媒介控制效果需进行及时总结与评价，便于改进工作，提高效率。

总结内容包括：发现媒介的状况、危害程度、发病种类、发病率、环境改善情况等，正确评价疾病的控制效果、群众认识程度、媒介的消灭程度等。

五、食品与营养

食品是保证营养的基本物质，在战争状态下，食品常常短缺，儿童营养难以保证，易导致各种营养不良的发生。本节将概括地介绍紧急状态下儿童的营养问题。

（一）营养需求的评估

1. *正常营养需要* 一般来说，婴儿每日平均需要总热卡数 100~120kcal/kg，并随年龄增长而减少，7 岁时每日需 80~100kcal/kg，12 岁时与成人（2100kcal）相仿。儿童生长发育还需要额外的能量，<6 个月的婴儿每日需要的能量可达 40~50kcal/kg，6 个月至 1 岁时需 5~20kcal/kg，周岁以后减少到 5kcal/kg。

2. *营养需要的相关因素* 除正常营养需要外，还要考虑环境温度增高时所需能量要适当增加；体力活动大、好哭多动的婴儿热量消耗比安静的孩子高。其他包括年龄和性别构成情况，平均体重，孕妇和哺乳期妇女的数量；进入营区当时的营养状况；食物来源、质量和保管条件等。

（二）营养不良的分类

1. *蛋白质-能量营养不良*（protein energy malnutrition，PEM） 因食物供应不足或疾病因素使食物的消化、吸收和利用障碍引起的一种营养缺乏病，表现为消瘦（marasmus）和恶性营养不良综合征（kwashiorkor）。此型以能量缺乏为主，兼有蛋白质缺乏，表现为进行性消瘦、皮下脂肪减少、营养不良性水肿及各器官功能紊乱。灾害情况下应优先考虑吃饱（总热量），然后注意吃好（热量搭配）。

2. *维生素缺乏* 不同维生素的缺乏，可引起不同症状。如维生素 A 缺乏可致干眼病、角膜软化；维生素 B_1 缺乏可致脚气病；维生素 B_2 缺乏可致口角炎、阴囊皮炎；维生素 B_{12} 缺乏可致贫血；维生素 C 缺乏可致坏血病；维生素 D 缺乏可致佝偻病等。灾害时儿童容易发生各种维生素缺乏，食物补充常常难以满足，可以用相应维生素制剂加以治疗。

3. *无机盐元素缺乏* 人体已发现有 20 余种必需的无机盐，占人体重量的 4%~5%。其中含量较多的（>5g）为钙、磷、钾、钠、氯、镁、硫七种；每天膳食需要量都在 100mg 以上，称为常量元素。另外，铁、碘、铜、锌、锰、钴、钼、硒、铬、镍、硅、氟、钒等元素也是人体必需的，每天膳食需要量为几微克至几毫克称为微量元素。缺乏时可致贫血、食欲低下、异食、创口愈合不良、免疫功能下降和感染等。

（三）营养状况与感染

营养不良可降低机体的免疫功能，增加疾病的易感性和严重性，容易发生感染性疾病和消化不良。如营养不良儿童因小肠绒毛的破坏可加重腹泻严重程度；麻疹感染因免疫功能下降容易发生肺炎等严重并发症；由于维生素、微量元素的缺乏使感染难以控制，抗生素作用下降；呼吸道感染容易发展为严重肺炎而常常导致死亡；结核病发病率增加，而且容易全身扩散，发生结核性脑膜炎等。同时由于疾病、发热、呕吐、腹泻和食欲下降等，可加重营养不良，形成恶性循环。

（四）紧急状态下婴幼儿喂养计划

在紧急状态下，营养干预的目的是通过提供足够的普通配给来确保满足儿童，特别是婴幼儿对食品的需求。可分以下喂养计划。

1. 补充性喂养计划（SFP） 提供普通配给以外的营养食品。对于哺乳期母乳喂养婴儿来说，额外营养品应补充给母亲为主。因母乳是婴儿最好的食物来源，战乱或大规模灾害时，尽可能延长母乳喂养时间是最佳选择。同时，对年幼儿童也应特别予以关注。

2. 选择性喂养计划 是对所选的个人提供额外食品，一种是目标选择性喂养，目标是5岁以下儿童营养不良发生率超过10%，哺乳期内的妇女等或有其他恶化因素（如死亡率、传染病流行）超过5%时执行该计划。目的是纠正儿童中度营养不良个体，预防中度营养不良发展为严重营养不良，降低死亡率。另一种为全面选择性喂养计划，目标为所有3岁（根据情况可扩大至5岁）儿童、所有孕妇及哺乳期妇女。目的是预防营养状态恶化，降低儿童营养不良发生率。

3. 治疗性喂养计划（TFP） 为严重营养不良的儿童提供医学和营养学治疗。目标是当营养不良的发生率超过15%，或当其他恶化因素存在时超过10%，可临时实施该计划。目的是减少死亡率。在大多数紧急状态下，严重消瘦者中大多数是婴儿和年幼儿童。可建立单独的实施治疗性喂养计划的机构。对0.5～5岁（身高65～100cm）儿童调查获得的发生率资料最为合适。

（五）食品安全

食品是病原体的重要传播媒介。当不能达到基本的食品卫生安全准则时，则有腹泻病流行的危险。据估计，5岁以下儿童腹泻中70%是由于摄入受污染的食品所致。在家庭和卫生机构制备食品时，应遵守下列一些基本要求。

1. 水质要求 确保足够的水源供给，水质要符合要求，最好使用加氯的消毒水，以保证制作食品的器具、未成品食物或生食食品清洁。

2. 烹饪要求 在烹饪期间和食用前，要覆盖好食品，一旦食品制备完毕，则烧熟的食品应全部食用，确实不能全部用完，有条件者应在4℃或以下低温短期保存。

3. 卫生要求 较短时间内如果无人就餐，应将食品先密闭保存。要教育督促儿童用餐前洗手，养成饭前便后洗手习惯，有条件者应用肥皂或洗手液。

（李奇玉　王永午　徐　通）

第三节　救助所监测与防控

战争和灾难时，作为人道主义组织的救助所，救助对象为所有受难的民众，不能有所偏向。应为管理范围内所有人员提供生活必需品，并保证其生命、食品等安全，尽可能使未成年人能接受到教育。其物资来源同样需要与外界各种势力或机构协调，以便获得并顺利运送到营区，有效发放。还有因教育背景、宗教、种族、利益纠葛等各种矛盾需要解决，需要对营区进行监测与防控。应建立监测系统，以应对紧急状态。

一、监测与防控的目的与原则

救助所应有监测与预防控制系统的设计，设计内容包括监测的人群：流动和当地人口；由谁提供资料和提供目的；应收集的资料及资料分析时间和传递方式等。

（一）紧急状态下监测系统的目的

1. 及时、有效、早期发现疾病暴发（可能性）和监测反应。

2. 监测主要疾病的发病率和病死率趋势。

3. 通过收集和分析发病率与死亡率资料，监测紧急状态的严重程度。

4. 监测特殊卫生干预的作用是否有效，分析不佳原因。

5. 确定公共事物，特别是卫生、食品优先项目。

6. 向当地政府、各种救援组织等提供必要信息，以便获得更有效的救助。

（二）监测系统的原则

1. *基本原理* 监测系统应对所获得的资料进行连续的收集、分析，为计划、实施提供相关干预措施。其方法应简单、灵活，可接受和针对特殊情况。

2. *监测系统内容* 主要包括侦查、登记、确认、报告、分析和反馈等，并通过交流、培训、管理和提供资源等支持行动，使之切实可行。

如果系统性监测活动由于缺乏资源等而不能开展，则可选择监测某种卫生相关趋势的方法，通过重复卫生调查，在人群中进行抽样，使用与初步快速评估相同的设计和调查表。

（三）优先监测项目的确立

战争或大规模灾害条件下，对所有事情进行监控是不可能的。在救助所内，公共卫生协调人员必须确定对人群健康构成威胁的少数疾病优先监控，重点监控内容：

1. 疾病的严重性（发病率、致残率、死亡率）。

2. 发生大流行的可能性（如霍乱、脑膜炎、麻疹）。

3. 收集信息的准确性、有效性，与现实的一致性。

4. 对提供信息的重视程度，对以后产生的公共卫生行为发生的效果。

（四）优先监测主要疾病

根据以往难民营中对儿童致死率高或发病率高的疾病调查经验，应优先监测的主要疾病包括：血性腹泻、急性水样腹泻、疑似霍乱、下呼吸道感染、麻疹、脑膜炎等。在某些地区，呈地方性流行的疾病，如疟疾，也须包括在内。其次是结核病、艾滋病、新生儿破伤风及性传播感染等。

当建立监测系统时，要将当地疾病的分布包括在监测规划中。例如，在西非部分地区，拉沙热应包括在优先监测的疾病中。在既往斑疹伤寒流行的地区，常规监测应包括报告该病监测。其他重要的卫生事件（如伤害、伤口感染）也要加入优先监测项目表中。

二、资料来源、收集与方法

（一）资料来源

1. *收集资料* 见表 29 - 3 - 1。

表 29-3-1 推荐收集的资料

分类	来源
人口学	救助所调查、登记
基本需求	救助所调查、登记的人员数量，按基本用量分配数
营养	人口结构比例
发病率	家庭调查人员
死亡率	医院、卫生防疫人员或发放的棺材或裹尸布数量
规划活动，包括免疫接种	人口结构比例，家庭调查人员，卫生防疫人员

常规监测资料的主要来源是卫生机构关于每天活动的诊疗登记簿。在紧急状态下记录死亡数及死亡原因可能是困难的，因许多死亡可发生在卫生机构外。家庭访视者可与死者家属一起使用“口头死因分析”方法，这在收集有关死亡数和死亡原因的信息中起重要作用。

有关人口学和基本需求的资料也可从原有的专门机构如恢复供水和卫生机构的联合国难民署（UNHCR）和非政府组织获得。

应设计一张标准登记表供临床医务人员每周末填写资料用，这些表格应简单、明了，有足够的空间清楚地填写信息，但仅填写有用的信息。

2. 调查资料　填写内容：姓名、出生日期（如出生日期不明，必要时可用大约年龄）、地区、种族、宗教、发病日期、有无接受治疗及其结果。

并非对所有事件都是必要的。在物资极度匮乏、短期内人员大量涌入的情况下，调查员可能没有精力来详细记载病例的信息。

3. 需收集的资料　包括所有儿童中发病及死亡数、主要病种及传染可能性。遇到如霍乱等严重危害儿童健康、传染迅速的疾病应立即报告。应避免双重计数：如果同一患儿因同一疾病到数家诊室就诊，或诊疗过程中数次来诊，均应计数一例。

负责统计数据的人员，应接受过专门训练，并及时进行相互沟通，尽可能减少由于统计方法的不同或不同医院（诊所）诊断不同造成的误差。

该系统应包括某些病例零报告制度。每个地方在每个报告时期都应报告，即使无病例也应报告。这可避免将“无报告”等同于“无病例”的混淆。

（二）资料收集与方法

1. 确定任务和负责人　临床工作者、社区救助实施者、公共卫生专家、流行病专家、环境专家及人道或捐赠机构的代表。

2. 人员分工

（1）负责人：最好由具有组织、协调能力并善于沟通的公共卫生专家或流行病专家担任，处理复杂事务等。

（2）卫生调查（协调）员：主要为公共卫生专家或流行病专家，负责表格制作及分发，培训救助实施者等。对数据进行初步分析，及时发现疾病暴发或流行趋势的改变。要组织所选病例样品的运送及实验室检测，并须将信息反馈给临床工作者，同时向上级报告。

（3）临床工作者：主要是医护人员，负责管理发病者。他们能在初始阶段认识到监测在传染病控制中的重要性，应根据事先制定的标准程序立即报告流行性疾病。上报资料时必须简要，确诊病例、疑似病例更应上报。如无病例时，零报告也非常重要。

（4）社区救助实施者：营区内负责水、食品及其他生活必需品分配的工作人员。由于其平时与营区内儿童交流较多，当调查遇到相应人员缺乏配合时，可协助卫生协调员、临床工作者的工作，并应主动搜索病例。也可为轻型病人提供家庭治疗，并在指定的地区内转诊中型和重型病人。还可协助收集出生、死亡及迁移信息等。

（5）人道或捐赠机构的代表：负责监督调查组工作，核实收集信息的准确及可靠性，并及时向自身的主管部门汇报，为救助对象争取相应援助。

3. *数据基本要素* 监测系统必须通过适当的数据收集方法，至少获取下列与健康相关的指标：死亡率，发病率，人口数据和趋势（人口统计学资料），营养状况，基本需求。

这种数据的收集同样需确定调查的人群及确定有代表性的样本，具体已在第一节中描述，不再叙述。

4. *调查结果报告方法* 主要分为以下三种。

（1）常规报告：营区内普通疾病，如营养不良发病，易流行的疾病早期预警，开始为3天，相对稳定后可改为1周或1个月。报告病例数和死亡数资料。

（2）暴发预警：根据当地气候、季节、节肢动物等规律，在可能的疾病易暴发流行时报告，出血热、麻疹、黄热病应随时报告，在达到提示警告阈值后如流行性脑膜炎应立即报告。

（3）专项调查：取决于特殊需求或提出的问题，可在常规调查基础上进行。解决相应问题，如营养、基本需求、免疫接种等。

调查旨在收集紧急状态受累人群（或确定的亚群）有代表性的样本资料。当建立可持续的监测系统不得不延迟时，调查可作为应急决定所需的信息。

有疾病暴发时须主动搜索病例并进行深入调查，力图确定死亡数和发病数异常增多的原因，并实施控制措施。

5. *疾病诊断流程* 疾病多数有相应的诊断标准，但这些标准在不同状态下可进行调整，以适应当时当地实际情况，最好依据卫生部或世界卫生组织制定的相关标准，以保证报告的一致性。

在许多紧急状态下，对某些疾病如霍乱、麻疹等难以及时作出实验室确诊，故所采取的卫生措施可根据临床诊断（疑似、可能或确诊）标准。具体标准：

（1）疑似病例：临床体征和症状与怀疑的疾病相符，但无感染的实验室证据（如实验室检测结果为阴性、待定或不可能）。例如，流行性脑脊髓膜炎：符合临床标准为疑似病例。

（2）可能病例：符合疑似病例标准加上流行病学证据，如有实验室证据或接触史。例如，流行性脑脊髓膜炎：可能病例 = 疑似病例 + 脑脊液混浊或与该病患者有接触史。

（3）确诊病例：不管有无临床体征或症状，有明确的最近感染的实验室证据。例如，流行性脑脊髓膜炎：确诊病例 = 疑似或可能病例 + 实验室确诊。因疾病暴发时，有相当一部分人群并不出现临床症状，但有实验室证据，仍应作为确诊病例，而且可能是主要传染源。

三、资料分析与判断

调查组必须在现场对收集的资料进行分析，力争使结果与实际情况相接近，必要时可进行补充调查。要分析的最重要的资料是死亡数和发病数。在营地建立初期，应每天使用这些资料监测粗死亡率。战争或自然灾害时，由于身体条件所限，5 岁以下儿童死亡危险性更高，故应计算该年龄组的死亡率。如果不能获得 5 岁以下儿童的人口数据，按照世界卫生组织调查结果，发达国家可用总人口的 15%，发展中国家，尤其是相对落后国家可按 17%~20% 来估算。对 5 岁以下儿童来说，死亡率临界值是 >2/10000/d。超过此值提示营区内的卫生、食品等出现较大问题或所收集的资料出现重大偏差，需及时进行调整。判断方法见表 29－3－2。

表 29－3－2　5 岁以下紧急状态下粗死亡率的临界值

	粗死亡率（死亡数/10000/d）	5 岁以下儿童粗死亡率（死亡数/10000/d）
正常	0.3~1.0	0.6~2.0
预警	>1.0	>2.0
严重	>2.0	>4.0

对地方流行性疾病，可通过计算每千人的发病率来分析发病趋势。对流行性疾病，尤其是一个确诊病例就可引发暴发的疾病（如霍乱），必须按地区和人群分析病例绝对数和发病率，如某一地区的具体地点 5 岁以下或 5 岁及以上年龄组。在紧急状态阶段，卫生协调者应在每周报告中描述这些信息。一旦情况稳定后，应在每月报告中描述。应尽可能使用简单扼要的表、图和地图，使信息容易理解。

四、疾病暴发与控制

疾病暴发是指在数小时或极短时间内某种疾病发病呈几何级数上升，导致高发病率和高死亡率，从而对局部地区生命造成很大威胁，可认为是小规模的局部流行。疾病流行是指在特定的地点和时间某种疾病的病例数异常增多或突然增多。

在救助所，因人口密集、卫生条件差、食物匮乏、营养不足，各种疾病，特别是传染病可能流行。尽早发觉并采取有力防控措施，可以及时控制疾病流行，减少对儿童的危害。

处理步骤

1. 准备　营地应有控制疾病暴发流行的小组，制订行动预案，每周召开一次卫生协调会议，进行相关数据分析，及时发现问题并向有关组织通报，有疾病暴发时应每天通报情况。根据病种及传播方式，预先制订应急计划，准备所需的物源，如药品、采样盒、实验仪器等。

2. 侦查　要有早期预警机制，任何一种疾病的发病数突破预警值时，应尽早向有关部门和领导机构报告。重点侦查疾病有：霍乱、脑膜炎、麻疹、志贺（沙门）菌感染及群体性不明原因死亡。其次有：疟疾、黄热病、斑疹伤寒、伤寒、出血热、脊髓灰质炎等。

3. 确诊与调查　营区组织收到疾病暴发报告后，首先要进行确定诊断。确定有疾病暴发流行时，立即收集和分析有关数据，如发病时间、地点，病人年龄、性别，发病数、发病率、高危人数等。提出可疑的病原体、传染源、传播途径等，估计可能感染或传播的范围，把调查结果和推荐的行动及时向上级组织报告。

4. 反应与控制　确定事件发生，应启动暴发控制小组，其成员来自相关组织：有关卫生、水和环境卫生方面，兽医专家等。根据不同疾病制定控制和预防措施。

（1）感染者：凡是确定感染的患儿应迅速隔离，并给予相应治疗。死亡病例应在隔离区内就地深层掩埋；治愈好转病例，根据病种不同，待传染期过后停止隔离。

（2）潜在感染者：对与确诊病例有过密切接触但暂未发病人群（包括成年人）及与潜在感染者密切接触者均应进行相对隔离，直至脱离潜伏期或确定未感染后解除隔离。

（3）未接触患儿群体：调查人员负责鉴别此类儿童，如大规模暴发流行，此类人群数量相对较少时，也可将其进行隔离，以保持健康。

5. 评价　调查组必须随时监测疾病流行情况，评估控制措施的正确性、有效性和反应的及时性，为决策机构提供下一步处理意见与建议。事件结束后，及时撰写和上报总结报告。组织管理机构可根据处置过程，调整或改变公共卫生政策，评价经费的预算和开支。

（李奇玉）

第四节　疾病预防与控制

由因战乱、灾害等失去家园的弱势群体组成的难民营最容易发生疾病暴发、流行，救助所应提前做好有关预防与控制，防患于未然。主要是进行疫苗接种、常见病的预防和健康教育。

一、疫苗接种

麻疹、流行性脑膜炎、流感、破伤风、白喉、脊髓灰质炎、肺炎、腹泻等是儿童常见病，不少是可以用疫苗预防免疫的，如麻疹、流脑等，应根据疫情开展免疫接种。

（一）疫苗接种计划

1. 确定目标人群　年龄组，人数。

2. 人员培训　对参加疫苗接种人员进行培训，包括疫苗知识、接种方法、观察副反应等。对需要接种的儿童及其监护人，开展宣传、教育和答疑，消除他们的疑虑。

3. 确定需求　疫苗剂数（应包括预期损耗数），一般为目标人群所需数量的135%，与之相匹配的注射器、安全盒、监督表、接种卡、登记簿等。

4. 计划免疫策略　可采取群体接种和常规接种的方式灵活进行，达到尽可能的覆盖率。要预估接种后可能出现的不良反应及风险，并做好相应预防措施。

（二）设施与器材

为保证疫苗接种按计划顺利进行，在疫苗到达前应做好准备工作，接种地点、设备及注射用品均应处于良好状态。

1. 地点安排　接种地点要出入方便，有等候区、饮水设施、卫生间、哺乳室等。入出口分开，避免混行。做好接种登记，包括疫苗种类、剂量、儿童个人信息，发放登记卡等。

2. 疫苗保存　在灾害条件下疫苗来之不易，应妥善在低温条件下（0～8℃）保存，防止因保管不善而失效。

3. 注射用品　在救助营地，不能得到足够的一次性注射器等物品时，可重复使用的玻璃注射器及钢制注射针可以替用，但应有专人进行清洗、灭菌消毒，并定期检验。如果使用不安全注射器，如没有严格消毒、重复使用等，可发生注射部位化脓，经血感染乙型肝炎、丙型肝炎及人类免疫缺陷病（艾滋病）等。

4. 注意事项　接种前要确认注射器和针头都经过消毒，疫苗有效，剂量无误，把被接种者舒适抱稳；接种时要严格消毒，进针深浅合适，注射缓慢，不能进入血管；接种后将用过的器材放在安全盒中，妥善处理，并观察被接种儿童有无接种反应。

（三）推荐接种疫苗种类

1. 麻疹疫苗

（1）重要性：在发展中国家，麻疹仍是儿童严重传染病，病死率可超过10%。在紧急状态下，居住拥挤容易造成麻疹流行，可并发肺炎、腹泻和营养不良等。

（2）接种对象：所有6月龄至5岁儿童都是免疫接种的对象，麻疹疫苗接种者约有90%可以获得终生免疫，接种疫苗的同时给予维生素A，可降低死亡率和预防并发症。

（3）接种方式：通常应对每一个适龄儿童按计划进行常规接种，使接种覆盖率超过96%。疫苗缺乏时，选高危儿进行接种。麻疹暴发流行时，应进行普遍紧急接种。

2. 流行性脑脊髓膜炎疫苗

（1）重要性：流行性脑脊髓膜炎是由脑膜炎双球菌感染所致，如未得到及时治疗，病死率通常为5%~15%。被公认为是严重的公共卫生问题之一。可用疫苗预防。

（2）传染源与途径：主要来源是隐性感染者、处于潜伏期及诊断未明前驱患者，通过呼吸道传播。救助所内人群拥挤，是传播适宜场所。儿童是易感人群，可用抗生素预防。

3. 黄热病疫苗

（1）重要性：是通过蚊子传播的病毒性疾病，主要发生在非洲和南美洲，总的病死率低于5%，但如出现黄疸则病死率可高达20%~50%。该病无特效疗法，主要是支持治疗。

（2）接种效率：免疫接种后可有95%以上儿童受到保护，免疫时间可达10年以上或持续终生。无症状的HIV感染者可进行接种，有症状或其他免疫抑制者以及孕妇不应接种。

二、常见疾病预防与控制

（一）一般感染性疾病

1. 急性呼吸道感染

（1）发病情况：急性呼吸道感染儿童发病率很高。上呼吸感染多为病毒感染，有自限性，可自愈；下呼吸道感染（肺炎）及哮喘比较严重，是5岁以下儿童的主要致死原因之一。灾害时因卫生不良、居住拥挤、食品匮乏、营养不良等，更容易发生疾病传播而死亡。

（2）控制与预防：应对肺炎等早期作出诊断，进行抗生素、抗病毒、补液及对症处理，同时，加强营养支持，促进康复。平时应保证儿童充足的食物，预防营养不良和维生素缺乏。搞好住所卫生，经常通风，注意保暖，及时清理垃圾，避免拥挤，外出戴口罩等预防。

2. 腹泻病

（1）发病情况：在灾害时水、食品和环境卫生差，腹泻病是儿童高发疾病之一，而且病情严重，发展快，特别是感染性腹泻，很容易发生死亡。

（2）控制与预防：轮状病毒性腹泻为自限性病变，多数经口服补液盐适当治疗可治愈，严重者应入院系统诊治。预防主要应注意手、食品和饮水的卫生。

（二）传染性疾病

1. 感染性肠炎

（1）发病情况：常由志贺菌、沙门菌及侵袭性大肠杆菌等引起，其中志贺 I 型发病最严重，传染性极强，可导致大规模流行，如不进行迅速而有效治疗，年幼及营养不良儿童病死率可达 10%。通常潜伏期为 1～3 天，个别可达 1 周，血性大便，伴有发热、腹痛和直肠疼痛，可出现脓毒症、脱肛、溶血性尿毒综合征和惊厥。

（2）控制与预防：严重或严重营养不良的患儿立即转运到医院，并进行紧急隔离。根据药物敏感性试验结果选用抗生素。如果选用的抗生素有效，临床症状 48 小时内可有明显改善。将患儿排泄物进行有效灭菌处理，接触过的所有物品均严格消毒。

2. 霍乱

（1）发病情况：霍乱是由霍乱弧菌引起的急性细菌性肠道疾病。难民营中儿童感染率高达 20%～35%，病死率通常为 8%～10%。经口感染，潜伏期 1～5 天，发热，米泔水样便，可伴有呕吐、严重脱水、血钾下降和酸中毒。检查有霍乱弧菌可确诊。90% 以上感染者可无症状，是霍乱传播的潜在危险。

（2）控制与预防：脱水的预防和治疗是霍乱处理的关键。多西环素、四环素等抗生素可减少腹泻量和缩短排菌时间。建立健全隔离护理措施，大便排泄物和呕吐物须经合适的消毒和处理。死亡者尽快举行葬礼，就近埋葬。

3. 疟疾

（1）发病情况：疟疾是由疟原虫引起的寄生虫病。恶性疟原虫和间日疟原虫是具有公共卫生重要性的主要虫种。恶性疟原虫是热带和亚热带地区最常见的虫种。通过按蚊在人与人之间传播，也可以通过输注感染者的血液和母婴途径传播。潜伏期一般为 4 周左右。

患儿规律性间断发热，无其他特殊症状或体征。在血膜（厚或薄涂片）中找到疟原虫确定诊断。

（2）控制与预防：快速诊断。一线治疗方案中越来越多地联合应用周效磺胺－乙胺嘧啶及青蒿素衍生物（比如青蒿酯，蒿甲醚，双氢青蒿素）。因奎宁或氯喹治疗年幼儿疗效不确切，应用受到限制。最常用的控制方法是室内滞留喷洒杀虫剂，应用杀虫剂处理的蚊帐（ITN），使用喷洒过扑灭司林的毯子、床单和披肩，穿着经扑灭司林处理过的外衣。

4. 流行性脑膜炎球菌脑膜炎

（1）发病情况：此病主要由脑膜炎奈瑟菌（血清型 A、C、W135＋A＋C）引起，可在儿童中出现大规模暴发流行，病死率高达 50%。救助所内因居住环境、卫生条件差以及较难获得医疗保健，患脑膜炎的危险性明显增加。

患儿突然发热，伴有颈项强直、意识改变、瘀斑或紫癜。前囟未闭者发现囟门隆起，应考虑到脑膜炎。此病进展极快，有时从发病到死亡仅数小时。行腰椎穿刺术可确定诊断。

（2）控制与预防：治疗首选青霉素族药物，但部分药物透过血脑屏障差，效果不佳，头孢曲松或头孢噻肟透过血脑屏障较好，可以选用。一旦发现病例，应尽快发出警告，并立即开始调查，采取隔离措施，进行菌苗接种，现多应用疫苗预防 A 群和 C 群脑膜炎球菌性脑膜炎。

5. 病毒性出血热

（1）发病情况：病毒性出血热可由多种病毒，如埃博拉病毒、沙粒病毒、布尼亚病毒等引起。除鼠类等啮齿动物传播外，也可人与人之间传染。黄热病毒则多通过蚊子等传播，不发生人与人之间传染。战争状态或自然灾害时易出现暴发流行，死亡率可达30%~40%。

临床症状一般5~10天，早期症状无特异性，如发热、头痛、背痛、肌痛、恶心、呕吐、腹泻、衰竭和结膜充血，后期出现多脏器功能紊乱可考虑此病。

（2）控制与预防：诊断多依赖血清抗原或抗体检测，对死者进行解剖免疫组织化学染色可确诊。无特效治疗方法，仅可对症及支持性治疗，如退热、补液等。常规抗病毒药物效果不佳。因此病无特异的症状、体征，诊断比较困难，确诊后必须立即加强隔离措施，限制进入病房，医务人员应使用防护服，加强患儿使用的物品安全处理及安全的丧葬方法。

三、健康与文化教育

战争中各敌对势力骚扰，连续出现的灾害、传染病等因素，救助所维持正常运转十分不易。区域内所有人员必须相互协作，将来自不同地区的，在风俗、文化、宗教、教育、健康及接受新事物能力等方面千差万别的民众融合起来，为保障周围环境、居住条件、衣物及食物供应而共同努力。因此，对他们进行适当的教育，指导参与社区事物，在传染病预防和控制中起着至关重要的作用。儿童更应给予基本的教育，帮助他们健康生长发育。

1. 人员结构　救助所在成立之初，应考虑到营地所需人员的教育背景与经历。召募工作人员或志愿者时主要考查具有以下知识或能力：公共卫生（防疫）、流行病专业知识，医院管理、医疗、护理等专业，设计、建筑、施工、运输、食品加工等方面才能。尽量选用公关、联络、协调、统计等人才，教育、宗教、熟知各地风俗与习惯等人士，具有一定教育基础，无明确专业素质，但可塑性强，易于接受新事物人员。

2. 人员培训

（1）工作人员自身培训：对上述所有召募的人员除本职外，进行与之相关的常规知识训练，使之成为具有一专多能的全面型人才，在行使职责时能顾及其他方面。如教育工作者能及时发现受教儿童异常变化，并采取必要措施。

（2）从难民中选择合适人员：对他们进行常识培训，使其具有一定能力，帮助工作人员或志愿者，扩大后者工作范围。

3. 培训内容

（1）普及公共卫生常识，提高民众识别严重疾病的能力。

（2）促进水、食品安全储存和使用，养成良好个人卫生习惯，如正确地进食、洗澡、洗衣及如厕等。

（3）保持环境卫生，不乱扔垃圾、吐痰、随意排尿便等，主动防止环境恶化和媒介繁殖。

（4）增进医学常识，了解儿童常见病和多发病的表现、用药基本原则及儿童的免疫接种。

（5）促进儿童上学接受教育，加强礼仪、礼貌行为规范。

（6）发生冲突或疾病暴发时能按照预定计划有秩序撤离或主动帮助他人维持必要安定。

（7）了解与尊重不同种族、宗教或地区群体的风俗习惯，避免不必要的矛盾产生。

（李奇玉　王永午　徐　通）

第五节　儿童身心创伤控制与预防

在灾害面前，山崩地裂，房屋倒塌，秩序混乱，生活无着，流离失所，人们特别是少年儿童不知所措，无所适从，心理受到巨大创伤，容易发生误伤、自伤、自残等身体伤害。

一、身体伤害

身体伤害是指肉体上的损伤，包括武器伤（核武器、化学武器、激光武器等）、挤压伤、烧伤、交通意外伤、暴力伤、杀害等，严重危害儿童健康。

（一）暴力

暴力是一种社会现象，是指用强大力量或手段对他人施以强暴的力量，使其身心、财产或自由遭到重大伤害。在儿童主要体现在躯体、性及心理伤害。

1. *类型*　有自我暴力，如自杀、自虐、自伤等；人际暴力：指个人之间或几个人对另外一个或几个人施加的暴力；集团暴力：战争、种族屠杀、恐怖袭击、有组织暴力犯罪等。

2. *受暴力儿童*　儿童是弱势群体，无论在平时或灾难时受到暴力伤害的概率最大。伤害形式有杀害、枪伤、殴打致残、被遗弃、绑架、遭奸污、被贩卖等，造成身心巨大伤害。

（1）身体伤害：可能导致儿童身体上的暂时或永久性功能丧失，如脊柱伤致肢体残疾，行动不便，大小便失禁，生活不能自理，给个人、家庭和社会带来各种负担。

（2）心理障碍：受到暴力伤害的儿童可出现多种精神、行为及心理疾病，如焦虑、酗酒、抑郁、精神障碍、学习困难、欺负更为弱小儿童、语言表达障碍等。

（3）潜在危害：受过暴力损害的儿童，有可能成人后成为施暴者，对配偶、子女或同事会大打出手，甚至成瘾。暴力可能有感染性，如虚拟网络“杀人游戏”的流行，可能导致校园暴力事件发生率增加。

3. *危害评价*　暴力造成的危害可以客观评价，如寿命损失年数，伤残影响寿命年数，生存质量的危害程度，丧失劳动力时间，经济损失，暴力危险度等。

4. *预防与控制*　开展普及教育，提高对暴力危害性和严重性的认识，掌握反对暴力的技能和应急处理知识等，预防与控制暴力的发生。

（1）一级预防：即防患于未然，在暴力发生之前采取有效措施制止或改善引发暴力的环境和危险因素。在救护所组织人员对失亲儿童集中管理，防范外来一切形式或儿童之间的侵害，加强对单亲或无亲监护的儿童巡视，减少家庭暴力发生。

（2）二级预防：指对已发生暴力损害的儿童进行积极救助、治疗，预防并减少迟发性伤害，进行有效医学处置，减轻不良后果，防止死亡。对性侵害要强调受害人的隐私保护，对施暴者可以进行制止、谴责、驱逐出营地或交公安机关处理。

（3）三级预防：帮助受害者在暴力发生后迅速得到妥善护理与康复，使其回归社会，减轻暴力造成的机体、心理损伤及功能障碍；分析原因，吸取教训，检查一、二级预防中存在的不足与缺陷，防止类似事件再次发生。

（二）虐待

虐待是一个复杂的现象，世界卫生组织 1999 年提出的虐待定义是：在相关责任、义务和能力的条件下，各种形式的躯体和/或精神的折磨、性虐待、漠视、放任、商业或其他的剥削，并导致儿童的健康、生存、发展以及尊严受到实际或潜在的伤害。

1. 虐待分类

（1）身体虐待：采用手或物体（皮带、木棍等）殴打儿童，或捆绑、开水淋、烟头烫、禁止进食等方式造成儿童身体上损伤。这种虐待常发生在家庭内部或集体生活中起主宰作用的人物对儿童的伤害，多涉及一个或数个人，规模较小，有时与暴力难以区别开。

（2）性虐待：指无论本人是否同意，对14岁（年龄意见不一致）以下儿童直接或间接做出性利用或性侵犯行为，造成儿童明显的心理或精神创伤的现象。儿童心智发育尚未完善，有时难以表述，多数由家人、邻居、朋友发现其反常行为或情感障碍而得到报告。

（3）精神虐待：定义仍然有争议，没有统一，主要是指造成精神、心理、行为的损伤（参考心理创伤一节）。

2. 危险因素

（1）自身因素：年龄以3～12岁间多发，随年龄增大而减少。性别多数认为女性发生率高，也有认为两者无明显差异。其他如早产、低出生体重、智障或患先天性疾病等易受到虐待。儿童之间、独生子女、性格外向或过于内向的儿童更易被虐待。

（2）施虐者因素：施虐者男女比例基本相同，也有认为女性施虐者较男性更为多见。施虐者大多为自身教育程度低，易冲动，健康状况差及既往受过虐待等。单亲家庭、家长儿时受到过虐待、经济收入低及居住条件差等均是导致施虐的因素。

（3）社会因素：因不同国家、地区和民族的文化、宗教、风俗习惯不同，对虐待的观点也不同，因此难以界定社会因素影响力的大小。有关因素有：经济状况与文化价值观；性别及日常生活中性别所充当的角色；国家、地区关于儿童及其家庭的保护性政策及其亲子关系定位；社会福利完善程度及医疗、教育、司法救助形式、范围；社会稳定程度，国家法律、法规的制定所引发重大社会或群体性冲突、战争。

3. 预防与控制　和平时期对儿童的保护应纳入法制体系，结合本国或地区的实际特点，制定防止虐待儿童的法律、法规，建立对施虐人进行监督和惩罚机制，并确实贯彻执行。1989年联合国大会通过了《儿童权利公约》，被世界各国广泛认可，我国也于1995年加入了该公约。在战争时期，救助所无专门的法律、法规保障儿童不被虐待，应加强宣传，力争实施此公约。

（1）建立防范机构或组织：机构中应配备医疗、心理、社会工作、教育和法律专业人员，担负接收虐儿报告并进行核实，一旦确认应迅速反应处理；收容、安抚、诊治被虐儿童，如其必然离开原家庭，还应为其寻找合适的替代家庭；收集整理案件，总结规律，制定或改进相关法律，提高防范水平。

（2）扩大宣传，取得每个家庭或个人的支持与理解，并使其了解儿童身心特点，认识到虐待对儿童生理心理的严重影响，除自身做好外，能主动观察与发现他人虐儿行为并及时制止，向有关部门报告。

（三）自残、自杀

自残、自杀是一个非常复杂的现象，也是严重的公共卫生和精神问题。世界各国自残、自杀发生率不一。我国没有全国性的报告系统，估计为（15～20）/10万。儿童所占比例较小。流行病学特征提示，自残、自杀行为与年龄、性别、职业、婚姻状况、种族、教育程度有关。

1. 危险因素

（1）精神因素：现代社会，矛盾冲突日益增多，人的压力剧增，使儿童抑郁症发病率明显上升，而抑郁是自残、自杀的重要因素。

（2）人格特点：具有敏感多疑、内向自卑及极端性格的儿童因沟通、处理问题能力不足，不能忍受委屈、挫折，且缺乏冷静思考，遇到困难不能解决。

（3）器质性疾病：患儿躯体发生疾病，易被嘲讽，或生活不能自理，恶性疾病痛苦难忍，均可导致心理变化，产生自残、自杀行为。

（4）经历：战争或灾害对儿童心理影响十分巨大，作为弱势群体，他们可能无依无靠或得不到亲人的理解，易采用自残手段，试图引起人们的关注或报复家人。

（5）社会因素：14 岁以下儿童少见，男性自杀人数多于女性。

2. 自残、自杀的控制、干预与预防

（1）控制：首先应了解自残、自杀者实施前的征兆，如流露厌世情绪，讨论自残、自杀方法，突然安静或烦躁，贵重物品赠与他人，交流明显减少，意外拜访他人，或写信、电话、电子邮件中仅流露再见、永别等字样。其次，严重抑郁症患儿突然情绪好转或幻听、妄想症状明显加重，重大生活打击（考试不过关），患绝症时情绪低落等。

（2）干预：发现儿童有明确的自残、自杀倾向，应快速介入并干扰行为的实施。对自残、自杀倾向者进行安全保护。了解原因，进行心理治疗，消除或减轻自残、自杀思想。找出根本原因并进行有针对性干预，帮助解决实际问题。有的并不是真的要自杀，可通过心理治疗治愈，有的确实要自杀，除心理治疗外，必须用药物治疗。

（3）预防：自残、自杀是可以预防的，尤其是儿童，只要进行心理疏导，耐心教育，提高对生命可贵的认识，加强生活、身体、心理等各方面的救助，使他们在无望、无助、无畏、无奈的困境中解脱出来。增强他们的生活信心和勇气，彻底打消自杀、自残的念头。

二、心理应激

任何社会都不可能避免各种灾害的发生，包括水（火）灾、地震、海啸、烈性传染病等自然灾害，以及战争、恐怖袭击、镇压、毒物扩散、核污染等人为事件。除肉体伤害外，这些天灾人祸也会给儿童带来不同程度的心理创伤，出现心理应激状态。一般认为，心理应激是有机体在某种环境刺激作用下由于客观要求和应付能力不平衡所产生的一种适应环境的紧张反应状态。

儿童常会出现应激反应障碍，或忘记当时究竟发生了什么事情，但潜意识或睡梦中出现，或印象极为深刻，只要过后生活中一点事情与其经历极小部分相似就会联想起来，产生异常情绪或心情。

（一）应激源分类

应激是一种反应，是外部刺激导致的人体对需要或伤害的生理反应，可分急性应激和慢性应激。前者因突然或迅速刺激如遭受突发战争或恐怖袭击或自然灾害而出现，后者则指人体长期的处于紧张状态。应激源按事件的社会、生物、心理属性分类。可分为以下几种。

1. 社会性应激源　各种自然灾害和社会动荡例如战争、动乱、天灾人祸、政治经济制度变革等应激源。

2. 躯体性应激源　直接作用于躯体而产生应激反应的刺激物，包括理化因素、生物学因素和疾病因素等。

3. 心理性应激源　各种心理冲突和挫折导致焦虑、恐惧和抑郁等各种消极情绪。

4. 文化性应激源　一个人从熟悉的生活方式、语言环境和风俗习惯迁移到陌生环境中所面临的各种文化冲突和挑战。

（二）应激与环境

1. 社会环境　因政治、经济及军事抢救无效造成社会原有秩序、结构、价值观念短期内出现剧烈变化，社会动荡不安，出现经济萧条，物资供应紧张，大规模屠杀，种族、宗教迫害等。儿童不能适应动乱，导致精神健康状态受损。主要有三方面因素：

（1）原有社会、经济、文化及心理基础被破坏，父母原有价值观、信仰和行为准则随之倒塌，产生失落感和精神沮丧，对儿童虐待或忽视情况会明显增加。原本儿童就不懂这种动荡将给自已带来什么改变，观察到父母言谈举止，会更加无所适从。

（2）战争、社会动乱可造成个人财产损失，亲人死亡或离开，与人交往困难，或人身自由失去保障，痛苦场面强烈刺激等均可导致精神应激水平上升。

（3）战争时期，平民百姓颠沛流离，形成难民或被迫移民，在新的生活环境中面对经济困难、价值（宗教）观念冲突、语言不通等会使儿童产生不安全感和适应性焦虑。

2. 自然环境　自然环境会给人带来包括生理功能、心理和行为等多方面的影响，尤其是特殊环境下，更为明显。许多国家，军人执行勤务，家庭、子女也要随迁，除受到军队环境影响，还要不断适应新的自然与生活环境，心理也会有所变化。

（1）高海拔缺氧环境：一般指海拔3500米以上地区，除气压低、紫外线强烈外，缺氧带来的影响最大。婴幼儿适应能力差，可有嗜睡、头晕、疲乏等，出现认识、情绪上的变化。

（2）低温环境：低温寒冷环境，可使人活动、交流减少，容易产生抑郁情绪，但也能锻炼儿童意志力。

（3）炎热环境：由于大脑皮质兴奋性增高，易致机体稳态失调，出现幻觉等，表现为急躁、烦躁不安、易激惹等。

（4）沙漠环境：对儿童认知有一定影响，白天太阳直射地面折射损伤视力，使人感到疲倦、错觉、幻觉等，造成消级的情绪反应，减少自信心、思维迟缓、行为拖拉等。

（5）森林环境：好处是空气新鲜，视觉良好，温、湿度均宜居，但野生动物较多，有时树木过于茂盛显得阴森，由于花草等挥发性物质多，可使儿童出现恐惧、过敏等反应。

（三）应激与疾病

与应激相关的疾病可分为两类：一类为应激产生、诱发或加重身体素质性病变；还有一类为应激诱发的心理、精神障碍，多见于对外界刺激敏感，胆小、内向性格的人群。

1. 应激对机体的损伤　主要表现在心脏及血管系统，如心源性猝死、高血压病等；消化系统，如因精神刺激引起的肠易激综合征；免疫系统，对突发性事件过于紧张出现支气管哮喘急性发作。

2. 应激对心理的伤害　主要表现为抑制性心理，导致自我封闭，不与人交往、自杀等，少部分出现异常亢奋、多言多语、胡言乱语等。

（四）儿童应激异常反应主要原因

适当刺激引发的应激反应对人的身心健康有一定益处，它可提升人的注意力、记忆力及协调力，增加灵活性、敏捷性，有利于调动身体或思维潜能，从而发挥出平时不可能有的应付能力。当刺激超出某个个体的承受力，就会产生负面作用，出现异常反应。这种承受力与个体性格特点、受教育程度、文化背景、智力水平、信仰及当时身体状态均密切相关。这种心理健康受损在不同年龄有不同的表现，年龄越小，对环境的变化越敏感，受到的影响也越大，尤以情绪异常症状为主。

1. *大脑发育尚未完善*　儿童大脑发育尚未完善，在战争、恐怖袭击、地震等重大应激刺激事件中容易出现心理、行为倒退现象，即原来已能理解的事情变得无法分辨，甚至完全丧失应有的语言、行为表达能力。

2. *情绪控制能力差*　儿童缺乏足够的情绪控制能力，当他们感到不安、惊恐难过或悲伤时，不能正确地感受到这种情绪变化，而通过注意到自身不适的感受，出现退行性变或易激惹。

3. *心理反应能力差*　与成人相比，儿童应对的心理反应能力差。如亲眼见到杀人场面后，睡梦中内容常为事件的某一片段，而非完整过程，即便噩梦中展现完整内容，也不能正确诉说，或表现出否认、抗拒、违逆等其他方式应对。

4. *会有意躲避*　儿童受到重大刺激后常会有意躲避曾经历过的事情，并通过转述头痛、呼吸困难、恶心、呕吐、手足麻木等不适来表达，这些身体障碍相互转化相当快速，且无临床、病理或实验室相关证据，很容易造成错误诊断和治疗。

5. *心理可塑性很强*　儿童的心理可塑性很强，应激后能得到及时正确的心理支持与干预治疗，可以学会新的应对方式，语言、认知力等可恢复到原有水平或与同龄儿完全一致。

（五）应激后常见表现

经历创伤性应激事件儿童容易出现焦虑、安全感缺乏、紧张不知所措等负面情绪，主要通过向亲人寻求帮助、支持以安抚自已，即使事情过去很长一段时间，仍会从儿童的语言、行为方式中发现其曾受过心理伤害。

1. *焦虑障碍*　主要表现为焦虑情绪，紧张性行为或自主神经功能紊乱。其中最主要症状为焦虑情绪，年幼儿常以易哭闹、不易安抚为表现，年长儿则以脾气暴躁、孤僻、注意力不集中、攻击行为等为主，少儿则有逃学旷课、学习困难等表现；紧张性行为主要表现为动作明显增多，心神不宁等；而自主神经功能紊乱症状有头晕、头痛、多汗、胸闷气短、腹痛、恶心、呕吐、腹泻、尿频及睡眠障碍等。

2. *心境障碍*　主要表现为持续地感到忧郁，自觉被人忽视或遗弃而自卑、沉默寡言、活动减少，或反向情绪发作，易激惹、无原因发脾气，遇到小问题时心理调节能力差等。这类儿童常过分关注自我，总是自责，对未来充满失望，并影响到生理功能，如食欲、体重下降，睡眠困难等。部分患儿还可能自残、自杀。

3. *强迫性障碍*　又称强迫症。是一种明知不必要却无法控制自己反复呈现的观念、情绪或行为，包括强迫观念和强迫行为，可单独或同时出现。由于思维能力限制，以强迫行为多见，且年龄越小越明显。此类患儿智力正常，但与先天心理素质、性格形成及家庭、周围环境关系密切。发病率0.1%~10%。以少年及青春前期居多。

4. *全身适应综合征*　正常情况下人体受到刺激，产生应激反应，在刺激源消失后，很快恢复原先的稳态，如作用时间过长或对于个体来说过于强烈的话，机体会进行一系列的调节，从而内分泌紊乱，导致疾病，称全身适应综合征。可分为三期：

（1）警戒期：机体分泌大量肾上腺素、糖皮质激素而胰岛素相对抑制等防御体系初步激活。

（2）抵抗期：反应极期，机体激素持续在高水平上，思维迅速、行动敏捷，针对于刺激源的感官如视、听或触觉等更加敏感，而其他器官功能相对抑制。

（3）衰竭期：持续升高的应激激素水平对呼吸、循环、消化及免疫及其他系统、器官产生的反应已达极限，仍无法克服刺激源产生的刺激时，出现功能障碍导致衰竭。常见疾病有：心源性猝死、高血压病、消化道出血、肠易激综合征、哮喘发作等。

（六）应激的控制与预防

对战争及各种灾害产生的儿童应激性障碍，需采取系统的、多种多样的方法与措施进行及时有效的干预，尽最大努力使其恢复原有生理、心理及精神状态，或尽可能减少对患儿的损伤。

1. *评估内容* 对患儿进行正确的心理状态评估是实施有效诊治及预防的前提。主要内容：识别患儿有无自我伤害倾向及程度，是否存在抑郁等情绪问题，明确症状的性质与范围，了解病变出现的各种因素，在创伤事件中的遭遇、经历，家庭经济、教育、宗教等背景条件，心理、性格特点，所受教育程度，引发疾病环境因素如战争、恐怖袭击的强度及范围。

进行评估时应结合不同年龄组儿童心理及生理特点。多数儿童注意力集中时间和程度均较短，因此评估过程中根据情况可适当休息、进食、饮水、活动等，争取患儿本人及家长或监护人的配合。应在明亮、安静、无人打扰的环境下进行。评估方法有局限性，需要综合判断。

2. *主要评估量表*

（1）Achenbach 儿童行为量表：适合年龄 4～14 岁儿童。主要用于抑郁、强迫、精神分裂等。包含内容较全面，可信度高，但方法复杂。

（2）Rutter 儿童行为问卷：适用于学龄儿童。用于确定有无精神障碍，情绪或行为方面异常。方法相对简单。

（3）儿童焦虑性情绪障碍筛查表：适用于年龄 10～18 岁。可作为辅助诊断依据。

（4）幼儿社会和情绪评估量表：适用于 12 个月以下小儿，主要用于鉴别心理强项与弱项。

（5）情绪健康发展指标：适用年龄广泛，主要用于鉴别情绪问题。

（6）儿童行为评估系统：适用于 2 岁半到 18 岁左右。用于评估儿童行为的本体知觉、不良情绪等。

3. *控制* 对有心理障碍儿童应根据不同年龄组特点选用不同的综合干预手段，同时强调个体化原则，努力取得患儿本人、监护人、熟人等配合。主要依靠心理疏导治疗，经历创伤事件后的几天内是心理干预的最佳时期。

全面了解患儿经历及教育、文化等背景，不强迫接受违背患儿意愿的交谈或活动，也不要回避创伤带来的伤痛，提出的问题应有数个提示或根据患儿回答进行评估及确定下一步处理方式。常用方法：

（1）认知行为疗法：包括认识重建疗法、焦虑管理法等。通过调节认知－行为模式相互作用关系，矫正与改变患儿不合理认知及其导致的行为异常，重建良性循环。

（2）团体治疗：通过个体间互动实现治疗目的。多采用游戏、音乐、绘画及表演等形式。

（3）药物治疗：抗焦虑药物如阿普唑仑、氯硝西泮；抗抑郁药帕罗西汀、米氮平、曲唑酮等。

4. 预防　军事行动或战争发生后，应对环境急剧变化，采用当时条件下可操作性和时效性均适宜的干预手段，对儿童实施紧急心理救助，促进战争引发的心理危险状态恢复，减少心理创伤发生率，减轻与及时正确治疗心理障碍，帮助儿童在未来的生活、学习及工作中保持完满状态。

（1）接触与交流：对受到战争（灾害）影响的儿童，无论其是否有心理障碍，心理健康或治疗人员均应主动与他们接触，并用尊重、热情态度与之交流，取得信任。

（2）安全与安慰：尽可能为受难儿童提供安全、稳定的休息、生活场所，保障生命安全，提供生理和心理安慰。

（3）控制与稳定：安抚情绪过分激动而无法控制自己的儿童，减少不稳定因素，使之得到调整，为今后的进一步处置打下基础。

（4）信息收集：救助所的心理专业技术人员应快速对区域内儿童进行数量统计，调查背景资料，了解危险程度，确定需救助对象及干预方法，提供所需专家最少人数。

（5）提供具体帮助：首先对所有儿童进行普及式的心理疏导，促进儿童从可怕的战争阴影中恢复，并对已产生心理障碍患儿根据实际情况采取适当措施。

（6）建立联系：与国际社会或民间团体有效联系，保证心理专业技术人员的来源，取得社会整体的支持与援助，必要时能将病情严重患儿转移至和平地区。

（7）提供方法：提供处理创伤心理危机的方法与信息，在合法收集发生地儿童基本信息及确定需救助对象后，为外界提供到什么地方或什么方式能帮助受冲击儿童的信息。

（8）加强联系：加强与其他救助部门或管理方联系。心理救助不是心理专业技术人员单独能完成的任务，需与救助所具有管理职能的其他部门进行通力合作，得到相应支持，保证评估、控制、预防工作顺利进行。

（9）加强教育：重视公共危机的事前预警，加强平时教育普及工作，使包括儿童在内的所有人能在战争或其他灾害来临时知道如何应对，如何求救、自救和助人。

（李奇玉）

第五篇

军事卫勤儿科学

第三十章　战场及灾区儿童的紧急救援

第一节　概　论

战场及灾区救援是指在事发现场对伤员实施的急救、搬运、集中、隐蔽和后送等救治活动。现代战争武器杀伤力强，导致伤病员伤情复杂，这对战场救治提出了更高的要求。

一、现场儿童救援的范围和基本原则

（一）现场儿童救援的范围

所有战场、灾区事发现场儿童的紧急救援、后续工作等。包括对伤员实施止血、通气、固定、包扎等急救；搬运、集中、基础生命支持、隐蔽和后送等救治活动。

（二）现场儿童救援的基本原则

现场儿童救援的目的是最大限度地减少儿童痛苦，降低死亡率，为后续救治打下基础。首先，应及时发现并迅速接近儿童伤员，并应遵循先重后轻、先急后缓的原则实施现场救援。具体步骤如下。

1. *先复苏后固定*　对于心跳呼吸骤停又有骨折的儿童伤员，应首先采用口对口人工呼吸和胸外心脏按压等，使心肺复苏，直至心跳呼吸恢复后再行骨折固定。

2. *先止血后包扎*　对有大出血而又有其他伤的儿童伤员，首先立即用指压、止血带或药物等方法止血，接着再包扎伤口。

3. *先重伤后轻伤*　如遇有垂危的和较轻的儿童伤员时，应先救治垂危者再救治病情较轻者。

4. *救送结合*　在战场救治过程中，始终要坚持救送结合的原则，救是为了挽救生命，送是为了伤员能得到更好的救治。搬运要快速、安全，搬运、后送是抢救工作的重要一环。

二、现场急救的组织和指挥

（一）灾害现场伤亡事件中伤员处理的原则

在大规模伤亡事件中，传统的、临时组建的急救人员和医疗机构救治的办法显然不能满足和很好地完成伤员的救治任务，基于这个原因，需组建一个能充分应对大规模伤亡事件的系统，包括预先确定的资源调动、现场处理和医院收治患者的程序。这个系统对急救人员开展各种特殊培训，并将灾害现场和医疗单位通过指挥部有机地结合在一起，需要多部门的配合才能进行检伤分类、现场稳定并将其疏散到合适的医疗单位。

1. *应对大规模伤亡处理系统的基础*　预先确定程序，用于日常紧急活动，适应满足重大事件的需求。最大限度地利用现有的资源，进行多部门的准备及应急。有预案并经过反复

演练。

2. 建立应对大规模伤亡处理系统的目的　建立一个协调多部门参与的救援链，迅速有效地恢复遭到破坏的急救及医疗单位，并尽快建立健全日常运作程序，以便最大限度地利用现有的资源，开展有效的救援工作。

3. 救援链　这是灾害现场的救援系统，涉及医疗单位、警察、消防机构、交通运输服务和通信部门（包括最初的评估，指挥和控制，搜救工作，现场护理等），接着是将受害者转移至合适的医疗单位（有序疏散和救护车辆的交通管理），然后是医院收治（启用医院灾害应急预案），最后是伤病员得到所需的一切旨在稳定病情的医疗急救。

实施这一救援链需要以下组成部分：高效的急诊部门；无线电通讯网络；各有关部门的协调程序；技术熟练的多个部门组成的救援队（图 30－1－1）。

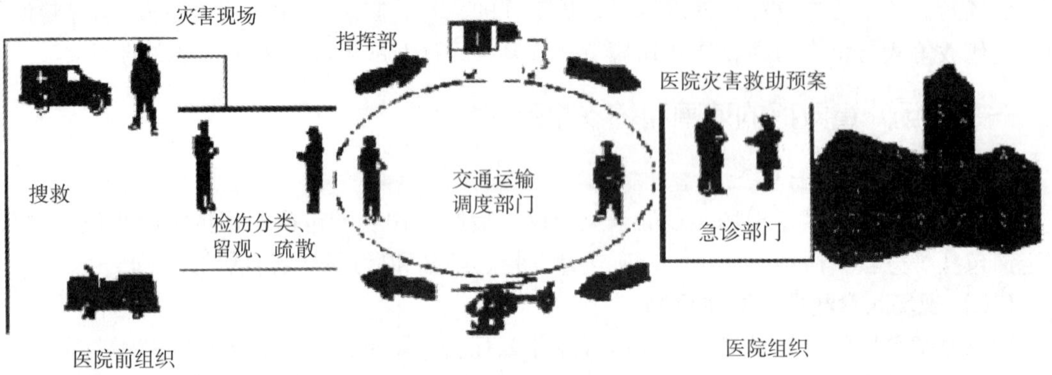

图 30－1－1　救援链示意图

和任何系统一样，救援链的效果和可靠性取决于每个环节，一个环节出差错，整个系统将受到损害，需要仔细规划灾害伤亡事件处置系统中资源的分配和组织。

（二）灾害现场救援的组织和指挥

灾害现场救援的组织和指挥包括把灾区各类救援系统组织起来所需要的程序。任何目击者发出的警报都能将程序启动起来。明确发生灾害事件的确切地点、时间、灾害类型，估计受灾的人数、存在的危险以及处于危险之中的人口。成功的灾害现场组织和指挥要求各种救援人员各司其职，职责明确，忙而不乱。各种救援人员在灾害救援中的基本职责是：

1. 指挥部

（1）接收事发地最初的电话报告和灾害事件有关的警报信息，确定来电者的姓名和电话号码，灾害发生确切地点、时间和人员伤亡情况。

（2）调动并将一组工作人员派往事发现场进行初步评估。通知可能参加急救的人员待命（随时准备行动）；调遣必要的资源。

2. 初步评估小组

（1）尽快赶到灾害现场，确定灾害的确切位置、发生时间，评估人员伤亡情况、潜在的风险、受灾害影响的人口数。

（2）绘制一张该地区的地图，标明：主要的地形特征、潜在的危险区域、伤员、通往事发地的道路、各个现场区域、限制区的范围、安排抵达现场的救援人员及物资。

3. 消防部门　灾区安全、人员搜救；排除安全隐患；确定限制区。

4. 搜救队

（1）搜救伤员，提供必要的急救；进行伤员的初步检伤分类（急性/非急性）。

（2）如有必要，将伤员从不安全的地点撤离到集合点或将伤员转移到前沿医疗站。

5. 搜救队指挥官　协调搜救活动：确定并指派搜救队，监督搜救小组的工作，必要时设立一个集合点，与指挥所沟通信息、增强资源的配备，从而协调将患者从集合点送往前沿医疗站的工作，确保搜救队员的健康安全。

6. 指挥部的协调员

（1）实施现场行动的总体协调，不断评估总的局势，确保各部门之间的需求。

（2）收集指挥部其他官员的汇报；与中央总部取得联系（如紧急事件应对中心）；充当执行系统和后援系统的纽带；确保足够的无线电通信联络。

（3）确保所有参与行动人员的健康安全；授权向媒体发布消息。

7. 指挥部的消防官员

（1）协调现场救援活动（确保安全和搜救工作的展开）；协助运输组织；向指挥部协调员汇报情况。

（2）处理消防人员资源上的需求：连续的评估、要求后援、消防人员及时的轮调、撤出不需要的消防人员。

8. 指挥部警官（通常是指挥部的协调员）

（1）确保建立并保持无线电通讯畅通；实施安保措施，维持禁区的秩序、控制交通及人群。

（2）管理现场警员：不断评估需求、调动警务人员、要求后援、确保提供足够的所需设备。

9. 指挥部的卫生官员

（1）部署和管理卫生工作人员，监督对伤员的现场医护；做好卫生和医疗后援系统之间的联系工作。

（2）确保能提供充足的人力和设备；收到前沿医疗站负责人的报告（治疗急性病的负责人），向指挥部协调员汇报。

10. 紧急治疗负责人（前沿医疗站负责人）

（1）监督检伤分类并稳定前沿医疗站（AMP）的病员的病情；确立前沿医疗站的内部组织；管理 AMP 的工作人员。

（2）确保高效的伤员运送，决定运送伤员的顺序、运送方式、护送者以及目的地；确保各个治疗区有足够的设备物资和救援人员的健康和安全。

（3）通过与指挥部的运输官员、卫生官员以及治疗患者的卫生单位的协作，将患者有组织地转移到医疗单位；向指挥部卫生官员汇报情况。

11. 医疗检伤分类官员

（1）在前沿医疗站出口处接收伤员，检查评估每位伤员的伤情，将患者分类并做好以下标记，各组设立负责人。

【红色】需要立刻稳定其病情

【黄色】密切监测，可随后治疗

【绿色】轻伤，随后或不需治疗

【黑色】死亡

（2）将伤员引导至合适的治疗区；向前沿医疗站负责人汇报情况。

12. 红组组长

（1）接收检伤分类后送来的病员；检查和评估伤员的健康状况；采取措施稳定伤员病情；持续监控伤者的病情。

（2）重新评估并将伤员转到其他治疗区；确定疏散的优先次序；要求按照优先顺序疏散；向前沿医疗站负责人汇报情况。

13. 负责疏散的官员

（1）接收需疏散的伤员；评估伤员病情的稳定性；确定伤员身上附带仪器的安全性，校准设备；确定伤员被安全地固定；确保伤员身上的标记牢固明确。

（2）观察伤员的情况直至他们被转送医院；监督管理、送伤员上车，并确保护送人员了解患者的基本情况；向前沿医疗站负责人汇报情况。

14. 运输官员

（1）协调和监督伤员的运送；根据具体需要分派适当的车辆运输；确定所经路线，并向司机传达路上车流量情况；管理所有可用的救护车司机和指派车辆的司机。

（2）接受运送患者的请求；手头始终要有一本记录所有车辆所在位置的记录本；向AMP负责人汇报情况。

15. 检伤分类区行政职员

（1）手头始终要有一份所有接收检伤分类的伤员登记表；向检伤分类官员汇报。

（2）记录名称或鉴定号码，如有可能，记录年龄、性别、抵达的时间、受伤类型。

16. 疏散行政职员

（1）有一份离开AMP的所有伤员的登记册；向疏散办公室报告。

（2）记录伤员姓名/号码、受伤类型、离开的时间、离开的方式（工具）和护送者、目的地。

17. 救护车司机

（1）任何时候都要呆在车内，确保车辆停放在指定的区域，做好上路的准备。

（2）迅速回应运输官员的指示，按照安全规则和指示输送患者，并向运输官员汇报。

三、现场搜索与营救常识

（一）搜索

搜索就是找寻遇难者并判断其位置，为营救行动提供依据。搜索方式包括三种：首先组织初步的人工搜索，以尽快发现地表或浅埋的遇难者；然后进行犬搜索，以寻找被掩埋于废墟的遇难者；最后在人工搜索与犬搜索成果的基础上，对重点部位进行仪器搜索，以精确定位。

1. 人工搜索　由搜索组与营救组人员进行，目的是迅速发现地表或浅埋的遇难者。搜索方法为包括以下方法。

（1）地毯式搜索：队员一字排开，利用敲、喊、听、看的方法整体推进寻找幸存者（适用于大片开阔的场地），要求大声喊叫，语言差异并不重要。

（2）旋转式搜索：即 5～6 人为一组，围成直径约 5m 的圈，相互间隔 2～3m，卧倒、敲击、静听。此种方法适用于小范围内的重点区域。缺点是用人较多，速度不快，对于被埋在深处的幸存者效果不佳。

2. *犬搜索*　犬搜索是指驯犬员引导搜救犬进行搜索，利用搜救犬的灵敏嗅觉，找寻被掩埋于废墟下的遇难者。每个犬搜索组的 3 条犬轮流使用：第一条犬进行搜索，后两条逐次确认。

3. *仪器搜索*　经过人工搜索和犬搜索，认为可能有遇难者被压埋或确定有遇难者被压埋但不易定位，需要进一步展开仪器搜索。仪器搜索包括三种手段。

（1）使用声波/振动探测仪：在废墟上方通过仪器搜索，来找寻被压埋于废墟下的遇难者，并精确定位。

（2）使用光学探测仪：深入废墟内部，在确定有遇难者被压埋且位于覆盖层深厚的部位，要进行细致的搜索，直接寻找目标位置，并且可以观察、监视遇难者状况。

（3）使用热成像生命探测器：在有暗室或能见度极低的环境中，进行细致的搜索。

（二）营救

营救行动指运用起重、支撑、破拆及其他方法使遇难者脱离险境。

1. *封控现场*　事件现场将会有大量群众、亲友及志愿救助者，警戒分队应首先迅速封锁现场，疏散围观群众，劝退亲友等的盲目救助，划定警戒区域，派出警戒人员，并在公安、交通部门的协助下，保证现场的秩序和安全。其目的是消除人为干扰，确保救援行动的顺利展开。

2. *安全评估*　首先由工程技术人员对现场进行安全评估，确定是否存在二次倒塌等危险的可能性，制订搜索的方法、路线和手段；而后派出搜排组对现场进行周密细致的搜排，确认残留爆炸物的情况；最后对救援现场进行支撑加固。其目的是确保救援现场的安全性，以防施救过程中发生的事故。

3. *搜索确认*　通过现场询问、调查等方法，了解现场的基本情况，而后采取人工搜索、犬搜索、仪器搜索等方法，确定是否有生存人员及其准确的位置。人工搜索主要采取喊、敲、听的方法；搜索犬搜索是在不便于仪器搜索或搜索面积较大时使用；仪器搜索是利用声波生命探测仪、红外搜索仪等搜索设备进行搜索探测。搜索确认的目的是为了不遗漏生存人员。

4. *实施营救*　当确认人员被困位置后，利用救援专用设备和简便器材采用破拆、顶升、凿破等方法，创造通道，抵达被困人员，必要时可扩大施救空间，以保证救援人员的进入和装备器材的使用。针对不同的建筑物和构件，在进行破拆作业时，通常使用无齿锯、剪切钳、千斤顶等；在对墙体、构件进行凿破作业时，通常使用凿岩机、手动凿破工具等。

5. *医疗救护*　在清理废墟并抵达被困人员被困位置后，医疗人员应立刻展开救护，对被困人员进行心理安慰，实施固定包扎，并指导救援队员的行动，以保证被困人员的安全。医疗救护应贯穿营救实施的全过程。

6. *救助转移*　依据现场的情况，采取相应的方法将人员救出，并进行简单的医疗处理，然后送专门医疗机构。

7. *行动小结*　救援行动完成后，及时进行工作小结，总结经验，查找问题，制定改进措施，并向上级提交完成任务情况。

（三）儿童救援的人文常识

救援队到国内各地或国外参加灾害救援必将涉及有关民族、宗教问题，为了更好地开展救援工作，就要对民族风俗习惯、世界宗教有所了解。

1. 中国主要少数民族风俗习惯

（1）藏族：藏族是信奉喇嘛教的民族，主要风俗有：献哈达、敬酒茶等。献哈达是藏族最普遍的一种礼节，是对人表示纯洁、诚心、忠诚的意思。主要禁忌：不可触摸佛像、佛供、经书、敲鼓、活佛身躯和佛徒佩戴的佛珠，因为都是圣物；男坐左边，女坐右边，不可混坐；家有病人或产妇，不得进入。

（2）傣族：傣族集中分布在云南西双版纳，信奉中国小乘佛教，所以其风俗禁忌大多与佛教有关。遇上傣族群众在祭祀时，千万别进寨子；不能摸小和尚的头；进寺庙参观一定要脱鞋；进了傣族群众家，千万不能窥看主人的卧室。

（3）蒙古族：热情好客，讲究礼貌。他们以蒙古包为中心的待客礼仪，主客之间都要遵守很多规矩。如人应在包房后下马；勿手持马鞭进入包房；未经允许不要进入包房；出入包房不要踩踏门栏；主人迎客要立于门外西侧；送客要送到包外或边界。

（4）苗族：讲究真情实意，非常热情，最忌浮华与虚伪。主人路遇客人不抢走第一步，不走在前面；交谈中用敬语称呼；客人不要称呼主人“苗子”；禁杀犬、打犬，不吃犬肉；不能坐苗家祖先神位的地方；不许在家或夜间吹口哨；遇门上悬挂草帽、树枝或婚丧祭日，不要进屋等。

（5）维吾尔族：待人接物很讲礼貌；路遇长者或宾朋，手按胸部中心，向前倾斜30°。维吾尔族的饮食禁忌与伊斯兰教相同。他们忌用单手接送礼物；忌穿短裤、短小衣物外出；睡觉时禁头东脚西，禁四肢平伸仰卧；做客时洗手不可将湿手乱甩，不能在长者就座之前入座等。

（6）朝鲜族：有热情待客、尊老爱幼的传统。客人进门前，要先干咳一声，或以“在家吗?”向主人示问；为长者让路。朝鲜族家庭礼节严格，晚辈敬重长辈，不得在老人面前喝酒抽烟。朝鲜族的禁忌：不喜食羊、鸭、鹅及油腻食物。

（7）黎族：黎族聚居在海南岛通什镇、保亭、乐东、东方、琼中、白沙、陵水、昌江、宜县等地，人口110多万。船形屋是黎族的一种传统居住房屋，如果去屋内参观一定要记住尊重黎族风俗。在船形屋内有禁忌：不得戴草笠进屋，不得在屋内吹口哨，不得在屋内扛锄头。平常忌讳别人当面提及自己先辈的名字，部分地区对猫禁杀忌食。

（8）回族：饮食以米、面为主，禁食猪、血、自死动物等，爱喝茶，清真风味小吃享有盛誉。回族信仰伊斯兰教，忌讳别人在自己家里吸烟、喝酒；禁用食物开玩笑；普遍实行土葬、速葬、简葬，一般在三日内即行埋葬。很注意清洁卫生。

2. 世界三大宗教　宗教是影响各地风俗文化的重要因素，要到中国或国外参加灾害救援，就必须对世界宗教有所了解，这样才可能适应、理解当地的风土人情，才便于开展救援工作。世界上有三大宗教，分别为基督教、伊斯兰教、佛教。

（1）基督教：是世界上信仰人数最多的宗教，以亚洲、非洲的信徒数量增长最快。基督教形成于亚洲的西部，目前主要集中分布在欧洲、美洲和大洋洲。基督教是以信仰基督为救世主的宗教，它的经典是《圣经》。主要节日有圣诞节、复活节等。在饮食上没有太多禁忌，只是在节日时对饮食有一些规定。如圣诞节要举行斋戒，禁肉食等。

（2）伊斯兰教：信奉伊斯兰教的人统称为“穆斯林”。由麦加人穆罕默德所创传。主要传播于亚洲、非洲，以西亚、北非、中非、南亚次大陆和东南亚最为盛行，它的经典是《古兰经》。伊斯兰教的五大功课：念功、礼功、斋功、课功、朝功。主要节日：古尔邦节、开斋节、圣纪节。伊斯兰教的饮食禁忌较多，包括猪、犬、驴、马、兔、无鳞鱼、动物的血以及非自死的动物等，同时还禁止饮酒。

（3）佛教：创始人为乔达摩·悉达多。现在主要分布在亚洲的东部和东南部。佛教是一种宗教，包括它的经典、仪式、习惯、教团的组织等。它的经典是《佛经》。常见：水陆法会、众姓道场、增福延寿道场、焰口施食、忏会等佛事。主要节日：玉佛节、成道节、涅槃节、传召。我国佛教是在公元 1 世纪时传入的，以后逐渐形成饮食禁忌：一是不食荤，“荤”包括一切动物性食品和葱、蒜、韭等辛香味食物；二是不饮酒。

3. 儿童救援及后续救治时的人文要求　要本着仁心、仁爱等“医者父母心”的大爱，实施人道主义救援。在少数民族、宗教信仰地区要遵从当地习俗，语言不通时通过手势、身体语言与伤员及其家属做好沟通。

（王君霞　周少宏）

第二节　儿童伤情评估和病员分类

正确的伤情评估和伤病员分类，是战场救治的首要环节，其目的是为了及时鉴别伤员的轻重缓急，便于有效地组织战场急救和后送，确保伤病员得到及时合理的处置。

一、伤情评估方法

伤情评估是指在战场上运用简单的应急诊断技术，对伤员情况进行初步判断，进而以量化标准来判定伤员损伤的严重程度，从而指导伤员分类救治。有效合理的战场伤情评价是保证伤员有序分流，获得成功救治的重要条件。

1. 院前指数（prehospital index，PHI）　该指数是 Kochler 等将 313 例创伤的各种生理数据用计算机分析处理后制定的，是在现场准确区分重伤和轻伤的一种简单可靠的创伤严重度计量评分方法。PHI 是以四种生理指标（收缩压、脉搏、呼吸和意识）为依据，每项又分为 3 或 4 个级别，四项参数得分之和为 PHI（表 30 - 2 - 1）。每项指标记 0、1、2、3、4、5 分，累计最高 20 分，总分愈多伤情愈重。0 ~ 3 分定为轻伤，4 ~ 20 分定为重伤。合并有胸部和腹部穿透伤者的总分加 4 分。此法使用方便，敏感性达到 94.4%，特异性 94.6%，优于其他院前评分指标。

2. 创伤计分法（trauma score，TS）　1981 年由 Champion 等提出。该方法是以格拉斯哥昏迷分级法（GCS）为基础，观察指标包括人体对创伤的生理和病理生理反应，如呼吸系统功能、循环系统功能及中枢系统功能等。每项评 0 ~ 5 分，五项计分相加为 TS，总分为 1 ~ 16 分，分值越低，伤情越重（表 30 - 2 - 2）。Jacob 等指出：TS 为 14 ~ 16 分者，生理变化小，存活率高（96%）；1 ~ 3 分者，生理变化很大，死亡率高（ > 96%）；4 ~ 13 分者，生理变化明显，救治效果显著。文献中常以 TS < 12 为重伤标准。TS 的灵敏度为 63% ~ 88%，特异度为 75% ~ 99%，准确度为 98.7%。

表 30－2－1　PHI 评分

指标	分值（分）					
	0	1	2	3	4	5
SBP（kPa）	>13.3	11.5～13.3	10～11.4			0～9.9
脉搏（次/min）	51～119			≥120		≤50
呼吸（次/min）	正常			浅，费力		<10 次/min 或需插管
意识状态	正常			模糊或烦躁		
合并穿通伤					4	

表 30－2－2　创伤计分法（TS）

参数	分值（分）					
	0	1	2	3	4	5
呼吸（次/min）	0	<10	>35	25～35	10～24	
幅度	浅或困难	正常				
循环 SBP（mmHg）	0	<50	50～69	70～90	>90	
毛细血管充盈	无充盈	充盈迟缓	正常			
意识状态 GCS		3～4	5～7	8～10	11～13	14～15

3. CRAMS 评分　此方法包括循环（circulation，C）、呼吸（respiration，R）、胸腹部（abdomen，A）、运动（motion，M）及言语（speech，S）五个方面，按正常、轻度与重度分别记 2、1 与 0 分，最后五项计分相加，总分 9～10 分为轻度，7～8 分为重度，≤6 分为极重度。此法简单、易行、便于记忆。Clemmer 等于 1985 年又对此记分法作了修正，使准确率更高（表 30－2－3）。

表 30－2－3　修正的 CRAMS 记分法

参数	分值		
	2	1	0
循环（C）	毛细血管充盈正常	毛细血管充盈迟缓	毛细血管无充盈
	SBP >100mmHg	SBP 85～99mmHg	SBP <85mmHg
呼吸（R）	正常	>35 次/min	无自主呼吸
胸腹（A）	均无压痛	胸或腹部压痛	连枷胸、板状腹或深穿刺伤
运动（M）	遵嘱动作	只有疼痛反应	无反应
言语（S）	回答切题	错乱、语无伦次	发音听不懂或不能发音

该方法不考虑伤前健康情况及年龄等因素的影响，脊柱骨折合并脊髓损伤者其严重程度的评分尚欠理想。文献报道 CRAMS 记分法的灵敏度为 83%～91.7%，特异性为 49.9%～89.8%。但此法十分简单易记，中华创伤医学会创伤评分学组将其推荐为国内首选的院前评分方法（1995 年）。

此外，还有类选对照表、创伤指数法等。战场及灾害现场伤员众多，在救治过程中易顾此失彼，应高度警惕，避免迷惑于表面现象忽略了真正的危险。因此对任何伤员，首先检诊其生命体征，在呼吸循环稳定后应立即系统地检查全身各部位。此外，面对危重伤员应先救后诊，才能正确评估伤情。

二、战场上儿童伤病员分类

伤病员分类是针对伤病员救治和医疗后送的需要，根据伤情和负伤种类对伤病员进行归类处置的活动，是战时救治大批伤病员必须采取的工作程序之一，是做好伤病员收容、救治和后送工作的前提。

（一）分类的意义和目的

战时及灾害现场各类伤病员数量大，伤病种类复杂，伤病情况轻重不同；同时救治力量有限，救治时间紧迫，因此产生了救治需要与可能之间的矛盾，必须对伤病员进行分类，区分伤病的轻重缓急，确定救治和后送的先后主次，以保证危重伤病员得到优先救治，传染性伤病员得到隔离，轻伤病员得到留治，一般伤病员得到相应的救治。分类的目的在于保证每个伤病员得到及时合理的救治和后送，使救治工作有条不紊地进行。

（二）战场分类的要求和方法

1. *分类的要求*　伤员分类是解决大量伤员救治需求与救治力量不足的矛盾，使救治工作有条不紊的进行和加速伤员救治过程的一项重要措施。其要求是：

（1）迅速准确：因为分类是保证救护治疗和后送工作加快进行的一种手段，所以要求分类必须迅速及时，不能因为分类而耽误救治时间。准确就是不能因为错误的分类致使救治工作紊乱，延误救治时间。

（2）先重（急）后轻（缓）：首先应对危重伤员进行分类，特别是对出血、休克、严重呼吸障碍的伤员，优先分类，及早治疗。对复合伤、多处伤的伤员，必须全面考虑其损伤程度、确定主要伤害，进行分类。

2. *分类的方法*　分类也可根据伤部、伤因、伤型和伤情的诊断进行分类，一般采用综合分类法。这样既可明确诊断，也能表明损伤的严重程度。

（1）伤部：我军现行的划分方法是按照解剖生理的关系划分为：颅脑、颌面、颈、胸（背）、腹（腰）、骨盆（会阴）、脊柱、上肢、下肢、多处伤等。过去的战争中四肢伤占多数；现代战争中则以颅脑伤和多处伤较多。

（2）伤类：是指按致伤武器及致伤因素区分的战伤种类，如：弹片伤、地雷伤、枪弹伤、燃料空气炸弹伤、刃器伤、挤压伤、冲击伤、烧伤、冻伤、化学武器伤、核武器伤、复合伤、生物武器伤、特殊武器伤、其他等。

（3）伤型：按皮肤是否完整，可分为闭合伤和开放伤；按体腔（腹腔、胸腔、颅腔、关节腔等）是否与外界相通，分为非穿透伤和穿透伤；根据火器伤的伤道形态，可分为贯通伤、盲管伤和切线伤等。

（4）伤情：通常根据伤员的战斗能力、所需治疗时间、转归等区分伤情轻重。

①轻伤：重要脏器未损伤，无生命危险。

②中等伤：损伤后虽无生命危险，但需较长的治疗时间（1～2个月），愈后可能留有功能障碍。

③重伤：重要脏器损伤或多系统器官衰竭，有生命危险，治疗时间至少需要2个月，愈后有严重残废。

3. *急救处理顺序* 在伤情判定的基础上，将伤员分为四个等级和急救处理优先次序：紧急处理、优先处理、延期处理和期待处理四类。

（1）紧急处理：伤员有危及生命的损伤，不能耐受任何延迟，需立即进行复苏和手术，包括气道阻塞、颅脑损伤、严重休克、内脏损伤破裂、胸部穿透伤伴呼吸障碍、眼穿通伤、以及其他严重损伤，如Ⅱ°烧伤面积超过总体表面积的30%，或Ⅲ°烧伤面积超过总体表面积的10%，或有呼吸道烧伤以及磷烧伤等。

（2）优先处理：伤员虽不立即危及生命，但延迟处理可发生严重的内脏并发症，需在6小时内给予手术和可能同时需要复苏，包括中度失血性休克、胃肠道穿孔、泌尿－生殖器官损伤、无呼吸障碍的胸部伤、严重血管损伤、有压迫的脑和脊髓损伤、严重的或复杂的骨折、Ⅱ°烧伤面积小于总体表面积30%、无呼吸损伤或Ⅲ°烧伤面积小于总体表面积10%的其他烧伤。

（3）常规处理：伤情稳定不需要复苏，不急于手术者，包括无压迫的其他颅脑和脊髓损伤、局部软组织损伤、较小的骨折和脱臼、轻度的眼损伤、无功能障碍的颌面伤、浅Ⅱ°烧伤面积小于10%以及1～2Gy辐射剂量的放射损伤。

（4）如果情况更加紧急，出现大量的伤员，救治能力缺口太大时，此时的分类必须把救治力量重点转移到存活可能性较大的伤员身上，一些在平时也许能够救活的濒危伤员，此时，暂时只好划分在濒死组。在战场上可只靠大体观察，简单地将伤员分成两类：

①即刻救治组：需要采取急救措施的，包括窒息的解除、外出血的控制、止痛以及包扎和固定。由于伤员多、时间紧，要密切注意发现这类伤员。

②推迟救治组：不需要补液或不必采取急救措施的伤员，包括能走动的伤员、生命体征平稳能立即后送的伤员、死亡和濒危的伤员（主要为已经死亡和存活希望渺茫的伤员）。

（王君霞　周少宏）

第三节　战场紧急救治技术

一、现场通气术

气道（呼吸道）发生了阻塞（梗阻），在数分钟内伤员即会窒息、缺氧而死亡，抢救时必须争分夺秒地除去各种阻塞原因，使气道通畅，称为通气术。实施通气术应该是在正确判断的前提下，针对引起伤员气道梗阻的不同原因采取的相应方法。

（一）气道阻塞的原因及分类

1. *异物堵塞* 颌、面、颊、咽、喉和颈部火器伤，气管、食管创伤后，血液、血凝块、骨碎片、弹片、碎牙、软组织碎块、呕出物及分泌物甚至泥土等堵塞气道，引起窒息。

2. 吸入性损伤　呼吸道及头面部火焰烧伤，喉及气道黏膜水肿，肺部爆震伤。

3. 气管外压迫　颜部、颈部软组织火器伤，颈部血管伤出血、血肿、组织炎症性水肿、骨折片及软组织移位压迫气管。

4. 重型颅脑损伤　火器伤后，伤员深度昏迷，下颌及舌根后坠，口腔分泌物堵塞气道。

（二）通气方法

1. 手指掏出术　适用于口腔内气道堵塞，多为颌面部伤。急救者用手指伸入口腔将血凝块、泥土、分泌物等掏出。有条件时用吸引管吸净口腔内液体，止血，气道通畅呼吸正常后将舌牵出固定，或用咽通气管、鼻咽管放入口腔后固定，将伤员置于侧卧或俯卧位才能后送。

2. 托下颌角术　适用于颅脑损伤或火器伤后舌根后坠者，伤员深度昏迷而窒息，急救时将伤员取仰卧位，急救者用双手托起伤员双侧下颌角，即可解除呼吸道梗阻，声音转为正常。如仍有呼吸异常声，迅速用手指掰开上下颌，掏出或吸出口腔内分泌物或血液、血凝块。呼吸通畅后改俯卧位。

（三）环甲膜穿刺术、切开术

环甲膜穿刺术或切开术适用于窒息伤员，情况特别紧急，或上述两项通气措施不见效者。

1. 环甲膜穿刺术　各种原因引起的上呼吸道完全或不完全堵塞，牙关紧闭，经鼻插管失败，或喉头水肿气道堵塞需立即给急救者通气。

操作方法：患者头部保持正中，使颈尽量后仰，不用麻醉，术者用左手指摸清甲状软骨与环状软骨间的环甲膜，右手将16号粗针头在环甲膜上垂直下刺，通过皮肤、筋膜及环甲膜，有落空感时即挤压双侧胸部，发现有气体自针头逸出或用空针抽吸时很易抽出气体时，即以T型管的上臂一端与针头连接，并通过T型管的下臂接氧气瓶而输氧。可以左手固定穿刺针头，以右手示指间歇地堵塞T型管上臂的另一端开口处而行人工呼吸。

环甲膜穿刺仅仅是呼吸复苏的一种急救措施，复苏成功后应改为正规气管切开或立即作消除病因（如异物的摘除等）的处理。

2. 环甲膜切开术　因异物、外伤、喉痉挛、昏迷等导致呼吸道分泌物堵塞者，或牙关紧闭经鼻插管反复失败等需做气管切开者。

操作方法：准备工作与环甲膜穿刺术同。

紧急时，皮肤消毒后，于喉结节下方2～3cm用无菌小刀在环甲膜上方做2～3cm横切口，露出环甲膜部，切开该膜1cm，并迅速用血管钳撑开切口，插入橡胶管或气管套管，建立通气道。

注意进刀时，用力不可过猛，以免损伤气管后壁、环状软骨，造成喉功能障碍；切口的部位应接近环状软骨的上缘，以免损伤环甲动脉吻合支。

环甲膜切开术只是应急的手术，可能会引起喉水肿，声带损伤、狭窄、肉芽肿等后遗症，应在48小时内排除梗阻原因或改行气管切开术。

（四）气管插管术和切开术

1. 气管插管术　经口明视插管术是应用最广泛的一种气管内插管方法。

（1）操作方法

①病人仰卧，头向后仰，使口、咽、气管保持一条直线。如喉头暴露不好，可在肩背部或颈部垫一小枕，使头尽量后仰便于插管。

②操作者站于病人头侧，用右手拇指推开病人下唇及下颌，食指抵住上门齿，以二指为开口器，使嘴张开。

③待口完全张开时，操作者左手拿咽喉镜，使带照明的喉镜呈直角倾向喉头，柄偏右，顺右侧舌面插入。镜片抵咽部后，使右偏的镜柄转至正中位，并轻轻将喉镜向左靠，使舌偏左，扩大镜片下视野，此时可见到悬雍垂（此为暴露声门的第 1 个标志），然后顺舌背将喉镜片稍深入至舌根，稍稍上提喉镜，即可看到会厌的边缘（此为暴露声门的第 2 个标志）。

④看到会厌边缘后，如用直型喉镜片，应继续稍深入，使喉镜片前端到达会厌的腹面，然后上提喉镜即可暴露声门；如用弯形喉镜片，可继续稍深入，使喉镜片前端置于会厌与舌根交界处，然后上提喉镜即可看到声门。如喉头张开不全时，可由助手把环状软骨部或气管从皮外向下强压，即可看清。声门呈白色，透过声门可以看到暗黑色的气管，在声门下方是食管的黏膜，呈鲜红色并关闭。

⑤暴露声门后，右手持气管导管（其头端事先已涂好凡士林），将其前端对准声门，在病人吸气末（声门打开时），顺势轻柔地将导管插入。导管插过声门 1cm 左右，迅速拔除导管芯，将导管继续旋转深入气管，成人 4cm 左右。

⑥于气管导管旁塞一个牙垫，然后退出喉镜，操作者将耳凑近导管外端，感觉有无气体进出。若病人呼吸已停止，可用嘴对着导管吹入空气或用呼吸气囊挤压，观察胸廓有无起伏运动。

（2）注意事项

①气道阻塞伤员插管前应先将口腔内分泌物吸净后行气管插管术，有条件时插入带气囊的气管导管，气囊充气以闭塞周围间隙，控制呼吸交换量和避免口腔分泌物沿管壁入肺引起误吸。

②插管后听双肺呼吸音注意是否对称。如呼吸音双侧不对称，可能为导管插入过深，进入一侧的支气管所致。要调整位置至正常。

2. 气管切开术　此手术是彻底解除上呼吸道梗阻和清除下呼吸道分泌物的一项救命性手术。

（1）操作方法

①病人仰卧，肩背部垫一小枕，将病人头后仰并固定于正中位，使下颌、喉结、胸骨切迹在同一直线上，气管向前突出、暴露。严重呼吸困难不能平卧者，可取半卧位，头向后仰，但不宜过度后仰，以免加重呼吸困难。

②颈部皮肤常规消毒后，操作者戴无菌手套，铺手术巾。

③用 1% 普鲁卡因做局麻，成人行颈前皮下浸润麻醉，上始甲状软骨，下止胸骨上切迹。昏迷者可免局麻。

④以左手拇指、中指固定甲状软骨，食指置于环状软骨上方，右手持刀在颈前正中自环状软骨至胸骨上凹上 1~1.5cm 处，做一个 3~5cm 长的切口。分离皮下组织。再沿中线切开颈浅筋膜，分离舌骨下肌群，将甲状软骨峡部向上推开，暴露气管。

⑤切开气管的第 3、4 或 4、5 软骨环，撑开气管切口，吸出气管内分泌物及血液。插入合适的气管套管，将套管的带子以外科结缚于颈后固定。切口套管周围可填塞引流纱布条，

次日取出。如果切口过长，可在切口上端缝合一两针，但不要在切口下缝合，以便引流及换管。

⑥用一块中间剪开的纱布经套管下两侧覆盖切口。

（2）注意事项：有明显出血倾向者、呼吸道梗阻病变在气管切开处以下者不宜做气管切开，并注意以下事项。

①术前不用过量镇静剂，以免加重呼吸抑制。

②皮肤切口要保持在正中线上，防止损伤颈部两侧大血管及甲状腺，以免引起较大的出血。

③在切开气管时应注意同时切开气管及气管前筋膜，二者的切口应一致，以免引起纵隔气肿。

④严禁切断或损伤气管第 1 软骨和环状软骨，以免后遗喉狭窄症。

⑤进刀时切忌用力过猛，以防穿透气管后壁进入食管，造成气管食管瘘。

⑥气管套管要固定牢固。术后应经常调节固定带的松紧，一般以在固定带和皮肤之间恰能伸进一指为宜，太松套管容易脱出，太紧影响血循环。

⑦保持呼吸道湿润、通畅。视分泌物的多少和黏稠程度，每隔 1～4 小时将内套管取下，清洗煮沸消毒 1 次。取出内套管时间不宜多于半小时，否则外套管管腔容易因分泌物结块而堵塞。

⑧凡紧急行气管切开的病人，床头须备吸引器、给氧装置、血管钳、照明灯、气管切开包等，以备气管套管堵塞或脱出时急用。

二、出血与止血

战时的出血，大部分是因为周围主干血管伤所致，胸腹部大血管只占 2.5%～4%。临床表现主要是出血和远端急性循环障碍，后者在动脉表现远端急性供血不足，在静脉则表现为回流障碍。伤口大量出血如不及时止血，可引起伤员休克，甚至危及生命。

（一）出血种类

血管破裂或断裂后，一部分血液自创口流出，一部分则流入组织间隙，表现为外出血和局部肿胀。战伤出血时，当失血量占全身血量的 20%，就会出现轻度休克（口渴、心跳加速、全身无力、可能出冷汗）；失血量占全身血量的 30%，就会出现中度休克（躁动、说胡话、四肢发凉、尿量减少、脉快而弱、血压下降等），随着失血量的增加，休克越来越重，直至死亡。战场急救时，首要的是采取紧急止血措施，防止因大出血引起休克甚至死亡，然后按出血的性质判断为动脉出血、静脉出血和毛细血管出血，可从颜色、动态、速度、出血量几个方面来判断。

1. 动脉出血　颜色鲜红、呈喷射状，有搏动，出血速度快、量多，经急救多能止血。

2. 静脉出血　颜色暗红，呈涌出状或徐徐外流，出血量也多，但速度不及动脉快，多不能自愈。

3. 毛细血管出血　颜色鲜红，从伤口向外渗出，出血点不易判明，速度较慢，量少，可自愈。

（二）判断出血量

1. 根据创伤判断　出血量的大小取决于损伤的部位、程度和出血持续时间的长短，创伤严重、损伤大血管、出血时间长，失血量就大，反之则少。

2. 根据病情判断　检查病人情况，如病情严重、面色苍白、口渴尿少、血压下降、烦躁不安，或有神志不清、休克现象者，表示出血多。

3. 根据检验判断　如有条件可以进行血红蛋白、红细胞比容测定，反复测定可以判断是否有内出血现象。

总之，对失血量的判断需要根据伤员全身情况综合评估，不要因为低估了失血量而造成处理上的失误。

（三）止血法

1. 一般止血法　创口小的出血，局部用生理盐水冲洗，周围用75%的乙醇涂擦消毒。涂擦时，先从近伤口处向外周擦拭，然后盖上无菌纱布，用绷带包紧即可。如头皮或毛发部位出血，应剃去毛发再清洗、消毒后包扎。

2. 指压止血法　主要适用于人体浅表部位（特别是四肢）较大的动脉出血的现场急救，方法是用手指或手掌压迫伤口近心端的动脉，将动脉压向深部的骨组织上，阻断血液的流通，达到临时止血的目的。止住血后，需立即换用其他止血方法。

（1）头颈部出血：在气管外侧与胸锁乳突肌前缘交界处，压迫伤侧颈总动脉止血，但不能同时压迫两侧的颈总动脉，以防止因脑缺氧而致昏迷。此外，可压迫面动脉、颞浅动脉等以控制同侧面部和头颈出血。

（2）上臂出血：可根据伤部选用腋动脉或肱动脉的压迫止血点。外展上臂90°，在腋窝中点用拇指将腋动脉向肱骨头压迫；在伤员上臂内侧中点，肱二头肌内侧沟处，用四指指腹将肱动脉向肱骨干压迫。

（3）大腿或小腿出血：股动脉在髂前上棘与耻骨联合的连线中点比较表浅，可用拇指向耻骨上支压迫股动脉止血。

3. 加压包扎止血法　主要适用于静脉、毛细血管或小动脉损伤所致的出血。常以无菌敷料直接覆盖在伤口上，宽窄以稍大于伤口为宜，厚薄根据出血量而定。敷料放置后，随即用三角巾或绷带用力包扎，以达到止血目的。注意包扎的压力要均匀，范围应较大。同时抬高患肢，避免因静脉回流受阻而增加出血。伤口有碎骨存在时，禁用此法。

4. 止血带止血法　多用于四肢较大的动脉出血。常用的有橡皮止血带、加压充气止血带和弹力止血带三种。止血带能立刻阻断肢体远端血流，控制出血，防止或减轻失血性休克，为后送创造条件。但长时间阻断血流可导致远端肢体坏疽或缺血后遗症。

（1）常用方法

①橡皮止血带：先在出血处的近心端用纱布垫或衣服、毛巾等物垫好，然后再扎橡皮止血带。方法是：用左手（或右手）拇、食、中指夹持止血带头端，将尾端绕肢体一圈后压住止血带头端和手指，再绕肢体一圈，用左手食、中指夹住尾端，抽出手指即成一活结。

②局部加压充气止血带：充气止血带是将气夹置于已包扎的伤口上，或靠近伤口近侧主要血管处，包扎后充气至伤口不流血为止。

③弹力止血带止血法：弹力止血带扎于伤口近侧肌肉丰满处，先用纱布垫或棉垫衬垫，再将止血带松紧适度地环绕包扎2~3周，至出血停止为止。

（2）注意事项：止血带止血是应急措施，而且有一定的危险性，使用不当可增加伤员痛苦，甚至造成伤残，因此使用时必须注意以下事项。

①先扎止血带后包扎。止血带要松紧适度，以刚好止住动脉出血为宜。

②止血带必须扎在靠近伤口的近心端，而不强求标准位置。扎止血带的部位应加衬垫，而不能直接扎在皮肤上。

③必须注明扎止血带时间，后送中及时松解止血带。通常以每隔 2～3 小时松一次为宜，每次松解 5～10 分钟。松解时要用指压法止血。

④在松解止血带之前，要先输液或输血，补充有效血容量，打开伤口，准备好止血用的器材，然后再松开止血带。

⑤扎止血带时间不能超过 5 天（冬天时间可适当延长）。要密切注意“止血带休克”的发生。

5. 填塞止血法　即用无菌敷料或长条纱布填入出血伤口内并压紧，外加大敷料包扎。适用于较大、较深伤口而用其他止血法不易奏效的较快出血。

6. 结扎法　使用止血钳夹住出血的血管残端，加以结扎。此法效果确实，还可避免损伤伴行的神经。

三、战伤包扎

（一）概述

包扎是战伤救治的主要内容之一。及时正确的包扎，能达到压迫止血、保护伤口、减少污染、减轻疼痛，以及固定敷料和衬托夹板的目的，有利于伤口尽早愈合。

1. 包扎步骤　可归纳为寻找、暴露、检查、处理、包扎五步。

（1）寻找伤口：寻找伤口的要领可概括为看、问、摸。

看：利用日光、月光、灯光、遮光手电筒等发现伤口。

问：夜间，对神志清醒的伤员，可通过询问了解伤情，发现伤口。

摸：夜间或在严密灯光管制的情况下，对昏迷的伤员，必要时可用手自下而上地摸。当触摸到有潮湿、温暖感觉时，说明距伤口较近。

（2）暴露伤口：暴露伤口的方法可分为脱、卷、剪。

脱：为了暴露伤口，可将伤员的衣服、鞋袜脱掉。

卷：四肢伤可将衣袖和裤管上卷。

剪：如伤情严重（大出血、骨折、大面积伤等）和情况紧急，伤口不易暴露时，应将伤员衣服剪开，但暴露面积不宜过大，以不妨碍伤口处理为宜。

（3）检查伤口：检查伤口要做到全面、仔细。迅速检查伤口确定位置和伤情轻重，如发现有呼吸困难、喘息声多为胸部损伤；肢体不能移动时，多为骨折伤；伤员处于昏迷时，多为头部伤。对多处伤，要仔细检查。

（4）处理伤口：根据受伤部位、伤势轻重和现场条件进行及时正确的伤口处理，做“到五个不准”。

①不准用手和脏物触摸伤口。

②不准用消毒剂和消炎粉等涂布伤口。

③不准用水冲洗伤口（化学伤、磷烧伤等例外）。

④不准轻易取出伤口内异物。

⑤不准送回脱出体腔的内脏。

（5）包扎伤口：包扎伤口的要领是“四要”，即要做到快、准、轻、牢。

快：包扎动作迅速敏捷。

准：部位和动作要准确、严密。

轻：包扎时动作要轻柔，不要碰撞伤口，以免增加伤员疼痛和出血。

牢：包扎牢固，松紧适宜，打结时避开伤口和不宜压迫的部位。

2. 包扎材料

（1）三角巾急救包：内配有敷料（大、小各一块），三角巾可根据包扎部位不同折叠成各种形状使用。

（2）四头带急救包：内配有敷料，均经过消毒灭菌后密封，使用时要保持覆盖创面（伤口）敷料的清洁。

（3）绷带。

（4）就便器材：毛巾、作训帽、贝雷帽、裤带、衣服等，但盖伤口的材料必须选用干净的便利器材。

3. 急救包的使用方法

（1）沿着缺口撕开橡皮布，取出包扎材料。

（2）如为三角巾，应在解开袋子后沿着袋子拉开三角巾的顶角，再捏住三角巾的底边，打开三角巾两个底角露出纱布垫，另一手取出小纱布垫。

（3）急救包内有大小两块纱布垫，包扎伤口时刻根据伤口大小使用，如只有一个伤口，将两块纱布垫盖在一个伤口上。如果这样包扎还不能止血，可在伤口处再加上一个急救包内的敷料进行包扎止血。

（4）因战斗紧张来不及暴露伤口时，可把急救包内消毒纱布块放于伤口上，连同衣服一起包扎。在夜战伤口看不清楚时，可逆血流方向以手摸血迹寻找伤口包扎。

（二）三角巾包扎法

1. 头面部伤的包扎法

（1）头部帽式包扎

第一步，将三角巾底边反折2~3cm，底边中点放在眉间上部，顶角绕头顶垂于脑后；

第二步，将底边经耳上向后扎紧，压住顶角，在枕后方交叉后再经耳上到额部拉紧打结；

第三步，最后将顶角向上反折嵌入底边内或用安全针固定。

（2）头部风帽式包扎（打2个结）

第一步，在三角巾顶角和底边中点各打一结，顶角结在额前，底边结在枕后；

第二步，包住全头，两底角向下拉紧，底边向外反折成带状，包绕下颌，拉到枕后打结固定。

（3）面部包扎法（三角巾顶角打结）

第一步，将三角巾顶角打结；

第二步，兜住下颌，盖住面部，然后拉紧两底角，在枕后交叉，绕到额前打结。包好后，用剪刀将眼、口、鼻处剪小洞，将眼、口、鼻露出。

（4）下颌包扎法（十字包扎）

第一步，将三角巾由顶角折至底边呈3~4横指宽；

第二步，取1/3处，放在下颌前方，长端经耳前拉到头顶部，绕到对侧耳前与另一端交叉（颞部），两端分别经额前和枕部，在另一侧（颞部）打结固定。

（5）单眼伤的包扎

第一步，将三角巾折成3～4横指宽的带状，斜放在眼部；

第二步，将较长的一端经枕后绕到额前压住上侧较短的一端后，环绕头部到健侧颞部，与翻下的另一端打结。

（6）双眼伤的包扎

第一步，将三角巾折成3～4横指宽的带状，中央部放在枕后；

第二步，三角巾两端拉紧，自枕骨下经耳下绕至眉心交叉，包扎双眼，从耳上绕至枕后打结。亦可同单眼伤包扎。

2. 肩、胸、背部包扎法

（1）燕尾巾包单肩

第一步，燕尾巾夹角朝上，放在伤侧肩上；

第二步，向后的一角压住并稍大于向前一角，燕尾底边包绕上臂上侧打结；

第三步，然后两燕尾角分别经胸、背拉到对侧腋下打结。

（2）燕尾巾包双肩

第一步，两燕尾角等大，夹角朝上对准后颈部，燕尾披在双肩上；

第二步，将燕尾角分别经左右肩拉到腋下与燕尾底角打结。

（3）三角巾包扎胸（背）部

第一步，三角巾盖在伤侧，两底角由胸前拉到背后打结；

第二步，顶角过伤侧肩部到背部与底角余头打结，包背部时三角巾放在背部，到胸前打结。

（4）燕尾巾包胸（背）部

第一步，把燕尾巾放在胸前，夹角对准颈部；

第二步，把燕尾巾底角系带围胸在背后打结；然后以燕尾顶角系带过肩到背后穿过横带上提，与另一燕尾角打结。包扎背部时，把燕尾巾调到背侧，方法同上。

（5）双燕尾巾包胸（背）部

第一步，先把双燕尾巾的连接处放在一侧腋下部；

第二步，把另外两个底角分别经胸背部拉到对侧打结；

第三步，把背部两中之燕尾角分别上提到左右肩上打结。

3. 腹部、臀部包扎法

（1）燕尾巾包扎腹部

第一步，燕尾巾底边系带围腰打结；

第二步，夹角对准大腿外侧中线，前角大于后角，并压住后角，前角经大腿内侧会阴向后拉与后角打结。

（2）三角巾包扎腹部

第一步，三角巾顶角朝下，底边横放于脐部；

第二步，拉紧底角至腰部打结；

第三步，顶角经会阴拉至臀上方，与底角余头打结。

4. 四肢包扎法

（1）上肢

第一步，将三角巾一底角打结后套在伤侧手上，结之余头留长些备用；

第二步，另一底角沿手臂手侧拉到对侧肩上；

第三步，顶角包裹伤肢，前臂曲至胸部，拉紧两底角打结。

（2）手（脚）

第一步，手放在三角巾中央，手指指向顶角；

第二步，拉顶角盖住手背；

第三步，两底角左右交叉压住顶角绕手腕打结。

（3）小腿、脚

第一步，脚趾朝向底边，放在近一底角底边的一侧；

第二步，提起顶角与较长一侧的底角交叉包裹小腿打结；

第三步，将脚下底角折到脚背，绕脚腕与底边打结。

（4）肘、膝

第一步，根据伤情，将三角巾折成适当宽度的带型；

第二步，将带的中段斜放于伤部，取带两端分别压住上下两边，包绕肢体一周打结，呈“8”字包扎法。

此法亦适用于四肢各部伤的包扎法。

（5）残端包扎法

①上肢残端包扎：包扎方法同手部包扎，包扎好后用三角巾悬吊于胸前。

②下肢残端包扎

第一步，分别将三角巾底边中央和顶角打结成风帽状，将残端伤端套入风帽内；

第二步，拉紧两底角于近心端互相反折打结固定。

（三）绷带包扎法

绷带包扎法是外科临床治疗和战伤外科中常用的一项技术。绷带可随肢体的部位变化其包扎方法，使用适当的拉力将保护伤口的敷料固定及达到加压止血的目的。

1. 基本包扎法　身体各部绷带包扎法大部分由以下6种基本包扎法结合变化而成。

（1）环形包扎法：将卷轴带在身体的某一部位环形缠绕数圈，每一圈盖住前一圈，此法多用在额部、颈部及腕部。

（2）蛇形包扎法：将卷轴带斜行缠绕，方法同螺旋形，但每圈之间保持一定距离而不相重叠。此法用于固定敷料，扶托夹板。

（3）螺旋形包扎法：用卷轴带斜行缠绕，绷带呈螺旋状缠绕，每圈遮盖前圈的1/2或1/3。此法用于上下周径近似一致的部位，如上臂、大腿、指或躯干。

（4）螺旋折转包扎法：与螺旋包扎法相同，但每圈必须反折，反折时，以左手拇指压住绷带上的折转处，右手将绷带反折向下，然后围绕肢体拉紧，每圈遮盖前圈的1/2或1/3，每一圈的反折必须整齐地排列成一直线，转折处不可在伤口或骨突起处。用于肢体周径悬殊不均的部分，如前臂、小腿等。

（5）“8”字形包扎法：用绷带斜形缠绕，向上向下相互交叉做“8”字形包扎，依次缠绕。每圈在正面与前圈交叉，并叠盖前圈的1/2或1/3。多用于固定关节，如肘、腕、膝、踝等关节。

（6）回返形包扎法：在包扎部位先作环形固定，然后从中线开始，做一系列的前后左右来回反折包扎，每次回到出发点，直至全部被包完为止。多用于指端、头部或截肢部。

2. 各部位绷带包扎法

（1）头顶部帽式包扎法

第一步，用绷带自前额沿耳上至枕隆凸绕头两圈固定；

第二步，在枕后开始将绷带反折到前额中央，并向左右两侧依次回返包扎，但需每次压住前次1/2，直至头顶全部遮盖为止，必要时伤部重复1～2圈；

第三步，环形包扎两周固定。

（2）眼部包扎法

①单眼包扎法

第一步，用绷带在耳上绕头部两圈，从对侧额部斜下盖住眼伤，再经耳下绕至枕后，回到对侧额部环形绕头一圈；

第二步，依次反复3～4次，做同样包扎，每圈在伤侧耳上逐渐上叠，在对侧顶部逐渐下行，直到将伤眼包没；

第三步，在耳上环绕头部两圈固定。

②双眼包扎法：操作方法同单眼，但在包扎时，两眼同时进行。

（3）肩部包扎法

第一步，用绷带在伤侧上臂上端先环形固定两圈，从胸前缠绕至对侧腋下，经背侧回到伤侧上臂，与前圈做“8”字形交叉，压盖前圈；

第二步，重复上述动作，直至肩部全部遮盖为止。

（4）肘（膝）部包扎法

第一步，先将绷带绕过伤口一圈；

第二步，第二圈绕过上臂一圈，第三圈时绕过下臂一圈；

第三步，第四圈时再绕上臂一圈，第五圈缠绕过下臂；

第四步，反复第二步和第三步的步骤包扎。

（5）手部包扎法

①手部包扎法

第一步，先绕过四根手指，再绕过拇指下方；

第二步，绕过四根手指；

第三步，绕过拇指下方；

第四步，反复二、三步骤，最后再绕过手腕处打结。

②手指露指尖包扎法

第一步，利用指尖将绷带对折，再自指尖往指根处包扎；

第二步，绕至指根后，再绕手腕一圈；

第三步，绕回伤指一圈后，再绕过手腕；

第四步，在手腕处打结即可。

（6）胸部包扎法

第一步，用绷带在胸部由右向左环形缠绕两周固定，自左肋下斜上过前胸至右肩部，沿背部斜下回到原处，绕胸一周；

第二步，自背后斜上到左肩，经胸前斜下回到原处；

第三步，重复第一、二步的动作，直到将胸部完全包好为止。

（7）足部“8”字形法

第一步，用绷带环绕足跟及足背两圈，自踝关节前方斜行向上，绕过跟腱部叠盖跟部1/3；

第二步，每一圈在踝前与前圈交叉，绕至足底并叠盖前圈1/3或1/2，依次反复做“8”字形包扎，渐向踝部与足背前移动，每圈均在踝前交叉，直至完全包没足跟为止；

第三步，在踝部做环形固定。

3. 绷带包扎的注意事项

（1）包扎时，每圈的压力须均匀，不能包得太紧，不能有皱折，但也不能太松，以免脱落。

（2）包扎应从远端缠向近端，开始和终了必须环形固定两圈，圈与圈重叠的宽度以1/2或1/3为宜。

（3）四肢小伤口出血，须用绷带加压包扎时，必须将远端肢体都用绷带包扎，以免血液回流不畅，发生肿胀，但必须露出指（趾）端，以便于观察肢体血运情况。

（4）固定绷带的方法，可以用缚结、安全别针或胶布，但不可将缚结或安全别针固定在伤口处、发炎部位、骨隆凸上、四肢的内侧面或伤员坐卧时容易受压及摩擦的部位。

四、骨折的紧急救治

（一）概述

骨折是指骨骼受创伤或骨骼疾病导致骨的完整性和连续性中断。可分为开放性与闭合性骨折。开放性骨折处皮肤黏膜破裂，骨折端与外界相通。骨折处的创口可由刀伤、枪伤由外向内形成，亦可由骨折端刺破皮肤或黏膜从内向外所致，开放性容易感染，可引起严重的骨髓炎或全身感染，骨折断端锐利，可刺伤大血管、神经或重要脏器，使伤员遭致残废或死亡。闭合性骨折骨折处皮肤黏膜完整，骨折端不与外界相通。

1. 骨折的临床表现　大多数骨折一般只引起局部症状，严重骨折和多发性骨折可导致全身反应。

（1）全身表现

①休克：骨折导致的休克主要由出血所致，特别是骨盆骨折、股骨骨折和多发性骨折。严重的开放性骨折或并发重要脏器损伤时亦可导致休克。

②发热：骨折后一般体温正常，出血量较大的骨折，血肿吸收时可出现低热，但一般不超过38℃。开放性骨折，如出现高热时，应考虑感染的可能。

（2）骨折的局部症状

①疼痛、压痛和传导痛：凡骨折伤员（除休克）都主诉在伤部有不同程度的疼痛，因为骨膜上分布着丰富的感觉神经末梢和交感神经纤维，当受到强烈的刺激而产生疼痛。有些不完全性骨折或嵌插骨折，疼痛较轻，易被忽视。但一般伤员都能明确指出骨折疼痛部位，在骨折处有局限性压痛。四肢骨折时，如叩击肢体远端，可引起骨折部位的疼痛，称为传导痛。

②局部肿胀：早期肢体肿胀系骨折端出血所致。骨折端的出血与骨折移位程度有密切关系。当骨折移位严重时，骨折端出血多，肢体肿胀明显。如果是不完全骨折或移位不明显的骨折，肢体肿胀可能不明显；多数于伤后数小时，局部肿胀逐渐显著；肢体肿胀严重者皮肤可出现张力性水疱，甚至可影响肢体的血液循环。

③畸形：发生伤肢畸形均系骨折移位及软组织肿胀引起的，它是骨折的主要体征之一，常见有骨折缩短移位、旋转移位、成角移位及分离移位等。

④功能障碍：由于伤肢疼痛，肌肉发生痉挛或失去肌肉附着，肢体活动失去了杠杆作用和运动，使伤肢向任何方向活动均受限制，嵌插骨折及压缩骨折功能障碍较轻，伤肢有时还能活动，检查时必须注意，以免漏诊。

⑤异常活动和骨摩擦音：在检查和搬动伤员时，伤肢的非关节部位可发生异常活动、听到骨折端相互触碰的骨摩擦音，均有助于骨折的诊断，但因这两项检查均可引起伤员的痛苦，增加骨折处软组织、血管和神经损伤的可能性，故不论骨折诊断明确与否，都不能故意做这种检查。

2. 骨折固定的材料

（1）夹板：常用的夹板有木制、铁制和塑料制夹板。

（2）就便器材：在没有制式夹板时，可以利用一些就便器材充当临时夹板，例如胶鞋、树枝和木棒等。在无替代物时，可借助伤员的躯干和健肢来达到临时固定的作用。

3. 骨折固定的一般原则

（1）凡骨与关节损伤，以及广泛的软组织、大血管及神经损伤和脊柱损伤，均须在处理休克、防治感染的同时，进行早期固定。如疑有骨折，应按骨折处理。

（2）如有伤口和出血，应先止血、包扎，然后再固定。

（3）在战场及灾害现场主要是采取临时固定，其目的是制动，对变形的肢体只进行大体复位，以便于固定，禁止对骨折断端强行反复地准确复位。

（4）对开放性骨折，不要把外露的骨折断端送回伤口内，以免增加感染。

（5）一般应就地固定（主要是指大腿、小腿及脊柱等骨折而言）。固定前，不要无故移动伤员和伤肢。为了暴露伤口可以剪开衣服，以免增加伤员痛苦和加重病情。

（6）夹板的长度和宽度要与骨折的肢体相称。其长度必须包括骨折部的上、下两个关节。固定时，先固定上端，后固定下端，同时要固定上、下两个关节。

（7）固定突出部位要加垫，以防止由于压迫而引起组织坏死。

（8）固定应牢固可靠，但也不要过紧，以免影响血液循环。四肢骨折固定时，要露出指（趾）端，以便观察血液循环情况。如发现指（趾）端苍白、冰冷、麻木、疼痛、浮肿和青紫等表现时，则应松开重新固定。

（二）各部位骨折的临时固定方法

1. 上臂骨折的固定　单纯上臂伤经包扎后，固定比较简单。无法找到固定的夹板时，利用自体固定亦可取得相当好的效果。进行上臂骨折固定时，应注意两点：一是肘关节屈曲成直角；二是肩关节不能移动。

（1）夹板固定法：在上臂内外侧各放一块木板，用三角巾或绷带将骨折上下端固定，前臂用三角巾吊于胸前，在颈后打结。没有夹板时，可用就便器材进行替代。取材要与上臂同长，尽可能取2～3块，用毛巾或衣物做垫，分别置于前、外、后侧；然后用三角巾固定并悬吊于胸前。

（2）三角巾固定法：第一块三角巾折成宽带状，环绕上臂包扎固定于胸侧；第二块三角巾将上臂悬吊于胸前，于颈后打结，即可托起上肢的重量。用绷带同法包扎也可取得一样的效果。

2. 前臂骨折的固定　用两块夹板（或木棒、竹片等替代物）分别置于掌侧和背侧，若只有一块就放于背侧，用三角巾叠成带状绑扎固定；然后用三角巾将前臂吊于胸前，注意手掌要处于功能位。

3. 大腿骨折的固定

（1）自体固定法：即将伤肢固定于健肢上，固定时先将伤肢牵拉正直，用敷料或毛巾等将两膝及骨隆突处保护好，以免相互摩擦压迫。无须脱去鞋袜，用三角巾或绷带将两下肢捆扎在一起即可。这种应急的急救措施，虽也有固定作用，但因膝关节容易弯曲，且姿势不自然，所以伤员难以耐受较长时间。

（2）夹板固定法：股骨骨折的固定范围应下达踝关节，上面要超过髂部至腰或腋下，这样才能真正防止因车辆颠簸而引起的疼痛和移位。方法是将一块长相当于从脚至腋下的夹板放于伤肢外侧，取另一块稍短的夹板置于伤肢内侧，在关节或骨突起处加垫，用5～7条三角巾或绷带将伤肢分段固定；把脚固定在与小腿成直角的功能位，并脱去鞋袜，以观察末梢循环。

4. 小腿骨折的固定　小腿骨折的固定范围要超过膝、踝关节。取两块夹板，伤肢的内、外侧各放一块，在关节处加垫，然后用3～5条三角巾或绷带包扎固定，在脚部再做“8”字形固定，使脚与小腿成直角。

5. 锁骨骨折的固定　用毛巾或敷料垫于两腋前上方，将三角巾折叠成带状，两端分别绕两肩呈“8”字形，拉紧三角巾的两头在背后打结，尽量使两肩后张。

6. 头颈部伤的固定　头部伤不一定都需要外固定。如有些伤员需要输送固定时，可用铁丝夹板固定。方法如下：用两块铁丝夹板，第一块弯成环状但稍大于头部作为颈部的支持，在第二块长度1/3处与第一块交叉成十字形，第二块包在胸部作为在脊柱与头部的固定，这两块铁丝夹板上都要有1～2cm厚的棉花或棉垫，用绷带缠绕固定后将第一块套在头部，第二块中段要弯曲适合颈和脊柱的自然姿势，并用绷带将伤员的颈及肩部分别固定在铁丝夹板上，头部仍允许在铁丝夹板环中做适当转动，以防万一呕吐、误吸或窒息。

（王君霞　周少宏）

第四节　战场及灾区抗休克与心肺复苏

一、现场抗休克

休克是一种细胞急性缺氧综合征。当机体受到各种有害因素的强烈侵袭，迅速引起神经、内分泌、循环和代谢等重要功能障碍时，以有效循环血量锐减，组织器官氧合血灌注不足、缺氧代谢增加和末梢循环衰竭为其病理生理变化的特点。其临床表现主要有神志障碍、皮肤苍白及凉湿、血压下降、脉压减小、脉搏细速、肢端青紫和少尿等。休克按其病因一般分为低血容量休克、感染性休克、神经性休克、过敏性休克及心源性休克等。

（一）战场及灾害现场休克的临床表现

1. 一般情况及神志变化　休克早期，脑缺氧不严重，伤员主要表现为烦躁不安、畏寒、皮肤苍白、出冷汗及呼吸浅快等。随着休克进展，脑组织缺氧加重，伤员由兴奋、烦躁不安转为淡漠、反应迟钝、意识模糊甚至昏迷。

2. 皮肤　皮肤颜色和肢体末梢温度的变化可反映外周微循环的灌注状态，为诊断休克的主要依据之一，应仔细观察和检查。常用的观察部位为面颊、口唇、甲床等部位。常采用毛细血管充盈试验：按压甲床5秒，松开观察甲床由苍白逐渐恢复红润所需的时间，正常应在2秒内。

3. 脉搏和动脉血压　休克早期动脉压未出现下降前脉搏已加快，进而发展为快而细弱，主要是因为血容量严重不足，心搏代偿性增快以维持组织灌流，因此应仔细检查伤员颈动脉或股动脉搏动。血压是判断休克的主要指标之一。休克早期血压仍处于正常范围，随之出现收缩压下降，脉压变小。因此当发现伤员收缩压正常，但脉压变小，心率增快时，即应考虑早期休克，应予积极防治。

4. 呼吸　多由缺氧和代谢性酸中毒引起呼吸浅快。晚期由于呼吸中枢抑制，呼吸深而慢，甚至不规则。

5. 尿量　尿量的多少可直接反映肾脏的血液灌流情况。早期肾血流灌注不足，可出现肾前性尿量减少，后期有肾实质损害，不但少尿，甚至可发生无尿。

（二）战场及灾害现场休克的诊断

1. 快速严重的出血　肉眼可见伤口的外出血；创伤所致无可见伤口的内出血（通常可见伤处肿胀或变色）。

2. 严重烧伤　Ⅱ°、Ⅲ°烧伤面积超过伤员体表面积的30%。

3. 脉搏、呼吸异常　早期脉搏不规则、上下波动，晚期脉搏快速而微弱，脉率>100次/min。呼吸浅快。

4. 血压降低　难以触及桡动脉搏动提示血压低。

5. 意识改变　早期有烦躁，可很快从清醒转为昏迷或意识模糊，通常由脑缺氧所致。

6. 皮肤　凉而湿冷。皮肤颜色变为苍白或微黄；花斑或发绀，尤其是口周；眼睑和口唇内黏膜极度苍白或浅灰色；甲床呈淡灰色等。

7. 其他　有口渴、口干、恶心或呕吐、少尿等。

（三）休克的临床分期（表30－4－1）

表30－4－1　休克的临床分期

鉴别项目	代偿期（早期）	失代偿期（中期）	抑制期（晚期）
程度	轻度	中度	重度
神志	清楚，躁动不安	清楚，表情淡漠	意识模糊或昏迷
口渴	诉口渴	较重	严重，无主诉
皮肤	色泽稍苍白	苍白	苍白，青紫

续表

鉴别项目	代偿期（早期）	失代偿期（中期）	抑制期（晚期）
肢端温度	正常或发凉，有冷汗	发凉	冰冷
血压	正常或稍高，脉压 <20～30mmHg	收缩压 90～60mmHg	收缩压 <60mmHg 或测不到
脉搏	90～110 次/min，有力	110～140 次/min	细速，摸不到
呼吸	深快	浅快	表浅，不规则
甲床压迫充盈实验	2 秒内充盈	充盈迟缓	充盈非常迟缓
颈动脉	充盈	塌陷	空虚
尿量	正常	少尿，25～35ml/h	少尿或无尿
失血量占全身血容量（%）	15～20	35	45

（四）战场及灾害现场休克的救治

1. 预防休克

（1）保持呼吸道通畅：颅脑、胸、腹部穿透伤者应注意保持呼吸道通畅，有条件时予以吸氧，开放性气胸应密闭包扎。

（2）及时对伤部止血、包扎、制动：颅脑、胸、腹部穿透伤要严密观察有无脏器活动性出血；胸部伤后要严密观察有无心包或胸腔内积血；腹部穿透伤要特别注意有无腹部移动性浊音；有四肢骨折者应及时进行夹板固定。

（3）镇静、止痛：剧痛的伤病员可注射哌替啶或吗啡，但伴有严重脑外伤、胸部或呼吸道损伤者应忌用。

（4）注意伤员体位：保持安静，对有效血容量不足的伤员采用平卧位，可适当抬高头部及下肢 15°～20°以促进回心血量。禁止突然改变体位，尽量减少搬动。

（5）及早补充液体：可口服含盐、糖饮料，但不宜过多，更不宜单纯饮用大量开水，以免引起腹胀、呕吐。昏迷或消化道损伤伤员应静脉输液。

2. 补充有效循环血量

（1）一般对中度休克伤员可输平衡盐液 40～60ml/kg 加输血，重度休克伤员可输血加平衡盐液 100～120ml/kg。有条件时，在输液过程中观察中心静脉压，中心静脉压低（5～10cmH_2O）而动脉血压正常，脉快，表明血容量不足，应继续输液；中心静脉压正常而动脉压低，应减慢输液速度，或改用间歇输液；中心静脉压高于正常，动脉血压正常时，一般要警惕肺水肿的发生，应停止输液或减慢输液速度；中心静脉压高而动脉压低，表示心脏收缩力不足，可加用正性肌力药物。

（2）红细胞比容低于 25%，应输全血或红细胞悬液；血浆不足时应输血浆。

3. 其他治疗　扩张血容量后，必要时可用小剂量多巴胺等血管活性药物；严重休克后期的代谢性酸中毒，可小量多次静脉滴注 5% 碳酸氢钠纠正；心功能不全时，可用多巴胺等正性肌力药物，并控制输液量；心包积血有填塞症状时，应穿刺排血。测定每小时尿量，少尿可能由血容量不足或肾功能障碍所致，应采取相应的治疗。休克基本纠正后即可手术，若有进行性内出血或严重内脏伤，应在抗休克的同时进行手术探查。

二、现场心肺复苏

心肺复苏是指针对伤员发生的心搏、呼吸停止所采取恢复呼吸循环功能的急救技术。心搏停止后必然导致呼吸停止，反之亦然。因此，抢救时心肺复苏必须同时进行。心肺复苏后必须及早进行脑复苏。

1. 疏通气道　对昏迷伤员采取仰头、托颈、提颌和托下颌等手法处理舌后坠；对因异物梗阻所致呼吸停止而心搏未停的伤员采用手指清除法、挤压法等措施清除其口腔及气道的阻塞异物；使用电动或脚踏吸引器、口咽导管、鼻咽导管和气管插管等设备保持伤员的气道通畅。

2. 人工呼吸　适用于所有呼吸、心搏骤停而尚未做气管插管的伤员和手头一时无急救设备的场合。其操作要领如下。

（1）伤员取仰卧位，使用前述疏通气道的手法维持伤员的气道通畅，以双层纱布盖于口上，一手托起伤员下颌，尽量使头向后仰，另一只手捏住伤员鼻孔。

（2）操作者吸气后对准伤员口部先连续吹气两次，每次持续1～1.5秒。

（3）吹气时要用力均匀，吹气频率儿童一般为18～20次/min，婴儿可稍快。吹气气流速度不宜过快，吹气量不宜过大，以胸部升起为止。吹气时应注意观察伤员胸廓扩张和回缩程度；细听和感觉停止吹气时伤员呼出的气流，若属满意，即可继续做对口通气。

（4）若开始吹气两次后无胸廓扩张也感觉不到伤员的呼气，应即调整头部位置和疏通气道，若仍然无效，则应考虑到气道有异物梗阻，立即做相应处理。

（5）如两人施行心肺复苏术，人工通气与心脏按压频率的比例为1:5；若仅一人实施心肺复苏术，则每压胸15次，口对口人工呼吸两次。

（6）如口对口人工通气不能满意进行，例如伤员牙关紧闭、口部严重伤或口对口不易密封，则如前述疏通气道。遮盖口唇，改做口对鼻人工通气，气量和频率如口对口法。若经鼻呼吸不够通畅，可在呼气期掰开伤员下唇，使呼出气顺利排出。

3. 胸外心脏按压术　对新生儿或小婴儿按压时可用一手托住患儿背部，将另一手两手指置于乳头线下一指处进行按压，或两手掌及四手指托住两侧背部，双手大拇指按压。对于1～8岁的儿童，可用一只手固定患儿头部，以便通气，另一手的手掌根部置于胸骨下半段（避开剑突），手掌根的长轴与胸骨的长轴一致。对于年长儿（>8岁），胸部按压方法与成人相同，应将患儿置于硬板上，将一手掌根部交叉放在另一手背上，垂直按压胸骨下半部。每次按压与放松比例为1:1，按压深度为胸部厚度的1/3～1/2，频率在新生儿、婴儿和儿童为100次/min。胸外心脏按压与呼吸的配合在新生儿为3:1，<8岁为5:1，>8岁为15:2。胸外心脏按压有效的指标包括：①在快速按压时，颈动脉可触及搏动；②按压后伤员面色、口唇、甲床及皮肤等色泽变红；③按压后伤员扩大的瞳孔变小；④按压后伤员的呼吸改善或出现自主呼吸。

（王君霞　周少宏）

第三十一章　战场及灾区儿童创伤的现场救治与转运

第一节　战场及灾区儿童不同部位创伤的现场救治

一、胸部创伤及其现场救治

胸部创伤在现代战争中约占4%，多为开放性火器伤，儿童胸部创伤则多为砸压性钝挫伤。胸部创伤一般分为闭合性损伤和开放性损伤。闭合性损伤其特点为胸壁尚保持完整，胸腔与外界不通。闭合性胸部创伤的严重程度，主要取决于受损伤的重要组织或器官的数量和严重程度，以及有无胸外其他部位的合并损伤。胸部创伤的临床表现有休克、呼吸困难、咯血、胸痛、皮下气肿及胸壁伤口等。

（一）胸部创伤的诊断

1. *病史*　要了解外力的性质：是钝性外力还是锐器或火器伤，外力作用的部位与方向，伤后的主要表现，同时要询问过去心肺功能情况以及有无胸部疾病等。

2. *临床表现*　要详细询问病员伤后的自觉症状及其变化过程。注意全身状态和呼吸、循环的变化，详细检查胸部体征等，但切不可因检查而延误抢救时机。常见的临床症状与体征包括：

（1）呼吸困难：主要由于肺萎陷引起。症状轻重与肺萎陷程度有关。

（2）休克：原因有出血、开放性气胸致纵隔摆动、张力性气胸压迫心及血液循环等。

（3）患侧呼吸音消失，叩诊呈鼓音。

（4）皮下气肿：气体进入皮下，临床检查有握雪感。除肺损伤外，还需注意气管、食管损伤也可以出现此症状。

3. *胸部X线检查*　可发现肋骨骨折、血胸、气胸和血气胸、心脏损伤、肺损伤、支气管损伤和膈疝等各种胸部的损伤。但胸部有典型的临床表现，可明确诊断，或病情危重者不一定都要进行X线检查。

4. *胸腔穿刺*　当疑有创伤性血胸、气胸时，需进行胸腔穿刺术。

（1）疑有血胸：病人采取平卧位或半卧位，穿刺部位可在腋中线第5或6肋间；病人能采取坐位时，穿刺部位可在腋后线第6或第7肋间。

（2）疑为气胸：在病人坐位或半坐位时，穿刺部位取锁骨中线第2肋间，卧位时可选择腋中线第5或第6肋间。

5. *心包穿刺*　疑有心包积血或心包填塞时，需进行心包穿刺术。可由左锁骨中线内1.5cm，经第4肋间进针，方向为向内、向上、向后行心包穿刺。

（二）早期救治原则

1. 恢复胸壁的正常形态和运动　肋骨骨折，特别是多根多处骨折，引起浮动胸壁和反常呼吸，影响呼吸功能，应做肋骨牵引或加压包扎固定胸壁，消除反常呼吸。有胸壁缺损的开放性气胸，应在急救时封闭包扎缺损的胸壁伤口。在初期外科处理中，除清除胸腔内异物、血肿及缝合肺脏撕裂伤外，应封闭胸壁伤口，并做胸腔闭式引流术，恢复胸膜腔负压，使肺脏得以膨胀。对战伤伤口的处置，多不缝合皮肤，待 4 ~ 7 天后再做延期缝合。

2. 补充血容量与抗休克　当有低血容量征象时，应立即建立静脉通道，迅速补充血容量。

3. 呼吸管理　肋骨骨折引起的浮动胸壁与反常呼吸、肺挫伤与裂伤、支气管损伤以及 RDS，都会引起呼吸道的分泌物或血液潴留，因此要尽早采取措施予以及时清除，保证呼吸道通畅。必要时行气管切开术，并进行呼吸机辅助呼吸。

4. 及时处理气胸和血胸

（1）开放性气胸：胸膜腔经伤口和外界相通，空气随呼吸自由进出胸膜腔，称为开放性气胸。开放性气胸应立即予以敷料封闭伤口，变开放性为闭合性气胸，待有条件时进行清创缝合处理、胸腔闭式引流、抗感染。

（2）张力性气胸：空气进入胸膜腔的创口呈单向活瓣样，吸气时空气进入胸膜腔，而呼气时不能出去，使胸膜腔内气体越来越多，压力不断增高，不仅使患侧肺萎陷，同时使纵隔推移压迫健侧肺，造成严重临床症状，又称高压性气胸。现场急救可于锁骨中线第 2、3 肋间用粗注射针头穿刺排气，有条件应及早行胸腔闭式引流，同时给予抗感染治疗，不要因做其他检查而延误抢救时机。

（3）血胸：创伤致胸膜腔内积血，称为血胸，如同时伴气胸，则称为血气胸。血胸可由肺损伤、肋间血管伤、心及纵隔大血管伤引起，应立即采取措施止血。少量积血可不处理或穿刺抽吸，多量积血应行胸腔闭式引流，对进行性血胸应及时开胸探查。

5. 及时处理心脏压塞　对于胸部穿透伤，如胸前区有伤口应警惕可能有心脏压塞。主要体征是颈静脉怒张及中心静脉压增高。心包穿刺可作为心脏压塞的诊断手段，也是有效的治疗手段。急性心脏压塞一经明确诊断，应立即手术治疗。

6. 急救注意事项

（1）临床已确诊的张力性气胸，应立即放置胸腔闭式引流急救，必要时再进行胸部 X 线检查。

（2）未经胸膜闭式引流处理的张力性气胸，采用气管插管和人工辅助呼吸将会使病情更加恶化。

（3）对严重心脏穿透伤或心室破裂的伤员，即使发生心跳停止，立即手术亦可望获救。

（4）对严重呼吸困难的伤员，在抢救时，应首先就地气管插管使用辅助呼吸。当气管插管困难时，再做气管切开。

（三）胸部创伤的治疗

1. 肋骨骨折　肋骨骨折是由直接暴力或间接暴力所造成。直接暴力引起的肋骨骨折，断端可陷入胸腔，损伤肋间血管、胸膜及肺组织而产生血胸、气胸或血气胸。间接暴力如胸部前后受挤压，多在肋骨中段折断，骨折的断端向外。枪弹伤或爆炸伤产生的骨折，常为粉碎性骨折。

多根多处肋骨骨折引起浮动胸壁，在吸气时胸廓扩张，胸膜负压增加，浮动胸壁向内凹陷，呼气时，肋骨下降，胸廓缩小，胸内压增大，浮动胸壁向外凸出，这种与正常胸壁呈方向相反的活动称为“反常呼吸运动”。反常呼吸运动可使两侧胸腔压力不平衡，而致纵隔随呼吸来回摆动，称为“纵隔摆动”。纵隔摆动影响血液回流，可造成循环功能紊乱。治疗原则如下：单纯性肋骨骨折只需止痛即可，方法可为止痛药、神经阻滞、胶布固定等。多根多处肋骨骨折则需控制反常呼吸运动，可以加压包扎，必要时手术固定。

2. 创伤性闭合性气胸　闭合性气胸的治疗取决于气胸的量、肺萎陷的程度、呼吸困难的严重性和有无合并伤。小量气胸无须特别治疗，只需严密观察，如无继续漏气，气胸可在数天内逐渐吸收。对中或大量闭合性气胸者，放置胸腔闭式引流是最佳的治疗措施。胸腔穿刺抽气则很难将空气完全排净，况且，肺复张时，穿刺针易造成新的肺损伤。

3. 开放性气胸　由锐器、枪弹或爆炸物造成的胸壁破损创伤，胸膜腔与外界大气相通，空气可随呼吸自由出入胸膜腔，有时可听到空气通过伤口的“嘶 - 嘶”声，同时纵隔摆动刺激纵隔及肺门神经丛，可加重或引起胸膜 - 肺休克。治疗原则如下：

（1）立即封闭胸壁伤口，使开放性气胸变为闭合性气胸。如用纱布填塞伤口，外加胶布固定，绷带加压包扎。

（2）立即气管插管进行机械辅助呼吸。在严重创伤时，这既是麻醉的需要，又有良好的治疗作用，因为它能消除纵隔摆动，并能使肺复张。

（3）抢救休克，输血、补液与吸氧，在呼吸和循环功能紊乱得到纠正、全身情况得到改善后施行清创术，修补胸壁伤口，放置胸腔闭式引流。

4. 张力性气胸　张力性气胸常见于胸部穿透伤、肺裂伤或支气管损伤。张力性气胸致纵隔移位，使心脏大血管扭曲、回心静脉血流障碍、心输出量减少，将迅速导致呼吸与循环功能衰竭。正确的治疗是立即气胸侧胸腔减压，先放置胸腔闭式引流管，使大量气体得以排出。在紧急情况下如一时又无胸腔引流管，则可在第 2 或第 3 肋间用粗针穿刺放气。战时为了安全后送，可以用止血钳紧贴皮肤夹住，并固定于胸壁上，在穿刺尾端连接一个带裂口的橡胶指套，制成单向活瓣排气计。

5. 创伤性血胸　按胸膜腔内积血的多少，成人分为：①小量：胸腔积液量 500ml 以下，胸壁 X 线检查见肋膈角变钝；②中量：500 ~ 1500ml，X 线检查见积血达肺门；③大量：1500ml 以上，可严重压缩肺脏。血胸治疗主要是抗休克和止血，及早清除胸膜腔内积血。

二、腹部创伤及其现场救治

腹部战伤的发生率为 5%~8%，除少数为单纯腹壁伤外，大多数为腹部穿透伤。儿童由于火器伤的发生概率少，所以平、战时多以车辆事故及砸压伤为主。

（一）分类

1. 根据腹部伤口是否与腹腔相通，可分为开放性和闭合性腹部损伤。

2. 根据损伤器官种类，可分为实质性脏器和空腔脏器损伤。

（二）腹部创伤的表现

1. 临床症状

（1）恶心、呕吐：内脏损伤常有恶心呕吐，而单纯腹壁损伤则少有。

（2）腹痛、腹胀：无论实质性脏器还是空腔脏器损伤，腹痛都是主要症状。一般最先疼痛或最重疼痛的部位是伤部位置，空腔脏器损伤由于消化道液体刺激，疼痛会比实质性脏器损伤严重。由于肠麻痹、气腹或腹腔内出血而感腹胀。

（3）腹膜刺激征：腹腔内脏损伤，尤其是空腔脏器损伤有明显的腹膜刺激症状。

（4）气腹征、腹水征：空腔脏器穿孔致腹腔游离气体，肝浊音界消失；实质性脏器损伤出血致移动性浊音阳性。

2. 辅助检查

（1）B 超及 CT：了解腹腔内实质性脏器损伤部位、伤情判断及腹腔内游离液体等信息。尤其超声检查可随时随地进行。

（2）腹腔穿刺或灌洗：尤其对闭合性腹部损伤是一种简单、可靠的诊断方法。对怀疑实质性脏器损伤而腹穿检查阴性者可行灌洗术。

（三）现场救治

1. 急救处理　禁食水：对腹部损伤者禁食水不仅可减轻症状，还为可能的手术做准备。及时包扎伤口：开放性损伤适当加压包扎，既可压迫止血也避免内脏脱出；对有内脏器官脱出者，用干净纱布等包好，不能还纳入腹腔，避免增加感染。

2. 后续处理　有条件及时进行补液及胃肠减压，进行手术清创及剖腹探查；腹壁伤口进行清创处理。怀疑有内脏损伤者及时开腹探查。探查要全面仔细，先处理实质性脏器出血，再处理空腔脏器穿孔。对多处穿孔应先全部控制后再行修补或切除。

三、颅脑创伤及其现场救治

颅脑损伤伤员往往突然发病，尤其是重型颅脑损伤伤员病情严重，病情变化迅速，因此进行有效的现场急救和及时合理的转运，对颅脑损伤伤员的后续治疗和提高救治质量有着十分重要的意义。

（一）损伤机理

1. 加速性损伤　指外来力量作用于相对静止的头部，使头部由静止状态瞬间变为快速向前运动而造成的颅脑损伤。由于受伤部位承受的外力大，可造成局部颅骨骨折、变形，局部脑损伤严重，此即冲击点伤。而相对部位的外力小损伤可能较轻，此即对冲性损伤。

2. 减速性损伤　指运动着的头部突然碰撞于物体，由运动瞬间转为静止而造成的脑损伤。由于脑组织沿惯性继续向前移动，因此所受对冲性损伤相对着力部位要严重得多。一般对冲伤部位规律是：枕部中央着力，双侧额颞叶前端及底部脑组织挫裂伤；枕部一侧着力，对侧额颞叶前端及底部脑组织挫裂伤；顶部着力，多引起对侧额颞叶的底部外侧面损伤；颞部着力，常为对侧颞叶前外侧受伤；额部着力，由于小脑幕光滑且富于弹性使枕叶一般受伤害较轻，而着力部位脑组织受伤较重；面部着力，常致颅底损伤，脑组织也以对冲性损伤为主。

3. 挤压性损伤　指头部同时受到两侧暴力打击，可致颅骨骨折、变形和脑组织损伤，而且以脑中线组织损伤严重，常危及生命。

（二）临床分类

根据头皮、颅骨、硬脑膜及脑组织是否完整，将其分为开放性和闭合性颅脑损伤两大类。

1. 开放性颅脑损伤

（1）头皮伤：仅头皮裂伤，颅骨、硬脑膜保持完整。

（2）颅脑非穿透伤：头皮损伤，颅骨骨折，硬脑膜保持完整。

（3）颅脑穿透伤：头皮损伤，颅骨骨折，硬脑膜破裂，致使受伤的脑组织经伤道与外界相通。

2. 闭合性颅脑损伤　可有头皮挫伤、血肿，颅骨骨折，脑震荡、脑挫裂伤等，但无伤道。很容易被轻视误诊而造成严重后果。根据昏迷时间、临床体征及生命体征变化，将闭合性颅脑损伤分为轻、中、重、特重型。

（1）轻型：单纯性脑震荡，有或无颅骨骨折，昏迷 0～30 分钟，仅有轻度头昏、头痛等自觉症状，神经系统和脑脊液检查无明显改变。

（2）中型：轻度脑挫裂伤，有或无颅骨骨折及蛛网膜下腔出血、无脑受压。昏迷 12 小时内，有轻度神经系统阳性体征，体温、脉搏、呼吸、血压轻度改变。

（3）重型：广泛颅骨骨折，广泛脑挫裂伤，脑干损伤，颅内血肿。深昏迷 12 小时以上，意识障碍逐渐加重或出现再昏迷，有明显神经系统阳性体征。

（4）特重型：脑损伤严重，伤后深昏迷，有去脑强直或其他部位脏器损伤、休克等，有晚期脑疝、瞳孔散大、生命体征严重紊乱或呼吸几近停止。

（三）临床表现

1. 临床症状　根据受伤史、伤后有无意识丧失、有无呕吐等初步了解伤情。

（1）意识障碍：是判断颅脑损伤轻重的重要依据。意识障碍程度分为：①嗜睡：呈嗜睡状，生理反应存在，唤醒后能回答问题，但很快入睡。②朦胧：对外界反应迟钝，生理反应存在，不能正确回答问题。③浅昏迷：意识迟钝，偶能唤醒，不能回答问题，对疼痛刺激有反应，深浅反射存在。④昏迷：意识丧失，不能唤醒，对疼痛刺激反应迟钝，浅反射消失，深反射减退或消失，角膜反射存在。⑤深昏迷：对外界刺激无反应，深浅反射消失，四肢肌张力消失或极增强。

（2）瞳孔：瞳孔大小、变化、双侧是否对称以及对光反射灵敏与否对颅脑损伤的判断有重要意义。

（3）定位体征：根据运动感觉障碍、肌张力高低、病理反射的出现等判断颅脑损伤的大致位置及程度。

（4）生命体征：体温、脉搏、呼吸、血压的变化也可以判断颅脑损伤的情况。如呼吸、脉搏缓慢常提示颅压高；体温很高常提示下丘脑损伤。

2. 辅助检查

（1）X 线平片：对颅骨骨折、异物等的判断有重要价值。

（2）CT 检查：对颅脑损伤的诊断迅速而可靠。既可以定位又可以定性。可以动态连续观察随诊，决定正确治疗。

（四）现场救治

1. 救治原则

（1）有重点地了解病情：重点了解伤员的受伤时间、经过及病情变化、意识状态、有无伤口、出血情况、肢体活动情况、有无呕吐等现象。

（2）检查头部及全身情况：有重点地进行体格检查。检查时动作迅速，不可因检查过久，耽误急救处理，也不可粗心大意，漏检重要的损伤和体征。重点检查受伤部位、出血情况、瞳孔大小、对光反射、眼球位置、肢体功能以及生命体征等。

（3）立即处理危及生命的病症：初步止血、妥善包扎。头部伤口有活动性出血时，应立即采取加压包扎止血再用绷带缠扎，如有脑组织膨出，不可随意将脑组织向颅腔回纳，应用2~3个急救包或棉圈围于伤口周围后包扎；或在伤部周围垫上纱布，包扎力量应以控制出血为准，不可过度加压包扎；或用消毒的小容器，比如小碗或小方盒覆盖在膨出的脑组织上，然后用胶布或绷带包扎固定。保持呼吸道通畅，防止窒息。有脑脊液漏出，禁止填塞与冲洗，可用干纱布拭去。

（4）监测伤员意识状态变化：每15分钟进行一次生命体征监测，尤其是意识状态的观察。有些颅内血肿具有昏迷—清醒—再昏迷的发展过程，不要认为伤员清醒以后就可以放松警惕。不要给伤员喂食或喝水，因进食或喝水可能导致伤员呕吐，甚至误吸和窒息。

2. *尽快后送*　如病情允许，尽快送到有头颅CT设备和神经外科专科的医院救治。治疗越早，生存率和术后生存质量越高。

转运后送的注意事项：一般情况下，急性颅脑损伤伤员均应迅速脱离现场，及时送入专科医院治疗。但要根据下列几个条件决定。

（1）病情危重程度：颅脑损伤伤员都处于垂危状态，随时有生命危险，所以在掌握伤员转运条件时要充分考虑如下病情：①已经出现或可能发生呼吸、循环衰竭者不应转运；②出现一侧瞳孔散大，对光反射消失，伴有意识障碍或血压升高，脉搏、呼吸减慢，即为脑疝典型的特征，不宜转运；③颅内出血或创伤出血需在就近救护机构做彻底止血，病情平稳后才能转运。

（2）转运路途远近：路途远近以及路面质量也是转运伤员的重要条件。路程近而平坦、质量好的公路，在较短时间内能到达医院者，即使病情比较重，采取一定措施后也可以安全转运；相反就要慎重。

（3）转载工具的选择：一般情况下使用汽车或救护车就可以满足转运伤员的要求，并且在一定距离内是比较安全的。病情平稳、一般情况良好的伤员，使用轮船或汽艇转运也比较理想。对于危重伤员病情在短时间内可能恶化者，应积极争取飞机转运。直升飞机运送伤员是比较理想的工具。

3. *后续治疗*　大部分颅脑损伤伤员只需保守治疗，保持呼吸道通畅，脱水降低颅压，抗感染，密切观察病情变化。有颅内血肿、异物时需手术清除。

四、四肢与脊柱创伤及其现场救治

四肢、脊柱的损伤有很高的致残率。四肢损伤不仅是骨折，重要的是软组织损伤后出现后果严重的“挤压综合征”。脊柱损伤常导致脊髓伤，死亡率高，瘫痪者众多。

（一）四肢与关节创伤

1. *骨折*　骨折的诊断相对容易。根据临床表现、疼痛、活动受限、肢体变形等及X线检查即可明确诊断。

（1）现场急救：妥善固定骨折，应用止血带止血，包扎伤口，控制出血；尽快救离现场，避免再次伤害及加重。

（2）伤员后送：检查四肢自主运动和被动运动情况，检查骨折、关节伤、大血管伤、肢体颜色、温度、脉搏及皮肤肌肉张力、肢体神经伤等严重程度。初步判断伤情后，及时后送接受适当的治疗。

（3）后续治疗：手法或手术复位，石膏外固定；钢针、钢板内固定。

2. *挤压综合征* 四肢肌肉发达，在骨骼与骨筋膜之间为坚实的筋膜腔。由于创伤挤压、骨折出血或固定太紧，使肌肉缺血、坏死，组织进一步渗出、肿胀，使肌肉进一步缺血加重，形成恶性循环。肌肉坏死产生大量的酸性有害物质，尤其大量的肌红蛋白阻塞肾小管，导致肾功能不全，进而影响全身其他脏器功能。

（1）临床表现：四肢受挤压伤，肢体肿胀，可有全身中毒症状和代谢紊乱。可出现红棕色或深褐色肌红蛋白尿，肾区疼痛。要注意与血尿、血红蛋白尿（溶血）等鉴别。鉴别方法：血红蛋白能与血液中的亲血色球蛋白结合，而肌红蛋白不能结合。肾功能受损时可有少尿或无尿，血清肌酐、尿素氮逐日增高，高血钾、酸中毒等。

（2）现场急救：迅速脱离现场，解除压迫；肢体妥善固定，不宜抬高位；及时切开筋膜腔减压；损坏严重者及时截肢；碱化尿液；保护肾功能，抗休克，利尿药物促进有害物质排泄；碱化尿液；改善肾血管微循环；及时透析；抗感染等。

（二）皮肤、神经和血管等软组织创伤

1. *皮肤撕脱伤* 在战争中，火器伤所致的皮肤损伤，多见于撕脱伤。皮肤撕脱伤的处理只需要包扎即可，但对撕脱的皮肤不要轻易丢弃。另外，注意可能会合并休克和深部组织的损伤，如骨与关节、肌肉、血管与神经的损伤等。

2. *神经血管伤* 正确处理可大大减少伤员死亡及截瘫率。治疗主要是抢救生命。有大的活动性出血时，要快速判断出可能是哪一个大血管受损，首先要熟悉血管的走行，采取压迫性止血；然后是局部加压包扎；如果加压包扎仍然不能止血，则需要上止血带，并记录好上止血带的时间；同时给予止痛、输液抗休克治疗，积极后送。

（三）肩胛骨、锁骨、肱骨和尺桡骨创伤

1. *肩胛骨* 肩胛骨骨折的发生率低，即使发生骨折，也少有移位。但肩胛骨创伤常合并胸腔脏器伤以及臂丛神经特别是腋神经损伤等。战场急救时，应详细检查胸腔脏器损伤情况，并优先给予急救处理，然后无菌包扎伤口。患肢上臂用三角巾或绷带固定于胸壁，前臂悬吊固定，腋窝部加棉垫保护。

2. *锁骨* 锁骨的深面为锁骨下血管、臂丛神经，锁骨的浅面软组织薄弱，直接位于皮下。枪弹伤除了可以造成骨折外，枪弹和锁骨骨折端或骨折片还可损伤锁骨下血管和/或臂丛神经，造成比骨折更严重的损伤。

现场急救：如有锁骨下血管损伤，应紧急止血、指压、填塞或加压包扎伤口，并迅速实施抗休克治疗。同时注意检查有无胸腔脏器损伤及臂丛神经伤，并予以相应的紧急处理。锁骨骨折只需要三角巾或绷带悬吊伤侧上肢即可。

3. *肱骨* 肱骨火器伤除常合并桡神经损伤外，也可合并尺神经、正中神经及肱动静脉损伤。肱骨营养动脉在中下 1/3 处穿入，在火器伤骨折伴有骨缺损时，易发生骨延迟愈合或不愈合。

现场急救：有肱动脉损伤时，一般可用加压包扎的方法止血，用夹板固定上臂，并用三角巾或绷带悬吊前臂，或绷带将上肢固定在胸壁，防止神经、血管的二次损伤。检查有无神经损伤，以便记录其损伤情况。

4. *尺桡骨* 尺骨和桡骨单个骨折不易移位，而双骨同时骨折则易发生成角畸形及交叉错位，处理不当，容易形成交叉愈合，使前臂旋转功能丧失。前臂骨折易发生筋膜间隙综合征，晚期出现福克曼缺血性痉挛，严重影响上肢功能，应注意防治。

现场急救：如果伤口出血较多，应适当加压包扎，但不应包扎过紧，用夹板固定前臂和腕或手，用三角巾或绷带悬吊。密切注意手指的血液循环情况。

（四）股骨、胫腓骨创伤

1. *股骨* 股骨骨折时出血多，骨折易有错位，且不易稳定，容易发生感染。由于股骨干皮质骨密度较大，多粉碎性骨折。其骨折块可成为继发性投射物，造成骨折部与伤道出口之间广泛的组织损伤，包括神经和血管损伤。股部肌肉丰富，伤后常伴有大量失血，易发生休克。并且伤道较深，骨髓炎发生率较高。

现场急救：先仔细检查全身情况，注意有无脏器合并伤。优先检查和处理危及生命的合并伤及并发症。一般出血用加压包扎即可达到止血的目的，严重者可采用填塞或止血带止血。股骨骨折应予以可靠固定达到大体对位，防止骨折端对周围重要组织的二次损伤。临时固定可以采用夹板或邻肢固定，夹板固定必须包括股骨上下关节。

2. *胫腓骨* 胫腓骨骨折大部分为粉碎性。胫骨火器伤易出现皮肤缺损及骨外露，因此易发生感染，故骨髓炎发生率高。

现场急救：应检查是否有动脉损伤。主要任务是尽快止血，保护伤口勿再受污染，适当固定，迅速后送。胫骨骨折的固定可采用石膏，战场条件下，如果没有石膏，可以用宽一点的夹板放在小腿后方，当石膏托使用。胫骨骨折一般不使用夹板固定，以免造成软组织损伤。

（五）脊柱创伤

脊柱创伤包括单纯椎体骨折和脊髓损伤，在现代战争中并不少见，是战伤救治中的难题之一。正确的战场救治，及时救治后送，防止加重损伤，以争取脊柱及脊髓功能最大限度的恢复。

1. *临床表现* 受伤史，局部疼痛或呈畸形；感觉、运动障碍；尿失禁等。普通 X 线检查可了解骨折、移位等情况，可初步判断病情。CT 能进一步了解骨折详情，并判断脊髓受伤情况。MRI 对脊髓损伤的判断更为准确。

2. *现场急救* 保持呼吸道通畅，必要时及早行气管切开术，予以辅助呼吸等。可根据患者主诉及对脊柱由上而下快速检查，查清骨折部位。在检查时不能让患者坐起或脊柱前屈，对于伤口要进行简单的包扎。同时检查有无瘫痪，可依据上下肢的感觉、运动及有无大小便失禁等判定。

3. *固定及后送* 严格固定、制动，如充气式颈围（用于颈椎损伤）、制式固定担架，无专门器材时，可选择质硬担架或门板、床板等能保持胸腰部稳定的材料将脊柱予以临时固定。尽可能迅速将患者送至有进一步治疗能力的综合性或专科性医院。在搬运时注意：

（1）避免脊柱活动或扭转，应用硬板担架后送，并尽量减少搬动次数。

（2）用担架后送时，在骨突出部要垫气圈、棉垫或软泡沫塑料，两膝之间用软垫隔开，注意途中护理，防冻、防暑，定时按摩皮肤，取掉硬物，以防压疮。

（3）颈椎伤应先固定好颈部，尽可能在牵引下后送。胸腰椎伤员，应保持脊柱在原有体位或伸直位搬运，应采用 3~4 人平托法，切忌一人或两人搬抬以免加重脊髓损伤。

（4）途中密切观察病情，在运输过程中，应尽量让患者躯干随担架或救护车的起伏而同步运动，切忌因过屈、过伸或旋转等异常活动而加重脊髓损伤和危及生命。

（王君霞　周少宏　刘洲禄）

第二节　战场及灾区儿童伤病员的转运

战场及灾区儿童伤员的搬运目的是迅速安全地将伤员搬运至安全地或送到上级医疗机构，并能得到及时的治疗。因此，在儿童伤病员的搬运过程中，必须熟悉各类伤员的搬运方法，选用各种就便运送工具，做好伤员的搬运和后送工作。

一、现场常用搬运方法

战场及灾区抢救时儿童伤员搬运的首要任务是使伤员迅速脱离现场，搬到安全的地方，得到及时的通气、止血、包扎和固定，以减少死亡及伤残。搬运时根据伤情、地形等不同情况，可采用抱、背、拖、夹、抬等方法。

1. 背　背着伤员匍匐前进，或像平时背人，以双手托起伤员的臀部，或一手托臀，一手牵手，将伤员背走。

2. 拖　用大衣、雨衣、雨布、布单等包裹伤员，以绳索与近侧一角连接，无包裹物时，可将绳索或皮带栓于伤员两侧腋下，搬运者肩负绳索牵拖前进。

3. 夹　夹持伤员侧身匍匐前进。

4. 抬　双手徒手搭成座椅式搬运伤员或用前后搬抬式搬运伤员。后者不适用于脊柱伤或腹部伤伤员。对脊柱伤者，搬运时必须保持伤处稳定，切勿弯曲或扭动。

对脑外伤昏迷伤员，搬运时应采取半俯卧位，确保呼吸道通畅，减少震动；开放性气胸封闭后伤员取半坐位；开放性腹部损伤伤员取屈髋、屈膝仰卧位。

伤员的搬运须选择合适的时机：①伤员已经适当处理，伤情基本稳定；②预计后送途中无生命危险者；③基本生命体征稳定；④途中有医疗监护和急救治疗保证；⑤有合适的交通工具；⑥掌握有利的搬运时机：视病情、转运距离、救护条件等灵活掌握。搬运途中要密切观察伤员的生命体征，如发生呼吸、心跳骤停时，应立即就地抢救。

二、脱离火线后的常用搬运法

1. 单人搬运法

（1）背法：将伤员两上肢拉向救护者的前方，前胸压在救护者的背上，然后用双手臂托住其大腿中部使大腿向前弯曲，并握住伤员双手，救护者身体略向前倾斜，站立行进。胸部创伤、心脏病、哮喘发作以及呼吸困难者禁用。

（2）抱法：救护者先将伤员一上肢搭在肩上，用一手抱住伤员的腰部，另一只手托起大腿，手掌托其臀部，抱起行进。

（3）腰带抱运法：将腰带结成一个环，首先套于伤员的臀部，然后斜套于救护者的肩上，将伤员抱起行进。

（4）单人牵拖法：将伤员放在油布或雨衣上，将两个对角或双袖结扎固定伤员的身体，然后用绳索与近侧的一角连接，搬运者肩负绳索牵拖前进。

2. *双人搬运法* 用于头、胸、腹部的重伤员，常见的方法有：

（1）椅托式搬运法：两名救护者对立于伤员两侧，两人弯曲跪地，救护者一人的右手和另一人的左手伸入伤员的大腿之下相互紧握，托起伤员的臀部，一人的左手和另一个人的右手互搭，置于伤员的背部成椅子形。伤员双手分别搭于救护者的肩部，托起伤员行进。

（2）拉车式搬运法：一名救护者站在伤员头部，两手从伤员腋下穿过，将伤员头背部抱在自己的怀内；另一名救护者站在伤员两腿之间，同时双臂勾起伤员两腿膝部，向前行进。要求步调一致，抬抱稳妥。

三、不同部位伤员的搬运法

1. *颅脑伤员的搬运法* 搬运伤员时应采取半俯卧位或侧卧位，保持呼吸道的通畅，有利于呼吸道分泌物排出。将暴露的脑组织加以保护，如有脑组织膨出，可用纱布棉圈作为支持物，围住脱出的脑组织，或在脱出的脑组织两侧各放一敷料卷，再盖上敷料包扎，也可用清洁碗扣在膨出的脑组织上，再包扎固定。并用衣物将伤员的头部垫好，以减少震动。

2. *开放性气胸伤员的搬运法* 伤员由于胸部受伤，空气由伤口出入，压迫肺脏，引起呼吸极度困难。遇到此类伤员，搬运前应迅速严密包扎，封闭伤口，不使空气继续进出。封闭的方法：可用撕开的三角巾急救包外皮内面，紧贴于伤口，然后盖上敷料进行包扎。搬运时伤员采取坐位或半卧位，以座椅式双人搬运法或单人抱扶搬运法为宜。

3. *腹部伤员的搬运法* 严重的腹部损伤，腹腔脏器可从伤口中脱出，应使伤员双腿屈曲，腹部肌肉放松，防止内脏继续脱出。对脱出的内脏，不应回纳，以免感染或肠管坏死。应用腰带做出略大于脱出脏器的围环，保护脏器，或用大小合适的清洁碗扣上加以保护，再包扎固定。搬运时，需使伤员取仰卧屈曲下肢的姿势，腹部保温，防止肠管过度胀气，用木板抬运。

4. *脊柱脊髓伤员的搬运法* 搬运脊柱损伤的伤员时，严防使颈部或躯干前屈或扭转，应使脊柱保持在伸直的姿势。严禁一人抱胸一人抬下肢的拉车式搬运。

（1）颈部脊柱脊髓伤的搬运法：应 2～4 人同时搬运，其中一人稳定头部并加以牵引，而其他人以协调的力量将伤员平直“滚”到（或抬到）担架上，颈下应放置小枕，头部左右两侧用软枕或沙枕固定，要避免做摇头动作。

（2）胸、腰部脊柱脊髓伤的搬运法：应 3～4 人搬运，可蹲在伤员的一侧，或有一人在伤员的另一侧，专门保护胸、腰部的损伤部位。一人托住肩胛部，一人扶住腰部和臀部，另一人扶住伸直而并拢的下肢，同时行动将伤员“滚”到（或抬到）硬质担架床上。如用仰卧位输送则在胸、腰部垫一个高约 10cm 的小垫，以保持腰部的过伸位。在输送中要注明禁止扶伤员坐起或自行翻转身体，以免脊髓损伤。

5. *骨盆伤员的搬运法* 骨盆损伤后应及时包扎，防止继发盆腔脏器损伤。骨盆伤应将骨盆用三角巾或大块包扎材料做环形包扎。搬运时，使伤员仰卧于门板或硬质担架上，双膝下垫以衣物使双膝略弯曲，髋部弯曲，以减少骨盆骨折的疼痛。

6. *四肢伤员的搬运法* 上肢伤员多数可以步行离开现场，但下肢伤员则需背、抱或双人抬运才能离开火线。大腿部伤同时有股骨骨折时，做临时固定后，用门板或硬质担架抬送。

四、儿童伤病员的后送

（一）一般儿童伤病员的后送

1. *采取措施、确保安全后送* 战时及地震灾害发生时伤病员后送任务重，道路条件差，运输力量常常不足，因此存在着后送速度慢与救治要求迫切的矛盾、后送条件不良与伤病员安全要求的矛盾。后送的目的是使伤病员尽早获得完善的救治，为此，伤病员后送必须遵守安全、迅速的基本要求，为此要做到：

（1）掌握后送的适应证和禁忌证：符合后送指征或适应证的伤员，一般后送比较安全，途中不会发生危险，应及时后送；有后送禁忌证的伤病员，应就地进行处理和急救，暂时禁止后送，待符合条件时再后送。

（2）坚持后送复查制度：伤病员后送前，应进行后送复查，严格把好后送关。复查内容包括现场应该实施的救治内容是否已经完成，医疗文书是否齐全，伤员伤情是否符合后送指征的要求。

（3）做好伤员后送途中的观察救护：儿童伤病员的后送，应指派专业儿科医师、护士护送，后送途中要随时观察伤员情况，特别注意有无休克、出血和大出血发生，并及时予以急救。

2. *争取时间，力求迅速后送* 迅速后送伤员是使其获得及时救治的前提，主要靠加强后送组织管理，消灭延迟后送的因素来实现。

（1）要做到不因等待运输工具而耽误时间，要准备充分的专用运力并适时派出使用。

（2）要做到不因等待伤员而耽误时间，车辆一到，迅速组织伤员上车，缩短车辆停留时间。熟练掌握搬运和安置伤员的程序、方法，预先做好伤员后送前准备工作，并提前通知儿童伤病员家属。成批后送伤员时，预先给伤员作标志、定名额、编车号。

（3）要改善运输的组织方法，提高运输效率。要根据地形和运输工具的情况，组织车辆、船只和人力接运，条件许可时，力争采取空运后送。

（二）重症儿童伤病员的转运（参见第二篇第十章第六节）

（王君霞　周少宏）

第三十二章　战争中儿童创伤的种类和救治

第一节　概　论

一、现代战争特点

进入21世纪，高技术迅猛发展和广泛应用，推动了武器装备的发展和作战方式的演变，现代战争包括信息化战争和局部战争。

信息化战争指发生在信息时代、以信息为基础、以信息化武器装备为战争工具的战争。局部战争又称有限战争，是指在一定地区、使用一定的武装力量进行的有限规模和有限目的的战争。一般是相对于世界大战而言，在世界局部地区发生的战争。局部战争仅波及世界的某一地区范围，在一定程度上和一定范围内影响世界形式，是第二次世界大战后军事斗争和武装冲突的主要形式。

二、战争中儿童救援体制的建立

在战争状态下，儿童是最脆弱的群体，由于年龄、体能及认知所限，儿童获得主动救援的机会较少，更多靠被动援助。在现代战争背景下，由于应用了许多新的致伤、致残、致命性武器，使得战伤变得更为复杂，救治更为困难。所以，现代战争中儿童救援制度必须独立建立，并开展深入的、系统的工作及其研究，以最大限度地减轻战争中儿童所受的伤害。

儿童救援体制建立的总原则：

1. 快抢快救，先抢后救；
2. 全面检查，科学分类；
3. 在后送中连续检测与治疗；
4. 早期清创，延期缝合；
5. 先重后轻，防治结合；
6. 整体治疗。

三、战争中儿童战伤救治原则

局部战争中儿童战伤救治原则是保持气道通畅，必要时心肺复苏，有效止血及防治继续出血，简易包扎及固定防止进一步损伤，及时后送。

1. 通气　保持气道通畅。伤员如发生窒息（憋气），可危及生命，因此，维持伤员气道通畅至关重要。

（1）气道通气不畅原因：包括异物被压入呼吸道内、局部骨折移位、咽后壁血肿、口腔内大血块、昏迷伤员舌后坠、会厌肌松弛、误吸呕吐物和血块、牙齿脱落等。

（2）急救措施：首先采用击背、指抠咽喉、推压腹部等方法清除呼吸道异物，发生舌后坠时应立即解除。上述措施如达不到气道通畅的目的，可采用口对口呼吸、气管插管、环甲膜穿刺。颈部气管有创伤时，先控制出血及清理血块，伤口与喉或气管相通时，可先从裂口置入气管导管，周围用油纱填塞。同时要迅速清理呼吸道内血块和分泌物，送伤员到医院后再做正规的气管切开。

2. 心跳呼吸骤停的复苏　心跳呼吸骤停 4 分钟内进行有效心肺复苏者，存活率可达 50%，超过 10 分钟者基本为零。因此，心肺复苏开始越早效果越好。通常可采用胸外心脏按压，将伤员平放地面、置于仰卧位，颈后仰；清除气管内异物，确保其通畅；用口对口、或口对气管内导管做人工呼吸。上述方法得当，可使伤员血氧饱和度维持在 90% 以上。

3. 止血　急性创伤性大出血是伤后早期死亡的主要原因之一，因此要尽快做到有效的止血。

（1）指压止血：简单实用，但只是一种应急措施，不能持久应用。

（2）加压包扎止血：常用且有效。一般用无菌纱布或敷料填塞伤口，外加敷料垫压，用绷带加压缠绕即可。

（3）加垫屈肢止血：在小腿、足、前臂或手出血不伴骨折时，可用一厚棉垫或纱布卷塞在腘窝或肘窝处，然后屈曲止血。

（4）止血带止血：若上述方法止血无效或四肢大动脉出血时，可用止血带止血。此操作简便，使用得当可挽救生命，反之可出现肢体坏死，甚至丧命。因此，使用止血带时要严格遵守操作规程。

止血带类型：①充气止血带：与体表接触面积较大，施压均匀，可减少局部组织和神经损伤；②橡皮带止血：适用于现场急救，但施压面积小，压力不易掌握，易造成局部组织和神经损伤。

使用止血带注意事项：①上止血带的部位尽可能靠近伤口，上肢出血的止血带通常扎在上臂上 1/3 处（中 1/3 处易损伤桡神经），下肢出血扎在大腿中上 1/3 交界处。如伤肢已毁损无法保留时，应尽量靠近伤口近侧扎止血带，而且在截肢前不要放松止血带。②上止血带前皮肤应加垫几层软布类，以免损伤皮肤，松紧要适宜，能阻断动脉出血（喷射状）即可；注明上止血带和松止血带时间。上止血带时间过长，可引起肢体缺血坏死，因此半小时至 1 小时需放松 1 次，每次 2～3 分钟，松开时伤口处要加压。

4. 包扎　包扎的目的是保护伤口，减少污染并止血，预防感染并制动。包扎材料有绷带卷、三角巾、四头巾等，也可应用就便材料，如毛巾、衣服、手帕、布单等。

（1）包扎方法：绷带环绕、螺旋法适用于肢体粗细相一致的部位；螺旋反折法适用于肢体粗细不均匀的部位；“8”字和人字形法常用于关节处。三角巾包扎，操作时边要固定，角要拉紧，中心伸展，可用于身体任何部位。

（2）注意事项：包扎前充分暴露伤口，判明出血性质，伤口覆盖灭菌敷料或干净布类，然后做一般包扎或加压包扎，伤口或伤口周围不敷洒任何药粉；伤口脱出的肠管应加敷料覆盖包扎，不要直接送回腹腔内；四肢开放性骨折，外露部分也不要强行塞回，而应原位加敷料覆盖包扎，并做固定；开放性气胸包扎时，在敷料外加盖不透气材料如塑料布等。包扎动作要轻柔，不要在身体受压部位和伤口上面打结。

5. *固定*　固定可减少疼痛，防止骨折端在搬运中刺伤神经和血管。

常用的固定器材有：折叠型铁丝夹板、梯形铁丝夹板、充气夹板等。在没有夹板的情况下，可用就便器材，如树木、木棍、箱板、枪支及病人健肢等。

所有骨折、关节损伤、血管神经伤和广泛软组织伤的伤员，搬运前需做好固定，固定器材与皮肤间用纱布、棉花等隔开，防止固定过松或过紧。固定四肢时，要将指、趾外露。如肢体出现肿胀、剧痛、麻木、发凉、苍白等现象，说明固定过紧而致血液循环障碍，应立即松解。

6. *搬运与后送*　搬运是为了让伤员尽快离开战场，搬至隐蔽地，避免再次受伤；后送是将伤员从战场送至各级救护所和医院。通常有徒手搬运和担架搬运两种。伤情轻者可自己行走；稍重者可由单人或双人抱持，但对脊柱骨折禁止徒手搬运。搬运途中应严密观察生命体征，确保气道通畅；发生呼吸心跳骤停时，立即就地抢救。

战时常常采取分级救治的组织形式进行。一般分为连抢救组和营救护所急救，团救护所紧急救治，师救护所和集团军医院早期治疗，战区基地医院和战略后方医院专科治疗。核、化学武器伤员救治根据受袭击地区不同，由上级卫勤领导确定，分现场抢救、师救护所和集团军医院早期治疗、后方医院后续治疗。

（王君霞　郭林梅）

第二节　战争中儿童创伤的种类和救治

一、战争中儿童创伤的种类

战争和灾害发生时各种创伤都可能发生，儿童与老人是最容易受到伤害的对象，由于致伤的原因不同，可能发生火器伤、冲击伤、挤压伤、烧伤、炸伤、贯通伤、切割伤、撕裂伤等。但在灾害中发生的创伤常常是复合伤，除了创伤外，还可能受到辐射、毒物、毒气、病菌等的伤害，使伤情更加复杂，大大增加了救治的难度，也是军事卫勤儿科学需要重点应对的任务之一。

（一）火器伤

火器伤是指以火药为动力的武器引起的人体创伤，如枪、炮、手榴弹、地雷、炸弹等。这类武器的发展趋向于增高弹丸或弹片的初速、扩大其杀伤范围，使火器伤伤情比过去更为严重且复杂。

（二）冲击伤

冲击伤是指冲击波的超压和负压引起的损伤，主要造成含气器官如肺脏、听器、胃肠道的损害，超强压还可以造成内脏破裂和肋骨骨折等，但一般较少造成体表损伤。冲击伤的特点是外轻内重、多处受伤、复合伤多、伤情重、发展快、死亡率高。

（三）挤压伤

挤压伤是指身体的四肢或其他部位受到压迫，造成受累身体部位的肌肉肿胀和/或神经损伤。挤压伤常常伤及内脏，造成内脏出血、破裂等。更严重的挤压伤是引起身体一系列的病理改变，甚至引起肾功能衰竭，称为“挤压综合征”。

（四）烧伤

烧伤通常是指高温、火焰、蒸气等引起的损伤，有些化学物质、强酸、强碱或电流也能引起灼伤或烧伤。多数烧伤在皮肤、皮下组织，严重烧伤可以烧及肌肉、神经或内脏，火灾中吸入烟或热空气可能造成呼吸道烧伤，常常导致窒息。大面积烧伤常常引起休克。

（五）低温伤

低温伤是指人体组织受低温以后引起血液供应减少所形成的损伤，也称为冻伤。一般当皮肤温度降到－2℃时冻伤就可能发生，气温到－25～－30℃时就发生冻伤，温度继续降低时发生冻僵。冻伤是冷冻、血管收缩或闭塞、炎症介质所致的综合损伤的结果。

（六）复合伤

复合伤是指由2种或2种以上致伤因素造成解剖部位或脏器的损伤，且有一处危及生命的伤害，如热压伤、烧冲伤等。复合伤常常有严重出血、内脏伤、休克等危及生命的损伤。多发伤是指在同一伤因的打击下，人体同时或相继有两个或两个以上的组织或器官受到严重创伤，其中之一即使单独存在也可能危及生命。两者是有区别的。

二、战争中儿童创伤的救治

（一）火器伤的救治

1. 火器伤的特点

（1）损伤广泛：现代弹头、碎片初速快、能量高，致伤时所致瞬时空腔内压力很大。伤道损伤广泛，不仅伤道周围组织损伤严重，而且还波及离伤道较远的部位。四肢火器伤伤及软组织时呈大块缺损性破坏，损伤范围广，筋膜间隙分离，筋膜下出血、血肿，肌束坏死等可延及整段肢体，并常见创腔内由冲力所致的间接性骨折。

（2）伤道复杂：由于小口径枪弹和小质量碎片损伤范围广泛，可同时伤及多种组织和器官，其解剖结构多被破坏。钢珠是光滑球体，特别是其质量较轻，速度较慢时射入体内遇到阻力，容易改变方向，伤道弯曲，很不规则。

（3）多处损伤：当前步机枪及榴弹的杀伤密度和杀伤面积都明显增大，所致多处伤也大为增多，这种类型损伤尽管在外科处理上并无特殊之处，但几个并不严重的单一伤合并在一起，会造成较大的缺损，且往往需要截肢，因而残废率较高。如果多处损伤，则严重性大大增加，死亡率也增高。

（4）感染严重：火器伤的伤口污染多较重，如小口径枪弹和小质量碎片损伤时，由于形成瞬时空腔的负压作用，促使周围环境的细菌异物等更多地向伤腔内更深处侵入，加之伤道组织广泛而严重的组织损伤，更适合于细菌繁殖。这种严重感染多由于伤口周围污染的沾染、空腔效应吸入、投射物带入等因素引起。

2. 火器伤的救治原则

（1）尽早清创：火器伤的初期处理主要是清创术，从受伤到清创的时间愈短，效果愈好。一般在伤后6~8小时（在感染尚未形成前）进行。其主要任务是：切除坏死组织，清除血肿和异物，控制止血，防治感染，为伤口愈合创造条件。除特殊部位（颌面、会阴、颈部和手等）外，战时清创术后切忌行初期缝合。

（2）全面审视伤情：火器伤常合并多种脏器损伤和一种脏器多处伤，故需细致地全身检查。尤其是高能爆炸性武器（炮弹、航道、地雷等）伤，如有体表损伤和伤员表现不相一致（反应迟钝、表情淡漠）者，多合并内脏损伤，需严密观察，及时处理。

（3）区分轻重缓急：对影响呼吸、循环功能，出血不止或上止血带的伤员，优先处理。休克伤员需在伤情稳定后再清创。如有活动性内出血，应在抗休克的同时行手术止血。多发伤时，应对伤员危害最大的伤部先做处理。

（4）下列火器伤可不必清创：出入口均小，无重要组织和器官损伤的简单贯通伤，可仅作抗生素纱条引流；没有胸壁血肿、骨折、开放性气胸和大的胸腔内出血的胸、背部弹片或枪弹伤；多处点状体表的弹片伤。对处于濒死状态的伤员禁忌清创。

（二）冲击伤（爆震伤）的救治

1. *冲击伤的特点* 爆炸性武器作用于人体造成的损伤，主要发生在听器、心、肺、脑和腹腔内脏器。特点是单纯冲击伤致伤时，体表多完好无损，但常有不同程度的内脏损伤，表现为外轻内重的特点。当冲击伤合并其他损伤时，体表损伤常较显著，而内脏损伤却容易被掩盖，而且伤情发展迅速，应严密观察，及早救治，防止漏诊、误诊。

2. *冲击伤早期救治原则*

（1）持续给氧。在排除肋骨骨折和气胸的情况下加压给氧，输入高渗性葡萄糖、甘露醇，减轻肺水肿，降低颅内压。血压稳定后用呋塞米（速尿）或利尿酸钠利尿，静注氨茶碱防治支气管痉挛。对昏迷、排痰困难或有窒息的伤员做气管造口术。脑水肿行头部降温。

（2）鼓膜穿孔、鼓室出血时，清除外耳道分泌物，保持干燥，用棉花疏松填塞，禁止冲洗和滴药。

（3）摄胸部 X 线平片。注意监护心功能，必要时给予强心药物。

（4）对血胸伤员行胸腔穿刺排血，大量出血应行闭式引流术，对进行性大量出血的伤员，可行剖胸探查。疑有腹腔脏器伤时，及时剖腹探查。

（5）注意全身和局部感染，及时应用广谱抗生素，防治肺部感染。合并弥散性血管内凝血（DIC）和低钾血症时，要积极抢救。

（三）挤压伤的救治

1. *挤压伤的特点* 在战场中多见爆炸冲击所致的挤压伤，身体的四肢或其他部位受到挤压伤，也常常会伤及内脏，造成胃出血、肺及肝脾破裂等。救治原则是解除挤压、减轻受挤压部位的组织坏死，防治休克及急性肾功能衰竭。

2. *挤压伤的早期救治原则*

（1）继续防治休克和抗感染，补充血容量，禁用血管收缩药物。保护肾脏，防治肾功能衰竭。

（2）对四肢伤部进行彻底的清创和引流，尽量保护血管和神经。对无成活可能的肢体尽早做截肢术，以减少坏死组织分解产物的吸收。为改善肢体血液循环，可注射妥拉苏林、山莨菪碱、右旋糖酐或做交感神经阻滞。

（3）伤员全身情况稳定时尽早后送。

3. *专科治疗*

（1）挤压综合征少尿期的治疗：留置导尿管，准确测定尿量和其他丢失水量。维持水与电解质平衡，每日输液量按基础量 60～80ml/（kg · d）计算，再加尿量、胃肠道排出量和伤口流出量，要量出为入。对严重创伤、感染等有高代谢的伤员，要减去增多的内生水量。预防高钾血症，限制钾的摄入，不用库存血、青霉素钾盐；治疗高钾血症，用葡萄糖酸钙，或高渗葡萄糖液加胰岛素滴注（一般用4g葡萄糖加1单位胰岛素）或透析疗法。维持营养，经深静脉插管滴注高渗葡萄糖、支链氨基酸、多种维生素。肌注苯丙酸诺龙，降低蛋白质的分解代谢。给能量合剂。可进行透析疗法。避免因医源性输液或高渗性液体过多而诱发肺水肿或心力衰竭，可使用利尿药物。继续防治感染。

（2）挤压综合征多尿期的治疗：适量输入电解质液，保证水和电解质平衡。补液量应少于尿量的1/3～1/2，能口服时应以口服为主；如有透析疗法适应证，继续行透析疗法；继续防治感染；加强营养。

（3）挤压伤的局部处理：初期手术后，经过48～72小时水肿仍不消退，再次探查伤部，切除残余坏死组织。严重挤压伤，必要时可做分期功能重建手术，包括神经、肌肉松解术或移植术。后期注意对慢性骨髓炎等并发症的防治，加强对僵硬肌肉和关节的康复治疗。

（四）烧伤的救治

1. 战时烧伤分类

（1）轻度烧伤：Ⅰ°烧伤；Ⅱ°烧伤面积占体表面积10%以内，且无特殊部位（面部、呼吸道、手、足、会阴部）的烧伤和其他合并伤。

（2）中度烧伤：Ⅱ°烧伤面积在11%～30%，或Ⅲ°烧伤面积在10%以内，且无复合伤及特殊部位烧伤。

（3）重度烧伤：Ⅱ°烧伤面积在31%～50%之间，或Ⅲ°烧伤面积在10%～19%，或烧伤面积不到上述标准，但有特殊部位烧伤或各种复合伤。

（4）特重度烧伤：总面积50%以上或Ⅲ°烧伤面积达20%以上者。

2. 烧伤的早期治疗措施

（1）对中度以上烧伤，应在积极防治休克、防治感染的条件下进行救治，休克期后尽快后送到指定的医院。必要时，在积极复苏补液条件下及时后送。

（2）有休克症状者或胃肠功能紊乱的伤员，继续输注平衡盐液。注意防止呕吐误吸，积极治疗休克。在收缩期血压上升到12kPa以上，皮肤转暖、转红时，迅速向指定医院后送。

（3）伴有严重创伤的烧伤伤员，应进行必要的手术处置。合并颅脑和腹部损伤的伤员，手术后应留治10天左右；其他术后伤员应留观24小时。

（4）Ⅲ°烧伤创面可抹3%～5%碘酊，保持焦痂干燥。胸部环形深度烧伤，引起呼吸困难，或四肢环形深度烧伤影响远端血液循环时，应切开减压。纠正休克后每2～4小时翻身1次，以防创面受压。

（5）中度以上烧伤伤员输入平衡盐液，必要时给予止痛剂。生活能自理的轻度烧伤伤员，可以留治，清创后创面可用磺胺嘧啶银，暴露或包扎。

（6）继续使用抗感染药物。

（7）有中、重度呼吸道烧伤者，要给氧并及早行气管插管或气管造口术。

（8）如烧伤创面已感染，更换敷料后做暴露疗法或半暴露疗法。根据分泌物涂片和细菌培养检查结果，给予适当抗生素。

3. 专科治疗

（1）积极抗休克，防治烧伤并发症。

（2）注意创面变化，定期做创面培养和血培养，及时调整有效抗感染药物。

（3）对环形烧伤，有条件者，应卧翻身床，定时翻身。休克纠正后，尽早清创。及时处理创面，有计划地对深度烧伤创面进行削痂术或切痂皮植皮术（自体供皮较少时，用异体皮、异种皮或人工皮、微粒自体皮），争取在短期内封闭或缩小创面。注意恢复功能和外貌。

（4）对感染的深度烧伤创面可根据情况做切痂、剥痂或蚕食脱痂，以异体皮、自体皮、异种皮或人工皮覆盖。Ⅱ°创面如发生感染，创面可应用局部抗感染药物，予半暴露。有条件时可浸浴，肉芽健康时，尽早植自体皮（可用异体皮过渡）。

（5）手烧伤包扎时，要注意把手指分开，维持腕背屈、拇指对掌、掌指关节屈曲、手指伸直的位置。手背烧伤严重，经切痂或削痂术并大张自体皮移植后，包扎时仍应维持于抗爪形手位。

（6）加强营养（静脉或鼻饲）和支持疗法，提高伤员抵抗能力。需要时输血或其他血液制品。

（7）应尽早利用器具做自动或被动运动，也可做局部或全身浸浴，维护伤部关节的功能。深度烧伤愈合后，宜用弹性绷带压迫瘢痕。

（五）低温伤的救治

要早期快速复温，恢复正常的血流量，最大限度地保持有存活能力的组织并恢复其功能。

1. 分类　低温伤分为三度。

Ⅰ°：伤部橙红色或微紫红色，微肿，瘙痒和刺痛。

Ⅱ°：局部肿胀，水疱为浆液性，疱底呈鲜红色，痛觉过敏，触觉迟钝。

Ⅲ°：伤部呈灰白色或紫黑色，多呈血疱性。严重者伤部表面暗淡无光泽。无感染时为干性坏疽，有感染时为湿性坏疽。

2. 早期治疗原则

（1）迅速将伤员送进温暖的室内，口服热饮料，脱掉或剪除潮湿和冻结的衣服、鞋袜，尽早用温度保持在40～44℃的1∶1000洗必泰或1∶1000呋喃西林溶液浸泡，使伤部快速复温，直到伤部充血或体温正常为止。禁用冷水浸泡、雪搓或火烤。

（2）擦干创面，涂不含酒精（无刺激性）的消毒剂，用无菌厚层敷料包扎，不要挑破水疱，指（趾）间用无菌纱布隔开，防止粘连。

（3）防治休克，口服或肌注止痛药。

（4）预防感染，肌内注射抗感染药物。未行破伤风类毒素注射者，应行破伤风抗毒血清和类毒素注射。

（5）可留治Ⅰ°、Ⅱ°度低温伤员，其他低温伤员，做好全身和局部保暖，迅速后送。

3. 专科治疗

（1）有水肿和水疱的伤员应卧床休息，大水疱可在无菌条件下抽出液体，再用厚敷料包扎。

（2）根据条件，创面或全身每日温浴（40～44℃）2次，每次30分钟，关节部位要经常活动。

（3）创面敷冻伤膏。若感染用1∶1000的洗必泰洗敷。

（4）坏死组织与正常组织的分界线清楚后，应及时做坏死组织切除术，尽量保存有存活能力的组织。一般不要早期截肢，对坏死痂皮应及时剪痂、植皮。

4. 战壕足、浸渍足　属于非冻结性损伤，按冻伤救治原则处理。

5. 冻僵伤员救治应采取措施　用40～44℃温水、1:1000呋喃西林溶液、暖水袋、电热毯或其他快速复温方法，先躯干（中心）、后肢体复温。在复温过程中，注意防治可能出现的心室纤颤、酸中毒、肺水肿、脑水肿和肾功能障碍等。

6. 高温伤的救治　参见有关章节。

（六）复合伤的救治

复合伤是指两种以上不同的致伤因素同时或相继作用于人体所造成的损伤。战争时，凡两种或两种以上性质不同的杀伤因素（如放射线、热辐射、冲击波、化学战剂等）同时或相继作用于同一个人体所造成的损伤称为战伤复合伤。

复合伤的基本特点是“一伤为主”、“复合效应”。“一伤为主”是指复合伤中的主要致伤因素在疾病的发生、发展中起着主导作用；“复合效应”是指机体遭受两种或两种以上致伤因素的作用后所发生的损伤效应，不是单一伤的简单相加。单一伤之间可相互影响，使原单一伤的表现不完全相同于单独发生的损伤，整体伤情也变得更为复杂。

通常将复合伤分为两大类：复合伤伤员中有放射损伤者称为放射复合伤，如放射损伤复合烧伤；无放射损伤者，称为非放射复合伤，如烧伤复合冲击伤。

各类复合伤按伤情的严重程度可分为：轻度、中度、重度和极重度四级。

1. 核爆炸复合伤　核武器爆炸时产生的多种复合伤统称核爆炸复合伤。可分为放射性复合伤和非放射性复合伤两类。

（1）核武器的致伤因素

①光辐射：是核爆炸瞬间闪光及高温火球辐射出来的光和热，它有极高的温度，在一定距离内，造成人员的直接烧伤；高温气流、粉尘、有害气体等可造成呼吸道烧伤。光辐射还可造成闪光盲与眼底烧伤。由于房屋、车辆、装备等物资的燃烧引起的火灾，造成伤员的间接烧伤。

②冲击波：是高温高压火球猛烈地向外膨胀，急剧挤压周围的空气，形成高速、高压气浪，在一定距离内，对人员造成直接冲击伤；由于房屋、工事的倒塌或飞散的砖瓦、玻璃碎片等，能对人员造成间接损伤。因超压和动压巨大，故伤情常较严重。

③早期核辐射：是核武器爆炸时最初十几秒内释放出来的一种看不见的有穿透能力的射线，照射后能发生急性放射病，导致造血功能障碍、出血倾向和细胞代谢障碍。临床表现有骨髓型、肠型和脑型。

④放射沾染：由放射性颗粒和灰尘落到地面，形成沾染区，污染物体。γ射线引起急性放射病。β射线皮肤烧伤先有刺痒、红斑、水肿、苍白斑、流泪等，继而出现皮损，如红斑、斑疹、丘疹、色素沉着、脱屑、脱毛、水疱、糜烂、溃疡等。

（2）核爆炸的战场救治：原则是重点解决主要损伤，兼顾次要损伤。

①组织抢救：应将杀伤区分为若干扇形抢救区，组成若干抢救队分工负责。抢救人员须携带β、γ辐射仪，个人剂量计等，做好个人防护，遵守沾染区工作规则。要组织伤员自救互救，迅速向杀伤区外的伤员临时集合地点集合。

②杀伤区救护：迅速扑灭伤员身上的火焰，对大面积灼伤应另外用衣服、雨衣、被单等遮盖伤口；清除口、鼻、耳道的粉尘和异物，保持呼吸道通畅，窒息者行环甲膜穿刺；迅速进行包扎、止血、固定等，以及对气胸、休克等进行处理；对沾染伤口，剪掉周围毛发，以

等渗盐水等（勿用乙醇）彻底冲洗，进行清创。加强个人防护，如戴口罩、围毛巾、扎好袖口裤脚等。用刷拭、拍打等方法除去体表、服装等上的尘土；迅速把伤员后送等。

③早期抗辐射处理：在杀伤区外周，通过分类哨进行放射性检测。凡超过放射沾染控制值的伤员，送到洗消组进行洗消。洗消污水和污物应掩埋，勿使扩散。疑有体内沾染的伤员，要测定血、尿、便的放射性。沾染后 4 小时可口服碘化钾 100mg。胃肠道沾染者可催吐、洗胃、缓泻等。还可用二乙烯三胺五醋酸三钠钙、乙烯二胺四醋酸二钠钙、二巯基丙醇等促使沾染排出。

2. *毒剂复合伤*　创伤合并有毒（战）剂伤害称为毒剂复合伤。其特点是容易发生中毒性和创伤性休克及出血，伤口愈合慢，容易继发感染和各种并发症。中等剂量以上的毒剂中毒时，更易引起伤口出血、感染和组织坏死，软组织愈合缓慢，骨折愈合延缓或畸形；严重创伤可使毒剂的致死剂量减至无创伤时的 1/15～1/10。

（1）不同毒剂的临床症状

①神经性毒剂（沙林、梭曼、维埃克斯等）：此类毒剂经伤口吸收后不久，局部出现持续性肌颤，数分钟至半小时内出现全身中毒症状，如流涎、出汗、呼吸困难、惊厥、昏迷等，血液检查可发现胆碱酯酶活力明显下降。此种复合伤如不及时处理，可有生命危险。

②糜烂性毒剂（芥子气、路易剂）：此类毒剂可直接引起皮肤或黏膜化学性烧伤，并可吸收引起全身中毒。

芥子气染毒的伤口，最初可见油性液滴，有大蒜样气味。数小时后发生红斑水肿，1 天后伤口周围皮肤出现水疱。以后数日，组织坏死逐渐扩大，由表面糜烂致深层溃疡，并常发生感染，伤口愈合缓慢，愈合后常有瘢痕形成和色素沉着。毒剂经伤口进入体内后，数小时可引起全身中毒，出现神经、消化、造血、呼吸、循环等系统的症状和体征，其致死剂量可减少到皮肤完整时的 1/5～1/4。

路易剂染毒当时立即发生局部剧痛，染毒处可见有液滴，并有天竺葵液汁气味，伤口组织常有青灰色斑点，肌肉如煮熟状；几十分钟后伤口发生出血和水肿，组织坏死严重；伤口愈合延缓，但较芥子气略快。路易剂全身吸收作用比芥子气强烈，症状发展快，常出现休克、体温下降、肺水肿和中枢神经抑制症状。

③窒息性毒剂（双光气）：双光气伤口染毒时，局部疼痛较剧烈，易出血。数小时之内可出现明显肺水肿。

（2）毒剂复合伤的现场救治

①战时如发生毒剂复合伤，伤员数量可能较多，要组织伤者强调自救、互救。

②使用制式防毒面具或简便防护器材，组织人员迅速撤离染毒区。

③及早施行现场救治。如伤及眼睛、皮肤应尽快消毒、包扎后送。四肢的伤口应上止血带，以防毒剂吸收，及时用抗毒剂等。

④全身中毒特别要注意保持呼吸道通畅，保护心肺功能。要积极防治肺水肿，如给予氨茶碱、甘露醇、高渗葡萄糖等。

（王君霞　郭林梅　周少宏）

第三十三章　战争中儿童疾病的防治

第一节　战争中儿童传染病的种类和防治

战争会使环境卫生和社会秩序发生重大变化，人口流动增加，人口聚集，临时住所卫生条件简陋，使得儿童的生活、饮食、居住环境和心理状态都发生了重大变化，机体处于应激状态，免疫功能下降，会引发或加重传染病的发生和流行。

一、战争中常见儿童传染病的种类

按照传播途径战争中常见传染病可分为五种：

（一）呼吸道传播

病原体存在于空气中的飞沫或气溶胶中，易感者吸入时获得感染，如麻疹、白喉、结核病、禽流感和流行性感冒。

（二）消化道传播

病原体污染食物、水源或食具，易感者于进食时获得感染，如伤寒、细菌性痢疾和霍乱等。

（三）接触传播

易感者与被病原体污染的水或土壤接触时获得感染，如沙眼、急性出血性结膜炎、钩虫病等。伤口被污染，有可能患破伤风。

（四）虫媒传播

被病原体感染的吸血节肢动物，如按蚊、人虱、鼠蚤、白蛉、硬蜱等，于叮咬时把病原体传染给易感者，可引起疟疾、流行性斑疹伤寒、地方性斑疹伤寒、黑热病、莱姆病和恙虫病。

（五）血液、体液传播

病原体存在于携带者或患者的血液或体液中，通过应用血制品、分娩传播，如疟疾、乙型病毒性肝炎、丙型病毒性肝炎和艾滋病。

二、战争中常见儿童传染病的防治

参见第四篇第二十九章第四节。

（王君霞　郭林梅）

第二节　战争中儿童心理疾病的防治

儿童面对残酷的战争现场会产生巨大的心理创伤，出现悲痛、焦虑、恐惧、绝望、怀疑、忧郁、无助、麻木、否认、愤怒、烦躁、孤独、自责、过分敏感、注意力不集中、警觉或害怕受伤、死去等心理问题。患儿应激反应后可出现躯体不适，如乏力、做噩梦、容易惊吓、感觉呼吸困难、窒息、食欲下降、恶心、呕吐、腹泻、头痛等，还会出现社交退缩、逃避、与家人疏远、不亲近等。上述这些影响可持续数周、数月或数年不等，有些反应甚至终身存在。

一、影响战后儿童心理健康的因素

1. *战争的特点、范围和持续时间*　持续时间短伤害程度轻，对日常生活没有造成明显影响的战争，则对心理伤害比较小；相反，持续时间长、破坏性大的战争，对心理伤害程度比较强，战争波及范围越广，对儿童心理影响越大。

2. *在战争过程中患儿所受伤害的程度*　患儿在战争期间及战后恢复期间所受伤害程度越大（包括躯体伤残程度越重），心理伤害也越严重，心理复健时间越长。

3. *社会支持及社会秩序的影响*　战争可能会产生一些混乱和分离的背景，比如出现一些治安事件，抢劫、盗窃和性犯罪，这些事件会增加社会的恐惧和压力。儿童所获的家庭或社会支持、社会秩序及患儿日常生活秩序毁坏程度越严重，患儿心理复健越困难。

4. *患儿心理复健期所能提供的社会及家庭援助情况*　社会及家庭提供的援助越合理，关爱程度越高，心理复健程度越高。家庭环境、家庭成员之间的关系和沟通：在战争环境中，家庭关系紧张和冲突，在应对战争的过程中可能更无序及混乱，这会加重儿童的无序感和不安全感，更可能加重儿童生长期的心理和行为紊乱。

5. *与儿童本身有关的因素*

（1）年龄：年幼儿童可出现退行性行为，如吃手指、尿床和弄脏裤子；年长儿童及青少年可出现挑衅和攻击行为等品行问题。

（2）性别：尤其是男孩，年幼的孩子可能会打人或者咬人，大一点的孩子可能出现暴力倾向，尤其是对他们的同伴，常会发生推搡或者打架。逆反、反社会，甚至犯罪行为也可能出现。

（3）对父母及亲人的依赖程度：对于儿童来说，他们知道父母可能在战争中伤亡，是创伤后应激性障碍（PTSD）的一个显著的因素。如果儿童没有和他们的亲人在一起，或在战争中分离，这种经历会使儿童更可能发生 PTSD。

（4）社会适应能力：感觉到自己的生命受到威胁，也是导致心理问题的一个非常高危的因素。

（5）既往心理健康情况：若儿童在战前存在心理疾患，战争可加重心理疾患的症状及产生一些新的心理疾患。以前经历过的创伤性事件（如虐待、家庭暴力、照顾分离），更有可能对心理产生负面影响。一些积极的传统和文化可能对儿童及他们的家庭起到保护作用。

二、战争中儿童最常出现的心理问题

1. 重现创伤事件　儿童可能经历反复的、闯入性的和持续性的与创伤事件有关的想法和感觉，这常常以闪回或反复做梦、噩梦或夜间惊恐的形式出现，这些梦境并不一定包含有关创伤的场景，或只是没有明确内容的噩梦。

2. 回避和麻木　儿童常常会躲避使他们想起痛苦经历的地点、对话或者情景。当接近事件现场或者其他容易引起回忆的东西时，儿童常常做出回避动作，例如闭上眼睛或捂住眼睛；当他们回到这些地方时往往会提前出现不安或发怒。儿童可能表现出退缩、拘谨和麻木，对感兴趣的活动缺乏兴趣，也可能出现情绪分离。大的儿童可能出现淡漠，对未来不抱有任何想法。

3. 警觉激惹症状　过度警觉可能表现为睡眠紊乱，如噩梦、夜间恐惧、害怕一个人睡觉、入睡困难或者总是睡眠。注意力不集中可导致学习困难。过度警觉和惊吓可能导致激惹，或者容易发怒，影响人际关系特别是家庭人际关系。

4. 抑郁症　抑郁症状可以是暂时的或者慢性的。抑郁症伴有如下表现：失眠、嗜睡、噩梦、夜间惊恐；拒绝进食或过度进食；感到没有希望和无助；感到挫折、易生气、不安静、情绪暴躁；减少或者丧失对愉快的活动和事物的兴趣；失去与朋友交往的兴趣；产生退行性行为；退缩和烦恼；在学校中产生行为问题；同时可伴有躯体症状：如头痛或胃痛等，躯体症状有时和抑郁症状同时发生；在青少年和大一点的孩子身上。还可能出现自杀念头或者自杀构想，遭受严重灾害的青少年中，特别是遭受丧亲或严重伤残的青少年更容易产生自杀念头，甚至发生自杀和自残行为。

5. 焦虑症　在所有年龄段的儿童中，都可能出现焦虑症状：恐惧（常常是夜间）、易激惹、不安静、回避行为、重复出现焦虑或感觉到危险的想法、反复重现伤害情景、注意力不集中和记忆紊乱、虚弱或疲惫、颤动、头晕、不稳定、心动过速、呼吸困难、胸痛、肌肉痉挛、胃肠道紊乱（腹泻、便秘）、出汗等。

6. 挑衅和攻击行为等品行问题　攻击行为也常常是儿童和青少年频繁出现的行为紊乱，尤其是男孩。极度忧伤时，儿童和青少年可能将心理感受表达为躯体症状、情绪爆发及其他的行为紊乱。

7. 创伤后应激障碍（PTSD）　PTSD 是一种医学疾病，通常发生在经历创伤事件以后，一个创伤事件威胁一个当事人所具有的生理或心理的统一性，常常与混乱、不安全、恐惧和烦躁联系在一起。国际疾病定义：PTSD 指对应激事件、意外的威胁或灾难性事件（无论短暂的还是长期的）产生的一种延迟或迁延的反应，这种反应能导致任何一个人的持久的抑郁和忧虑。

（1）反复体验创伤事件：表现为反复闯入性的，痛苦地记忆起这些事件，PTSD 个体可能会生动地看到当时的情景，如同创伤再次发生，还会在睡眠状态以梦魇的形式发生。引发恐惧的线索主要是光线、声音、环境等。个体难以控制症状的发生时间和次数，反复体验症状在 PTSD 发展中的首要性在不同的创伤群体中已被肯定。

（2）回避与情感麻木：是 PTSD 的核心特征。创伤体验使患者产生了强烈的情绪，如压倒一切的恐惧、害怕和焦虑，可维持终生。PTSD 患者不是因为创伤体验导致了情感的麻木，而是对负性情感刺激产生了过度的回避性行为。他们有能力体验和表达患病前的所有感情，需要更多的强烈的正性刺激来产生愉悦的情感和行为。

（3）过度警觉：这一症状在创伤后一个月最为普遍。严重个体表现为高度易感性、难以入睡、易激惹或易怒、精力难以集中、对刺激反应过度，过分警觉和加重的惊厥反应可与创伤事件相关的情景或物品引起的生理反应相重叠。

三、战后儿童心理复健的方法

心理干预和康复是长期的任务，对战后儿童心理疾患需要医院、社会及家庭、学校的共同努力。

（一）心理治疗

有支持性心理治疗、家庭治疗、行为治疗及游戏、系统脱敏等。

1. *支持治疗*　耐心听取患儿诉说内心的体验，对他们的痛苦要有同情心，指导他们去适应缓解，增强克服情绪障碍的信心。尽量消除环境中的不利因素，避免太多的环境变迁。

2. *家庭治疗*　家庭成员要尽量给予患儿更多的情感上的交流和支持。

3. *行为治疗*　要消除和纠正儿童异常或不良行为。在认知疗法的基础上配合行为疗法，往往能取得较好的效果。对于恐惧症可采用暴露疗法、系统脱敏治疗以及游戏治疗。

（二）药物治疗

可配合使用小剂量抗焦虑、抗抑郁、抗强迫药。抗焦虑药物常用地西泮、劳拉西泮、阿普唑仑等，抗抑郁药有多赛平、氯米帕明等；对年长儿童可采用新一代抗抑郁药：氟西汀、氟伏沙明、舍曲林、文法拉辛等药物。

四、各期儿童心理治疗的特点

首先要了解不同年龄儿童存在的心理问题，减少心理伤害。其次要关注儿童在家庭、学校或幼儿园的行为，提供支持、安慰、游戏等。促进心理恢复，尽可能快地使其生活正常化。

（一）幼儿期

要满足他们的基本需要，如饮食、睡眠、游戏、照顾等，避免与父母或养护人分离，使他们感觉到关爱和温暖，提供合适足够的营养，开展早期教育，如唱歌、拥抱、游戏等，促进身心健康发育。

（二）学龄前儿童

可根据症状进行心理干预。有消极、无精打采情绪时，要多与他们接触，创造适当的条件，让孩子游戏、画画或者进行其他的活动；有恐惧、害怕时，要多安慰、鼓励，消除恐怖情绪；有睡眠障碍时要提供安静温馨的睡眠环境，唱催眠曲或陪患儿入睡等；有退行性行为时要鼓励，不要批评、嘲笑或者生气，帮助孩子行为发展。

（三）学龄儿童

能用言语来表达他们的感受和心理。但是，战争的发生会超过儿童的心理应对能力，对儿童来说感觉到混乱和存在心理疾患也很常见。在心理救助过程中，及早将孩子们送回学校，可得到老师和同学的精神支持，有利于恢复。

（四）战后儿童心理康复

战后儿童在学校里容易形成群体性精神症状，例如情绪激动、无法集中精力、影响学业，在校内开展针对战后康复的活动很有帮助。医院在治疗伤残儿童时，医师、护士、康复师应为孩子提供心理护理和生活关爱；出院时，要制订康复计划包括心理康复，并对家长进行充分的指导；要鼓励家长在回家以后参加社区和妇幼保健机构的心理帮助，缓解儿童战后的心理创伤。

（王君霞　郭林梅）

第三十四章　灾害情况下儿童疾病的救治

第一节　地震灾害情况下儿童传染病的防治

在各种灾害中，地震发生突然、破坏力强、伤亡惨重，因而可称为群灾之首。地震不仅可以直接造成严重的破坏，还可以引起一系列的次生灾害，包括海啸、火灾、水灾和煤气、有毒气体泄漏，放射物扩散、病菌繁殖、瘟疫流行等对生命财产造成进一步的伤害，特别是传染性疾病，很容易发生暴发和大规模流行。如2008年5月我国汶川发生的8级大地震造成了极大破坏。在抗震救灾中部队、儿科军医也参与了救援工作，对儿童生理、心理疾病的救治起到了积极的作用。

一、地震时儿童常见疾病的防治

地震之后疾病流行的因素主要是饮用水的卫生基础设施受到破坏，公共卫生服务中断（如：儿童接种疫苗）、病媒生物（如蚊子和啮齿动物）的常规控制中断等。尤其是儿童对疾病的抵抗力弱，容易传染到疾病。一般来说，地震灾后儿科最常见的传染病包括肠道疾病、虫媒传染病、人畜共患病和自然疫源性疾病、皮肤破损引起的传染病、常见传染病、食物中毒等。

（一）肠道疾病

如霍乱、甲肝、伤寒、痢疾、感染性腹泻、肠炎等，主要是通过粪－口传播的肠道传染疾病。这些疾病是通过摄入了受到污染的水、食物等导致的。地震导致供电的中断可影响一些冰箱和冷库的正常运行，会使许多储藏的食品变质和腐败，并且在很多临时安置点缺少加热食物器具和做饭条件，所以很容易导致食源性疾病的发生，如不有效控制，会造成肠道传染病的暴发流行。

1. *霍乱*　可引起流行、暴发和大流行。临床特征为剧烈腹泻、呕吐、大量米泔样排泄物、水电解质紊乱和周围循环衰竭。常常由于水或食物污染引起。患儿典型的临床表现、粪便培养、血清凝集抗体检测和流行病史可明确诊断。

霍乱的防治：可参考有关章节。主要是及时补充液体，纠正水和电解质的紊乱，应用有效抗生素，以及对症处理。对患儿应隔离治疗，直至症状消失后6日，粪便培养要连续3次阴性。尽力做好饮水消毒，食物安全供应，饮水必须煮开，食物必须蒸透，粪便要无害化处理，降低苍蝇密度等项工作，讲究个人卫生等。

2. *病毒性肝炎*　常常由于儿童食用了被甲型肝炎病毒污染的水源或食物而发病，主要症状有发热、食欲不振、全身乏力、恶心、呕吐。黄疸、肝肿大、肝区疼痛是典型症状。

肝炎的防治：对患儿要登记、上报，就地隔离，至少30天，并进行对症支持治疗。加强传染源、饮食、饮用水、环境卫生等的管理，粪便、衣物等应严格消毒。对灾区 1.5～18 岁儿童接种一剂甲肝灭活疫苗，可有效预防甲肝流行。

3. 菌痢　是由痢疾杆菌引起的急性肠道传染病，主要是病人或带菌者的粪便直接或间接地污染手、水、食物、饮料后经口传播，多流行于夏秋季节。灾害时可暴发流行，不受季节限制。主要表现为全身中毒症状、腹痛、腹泻、里急后重及黏液脓血便等。

痢疾的防治：主要是进行饮水消毒，保证食品、环境卫生，加强粪便管理，灭蝇等；搞好个人卫生，勤洗手防止病从口入。痢疾患儿需要及时、足量应用强有力抗生素，氟喹诺酮类抗菌药效果较好，但对儿童有潜在副作用，没有可代替药物时也可用于救急。中毒性痢疾发病急、发展快、预后差，更需要积极抗休克治疗。

4. 伤寒　伤寒是由伤寒沙门菌引起的疾病，传染方式与菌痢相似。病变主要为回肠淋巴组织的单核巨噬细胞反应性增生。主要表现为持续性高热、神志淡漠、相对缓脉、脾大、玫瑰疹及血中白细胞减少等。

伤寒的防治：预防方法同菌痢。流行期间可用复方磺胺甲噁唑 2 片（成人），每天两次，服用 3～5 天。治疗可用头孢曲松、氟喹诺酮类，如环丙沙星、左氧氟沙星、加替沙星等。护理与治疗同样重要，特别要注意饮食，防止并发症。

5. 感染性腹泻　感染性腹泻的病原主要是细菌和病毒，病菌多是沙门菌、大肠埃希菌等，病毒多是轮状病毒、埃可病毒、EV71 病毒等。症状有发热、腹泻、呕吐，水样、蛋花样、黏液便等，严重者常有脱水。2005 年，印度詹木喀什米尔地震，4 岁以下儿童 20% 患急性腹泻，原因是由饮用水污染轮状病毒引起。

感染性腹泻的防治：细菌感染性腹泻需要用抗生素，病毒性腹泻主要是对症治疗，及时纠正脱水及酸中毒等。

（二）虫媒传染病

1. 流行性乙型脑炎　是由乙脑病毒引起的以脑实质炎症为主的急性传染病，是由蚊虫传播，夏秋季流行。症状以高热、意识障碍、抽搐、呼吸衰竭、脑膜刺激征及病理反射为主要表现，重型患者可留有后遗症。

乙脑的防治：关键是防蚊、灭蚊及预防接种。尤其注意家畜家禽卫生和灭蚊工作，消灭蚊虫滋生地、喷药灭蚊、防蚊叮咬等。治疗尚无特效疗法，应综合治疗，加强支持与对症治疗，防治抽搐及呼吸衰竭等。

2. 疟疾　疟疾是由疟原虫引起的疾病。临床表现包括发热、贫血、黄疸、脾大、肝大，以及与红细胞破裂释放裂殖子同步的疟疾发作（寒战）。按蚊为主要传播媒介。

疟疾的防治：主要是消灭按蚊，防止被按蚊叮咬。药物预防，常用氯喹、甲氟喹、乙胺嘧啶或多西环素。治疗可用氯喹、奎宁、甲氟喹或青蒿素衍生物等。间日疟用伯氨喹治疗。

（三）人畜共患病和自然疫源性疾病

地震后，容易发生人畜共患病和自然疫源性疾病，如狂犬病、鼠疫、流行性出血热、炭疽等流行。

1. 鼠疫　是由耶尔森菌引起的一种烈性传染病，通过感染的媒介蚤的叮咬从啮齿类传给人。临床表现为发热、严重毒血症症状、淋巴结肿大、肺炎、出血倾向等。起病急骤，病情严重，传染性极强，病死率高。

鼠疫的防治：加强疫区管理，有动物疫情区要封锁隔离、检疫、消毒，对接触者要严格隔离9天，并消灭鼠类和有关的啮齿动物和灭蚤。进入疫区人员，必须穿好防护服，戴厚口罩等，可服用四环素或复方SMZ预防。治疗：要早发现、早诊断、早隔离，应用有效抗菌药如氨基糖苷类抗生素。对肺型、败血型或脑型鼠疫需要加大剂量，进行综合治理。

2. 肾综合征出血热　其病原体为布尼亚病毒科汉坦病毒属的某些病毒。啮齿类动物特别是姬鼠和家鼠是本病的主要传染源，分布广泛。可通过接触、呼吸道、消化道或虫媒传播，恙螨和革螨叮咬人体可传播本病。

本病防治：应以灭鼠防鼠和和预防接种为主，对高发病区高发人群可行疫苗接种。由于急性起病，病程短促，主要为对症和支持治疗。可采用抗病毒治疗，如静脉用利巴韦林等。在有肾功能衰竭时，可用透析治疗，度过少尿期，以挽救生命。

（四）皮肤破损处引起的疾病

1. 破伤风　破伤风是由破伤风杆菌分泌的神经毒素（破伤风痉挛毒素）引起的，临床表现主要是随意肌的间断性、强直性痉挛，其中咬肌痉挛可以导致牙关紧闭。

破伤风的防治：破伤风预防优于治疗，接种破伤风疫苗是主要预防措施，破伤风类毒素和破伤风免疫球蛋白主要用于感染破伤风后尚未发病的患者。治疗主要是控制惊厥，对症处理，清创、护理、营养支持等。要在早期、足量使用破伤风免疫球蛋白，可防止病情发展。

2. 钩端螺旋体病　由不同血清型钩端螺旋体感染引起。为人畜共患病，轻者无明显症状，重者可致命。症状开始为急性发热，以后肝、肾及脑膜受到侵害，出现相关的症状。钩端螺旋体可直接或通过污染的水或土壤感染，病原体经皮肤或暴露的黏膜进入人体。

钩端螺旋体病的防治：灭鼠和预防接种可控制钩体病暴发流行。加强个人防护，皮肤涂布防护药，在疫区可每周口服强力霉素预防本病。治疗用青霉素有效，用量要大。重症病人要加强护理，对症处理，支持疗法等。病人不必隔离，但病人的尿液必须妥善处理。

3. 梭菌性软组织感染　产气荚膜梭菌是最常见的致病菌，病变主要有蜂窝织炎、肌炎和气性坏疽，多由创伤引起。尤其是四肢的重度挤压伤或穿透伤导致的组织剥离和无氧环境，最容易感染。症状主要包括水肿、疼痛、气体捻发音、恶臭味、休克或肾衰竭死亡等。

本病的防治：对外伤儿童应尽快进行清创处理，预防细菌污染。如有可疑症状时，如气疽除用青霉素、克林霉素等抗生素治疗外，需快速引流和清创。有条件可用高压氧治疗，尤其是四肢感染，可以作为抗生素和手术干预的辅助治疗。

（五）常见传染病

1. 肠道病毒70型感染　可引起急性出血性眼结膜炎、脑膜炎、瘫痪、多发性神经根炎。EV70引起的急性出血性眼结膜炎在病程的2～3天有结膜下出血，可伴角膜炎。瘫痪发病极少，偶尔有呼吸衰竭。

本病尚无特效药，结膜炎可用药水滴眼，加强护理，以减少后遗症的发生。患者使用过的毛巾、手帕应煮沸消毒；接触患者后应洗手。患者应隔离至症状消失时为止。

2. 流行性感冒　主要通过飞沫传播，具有高度传染性。临床特点为急起高热、全身酸痛、乏力和轻度呼吸道症状，病程短，为自限性。小儿、老年人、有心肺疾病及其他慢性疾病患者或机体免疫功能低下者，患流感时易并发肺炎或其他合并症，且有导致死亡的可能。

本病的防治：采用综合性预防措施，讲究卫生，注意体格锻炼和营养，保持室内空气流通，避免接触病人等；接种流感疫苗为最佳预防方法。可用抗病毒药奥司他韦、金刚烷胺、扎那米韦等。对儿童、年老体弱者要加强保护，注意隔离，防治并发症等。

3. 麻疹　是麻疹病毒引起的急性呼吸道传染病，传染性极强，容易引起流行。自从麻疹疫苗广泛接种后，全球麻疹发病率和病死率明显下降。但各地预防工作发展不平衡，仍有地方性流行。在有灾害发生时仍然可能暴发。

麻疹的防治：按规定接种麻疹减毒活疫苗是主要预防措施。初种年龄为8月龄，第2次接种为18~24月龄。易感者在接触麻疹一天内进行应急接种或注射人丙种球蛋白，可减轻病情。治疗无特效疗法，以对症支持、防治并发症为主，加强护理，保证营养。

（六）食物中毒

主要为细菌性食物中毒，由于进食被细菌及其毒素污染的食物而引起急性感染中毒性疾病。最常见的细菌有副溶血弧菌、葡萄球菌、沙门菌、肉毒杆菌、变形杆菌等。

食物中毒的防治：关键在于防止食品污染、控制细菌繁殖和食用前彻底加热杀灭病原菌。注意食品和个人卫生，防止食品污染，禁食变质食物等。治疗主要是支持及对症疗法，有细菌感染时使用抗生素。

二、地震灾害情况下对儿童心理疾病的防治

地震造成破坏的同时，还给人们带来巨大的心理创伤，可能对心身健康造成长期的危害。

（一）地震后儿童心理问题的主要表现

1. 生理方面　肠胃不适、食欲下降、头痛、疲乏、做噩梦、容易惊吓、感觉呼吸困难或窒息等。

2. 心理方面　常出现害怕死去、担心再次受伤、焦虑、恐惧、怀疑、沮丧、忧郁、绝望、无助、麻木、否认、孤独、愤怒、烦躁、自责、过分敏感或警觉等。

3. 认知方面　常出现注意力不集中、容易从众，不能把思想从危机事件上转移等。

4. 行为方面　社交退缩、逃避与疏离等。这种影响可以持续数月或数年，甚至终生。

（二）需要留意的儿童反应

1. 情绪反应

（1）感到恐惧、害怕，有紧张、担忧、迷茫、无助的表情。

（2）警觉性增高，如难以入睡、浅睡、多梦、易惊醒。

（3）头痛、头晕、腹痛、腹泻、哮喘、荨麻疹等，这可能是紧张焦虑的情绪对身体造成的伤害。

2. 心理行为反应

（1）发脾气、攻击行为。

（2）害怕离开父母，怕独处。

（3）出现遗尿、吮手指、要求喂饭和帮助穿衣等（曾经学会现在又重新出现的幼稚行为），这属于应激状态下的退行行为。

（4）有些儿童会情绪烦躁、注意力不集中、容易与其他人发生矛盾等。

（三）保护受灾儿童措施

口诀：先急救、供饮食，使远离、保安全，促表达、多关心，勿批评、给希望。

1. 保证儿童身体和环境的安全，预防潜在危险。

（1）先急救：优先保证儿童身体安全，对于受伤儿童首先给予紧急医疗救护。

（2）供饮食：尽快提供清洁的饮用水和安全食品。

（3）使远离：尽快指导和帮助儿童远离灾害现场，避免因目睹灾害带来的后果（如流血、伤亡、混乱场景等）而再次受到伤害。

（4）保安全：尽快为儿童提供安全的住所。

2. 注意儿童的情绪和行为变化，做好基本的心理保护。

（1）促表达：鼓励并倾听儿童诉说恐惧，允许他们哭泣，帮助儿童了解出现害怕和恐惧是正常的情绪反应，不要强求儿童勇敢或坚强。

（2）多关心：花更多的时间关心孩子，多与孩子沟通，表达对孩子的爱和照顾，可以消除一部分恐惧。条件允许的情况下鼓励孩子玩游戏。

（3）勿批评：不要批评儿童暂时出现的一些遗尿等幼稚行为，这是灾难对儿童心理影响的常见反应。

（4）给希望：回答儿童的问题，用儿童能够理解的方式告知原因，同时给予希望，向儿童承诺，因地震造成的灾难是暂时的。

3. 注意成年人的反应，避免影响儿童。成年人应尽量不要在儿童面前表现出自己的过度恐惧、焦虑等情绪和行为，及时处理自己的压力和调整情绪。成年人稳定的情绪、坚强的信心、积极的生活态度会使儿童产生安全感。

（许　波　迟　明　李　慧）

参考文献

［1］ 代娟，张定海，陆家海．地震后预防传染病流行的策略［J］．中山大学学报：医学科学版，2008，29（4）：375－378.

［2］ 免疫规划中心全力支持汶川县开展甲肝疫苗群体接种［EB/OL］．http：//www. chinacdc. net. cn/n272442/n272530/n272712/24998. html

［3］ 马萍，潘集阳．创伤后应激障碍的预测因素［J］．中山大学学报：医学科学版，2008，29（4）：379－382.

第二节　洪水灾害情况下青少年救援的特点

一、概论

洪水是一种自然现象，只有当洪水威胁到人类安全和影响社会经济活动并造成损失时，才称为洪水灾害。我国的洪水灾害十分频繁，近百年来，我国发生过很多次洪水灾害，在多次灾害救援过程中，儿童作为灾难中的弱势群体，是救治的特殊人群。军队在我国应急突发灾害中起到了决定性作用，儿童以其不同于正常人群的特点，需要特殊对待和救治。

洪水灾害带来的医学问题主要有以下几点：一是直接伤害形式多样，受洪水淹溺，可能被泥沙淤泥掩埋，吸入异物（泥沙、水草等）致人窒息，吸入大量河水致血液稀释、电解质紊乱，甚至可因心功能衰竭、呼吸功能衰竭、缺氧、脑水肿等，导致死亡；溺水者即使心肺复苏后仍容易继发感染；大批建筑物被冲毁，可造成人员伤亡，导致如挤压伤、浸泡伤等。二是洪水灾害发生后传染病的发生，生态环境的改变，水源、环境、食物的严重污染，居住拥挤、条件简陋，环境卫生恶劣，而且正值夏秋季节，病媒昆虫大量滋生，感染机会增加，抗病能力下降，极易发生传染病暴发或流行；儿童的生理特点决定他们最容易受到传染病的感染，感染后容易发生严重的临床症状，甚至导致死亡，因此洪水灾害后的传染病预防尤其重要。三是洪灾过后人口居住密集，环境卫生恶劣，容易导致病原在空气中传播，使儿童容易罹患呼吸道感染，且易发生一系列重症和急症。四是洪水将大量人畜粪便、垃圾、动物尸体等冲入水中，造成水中各类微生物污染极为严重，加上伴随的高温天气，食物、饮用水源容易污染、变质，消化道疾病的发生是不容忽视的问题。

儿童群体的特殊性决定了其发病的几个特点：①发病率高，洪水灾害对儿童的影响远大于成人，因灾后水源污染、食物缺乏、居住条件恶化、蚊虫滋生等生活环境的不利，导致儿童抵抗力普遍降低；②与洪水相关的损害和疾病增多；③常见疾病与灾害相关疾病并存；④病情变化快，容易出现恶化，一方面与医疗资源不足有关，另一方面与患儿抵抗力降低有关。

军队参与抢险救灾属于特殊军事活动，并成为主要的突击力量，作为部队儿科医疗工作者必须对洪水灾害后特殊的灾害损伤、次生灾害损伤、灾后特殊疾病的发生、发病机制、预防措施全面了解，对已发生的疾病状态早诊断、早治疗，对可能发生的次生灾害从源头上有效预防。

二、洪水灾害救援行动中的传染病

军事儿科学在和平年代的任务主要是保障军人家庭孩子和部队驻地居民儿童的身心健康，对稳定军心和保持和平稳定有着积极的意义。发生灾害后各种传染病滋生，由于儿童特定的生理特点，他们更容易受到传染病的感染，感染后也最易产生严重的临床症状，并常常导致死亡，所以洪水灾害后的传染病治疗及预防对军事救援意义重大。熟悉这些常见传染病的发病机制、临床表现、确诊检查、预防治疗等对灾害后的疾病预防有着重要的意义。

洪水灾害发生后较易发生的传染病主要是以老鼠、蚊蝇等为媒介的传染病和由病毒、细菌导致的肠道传染病。一般来说，洪水灾害后最常见的传染病有：流行性出血热、钩端螺旋体病、疟疾、流行性乙型脑炎、登革热、血吸虫病、肠道传染病（霍乱、伤寒、痢疾、甲型肝炎）和食物中毒。作为部队儿科工作者，除了要了解一般的卫生防病技术，还要对灾害后特殊的发病特点和特殊疾病有所了解，从源头上预防疾病的发生；对已发生的疾病尽早明确诊断，尽早治疗，避免这些传染病的暴发，避免由于易感儿童感染传染病后的播散，影响整个部队和地区的战斗力。

（一）部队在洪水灾害发生时如何预防传染病的发生

1. 加强粪便垃圾管理，清理消毒内外环境。原来的人畜粪便、垃圾、污水处理系统会因水灾而遭受破坏，粪池、粪缸、下水道、窨井的粪块污物泛起，四散横溢；瓦砾、垃圾堆以及没有及时处理掩埋的牲畜尸体，使蚊蝇大量滋生。因此，要加强粪便、生活垃圾管理，搞好环境卫生，应做到：

（1）搞好室内外环境卫生，清除苍蝇滋生地，及时喷洒药物进行消毒，消灭蚊蝇；可统一投放毒饵进行灾后快速灭鼠，也可用鼠夹、鼠笼灭鼠。

（2）洪水过后，要及时修复渗漏厕所、粪坑。

（3）粪便、垃圾不入水。

（4）要注意做好腐烂动物尸体的处理，如深埋或焚烧。

（5）灾民临时居住房或棚，一要通风换气；二要防潮去湿；三要有一定的采光照明；四要防暑降温或保暖；五要除蝇灭蚊；六要搞好临时公用供水。

2. 做好水源保护，讲究饮水卫生。由于洪灾时粪便、垃圾、污物、动物的尸体冲进河流、沟渠，使水源大面积受到污染。因此，要做好水源保护，讲究饮水卫生，应做到：

（1）喝开水。不喝不干净和受污染的水，不用未经消毒的河水、井水刷牙，漱口，洗碗，洗抹布，洗瓜果、食物、食具。

（2）被洪水淹没过的水井要进行淘洗消毒。

（3）用缸水贮水的，要做好缸水消毒。饮用水清洁消毒的常用方法有：

①沉淀：可以在水中加适量明矾搅拌溶化后，使其沉淀；无条件时可使其自然沉淀。

②消毒：取一片漂白粉精片放在碗中，加少量水捣碎溶化后，倒入缸水中混匀，半小时后方可使用。通常每片漂白粉精片可消毒一担水（50kg）。

3. 防止“病从口入”，预防肠道传染病。在洪水灾害期间，各种饮用水源和食物容易受到污染，粮食也容易发生霉变。吃了这些受污染的水和食物以及霉变的粮食，极易患肠道传染病和食物中毒。最关键是把住“病从口入关”，牢记“喝开水，吃熟食，勤洗手”，更要做到：

（1）食物要煮透煮熟，生熟食物要分开；

（2）饭前便后要洗手；

（3）管好水源、垃圾、粪便，消灭苍蝇；

（4）不吃生东西，生吃瓜果要洗烫；

（5）不吃已霉变的粮食或食品；

（6）不吃病死、淹死的动物肉。

（二）洪水灾害中的常见传染病

洪水灾害中常见的传染病包括流行性出血热、钩端螺旋体病、血吸虫病、痢疾（见第三篇第二十三章第二节）以及疟疾和流行性乙型脑炎（见第三篇第二十四章第五节）。

1. 流行性出血热　流行性出血热（epidemic hemorrhagic fever，EHF）属于病毒性出血热中的肾综合征出血热。三大症状为发热、出血、肾损害。病毒为汉坦病毒。

【宿主动物及传染源】

我国有53种动物携带本病毒。主要以黑线姬鼠、褐家鼠为主要宿主动物和传染源。

【传播途径】

（1）呼吸道传播：鼠类携带病毒的排泄物如尿、粪、唾液等污染尘埃后形成的气溶胶，能通过呼吸道传播而引起人体感染。

（2）消化道传播：进食被鼠类排泄物所污染的食物，可经口腔或胃肠道黏膜而感染。

（3）接触传播：被鼠咬伤和破损伤口接触带病毒的鼠类排泄物或血液后亦可导致感染。

（4）垂直传播：孕妇感染本病后，病毒可经胎盘感染胎儿。

（5）虫媒传播：我国从恙螨中分离到流行性出血热病毒，但尚有待进一步证实其传播作用。

【人群易感性】

人群普遍易感，在流行区隐形感染率可达3.5%~4.3%。人群隐形感染率的高低与疫区流行强度呈正相关。

【临床表现】

本病潜伏期为5~46天，一般为1~2周。本病典型表现有发热、出血和肾脏损害三类主要症状，以及发热、低血压、少尿、多尿与恢复期等五期临床过程。多数病例临床表现并不典型，或某期表现突出，或某期不明显而呈“越期”现象，或前二、三期重叠。

（1）发热期：主要表现为感染性病毒血症和全身毛细血管损害引起的症状。大多突然畏寒发热，体温在1~2日内可达39~40℃，热型多为弛张及稽留热，一般持续3~7日。出现全身中毒症状，高度乏力，全身酸痛，头痛和剧烈腰痛、眼眶痛，称为“三痛”。

颜面、颈部及上胸部呈弥漫性潮红，颜面和眼睑略浮肿，眼结膜充血，可有出血点或瘀斑和球结合膜水肿，似酒醉貌。

（2）低血压期：主要为失血浆性低血容量休克的表现。

（3）少尿期：少尿期与低血压期常无明显界限，二者经常重叠或接踵而来，也有无低血压休克，由发热期直接进入少尿期者。24小时尿少于400ml为少尿，少于50ml者为无尿。

（4）多尿期：肾脏组织损害逐渐修复，但由于肾小管回吸收功能尚未完全恢复，以致尿量显著增多，24小时尿量达3000ml为多尿，多尿达4000~10 000ml以上。

（5）恢复期：随着肾功能的逐渐恢复，尿量减至3000ml以下时，即进入恢复期。尿液稀释与浓缩功能逐渐恢复，精神及食欲逐渐好转，体力逐渐恢复。一般需经1~3个月恢复正常。

【治疗】

目前尚无特效疗法，仍是以合理的液体疗法为主的综合疗法。预防低血容量休克、疏通微循环、保护肾脏、改善肾血流量，促进利尿，对于降低病死率具有重要意义。抓好“三早一就”（早发现、早休息、早治疗，就近治疗），把好三关（休克、少尿及出血关）对减轻病情、缩短病程和降低病死率具有重要意义。

（1）发热期治疗

①一般治疗：早期应严格卧床休息，避免搬动，以防休克，给予高营养、高维生素及易消化的饮食。对呕吐不能进食者应静脉补充葡萄糖液、电解质溶液，以维持体内环境的相对稳定。高热者给予物理降温，慎用发汗退热药物，以防止出汗后导致休克发生。

②皮质激素疗法：中毒症状重可选用氢化可的松每日100~200mg或地塞米松5~10mg加入液体稀释后缓慢分次静滴。高热持续不退，尤其是发热、低血压期重叠者可适当加大剂量。

③止血抗凝疗法：根据出血情况，酌情选用止血敏、安络血及白药，但早期应避免用抗纤溶药物。高凝早期，外渗明显，血小板减少者可口服保太松、潘生丁，必要时可予低分子右旋糖酐250~500ml/d，以防止DIC发生。中毒症状重，瘀点迅速增多，尿蛋白明显上升，有DIC指征者，在实验室检验的监测下，可予肝素治疗。

④抗病毒疗法。

⑤免疫疗法。

（2）低血压休克期治疗：针对休克发生的病理生理变化，补充血容量，纠正胶体渗透压和酸碱平衡，调整血管舒缩功能，消除红细胞、血小板聚集，防止DIC形成和微循环瘀滞，维护重要脏器功能等。

（3）少尿期治疗：包括移行阶段及多尿早期，治疗原则是保持内环境平衡，促进利尿，防治尿毒症、酸中毒、高血容量、出血、肺水肿等并发症而继发感染。

（4）多尿期治疗：移行期及多尿早期，治疗方法同少尿期，但水及电解质应随尿量增加而予补充。多尿期治疗原则是及时补足液体及电解质，防止失水、低钾与低钠，防止继发感染。补充原则为量出为入，以口服为主，注意钠、钾的补充。

（5）恢复期治疗：继续注意休息，逐渐增加活动量。加强营养，给高糖、高蛋白、多维生素饮食。

【预防】

应在洪水疫区反复深入开展以灭鼠为中心的爱国卫生运动，将鼠的密度控制在1%~2%或以下。

（1）监测：是卫生部门防治疾病的耳目。本病流行病学监测包括：

①人间疫情监测：包括及时掌握疫情，分析疫情动态和发展趋势，为及时采取预防措施提供依据。疫情登记要详细，必要时应进行个案调查和采血检查抗体，以核实疫情。

②鼠间疫情监测：逐渐查清疫区和非疫区宿主动物的种类、分布、密度和带毒率，并进行宿主动物带毒率的动态调查。监测地区：重要城市、港口和交通要道等。监测时间：在本病高峰前进行。监测对象和数量：家鼠、野鼠各100只以上，实验用大白鼠等也要定期检查。

（2）灭鼠、防鼠：是预防本病关键的措施。

①灭鼠：以药物毒杀为主，应在鼠类繁殖季节（3~5月）与本病流行季节前进行。采用毒鼠、捕鼠、堵鼠洞等综合措施，组织几次大面积的灭鼠。

②防鼠：挖防鼠沟，野营、工地应搭高铺，不宜睡上铺；保存好粮食及食物；整顿环境，以免鼠类窝藏。

（3）灭螨、防螨：在秋季灭鼠可同时用杀虫剂进行灭螨，主要杀灭部队经常活动地区的游离螨与鼠洞内螨。防螨应注意：①不坐卧于稻草堆上；②保持室内清洁，曝晒与拍打铺草；③清除室内外草堆、柴堆，经常铲除周围杂草，以减少螨类滋生场所和叮咬机会；④亦可用5‰敌敌畏溶液喷洒衣服开口处，有效时间约半日。

（4）疫苗应用的展望：目前国内外正在研究并取得较大进展的疫苗可分为两类：一种是鼠脑纯化疫苗，另一种是细胞培养疫苗；另外还有减毒活疫苗和基因重组疫苗也在研究中。

2. *钩端螺旋体病*　钩端螺旋体（leptospirosis）病是由各种不同型别的致病性钩端螺旋体感染所引起的一种急性传染病，属自然疫源性疾病。

【宿主动物及传染源】

鼠类和猪是两大主要传染源。

【传播途径】

（1）污水传播：附近的稻田、池塘、小河流等两旁是鼠类活动频繁的场所，也是家畜特别是猪、牛吃草、喝水、沐浴常到之处。特别是在洪水时，含钩体的粪、尿随水漂流，扩大了污染面。

（2）接触传染：人直接或间接接触到病畜或带菌畜生的排泄物及其污染的饲料等。

（3）其他传播途径：钩体可以通过胎盘进入胎儿，使胎儿受染导致流产。

【易感人群】

人群对致病性钩体普遍易感。钩体菌型众多，其免疫力大多只具有型的特异性，因而可以有第二次感染。洪水灾害发生时人群发生感染较多，儿童因为免疫力低下更易发生感染。

【临床表现】

潜伏期2～20日，平均10日。

（1）流感伤寒型：有60～80%钩体病属于此型。特点为：

①发热。

②肌肉疼痛。

③乏力。

④眼结合膜充血。

⑤腓肠肌压痛。

⑥表浅淋巴结肿大与压痛，于发病第2日即可出现。

（2）肺出血型：为本病病情最重、病死率最高的一型。

（3）黄疸出血型：早期表现同流感伤寒型。

（4）脑膜脑炎型：起病后2～3日，出现剧烈头痛、频繁呕吐、嗜睡、谵妄或昏迷，部分患者有抽搐，出现瘫痪等，颈项强直，克氏征与布氏征均阳性。

（5）肾功能衰竭型：各型钩体病人都有不同程度肾脏损害的表现，如尿中有蛋白、红细胞、白细胞与管型，多可恢复正常。

【治疗】

（1）对症治疗和支持疗法：早期应卧床休息，给予高热量、富含维生素B和C以及容易消化的饮食，并保持水、电解质和酸碱平衡；出血严重者应立即输血并及时应用止血剂；肺大出血者，应使病人保持镇静，酌情应用镇静剂；肝功能损害者应保肝治疗，避免使用损肝药物；心、肝、肾、脑功能衰竭者按内科常规进行治疗。

（2）抗菌治疗：青霉素应早期使用，有提前退热、缩短病期、防止和减轻黄疸和出血的功效，首次剂量为20万U/kg，以后治疗剂量每日20万U/kg，分3～4次肌内注射，避免发生赫氏反应，疗程7天，或体温正常后2～4日。重症病例剂量加大至每日100万U/kg，分4次肌注，合用肾上腺皮质激素。其他抗生素如四环素、庆大霉素、链霉素、红霉素、氯霉素、多西环素（强力霉素）、氨苄西林等亦有一定疗效。

（3）并发症治疗：一般多采取对症治疗，可获得缓解，重症患者用肾上腺皮质激素可加速恢复。

【预防】

（1）管理传染源：疫区内应灭鼠，管理好猪、犬、羊、牛等家畜，加强动物宿主的检疫工作。发现病人及时隔离，并对排泄物如尿、痰等进行消毒。

（2）切断传播途径：应对流行区的水稻田、池塘、沟溪、积水坑及准备开荒的地区进行调查，因地制宜地结合水利建设对疫源地进行改造；加强疫水管理、粪便管理，修建厕所和改良猪圈，不让畜粪、畜尿进入附近池塘、稻田和积水中；对污染的水源、积水可用漂白粉及其他有效药物进行喷洒消毒；管理好饮食，防止带菌鼠的排泄物污染食品。

（3）保护易感人群

①个人防护：在流行区和流行季节，禁止儿童在疫水中游泳、涉水或玩耍。

②采用多价菌苗：在洪水灾害地区采用多价菌苗，包含当地流行株菌苗有3价（含黄疸出血型、秋季型、蔡罗尼型）、5价（黄疸出血型、犬型、流感伤寒型、波摩那型、秋季型或澳洲型）两大类，均可制成普通菌苗（每毫升含菌约2亿）和浓缩菌苗（每毫升含菌约6亿）两种。2~6岁第1次和第2次分别为0.25和0.5ml；7~14岁0.5和1ml。各年龄组两次注射的间隔时间均为7~10天。

3. 血吸虫病　血吸虫病（schistosomiasis）是血吸虫寄生在门静脉系统所引起的疾病，由皮肤接触含尾蚴的疫水而感染，主要病变为肝脏与结肠由虫卵引起的肉芽肿。

【宿主动物及传染源】

生活史中以人与哺乳动物为终宿主，钉螺为中间宿主，进行世代交替，均借水中尾蚴侵入宿主皮肤或黏膜感染。本病传染源是病人与保虫宿主。

【传播途径】

（1）粪便入水。

（2）钉螺滋生。

（3）接触疫水：洪水灾害时加重人群接触疫水，导致流行广泛。

【易感人群】

人群对血吸虫普遍易感。

【临床表现】

（1）侵袭期：患者可有咳嗽、胸痛，偶见痰中带血丝等。

（2）急性期

①发热：为本期主要的症状，发热的温度、期限和热型视感染轻重而异。

②胃肠道症状：常呈痢疾样大便，可带血和黏液。

③肝脾肿大。

④肺部症状：咳嗽相当多见，可有胸痛、血痰等症状。

⑤过敏反应：有荨麻疹、血管神经性水肿、全身淋巴结轻度肿大等。

（3）慢性期：多因急性期未曾发现、未治疗或治疗不彻底，或多次少量重复感染等原因，逐渐发展成慢性。本期一般可持续10~20年，因其病程漫长，症状轻重可有很大差异。轻者可以无明显症状，有症状者以腹痛、腹泻为常见。慢性血吸虫病患者常有肝脾肿大。

（4）晚期：病人极度消瘦，出现肝纤维化，表现腹水、巨脾、腹壁静脉怒张等晚期严重症状。儿童和青少年如感染严重，使垂体前叶功能减退，或因其他因素可影响生长发育和生殖而致侏儒症。

【治疗】

（1）支持与对症疗法：急性期持续高热病人，可先用肾上腺皮质激素或解热剂缓解中毒症状和降温处理。对慢性和晚期患者，应加强营养，给予高蛋白饮食和多种维生素，并注意对贫血的治疗。肝硬化有门脉高压时，应加强保肝治疗，以及外科手术治疗。患有其他肠道寄生虫病者应驱虫治疗。

（2）病原疗法

①吡喹酮（pyquiton）：为吡嗪啉化合物。急性血吸虫病临床治疗总药量儿童为140mg/kg，分4~6日服，每日2~3次，治愈率100%。对慢性与晚期病人，一疗程总剂量儿童70mg/kg，分1~2日服，每日3次。

②硝硫氰胺（nighiocyamine，amoscanate）：治疗总剂量为7mg/kg，最高不超过350mg，分为三等份，每晚睡前服。

③双羟萘酸副品红（pararosnailline，pamoate，双副）：是一种多苯甲烷类红色染料。每日总量50~60mg/kg，分3次服，连服20或28天为一疗程。

④呋喃丙胺（furpromide）与敌百虫（dipterex）联合疗法：呋喃丙胺疗程10天，儿童每天70mg/kg，首1~2日给半量以减轻反应，以后为全量连用8天。

【预防】

对本病的预防以灭螺为重点，采取普查普治病人与病畜、管理粪便与水源及个人防护等综合措施。

（1）管理传染源：在流行区每年普查普治病人、病牛，做到不遗漏。一般慢性患者可采用单剂吡喹酮疗法，可使人群感染率显著下降。病牛可用硝硫氰胺（2%混悬液）一次静脉注射法，水牛的剂量为1.5mg/kg，黄牛为2mg/kg，治愈率达98%以上。

（2）切断传播途径

①灭螺是预防本病的关键。应摸清螺情，因地制宜，采用物理灭螺或药物灭螺法，坚持反复进行。可结合兴修水利和改造钉螺滋生环境，因地制宜，选择垦种、养殖、水淹、土埋及火烧等办法。常用的灭螺药物有五氯酚钠和氯硝柳胺。五氯酚钠对成螺、幼螺、螺卵均具有较好的杀灭作用，但对农作物、鱼类和人也有一定毒性；氯硝柳胺仅对鱼有毒性，其杀螺效率高，持效长，作用缓慢，与五氯酚钠合用可提高药效。

②加强粪便管理与水源管理，防止人畜粪便污染水源。粪便需经无害化处理后方可使用。处理方法可因地制宜，如推广三格式粪池，或沼气粪池。在流行区，提倡饮用自来水、井水或将河水储存3天，必要时每担水加漂白粉1g，或漂白粉精1片，15分钟后即可安全使用。

（3）保护易感人群：尽量避免接触疫水，尤其应严禁儿童在疫水中游泳、洗澡、嬉水、捕捉鱼虾等。

三、洪灾中的呼吸道疾病管理

（一）洪水环境下小儿呼吸道的易感因素

1. 外因　洪水往往分布在人口稠密、农业垦殖度高、江河湖泊集中、降雨充沛的地方，中国幅员辽阔，地形复杂，季风气候显著，是世界上水灾频发且影响范围较广泛的国家之一。我国的洪水灾害主要发生在4~9月，我国长江中下游地区的洪水几乎全部都发生在夏季。因此洪水过程中的高温和潮湿就成为病原体滋养的温床，大量病原体孳生极易导致呼吸道疾病的暴发。此外，洪灾多发生在人口稠密地，因此救援行动中人员密度高，空气流通不畅，容易导致病原体在人群之间大量传播。

2. 内因　由于儿童本身生理结构不完善而对疾病易感，表现在：①鼻腔相对狭窄，位置较低，黏膜柔嫩，血管丰富，感染时黏膜肿胀，易造成堵塞，导致呼吸困难或张口呼吸；②鼻窦黏膜与鼻腔黏膜相连续，鼻窦口相对大，故急性鼻炎常累及鼻窦，易发生鼻窦炎；

③咽喉较狭窄且垂直，不利于排出分泌物，导致感染加重，并有可能发生急性呼吸道梗阻；④气管、支气管非特异性免疫功能差，容易发生感染，肺泡数量较少，呼吸贮备差。

（二）小儿呼吸道疾病临床观察重点

由于在灾区医疗条件有限，很多实验室检验项目不能进行，因此疾病的诊断更多地需要医生对患儿进行仔细观察和详细查体。

1. 望诊　①鼻翼翕动。②呼吸频率改变：呼吸困难的第一征象为呼吸频率增快，年龄越小越明显。呼吸频率减慢或节律不规则也是危险征象。③口周发绀：肢端发绀为末梢性发绀，舌、黏膜的发绀为中心性发绀，中心性发绀较末梢性发绀发生晚，但更有意义。④吸气时胸廓软组织有无凹陷：上呼吸道梗阻或严重肺实变时，胸骨上、下，锁骨上窝及肋间隙软组织凹陷，称为“三凹征”。

2. 听诊　吸气喘鸣（inspiratory wheeze）和呼气喘鸣（expiratory wheeze）：吸气时出现喘鸣音，同时伴吸气延长，是上呼吸道梗阻的表现。呼气时出现喘鸣音同时伴呼气延长，是下呼吸道梗阻的表现。肺部听诊哮鸣音常于呼气相明显，提示细小支气管梗阻。不固定的中、粗湿啰音常来自小支气管的分泌物。于吸气相，特别是深吸气末，听到固定不变的细湿啰音提示肺泡内存在分泌物，常见于肺泡炎。对于小婴儿而言肺部听诊可能没有啰音。

（三）常见呼吸道疾病

包括急性上呼吸道感染、急性支气管炎、肺炎（见第三篇第十四章第二节）。

四、洪灾中的消化道疾病管理

（一）洪水环境下的小儿消化道的易感因素

1. 外因　洪水将大量的人畜粪便、垃圾、动物尸体等冲入水中，造成水中生物性污染急剧增加，各类微生物污染极为严重；洪水后将转来高温天气，食物易变质，洪水期间保存的食品也易霉变，尤其是溺死的禽畜肉更易变质，临时性摊点也常不注意卫生；洪水过后环境潮湿，污泥、垃圾、死亡动物尸体多，容易导致蚊、蝇滋生；且洪灾过后人口居住比较密集，容易导致病原在人群中进行接触传播。

2. 内因　婴幼儿消化系统发育尚未成熟，胃酸和消化酶分泌少，酶活力偏低，不能适应食物质和量的较大变化；婴幼儿水代谢旺盛，1 岁以内每日摄入及排出的水分占体内总液量的1/2（成人为1/7），对缺水的耐受力差，一旦失水容易发生体液紊乱；婴儿时期神经、内分泌、循环、肝、肾功能发育不成熟，容易发生消化道功能紊乱，并导致一系列并发症。

（二）小儿消化道疾病临床观察重点

小儿消化系统疾病的病情变化迅速，需要密切观察，及时判断、处理。观察重点包括：

1. 一般情况观察　这是判断患儿病情的基础，也是能最直观反映病情的指标。重点在于观察患儿精神状态，有无惊厥、嗜睡或昏迷，同时需仔细询问患儿能否喝水或吃奶、呕吐程度、大便性状如何、小便量多少、哭泣时有无眼泪等。

2. 体格检查　要特别重视四肢末梢皮温及皮肤颜色、毛细血管充盈时间，查体还应注意观察眼眶有无凹陷，小婴儿还应注意囟门是否凹陷，张力如何。腹部查体应特别注意腹部包块的触诊，此为肠套叠重要体征，除常规查体内容还应注意腹壁皮肤弹性变化。

（三）常见消化道疾病

包括急性胃炎、消化道溃疡、腹泻病等（见第三篇第十五章第二节）。

五、洪水灾害的急救

（一）概述

凡超过江河、湖泊、水库、海洋等容水场所的承纳能力，造成水量急剧增加或水位上涨的现象，给人类生活、生产及生命安全带来危害与损失，均称为洪水灾害。近百年来，我国发生过很多次洪水灾害，其带来的直接伤害形式包括洪水淹溺窒息、泥石流、浸泡伤，需要第一时间采取适当的急救措施，否则可因心功能衰竭、呼吸功能衰竭、缺氧、脑水肿等导致死亡。儿童作为正常人群中的弱势群体，耐受力更差，死亡率更高，需要及时、高效和有效的急救措施。

（二）应急对策

1. 建立应急药品、器械、物资储备和供给网络。基本急救设备包括救护车、便携式心电监护仪、除颤仪、气管内插管用具、静脉导管、输液泵、装运暖箱等。

2. 建立健全严格的应急救援网络和救援预案。洪水灾害突发性强，涉及面广，灾区秩序混乱，现场环境恶劣，儿童作为弱势群体，伤害在瞬间发生，且伤势重，易于恶化，医疗救援必须有快速应变、严格高效的卫勤组织指挥系统和应急救援网络做保证，并根据特定区域、不同灾情制订特殊医疗救援预案，明确职责，展开现场救援、转运后送，加强防疫。

（三）淹溺的急救措施

淹溺是指落水者淹没于水体之中，水进入呼吸道或落水者呼吸道（喉部）痉挛，从而发生缺氧、窒息的过程。呼吸、心搏骤停是导致淹溺者死亡的常见原因，现场心肺复苏是患儿存活和预后恢复的关键。

1. *心肺复苏*　淹溺者被捞救上岸（船）后，对呼吸、心脏骤停者应立即实施现场心肺复苏。

（1）现场心肺复苏程序和内容

①判断呼吸、心脏骤停。

②开放气道：立即将衣扣和裤带松开，取平卧位，采用仰头抬颏手法开放气道。如果口咽内有异物（泥沙、水草或呕吐物），用手指抠除。

③给予 2 次人工呼吸，并观察对通气是否有反应。

④若对通气无反应，应在 10 秒内检查颈动脉搏动是否存在。

⑤如果未触及动脉搏动，立即给予胸部按压加人工呼吸。

⑥若急救人员携除颤仪或自动体外除颤仪（AED）到达，迅速通过除颤仪判断是否具有电除颤指征，即心室颤动（室颤）和无脉性室性心动过速（室速）。具有除颤指征者应立即实施体外非同步电除颤。

⑦继续给予心肺复苏，然后分析检查心律和自主循环体征是否恢复。

⑧如有必要，给予第 2 次或更多次电击。

（2）注意事项

①判断心脏骤停：当淹溺者意识丧失或对呼唤无反应、没有正常呼吸、肢体不活动以及无咳嗽反应时，即可判断为心搏骤停。在给予最初 2 次人工呼吸后，应在极短时间内判断患者是否对通气出现反应，即是否出现“循环征象”（正常呼吸、肢体活动及咳嗽）。需要特别注意的是，洪水淹溺时较易发生潜在性损伤，故在判断心脏骤停时，不可用力拍打淹溺

者，以免加重其潜在性损伤。

②处理呼吸道的水：一般不必尝试应用各种手法（包括快速挤压腹部或海姆立克手法）去除进入呼吸道的水，也不建议将淹溺者倒悬，倾倒呼吸道的水。进入淹溺者呼吸道的水量通常不是很多，而且少量水也会很快被吸收，故对于已脱离水体环境的淹溺者，水并不是阻碍呼吸道的严重因素。

③检查动脉搏动：检查颈动脉搏动有助于判断是否发生心搏骤停，时间限定在10秒以内，超过10秒后，即使无法确定也应立即行心肺复苏（胸部按压+人工呼吸）。

④胸部按压与人工呼吸：胸部按压的位置在胸廓中部胸骨下1/2，按压要求快速、有力，连续按压频率不少于100次/min，每次按压使胸骨下陷至少达到胸廓前后径的1/3，约4~5cm，保证每次按压后胸廓完全回弹，尽可能减少中断胸外按压，尽可能将中断控制在10秒内。出现呼吸、心脏骤停的淹溺者往往存在较长时间的缺氧、窒息，因此，人工呼吸是不可或缺的，人工呼吸的吹气时间为1秒左右，通气有效的基本标准是"可见胸部抬高"。过度通气会使胸廓内压力增高，静脉回流减少，从而使心排血量降低；另外，吹气量过大、吹气过猛及时间过长，易导致胃内胀气与呕吐，故应避免过度通气。对仅有呼吸骤停而自主循环存在的淹溺者，只做人工呼吸（不做按压）。1~8岁的儿童通气频率12~20次/min。同时，每2分钟检查1次颈动脉搏动（时间不超过10秒），以判断淹溺者自主循环情况是否发生变化。单人心肺复苏儿童和婴儿可按照30∶2的按压－通气比率进行复苏，双人心肺复苏采用15∶2的次数比。

⑤呕吐的处理：在心肺复苏过程中，淹溺者往往发生呕吐。在接受按压加人工呼吸的淹溺者中，呕吐比例高达86%，即使是仅接受人工呼吸者，也有2/3的淹溺者会发生呕吐。处理呕吐时，应将淹溺者的头部转向左侧，用手指（裹纱布、手帕或衣角）将呕吐物抠出。若淹溺者可能存在颈椎损伤，则不能仅转动头部，而应将头、颈和躯干做整体侧转，然后再抠出呕吐物。

⑥电除颤：心脏骤停早期最常见的心律失常为心室颤动和无脉性室性心动过速，电除颤是最佳的急救措施。当急救人员携带除颤仪或AED到达现场后，应尽快借助除颤仪判断淹溺者的心脏骤停是否处于可除颤性心律阶段，一旦具有电除颤指征，应立即除颤。但在无除颤仪或未到场时，应先做5组约2分钟的心肺复苏，然后再使用除颤仪分析心律与除颤。除颤与复苏的衔接推荐"1次电击+5组复苏"方案，分析心律和检查颈动脉搏动应在5组复苏之后进行。电除颤时淹溺者躯干应保持干燥，身体与地面绝缘，并提醒旁观者离开，任何人不得触摸或接触淹溺者。如果尝试使用AED为1~8岁儿童除颤，应使用儿童型剂量衰减AED，如果没有可使用普通AED，4J/kg以上（最高9J/kg）的剂量可以为儿童心脏进行有效除颤，无明显副作用。

⑦抓紧一切时机复苏：在淹溺者获救后立即开始心肺复苏，现场救援人员不能轻易放弃心肺复苏努力；即使在转运途中，如淹溺者仍处于呼吸、心脏骤停状态，或再次发生呼吸、心脏骤停，仍应继续或重新给予复苏。

2. *转入医院后治疗*

（1）医院抢救：准备好吸痰器、心电监护仪、呼吸机、气管插管、抢救药品等，立即恢复呼吸，纠正低氧血症。继续清除口鼻腔内泥沙、痰等杂物，常规吸氧，无呼吸者，即行气管插管，呼吸机辅助呼吸，以保证呼吸道通畅。在建立有效呼吸、循环情况下，可给予呼吸兴奋剂，恢复有效循环，有心跳者，应补充血容量，维持血循环，血压低者，在维持有效循环的情况下，给予多巴胺以提高血压；无心跳者，应持续胸外心脏按压，并防治脑水肿，肺水肿、纠正酸中毒及水电解质紊乱，及早应用抗生素等。

（2）护理

①保持呼吸道通畅，及时吸氧：及时清除呼吸道分泌物，充分吸氧是抢救的主要措施。有自主呼吸者可直接用吸痰管抽吸；抽吸时应注意严格无菌操作，手法正确；无呼吸者可行气管插管。有自主呼吸，氧饱和度在85%以上，可用鼻管或面罩吸氧，氧流量据患儿年龄大小及缺氧情况调整在0.5～3L/min。普通吸氧不能纠正缺氧者可用间歇正压通气或呼气末正压通气。

②机械通气的护理：应用人工呼吸机辅助呼吸的患儿，设专人看护，并应用心电监护仪监测氧饱和度。呼吸机使用前应检查各管道连接是否正确、紧密，使用过程中应注意呼吸机各参数设置是否符合要求，有无报警及报警的原因，贮水罐的水要及时倾倒，以免流入气道引起窒息。密切监测患儿胸廓起伏情况及呼吸动度、双肺呼吸音是否对称、患儿面色及周围循环情况，有自主呼吸的患儿应注意人机同步。

③脑水肿、肺水肿的护理：保持安静，取侧卧位，松开颈部衣扣，保持气道通畅，上下牙齿之间放牙垫防止舌咬伤。头部放置冰袋或冰块时应防止局部冻伤。20%甘露醇静脉注射时速度要快，但避免药物外渗，一旦发生外渗立即停止输入，更换血管穿刺部位，外渗部位用25%硫酸镁外敷。注意输液速度及输液量，以免输液过多、过快加重肺水肿。昏迷病人加床档，防止坠床及碰伤。

④预防感染：定时翻身拍背及胸部物理治疗，促进痰液排出，鼓励清醒的患儿做深呼吸与咳嗽运动，要合理应用抗生素。应用人工气道的患儿气囊充气要适宜，每次充气2ml，定时放气，每2小时放气一次，防止局部受压。

⑤保暖及低温疗法：及时更换被水浸湿的衣服，擦干身体，换上干衣服或用被单包盖，监测体温；体温高者可采取正确合理的降温措施。

⑥严密监测病情变化。

⑦意识状态：严密观察患儿的神志、瞳孔及生命体征的变化。双侧瞳孔是否等大等圆，对光反射是否存在，根据意识判定病情轻重及预后。

⑧呼吸：严密观察有无自主呼吸，是否人机同步，呼吸的频率、节律、辐度及双侧呼吸动度。

⑨准确记录出入量：尤其是尿量的变化，有尿潴留的患儿要注意定时行导尿术。

⑩血糖的监测：血糖浓度越高预后越差，高血糖可能是患儿溺水后机体的应激状态，出现儿茶酚胺分泌增高导致肝糖原分解所致。一般认为血糖应控制在（12.33±9.5）mmol/L以下。

（3）心理护理：清醒的患儿要做好心理护理。灾害和淹溺给患儿带来极大的恐惧感，要多和患儿接触，声音轻柔，态度和蔼，尽量减轻患儿的恐惧心理。

（四）泥石流导致复合伤的急救措施

1. 伤情判断及时、准确是确保院前救治成功的基础。应迅速将患儿移到安全区域，并进行全面检诊，准确地判断伤情，确定受伤部位及程度。然后争分夺秒，采取最必要的措施及药物治疗，迅速对患者实施初步救治，待生命体征稳定后，迅速转送到野战医院做更进一步的救治。

2. 具体做法：①泥石流对人的伤害主要是泥浆导致窒息，因此，将伤员自泥浆或倒塌建筑物中救出后，应立即清除口、鼻、咽喉内的泥土及痰液、瘀血等，排除体内的污水。②发现患儿心跳、呼吸骤停，立即给予心肺复苏。③对昏迷的患者给予气管插管，持续氧气吸入，保持呼吸道通畅。④快速建立静脉留置针补液通道，积极防治休克，确保生命体征稳定。⑤对开放伤及膨出的腹腔内脏器，用消毒敷料覆盖包扎。通过心肺复苏、抗休克治疗、止血、包扎、固定，为抢救患者生命赢得宝贵时间。

3. 对颅脑外伤患儿现场救护时，观察患儿意识、瞳孔和有无偏瘫等。检查伤口时，严禁探查伤道或取出异物，以防发生难以控制的颅内出血。对头皮软组织出血者，要加压包扎止血，迅速后送。

4. 多发性骨折、脊椎骨折患儿应置于硬板担架上，固定好颈部及腰部，生命体征稳定后即后送。四肢骨折患者用三角巾或多头带固定伤部，有活动性出血者先包扎止血，后送时，伤部敷料松脱或被渗液浸透，要及时做补充包扎或更换。

5. 开放性腹部外伤因肠管大量脱出且被污泥严重污染，用大块无菌敷料覆盖伤口，再用四头带不加压包扎止血，现场应用吗啡或哌替啶止痛并紧急后送。

6. 对胸部挤压伤患者，注意无呼吸功能障碍时方可后送。有张力性气胸、血气胸引起呼吸困难时，现场立即在伤侧锁骨中线第 2 或第 3 肋间做单向闭式引流，待伤侧呼吸音基本恢复后即可后送。途中注意患者呼吸变化及避免引流管脱落。

7. 下颌骨骨折患者，现场用吗啡或哌替啶止痛后用无菌方纱布将舌牵拉固定，再将移位颌骨复位，同时用绷带吊起做颅颌固定。后送时注意维持呼吸道通畅，防止唾液及呕吐物误吸。

8. 患儿后送到野战医院后，迅速给予抗休克、保护重要脏器及抗感染等治疗，在恢复过程中尤其需要注意儿童的心理伤害及恢复情况，多给予安抚和关爱，减轻其心理创伤。

（五）浸泡伤

洪水灾害中，创伤合并浸泡伤时，伤者存活时间明显缩短，原因是淹溺、体力消耗、体温下降及伤口浸泡感染等，导致伤情更复杂，死亡率更高。

1. *浸泡导致体温过低*　体温过低指由于机体散热大于产热，核心体温降至 <35℃，导致肌肉和大脑出现的功能障碍。按患者机体的生理反应情况，将体温过低分 3 度：①轻度低温：32 ~ 35℃，思维混乱，颤抖，肌协调能力障碍；②中度低温：29 ~ 32℃，核心体温低于 32℃，中枢神经系统活性降低，多数患者出现昏迷，低于 31℃，寒战反射消失，机体已不能通过寒战产热，低于 30℃，出现心律不齐、房颤、脉搏微弱、瞳孔散大等；③重度低温：低于 29℃，对外界反应消失，躯体僵硬，呼吸、脉搏停止，瞳孔散大、固定。

2. *体温过低的早期救治*

（1）打捞：迅速发现并打捞伤员。

（2）验伤：迅速判断伤情，立即开始复温，然后通过观察体温、脉搏、呼吸、血压、瞳孔等进一步判断伤情。

（3）复温：迅速去除湿衣裤，进行保温复温，避免中心温度继续降低，监测心率和体温。复温方式主要采用中心复温，具体方法包括：静脉滴注 43℃生理盐水，呼吸 42 ~ 46℃湿热空气或氧气，腹膜灌洗等。意识清醒、吞咽及咳嗽反射灵敏的患者，可给予热饮料口服。轻度低温者，可积极配合使用外周复温法（暖水袋、电褥子），中度低温者仅可在四肢部位辅助使用外周复温。

（六）创伤合并浸泡

对于落水的儿童，要尽快打捞，迅速给氧，体温过低时尽快复温，出水后立即将开放、污染的伤口变为清洁、闭合的伤口，积极纠正休克，为手术争取时机。伤情需要和救治条件允许时即行手术，或边抗休克边手术，给予及时有效的抗感染处理。

（栾　佐）

第三节　火灾的特点和对儿童的救援

一、概述

火灾有史以来从未间断过，是危害人类最持久、最剧烈的灾害之一。据统计，2000～2002 年全国共发生火灾 664 284 起，因火灾死亡 7734 人，受伤 11599 人，火灾伤害已成为人类亟待解决的问题。

（一）火灾的分类及级别

1. 依据物质燃烧特性，国家标准新规定的六类火灾如下：

A 类火灾：指固体物质火灾，如木、煤、棉、毛、麻、纸等。

B 类火灾：指液体或可熔化的固体物质火灾，如汽油、煤油、柴油、甲醇、石蜡等。

C 类火灾：指气体火灾，如煤气、天然气、甲烷、乙烷、丙烷、氢气等火灾。

D 类火灾：指金属火灾，如钾、钠、镁、铝镁合金等火灾。

E 类火灾：带电火灾。

F 类火灾：烹饪器具内的烹饪物（如动植物油脂）火灾。

2. 按照国家《火灾统计管理规定》，火灾可划分为特大火灾、重大火灾、一般火灾。

特大火灾：死亡 10 人以上（含本数，下同），重伤 20 人以及死亡、重伤 20 人以上；受灾 50 户以上；直接财产损失 100 万元以上。具有上述情形之一的，为特大火灾。

重大火灾：死亡 3 人以上（含本数，下同），重伤 10 人以及死亡、重伤 10 人以上；受灾 30 户以上；直接财产损失 30 万元以上。具有上述情形之一的，为重大火灾。

一般火灾：不具有前列两项情形的火灾为一般火灾。

（二）火灾原因

1. 用火不慎　人们麻痹大意，用火违反安全制度或不良生活习惯都会造成火灾，包括使用炉灶不当，用明火照明，生火取暖，用蚊香熏蚊不慎，违章动用电气焊明火修理等。

2. 电气火灾　日常生活中所用的电气设备在安装、使用过程中，违反电气安全规定或者线路老化短路、乱拉电线等会造成电气火灾。

3. 吸烟玩火　乱扔烟头、火柴梗，卧床吸烟，儿童、老年痴呆者或智障者玩火柴、打火机，以及乱放鞭炮等。

4. 人为放火　刑事放火、私仇报复放火、骗保索赔放火、精神病放火等。

5. 自然起火　雷击、地震、静电、自燃等引起的火灾。

（三）火灾报警系统

依据其探测的物理量不同，火灾探测器可分为：

1. 感烟探测器　对于阴燃产生大颗粒的白色烟雾，宜用光电感烟探测器来探测；对于明火，将产生大量黑烟和烟灰，宜采用离子感烟探测器来探测。

2. 感温探测器　定温探测器一般应用在环境温度变化较大的场所。差温探测器应用于环境温度较稳定，并且一旦起火，又需作出迅速反应的场所。

3. 火焰探测器　火焰探测器的反应速度远较感温探测器快，一般应用于易燃易爆和无烟燃烧的场所。

4. 气体火灾探测器　可探测到空气中可燃气体的浓度，并在浓度还未达到爆炸极限时开始报警。

（四）基本灭火原理

1. 冷却灭火　冷却灭火主要是喷水或使用其他有冷却作用的灭火剂，是灭火的常用方法。一般物质如木材、纸张、棉花、布匹、家具、麦草等起火都可以用水来冷却灭火。

2. 窒息灭火　让燃烧物与氧气隔绝，使火熄灭。常用方法：向燃烧区充入大量的氮气、一氧化碳等不助燃的气体，用石棉毯、湿棉被、砂土等覆盖在燃烧物体上隔绝空气，或封堵建筑物的门窗等。

3. 隔离灭火　是将燃烧物与附近有可能被引燃的可燃物分隔开的灭火方法。迅速将可燃物移到安全地方，将着火物移到没有可燃物质的地带，关闭可燃气体、液体管道的阀门，拆除与火源相毗邻的易燃建筑，形成阻止火势蔓延的空闲地带等。

4. 抑制灭火　是将化学灭药剂喷到燃烧区，使之参与燃烧的化学反应，而使燃烧反应停止。一般用于扑救计算机等精密仪器设备、家用电器、档案资料和各种可燃气体火灾，但灭火后要采取降温措施，防止发生复燃。

二、不同区域、场所发生火灾的特点

（一）城市高层建筑火灾特点

随着我国经济的快速发展，高层建筑的高度和数量不断增长，高层建筑火灾也随之增加，高层建筑火灾损失大、伤亡大、扑救困难，成为消防救火的新课题。

1. 高层建筑的火灾特点

（1）火灾损失大，造成危害大：高层建筑的功能复杂、设施繁多、装饰装修工程量大，可燃物分布广，因此，高层建筑发生火灾，如不及时控制，很容易蔓延发展成立体形大火，财物损失严重，还会造成相当大的社会影响。

（2）火势蔓延途径多、速度快：高层建筑由于向空中发展，竖向空间，各种电梯井、管道井贯穿整个建筑，在失火时会成为火势竖向蔓延的主要途径，速度比水平蔓延要快4～5倍。高层建筑功能多，空间结构复杂，烟气和火焰在建筑内的蔓延很难得到有效控制。

（3）扑救难度大，人员疏散困难：高层建筑的高度高，层数多，结构复杂，人员集中，不仅安全疏散困难，而且受技术条件的限制，扑救相当困难。我国现有的消防车的工作高度一般在50m左右，对于更高层的建筑只能望楼兴叹。

（4）高层建筑受风力影响非常大：据测定，一般在10m高处风速为5m/s，在30m高处为8.7m/s，在60m处达到12.5m/s，而在90m高处时风速能达到15m/s。很容易造成烟气倒灌，严重影响排烟效果。

（5）高层建筑易受雷电影响：高层建筑中尤其是一些办公和电信大楼，经常有一些计算机系统、电讯网络等弱电系统，其电压一般是几十伏，甚至几伏级，很容易受到外界电磁的影响。一旦损坏引起较长时间停运，会带来巨大的经济损失，甚至政治影响。

2. 高层建筑火灾预防对策

（1）防火分区的划分与构造：高层旅馆、公寓楼等，可用防火墙和楼板以房间为单位进行分隔；高层办公楼、商店、展馆等建筑，用可移动的防火卷帘进行分隔，并在其两侧设自动喷水喷头，用于对卷帘进行降温以增加阻火时间，还兼有防烟的作用。

（2）重点部位的防火分隔：各种竖向管井必须有足够的耐火能力和密封性能。超过100m的高层建筑，应在每层楼板处用不燃烧体作防火分隔，电缆井、管道井与走道等相连通的孔洞应用不燃烧材料填塞密实。输送可燃气体或液体的管不宜穿过防火墙。

（3）消火栓系统的设置：室外消火栓应沿高层建筑均匀布置，间距不应大于120m，保护半径不应大于150m。室内消火栓设置的基本原则是应保证有相邻两个消火栓的水枪水柱同时到达。消火栓应设在走道、楼梯口等明显而易取的部位。

（4）防排烟系统的设置：防排烟的目的是防止烟气向其他分区蔓延并把烟气排出去。防烟分区的面积应尽量小，对电梯、楼梯等烟气蔓延的重点部位一定要单独划分防烟分区。楼梯间的防排烟设计，50m以下建筑，宜靠外墙设置，采用自然排烟方式。

（5）电器设备的安全设计：消防用电设计的原则是保证备用电源容量满足消防用电设备在最大负载下可正常工作，防雷和防静电。雷电的侵害分为直接雷击和间接雷击，防雷和防静电设计必不可少。

（6）安全疏散通道的设置：一定要简捷、无障碍，有应急照明和疏散指示标志等。不要设置环行走道和旋转楼梯，疏散路线不要设计交叉或交汇点，防止形成人员拥挤和冲撞。疏散设施一定要完善，为人员疏散创造基本条件。

（二）农村火灾的特点及现状

1. 特点　随着城乡经济的迅猛发展，农民生活水平得到很大改善的同时，用火、用油、用电、用气量也随之明显增加，导致农村火灾频频发生，发生率和损失额相当严重。

（1）火灾原因：有用火不慎、吸烟、玩火、放火、电气火等，其他和原因不明约占16%。

（2）火灾场所：柴草垛等堆场火灾占火灾总起数的48.8%，村民住宅火灾占34%。

（3）火灾时间：夜间18时至24时发生的火灾最多，占总数的37%。

（4）火灾季节：集中在冬春季和清明时节，1～4月份是农村火灾的高发季节。

2. 农村火灾工作状况

（1）农村房屋建筑耐火等级偏低，布局不合理，道路狭窄，水源匮乏，多数农民缺乏灭火常识，发现火灾后，往往惊慌失措，急于叫人而不知报警、灭火，致使小火变大灾。

（2）可燃物较多，明火使用量大。大部分地区日常所用的燃料仍以柴草为主，村民将柴草储存在房前屋后的现象比较普遍。近年来，农村使用和储存汽油、柴油等易燃、可燃液体增多。另外，农村生活中使用明火的次数远远高于城镇。

（3）农村消防设施不足，交通不便，道路狭窄，弯道坡道较多，影响消防车的迅速救援。且农村又很少有消防水源，一旦发生火灾，仅仅靠桶、碗、瓢、盆之类的东西，只能是杯水车薪，延误初期火灾扑救。

（4）目前农村大部分青壮年外出打工，剩下的老、弱、病、残较多，一旦发生火灾，不但不能及时扑救，有时连自己逃生也面临问题。

（5）火灾宣传教育滞后，村民的消防法制观念和消防安全意识淡薄，基本的防火常识和火场逃生自救方法等消防安全知识严重缺乏，导致因采用木火、电炉等烘烤衣物或取暖不慎引发火灾事故。

（三）森林火灾的特点

森林火灾是突发性强、破坏性大、处置救助较为困难的自然灾害。全世界每年平均发生森林火灾20多万次，烧毁森林面积约占总面积的1‰以上。中国每年平均发生森林火灾约1万多次，占全国森林面积的5‰~8‰。森林防火是防灾的重要组成部分。

1. 分类

（1）一般森林火灾：受害森林面积在1公顷以下或者其他林地起火的，或者死亡1人以上3人以下的，或者重伤1人以上10人以下的；

（2）较大森林火灾：受害森林面积在1公顷以上100公顷以下的，或者死亡3人以上10人以下的，或者重伤10人以上50人以下的；

（3）重大森林火灾：受害森林面积在100公顷以上1000公顷以下的，或者死亡10人以上30人以下的，或者重伤50人以上100人以下的；

（4）特别重大森林火灾：受害森林面积在1000公顷以上的，或者死亡30人以上的，或者重伤100人以上的。

2. 强度　高强度的火具有上升对流烟柱和涡流，能携带着火物传播到火头前的远方，产生新的火点和火场，称为飞火，危害极大，多是森林大火灾和特大火灾，很难扑救。低强度的火，不对流，火焰小，平面发展，容易扑救。许多因素可以影响林火蔓延和强度。

3. 森林火灾发生原因

（1）森林可燃物：有易燃可燃物，如地表干枯的杂草、枯枝、枯落叶、凋落树皮、地衣和苔藓及树叶、小枝等；燃烧缓慢可燃物，如枯木、树根、腐殖质等，着火后能长期保持热量，易发生复燃火；难可燃物，一般指正在生长的草本植物、灌木和乔木等。

（2）火险天气：火险天气也就是有利于发生火灾的气候条件，如气温高、降水少、相对湿度小、长期干旱等。

（3）火源：有自然火（如雷电）和人为火，包括烧荒、烧牧场、烧山造林、烧灰积肥、烧秸秆、林区内吸烟、野炊、烧烤、上坟烧纸、燃放鞭炮、狩猎等。

4. 森林火灾的发生过程　先是预热，在火源的作用下，可燃物的温度缓慢上升，伴随产生大量烟雾，可燃物收缩和干燥。随着可燃物的温度急骤增加，可燃性气体发出黄红色火焰，并产生二氧化碳和水蒸气。木炭燃烧可只有炭火，也可引发木材燃烧，爆发森林大火。

5. 森林火灾的地域特点　南方火灾发生次数多，损失较北方小，北方火灾发生次数少但受害面积大。春秋两季受西伯利亚季风影响，大风天气多，一旦着火，燃烧蔓延快，受害森林面积较大。南方地区山高坡陡，林农交错，人口稠密，火灾次数多，而受害森林面积较小。

6. 扑救山火的时机　火灾初起只要灭火及时容易扑灭。下山火蔓延速度慢，火势弱，也容易扑灭。上山火缓慢爬坡，有时会不打自灭，但火容易向上，如果有可燃物相助便可迅速蔓延，不可收拾。夜间起火，天黑山陡，灭火比白天艰难。

7. 扑救林火的方法 有人工扑打、用土灭火、用水灭火、用气灭火、以火灭火、开设防火线阻止火灾蔓延、人工降雨、风力灭火机、化学灭火、爆炸灭火和航空灭火等多种方法。

（四）海上火灾的特点

1. 海上钻井平台特点 在生产石油的钻井台下面和周围，正在燃烧的油膜产生的热载荷和烟，构成火灾的隐患。钻井平台结构复杂，极易造成火势迅速扩大蔓延。可燃物较多，火灾荷载大，遇到火源极易引起火灾。电机设备多，人员密集，也是容易引起火灾的因素。

2. 海上钻井平台火灾特点 平台发生火灾时，蔓延迅速，易形成多层次立方体燃烧。烟熏大毒气多，能释放大量一氧化碳、二氧化碳等有害气体和烟雾，增加救火难度。作业环境狭小、复杂，逃生、施救困难，火灾易造成群死群伤，常常损失惨重。

3. 船舶火灾的原因及预防对策

（1）船舶火灾发生的原因：装载的货物互相摩擦引起自燃，如棉花、黄麻、煤炭等；机舱、货舱、船员生活区的电路故障电线老化引起电火；船员自身的疏忽，明火作业、乱扔烟蒂着火；船舶装载易燃易爆危险货物不当引起爆炸燃烧。

（2）预防措施：机舱防火，合理布置机舱油路、电路，避开排气管等高温部件；经常检查高温部件；机舱内不用明火，不得吸烟，及时清理易燃物；禁止在排气管上烘烤衣物等。厨房防火，舱壁、门窗、灶台等设施使用防火材料，用火时必须有人守候，锅内着火要迅速用锅盖等罩住。电气防火，要加强对电器电路进行定期维护保养，切忌在电热器具上烘烤。

（五）飞机火灾的特点及预防对策

1. 飞机火灾的特点

（1）可燃、易燃物多，火灾发生的危险性大。现代化的飞机装修豪华，材料多为可燃、易燃物品，乘客行李、衣物等外来可燃物也增加了飞机内部的火灾风险。

（2）火势蔓延速度快，容易爆炸。飞机各舱之间没有防火分隔，一舱起火，很快就会蔓延至其他机舱。

飞机起火，温度会迅速升高，气体也会迅速膨胀，极易造成爆炸。另外，一旦发动机舱遇火燃烧，爆炸就难以避免。

（3）火灾造成的烟气毒性大，易使人窒息死亡。有机物在燃烧过程中产生大量的有毒气体和烟雾，会很快充满机舱内部，而且很难散发出去。因此，飞机内人员极易中毒身亡。

2. 飞机火灾的逃生常识

（1）乘客在登机以后应熟悉环境、座位、安全须知、出口位置、逃生方法等，着装应该得体，不要穿凉鞋。

（2）飞机在着陆时注意坐姿，不要仰头。飞机停下之后，用湿毛巾捂鼻尽快有序走向出口，尽快离开出事地点。

（3）飞机发生火灾后，逃生希望渺茫。在紧急出口附近的几排座位有可能安全逃生。

（六）列车火灾特点及逃生方法

1. 列车发生火灾原因和特点 旅客携带或在行李中夹带易燃、易爆及其他危险品上车，吸烟、乱扔烟头，车体电器设备线路短路、过载等，客车附属设施不良、餐车人员操作失误等均可引起火灾。

列车火灾的特点：易形成一条火龙，造成前后左右迅速蔓延，并产生有毒气体。逃生困难，易造成人员伤亡。

2. 列车发生火灾的逃生方法

（1）利用车厢前后门逃生：当某一节车厢内发生火灾时，被困人员应尽快利用车厢两头的通道，有秩序地逃离火灾现场。

（2）利用车厢的窗户逃生：当起火车厢内的火势不大时，不要开启车厢门窗，以免大量新鲜空气进入后助长火势的扩大蔓延。火势较大时，应砸破窗户，尽量破窗逃生。

（3）疏散人员逃生：旅客列车发生火灾，通过各车厢互连通道逃离火场的同时，还应迅速扳下紧急制动闸，使列车停下来，并迅速将车门和车窗全部打开，帮助被困人员向外疏散。

（4）疏散车厢逃生：旅客列车发生火灾，威胁相邻车厢时，应采取摘钩的方法疏散未起火的车厢，然后用机车将未起火的车厢牵引到安全地带。

（七）汽车火灾的原因及逃生方法

1. 汽车火灾的原因

（1）供油系统在使用过程中，由于腐蚀、碰撞、振动等原因，易造成输油管路接头松动或破损，引起漏油，与空气形成易燃易爆混合气体，极易发生燃烧或爆炸。

（2）汽车在行驶或启动时，如果输送给发动机缸内的混合气体比例失调，点火顺序不当，对汽化器直接供油，都会产生汽化器回火，引燃附近可燃气体或可燃物。

（3）线路接点在行驶中造成松动，接触电阻增加，长时间发热，热量积聚到一定程度后容易将绝缘层熔化，可引燃周围物品；绝缘电线老化造成短路打火，引起火灾。

（4）清洗机动车或零件时违反操作规程，检修机动车违章用火，遗留火种，运输易燃易爆危险品发生泄漏，行驶中发生撞击、机械摩擦等都会引起火灾。

2. 汽车火灾的预防

（1）经常对燃油系统进行检查，及时更换老化的管路，防止供油管路接口松动和油管磨损、泄漏。严禁向汽化器直接供油。

（2）经常检查电气线路，及时更换绝缘层老化的电线、电缆，确保接点处的接触紧密。长时间停车时，应将电源关闭。严格按操作规程清洗、检修，发生故障后要停车认真检查。

（3）运输危险化学物品的专用车辆和人员必须严格遵守相关规定。普通车辆不得夹带危险化学物品。

（4）注意用火安全，加油时远离火源。存储汽油时，应使用铁桶，不能使用塑料桶，以防因静电导致火灾。配备合适的灭火器材，每辆汽车上都应配备车用灭火器。

3. 汽车火灾的逃生方法

（1）从车门或车窗逃生：当汽车着火后，驾驶员应开启车门，令乘客尽快从车门下车。如果火焰小但封住了车门，乘客可用衣服蒙住头部，从车门冲下。如果车门线路被火烧坏，开启不了，乘客应砸开就近的车窗翻下车。

（2）开展自救、互救：在火灾中，如果乘车人员衣服被火烧着了，不要惊慌，应沉着冷静应对。来得及的话，要迅速脱下衣服，用脚将火踩灭；如果来不及脱下衣服，可以就地打滚，将火滚灭。如果发现他人身上的衣服着火时，可以脱下自己的衣服或用其他布物，将他人身上的火捂灭，切忌着火人乱跑，或用灭火器向着火人身上喷射。

（八）学校火灾的特点及预防

1. 学校火灾的特点

（1）学校设备、物资存储较为分散，生产、生活火源多，用电量大，可燃物特别是易燃物种类繁多，造成起火原因复杂的特点。

（2）高层建筑增多，给火灾预防和扑救工作带来巨大困难。

（3）火灾容易造成巨大的财产损失。学校教学、科研、实验仪器设备多，动植物标本、中外文图书资料多，一旦发生火灾，损失惨重。

（4）学校是儿童集中的场所，疏散困难，火灾往往造成儿童伤亡，后果严重。一旦发生火灾，会迅速传遍社会，特别是出现人身伤亡，易造成极为严重的社会影响。

2. 学校火灾的预防

（1）学校必须建立切实可行的消防制度。配齐合格的消防器材，按照标准安装应急照明灯及疏散标志，并保持完好，随时保证使用。

（2）禁止学生携带烟花、爆竹等易燃易爆物品进校。学生不得擅自拉设电线或使用学校规定以外的电器。

（3）严格校内用火、用电管理。对食堂、仓库、实验室、图书馆、宿舍等要严格按照防火规定管理使用。加强实验室管理，对易燃易爆实验用品要有专人负责保管，随用随领。

（4）要有专人经常检查电路电线、电器设备等，发现问题及时整改。检查食堂等楼梯、楼道、楼门等，严禁堆放杂物，大门不得上锁，保持畅通。

（5）向学生传授和普及防火、灭火、逃生知识，开展逃生演练。学校组织开展集体活动前，应制定防火应急预案。禁止学生到火场救火，禁止在学校野炊。

3. 学校火灾逃生自救方法

为避免在发生重大火灾等突发事故时出现严重伤亡，广大师生需要掌握一些最基本的火灾逃生救灾知识。

（1）自身灭火：如果身上的衣物由于静电的作用或吸烟不慎引起火灾时，应迅速将衣服脱下或撕下，或就地滚翻将火压灭，一定不要身穿着火衣服跑动。如果有水可迅速用水浇灭，人体被火烧伤时，一定不能用水浇，以防感染。

（2）逃离现场：如果寝室、教室、实验室、会堂、食堂等着火时，应迅速逃离现场，不要顺风疏散，应向上风处躲避。由于火烟向上蔓延快、横向蔓延慢的特点，逃生时不要直立行走，应弯腰或匍匐前进，但石油、煤气火灾时，不应采用匍匐前进方式。

（3）毛巾、手帕捂鼻护嘴：火烟温度高、毒性大、氧气少，人吸入后容易引起呼吸系统烫伤和或神经中枢中毒，因此在疏散中，应采用湿毛巾或手帕捂住嘴和鼻。

（4）遮盖护身法：将浸湿的棉大衣、棉被、门帘、毛毯、麻袋等遮盖在身上，确定逃生路线后，以最快的速度直接冲出火场，到达安全地点。如果走廊或对门、隔壁的火势比较大，无法疏散，可退入房间内将门缝用毛巾、毛毯等封死，可不断往上浇水。

（5）卫生间避难：发生火灾时，实在无路可逃时，可利用卫生间进行避难。可用水泼在门上、地上，进行降温，也可从门缝处向门外喷水，达到降温或控制火势蔓延的目的。

（6）多层楼着火逃生：如果多层楼着火，无法下楼时，可利用房屋的阳台、水溜子、雨蓬逃生，也可采用绳索、消防水带、床单撕成条连接代替，一端要紧拴在牢固采暖系统的管道或散热气片的钩子上及门窗或其他重物上，再顺着绳索滑下。

（7）被迫跳楼逃生：如无条件采取上述自救办法，而时间又十分紧迫，烟火威胁严重，被迫跳楼时，低层可直接跳下，但应先向地面上抛下一些厚棉被、沙发垫子，以增加缓冲；楼层较高，应手扶窗台往下滑，以缩小跳楼高度，并保证双脚首先落地。

（8）火场求救：当发生火灾时，可在窗口、阳台、阴台、房顶、屋顶或避难层处向外大声呼叫，敲打金属物件，投掷细软物品，夜间可打手电筒、打火机等物品的声响、光亮，发出求救信号。

三、火灾烟雾吸入性损伤的特点及救治

发生火情时，火场烟雾的蔓延速度是火的5~6倍，烟气流动的方向就是火势蔓延的途径，高温度的浓烟可形成烈火，烟和火可致人急性中毒、灼伤而死亡。

（一）火灾烟雾及有关毒物

火灾烟雾主要为有毒气体和颗粒性烟尘。有毒气体包括一氧化碳、氮气、二氧化碳、甲烷、氯化氢、氟化氢、丙烯醛、二氧化硫、光气等，可使人中毒死亡。颗粒性烟尘对人体的危害作用虽然较毒性气体小，如金属烟雾，但仍然可使人致死。

烟火的致死原因包括毒物致人缺氧、昏迷，刺激呼吸道引起呼吸困难、喉部痉挛、窒息，高温颗粒直接灼伤呼吸道等。烟雾吸入性肺损伤的致伤是由化学和热力两种因素共同作用的结果，由此产生一系列肺损伤的病理生理改变。

（二）火场烟雾吸入性损伤的临床表现

严重者往往因呼吸道烧伤、缺氧、窒息死亡，幸存者根据损伤程度不同，可有不同的临床表现。

1. 轻度吸入性损伤　损伤限于鼻、咽和声门。临床表现为鼻咽部疼痛、咳嗽、唾液增多，有吞咽困难；局部黏膜充血、肿胀或形成水疱，或黏膜糜烂、坏死，一般无呼吸困难。肺部听诊无异常。

2. 中度吸入性损伤　损伤在咽喉和气管。临床表现为刺激性咳嗽、声音嘶哑、呼吸困难、痰中有气管黏膜，喉头水肿导致气道梗阻，出现吸气性喘鸣。肺部听诊呼吸音减弱或粗糙，可闻及干啰音，常并发气管炎和吸入性肺炎。

3. 重度吸入性损伤　指支气管以下部位，包括支气管及肌实质的损伤。临床表现为严重呼吸困难，进行性缺氧，口唇发绀，谵妄或昏迷；咳嗽痰多，可早期出现肺水肿，咳血性泡沫样痰；坏死内膜脱落，可致肺不张、严重支气管痉挛和窒息，导致呼吸衰竭而死亡。

（三）烟雾吸入性损伤的救治

火灾中吸入性损伤是一种严重的创伤，病死率高，目前尚无特效疗法，主要是综合治疗。吸入性损伤的救治早期强调现场急救，使伤员尽快脱离现场，减少有害气体吸入。

1. 心肺复苏　对呼吸、心跳骤停者应立即进行心肺复苏和气管切开。面、颈部烧伤或烧伤总面积>50%的患者如合并中度吸入性损伤，立即做预防性气管切开；重度吸入性损伤患者亦立即行气管切开。

2. 氧疗和呼吸机的应用　动脉血氧分压（PaO_2）<80mmHg者，给予大流量吸氧，PaO_2<60mmHg、呼吸频率<13次/min或>35次/min者，给予呼吸机辅助呼吸，并定时检查血气指标。注重气道湿化。雾化液配制：生理盐水30ml，沐舒坦5mg，地塞米松2mg，庆

大霉素 8 万 U。

3. *尽快建立静脉通道* 有条件时必须立即建立静脉通道，进行有效液体复苏，在常规补液基础上增加胶体液、晶体液。

4. *进行气道灌洗* 早期做气道纤维镜检查，判断损伤程度并吸除气道内的异物和分泌物，必要时通过支气管镜冲洗、给药、止血，以减少肺不张和肺部感染的发生。气道灌洗液配制：生理盐水 40ml，庆大霉素 2 万 U，地塞米松 2mg，氨茶碱 50mg，一次灌洗液量 50ml。

5. *药物治疗* 应用糖皮质激素的原则是早期、足量、短程。抗生素抗感染的原则是早用早停。雾化吸入抗凝剂、纤溶剂可阻断纤维蛋白凝块的形成和溶纤维蛋白。NOS 抑制剂、抗氧化剂的应用还需要进一步的研究。

四、火灾时的逃生方法

火灾时逃生原则是在保证安全的前提下，尽快逃离火场，具体方法要根据火灾的情况灵活运用。一般可按危急状况分别逃生。

（一）无险失火逃生方法

火灾初起，火势不大，没有危险，可以采取灭火、逃离火场等方法。

1. *就地灭火* 发生失火时要保持镇静，不要惊慌失措，可利用就近物品把火扑灭，用盆子把火盖灭，或用水、灭火器等把火熄灭。灭火是保护自己的最好方法。

2. *迅速逃离* 火势扩大无法自己单独扑灭，但还没有危及身体时，要迅速逃离火场，并立即发出求救信号或拨打 119 火警电话。逃生时要熟悉安全出口，乘电梯极其危险。

3. *逆风疏散法* 应根据火灾发生时的风向来确定疏散方向，迅速逃到火场上风处躲避火焰和烟气。

（二）有险火灾逃生方法

火势比较大，发展快，范围广，对身体和生命随时可能发生伤害，必须紧急逃生。

1. *匍匐前进法* 由于火灾发生时烟气大多聚集在上部空间，因此在逃生过程中应尽量将身体贴近地面匍匐或弯腰前进。

2. *毛巾捂鼻法* 火灾烟气具有温度高、毒性大的特点，一旦吸入后很容易引起呼吸系统烫伤或中毒，因此疏散中应用湿毛巾捂住口鼻，以起到降温及过滤的作用。

3. *棉被护身法* 用浸泡过的棉被或毛毯、棉大衣盖在身上，确定逃生路线后以最快的速度钻过火场并冲到安全区域。

4. *绳索自救法* 用绳索或床单、被罩等撕成条状，将其一端拴在门、窗档或重物上沿另一端爬下，双手交替往下爬，并用手套、毛巾将手保护好沿外墙爬下。

5. *火场求救法* 发生火灾时，可在窗口、阳台或屋顶处向外大声呼叫，敲击金属物品或投掷软物品，白天应挥动鲜艳布条发出求救信号，晚上可挥动手电筒等求救。

6. *自身灭火法* 如果发现身上着了火，千万不可惊跑或用手拍打。应赶紧设法脱掉衣服或就地打滚，压灭火苗；能及时跳进水中或向身上浇水，可避免烈火焚身。

（三）危险火灾逃生方法

火势凶猛，蔓延迅速，逃生困难，在逃生过程中也有危险，不得已而为之的逃生方法。

1. *跳楼求生法* 在万不得已的情况下切勿轻易跳楼求生，住在低楼（3～4）层的居民可采取跳楼逃生，但要选择草地、泥地，并将床垫、沙发垫、厚棉被等抛下做缓冲物。

2. *管线下滑法* 当建筑物外墙或阳台边上有落水管、电线杆、避雷针引线等竖直管线时，可借助其下滑至地面，同时应注意防止逃生途中因管线损坏而致人坠落。

3. *竹竿插地法* 将结实的晾衣杆直接从阳台或窗台斜插到室外地面或下一层平台，两头固定好以后顺杆滑下。

4. *攀爬避火法* 通过攀爬阳台、窗口的外沿及建筑周围的脚手架、雨棚等突出物以躲避火势。

5. *楼梯转移法* 当火势自下而上迅速蔓延而将楼梯封死时，住在上部楼层的居民可通过老虎窗、天窗等迅速爬到屋顶，转移到另一家或另一单元的楼梯进行疏散。

6. *卫生间避难法* 实在无路可逃时，可利用卫生间进行避难，用毛巾紧塞门缝，把水泼在地上降温，或躺在放满水的浴缸里躲避。但千万不要钻到床底、阁楼、衣橱等处避难。

7. *“搭桥”逃生法* 可在阳台、窗台、屋顶平台处用木板、竹竿等较坚固的物体搭在相邻建筑，以此作为跳板过渡到相对安全的区域。

五、小儿火灾烧伤的救治

据世界卫生组织（WHO）统计，火焰相关烧伤是全球5~14岁儿童第11位死亡原因及第12位疾病，幸存者也可能导致残疾和容貌损毁，并因此而遭受社会的歧视，应加强儿童烧伤的救治。

（一）烧伤的严重程度

目前国内普遍采用三度四分法，按烧伤深度分为Ⅰ°、浅Ⅱ°（浅度烧伤）、深Ⅱ°、Ⅲ°（深度烧伤）。

Ⅰ°烧伤：伤及表皮浅层，基底层尚存。局部皮肤发红、肿胀、疼痛、有烧灼感、无水疱。3~5天痊愈，愈后不留瘢痕，可有暂时性色素沉着。

浅Ⅱ°烧伤：累及表皮和真皮乳头层，局部红肿，渗液较多而形成大小不等水疱，创面湿润，创底鲜红、水肿、剧痛。一般可于2周内痊愈，无瘢痕形成或有暂时性色素沉着。

深Ⅱ°烧伤：累及真皮网状层，局部肿胀，白色或棕黄色，水疱较小，感觉迟钝，皮温稍低，疼痛较轻。如无感染可于3~4周内愈合，愈后留有瘢痕，但皮肤功能基本保存。

Ⅲ°烧伤：累及皮肤的全层甚至皮下脂肪、肌肉、内脏器官。创面苍白或焦黄炭化，无疼痛，无水疱，感觉消失，质韧似皮革。治疗成功，3~4周后焦痂脱落后遗留肉芽组织面，愈后遗留瘢痕，皮肤功能丧失，造成畸形。

（二）烧伤面积的估计

1. 不规则或小面积烧伤，用手掌粗算，五指并拢约等于体表面积的1%。

2. 新九分法：头、颈部9%，双上肢各9%，躯干前后各2×9%，双下肢各2×9%，会阴1%，总计为100%。

（三）小儿火灾烧伤的救治

1. *迅速脱离热源* 脱去燃烧的衣服或用水浇灭身上的火。脱衣服时动作尽可能轻柔，必要时将衣物剪开。千万不要揉搓、按摩、挤压烫伤的皮肤，皮肤上起的水疱不要挤破，要保持皮肤的完整。

2. *用冷水冲洗* 对于小范围的局部烧伤，可以立刻用冷水冲洗伤处，尽量用流动的清水。早期的冷水冲洗能减轻疼痛、水肿及余热造成的组织损伤，使创面减少一些毒性物质，减轻创面继发性损伤。对大面积的重度烧伤，处理原则是散热和冷敷，应立即送医院抢救。

3. 创面处理　因小儿体温易受环境因素影响，冬天可采用包扎疗法，夏天以暴露疗法为主。创面清创应轻柔。因小儿治疗不配合，特别注意镇静止痛。对于深度创面，切痂范围一次不宜过大，以防出血过多引起休克。一次手术时间以 2 小时为宜。

4. 防治休克　一般对 10% 以上的烧伤或头面部烧伤面积在 5% 以上者，要注意休克的防治。补液的量应使病儿平稳度过休克期为准。补液时不要集中输入同一种液体，胶体、晶体、水分应相互间隔，均匀分开，严格控制滴速，特别注意不要过快，以免发生肺水肿。

小儿烧伤休克期高热、昏迷、抽搐常是严重休克或脑水肿的表现，要行紧急处理，需采取镇静止痉、降温等措施，脑水肿者行脱水或用激素治疗。

5. 抗感染　小儿烧伤感染的发生率和死亡率较成人高，因此，要早期使用强有力的敏感的抗生素防治感染，但对儿童慎用或禁用的抗生素要避免选用。

6. 手术治疗　对于功能部位烧烫伤应尽早手术治疗，最大可能保护肢体功能。对于深Ⅱ°和Ⅲ°烧伤，基本都需要进行植皮。皮片可以取自烧伤儿童自身（自体植皮），也可取自动物（异种植皮），常用猪皮代替人皮。

7. 干细胞移植　采用干细胞技术辅助治疗，可加速愈合，可能起到较好的治疗效果，值得期待。俄罗斯科研人员通过对老鼠的实验发现，移植骨髓干细胞治疗深度烧伤比胚胎干细胞效果更好。但未见应用于儿童烧伤的报告。

8. 护理措施　快速建立静脉通道如股静脉穿刺、颈外静脉穿刺，可行双管补液或接三通管补液，保证输液和抢救药物的应用。注意保暖，保持舒适的体位，密切观察患儿全身情况和生命体征，及时与军医联系，进行必要的救治。

9. 心理干预　儿童烧伤后心理创伤不容忽视，可以出现严重焦虑、恐惧、紧张的应激反应。及时进行心理干预、心理治疗和药物治疗等，可防止和减轻后遗症的发生。具体方法参考有关章节。

（四）小儿烧伤的预防

1. 儿童烧伤的家庭预防　要防止一切可能发生烧伤的因素，包括日常生活中各种热液容器要正确使用；儿童洗澡时，应先调好温度；热水袋温度应控制在 50℃左右；冬季取暖要严防烫伤、烧伤；不让儿童在石灰池、窑场、变压器等危险场所玩耍；火源、电源及化学物品应放在儿童不可触及的地方；管理好易燃、易爆物品等。学习一些急救知识，如小面积烧伤时立即用清水冲洗等。

2. 儿童烧伤的学校预防　增设烧伤预防基础知识，增强儿童自身防范意识；进行安全及用电常识教育；进行雷雨季节防雷知识教育；禁止儿童在高压电线附近放风筝；教会儿童对家用电器的正确使用及中小面积烧伤早期处理常识。

3. 儿童烧伤的社会预防　普及儿童烧伤预防知识；制定法律法规，加强城镇流动人口居住管理，规范儿童监护管理；立法加强对化学物质、危险设备、电器电线等设施防护和管理。建立国家监测网，对儿童烧伤进行动态流行病学监测，建立完善的烧伤救治网络，从交通运输、人力、物力、组织机构上为烧伤防治提供良好保障。

（魏　兵　王永午）

参考文献

[1] 唐永，邢志祥．高层建筑火灾安全疏散研究述评［J］．中国安全生产科学技术，2011，7（10）：56－59.

[2] 赵利程．试论高层建筑火灾特点及预防对策［J］．科技情报开发与经济，2011，21（8）：212－214.

[3] 丁凡，刘国云，张文娟．森林火灾伤员救援［J］．中国急救复苏与灾害医学杂志，2012，7（1）：67－68.

[4] 王春芳，郭风平．当代森林火灾防控对策研究［J］．中国安全生产科学技术，2011，7（7）：168－173.

[5] 虞庆胜，潘俊友，袁元，等．加强海上灾害救援卫勤保障工作的几点思考［J］．海军医学杂志，2010，31（2）：125－126.

[6] 唐永，邢志祥．高层建筑火灾安全疏散研究述评［J］．中国安全生产科学技术，2011，7（10）：56－59.

第三十五章　军事背景下小儿化学毒物中毒与防护

第一节　概　论

随着社会的发展，化学品的应用越来越广泛，生活环境和工业生产中化学品的使用量迅猛增加。我国目前合成的化工产品也约有 45 000 种。因而生活于现代社会的人类都有可能通过不同途径，不同程度地接触到各种化学物质。

然而，几乎所有的化学物质进入生物体超过一定量时，都可能产生不良反应。化学物质对人体有毒还是无毒并无绝对界限。如有的剧毒物质在微量时，可有治疗作用，而治疗药物超过限量，则可使机体中毒；一些似乎无毒的物质，如进入体内达一定剂量后，便能引起毒性反应。如果这些化学物质在小剂量的情况下，通过一定条件作用于机体，引起机体功能或器质性改变，导致暂时性或持久性病理损害，甚至危及了生命，就称为化学毒物。

化学毒物轻可导致轻微皮疹，重者可导致一些急、慢性伤害甚至引发癌症，有些化学毒物引发的化学灾害性事故也时有发生。我国每年约有 10 余万人发生各种急性化学毒物中毒，成为我国严重社会公共卫生问题之一。

小儿正处于生命发展的早期阶段，需要在某种程度上去适应环境的改变来保持或改善自身的生存能力，并维持机体本身的持续健康。这一发展时期机体对环境因素高度敏感，如营养、环境中的化学物质、药物、感染和其他生存压力，因此，同样剂量的化学毒物暴露，小儿受到的危害远远大于成人。有文献报道，小于 6 个月的孩子一旦遭受毒物侵害，血液中的毒物浓度相对于成人会持续更长的时间。对于大一些的儿童，长期的化学毒物暴露还可能与一些发育和行为问题相关。

很多成人慢性病的起源都可以追溯到早期发育阶段的状况。近十余年来，国内外学者开展了大量生命早期发展状况与成人后血压、血脂、血糖及胰岛素敏感性，以及肥胖、骨质疏松乃至肿瘤等疾病发生率的相关性研究，并基于循证研究的结果提出了关于人类疾病起源的新概念意指“健康与疾病的发育起源”。相关研究发现，生命早期的化学毒物暴露不但对人类产生终生的负面影响，且还存在着跨物种的可重复性，为一些国家政府公共卫生部门的政策制定提供参考。

（郑成中　牛　杰）

第二节　化学毒物的分类和危害

一、化学毒物的分类

（一）根据用途和分布范围分类

1. 工业化学品　如生产原料、辅助材料（投入物）、中间产物（过程物）、成品、副产品、废物（产出物）、夹杂物（杂质）等。

2. 食品添加剂　如糖精、香精、食用色素、防腐剂等。

3. 日用化学品　如化妆品、清洁与洗涤用品、防虫杀虫用品等。

4. 农用化学品　如化肥、杀虫剂、除草剂、植物生长调节剂、保鲜剂等。

5. 医用化学品　如各种剂型的药物、消杀剂、造影剂等。

6. 环境污染物　如存在于废水、废气、废渣中的各种化学物质。

7. 生物毒素　如动物毒素、植物毒素、细菌毒素、霉菌毒素等。

8. 军事毒物　如芥子气等化学战毒剂。

9. 放射性物质　放射性核素、天然放射性元素等。

以上分类还可以简单分成生产性化学毒物、生活性化学毒物和军事化学毒物等。

（二）根据形态分类

从形态上，化学毒物可以分为固态（块状、粉末状）、液态（常压下液态、加压液化、溶液）、气态（含易挥发液体的蒸气）、雾（液体微粒悬浮在空气中）、尘（固体微粒悬浮在空气中）。形态不同，人们对其的接触机会有很大的不同。例如，呈现块状固体且不升华的化学物质，以及难挥发的液体物质，不易扩散到空气中，故人们的接触机会会小于气、雾、尘。

（三）根据毒性大小分类

化学毒物引起生物体损害的能力称为化学毒物的毒性。化学物的毒性大小与机体吸收该化合物的剂量、进入靶器官毒效应部位的数量和引起机体损害的程度有关。高毒性化学物仅以小剂量就能引起机体的损害，低毒性化学物则需大剂量才能引起机体的损害。在同样的剂量水平下，高毒化学物引起机体的损害程度较严重，而低毒化学物引起机体的损伤程度往往较轻微。

化学毒物的毒性大小常以引起实验动物某种反应的化学毒物的剂量来衡量，如绝对致死剂量（LD_{100}）或浓度（LC_{100}）、半数致死剂量（LD_{50}）或浓度（LC_{50}）、最小致死剂量（MLD）或浓度（MLC）、最大耐受剂量（LD_0）或浓度（LC_0）。毒物的急性毒性常按半数致死剂量（LD_{50}）来分级。半数致死剂量的含义是某种化学物预期可致50%动物死亡的剂量值。一般可按LD_{50}将毒物分为剧毒、高毒、中毒、低毒、微毒等五级。在生产、包装、运输、储存和销售使用过程中，需根据化学物毒性分级，采取相应的防护措施。

值得注意的是，一些化学物质急性毒性不大，慢性毒性却很高，所以化学物的急性毒性分级与慢性毒性分级不能一概而论，还需结合化学物的毒性作用来判断。

（四）根据毒性作用分类

化学物质的毒性作用是毒物原形或其代谢产物在效应部位达到一定数量并停留一定时

间，与组织大分子成分相互作用的结果。毒性作用也称为毒效应、不良效应、损伤作用或损害作用。毒性作用的特点是，在接触化学物质后，机体表现出各种功能障碍、应激能力下降、维持机体稳态能力降低及对于环境中的其他有害因素敏感性增高等。这些毒性作用可以根据不同的分类原则划分为以下几种类型。

1. 按照毒性作用发生的时间　可分为急性毒性作用、慢性毒性作用和迟发性毒性作用。

（1）急性毒性作用：指较短时间内（小于24小时）一次或多次接触化学物后，在短期内（小于2周）出现的毒效应，如各种腐蚀性化学物、许多神经性毒物等。

（2）慢性毒性作用：指长期甚至终身接触小剂量化学物缓慢产生的毒效应。环境或职业性接触化学物者多数表现出这种效应。

（3）迟发性毒性作用：指在接触当时不引起明显病变，或者在急性中毒后临床上可暂时恢复，但经过一段时间后，又出现一些明显的病变和临床症状。典型的例子是重度一氧化碳中毒，经救治恢复神志后，过若干天又可能出现精神或神经症状。

（4）远期毒性作用：指化学物作用于机体或停止接触后，经过若干年后发生不同于中毒病理改变的毒效应。一般指致突变、致癌和致畸作用。

2. 按照毒性作用发生的部位　可分为局部毒性作用、全身毒性作用。

3. 按照毒性作用发生后损伤的恢复情况　可分为可逆性毒性作用、不可逆毒性作用。

4. 按照毒性作用的性质　可分为一般毒性作用、特殊毒性作用。

（1）一般毒性作用：化学物在一定的剂量范围内经一定的接触时间、按照一定的接触方式均可能产生的某些毒效应，例如急性作用、慢性作用。另外，毒物与毒效应间存在一定的剂量—反应关系（量效关系），即必须达到一定的量才导致中毒，同时程度与量成正比。

（2）特殊毒性作用：接触化学物后引起的不同于一般毒性作用规律或出现特殊病理改变的毒性作用，例如变态反应、特异体质反应、致癌作用、致畸作用、致突变作用等。

二、化学毒物对人体的危害

1. 毒物进入人体的途径　毒物可经呼吸道、消化道和皮肤进入体内。在工业生产中，毒物主要经呼吸道进入体内。生活性毒物主要通过消化道、皮肤等进入体内。

（1）呼吸道：是工业性化学毒物和军事性化学毒物进入体内的最重要的途径。凡是以气体、蒸气、雾、烟、粉尘形式存在的毒物，均可经呼吸道侵入体内。人的肺脏由亿万个肺泡组成，肺泡壁很薄，壁上有丰富的毛细血管，毒物一旦进入肺脏，很快就会通过肺泡壁进入血液循环而被运送到全身。通过呼吸道吸收最重要的影响因素是其在空气中的浓度：浓度越高，吸收越快。

（2）皮肤：皮肤对外来化学物具有屏障作用，但却有不少外来化学物可经皮肤吸收。如芳香族的氨基和硝基化合物、有机磷酸酯类化合物、金属有机化合物等可通过完整的皮肤吸收入血引起中毒。毒物经皮肤吸收分为穿透皮肤角质层和由角质层进入乳头层和真皮层而被吸收两个阶段。由于儿童的皮肤角质层薄，能经皮肤吸收的化学毒物对儿童的损害会远远大于成人。有些难经皮肤吸收的毒物，如金属汞蒸气在浓度较高时也可经皮肤吸收。皮肤受损或表皮屏障遭腐蚀性毒物破坏，原本难经完整皮肤吸收的毒物也能进入。毒物的浓度和黏稠度，接触皮肤的部位和面积，生产、生活环境的温度和湿度等均可影响毒物经皮肤吸收。

（3）消化道：生产性化学毒物经消化道摄入所致的职业中毒甚为少见，多半是由于个人卫生习惯不良，手沾染的毒物随进食、饮水等进入消化道。儿童误食、误服生活性化学毒物的情况在儿科临床中极为常见。

2. 毒物在体内的过程

（1）分布：毒物被吸收后，随血液循环（部分随淋巴液）分布到全身。当在作用点达到一定浓度时，就可发生中毒。毒物在体内各部位分布是不均匀的，同一种毒物在不同的组织和器官分布量有多有少。有些毒物相对集中于某组织或器官中，我们称这个器官为靶器官。例如铅、氟主要集中在骨质，苯多分布于骨髓及类脂质。

（2）生物转化：毒物吸收后受到体内生化过程的作用，其化学结构发生一定改变，称之为毒物的生物转化。其结果可使毒性降低（解毒作用）或增加（增毒作用）。毒物的生物转化可归结为氧化、还原、水解及结合。

（3）蓄积：毒物进入体内的总量超过转化和排出总量时，体内的毒物就会逐渐增加，这种现象称为毒物的蓄积。此时毒物大多相对集中于某些部位，毒物对这些蓄积部位可产生毒作用。毒物在体内的蓄积是发生慢性中毒的基础。

3. 毒物的排出　毒物在体内可经转化后或不经转化而排出。毒物可经肾、呼吸道及消化道排出，其中经肾随尿排出是最主要的途径。尿液中毒物浓度与血液中的浓度密切相关，应测定尿中毒物及其代谢物，以监测和诊断毒物吸收和中毒。气态毒物可以原形经呼吸道排出。经胃肠道吸收的毒物常经肝脏转化，其代谢产物直接排入胆汁随粪便排出。另外，有些有毒化合物还可经唾液腺（如汞）、乳腺（如铅、锰、苯）等排出。

三、化学毒物中毒的临床表现

（一）化学毒物的危害特征

化学毒物的种类繁多、毒性作用千差万别，加上个体间的差异，中毒危害有急有缓，可表现以下特征。

1. 急性中毒　指毒物一次或短时间（几分钟或数小时）内大量进入人体而引起的中毒。

2. 慢性中毒　指毒物少量长期进入人体而引起的中毒。

3. 亚急性中毒　发病情况介于急性和慢性之间。

4. 迟发性中毒　脱离接触毒物一定时间后，才呈现出中毒临床病变。

5. 亚临床中毒　毒物或其代谢产物在体内超过正常范围，但无该毒物中毒所致临床表现，呈亚临床状态。

（二）临床表现

化学毒物的种类繁多，临床表现也多种多样，与毒物剂量、接触时间、个人过敏性、进入途径等密切相关。人体各系统的主要临床表现如下。

1. 呼吸系统　化学毒物对呼吸系统危害的主要表现有急性中毒性肺水肿、急性吸入性肺炎、急性中毒性肺炎、急性中毒性支气管炎、职业性哮喘、急性呼吸窘迫综合征（ARDS）、急性咽炎、急性喉水肿、尘肺、呼吸道灼伤等。可以对呼吸系统造成危害的有毒化学品有：光气、氯气、氧化亚氮、一氧化氮、二氧化氮、硝酸、盐酸、氨等。

2. 消化系统　毒物对消化系统危害的主要表现有中毒性肝病、肝肾综合征、中毒性胃肠炎、急性腹痛、消化道应激性溃疡、消化道灼伤等。可以对消化系统造成危害的有毒化学品有：黄磷、三氧化二砷、磷化氢、四氯化碳、苯胺类等。

3. 心血管系统　毒物对心脏危害的主要表现有中毒性心肌损害、中毒性心律失常、猝死等。可以对心脏造成危害的有毒化学品有：汞、砷、铅、一氧化碳、二氧化碳、硫化氢、氰化物等。

4. 神经系统

（1）中枢神经系统：短时间内接触过量化学毒物可引起中枢神经系统功能和结构的改变，主要表现为中毒性脑病。化学毒物包括铅、锰、汞、铊、苯化合物、汽油、二硫化碳、二氯乙烷、三氯乙烯等。

（2）周围神经系统：周围神经系统的病变起病急，发展快，表现为肢体远端对称性感觉、运动障碍及腱反射的减退或消失，或伴有自主神经功能的障碍。化学毒物包括砷、铊、三邻甲苯磷酸酯、甲胺磷等。

5. 血液及造血系统　毒物对血液系统危害的主要表现有中毒性高铁血红蛋白血症、中毒性硫红蛋白血症、中毒性溶血、再生障碍性贫血、粒细胞缺乏症、出血等。可以对血液系统造成危害的有毒化学品有苯、苯胺等。

6. 泌尿系统　毒物对肾脏危害的主要表现有轻度肾损伤、肾衰竭等。可以对肾脏造成危害的化学品有汞、镉、铬等。

7. 生殖系统　包括生殖毒性和发育毒性。

8. 皮肤　毒物对皮肤危害的主要表现有接触性皮炎、药疹样皮炎、荨麻疹、皮肤灼伤等。可以对皮肤造成危害的有毒化学品有硝酸、硫酸等。

9. 其他　酸类、强碱类、金属烟等可导致眼灼伤、化学性高热、中毒性休克等。某些毒物对人体产生远期影响，具有致突变作用、致畸作用和致癌作用。

四、影响毒物对机体作用的主要因素

化学毒物是否导致机体中毒以及中毒的程度取决于化学毒物本身的特性、毒物作用条件（外因）和机体自身的状况（内因）。

1. 化学毒物的特性

（1）化学结构：结构相似，但毒性存在天壤之别，如苯与甲苯、二甲苯，甲醇与乙醇，三氯乙烯与三氯乙烷。因此，在可疑存在生产性化学毒物中毒时，要特别注意所使用原辅料的成分。

（2）理化特性：毒物存在形式不同，危害的性质及程度不同。一般分散度、挥发性、纯度、溶解度等越高，危害越大。如铅锭的危害近乎为零，但铅烟、铅尘的危害则极严重；又如苯造成的危害，其液态（皮肤吸收）对人体的损害远小于气态（呼吸道吸收）。

2. 毒物作用条件（外因）

（1）接触机会：无接触无危害，接触机会越大受危害概率越高。

（2）接触方式：不同的途径危害不同，如有机溶剂通过皮肤的吸收小于呼吸道吸收。

（3）接触时间：时间越长，受危害概率越高。

（4）接触浓度或强度：浓度或强度越高，受危害概率越高。

3. 个人自身状况（内因）

（1）年龄：未成年人因发育未完成，解毒耐受能力较差；老年人身体机能衰退，解毒耐受能力下降。

（2）性别：女性因生理特殊性（如经期、孕期、哺乳期等），总体解毒耐受能力较男性差。

（3）健康状况：身体健壮者对化学毒物的耐受能力比一般人强。

（4）营养：营养好者耐受力比营养差者强。

（5）遗传缺陷：如客家人群中有G6PD酶缺乏症的人（俗称“蚕豆病”）不适宜接触有机溶剂、某些毒物。过敏体质人群接触微量的三氯乙烯、镍及其化合物等可能造成严重的过敏反应，甚至死亡。

（郑成中　牛　杰）

第三节　化学毒物中毒的急救与防护

一、化学毒物中毒时的急救处理

急性中毒的救治原则是阻止毒物继续作用于人体和维持生命。

1. 现场抢救　迅速将患者救出现场，在进入现场时应配带防护设备，同时有人监视，以防止发生更多人中毒。救出现场后，给予必要的紧急处理，如呼吸、心跳停止者立即施行复苏术、保持呼吸通通畅、除去义齿、注意患者保暖等。应保持环境安静。如有眼部、皮肤污染，立即进行冲洗，送医院途中应有医护人员陪同，继续进行必要的抢救处理。

2. 清除毒物　继续彻底清除未吸收的毒物，如催吐、洗胃、灌洗肠道、导泻、利尿等。根据不同的情况，选择合适的处理。洗胃在服毒6小时内最好，但超过6小时亦应施行。不必过分强调配制特殊洗胃液，选用清水更方便、迅速。洗胃操作要细致，避免发生各种并发症。应牢记阻止毒物继续吸收，其疗效及经济效益远胜于毒物吸收中毒后再采用的各种解毒及治疗措施。

3. 防止毒物吸收　根据毒物的理化性质，可分别选用中和剂、沉淀剂、保护剂，如牛奶、蛋清、花生油等，或液体石蜡（用于误服有机溶剂）等。

4. 血液净化疗法　不同毒物选用不同的净化技术，有指征者应及早施行。

5. 特殊解毒剂

（1）排毒剂如金属络合剂、巯基络合剂等：普鲁士蓝用于铊中毒，乙酰胺用于氟乙酰胺中毒。

（2）针对毒作用的拮抗剂：如急性有机磷中毒用抗胆碱能制剂，急性酒精中毒、吗啡中毒用盐酸纳络酮等。

（3）复能剂：如急性有机磷中毒用氯磷定，亚硝酸盐中毒用美蓝等。

6. 非特异拮抗剂　针对很多化学毒物所致急性中毒与活性氧自由基等活性物质大量生成密切相关，采用自由基清除剂如糖皮质激素等；钙通道阻滞剂如硝苯地平、尼莫地平等用于控制细胞内钙恒稳失调等。

7. 高压氧治疗　具有高压、高氧的双重作用。用于治疗急性一氧化碳、硫化氢、氰化物中毒，对急性中毒性脑病也有较好疗效。

8. 其他对症、支持治疗

（1）改善患儿的内环境，增加抵抗力，减少痛苦，防止继发症、并发症。

（2）加强护理，维持良好的营养，给予心理支持等。

（3）严密监护危重患者，选择重点监护指标，以便及时发现问题并迅速处理。

二、群体性化学毒物中毒的急救和管理

事故或灾害导致的化工产品泄露、军事性化学毒物损害等状况引起的群体性急性中毒，或者原因未明的群体性发病时，除了对个体的施救外，群体的急救管理亦很重要。

1. 确保救护人员安全。
2. 正确及时地采集病史、查体，判断病情，必要时进行诊断性治疗。
3. 应使中毒者尽快脱离接触，并促使毒物排出。
4. 对中毒者进行现场急救，对呼吸、心跳停止者立即并持续进行心肺复苏。
5. 积极联系并转运到医疗机构。
6. 保护中毒现场，并迅速通知医疗救护和相应的行政部门。

三、化学毒物中毒的防护

1. 加大对化学毒物危害的宣传力度　要充分认识到有毒化学品对人类的危害，通过各种方式向儿童宣传哪些物质是有毒化学品，它们对人有哪些危害，让儿童学会识别和积极避免遭受化学毒物的损害。

2. 坚持“预防为主、防治结合”的方针

（1）避免儿童接触生产性的化学毒物：从事这一行业的家长应严格执行职业性化学毒物防护的规定，严禁将化学毒物带入家中。家长在自身积极进行个人防护（如呼吸防护、皮肤防护等）的同时，在与儿童接触前，应认真实施洗澡、洗漱、更换衣物等去除可能毒物的措施。

（2）教会儿童识别和避开生活性化学毒物：对于小年龄段的儿童，家长应提高警惕，将洗涤用品、药品等放置于儿童接触不到的地方。家长应掌握化学毒物中毒时的家庭急救措施，一旦小儿误服误食，可以在第一时间得到正确处置，为进一步的医疗救治争取时间。

（3）军事毒物的防护：参见有关章节。

3. 健全化学毒物中毒急救与防护的体制　医疗机构及医疗行政部门应加强化学毒物中毒危害的宣传，引起足够的重视。医务人员尤其是军队儿科的医务人员应系统掌握化学毒物中毒的相关知识，能够识别常见化学毒物中毒的表现。对群体性化学毒物中毒医疗机构应建立相应的应急预案，必要时设立相应的机构、配备专业人员。

4. 卫生保健措施　在生产性化学毒物污染的高危地区，应定期为儿童进行健康检查，及早发现和干预；采取各种措施增强儿童体质，提高防病能力；倡导良好个人卫生习惯，如饭前便后洗手等。

（郑成中　牛　杰）

第四节　常见小儿化学毒物中毒与防护

化学毒物导致的儿童意外伤害时有发生。在一些情况下，儿童成了化学毒物污染的主要“受害者”，如铅汞中毒、双酚 A 奶瓶事件、三聚氰胺奶粉事件等等。各种有害化学危险物品在生产、使用、储运过程中发生的泄露、爆炸中毒事故，也对儿童健康造成很大威胁。此类事故和事件具有突发性、复杂性、灾害性等特点，且社会涉及面广、影响大，给儿童和家庭带来无法弥补的伤害和损失。

目前，被国家正式列入化学危险物品的有 2000 余种。根据化学危险物品对人体产生的危害结果，可以进行如下分类：一类是具有燃烧爆炸危险类的化学物品，一类是对人体产生某种毒害的化学物品，还有一类是既具有燃烧爆炸危险又能对人体产生毒害性的化学物品。在这里介绍一下常见有害化学危险物品中毒事故的应急处置方案。

一、化学毒物中毒的紧急处置

（一）有害化学危险物品的分类和基本处置原则

1. 分类

（1）吸入性毒害物品：常温下与空气混合后即形成有毒气体或极易挥发出有毒气体的液体类化学物质。

（2）接触性毒害物品：与人体的皮肤、软组织或器官接触能产生腐蚀作用的化学物品，一般为强酸、强碱类化学物品。

（3）放射性物品。

2. 化学毒物引起的灾害事故处置的基本原则

（1）加强特种装备人员的第一出动力量。带上足够的氧气、空气呼吸器、防毒面具、防化服、防消车等特种防化装备。

（2）根据风速风向及气压等情况确定警戒区域，必要时进行疏散，尤其是下风向的人群。

（3）进行堵漏处理，切断毒源。

（4）通过吸收或利用化学反应，降低或消除泄漏物品的毒害性。

（二）常见化学毒物的处置

1. 吸入性化学毒物的处置　主要指在常温下剧毒气体和极易挥发出有毒气体的液体类化学物质。常温下剧毒气体根据用途可分为两类：一类为工业生产用毒气，如一氧化碳、氨气、氯气、溴蒸气、磷化氢、氰化氢、二氧化硫、溴、甲烷、三氟氯乙烯、六氟化硫、六氟化钨、氟化硼、氟化硅、二硼烷等，此类在消防抢险救援中最常见。另一类为军事用毒气，主要有沙林、梭曼、塔崩、VX、芥子气、路易氏气、氮芥气、BZ、CS、苯氯乙酮、亚当氏气等。极易挥发出有毒气体的液体有苯类、苯胺类、氯苯、丙烯腈、甲醛、二甲肼、异氰酸甲酯、异硫氰酸酯、硫酸二甲酯、甲醇、氯化苦、烷基氯、剧毒农药等。

在处理此类物品时要根据现场有毒物质的特性，佩戴符合要求的防毒面具、防毒衣、手套等个人防护用品，并且要在有人监护的情况下进行堵漏处理。如抢险人员有发冷、呼吸困难等症状，要迅速移至空气新鲜的地方，做好保暖措施，并立即送往医院。对泄漏出的物品如无法回收，则应根据泄漏物质的性质，立即将泄漏容器浸入水中或相应的溶液中。溶液选择的一般原则是：酸性毒性物质如氯气、氟化氢等选择石灰乳、小苏打等碱性溶液；碱性物质如氨气等选用水溶解或稀盐酸等酸性溶液；对于特殊毒物应采取相应的控制措施，如光气有微量泄漏时可用水冲散，以降低光气浓度，大量泄漏时喷洒液氨中和。

2. *接触性毒害物品处置* 接触性毒害物品主要是强酸强碱类化学物品，有硫酸、盐酸、硝酸、氢氧化钾、氢氧化钠等。对于强酸或强碱性物品的泄漏，用水施救时要特别谨慎，否则容易造成酸液或碱性飞溅，扩大受损面积。如抢险人员皮肤不慎接触到此类物质，要立即用清水冲洗。酸性物品事故的处理须用生石灰粉、干土、干砂等覆盖吸收、清除后再用碱性溶液中和，强碱性溶液则可采用稀酸中和，pH 值降至 7.0 ±1.5 后，方可排入废水系统。

3. *放射性物品处置* 对于有放射性物品事故现场，抢险人员必须配戴全身防辐射服和呼吸保护器，可采用铅容器、重质钢筋混凝土壁进行严密屏蔽，如无防辐射措施，切不可贸然处理，一定要等待专业技术人员进行处理。

4. *既有易燃易爆危险性又具有毒害性化学物品的处置* 对于既有易燃易爆危险性又具有毒害性化学物品，如一氧化碳、甲烷、苯类等物品，可参考上述两类物品的处置方法，既要防止燃烧爆炸又要采取防毒措施，尤其是要防止毒气事故转化为爆炸事故。对不明物质或新化学物品的处理兼顾上述两种方法，同时，尽量试验不明物质的理化性质，如该物质具有自燃或分解的特性，则应进行冷却；如为遇水或空气燃烧的物质，则应密闭封存处理，避免与水或空气接触；如为爆炸性物质，则应避免摩擦和振动，尽可能避免对不明物质认识不足而造成燃烧爆炸或中毒事故。

二、常见化学毒物中毒的处置和防护

（一）氯气中毒

氯是有强烈刺激性的气体，氯气遇水后生成次氯酸和盐酸，次氯酸又可分解为盐酸和氧，与一氧化碳结合，则可形成毒性更大的光气。在高压下氯气液化成液氯。氯气有强烈腐蚀性，设备及容器极易被腐蚀而泄漏。进入现场抢险的消防人员如未戴防毒面具极易发生中毒。

1. *毒理作用* 氯进入呼吸道接触黏膜，部分与水作用形成氯化氢和新生态氧。氯化氢对局部黏膜有刺激和烧灼作用，并在氧化过程中可能形成臭氧，对组织细胞产生毒作用。氯也能直接吸收而引起中毒，例如高浓度氯吸入后引起迷走神经反射性心跳停顿而出现“电击样”死亡。在低浓度氯气长期作用下，呼吸道黏膜发生进行性坏死，并可由此而继发感染，导致肺气肿，严重影响呼吸功能。

2. *中毒的临床表现*

（1）轻度中毒：当接触低浓度氯时，立即产生眼和上呼吸道刺激症状，例如眼辛辣感、流泪、流涕、喷嚏、咽痛、干咳等。检查可见眼结膜和咽部等都有充血。

（2）中度中毒：立刻引起持续性咳嗽，可有少量咯血，此外尚伴胸部紧迫感、呼吸困难或不畅。患者有明显头痛、头晕及烦躁不安，并有恶心、呕吐、中上腹痛等急性胃肠道反应。此时肺部听诊往往发现呼吸音稍粗，并有散在干性啰音或哮鸣音，检查中上腹部可有压痛。症状可以持续 2~3 周之久。

（3）严重中毒：大量吸入较高浓度的氯，可发生肺水肿，随即进入昏迷和休克。吸入极高浓度氯可使喉头和支气管发生痉挛和水肿，造成窒息，还可刺激三叉神经末梢引起反射性呼吸中枢抑制，甚至心跳也可发生反射性停顿；皮肤暴露部位有灼伤性的急性皮炎。

3. 中毒现场急救

（1）急性氯中毒时应立即移至新鲜空气处，吸氧，快速送医院抢救。

（2）有条件者可使用支气管扩张剂、异丙肾上腺素喷雾吸入、氨茶碱、地塞米松镇咳药等。

4. 预防中毒的措施　在扑救氯气火灾时，尽量站在上风方向，可用雾状水净化空气。进入现场抢险人员须戴防毒面具。贮罐和槽车一旦发生泄漏应迅速通知疏散周围人群，划定警界范围，并通知专业人员戴防毒面具堵漏，防止氯气大量泄漏逸散，造成人员伤亡。

生产氯和含氯产品的工厂，必须做好设备密闭，备有足够的压缩泵保证电解槽和输送氯的管道内维持一定负压等。

在生产、销售、贮存、搬运过程中要严格按化学危险物品进行管理，以防事故发生。

（二）氨气中毒

氨是一种无色带有特别臭味的刺激性气体，常由于管道破裂、阀门损漏以及贮盛液氨的钢瓶破裂等意外情况，造成高浓度的氨大量逸散，易被现场人员呼吸吸入而中毒。消防人员在抢险堵漏和扑救氨气火灾时，如未戴防毒面具极易发生中毒。

1. 毒理作用　氨极易溶解于水，对眼、喉、上呼吸道刺激性强，作用快，可引起充血和分泌物增多，亦可引起肺水肿。高浓度的氨吸入，还可以通过刺激三叉神经末梢，引起反射性呼吸中枢抑制。

2. 中毒的临床表现　接触氨后，即有眼辛辣感和流泪，临床症状：

低浓度长期接触，可引起喉炎，声音嘶哑。高浓度大量吸入可引起支气管炎和肺炎。支气管黏膜严重损伤时可咳出坏死组织，堵塞上呼吸道，须严密注意。吸入高浓度氨时还可发生喉头水肿、喉痉挛而引起窒息，也可出现呼吸抑制、肺水肿、昏迷和休克。

浓氨水溅入眼内，可使角膜表层脱落形成溃疡和穿孔，同时可引起晶体混浊、虹膜炎及前房有渗出物，严重时导致失明。氨水对皮肤的损害与碱灼伤相似，损害组织较深。

3. 现场急救处理　主要是对症处理。喉头发生梗阻时，应及早考虑气管切开。有坏死组织阻塞气管时，应及时清出，以保持呼吸道畅通。密切注意肺水肿的发生与处理。

氨水溅入眼内，须立即用清洁水和3%硼酸水冲洗。然后，滴可的松和氯霉素眼药水，再涂金霉素眼药膏，每日3~4次。快速送医院治疗。

4. 预防中毒的措施　在扑救氨气火灾时，尽量站在上风方向，进入现场抢险人员须戴防毒面具。贮罐和槽车泄漏时应疏散周围人群，以防氨气扩散浓度增强而中毒。在生产和应用氨的过程中，特别要注意阀门和管道的密闭，加强检查和维修。

在生产、消售、贮存、搬运过程中要严格按化学危险物品进行管理，杜绝事故发生。

（三）强酸类中毒

强酸主要是指硫酸、硝酸、盐酸3种无机酸。常由于皮肤接触或经呼吸道吸入酸蒸气而中毒。浓酸能使蛋白质与角质溶解或凝固，呈界限明显的组织灼伤。

1. 中毒的临床表现　浓硫酸含三氧化硫，在空气中冒烟，吸入后刺激上呼吸道。浓硝酸与空气接触后释放出有刺激性的二氧化氮，吸入肺内与水接触而产生硝酸与亚硝酸，易致肺水肿。浓盐酸可呈氯化氢气态，接触后引起皮肤、口腔、鼻黏膜溃疡以及气管、支气管炎，眼睑痉挛或角膜溃疡等。

吸入中毒表现为呛咳，咳泡沫或血性痰，并可发生喉头痉挛、支气管痉挛、呼吸困难、窒息、肺炎及肺水肿等。皮肤接触者，可发生Ⅲ°烧伤样改变。

2. 急救措施　皮肤烧伤，应迅速脱去衣裤、鞋袜等，用大量自来水冲洗创面15～30分钟，或用4%的碳酸氢钠溶液冲洗，注意创面上不要涂油膏或红（紫）药水。眼部烧伤，可用自来水冲洗不少于15分钟，冲洗时要翻开上下眼皮。如无冲洗条件，可把头部埋入盆水中，把眼皮翻开，眼球来回转动洗涤。凡吸入中毒者，给予牛奶、豆浆、鸡蛋清（4个蛋清加水200ml）口服。严禁催吐、洗胃和口服碳酸氢钠，以免引起胃穿孔。中毒引起呼吸、心跳停止时，应立即进行口对鼻人工呼吸和胸外心脏按压，同时做好准备马上送医院，必要时行气管切开术。快速送医院抢救。

3. 强酸中毒的预防措施

（1）要穿戴防化服、防毒面具、胶鞋、耐酸碱手套等个人防护装备，防止化学物品侵蚀。

（2）要选择正确的进攻路线，扑救人员不宜选择下风方向，防止吸入酸性化学物质气体或烟雾而中毒。

（3）要根据酸性化学物质的性质，选用正确的灭火剂，用水扑救时，应采取雾状水流喷冲，防止酸性化学物品四溅烧伤皮肤。

（4）应提前疏散人员，并通知社会医疗急救站赴现场防备。

（四）强碱类中毒

强碱主要包括腐蚀性最强的氢氧化钠及钾、氧化钠及钾与腐蚀性较弱的碳酸钠及钾、氢氧化钙、氧化钙等，此类化合物多用于工业、制药、化验试剂等，亦用于去污剂、祛除油漆剂、烫发剂中。

1. 中毒的临床表现　苛性碱（NaOH及KOH）与组织接触后迅速吸收组织内的水分，并与组织蛋白质结合成为胶冻样的碱性蛋白盐，与脂肪酸结合成为皂盐，造成严重的组织坏死。误服常是中毒的原因，其溶液溅及皮肤、眼部等致灼伤和腐蚀。

2. 急救措施　皮肤烧伤应立即用大量自来水冲洗，但若有干石灰颗粒，则必须先把颗粒除掉，再进行冲洗，直至皂样物质消失为止，然后用2%硼酸或2%醋酸湿敷。眼部烧伤，用大量自来水冲洗，如有干石灰等也必须先清除。无冲洗条件者，可把头部埋入盆水中，把眼皮翻开，眼球来回转动洗涤。凡吸入中毒者，给予牛奶、豆浆、鸡蛋清（4个蛋清加水200ml）口服，也严禁催吐和洗胃，以防引起胃穿孔。若中毒引起呼吸、心跳停止，应立即进行人工呼吸或气管切开术和胸外心脏按压。快速送医院抢救。

3. 强碱中毒的预防措施

（1）要穿戴防化服、防毒面具、胶鞋、耐酸碱手套等个人防护装备，防止化学物品浸蚀。

（2）要选择正确的进攻路线，扑救人员不宜选择下风方向，防止吸入碱性化学物质气体或烟雾而中毒。

（3）要根据碱性化学物质的性质，选用正确的灭火剂，用水扑救时，应采取雾状水流喷冲，防止碱性化学物品四溅烧伤皮肤。

（4）应提前疏散人员，并通知社会医疗急救站赴现场防备。

（五）苯中毒

苯是一种有机溶剂和化工原料，具有芳香气味，多种工业生产都应用。急性苯中毒主要是由于从呼吸道吸入高浓度的苯蒸气后引起的。

1. 中毒的临床表现　轻度中毒表现为乏力、头痛、头晕、咽干、咳嗽、恶心、呕吐、视力模糊、怕光、流泪或伴有心悸不安、步态不稳、面色苍白等症状。中度中毒则表现为眩晕、恶心呕吐加剧、醉酒状态、步态蹒跚、嗜睡、反应迟钝、精神恍惚甚至晕倒。重度中毒则表现为迅速昏迷、脉搏细速、血压下降、瞳孔散大、对光反射迟钝或消失、全身肌肉震颤、抽搐、全身性皮肤黏膜紫癜，有些病人还可出现躁动、欣快、幻觉等。

2. 急救措施　立即迁移中毒者至空气清新、暖和的场所，换去污染的衣服，污染皮肤可用温肥皂水清洗。结膜损伤者应立即用清水彻底清洗。对症处理包括吸氧，保持呼吸道通畅，防止脑水肿及呼吸衰竭等。快速送医院抢救。

3. 苯中毒的预防措施

（1）发现苯泄漏，如嗅到橡胶水样的特殊臭味，应迅速关紧阀门，打开门窗，使空气对流，以降低其浓度，进入室内抢险人员应戴防毒面具，防止中毒。

（2）在扑救苯类物质火灾时，除了应戴防毒面具外，还应勤换水枪手，防止长时间蓄积中毒。

（3）若钢瓶泄漏无法堵漏时，应将钢瓶移至室外安全处放空，避免火花，防止引燃气体，钢瓶防爆炸。

（4）运输槽车、罐瓶车，不得超压超重，槽车上应安装防高温、防静电、防泄漏双阀。搬运罐瓶时，应轻拿轻放。

（5）在生产、销售、贮存、搬运过程中要严格按化学危险物品进行管理，以防事故发生。

（郑成中　牛　杰）

第五节　小儿特殊化学毒物中毒与防护

特殊化学毒物中毒与防护是指一类用于军事上具有特殊毒性的化学物质，如化学战剂。

化学战剂，具有毒性强、作用快、毒效久、杀伤大、不易发现、防护和救治困难、容易生产、性质稳定、便于贮存等特点。

一、军事毒物和化学袭击

（一）化学袭击的战斗效能

1. 杀伤性化学袭击　是指使 50% 以上人员失去战斗力而进行的化学袭击，在 30 秒到 1 分钟的袭击时间内造成半数以上致死。如沙林弹，在进攻、防御、退却等各种战斗中都可用来杀伤对方有生力量。此种袭击方法，在短时间内发生大批中毒伤员，使作战双方兵力对比发生巨大变化，可以迅速改变作战态势，影响作战进程。

2. 迟滞性化学袭击　是在削弱对方有生力量（能使 20% 人员失去战斗力），妨碍对方机动，阻止与限制对方利用地形、桥梁、道路和装备时所采用的袭击方式。此种袭击通常用

VX、芥子气、路易氏剂、微粉状 CS 及植物杀伤剂造成地面长期染毒。首次射毒以后，常根据气象及地形条件进行补充射击，以保持既定的染毒密度。此种袭击方式对空军基地和机场地勤人员危害很大。

3. *扰乱性化学袭击* 是指为扰乱、疲惫对方常采用的袭击方式。即在发射普通弹的同时，配合发射少量速效性毒剂弹，给对方造成严重心理压力，迫使对方人员采取防护措施，以妨碍其正常行动，削弱战斗力。化学战剂能给人以精神上的威胁，产生精神和心理影响，增加心理恐惧、瓦解士气，在战场上造成士兵惊慌失措、一片混乱、溃不成军。

（二）毒剂的战斗状态及其伤害形式

1. *毒剂的战斗状态* 毒剂施放后发挥杀伤作用的状态，叫毒剂的战斗状态。

化学弹药按其结构和使用方式可分为毒剂弹、毒烟罐和播撒器三类，分别通过爆炸分散法、加热蒸发法和播撒法将毒剂迅速分散成五种战斗状态，即蒸气，粒子，烟、雾，液滴，微粉。其中烟和雾统称为气溶胶。

2. *毒剂的伤害形式* 有初生云、再生云和液滴染毒三种形式对人员造成伤害作用。

（1）初生云：毒剂弹爆炸或飞机布洒后即刻形成的毒剂云团称为初生云。初生云传播一定距离，毒剂浓度下降至伤害作用时的距离称为初生云的危害纵深。部队可根据敌方袭击规模和风向、风速，及时向下风方向的友邻部队通报初生云团可能到达的时间，以便及时撤离。

（2）再生云：从染毒地面、物体蒸发形成的染毒空气谓之再生云。特点是毒剂浓度低、持续时间长、危害纵深短、杀伤作用小。毒剂在常温下为液态，挥发度很小的毒剂（如VX），一般情况下不对人员造成吸入危害。只有地温很高、染毒地域很大或时间暴露较长时才能引起人员中毒。

（3）液滴染毒：液态毒剂播撒后可使地面、武器、装备、水源、食物等染毒，从而直接或间接伤害人员。地面的毒剂虽经渗透、蒸发或水解，染毒密度逐渐下降，但仍可造成较长时间的染毒。特别是在植物覆盖的地面或使用胶粘毒剂时，染毒时间更长。

（三）化学袭击的预防与急救原则

1. *预防* 在敌人使用化学武器时，正确使用防护器材和采取防护措施，能大大减轻或避免毒剂的伤害。预防方法：

（1）及时使用防护器材：防护器材分个人防护和集体防护两类，包括防毒面具、斗蓬和手套、个人消毒急救盒等。但是，已有的防护器材尚不能全面、有效地预防化学武器的伤害，仍然需要根据毒剂的性质、中毒机理、解毒的原理，研制新的防护器材。

（2）服用预防药：对于神经性毒剂、全身中毒性毒剂等速杀性毒剂，因其毒性强、作用快，在获得敌方化学战的情报后，可组织服用预防药，但这只是一种辅助的防护手段，不能代替器材防护，且有效时间短，预防效果有限，不易掌握服用时间，尚需加强新药的研制。

（3）遵守染毒区行动规则：在染毒区内，不得脱去防护器材；无必要时不得坐下或卧倒；尽量避免在杂草或树丛中行动和在染毒空气容易滞留的低洼地、堑壕、丛林、山谷、建筑物等处停留；禁止饮水、进食和吸烟等，只有得到命令后才能解除个人防护。

2. *急救和后送治疗* 部队遭受敌化学袭击后的短时间内就可能有大批中毒伤员出现，而且伤情复杂、严重，症状发展迅速，救治不当或不及时常能危及生命。因此，需要做好各项准备，迅速抢救，早期正确诊断和合理救治。

（1）抢救的主要内容：戴防毒面具，防止继续中毒；尽快使用抗毒剂；对染毒皮肤和服装进行局部消毒；对危及生命的病症进行紧急处理；用急救包包扎伤口；将伤员撤离染毒区。

（2）救治措施：遭受化学武器袭击出现比较严重的症状有：肺水肿、虚脱、昏迷、呼吸障碍、惊厥、精神障碍等。施救措施包括抗毒治疗、综合治疗、处理伤口和全身治疗。应先救治速杀性毒剂中毒伤员；糜烂性毒剂染毒合并有危及生命的创伤存在时，应将创伤急救放在首位，对VX染毒伤员，应同时进行皮肤消毒及注射抗毒剂。

（四）消除毒物方法

1. 机械法

（1）除去染毒层：在染毒地域机械地分离或切除染毒部分的一系列做法等。

（2）隔绝毒剂：如用沙土等覆盖染毒地面或深埋染毒物品等一系列做法。掩埋时需加过量漂白粉。

2. 物理法

（1）吸附：利用有较强的吸附能力的吸附物吸附体表或水中毒剂。如用活性炭吸附空气中、胃内和水中毒剂；用漂白粉、棉花、纱布等吸去皮肤上可见的毒剂液滴等。

（2）溶解、冲洗：多数毒剂溶于有机溶剂，可用汽油、煤油、酒精等有机溶剂溶解去除体表或器械表面的毒剂，但多孔的和能被有机溶剂溶解的物品不能使用。也可用水冲洗染毒的表面。如用热水加洗涤剂效果更好。

（3）通风、加热：通风可驱散毒剂；高温加热可使毒剂破坏或部分毒剂蒸发。如用热空气（蒸气）对服装、棉毛织品的消毒，染毒水及金属医疗器械的煮沸消毒，以及对少量染毒严重而价值不大的物品进行烧毁处理等。

3. 化学法　利用化学消毒剂破坏毒剂，使之成为无毒或低毒产物等做法。化学消毒法是一种彻底的消毒方法。消毒反应的基本原理有以下几种。

（1）水解作用：多数毒剂（路易氏剂例外）可因水解失去毒性，但常温下水解较慢，加温加碱可使水解加速。

（2）与碱作用：碱可破坏抑制毒剂的毒性，特别是G类神经毒和路易氏剂。故常用氨水、碳酸钠、碳酸氢钠和氢氧化钠等碱性消毒剂消除上述毒剂。

（3）氧化作用：糜烂性毒剂易被氧化剂氧化失去毒性。因此，用漂白粉浆（液）、氯胺、过氧化氢、高锰酸钾等溶液消除之。路易氏剂还可用碘酒消毒。

（4）氯化作用：芥子气易被氯化生成一系列无糜烂作用的多氯化合物等。因此常用漂白粉、三合二、氯胺或二氯异三聚氰酸钠消除芥子气。

二、特殊化学毒物中毒的处置和防护

（一）沙林

沙林，是一种神经毒气，也是毒性最大的有机磷酸酯之一。可通过呼吸道或皮肤黏膜侵入人体。不足1mg剂量就足以导致胸腔膈肌和其他人体呼吸肌肉麻痹。中毒症状有胸腔产生压迫感，肌肉紧张，呼吸困难，心跳速率减慢，血压下降，瞳孔收缩到针尖大小，视线暗淡，出汗，流口水、鼻涕和眼泪，呕吐，腹痛，腹泻，头痛，昏睡感，身体痉挛，昏迷等。

防护与治疗：将明显的毒剂液滴吸去，用肥皂水、洗衣粉水、草木灰水、清水等清洗。眼睛染毒时，可用2%的小苏打水或清水冲洗。伤口染毒时，用1∶1000的高锰酸钾水溶液冲洗伤口，要防止扩大染毒面积，用过的棉花、布块等要埋掉或焚烧。中毒病人要迅速注射超过正常安全剂量解毒药阿托品。

（二）芥子气

芥子气有大蒜或芥末气味，气体密度比空气大，渗透性强，能渗透皮肤、布、皮革、橡胶、塑料等。微溶于水，易溶于醇、苯、醚、脂肪、二硫化碳、含氯溶剂等。芥子气对皮肤、黏膜具有糜烂刺激作用，可引起眼结膜炎和呼吸道黏膜发炎，严重时造成糜烂性水肿，导致全身中毒，并伴感染。在正常气候条件下，仅0.2mg/L的浓度就可使人受到毒害。

防护与治疗：目前没有特效疗法，通常以防止感染为主。皮肤损伤的治疗一般与处理烧伤或接触性皮炎相似。眼部损伤要防止感染，可以尽早使用抗生素眼药水或眼膏。重度中毒应及早局部和全身应用抗感染药。全身中毒的治疗要注意抗休克、抗感染、抗毒，对症治疗。

（三）光气

光气是一种无色、有烂干草味的气体，具有强烈的窒息臭味（高浓度）或腐草臭味（低浓度），主要用于有机合成，可制造聚氨基甲酸酯、树脂、异氰酸盐、农药、除莠剂、药物及染料等。吸入较高浓度的光气能使人在1分钟内致死。轻度中毒会感到胸闷、恶心、眼痛，严重时可出现肺水肿甚至死亡。

防护与治疗：吸入者首先使患者脱离污染源，移至空气新鲜处，若呼吸停止立即进行人工呼吸；若心搏停止，立即施行心肺复苏术。对患者进行24～48小时医学监护，以防肺水肿。用流动清水冲洗污染的眼睑、皮肤等。

（郑成中　牛　杰）

第三十六章　辐射恐怖袭击下青少年的救援特点

第一节　概　论

放射性物质所放射出的γ射线、β射线和X射线等，在给临床带来益处的同时也带来了身体损伤。包括破坏机体组织的蛋白质、核蛋白和酶等，使得蛋白质分解代谢增强，改变酶的辅基、破坏酶蛋白的结构；降低机体对碳水化合物的吸收率，增加肝脏中糖的排出量；脂肪的代谢减少、合成增加。这些造成神经和内分泌系统的调节障碍，导致体内新陈代谢的紊乱，引起头痛、头昏、恶心、呕吐，白细胞减少，发生贫血等症状，导致儿童智力残缺、白血病和恶性肿瘤及其他癌症的发生。因此应高度重视辐射问题。

儿童处在生长发育的旺盛时期，婴幼儿还处在器官、组织的生长阶段，因此他们对辐射更加敏感，同时因儿童的预期生命比成人长，所以辐射的有害效应在儿童中表现出更大的潜在危险。因此对于儿童的辐射问题应更加重视。

第二节　辐射对儿童各组织器官的损伤

放射损伤过程中，许多脏器出现结构和功能变化，从而产生相应的临床症状。器官由实质细胞及间质细胞组成，它们对辐射的敏感性不同。组织器官受照射后，实质细胞先出现退行性变，继而坏死、崩解。对于不能自我更新的组织，实质细胞缺失，组织器官萎缩并引起相应的功能障碍；对于能自我更新的组织，实质细胞受损伤后丧失繁殖能力，导致更新过程失常，产生相应的功能紊乱。由此可见，器官失去实质细胞，其功能消失。若间质进一步受损，则实质细胞失去营养供应，代谢产物排除发生障碍，这样实质细胞进一步变性，甚至坏死，致使组织器官的主要功能消失。主要组织器官受损后的变化表现如下。

一、神经系统的变化

全身照射或头部照射时，经常引起神经系统明显的机能改变，其中以高级神经活动和自主神经功能为主。

高级神经活动方面的变化，初期反应常有惊恐、忧虑、烦躁不安、头痛、失眠等症状，其后出现运动失调、定向障碍、神志丧失，最后出现严重的中枢神经系统的功能障碍，表现为记忆力的削弱或破坏，甚至痴呆。

植物神经系统机能方面的变化，初期血液有形成分变化，如最初白细胞减少和随后增多，心脏节律异常、体温调节障碍、消化机能变化、血压变化等，是自主神经调节障碍的后果。

周围神经系统也有改变，包括感觉神经与交感神经系统，但以后者为主要。交感神经节内神经元在照射最初几天，胞浆出现小透明区，神经纤维嗜银性增高，随后渐进性变性坏死改变。

脑组织亦可产生损伤，引起放射性脑损伤，尤其严重的晚期损伤如脑萎缩、脑坏死等影响患者生存率和生存质量。脑的放射损伤临床可分Ⅲ期：①急性反应期：病理基础为脑水肿，放疗中或放疗后1个月可出现。临床有颅内压增高的表现如头痛、呕吐、意识障碍、痉挛等。一次剂量2Gy，总剂量不超过60Gy，或1周不超过10Gy，不会发生急性反应。②早期迟缓反应：放疗后3~6个月出现，表现为颅内压增高症状、麻痹、失语等。并用化疗可加重。③晚期延迟反应：放疗后6个月到2年出现，主要表现精神症状、痴呆、记忆力降低、定向力障碍及颅内压增高症状。

二、内分泌系统的变化

神经系统与内分泌系统是密切相关的，机体受辐射作用后，也会影响到垂体，继而影响垂体以下各内分泌器官。

（一）垂体

幼年病人接受中枢神经系统照射而获得有效控制肿瘤的同时，有可能出现生殖系统和生长发育的不良影响，处于发育期的幼年脑垂体对射线敏感，受一定剂量照射后垂体内分泌腺机能下降，使身体受到内分泌多方面不良影响，其中促性腺激素和生长激素减少，影响性器官发育、生育能力和生长发育，使一些长期生存下来的幼年病人不能达到成年人的发育，不具备正常功能，最重要的是失去生育力和性功能低下。尤其对于7～15岁的患儿，出现性器官发育和生育能力的中、重度影响，明显影响到生长发育。

半致死量照射后初期垂体前叶分泌系统增多、变大，促肾上腺皮质激素和促甲状腺激素分泌增多，后期，垂体前叶细胞退行性变，甚至崩解，致使分泌功能减退。

（二）肾上腺

肾上腺的放射敏感性较低，但在全身照射后，肾上腺发生机能变化，最初1~2天内肾上腺皮质增厚，脂质增多，髓质功能被激活，血液及其他体液内肾上腺素和去甲肾上腺素含量升高，其代谢产物随排出量增多；极期后，皮质脂类含量减少，发生细胞退行性变，甚至细胞崩解、坏死，肾上腺功能减退，血液儿茶酚胺类物质减少。

（三）甲状腺

急性全身照射后，甲状腺机能变化也比较明显，早期一般出现机能增强，到极期其功能下降。

三、造血系统的变化

一定剂量的辐射作用于机体，出现形态变化最早、表现最明显的就是造血血液系统。造血器官的放射敏感性很高，其各类细胞的放射敏感性是不同的，顺序为：淋巴细胞＞幼红细胞＞幼单核细胞＞幼粒细胞＞巨核细胞＞各系成熟血细胞＞网状细胞与脂肪细胞。照射后，造血组织的辐射损伤首先是造血实质细胞被大量杀伤，结果造血细胞的大量减少，骨髓“空虚”，只剩下网状细胞、破骨细胞、浆细胞和大量脂肪细胞。造血器官受照射后不但造血细胞有改变，其间质，包括微循环和微环境也有改变，表现为血管及血窦的扩张充血、出血以及组织水肿，间质的改变对造血细胞的损伤程度与恢复均有影响。

（一）造血干细胞的损伤

急性大剂量放射损伤后，造血组织中的造血干细胞遭到严重破坏，辐射所致造血干细胞残留损伤的存在，很可能导致辐射远后效应，如粒细胞性白血病等的发生。机体接受一次大剂量的照射后，由于造血干细胞的损伤或死亡所致数量的减少，在停止照射后还有一个继续下降的过程，即所谓的辐射后效应，照后 4 周左右才接近正常。

放射损伤后，造血干细胞恢复过程中，其增殖与分化机能是相互制约的，当干细胞池中的干细胞数量处于轻度减少时，造血干细胞仍然同时通过增殖和分化两个过程进行恢复，其中分化速率甚至高于增殖速率；而当干细胞池继续缩小到一定程度时，则干细胞自我更新的速率就不断增加，甚至超过分化速率以保证干细胞的再生；在干细胞受到严重破坏的情况下，干细胞数量急剧降至阈值水平，此时，干细胞的增殖速率很快超过分化速率，甚至使分化几乎处于暂时抑制状态。

（二）骨髓及淋巴组织变化

在急性放射病的不同阶段，骨髓及淋巴组织表现不一样。分三个阶段，即初期阶段（初期与假愈期）、极期和恢复期。

1. *初期阶段*　照射 30 秒钟，骨髓中造血细胞的核蛋白已经有严重的损伤，以后数小时内出现有丝分裂细胞减少、消失，细胞膜通透性破坏，细胞核 DNA 含量下降，幼红细胞明显减少。12 小时左右，骨髓幼稚造血细胞有明显的核固缩、核破裂、核分叶过多、核溶解及细胞溶解等病变。受照后 1～2 天，出现畸形分裂细胞，由于大批细胞死亡，故骨髓细胞数剧减，并加快成熟与排出，表现为成熟粒细胞比例增大，此时血管系统扩张、充血，基质水肿，间质内混有外渗的粒细胞。受照后 3～4 天，骨髓细胞分布不均，散在于小出血灶间，大部分均处于退行性变。之后，骨髓细胞进一步减少，可见残存的孤岛状小造血灶，灶内大部分是核分叶过多或核固缩的成熟粒细胞。

2. *极期*　骨髓造血细胞基本上消失，只残留少量网状细胞、巨噬细胞和浆细胞，此时，血窦扩张、破裂出血，基质水肿，骨髓腔内大部分为脂肪细胞所占据，其中网状细胞可变为造血干细胞，产生分化的粒系细胞，这提示造血组织在一定剂量范围内具有相当强的代偿与再生能力。

3. *恢复期*　骨髓造血干细胞的机能抑制时间长，故通常在受照后 30 天左右才进入恢复期，此时，骨髓内造血干细胞因分裂增殖而逐渐再生，经 2～3 周后，骨髓组织便可充满骨髓腔，被破坏的血窦已经重建，循环障碍也逐渐消退，但红、粒两系造血细胞比例不定，巨核系统相对恢复较迟，开始出现的巨核细胞均无血小板形成，中重度患儿一般照后 40 天左右巨核细胞才有血小板形成。

造血微环境对辐射也相当敏感，受照射后，骨髓血液循环的改变很明显，因骨髓毛细血管和血窦结构脆弱，无连接的基底膜很容易受损伤，照后数小时，即出现血窦扩张，血流迟缓，红细胞积聚，白色小血栓形成，血管壁通透性增加，水肿，甚至出血，严重者形成血池。骨髓缺乏完善的淋巴引流系统，坏死物质不易清除，因而修复缓慢。造血微环境的辐射损伤可加重造血细胞的破坏，延缓造血组织的增殖与修复，也不利于外源性造血干细胞的植入与生长。

淋巴组织亦属于放射敏感组织，经历破坏期、清除期、相对静止期和再生期四期。淋巴组织中以淋巴滤泡及其生发中心最敏感，病变发生最早、最剧。照后数分钟，淋巴组织就出现细胞分裂抑制，受照后30分钟，脾小结和淋巴小结生发中心的淋巴细胞变性坏死，可见核固缩，核崩解。在3~6小时内破环最明显，生发中心聚集大量细胞碎片，巨噬细胞增多，但见巨噬细胞吞噬、清除碎片。随后，破环性改变波及整个淋巴组织，6小时后，坏死细胞和核碎片逐渐被网状细胞所清除，整个淋巴组织内淋巴细胞明显减少，随着淋巴细胞的破环和碎片的清除，脾脏逐渐缩小；24小时后，淋巴组织处于萎缩状态，直至1周末第2周初才出现淋巴细胞的再生。再生开始于淋巴结的皮质部分和脾脏的中央动脉周围，先出现幼稚的淋巴细胞团，以后再生灶由小到大，由少到多，逐渐形成典型的淋巴小结和脾小结，直到恢复正常，有时会出现过度增生。淋巴组织的再生能力比骨髓强，在淋巴组织中淋巴结的再生又较脾脏强。

（三）外周血的变化

中等致死剂量的照射后，放射敏感的血细胞很快出现大量坏死与崩解，致使外周血细胞数量明显减少，其中以淋巴细胞、网织红细胞、中性粒细胞与血小板的数量下降最明显。

1. 中性粒细胞的变化　照射后，中性粒细胞的下降略晚且略轻于淋巴细胞。早期粒细胞是增高的，主要是由于骨髓血窦损伤而引起的成熟和释放加速，其次是组织广泛损伤后的应激反应，使血液再分布，结果是增殖池向成熟池转送的造血细胞减少，在无新细胞形成的条件下，成熟的粒细胞只能在血中维持较短的时间，随后出现粒细胞减少，经历首次下降期、暂时回升期、第二次下降期和恢复期。外周血中性粒细胞不仅数量上有变化，而且其形态与功能也有变化。在受照后很快出现核左移，但很短时间后便转为核右移，在功能上，其吞噬、消化能力均有下降。

2. 淋巴细胞的变化　淋巴细胞是对射线最敏感的细胞，可能与淋巴细胞的结构特点如核大、胞浆少、线粒体少且非终末细胞有关。急性放射病时，外周血中淋巴细胞数在照射后迅速减少，并持续下降，因此，以淋巴细胞数作为急性放射病早期诊断的最灵敏的指标之一。照射后肾上腺皮质激素分泌增多，也是淋巴细胞发生崩解的原因之一，一般在照后35~40天便开始回升。淋巴细胞在质量上的变化表现为双核、双叶、核内空泡、核固缩、核溶解。

3. 血小板的变化　中度放射病时，因骨髓巨核细胞的放射敏感性较淋巴、幼红和幼粒细胞均低，故血中血小板数的下降与巨核细胞相似，但较后者的下降时间推迟约24小时。血小板在照后头两周内下降很慢，这可能是一方面由于血小板的寿命为9~10天，另一方面由于即将成熟的巨核细胞在初期仍在继续产生血小板所致，照后20天左右，因骨髓巨核细胞大量减少，且又无来源补充，此时血小板可降至正常值的10%左右，至照后35~40天，巨核细胞开始在骨髓内再生，1~3天后血小板开始回升，但血中达到正常值的时间需要7~8周。同时血小板的形态与功能均有改变。

4. 红细胞的变化　在急性放射病时，血中红细胞的数量在无出血的情况下改变不明显，因其存活时间比其他血细胞长，寿命为120天，一般在照射后40天左右出现贫血，同时形态也出现变化。

综上所述，外周血中反应最明显的是中性粒细胞和淋巴细胞，血小板和红细胞也呈现规律性的变化，但具有重要生物学意义的是白细胞和血小板。

四、消化系统的变化

机体受到放射损伤时，肠道和造血组织由于增殖更新快、辐射敏感性更高，往往难于幸免，成为放射损伤的主要靶部位。

由于小肠黏膜上皮细胞的更新周期为5～6天，所以肠型放射病在1周左右即出现小肠危象，小肠黏膜上皮广泛坏死脱落。肉眼见肠壁变薄，黏膜皱襞消失，表面平滑。镜下观察可见隐窝细胞坏死，隐窝数减少甚至完全消失，绒毛裸露，在隐窝和绒毛可见巨大的畸形细胞。此细胞是由于肠腺细胞受损伤后，丧失了正常分裂能力，但仍能合成DNA，以致胞体肿大，失去了正常的上皮细胞形态和功能。肠黏膜上皮广泛坏死脱落并出现畸形细胞，是肠型放射病的病理特征。在小肠黏膜上皮变化的同时，黏膜固有层和黏膜下层血管充血、间质水肿、有少量粒细胞和圆细胞浸润。

肠放射损伤主要累及黏膜层，肠上皮细胞对辐射高度敏感，较低剂量就可引起细胞损伤和死亡，大剂量（10Gy以上）导致黏膜坏死剥脱，消化道屏障功能丧失，以致肠腔内毒性物质和细菌进入血循环和组织，引起感染，最后甚至导致全身衰竭、死亡。肠放射损伤时，小肠肌层平滑肌和肌间神经丛神经节细胞常发生坏死，并发肠蠕动功能紊乱，导致肠套叠发生，从而并发严重的小肠感染，成为放射病死亡原因之一。与γ射线相比较而言，中子照射对肠道损伤更严重，表现在中子引起肠型放射病的下限剂量值（4.0Gy）远较γ射线为低，且小肠隐窝细胞有丝分裂指数及DNA合成细胞数下降远比γ射线迅速，隐窝上皮坏死崩解也较γ射线早而重，恢复时间较晚。

肠放射损伤后功能改变主要表现为：肠分泌液量异常，肠液中酶活力降低；小肠组织中乙酰胆碱－胆碱酯酶系统紊乱，导致小肠收缩活动不协调，易引发肠套叠；肠道水电解质吸收转运能力下降。

遭受致死剂量的照射后，很短时间内便可出现全身乏力、恶心、呕吐和腹泻等反应。在极期时，也可发生呕吐、腹泻、腹痛与食欲不振等症状，重者可发生肠梗阻、肠麻痹甚至肠穿孔。

五、心血管系统的变化

急性放射病时，心血管系统在机能和形态上都发生一定的变化。在致死量或半致量照射时，对于心脏的直接影响似乎比较轻微，早期常出现加快，尤其是受超致死剂量时，心跳加快更明显；极期时，心脏常有出血，如出血严重程度累及传导束或房室结时，对心脏功能影响更大。大剂量照射时，由于心肌纤维肿胀、变性甚至断裂、坏死，可出现心跳加速、期前收缩、传导阻滞、心房颤动等。心电图的改变主要是T波倒置或低平，QRS复合波时间延长，电压降低，ST段下降移位。射线所致的血管损伤同其他病因所造成的血管损伤相比较，除立即出现的血管通透性改变外，还有微血管内血流的变化及血流量的变化，表现为血流减慢，血流呈泥沙样流动，白细胞、血小板贴微血管壁滚动，进而黏着，血小板互相聚集，此后，可能形成微小血栓。射线对血压的影响较为明显，均表现为血压降低，包括收缩压和舒张压的降低。

六、生殖系统的变化

辐射对生殖系统的作用主要在于对其性腺的影响，性腺属于放射敏感性较高的器官之一，生殖系统其他的部分对辐射则具有相对抗性。

男性睾丸的生殖部分——曲细精管上皮的放射敏感性很高，不同发育阶段的生殖细胞的放射敏感性是随着它们的成熟程度而递减的，精原细胞 > 精母细胞 > 精子细胞 > 精子，因此小剂量受照后的精子和精子细胞仍继续发育，由于精原细胞的杀伤而出现暂时不育期，其持续的时间取决于辐射剂量。检查精液时会出现精子数目的明显减少或消失，精子活动度减弱，异常精子增多，精子改变的顶峰一般在照后 7 ~ 10 个月，多数病人在受照 1 ~ 2 年后精子数和生育力都恢复正常。但受大剂量照射的患儿可有生育力障碍或终生绝育。

女性生殖系统中放射敏感性最高的是卵巢的胚细胞。受照后主要改变是卵泡退化或消失，间质变软，卵巢萎缩，其生殖力与照射剂量有关，剂量较小时卵泡未完全破坏，生殖力一时丧失后可恢复，剂量增大时卵泡全被破坏，则可发生永久性不育。

七、免疫系统的变化

1. 淋巴细胞及其亚群的变化　B 淋巴细胞对辐射较 T 淋巴细胞更敏感，表现在照射后的存活率、形态和功能的变化，受一定剂量照射后，T 淋巴细胞的存活率高于 B 淋巴细胞。B 和 T 淋巴细胞本身不是均质的群体，包含着放射敏感性不同的亚群。T 细胞的不同亚群中抑制性细胞（Ts）的放射敏感性高于辅助性 T 细胞（Th）。

2. 非特异性免疫功能的变化　放射损伤后，完整的皮肤、黏膜的屏障作用降低或遭到破坏，表现为皮肤杀菌力下降，唾液中溶菌酶含量减少，胃液杀菌力减弱，呼吸道黏膜的分泌功能和纤毛运动减弱，这些变化均有利于病原微生物的侵入。放射损伤时常有肺部感染，与呼吸道分泌功能的减弱及上皮纤毛运动减弱有关。此外，组织通透性在照射后迅速增高，而且持续到极期，也有利于微生物及其毒性产物侵入机体。严重放射损伤时，肠道黏膜出现广泛的上皮细胞脱落，绒毛裸露，使肠壁通透性增高，是发生菌血症和毒血症的关键。炎症是机体以防御为主的全身反应的局部表现，有利于机体局限和消灭致病因子的防御反应。当辐射作用于机体后，炎症反应异常突出地表现为防御性功能的削弱和损伤性因素的加剧。其次，急性放射病时，造血功能抑制，外周血中的白细胞数量急剧减少，吞噬细胞数量减少，常伴有吞噬功能障碍。网状内皮系统的防御功能包括吞噬作用、消化功能和增殖反应，当机体受辐射后，网状内皮系统的防御功能趋于抑制。

3. 特异性免疫功能的变化　急性照射后，体液免疫中的血浆的免疫球蛋白含量减少，但减少并非是其本身的破坏，因免疫球蛋白分子对辐射的抗性较高，这可能与肠道损伤后引起 Ig 丢失有关，合成抑制也可能是促使含量减少的原因之一。细胞免疫的变化表现为在照射前事先破坏受体淋巴细胞，则注入的淋巴细胞无法诱导受体淋巴细胞的大量增殖致敏，而出现迟发型变态反应的被动转移的抑制；其次，在严重的全身放射病时，机体免疫系统遭到急剧破坏，在这种条件下，免疫功能严重受抑的受体对输入的异体骨髓可不发生移植物抗宿主反应，从而移植物在宿主体内存活下来，并繁殖分化，发挥其生理功能，即供体的骨髓造血细胞在受体内行使造血功能，实现造血重建。

八、呼吸系统的变化

肺是辐射敏感的器官，靶细胞为Ⅰ型肺泡上皮细胞和血管内皮细胞。在照射后几小时到几天，大量细胞因子合成、分泌并持续几个月之久，其中 TGF－β_1 是放射致肺损伤过程中最重要的细胞因子，它可趋化炎症细胞、成纤维细胞，促进细胞合成 IL－1、TNF－α，亦可诱导细胞产生更多的 TGF－β_1，即自我诱导性地扩大生物学效应。同时它还调节细胞外基质（ECM）：一方面刺激 ECM 各种成分的合成增多，包括Ⅰ和Ⅲ型胶原、纤维连接素；另一方面抑制蛋白水解酶的表达，抑制纤溶酶原、胶原酶原、基质酶原等酶原激活物产生，诱导蛋白水解酶抑制物的合成，从而减少 ECM 的降解。在各种因素导致的肺纤维化中均发现，放射治疗期间血浆 TGF－β_1 含量会增高，此种变化可预测放射性肺损伤。

放射性肺损伤有两种类型：放射性肺炎和放射性肺纤维化，肺泡为其主要损伤部位，前期基本病变为肺充血、水肿，肺间质增厚，后期以肺泡间隔的进行性纤维化为特征，逐渐出现肺泡萎缩并由结缔组织填充。由此造成的呼吸衰竭是放射性损伤的主要致死原因之一。

放射性肺损伤的主要病理改变是：早期（放射治疗后 0～2 个月）典型表现为小血管和毛细血管损伤，伴有充血和通透性增高；中期（放射治疗后 2～9 个月）主要表现为肺毛细血管内血小板堵塞，肺泡间隔纤维母细胞浸润、肥厚及胶原形成；晚期主要表现为肺泡间隔进行性增厚和血管硬化。

病变轻时临床症状轻微，稍重时有轻咳或胸部胀满感，X 线拍片可见条状或灶性阴影，有时有胸水；不同程度的发热、气促、呼吸困难；测肺功能示肺容量下降，气体交换障碍，表现为弥散障碍、通气—弥散不匀称。

九、眼的变化

眼的各部分结构的辐射敏感性不同，以晶体最为敏感，易损伤而形成放射性白内障。其中中央部的敏感性较低，赤道部分的上皮细胞及纤维对射线却非常敏感，是由于晶体中央部分的细胞是处于 G_0 期具有分裂能力的细胞，而有丝分裂是在晶体“赤道”区发生，终生不停，分裂所产生的细胞向晶体后部移行并逐渐成熟，在照射后受损伤的细胞也同样向后移行，但它不透明，这样的细胞愈多，混浊点就愈大，形成白内障，进而完全失明。

十、皮肤及附属器的变化

皮肤及其附属器都是放射敏感组织，其敏感性依次为皮脂腺＞毛囊＞表皮＞汗腺。急性期皮肤损伤是指射线作用于皮肤后，轻者可引起干性红斑、疱性皮炎、皮肤脱屑、毛发脱落，甚至溃疡等变化，重者出现湿性皮肤反应——皮肤水疱、破溃、液体渗出，以致全皮坏死，慢性期皮肤损伤以真皮为主，可见真皮乳头变平或消失、表皮萎缩、过度角化。

十一、骨骼的变化

正处于发育成长期的骨组织对射线较敏感，尤其以骨骺部更敏感。初期，可见骨生长受到抑制和结构被破坏，表现为干骺端、骺板软骨和海绵骨间联接破坏，生长停滞；极期，病变加重，骺板软骨与海绵骨分离，成骨细胞减少，软骨吸收停止，骨膜变厚；恢复期，软骨细胞开始分裂，成骨细胞重现。在一定剂量下，骨骼生长延缓。放射治疗时牙髓中牙细胞和成牙本质细胞对放射线敏感，导致对牙齿本身结构的影响及放疗所致口腔内环境的改变，均导致放射龋的发生。放射性龋不同于普通龋，患龋率明显高于普通龋。

第三节　儿童暴露于辐射后的临床表现

急性放射病（acute radiation disease）是机体在短时间内受到大剂量（>1Gy）电离辐射照射引起的全身性疾病。外照射和内照射都可能发生急性放射，但儿童以外照射为主。外照射引起急性放射病的射线有 γ 线、中子和 X 射线等。

一、骨髓型放射病（bone marrow form of acute radiation sickness）

是以骨髓造血组织损伤为基本病变，以白细胞数减少、感染、出血等为主要临床表现，具有典型阶段性病程的急性放射病。按其病情的严重程度，又分为轻、中、重和极重四度。

（一）轻度

病情不重，症状轻，临床分期不明显，仅在伤后数天内出现疲乏、头昏、失眠、食欲减退和恶心等症状。稍后上述症状减轻或消失，可能不出现明显的极期而逐渐趋向恢复，一般不发生脱发、出血和感染。

血象改变轻微，伤后 1~2 天内白细胞总数可有一过性升高，达 10×10^9/L 左右。升高的组分主要是中性粒细胞，原因是骨髓细胞在照射后短暂地加速成熟和加快释放，以及循环池和边缘池白细胞的重新分配，其后白细胞总数轻度下降，30 天后可降至（3~4）$\times10^9$/L。淋巴细胞不升高，一开始就下降，伤后 3 天其绝对值可降至 1×10^9/L。50~60 天后血象逐渐恢复正常。

预后良好，一般在 2 个月内可自行恢复。

（二）中度和重度

中度和重度的临床经过基本相似，只是病情轻重不同，各期症状如下。

1. *初期*　症状出现快慢、程度轻重、持续时间等都与病情轻重有关。中度多在照后数小时出现，有的可早到数十分钟，持续 1~2 天。重度多在照后数十分钟出现，持续 1~3 天。表现为神经内泌功能紊乱，特别是植物神经功能紊乱。主要症状为乏力、头昏、恶心、呕吐、食欲降低，还可能出现心悸、出汗、口渴、体温上升、失眠或嗜睡。有的患儿还有皮肤红斑、结膜充血、腮腺肿大、口唇肿胀等。

血象变化：照后数小时至 2 天，白细胞可升高至 10×10^9/L 以上，然后下降。淋巴细胞绝对值在照后 12~24 小时内明显减少，其减少程度与照射剂量有关。

2. *假愈期*　开始于照射后 2~4 天。初期症状基本消失或明显减轻。患儿除疲乏感外，无特殊主诉，精神良好，食欲基本正常。但病情继续发展，造血损伤进一步恶化，外周血白细胞和血小板呈进行性下降，机体免疫功能也开始降低。白细胞下降速度与病情轻重有关。一般于照后 10 天左右白细胞下降到第一个最低值，然后出现顿挫回升，这是由于残留的造血干细胞有限地恢复增殖分化所致。回升的峰值与照射剂量有关，大者回升峰值低。血小板下降比白细胞缓慢，中度放射病在第 2 周下降至 60×10^9/L 以下，重度可降至 30×10^9/L 以下。红细胞由于在外周血中寿命较长，下降较慢，在此期中一般无明显变化。假愈期中部分患儿血培养可查到细菌，出现菌血症，细菌多为上呼吸道的革兰阳性球菌。

假愈期长短是病情轻重的重要标志之一。中度放射病为20~30天，重度放射病为15~25天。在假愈期末，外周血白细胞可降至$2\times10^9/L$以下，此时患儿出现皮肤黏膜出血和脱发，被看作是进入极期的先兆。出血多见于口腔黏膜、胸部和腋窝部皮肤。

3. 极期　极期的标志是体温升高，食欲降低，呕吐，腹泻和全身衰竭。进入极期，病情急剧恶化，是各种症状的顶峰阶段，治疗不力者多于此期死亡。

（1）造血损伤：极其严重，骨髓增生极度低下，各系造血细胞均减少，淋巴细胞和浆细胞比例增高。骨髓细胞体外培养可能无CFU-GM生长。外周血细胞持续下降，最低值水平与病情轻重有关。中度血小板可降至$(10\sim25)\times10^9/L$，重度可降至$10\times10^9/L$。中度红细胞轻度降低，重度可降至$2.5\times10^{12}/L$以下。白细胞分类计数，中性粒细胞比例减少，核右移，并有退行性变化。

（2）感染：因机体粒细胞缺乏、免疫功能减弱而发生感染，感染是严重并发症，往往是死亡的主要原因。粒细胞数愈低，感染愈重，威胁愈大。

急性放射病感染的特点是炎症反应减弱，出血坏死严重。表现为局部红肿，白细胞计数不升高；镜下可见渗出减少，炎细胞浸润很少或缺如，吞噬现象不明显，肉芽形成少，局部细菌大量繁殖。由于细菌繁殖和毒素的作用，局部出血坏死严重，且很易播散致其他部位，发展为全身感染——菌血症、败血症、毒血症、脓毒血症等。

急性放射病的感染源有外源性和内源性两方面。内源性多来自上呼吸道和消化道的条件致病菌。早期多为呼吸道的革兰阳性球菌，口咽部常是最早出现感染灶的部位，表现为口腔局部疼痛、张口受限及进食困难。其他如肺部、肠道、泌尿道和皮肤感染亦多见。晚期多为肠道的革兰阴性杆菌。

重度以上还可能并发霉菌，因长期应用抗生素，体内菌群失调，易并发霉菌感染，以肺部为多见。霉菌感染常并发组织坏死，并直接向周围组织扩散，或通过血行传播至其他脏器成为致死的原因。

当全身照射5~6Gy以上，有可能并发病毒感染，照射剂量越大，发生率越高。病毒感染可以发生于粒细胞缺乏之前，亦可发生于粒细胞回升之后，感染源为疱疹病毒和巨细胞病毒。病毒感染常是凶险的征兆，可使病情迅速恶化，长期发热不退，为致死的原因。

（3）出血：照射后由于造血器官损伤严重，血小板数明显减少、功能降低，如血小板黏着力减退、凝血因子不足、5-羟色胺（5-HT）含量减少等，加上血管壁的脆性和通透性增加，导致全身多发性出血。出血在各内脏器官和皮肤黏膜都可发生，一般内脏出血要早于体表。内脏出血的顺序为骨髓、淋巴结、小肠、胃、大肠、心、肺、肾、膀胱等。出血的程度随照射剂量而异，轻者仅为少数点状出血，严重者呈斑块状出血，甚至弥漫成片。出血的时间常与血小板下降程度一致。当血小板低于$70\times10^9/L$时，可见皮肤黏膜点状出血，低于$(30\sim50)\times10^9/L$时，则往往会引起严重出血，大量出血会加重造血障碍和物质代谢紊乱，并促进感染的发生。

患儿进入极期前首先出现皮肤和黏膜散在出血点，进入极期后逐渐加重。部分中度患儿也可能只有出血倾向，如束臂试验阳性、出凝血时间延长、大便潜血试验阳性等。重度患儿常发生严重出血，可有鼻出血、尿血、便血、咯血、呕血等。在发生感染的部位常伴有严重的出血坏死。大量出血可引起急性贫血，重度脏器出血可成为死亡的原因。

（4）胃肠道症状：进入极期后，患儿可出现食欲降低、恶心等症状，重度患儿多有呕吐、拒食、腹泻、腹胀、腹痛等，腹泻常伴有鲜血便或柏油样便。重度患儿或腹部照射剂量大者，可发生肠套叠，肠梗阻等并发症。

（5）其他症状：极期患儿一般表现为衰弱无力、精神淡漠、烦躁等，查体可见睫反射减弱或消失。重度患儿常出现物质代谢紊乱，水盐及酸碱平衡失调，如脱水、体重下降、酸中毒、低钾血症等。

（6）化验检查：生化检查可见二氧化碳结合力降低，血清总蛋白减少。血中非蛋白氮增高，血清 GOT 和 GPT 不同程度升高，血中凝血因子和 5 - HT 含量降低。血栓弹力图检查可见 r、k、r + k 值延长，ma 和 mε 值变小，表明凝血障碍。

极期症状非常严重，但对中、重度患儿来说，仍存在自行恢复的可能。在极期末可见骨髓重现造血，只要精心治疗，控制住感染、出血等主要症状的发展，保持患儿内环境的稳定，患儿能渡过极期进入恢复期。

4. 恢复期（recovery phase） 照射后 5 ~ 7 周开始进入临床恢复期。发病后 4 ~ 5 周骨髓开始恢复造血，1 周后外周血白细胞开始回升。照射后 50 ~ 60 天白细胞数可升高至 5×10^9/L 左右，血小板数可基本正常。随着造血功能的恢复，其他症状也逐步好转，出血停止并逐渐吸收，体温恢复正常，精神和食欲开始好转。照射后 2 个月，患儿头发开始再生，经过一段时间可恢复至照前情况，或者比照前生长更浓密。

进入恢复期后，患儿免疫功能和贫血恢复较慢，可存在易疲劳等症状和再发生感染的可能。此外，重度患儿进入恢复期后还可能出现某些脏器损伤的症状，常见的如肝损伤，出现黄疸、转氨酶升高、消化不良、腹泻等症状。所以，恢复期的护理和治疗仍不能放松，患儿还需经过 2 ~ 4 个月才能基本恢复正常。

在恢复期中，性腺恢复较慢。照射后精子数下降的顶峰在照后 7 ~ 10 个月，1 ~ 2 年后才能恢复。受照射剂量较大者，亦可造成永久性不育。

（三）极重度

极重度放射病的病情经过和主要症状与重度大体相似，其病变发展较快、症状重，极期持续较久、恢复慢。由于造血损伤严重，自行恢复的能力减弱。

1. 初期症状出现早而重，假愈期短。极重度放射患儿在照射后 1 小时内即出现反复呕吐，并可有腹泻，患儿呈衰弱状态。初期症状持续 2 ~ 3 天后有所减轻，经 7 ~ 10 天后进入极期。有的病例也可能直接转入极期，没有明显的假愈期。

2. 造血损伤严重，部分患儿能自行恢复造血功能。外周血象变化迅速，照后 1 周白细胞可降至 1×10^9/L，3 天后淋巴细胞绝对值可降至 0.25×10^9/L。极期白细胞、血小板都可降至 0，贫血严重。

3. 极期症状重。进入极期后，患儿高热、呕吐、腹泻、拒食、出血等症状严重，并呈现全身衰竭。腹泻可呈水泻样或血便，脱水和电解质紊乱严重。胸部受到大于 8Gy 照射者可并发间质性肺炎，霉菌和病毒感染发生率高。

间质性肺炎是受大剂量照射后的严重并发症，其发生原因不完全清楚，一般认为与肺部放射损伤和病毒（如巨细胞病毒）感染有关。间质性肺炎的病理变化主要为肺间质水肿、炎细胞浸润、肺泡纤维蛋白渗出和透明膜形成。晚期可见肺纤维化、肺泡壁增厚、气体交换障碍。临床表现为轻到中度咳嗽、干咳或有少量非脓性痰、呼吸急促或进行性呼吸困难、发绀等，多数患儿有发热和肺部啰音。治疗困难，一般在发病后 10 ~ 15 天死亡。

二、肠型放射病（intestinal form of acute radiation sickness）

机体受肠型剂量照射后，造血器官损伤比骨髓型更为严重。但因病程短，造血器官的损伤尚未发展，小肠黏膜已发生了广泛坏死脱落，因此肠道病变是肠型的主要病理特点，以呕吐、腹泻、血水便等胃肠道症状为主要特征。

肠型放射病由于病情重、发展快、病程短，所以临床分期不如骨髓型明显，临床表现有以下主要特点。

1. *初期症状重，假愈期不明显*　在照射后20分钟至4小时内全部出现症状，主要表现为反复呕吐、全身衰竭、血压轻度下降，有时有腹泻。症状持续2~3天后稍有缓解。经过3~5天假愈期，在照射后1周即转入极期，或不出现假愈期直接转入极期。

2. *极期突出表现为胃肠道症状*　进入极期后，患儿出现反复呕吐，呕吐物多含胆汁或血性液体。严重腹泻是极期的突出表现，每天可达20~30次。腹泻以血水便为其特征，血水便中含肠黏膜脱落物。腹泻伴有腹胀、腹痛。由于肠蠕动功能紊乱，肠套叠，肠梗阻、肠麻痹等发生率较高。

3. *造血损伤严重*　肠型放射病造血器官损伤比骨髓型重，外周血象变化快，数天内白细胞可降至1×10^9/L以下。照射剂量接近肠型放射病剂量下限者，经大力救治若渡过肠型死亡期，即表现出来严重的骨髓衰竭，一般都不能自行恢复造血功能。

4. *感染发生早*　由于造血损伤严重，免疫功能低下，肠道失去障碍，致使体液和电解质大量丢失，肠腔内细菌、毒素和有害分解产物侵入血液，很快造成脱水，水、电解质代谢紊乱，毒血症、菌血症等并发症，成为死亡的原因。肠型放射病后期常出现坏死性肠炎、腹膜炎和坏死性扁桃体炎、败血症等。临终前机体衰竭，体温可骤然降低。

三、脑型放射病（cerebral form of acute radiation sickness）

脑型放射病是以中枢神经系统损伤为特征的极其严重的急性放射病，发病很快，病情凶险，多在1~2天内死亡。脑型放射病时，显然造血器官和肠道的损伤更加严重。但由于病程很短，造血器官和肠道损伤未充分显露，主要病变在中枢神经系统。是以脑组织损伤为基本病变，以意识障碍、定向力丧失、共济失调、肌张力增强、抽搐、震颤等中枢神经系统症状为特殊临床表现，具有初期和极期两阶段病程的极其严重的急性放射病。死亡原因主要为脑性昏迷衰竭。

除上述普遍公认的三型以外，国内外有些学者还提出在肠型和脑型之间存在一个心血管型放射病。其照射剂量介于肠型和脑型之间，病程较脑型稍长。病变特点是心肌变性坏死、炎症或萎缩，并有心血管系统的功能障碍，临床主要表现为休克或急性循环衰竭。

四、诊断与鉴别诊断

（一）骨髓型急性放射病的诊断标准

一次或短时间（数日）内分次接受1~10Gy的均匀或比较均匀的全身照射。

早期可参照表36－3－1作出初步的分度诊断。

表 36-3-1　骨髓型急性放射病的初期反应和受照剂量下限

分度	初期表现	照后 1~2 天淋巴细胞绝对值最低值（$\times 10^9$/L）	受照剂量下限（Gy）
轻度	乏力，不适、食欲减退	1.2	1.0
中度	头昏、乏力、食欲减退、恶心，1~2 小时后呕吐，白细胞短暂上升后下降	0.9	2.0
重度	1 小时后多次呕吐，可有腹泻、腮腺肿大、白细胞数明显下降	0.6	4.0
极重度	1 小时内多次呕吐，可有腹泻、休克、腮腺肿大，白细胞急剧下降	0.3	6.0

在全面检查和严密观察病情发展的过程中，可参照表 36-3-2 进行综合分析，进一步确定临床分度及分期诊断。

表 36-3-2　骨髓型急性放射病的临床诊断依据

分期和分度		轻度	中度	重度	极重度
初期	呕吐	-	+	++	+++
极期	腹泻	-	-	-~+	+~++
	照后（d）	极期不明显	20~30	15~25	<10
	口咽炎	-	+	++	++~+++
	最高体温（℃）	<38	38~39	>39	>39
	脱发	-	+~++	+++	+~+++
	出血	-	+~++	+++	-~+++
	柏油便	-	-	++	+++
	腹泻	-	-	++	+++
	拒食	-	-	±	+
	衰竭	-	-	++	+++
	白细胞最低值（$\times 10^9$/L）	>2.0	1.0~2.0	0.2~1.0	<0.2
受照剂量下限（Gy）		1.0	2.0	4.0	6.0

注：+、++、+++分别表示轻、中、重

重度以下骨髓型急性放射病经有效积极治疗后，可不出现极期典型临床表现，如出血、感染（包括体温升高、咽炎、腹泻、拒食、柏油便等），使极期阶段症状不明显，此时可参考白细胞数持续低于 1×10^9/L，或中性粒细胞数低于 0.5×10^9/L，血小板数低于 10 ×

10^9/L,及脱发等作为极期阶段（重度）的判断指征。反之，由极期转入恢复期也可从骨髓造血功能的改善如增生低下转为活跃，出现幼稚细胞、单核细胞等，以及外周血象如网织红细胞、中性粒细胞、血小板数的恢复，出现单核样细胞增多或成群，成批出现的所谓“阵雨现象”进行综合判断。

（二）肠型急性放射病的诊断标准

一次或短时间（数日）内分次接受大于10Gy的均匀或比较均匀的全身照射。

1. *轻度肠型急性放射病* 受照剂量为10～20Gy。除照后1小时内出现严重恶心、呕吐外，1～3天内出现腹泻稀便、血水便，并可有腮腺肿痛，经3～6天假愈期后，上述症状加重，为极期开始，可伴有水样便或血水便，发热。

2. *重度肠型急性放射病* 受照剂量20～50Gy。受照后1天内出现频繁呕吐、难以忍受的腹痛、严重稀水便、血液浓缩、脱水、全身衰竭、低体温，继之剧烈呕吐胆汁或咖啡样物，严重者第2周在血水便或便中混有脱落的肠黏膜组织，大便失禁，高热。

受照后因严重呕吐和腹泻，如伤后2～5天内血红蛋白上升至110g/L以上，应注意肠型急性放射病的发生。

（三）脑型急性放射病的诊断标准

一次或短时间（数日）内接受大于50Gy的均匀或比较均匀的全身照射。偶见于特大核事故及核战争条件下瞬时受到特大剂量照射的人员。

受照剂量为50～100Gy，病程2天左右，受照后出现站立不稳、步态蹒跚等共济失调，定向力和判断力障碍，肢体或眼球震颤，强直抽搐，角弓反张等征象。如受照剂量>100Gy，则受照后意识丧失，瞳孔散大，大小便失禁，血压下降，休克，昏迷，病人很快死亡，病程仅数小时。

（四）骨髓型、肠型和脑型急性放射病的鉴别诊断

急性放射病分型诊断的要点是肠型与极重度骨髓型及脑型放射病的鉴别。根据受照后病人的临床表现、受照剂量及病程即可区分三型放射病，见表36－3－3。

表36－3－3　三型放射病的鉴别

项目	极重度骨髓型	肠型	脑型
共济失调	－	－	＋＋＋
肌张力增强	－	－	＋＋＋
肢体震颤	－	－	＋＋
抽搐	－	－	＋＋＋
眼球震颤	－	－	＋＋
昏迷	－	＋	＋＋
呕吐胆汁	±	＋＋	＋～＋＋
稀水便	＋	＋＋＋	＋
血水便	－	＋＋＋	＋
柏油便	＋＋＋	－～＋＋	±

续表

项目	极重度骨髓型	肠型	脑型
腹痛	-	+ +	+
血红蛋白升高	-	+ +	+ +
最高体温（℃）	>39	↑或↓	↓
脱发	+~ + + +	-~ + + +	-
出血	-~ + + +	-~ + +	-
受照剂量（Gy）	6~10	10~50	>50
病程（d）	<30	<5	<5

注：+ + +：表示严重，+ +：中度，+：轻度，-：不发生

第四节　辐射袭击及突发事件的紧急救援

核辐射突发事件医学应急响应是指在发生核或核辐射突发事件时，各级应急组织针对发生的事件情况，根据预先制定的应急预案实施各种应对措施，对公众和应急人员进行卫生防护，对伤员实施医学救治，使事件造成的生命财产损失减少到最低限度。

一、医学应急响应的启动

卫生部核辐射突发事件应急领导小组接到国家核辐射突发事件应急指挥部的突发核辐射应急指令后，立即启动核辐射突发事件医学应急通讯响应系统，通知省级核辐射突发事件医学应急领导小组和应急中心等相关机构，做好核辐射突发事件医学应急响应的准备工作。省级核辐射突发事件医学应急领导小组通知技术机构，成立现场辐射监测和医学处置小组，开展人员救治、现场调查、发放碘片和对食物与水的监控工作。当地“120”系统在事件发生的第一时间到达现场，对伤者进行分诊和紧急处理。

二、救援人员与救援步骤

（一）救援人员的组成

救援队伍平时应经过严格的培训，有充分的辐射防护知识与技能，熟练掌握应急防护措施与方法、应急辐射监测和清除放射性沾染的基本方法。培训内容包括：①防原基础知识；②核电站、核反应堆结构概要；③自救互救基本知识；④除沾染方法模拟操作；⑤辐射剂量测量、仪器性能及操作；⑥急救包扎技术及操作；⑦主要抗辐射药物的原理及应用；⑧各种防护衣、面具等的穿脱方法；⑨伤员的分类与后送；⑩核电站、核反应堆的预定情况事故，设定医疗防护对策等。

核辐射现场救援应急分队可分为大队、中队、小队。大队以野战医院或驻军医院为单位；中队以一个三级医院的门急诊部为单位；小队以一个救护车为单位。每个队须设备齐全，具备清楚的领导层次，分工具体。

1. 指挥组　必须具有丰富的经验，针对所发生的事件，提出应急的方案措施。

2. 后勤组　平时储备足够的物资，特别是针对核辐射损伤及烧冲伤的防护及救急用品、药物、运输、洗消等设备，定时更新。设立好洗消站、伤病员抢救转运点，提供足够饮食。

3. 抢救分队　正确指导撤离，准确监测辐射剂量，做出明显的辐射级标志。

4. 抢险分队　从危房及燃烧中救护伤员，从掩体中救出伤员，应用生命探测仪，发现生命迹象后进行援救，想办法提供空气与水，然后挖掘救援，注意尽量减少二次损伤。同时应灭火，切断水、电、煤气等相应措施。

（二）救援步骤

迅速撤离核辐射事故现场的所有人员，大事故半径 30km 以内全部撤离，下风向 90～120km 以内全部撤离。具体视污染情况而定。

第一步：核辐射剂量侦察与测量。侦察与抢救一般同时进行，但辐射侦察更是前哨，迅速搞清除核污染半径，标清高、中、低剂量区，可用红、黄、蓝旗分别标记，必要时注明辐射剂量及停留时间；还可以考虑使用围栏或有标志的塑料布条标出辐射区域。注意风向，区分上风区与下风区。边界区分好后有利于全面有序地展开救治工作。

第二步：杀伤区的抢救。同时进行抢救与搜寻伤员，同时救治直接损伤与间接损伤，同时抢救伤员与撤离无伤人员。分工明确，组织领导细化。切忌无关人员滞留围观。抢救出的伤员有污染立即洗消，有生命危险的先抢救后洗消，无生命危险的先洗消后救治。抢救人员严格穿戴隔绝式防护服及面具。用培训好的手语或先进的通讯设备互相联系，必要时配备生命探测装备。可采取轮替式的工作方式。在放射性沾染区严格遵守个人防护的行动规则。

第三步：运送伤员。每辆救护车配司机、指挥者、医生、护士、后勤等人员，由指挥者或医生负责，展开搜寻、急救、后送等工作。

第四步：从污染区撤出的受辐射人员，无论沾染轻重，未确定前必须进行三个措施：①服用碘化钾 130mg/片，在核事故发生后应立即服用，越早越好。②注射苯甲酸雌二醇 4～6mg。③在 6 小时内发现呕吐或恶心表现，疑有急性放射损伤时，立即输右旋糖酐 40。这三个措施后，对核辐射伤员进行分类诊断，从物理剂量中核算其瞬时及延迟辐射剂量，或根据淋巴细胞绝对值的下降程度、早期临床表现（恶心呕吐的时间，血细胞主要是白细胞及淋巴细胞的升降）来初步判断。综合分析，了解伤员所处核泄露或核爆炸的位置、滞留时间、穿着、是否了解核辐射及是否自救互救，准确判断核辐射损伤程度。

三、应急救援具体方案

（一）查清现场状况

首先查清核战场或核事故的现场地理环境状况，有无污染，有无冲击及烧伤或倒塌的间接损伤。若无污染应立即查清不同伤情等级的杀伤半径，在安全剂量以外（半径外）设立指挥站和分类哨；有污染则在上风向设立干洗消及湿洗消场所。

（二）划分救治区

查清现状后立即划分救治区域，极重、重、中、轻 4 个救治区域，以事故中心为圆心，结合下风向放射性沾染严重程度划成一椭圆延长形的抢救面积。并安排进出通道，以 4 条或 8 条道路为宜，迅速抢救伤病员。

（三）进入现场救援

应急分队从四面八方进入重度杀伤区抢救伤员。每个应急分队在作业图上分片进入至红旗边界停止，在黄蓝旗界设立集中伤员点，留人守候急救处理，配备担架及车辆。分组搜寻伤员，随身携带救治器械及药品，如防护面具及防护衣，伤员清扫、拍打灰尘后，立即服碘化钾 1 片，服药前大量漱口、洗鼻、挖耳清除灰尘，饮水。如判定在场剂量率很高，则用剂量率乘以所待的时间，标记所受的物理剂量，立即后送。

（四）伤员分类原则

伤员抢救出来后立即分类，首先区分有无放射性沾染，沾染程度如何，是否需要洗消。判定是否有冲击伤、烧伤、急性放射损伤或其他损伤，是单一伤还是复合伤，小心复合伤中冲击伤内重外轻的特点（内脏损伤，肝脾破裂，内脏大出血）。判定有无危及生命、需要立即处理的危重伤。

（五）去除沾染

第一关是干洗消，互相拍打，去除灰尘，干洗后如测量剂量允许，可进入湿洗消。有条件时也可以直接湿洗消，包括局部洗消和全身洗消。洗消后可后送或转入其他救治组。对洗消的放射性污物和污水应专门收集处理，避免影响环境，事后难以处理。

（六）收入应急医院

根据具体伤情和伤类，按照分级救治的原则，分别送至相应的医院进行后续治疗。医院设置与抢救点的距离视核辐射现场大小及各方面的条件而定，多考虑风向、城乡位置、水源、污物处理、战争时有利防空等条件。

四、救援医务人员与工作人员的防护措施

（一）外照射防护措施

1. *缩短在沾染区通过和停留的时间*　在保证完成任务的前提下，尽可能缩短在沾染区停留的时间。必要时采取轮流作业法，控制个人受照射剂量。在通过沾染区时选择道路平坦、辐射级低的地段通过，或乘车辆通过，缩短通过时间。

2. *推迟进入沾染区的时间*　进入沾染区越迟，地面辐射级越低，人员所受外照射剂量就越小。所以在条件允许时，人员应推迟进入沾染区。

3. *利用屏蔽防护*　人员在沾染区工作，应尽可能进入工事、民房、车辆、大型兵器内或利用地形地势地物屏蔽防护，减少受照射剂量。

4. *清除地表污染物*　在停留处及其周围，铲除 5～10cm 厚的表层土壤，或水冲、扫除表层灰尘，降低所在位置的辐射级。

5. *应用抗放射药物*　需要进入沾染区的人员，有可能受到超过战时控制量的照射时，尤其可能超过 1Gy 剂量时，需事先应用抗放药物。从沾染区撤出的人员，如已受到较大剂量照射者，也应尽早使用抗放药物，减轻辐射损伤。

（二）体表和体内沾染的防护措施

1. 使用防护器材。
2. 利用车辆和建筑物等进行防护。
3. 服用碘化钾。
4. 遵守沾染区的防护规定。
5. 洗消和除沾染。

第五节 急性辐射病的治疗

一、骨髓型放射病的治疗

（一）治疗原则

1. *以造血损伤为中心进行综合治疗* 一方面要设法减轻和延缓造血器官损伤的发展，促进损伤的修复；另一方面要大力防治由造血损伤引起的感染和出血等并发症。另外，由于放射病的损伤涉及全身各器官，所以仍以综合治疗为主，达到保持机体内环境的平衡，安全度过极期。

2. *分度、分期治疗* 各度放射病的治疗措施基本是一致的，但繁简有所差别。轻度放射病在平时可以短期住院观察，中度以上放射病都需住院治疗。但中度的早期治疗可简化，重度和极重度不仅应立即住院，而且要抓紧早期的预防性治疗措施，做到所谓“狠抓早期、主攻造血、着眼极期”，有利于提高治愈率。此外，还必须针对各期不同的矛盾进行治疗。

（1）轻度急性辐射病：吸收剂量为1～2Gy，数天内可出现疲乏、头昏、恶心、食欲减退、失眠等症状，然后症状逐渐缓解。整个病程中，一般不发生脱发、出血和感染。照后1～2天内，白细胞可暂时性轻度上升到$10\times10^9/L$左右，然后下降到（3.0～4.0）$\times10^9/L$，淋巴细胞可减少到$1.0\times10^9/L$，其他血细胞数量无明显改变。40～50天后，血液逐渐恢复正常。不经治疗，2个月可自行恢复。

（2）中度/重度急性辐射病：中度吸收剂量为2～4Gy，多有明显的分期；重度急性辐射病吸收剂量为4～6Gy，临床分期明显。

①初期：照射后数小时可出现头昏、乏力、食欲下降、恶心、呕吐。约1天左右进入假愈期。外周血白细胞一过性升高，然后逐渐降低；淋巴细胞轻度减少。保持患儿安静休息和情绪稳定；早期给抗放药、镇静、止吐等对症治疗，如给地西泮、甲氧氯普胺等；有眼结膜充血、皮肤潮红等症状者，给苯海拉明、异丙嗪等脱敏药；改善微循环。重度以上患儿早期给肠道灭菌药，并做好消毒隔离；严重极重度患儿早期进行造血干细胞移植。

②假愈期：临床症状缓解，但白细胞总数继续下降，一般不会低于$2.0\times10^9/L$；血小板可降低。假愈期末可开始脱发。脱发和皮肤、黏膜出血是进入极期的先兆。治疗重点是保护造血功能，预防感染和预防出血。加强护理，注意观察病情变化。鼓励患儿多进食，给高热量、高蛋白、高维生素并易消化的食物，极重度患儿可用静脉保留导管补充营养；保护造血功能，延缓和减轻造血损伤；可口服多种维生素，重度患儿可少量输血；预防感染和预防出血；需造血干细胞移植的极重度患儿，若初期未进行，进入本期后应尽早进行移植。

③极期：一般在照射3～4周后开始，主要的征象是感染发热、出血较广泛，口腔感染多见，白细胞降至最低值，血小板明显减少，可有轻度贫血。相继出现严重毛发脱落，广泛而严重的出血，多见于齿龈、胸部、头部及受压部位，可大片出血或皮下血肿，甚至便血、尿血、咯血、鼻衄，出血部位常伴感染或坏死，要害部位出血可造成死亡。感染是重度急性放射病的严重并发症，常由口腔开始，严重可发生败血症，高热达39～41℃，全身衰竭时可以体温不升。早期感染病原菌多为上呼吸道的革兰阳性球菌和杆菌，晚期多为肠道革兰阴性杆菌。造血功能明显抑制，白细胞可降至$1.0\times10^9/L$以下，血小板可低于$10\times10^9/L$，可

有轻度贫血。此外，神经系统、胃肠道、代谢方面均出现紊乱。精子生成障碍。抗感染和抗出血是这一期治疗的关键。同时应予以充分的支持治疗，如营养、保持水电解质平衡、纠正酸中毒，促进造血功能恢复。患儿绝对卧床休息，控制输液速度，防止加重肺水肿；抗感染、抗出血；促进造血功能恢复；给维生素 B_4、B_6、B_{12}，叶酸和 DNA 制剂，应用造血因子，使用补益和调理气血的中药；充分营养供给，补钾和碱性药物，以及辅酶 A、ATP 等能量合剂。

④恢复期：受照射后 5 周左右进入恢复期。症状消退，血液开始恢复，毛发开始新生。但记忆力减退、衰弱、食欲减退、贫血等恢复很慢。精子生成恢复更慢。治疗主要防止病情反复，治疗遗留病变。加强护理，防止患儿过度劳累，预防感冒和再感染，注意营养供给及预防各种并发症的发生；继续进行造血功能恢复，治疗贫血，服用补益和调理气血的中药，可少量输血；有消化不良的患儿，对症处理，临床恢复期过后应继续休息。

（3）极重度急性辐射病：吸收剂量为 6～10Gy。分期不明显。受照后多在 1 小时内即开始出现初期症状，反复而严重呕吐和腹泻，全身衰竭。2～3 天后症状可稍有减轻，白细胞下降迅速，淋巴细胞减少明显。1 周左右可转入极期，高热、拒食、频繁呕吐与腹泻、柏油样便，严重脱水，代谢紊乱。如不积极治疗，死亡率很高。

（二）主要治疗措施

1. 早期给予抗放药　抗放药是指在照射前及照射后早期给药都可减轻放射病的一类药物，对中、重度放射病效果较好。

2. 改善微循环　照射后早期微循环障碍可加重组织细胞损伤，尤其是重度以上放射病更为明显。可于照射后 3 天内静脉滴注低分子右旋糖酐，每天 500～1000ml，加入适量地塞米松和复方丹参注射液，对改善微循环、增加组织血流量、减轻组织损伤有益。

3. 防治感染　非常重要，尤其在极期，把控制感染放在治疗的首位。

（1）入院清洁处理：洗浴或用 1∶5000 洗必泰药浴。

（2）消毒隔离：战时采取区段隔离，避免发生交叉感染，病室经常消毒，重度以上患儿应入住层流洁净病房。

（3）注意皮肤黏膜卫生：常洗浴或擦浴，加强口腔护理，禁用牙刷，消毒液含漱，口腔、生殖器、肛门卫生护理。

（4）应用肠道灭菌药：重度以上患儿早期口服肠道灭菌药，可减轻肠道感染。口服黄连素、复方新诺明、新霉素、庆大霉素等。适当补充维生素 B_4、B_2。

（5）全身使用抗生素：是控制感染的主要措施，有指征的应预防性使用。指征为：皮肤黏膜出血，发现感染灶，血沉明显加快，白细胞低于 $3.0\times10^9/L$，毛发明显脱落。用药参考：磺胺类药物、青霉素、链霉素、氨苄青霉素、新青霉素、庆大霉素、卡那霉素、妥布霉素、先锋霉素等。剂量宜大，多静脉给药。根据血培养及咽拭子培养药敏结果及时调整。

（6）增强机体免疫力：轻中度患儿可适当采用主动免疫措施，如用短棒状杆菌菌苗、卡介苗、植物多糖等刺激机体免疫功能。重度以上患儿则以被动免疫为好，可考虑静脉注射大剂量丙种球蛋白（IVIG）或胎盘球蛋白。

（7）局部感染灶的防治：及时发现潜在感染灶，如龋齿、口腔炎、皮肤疖肿、痔疮、手足癣、放射性皮肤黏膜损伤等，及时治疗，加强护理，减少感染机会。

（8）防治二重感染：发现真菌感染，使用抗真菌药物，如制霉菌素、酮康唑片，严重时静脉用药。防治病毒感染可用利巴韦林、阿昔洛韦等。

（9）间质性肺炎的防治：吸氧、辅助换气，改善呼吸功能，防治心力衰竭。肾上腺皮质激素可改善呼吸困难、缓解症状。大剂量丙种球蛋白、抗病毒药物及抗巨细胞病毒血清等对病毒感染有防治作用。

4. *防治出血* 放射病出血的原因主要是血小板减少，其次还有微血管和凝血障碍等因素。

（1）补充血小板和促进血小板生成：严重出血患儿输注新鲜血小板，止血敏有促进血小板生成的作用，可用于放射病治疗。

（2）改善血管功能：在假愈期即可开始使用改善和强化毛细血管功能的药物，如安络血（肾上腺素缩氨脲）、5－羟色胺、维生素C、维生素P等。

（3）纠正凝血障碍：可用6－氨基己酸、维生素K_3等。

5. *输血及血液有形成分* 是重度以上放射病治疗的重要措施。血红蛋白低于80g/L时输红细胞；血小板低于20×10^9/L、有活动性出血或出血倾向时输注血小板；可考虑输注白细胞、血浆等。输血注意速度，避免加重肺水肿、脑水肿。输注的血液或有形成分的悬液，输注前都需经15～25Gy γ射线照射，去除免疫活性细胞，减少输血反应。

6. *造血因子的应用* 目前细胞因子的研究日益深入，许多重组的细胞因子陆续问世，可用于放射病的治疗。

7. *造血干细胞移植* 见第二篇第十章第十一节“细胞治疗学”。

二、肠型放射病的治疗

肠型放射病多在1～2周死于脱水、酸中毒、败血症、中毒性休克等。因此首先应针对肠道损伤采取综合对症治疗，同时早期进行骨髓移植。待渡过肠型死亡期后，重点治疗造血障碍。

三、脑型放射病的治疗

脑型放射病多死于1～2天内。急救的要点是镇静、止痉、抗休克和综合对症治疗。发生抽搐时，用苯巴比妥、氯丙嗪等加以控制，呕吐、腹泻时，应予以止吐、止泻、抗休克治疗，可予以补液、输血浆，用去甲肾上腺素、间羟胺等升压药。

（一）外照射慢性辐射病

慢性辐射病没有特效治疗方法，应对症治疗。治疗原则：

1. 首先调动病人的积极性，耐心解释病情，消除恐惧心理，使病人能正确对待疾病。适当进行体育锻炼。加强营养，服用多种维生素，以增强机体的抵抗力。

2. 神经衰弱症候群：中西医结合对症处理，可用针刺疗法，亦可服用中成药如归脾丸、六味地黄丸等配合西药和体疗。例如头晕、头痛可用谷维素，维生素B_1，维生素B_{12}，中药菊花、钩藤、珍珠母、女贞子等；无力可用五味子酊、灵芝制剂、苯丙酸诺龙等；睡眠障碍可服刺五加、酸枣仁、茯苓、远志及其他镇静安眠药。食欲不振者可用多酶片、山楂丸、健脾丸等，亦可采用汤药辨证施治。

3. 白细胞减少：中药治疗应在补血益气的基础上佐以活血化瘀。西药则应用升高白细胞药物，如维生素B_4（6－氨基嘌呤磷酸盐）、维生素B_6、维生素B_{12}、利血生、白血生、鲨肝醇、核苷酸、肌苷、茜草片等，一般选用 1～3 种配合应用，治疗 1～3 个月无效时换药。对激素类药物应慎用。

4. 出血和血小板减少：中药以益气养血、凉血止血为主。常用药物有大小蓟、鹿茸草、白茅根、丹皮、仙鹤草、茜草、三七、云南白药、花生衣制剂等，西药则有维生素 C、安络血、6－氨基己酸、茜草双酯、强的松等。

（二）内照射辐射病

1. 对有过量放射性同位素进入体内的人员进行及时、正确的初期处理，主要包括为减少放射性同位素吸收的急救处理及加速放射性同位素排出的治疗。处理必须分秒必争、及时、正确。

（1）减少放射性同位素吸收

①减少胃肠道内的吸收：主要是催吐，洗胃，服沉淀剂、吸附剂和泻剂。

催吐：用手指或棉棒刺激咽部；服催吐剂，如吐根剂、硫酸铜（1%，25ml）、硫酸锌（1～2g）、藜芦（2.5～5g）、甜瓜蒂（5～15g）等，或皮下注射阿扑吗啡（5～10mg）。早期用这些方法可使胃内放射性核素排出 80%～90%。

洗胃：可用温水或生理盐水或微碱性溶液洗胃。禁用能促进放射性同位素溶解和吸收的药液。

服吸附剂、沉淀剂及缓泻剂：已知摄入的放射性同位素为锶、钡、镭、锌、锰等二价元素时，可酌情服用下列一种沉淀剂：硫酸钡 50g；磷酸三钙 5g 及磷酸氢二钠 6g；磷酸铝凝胶 100ml 等。也可服吸附剂活性炭、骨粉和离子交换树脂等。在口服沉淀剂、吸附剂后约半小时，口服缓泻剂，硫酸镁、双醋酚酊等，以加速被吸附沉淀的放射性同位素的排出。

若已摄入的放射性同位素已超过 4 小时，应首先使用缓泻剂。

较特异性的阻止吸收剂：褐藻酸钠和氢氧化铝凝胶，二者均有阻止^{90}Sr 从胃肠吸收的作用。用法：前者 8～10g 配成糖水饮用，后者首次剂量 50ml。均可使胃肠道吸收减少 50% 以上。

普鲁士蓝（亚铁氰化铁）：可增加^{137}Cs 排出。用法：每次 1g，一日 3 次，连服数日。

碘化钾（KI）：可阻止体内放射性碘（^{131}I、^{125}I）进入甲状腺，使稳定性的碘在甲状腺内饱和并封闭了甲状腺，以减少放射性碘在甲状腺的蓄积。用法：KI 100mg，每天一次，连服数日，如无十分必要，累计量不宜大于 1g。

② 减少呼吸道的吸收：用棉签拭去鼻腔内污染物，剪去鼻毛，向鼻咽部喷血管收缩剂，如肾上腺素、麻黄素等，然后用大量生理盐水冲洗。给去痰剂如氯化铵、碘化钾等，使残留在呼吸道的放射性同位素随痰咳出。

③ 减少伤口内的吸收：对污染的伤口，首先用生理盐水或 3%～5% 肥皂水，由内向外擦洗伤口周围皮肤，再用生理盐水或清水反复多次冲洗伤口，并阻止伤口处静脉回流，使由伤口流出一定量的血，以减少吸收。如伤口污染严重，经单纯冲洗效果不佳，可考虑扩创。

（2）加速放射性同位素的排出：放射性同位素内照射损伤的程度和后果，主要取决于体内放射性同位素的滞留量和时间。因此，抓紧时机选用适当的促排措施是内照射损伤治疗中的重要环节。否则，随着时间推移，放射性同位素固着于组织中，促排效果差。

①络合剂应用：目前常用的有以下几种。

二乙烯三胺五醋酸钙钠盐（DTPA－$CaNa_3$）：又称促排灵，是一种高效广谱的促排药物，可加速稀土、超铀及超钚等同位素的排出，如镧（^{140}La）、铈（^{144}Ce）、镨（^{143}Pr）、钕（^{147}Nd）、钷（^{147}Pm）、锆（^{95}Zr）、钚（^{239}Pu）等。用法：1g 溶于 250ml 生理盐水中静脉点滴，每日一次，连续 3 天为一个疗程。必要时间隔 3～4 天再行第二疗程。同时注意肾功能的变化。二巯基丙磺酸钠对钋（^{210}Po）有较好的促排效果。用法：5% 5ml 肌注，每天 2 次，3～4 天为一个疗程。喹胺酸（811）对铊（^{234}Tl）、锆（^{95}Zr）、钷（^{147}Pm）、钚（^{239}Pu）等皆有显著的促排效果。用法：0.5g 溶于 3ml 注射用水或苯甲醇溶液中，肌注，每日 1 次，3～4 天为一个疗程。有明显肝、肾功能损害者禁用。

②增加水代谢：^{3}H 进入体内后，很快与体内水达到平衡，为加速 ^{3}H 的排出，可大量饮水，由尿排出 ^{3}H 可增加 10～20 倍。

③增加骨质代谢：用药物、激素或控制膳食的方法，促进骨质的分解代谢，加速亲骨性同位素由尿排出。

2. 加强营养，注意休息和综合对症治疗。

3. 脱离放射性同位素接触。

第六节　放射性沾染内照射对儿童的危害及医学处理

放射性沾染是核爆炸后，从蘑菇状烟云中散落下来的放射性物质。它像尘埃一样，随风飘移，逐渐沉降，使爆心周围和下风方向地区的物体、空气和地面等受到沾染。

放射性沾染可能对儿童造成三种伤害：①当放射沾染随空气、水、食物通过呼吸道、消化道和伤口进入人体时，可引起内照射损伤；②儿童处在被沾染的环境中，其周围被沾染的物体发出射线会造成外照射损伤；③皮肤落上放射性灰尘，或接触沾染严重的物体会引起皮肤灼伤。外照射损伤即 γ 射线全身外照射引起的急性、慢性放射病，皮肤灼伤即 β 粒子所致的皮肤损伤。本节主要阐述放射性沾染内照射问题。

一、内照射的危害及临床表现

1. 内照射放射损伤取决于进入体内的放射性物质所致电离密度大小。因而 α 衰变的核素危害性最大，β 和 γ 衰变次之。与外照射不同，放射性核素在体内滞留时，按衰变规律不断释放射线，形成持续性照射源。在放射性核素全部从机体内排出或全部衰变完后，对机体的照射作用才停止。

2. 放射性核素进入体内的吸收、分布和排泄过程较为复杂，不同放射性核素的吸收量、蓄积部位、排出速度，因核素的理化特性、进入体内的途径以及体内蓄积部位的不同，而有很大差别。某些放射性核素选择性蓄积于某些器官，造成靶器官的严重损伤。如亲骨型核素（锶 90、镭 226、钚 239），对骨髓造血功能和骨骼的损伤严重，晚期可诱发骨肿瘤；沉积于网状内皮系统的核素（钍 232、铈 144、钋 210 等）对肝、脾损伤较重，引起中毒性肝炎，晚期可诱发肝肿瘤；亲肾型核素（铀 238、钌 106 等）可引起肾脏损害，出现肾功能不全。

3. 不易由胃肠道吸收的放射性核素，从口腔进入后，绝大部分由肠道排出体外。气态及挥发性的核素，主要经呼吸道迅速排出。机体中某些代谢产物，能影响放射性核素在体内的蓄积和排出，如胆酸、乳酸、柠檬酸等。锶、镭等理化特性类似于钙，与骨组织结合能力很强，因此排出率很低，晚期几乎不排出。

4. 某些核素的放射性虽较弱，但进入体内可产生化学毒性作用。如铀、钍对机体的损伤，化学毒性是主要因素。

5. 长期小量的放射性核素进入体内，形成一定量体负荷或肺负荷的内污染病例，与慢性外照射放射病患者不尽相同，机体可无近期放射性损伤征象，主要表现为远期效应，经过较长潜伏期，可以发生骨质疏松、恶性肿瘤等。

二、实验检查

1. 放射性监测是最有价值的诊断手段。某些放射性核素如钴 60、铯 137、钚 239、锶 90 等可通过体外测量的方法，做体内污染的检测。分析排泄物和其他生物样品中的放射性核素，也可用来估计体内含量，如测尿中铀、钍、氚；测定粪中镭、锶；测定呼出气中氡的含量，估算其母体核素在体内的含量；测定毛发中的^{210}Po 估算体内镭含量等，均是经济、简便而实用的检测方法。

2. 针对放射性核素在体内选择性蓄积的部位及器官，做相应的功能检查。如亲骨性核素做骨髓检查和 X 射线骨骼摄片，亲肾性核素做肾功能检查。

三、诊断

诊断的成立首先需经物理、化学等手段证实有过量放射性核素进入人体，形成放射性核素内污染，其有效累积剂量当量可能大于 1. 0Sv；或者较长有效生物半衰期的放射性核素，一次或多次进入体内，使机体放射性核素摄入量超过相应的年摄入量限值几十倍以上。其次，要有该放射性核素所致的特征性效应，如对选择性分布的放射性核素，应有相应靶器官损害的临床表现，同时伴有神经衰弱症候群和造血功能障碍等全身表现。靶器官的损害，因放射性核素种类而异：放射性碘引起甲状腺功能低下或甲状腺结节形成；镭、钚等亲骨性放射性核素，引起骨质疏松和病理性骨折；稀土元素和以胶体形式进入体内的放射性核素，引起网状内皮系统的损害。最后还要有类似外照射放射病的全身性表现，经综合分析，方能作出诊断。

四、治疗

1. 一般治疗与外照射放射病相同，主要是减少吸收，加速放射性核素的排除，关键是争取时间及时用药。

2. 经胃肠道吸收的放射性核素，可通过催吐，洗胃，服沉淀剂、吸附剂、导泻剂等方法，减少胃肠道内的吸收。锶、钡、镭等二价放射性核素可用硫酸钡、磷酸二钙、氢氧化铝凝胶等沉淀剂或用吸附剂活性炭处理。褐藻酸钠有阻止锶、镭等放射性核素从肠胃道吸收的作用。

3. 经呼吸道吸入放射性核素时，应及时用棉签拭去鼻腔内污染物，用 1% 麻黄素滴鼻，或鼻咽部喷入 1:1000 肾上腺素使血管收缩，然后用生理盐水冲洗。也可用祛痰剂，使残留在呼吸道内的放射性核素随痰排出。

4. 已沾染的伤口可用生理盐水或 3% 肥皂水冲洗，必要时则需扩创。

5. 已进入体内的放射性核素，应及时选用合适的促排药物加速从体内排出。氚进入人体后，在体内很快与水达到平衡，可通过大量饮水加速水代谢的方法，以加速氚的排出。

五、预防

对可能摄入放射性碘者，可预先服碘化钾或碘化镁 100mg，也可服抑制甲状腺激素合成的药物（如硫脲嘧啶等）。可先在手、面等暴露部位涂凡士林，以便于去除污染的核素，必要时预防性地注射促排灵或螯核羧酚 0.5g，可使尿钚 239 增加 2～50 倍。有可能吸入钚 239 气溶胶者，事先可喷雾吸入 10%～20% 促排灵溶液。

第七节　辐射损害对儿童的远期效应

儿童受电离辐射照射 6 个月以后所发生的效应称为远期（或远后）效应，它也可以在照后数年甚至更长时间才出现。

电离辐射远期效应可以发生在：①急性辐射损伤后已恢复的人员，如原子弹爆炸或核事故时受到中等或较大剂量照射的人员。其特点是受照者本身在照射后早期曾经历急性放射损伤的临床过程。②长期接受小剂量慢性照射者，如职业受照者或医疗受照者。其特点是受照者可能不显示任何早期辐射损伤的病症，而是在若干年后显示出某些有害疾病的发生率较正常人群明显增高。电离辐射远期效应可以通过受照人群进行流行病学调查或进行动物实验研究。本节讨论急性核辐射损伤已恢复的儿童中所显示的远期效应，分为远期躯体效应和遗传效应。

一、远期躯体效应

辐射诱发而显现在受照者本人身上的效应称为躯体效应。

（一）致癌效应

辐射致癌效应为随机效应，是人类最严重的辐射远期效应。辐射诱发细胞突变可能是肿瘤发生的机制。根据对日本原子弹爆炸受照幸存者的长期观察，已证实某些癌症的发病率高于对照人群，且随时间的推移，这种对比更为明显。主要的癌症是：

1. 白血病　这是全身照射后诱发的最重要的远期效应。其特点是：①发病率高于其他实体肿瘤，与受照剂量呈明显线性关系。日本原子弹受害者中，在爆后 2～3 年已发现急性粒系白血病，爆后 5 年发生率最高，一直到照后 26 年仍高于对照人群。②以急性白血病多见，且死亡率较高。③受照时年龄小则发病较早，且危险性较大。

2. 甲状腺癌　这是电离辐射外照射和内照射在人体诱发的重要远期效应之一。其特点是：①潜伏期长，且随受照年龄的增加而延长，一般为 13～26 年；②发病率女性高于男性，受照年龄小者高于年龄大者；③发病率与照射剂量基本呈线性关系。

3. 其他癌症　辐射还可引起肺癌、乳腺癌、胃癌、结肠癌、多发性骨髓瘤、卵巢癌等。

（二）造血系统病变

造血系统对电离辐射较敏感，照射后可能导致再生障碍性贫血、骨髓纤维化、真性红细胞增多症等。

（三）白内障

电离辐射对眼损伤主要表现为晶体混浊，形成白内障。出现白内障的时间可以从受照后数月至数年不等。照射剂量越大、年龄越小者，潜伏期也越短。X 线和 γ 线引起白内障的最低剂量是一次接受1.75Gy的照射；中子剂量则比X线、γ线为低，为0.75～1Gy。

（四）生长发育障碍

母体在妊娠期受照射，对胎儿、新生儿的影响非常显著。Murphy调查了106名接受放疗的妇女，在妊娠期曾受照射出生的75名儿童中，有28名发生畸形和发育障碍，其中20名属智力发育不全，并出现头小症状、迟钝、脑积水等；8例有脊柱裂、肢体畸形、斜视、先天盲等异常。广岛原子弹爆炸受核辐射的孕妇所生的儿童除有类似情况外，还发现宫内受照智力低下的发生率随剂量的增加而增高。妊娠10～17周时对辐射最为敏感，妊娠长于18周者其危险度仅为前者的1/4，妊娠时间短于10周者则未见明显影响。曾对广岛核爆炸时年龄小于12岁的受照者进行调查，发现受照超过1Gy者生长发育迟缓，与对照人群相比，身高矮3～5cm，体重轻3～4kg。

（五）对生殖功能的影响

性腺对电离辐射很敏感，男性全身或睾丸局部受一定剂量照射后，可致精子数减少、活动度降低及畸形精子增加，从而影响生育能力。剂量越大，精子数减少越明显，开始恢复的时间也越慢。暂时性不育的阈值约为0.4Gy，引起永久性不育的相应阈剂量值为3.5～6Gy或2Gy/a。女性则可引起月经不调甚至绝经。

二、遗传效应

亲代生殖细胞遗传物质因电离辐射所致突变而对胚胎或子代产生的影响，称遗传效应。如果辐射引起的是显性突变，则在下一代就会表现出来；如果是隐性突变，则必须与一个带有相同突变基因的配偶相结合，才能在后代表现出来，所以遗传效应是一种随机效应。

（一）辐射遗传效应的流行病学调查

动物实验研究中早已明确辐射诱发的突变能导致有害的遗传效应。人类的遗传效应观察一般是通过辐射流行病调查，根据受照人群的有关遗传学指标，如自然流产、死胎、死产、先天性畸形、新生儿死亡率、性比及新生儿身长体重等，与对照人群进行比较分析才能得出结论。日本曾对7万名父方或母方在原子弹爆炸时受照射后怀孕出生的婴儿与对照人群进行比较，至今尚未发现具有统计学意义的差别。我国于1984年，对26983名医用X线诊断工作者的调查结果表明，受照人群中的自然流产率、多胎率、新生儿死亡率以及子女中先天性畸形和遗传性疾病的总发病率均明显高于对照人群。

（二）细胞遗传学观察

调查分析亲代生殖细胞受到照射后其遗传性损害在子代体细胞染色体中的表现，称为细胞遗传学调查。1967年曾对日本原子弹爆炸幸存者子女7540人进行此项调查，发现幸存者子女体细胞染色体异常的发生频率较高，但与对照人群无统计学差异。

综上可见，目前虽然已知由于基因突变引起的人类遗传性疾病已达2000余种，但电离辐射诱发双亲生殖细胞突变而致子代出现遗传性疾病或体细胞染色体异常等辐射遗传学问题则尚无明确结论。所以，对这些与辐射防护密切相关的问题，仍待进一步研究探讨。

（吴南海　唐湘凤　龚小军　金慧玉）

第三十七章　突发公共卫生事件中儿童的救援

第一节　概　论

一、突发公共卫生事件定义和特征

（一）定义

突发公共卫生事件是指突然发生，造成或者可能造成涉及公共安全的紧急事件。包括对公众健康、社会、经济等影响大，已经造成或可能造成危害的重大传染性疫情、群体性不明原因性疾病、重大食物和职业中毒以及其他需要紧急采取措施的事件。

（二）特征

1. 突发性　较难预测或不可预测的突然事件发生的时间、地点及形式。

2. 群体性　受害人数众多，波及多个地区。

3. 危害性　人员身体、精神、心理及社会安定、经济生活受到严重影响。

4. 多样性　传染病、中毒、放射性事故、自然灾害、生物恐慌等。

5. 复杂性　突发卫生事件存在互相转化性，如自然灾害后引发疫情暴发。

6. 救治综合性　急需现场抢救、控制和转运救治、原因调查和善后处理，必须在政府领导下进行多系统、多部门的综合协调处理。

二、突发性公共卫生事件的分类和分级

（一）重大传染病疫情

1. 传统传染病　鼠疫、霍乱、炭疽、肝炎、伤寒副伤寒、痢疾、出血热、流行性感冒、流行性脑脊髓膜炎、乙型脑炎、脊髓灰质炎、狂犬病、艾滋病。

2. 新发传染病　传染性非典型肺炎、人感染高致病性禽流感、人畜共患病（猪链球菌感染）等。

3. 医源性感染事件　如传染病菌、毒种丢失等。

（二）其他种类公共卫生事件

1. 群体性不明原因疾病。
2. 重大食物中毒和职业中毒，包括化学性中毒、微生物中毒等。
3. 群体性预防接种反应和群体性药物反应。
4. 重大环境污染事故、核事故和放射事故。
5. 生物、生化、核辐射恐怖事件。
6. 自然灾害导致的人员伤亡和疾病流行。

7. 其他影响公众健康的事件，如预防接种和预防服药群体性不良反应。

（三）突发性公共卫生事件的分级

突发公共卫生事件根据性质、危害程度、涉及范围，分为四级。

1. *特别重大（Ⅰ级）* ①在大、中城市发生传染病，并波及2个以上省份，有扩散趋势；②周边以及与我国通航的国家和地区发生特大传染病疫情，并出现输出病例；③发生烈性病菌株、毒株、致病因子丢失事件。

预警颜色为红色。

2. *重大（Ⅱ级）* ①在县（市）行政区域内发生传染病，波及2个以上的县（市）；②发生群体不明原因疾病扩散到县（市）以外地区；③发生重大医源性感染事件；④预防接种反应或群体预防性服药出现人员死亡；⑤境内外隐匿运输、邮寄烈性生物病原体、生物毒素造成我境内人员感染或死亡的。

预警颜色为橙色。

3. *较大（Ⅲ级）* ①在县（市）行政区域内发生传染病；②在县（市）行政区域内发生群体不明原因疾病；③预防接种反应或群体预防性服药出现心因反应或不良反应；④发生食物中毒或死亡病例；⑤发生急性职业中毒或死亡病例。

预警颜色为黄色。

4. *一般（Ⅳ级）* ①在县（市）行政区域内发生传染病；②发生食物中毒，无死亡病例；③发生急性职业中毒，无死亡病例。

预警颜色为蓝色。

（李　薇）

第二节　公共卫生事件中儿童的救援

一、儿童容易发生公共卫生事件的原因

（一）群居性强

1. 学校、幼儿园、托儿所人群高度密集，容易造成各种呼吸道、消化道、接触性传染病传播。

2. 学生来源广泛，引进某种传染病的传染源概率较大。

3. 身体发育未完全成熟，对疾病的抵抗力差。

4. 学生对疾病的预防意识和知识尚欠缺，缺乏自我保护能力。

（二）饮食环境难以控制

1. *群居儿童就餐* 管理疏忽易发生食物中毒，包括食物感染（细菌、病毒、霉菌等）、食物污染（亚硝酸盐类）、有毒食物（毒蘑菇等）。

2. *有毒物质引起的食源性暴发性疾病*

（1）小婴儿食物单一，以乳类为主。有毒物质污染乳类导致机体严重受损，如三氯氰胺：三鹿乳制品中的三氯氰胺严重超标导致几百名婴儿泌尿系结石，少数肾功能衰减。

（2）水质土壤污染引起金属中毒：陕西凤翔县852名儿童血铅超标，其中166名重度

铅中毒。

二、突发性公共卫生事件的应对要求

面对突发性公共卫生事件，要求做到：

1. 预警及时。
2. 决策果断。
3. 反应迅速。
4. 信息沟通。
5. 配合协调。

三、突发性公共卫生事件的应急救援

应急卫生救援组织体系由医疗机构、预防疾病控制机构和卫生监督机构共同组成。

（一）医疗机构救援系统

1. 医疗机构职责　主要负责病人的现场抢救、运送、诊断、治疗、医院内感染控制、检测样本采集、配合进行病人的流行病学调查。

2. 建立紧急救援医疗队　队员包括：行政官员、流行病学医师、公共卫生医师、临床医师、护士、微生物检验师、毒理与昆虫学专家、物资管理人员、司机等。

3. 携带紧急救援器材及设备

（1）抢救药品及设备：抗菌、抗病毒、抗休克等药品及简易呼吸机、心电监护仪、心脏除颤器等。

（2）预防性药品和生物制品：如抗病毒药、各种疫苗、免疫球蛋白等。

（3）便携式现场检验、检测仪器及用品，便携式超声仪、X线摄片机。

（4）输液、输血设备及耗材，引流管，固定用夹板等。必要的手术器械、设备及耗材等。

（5）交通工具及发电照明设备。

4. 现场救治原则

（1）安全第一，包括救援人员和被救援人员。

（2）救治基本原则为“先救命，后治病”，对病人进行分类、分级，分散救治与合理转运相结合。对轻、重、危重、死亡病例分别用蓝、黄、红、黑四种颜色的塑料腕带扣系在伤员的手腕和脚踝进行标记，以便后续治疗进行辨认而采取相应的措施。

（3）对能够获得最大医疗救治效果的重症病人应优先救治，危重病人先进行必要处理后再转运。

（4）救治现场的气候、危险境地因素必须注意，保温、防暑、减轻脱水对维护呼吸循环功能非常重要。

5. 现场救援处置

（1）设立特定功能分区：初检分类区（悬挂红十字旗）、重病员处理区（悬挂黄旗）、轻病员接收区（悬挂绿旗）、急救车辆待命区、病原转运站、临时停尸站（悬挂黑旗）。

（2）现场生命支持：以抢救生命为主，防治并发症为辅。必要、快捷、简便给予生命支持，如心肺复苏、呼吸支持、循环支持等，予以气管插管、呼吸机辅助通气、抗休克、控制血压、强心、纠正脱水等。

（3）传染病的治疗：病原治疗和支持治疗。病原治疗为抗病毒、抗细菌，支持治疗为通气、吸氧，控制心衰、肾衰，必要时予以糖皮质激素。

（4）转运注意事项：开辟专用通道，保持通畅。急救人员陪护及隔离防护。转运车辆及人员进行洗消。

（5）病原隔离及救治现场进行消毒、杀虫、灭鼠、灭蚊等处理。

（二）预防疾病控制机构和卫生监督机构救援系统

1. 机构职责　组织和协调专业技术机构开展现场调查，进行环境生物采样与检验，流行病学调查和分析，指导落实疾病预防、控制等措施，如病人隔离、人员疏散、消杀处理等，预测疾病发展趋势，向上级部门报告调查处理情况。

2. 机构派出人员　行政官员、流行病学医师、微生物检验师、毒理与昆虫学专家、物资管理人员、司机等。

3. 机构携带紧急救援器材及设备

（1）流行病学调查表。

（2）现场样本采集设备及物品：酒精灯、记号笔、登记本、标签、消毒镊子、棉签、采血用品等。

（3）病原微生物标本保存、包装、运送所需物品，如保鲜盒、冰箱、冰袋及专用车辆等。

（4）便携式现场检验、检测仪器及用品。

（5）个人防护装备和必要生活用品，如：防护服、帽、眼镜、手套、靴等，简易床、帐篷等。

（6）消杀剂：杀虫、灭鼠、灭蝇、灭蚊药品，碘酒、碘伏、酒精、戊二醛、含氯消毒剂、灭鼠夹、防蝇罩、喷雾器等。

（7）通讯器材、计算机、照相及录像设备。

（8）交通工具及发电照明设备。

4. 机构现场调查

（1）针对卫生事件进行流行病学调查和卫生学调查。

（2）尽快查明病原、病因、危害因素、高危人群。

（3）切断传播途径，采取有效措施，控制和终止疾病暴发或流行。

（4）预测疾病暴发和流行趋势。

（5）评估控制措施效果。

5. 机构现场处置

（1）发现、检测、监测传染源、病原携带者、病人。

（2）切断传播途径，针对性隔离、治疗病人。

（3）针对易感者：进行医学观察、留验。医学观察时间为可疑传染病的最长潜伏期；留验为隔离检验，限制与其他人接触，进行检诊、查验和治疗，留验时间为可疑传染病的规定检疫期限。

（4）免疫预防：对易感人员、动物主动进行应急预防接种疫苗。对易感者也可进行应急人工被动免疫，注射丙种球蛋白或抗血清等。

（5）药物预防：预防易感人群发病，可予以药物预防，但时间短、效果不巩固、易产生耐药性，只做应急措施。

（6）消杀含病原微生物的动植物，包括随时消毒和终末消毒。

（7）个人防护：口罩、手套、腿套、蚊帐、灭蚊药物等。

（8）职业防护：在传染病区应严格进行消毒隔离操作常规，佩带必要的防护用品，接触染疫途径后应彻底消毒再洗净，可疑感染者应进行医学观察或留验。

（李　薇）

第三节　儿童新发传染病的救治

一、新发传染病的含义

所谓新发传染病，是指在一个国家或地区新出现的或已经存在的，但发病率或发病地域迅速增加的传染病。近10年，全球出现许多新的感染性疾病，其感染源75%来自于动物宿主，包括细菌、病毒、真菌、原虫等，人畜共患疾病发病数占过去60年发病总数的52.0%。如莱姆病的伯氏疏螺旋体、戊型肝炎和庚型肝炎病毒等是近年才被发现和认识的；艾滋病、O_{139}霍乱弧菌等，既往人类不存在，为新出现的传染病病原体。

二、新发传染病的特点

（一）不确定性

1. 病因不明　如严重急性呼吸综合征（SARS）病因不清，可疑为果子狸或蝙蝠携带病毒而传染人类。

2. 流行异常　人畜共患疾病多，如狂犬病、牛结核、猪流感、禽流感、SARS等。

（二）困难性

1. 难预测　病毒的传染源和宿主不明。如尼帕病毒的传染源和宿主可疑是猪或野生果蝠。

2. 难预防　难以及时采取特异性的预防和控制措施。马尔堡出血热宿主为非洲绿猴，埃博拉病毒出血热与猩猩有关，管圆线虫病的宿主是福寿螺，因没有特效的疫苗及防护措施而至今难以控制。

3. 难控制　容易暴发流行。

（三）危害性

1. 人群特异性免疫力低下。

2. 死亡率高。马尔堡出血热死亡率为23%~90%，埃博拉病毒出血热死亡率为80%~90%，尼帕病毒引起马来西亚病毒性脑炎的死亡率为35%。

2. 经济损失巨大。尼帕病毒引起马来西亚病毒性脑炎，其传染源为猪，导致当地100万头猪被宰杀。

三、影响传染病控制的原因

1. 难以控制交通运输，地域性传染病容易引起暴发和流行。

2. 环境变化对疾病流行起加剧作用，如：破坏自然资源、自然灾害、战争、生物恐怖、人口密度增加等。

3. 自然生态发生变化引起病原微生物的变异：如全球变暖，臭氧减少，动物栖息地被破坏，有毒和放射性物质对空气、水、土壤产生污染。

4. 全球传染病的异常流行、新的不明原因疾病流行未能得到广泛的监测分析和信息资料共同利用。

5. 未能做到标本采集及时送检、方法准确及保存质量。

6. 社会经济发展与疾病控制密切相关：贫穷、人体营养不良、预防接种缺乏、卫生条件恶劣、医疗人员设备技术不足等均为控制不利原因。

四、新发传染病的救治

（一）救治要点

1. 根据疾病的分布、临床特点，尽快与已知的传染病进行鉴别，初步判断是否为新发传染病。

2. 就地隔离、对症治疗病人。对密切接触者、可疑者进行医学观察。

3. 调查、收集病例及相关资料，根据发病率、病死率、伤残率、续发率等，评估疾病的危险性及进展趋势。

4. 进行流行病学调查，查找病因，采集病人急性期和恢复期标本，如血液、咽拭子、呕吐物、尿液、粪便、组织等，与同期、同地区正常对照人群的标本进行对比。对动物、生物媒介、周围环境如水、食物、空气等相关标本进行检测。

5. 采集的标本应进行分类、分装、保存、运输、检测。检测应在取得认证的 P3 以上生物安全级别实验室进行。

6. 应进行疾病监控报告制度，发现和搜索新病人，及时送专门医疗机构隔离治疗，并准确向公众公布防疫信息。

（二）几种新发生的传染病

1. *严重急性呼吸综合征（SARS）*　由新冠状病毒引起的一种传染性强、潜伏期短、传播快、病情重、病死率高的新型传染病，以肺部炎症进行加剧、多脏器功能衰竭为特征的重症急性呼吸综合征（简称 SARS），为人畜共患疾病。传播途径以近距离飞沫、呼吸道分泌物、密切接触传播为主，未发现经血液、性途径、垂直传播的流行病学证据。有明显季节性，多在 5～10 月流行发病。

临床以呼吸困难、低氧血症、肺部出现多叶性病变为主，可出现休克、多器官功能障碍综合征。治疗可用抗病毒药物：利巴韦林片、磷酸奥司他韦等，对症及并发症治疗，加强护理，及时隔离和控制疾病流行（参见有关章节）

2. *禽流感*　人禽流行性感冒（简称人禽流感）是由禽甲型流感病毒某些亚型中的一些毒株引起人的急性呼吸道传染病。目前所知引起人类感染禽流感的流感病毒亚型为 H_5N_1、H_9N_2、H_7N_7、H_7N_2 和 H_7N_3，其中以 H_5N_1 最为常见，病情重，病死率高。目前尚无人与人之间传播的确切证据。人群普遍易感，尤以 13 岁以下儿童，从事家禽养殖、销售、屠宰人员为高危人群。

临床类似普通型流感，急性起病，发热，可达 39℃以上，病情进展快，可出现肺炎、急性呼吸窘迫综合征、肺出血、胸腔积液、全血细胞减少、肾功能衰竭、败血症、休克及Reye综合征等多种并发症。治疗无特效疗法，可用奥司他韦、金刚烷胺抗病毒；加强护理，对症及支持治疗；加强预防控制等（参见有关章节）。

3. *手足口病* 手足口病是由多种肠道病毒引起的常见传染病，儿童多见，尤以5岁以下婴幼儿发病率高，大多为隐性感染，轻微发热和手、足、口腔等部位的皮疹或疱疹为主要特征。

临床重症病例（尤其是<3岁者）病情进展迅速，可并发呼吸道感染、肺水肿、心肌炎，在发病1~5天出现脑膜炎、脑炎、脑脊髓炎、急性弛缓性麻痹等，可致死亡。治疗重症病例应住院，危重病例及时收入重症医学科（ICU）救治。主要是对症治疗，加强护理。做好集体儿童的隔离预防工作。

4. *肠出血性大肠埃希菌O157：H7* 肠出血性大肠埃希菌O157：H7感染后可引起腹泻、出血性肠炎、血栓性血小板减少性紫癜、血栓性溶血性尿毒症综合征。为人畜共患疾病，经食源性传播。人群普遍易感，儿童和老人多发。全年均可发病，但多在5~10月发病。

临床以腹痛、腹泻、水样便、出血性肠炎、血栓性血小板减少性紫癜、急性肾功能衰竭为特征。病情进展迅速，90天内70%病人死亡，复发率37%。治疗无特效方法，应对症和支持治疗，及时抢救危重病例。预防需要严格控制传染源和传播途径，防止病从口入。

5. *埃博拉出血热* 本病是由丝状病毒感染引起的急性出血性、动物源性传染病，流行区域多在非洲的苏丹和扎伊尔，因疾病首发于扎伊尔背部的埃博拉河流，故命名为埃博拉出血热。人畜共患疾病，人群普遍易感，15~29岁成年人为多。

临床表现急性起病，高热、头痛、肌肉痛、腹痛、腹泻、血便等。4~5天进入极期，神志改变、出血、电解质紊乱、休克、DIC，多在2周内死亡。病死率50%~90%。治疗无特效方法，应对症和支持治疗，控制出血，保护肾功能，抗休克等。预防要严格消毒隔离。

6. *西尼罗病毒病* 本病是由西尼罗病毒感染的经蚊虫叮咬传播的一种人畜共患急性发热性传染病。病原体为黄病毒科黄病毒属的西尼罗病毒。首次在乌干达的西尼罗地区分离，故命名为西尼罗病毒。库蚊为主要传播媒介，发病者多为儿童或青少年和年老体弱者。

临床表现有发热型和脑炎型。后者多发于老年人、儿童。可引起脑炎、脑膜炎、脑膜脑炎，出现嗜睡、神志不清、颈强、惊厥、呼吸困难、循环衰竭，也有出现瘫痪等情况。病死率为3%~15%。治疗无特效药物，主要为对症及支持治疗，防止蚊虫叮咬。

（李　薇）

第三十八章　国际维和行动组织对儿童的救援

第一节　概　论

联合国维持和平行动是指在联合国安理会授权下使用非武力方式帮助冲突各方维持和平、恢复和平并最终实现和平的一种行动。它的目的是防止局部地区冲突的扩大或再起，从而为实现政治解决创造条件。维和行动的任务包括监督停火、停战、撤军；使冲突双方脱离接触；观察、报告局势；帮助执行和平协议；防止非法越界或渗透以及维持冲突地区的治安等。近年来，随着国际形势的变化，联合国维和行动的任务范围也有所扩大，涉及监督选举、全民公决、保护和分发人道主义援助，以及帮助扫雷和难民重返家园等许多非传统性的工作。

国际维和行动多在第三世界战乱频繁的国家进行，社会治安状况差，任务区经济遭到破坏，物资匮乏，补给困难，当地医疗机构条件较差，不能给维和医疗队提供安全可靠的医疗支持。维和的国家地理气候条件恶劣，传染病泛滥，同时存在当地敌对武装对维和部队人员生命安全的威胁，对维和部队卫勤人员自我保障要求高。

1996 年 8 月 26 日，联合国秘书长向联合国大会提交了根据 1993 年联合国第 48/157 号决议的要求委派专家格拉萨·马谢尔夫人撰写的报告——《武装冲突对儿童的影响》。这份报告全面分析了当代武装冲突对儿童的影响，当代所有的重大武装冲突都是在国家范围内，在种族、宗教和文化分裂的派系之间进行的。在这些冲突中，一切都不能幸免，儿童、家庭或社区概莫能外。世界上越来越多的地方陷入了道德真空，没有了最基本的人类价值观，儿童遭到杀戮、强奸和重残，被拉去当兵，忍饥挨饿并遭受野蛮暴行。肆无忌惮的恐怖和暴力显示出蓄意的屠杀，人类的堕落到了几乎无以复加的地步。

1989 年 11 月 20 日《儿童权利公约》获得联大通过，是第一部有关保障儿童权利且具有法律约束力的国际条约。2000 年 5 月 25 日联大第 97 次全体会议在《公约》框架基础上通过了《关于儿童卷入武装冲突问题的任择议定书》和《关于买卖儿童、儿童卖淫和儿童色情制品问题的任择议定书》。安全理事会自 1999 年以来就着手处理这个问题，自 2001 年以来在维和行动的任务中加入了保护冲突中的儿童。过去十年里，维和行动帮助释放了数千名儿童兵，并倡导立法改革。

2001 年 4 月 27 日中国国际救援队（Chinese International Search and Rescue Team，CISAR）正式成立，对内称“国家地震灾害紧急救援队”。救援队人员具体由中国地震局、武警总医院和解放军某工兵部队联合组成。从 2003 年一支由 43 名军人组成的维和二级医疗分队正式跨出国门远赴刚果执行维和卫勤保障任务开始，我国（军）执行维和卫勤保障的行动从未中断。十年来，中国国际救援队作为一支国家级专业化救援队伍多次代表国家赴国外执行灾害救援行动，为祖国和军队赢得了广泛赞誉。国际医疗救援工作也对我医疗救援队提出了更高的要求。

一是要有国家使命感。出国参与国际医疗救援行动，不仅代表中国军队或武警部队，而且代表中华人民共和国，体现了中国政府和全体中国人民对受灾国人民的同情和支援，同时要展示一个联合国常任理事国对国际社会负责任的形象，必须全力以赴，不辱使命，圆满完成国家交付的使命任务。

二是要以国际主义和人道主义精神为主导，发挥我军优秀的传统，运用高超的医疗技术，尽最大努力减少灾害对受灾国人民的伤害，最大限度减少伤残和伤死。

三是遵循国际关系准则和国际救援的有关规定，在联合国相关机构组织协调和当地政府统一领导下，搞好与受灾国家救灾机构和受灾民众的良好关系，处理好国际救援机构与救援合作伙伴的协调关系，严肃外交纪律，表现出中国人民解放军和人民武装警察部队的精神面貌和良好形象。

第二节　国际维和行动对儿童保护的意义、原则和权利

联合国维持和平行动是指在联合国安理会授权下使用非武力方式帮助冲突各方维持和平、恢复和平并最终实现和平的一种行动。武力冲突极大地伤害了儿童，他们因战争和暴力遭受伤亡，是种族歧视、种族隔离、侵略、外国占领和吞并的受害者，成为难民和流离失所的儿童不得不离弃自己的家园和根基，成为残疾人，或遭受歧视、残暴和剥削。国际维和行动对儿童的保护有特别重要的意义。

“战争侵犯了儿童的各项权利——生命权、居住权、健康权、人格发展的权利和受到养育和保护的权利。”国际维和行动的意义在于保障儿童的各种权利。儿童是纯洁、脆弱、需要依靠的，他们还充满好奇，充满生气，充满希望。儿童时代应该是欢乐、和平、游戏、学习和生长的时代，他们的未来应该在和谐和合作之中度过。他们应该在开拓视野、增长新的经验的过程中长大成人。

联合国维和行动是建立在主要冲突各方同意和合作的基础上的，维和行动的原则是：首先，在维和行动的卫勤保障派遣区域内，不得以宗教信仰、种族国籍、社会价值观点等差异歧视伤病人员；其次，遵循国际战争法和人道主义原则，重视人权保护和人道主义，医疗机构应尊重所有患者隐私、宗教信仰和民族习惯；第三，在从事维和行动时也要注意自身安全，在迫不得已的情况下有使用武力进行自卫的权利。

在联合国维和行动中必须保证儿童的权利。1989 年 11 月 20 日《儿童权利公约》获得联大通过，是第一部有关保障儿童权利且具有法律约束力的国际条约，确立了世界各地所有儿童时时刻刻应享有的基本人权：生存权；全面发展的权利；免遭有害影响、虐待和剥削的受保护权；全面参与家庭生活、文化生活和社会生活的权利。2000 年 5 月 25 日联大第 97 次全体会议在《公约》框架基础上通过了《关于儿童卷入武装冲突问题的任择议定书》，确保不满 18 周岁的武装部队成员不直接参加敌对行动，确保不满 18 周岁的人不被强制招募加入其武装部队，非国家武装部队的武装团体在任何情况下均不得招募或在敌对行动中使用不满 18 周岁的人。联合国扩大有关冲突地区儿童状况监督和报告机制所涵盖的范围，将此前主要针对招募和使用儿童兵的犯罪行为，扩大到涵盖性侵犯、杀害和残害儿童的犯罪行为。禁

止攻击和轰炸平民，以致造成无限的痛苦，特别是攻击和轰炸平民中最容易受到伤害的妇女和儿童，不得剥夺儿童住房、食粮、医药援助和其他不容剥夺的权利。

自2001年以来在维和行动的任务中加入了保护冲突中的儿童，在武装冲突情况下儿童必须得到特别保护。对立各派暂停敌对行动并采取特殊措施，以便让救济物资送达妇女和儿童手中，以便向冲突地区内的儿童及其家庭提供疫苗接种和其他保健服务。不一定要解决冲突，再采取明确保护儿童及其家庭的措施，以确保他们能继续得到食品、医疗保健及其基本服务，医治由暴力造成的心身创伤并使他们免遭暴力和敌对行动的其他直接后果。儿童教育应反复灌输和平、容忍、了解与对话的价值观。

维和医疗分队除了为维和力量提供卫勤保障外，还要为国际人员和当地群众提供医疗服务。特别对前来就诊的当地群众尤其是急诊病人，不需考虑何类人或何种派别，应提供急救、复苏等医疗服务，一旦病情稳定，立即转送至当地或非政府组织的医疗机构。

第三节　武装冲突对儿童的伤害及保护措施

在武装冲突中，儿童是最大的受害者：惨遭杀戮、流离失所、性暴力、儿童兵和精神创伤。为了尽可能地保护在冲突中受到侵害的儿童，以联合国为首的国际社会在落实相关国际标准和规范、消除有罪不罚的现象以及积极与各成员方协调方面做出了卓有成效的努力。

一、儿童在武装冲突中遭受伤害的原因

儿童在武装冲突中的悲惨境地与当代武装冲突的格局和特点紧密相关。

首先，殖民主义的遗迹和持续存在的经济、社会和政治危机大大促成公共秩序的解体，由于国内不满情绪的不利影响，当今被卷入冲突的国家还受到来自将其经济进一步推向边缘的全球经济的沉重压力。虽然许多发展中国家在最近几十年取得了相当可观的经济进步，但利益的分布往往不均衡，使无数人还在为生存挣扎。

其次，当前全球重大武装冲突的一个重要特点就是“不对称冲突”。无论是在伊拉克、阿富汗进行的战争，巴以、黎以冲突，还是发生在世界各地的国际、国内冲突，冲突参与方的力量都相差悬殊。由于军事力量的不对等，这些冲突已经不再是传统意义上两军对垒的正规战争了，而表现为各种对抗的形式。冲突中弱势的一方，为达到目的，往往会选择非常规方式进行战斗，诸如进行恐怖袭击，发动游击战，或是采取街头暴力等。作为强势的一方，它们面对的也不是可以正规交战的军队，而是小股武装、恐怖分子或是武装犯罪团伙。在这样的冲突中，战斗人员和平民之间的界限日益模糊，平民和社区常常成为袭击的目标，包括对妇女和儿童使用暴力。

此外，价格低廉的轻型武器的扩散也更易于使儿童加入士兵行列。随着科学技术的发展和国际武器贸易的泛滥，大量易于拆卸和组装的轻型武器以极低的价格被出售给冲突各方，儿童可以轻易地使用它们作为攻击的武器。

二、儿童在武装冲突中遭受伤害的主要表现

武装冲突对儿童的威胁是多方面的，包括流离失所、保健和营养的缺乏、教育机会的丧失、被招募为儿童兵、遭受性虐待、受到地雷和未爆弹药以及暴力袭击的伤害等。这些威胁

归纳起来主要有以下表现形式。

（一）杀戮

武装冲突带给儿童的首先是伤亡。在冲突中往往有大量儿童被杀害或重伤致残，他们是冲突中最无辜的受害者。据一份2007年发布的报告，某某军队杀害了800名巴勒斯坦儿童，某某武装分子也杀害了120名以色列儿童。在阿富汗，联军2007年6月轰炸了阿富汗东南部的一所教会学校，造成7名儿童丧生。在斯里兰卡，2007年4月14日，有5名平民被拉出他们在东斯里兰卡的家后惨遭射杀，其中包括一名3岁的男孩儿和一个十几岁的女孩儿。

（二）流离失所

在武装冲突中，即使能够侥幸躲过死亡和伤残的厄运，冲突地区的儿童也不可避免地会流离失所，成为难民。他们要面临饥饿和贫困的威胁，发生营养不良而生病或死亡，还会受到身体的虐待，或者被强行招募，甚至被绑架和杀害，更会留下深深的心理创伤。据马谢尔的报告统计，流离失所最初的一段时间和几个月里是儿童高死亡率的一个时期。由于恶劣的生活条件，儿童们缺少食物和清洁饮用水，必要的营养和保健都无法保证。麻疹、腹泻、急性呼吸道感染、疟疾和营养不良在流离失所儿童的死亡案例中占到60%~80%。

（三）性暴力

在武装冲突中对儿童施以性暴力已经成为当前全球武装冲突中的严重现象，一些武装组织甚至把这种行为作为一种战争的武器。在冲突中，强奸以及基于性暴力的其他形式，如卖淫、性羞辱、性摧残和贩卖人口等，都对儿童构成了严重的威胁。在那些认为少女不大可能患有性传播疾病和艾滋病的地方，她们的易受害性更大。在战乱中，虽然女童更容易受到性侵犯，但男童同样难以避免。在冲突期间，这些暴力行为常常被用作侮辱、报复敌对派别或者是种族清洗的手段。

（四）儿童士兵

招募和使用儿童士兵是当前全球武装冲突中一个突出的问题。儿童在军队服役的作用是支助性的：担任炊事员、搬运工、通信员和特务，因为他们“更加服从，对命令不加疑问，而且比成年士兵易于控制”。儿童士兵大多数是青少年，尽管许多儿童士兵只有10岁或年龄更小，大多数是男孩，但也有女孩，最有可能当兵的是那些有赤贫、边缘背景的儿童和那些同家庭分离的儿童。儿童加入军事集团最基本的一个原因是经济原因，饥饿和贫穷可能迫使父母主动送其子女参军。由于冲突长期存在，经济和社会状况不佳，而且受教育机会也变得更为有限甚至不存在，在这种情况下征募年龄趋向于越来越小。其他是强征入伍或绑架当兵，还有一些为保护其家庭而被迫加入武装集团。

（五）地雷和未爆弹药

各种各样的轻型武器的扩散对陷入武装冲突的数百万儿童造成了巨大的灾难，地雷和未爆弹药成为日常生活一部分的情况则使儿童面临的危险更加严重。这些武器中有许多在冲突期间，而且还在随后的几十年里产生着毁灭性的影响，至少有68个国家的儿童生活在受到1.1亿颗地雷污染的地区。因为儿童天生好奇，易于捡拾他们所遇到的奇怪物件，而且他们可能认不出或看不懂警告的标志。在柬埔寨，所有因地雷和未爆弹药受伤的儿童中平均有20%因伤致死，那些生存下来的儿童，与截肢有关的医疗问题很严峻，抚养地雷受害者的家庭因此而背上债务。

（六）精神创伤

武装冲突带给儿童的影响是全方位的，从身体、智力到心理。如果说身体上的苦痛是有形的，有一天终于会结束，那么精神的创伤却是无形的，它的影响更为长远，且伤口更加难以愈合。因为战乱的炮火而流离失所，因为目睹血腥的暴力而饱受精神的折磨，这些儿童的字典里只有仇恨和恐惧，在他们的生活中只有苦难和惨痛的记忆，他们的人生观和世界观因此而改变。

三、国际社会采取的儿童保护措施

为了保护冲突中的儿童免受侵害，以联合国为首的国际社会采取了多项举措。在联合国儿童与武装冲突代表办公室、联合国儿童基金会等联合国机构的努力下，联合国在儿童与武装冲突方面的工作取得了明显的进步，包括从意识上提高了国际社会对保护受武装冲突影响儿童的问题的认识；拟订和加强了保护儿童的国际规范和标准；将儿童与武装冲突问题放在国际和平与安全议程之上。目前，国际社会的努力已经初见成效。在越来越多的地区，流离失所的儿童得到了救助，儿童兵被复员并在国际社会的帮助下重返社会，儿童的境遇有了很大的改善。具体表现为以下几点。

（一）制定了儿童保护标准

目前，联合国已经制定和整合了大量的保护标准和文书，其中最重要的是《儿童权利公约关于儿童卷入武装冲突问题的任择议定书》。议定书规定，义务征兵和参与战争行为的年龄限制为 18 岁，国家招募自愿应征入伍的最低年龄为 15 岁，非国家行为者招募自愿应征入伍的年龄限制为 18 岁。现已有 121 个签署国和 107 个缔约国。联合国代表特别提出将在战争中招募或使用 15 岁以下儿童、故意袭击医院和学校以及严重的性暴力行为列为战争罪，招募儿童兵列为童工的最恶劣形式之一。此外，联合国还将对武装冲突中儿童的状况进行监测和报告。

（二）保障儿童权利不受侵犯

通过实行国际儿童保护标准，努力消除在冲突中对侵犯儿童权利的行为有罪不罚的现象，联合国在此方面做了很多的努力，并且为此树立了重要的先例。2005 年 10 月，国际刑事法院向某军的 5 名高级成员发出了逮捕令，被控 33 项战争罪和反人类罪，包括谋杀、强奸、奴役、性奴役以及强征和使用 15 岁以下儿童参与作战等。

（三）禁止招募儿童兵

在全球范围内就儿童与武装冲突问题积极与各成员方协调合作，加强各方的参与和行动。2007 年，联合国儿童与武装冲突特别代表先后出访了苏丹、民主刚果、布隆迪、中东、缅甸等冲突地区，敦促冲突地区的政府和武装团体加强保护儿童的权益，履行已经签署的有关儿童权利的义务，禁止招募儿童兵，帮助受武装冲突影响的儿童兵复员，并且加大力度打击有罪不罚的现象。在国际社会的游说和压力下，目前，很多冲突地区的冲突方（尤其是政府方）都表示接受联合国检查，推动儿童兵复员和重返社会的计划，如缅甸、民主刚果等。

（四）保护儿童免受各种侵害

国际社会对儿童与武装冲突间的关注由主要集中在特定的国家和专题上转移到对于受冲突影响的所有境况中的全部儿童。

除了战争的直接后果——非法招募、性暴行为、流离失所、杀戮和致残、家人离散、贩运和非法拘留受到了更多关注之外，战争的间接后果对儿童有着同样可怕的影响，这包括丧失水、环境卫生、保健和教育等基本服务，贫穷和营养不良现象及疾病发病率增加。武装冲突对儿童的影响使得贫穷、文盲现象以及过早死亡长期化，使得儿童失去了家庭，剥夺了他们的安全、教育、健康及发展权利。

尽管重大武装冲突的数量有所减少，但国家内部的冲突强度仍不低，目前已成为冲突的主要形式。2006 年全球冲突的数量实际上升至 56 场，这些形式多样的武装冲突给儿童带来了新的威胁。今天的武装冲突的特点是它们往往涉及训练差、装备少的小型武装团体，这些团体得益于小武器扩散，有关冲突会由于开发自然资源和经济动机而加剧和延长，通常会改变跨国有组织犯罪状况或恐怖主义形式。

2006 年联合国对格拉萨·马谢尔的研究报告《武装冲突对儿童的影响》的十周年战略审查提出，将儿童的需要作为优先事项，为了全面满足受武装冲突影响的所有儿童的需要，各国必须确保儿童可以获得高质量的基本服务，并为长期的重返社会和恢复方案调拨充足的资源。在保健和营养方面经实践证明的干预措施需要得到更加一贯的支持，必须更加强调支持保护系统，向被冲突剥夺了上学机会的一代儿童提供教育。成员国还必须重点关注冲突后情况中的妇女和儿童的财务和安全需要，更加优先重视家庭团聚，并确保拟定基于社区的长期方案。

对于冲突区的儿童来说，国际社会的关注与治理措施、相关的国际法和国内法的实施，固然能够更好地维护他们的权利，但他们地位的根本改善还在于冲突的解决。只有冲突缓和，儿童的地位才会改善，只有冲突彻底消除，儿童才能真正免于冲突之害。

第四节　国际灾害医学救援的组织和实施

随着我国国际地位的提高和对国际事务参与力度的增加，参加国际救援行动逐步成为我军非战争军事行动的重要内容。我军多个医疗分队纳入了国家重点建设的国际维和与国际救援力量体系，未来的国际救援任务将会越来越多。国际灾害医学救援将成为我军卫勤参与非战争军事行动的一项重要任务。

一、国际医疗救援组织

灾害时，国际救援及协同的 4 个主要机构是：联合国、国际红十字会、非政府组织（NGOS）和政府间的双边直接援助。

（一）联合国

联合国是所有国家最高组织形式，它对灾害救援负有总协调的责任和某些特定的责任。联合国内的世界粮农组织（FAO）、难民事务高级专员办事处（UNHCR）、环境规划署（UNEP）、儿童基金会（UNICEF）及世界卫生组织（WHO）均参与各类救灾行动。联合国为使本系统内救灾工作有秩序地进行，在日内瓦设立了联合国救灾组织（UNDRO）。它是联合国救灾的协调机构，在全世界的灾害救援工作中，与世界卫生组织密切合作。UNDRO 的主要任务是了解和传递灾情的信息，并与 WHO 合作在受灾国协助制订救灾计划，组织救灾队伍，并根据专家的意见加强物资准备和人员组织，更有利于救援工作。

世界卫生组织（WHO）在灾害医疗救援的国际合作方面起着举足轻重的作用。WHO在国际救援中的特殊作用是减少灾害对健康的影响。它的工作是国际救援组织与受灾国在急救准备和反应方面的合作。WHO促进受灾国自救能力和保证国际救援。当发生重大灾害时，WHO宣布对受灾地区或成员国提供急救援助。调动、动员自然资源赈济，恢复和重建受灾地区的卫生系统和设施，以保证急救服务。WHO将给受灾地区提供急救服务的费用、急救药品及物资急救装备，派出专家代表团，制订进一步的救援计划。平时，WHO则是开展教育培训易受灾地区的救援组织、人员，承担急救的应用研究，出版急救标准、指南等等。

（二）国际红十字会组织

国际红十字组织包括3类机构，即国际红十字委员会、红十字协会和各国红十字会。红十字国际委员会（ICRC）是瑞士的一个非政府性团体，它按照日内瓦公约，对战争或国际冲突中的战俘和伤病员履行人道主义义务。

红十字协会国际联合会（IFRCS）是各国红十字和红新月协会的联合组织，现有132个成员国，总部也设在瑞士日内瓦，是国际救灾的重要协调机构，主要参与自然灾害的救援。

各国的红十字会和红新月会，主要是各国的救灾机构，虽都属非政府机构，但在每个国家都有正式地位，具有特殊的重要性。

（三）非政府组织（NGOS）

这些组织多为慈善机构，较知名的有世界基督教协进会、国际慈善会、国际救援委员会、牛津救灾委员会和无国界医学会等。这些组织分别提供食品、衣物、药材、技术等，现已组织起自愿救灾机构国际理事会，协调各慈善机构的救灾工作。

（四）政府间的双边救援行动

根据政府间达成的协议，每当一国遭灾时，另一方要直接提供援助，例如我国对许多发展中国家承担的援助。

自然灾害所造成的后果是很严重的，国际救援是有限的，仅占4%左右。彻底战胜灾害还需依靠本国政府领导人民自力更生，艰苦奋斗，开展生产自救，消除灾害后果。

二、我国从事国际灾害医学救援现状

随着改革深入，我国的综合国力显著提升，作为常任理事国在处理国际和地区事务中发挥着越来越重要的作用。2000年国务院、中央军委决定筹备组建中国国际救援队，救援队人员具体由中国地震局、武警总医院和解放军某工兵部队联合组成。2001年4月27日，时任国务院副总理的温家宝向救援队授旗，宣告中国国际救援队（Chinese International Search and Rescue Team，CISAR）正式成立，对内称“国家地震灾害紧急救援队”。中国国际救援队作为一支国家级专业化救援队伍，可以开展灾情评估、灾区搜索与营救、紧急医疗救助、疫病防治、灾后重建等，对内代表中央到各个省、市灾害点进行救援和指导，对外可以代表国家参加世界范围的灾害救援。中国国际救援队自组建以来先后执行阿尔及利亚、伊朗、印度尼西亚（2次）、巴基斯坦（2次）、海地等国外多次灾害救援行动。

三、国际灾害医学救援的组织

在灾害中，受灾国和国际社会最为关注的是受灾民众的生命和健康伤害，医疗救援组织工作的好坏、救援质量的高低直接影响着救援的效率和效果，因此，医疗救援力量成为国际救援队伍中一支不可或缺的力量。

（一）医学救援的基本任务

中国国际救援队参加国际医疗救援行动的基本任务是：现场搜救幸存者；实施灾害现场伤病员紧急救治及伤病员后送；开展对灾区难民的门急诊和医疗巡诊；开展灾区卫生防疫和心理治疗工作，帮助受灾地区医疗系统的恢复重建；协助进行灾害及救援评估。

（二）国际医疗救援的基本特点

1. 涉外行动，外事政策要求严　国际医疗救援不仅是一项人道主义救援，也是一项国际多边，特别是援助国和受灾国双边之间的国际联合行动。医疗救援行动必须在联合国有关组织指导协调下，在双边协议框架内开展医疗救援，必须遵守受灾国家的法律和尊重受灾国相关民族习惯和宗教信仰，避免参与到国家政治和国际敏感问题中去。

2. 对外交往多，语言交流受限　在国际医疗救援行动中，需要与联合国相关组织机构、受灾国相关组织机构和民众，以及其他多个国家救援力量保持联系和沟通，语言及文字交流与沟通成为必不可少的方式。医疗专业技术人员应当具有一定的外语交流能力，按照国际通用的方式进行合作与交流。

3. 救援任务急，准备时间紧　国际医疗救援往往是在特别重大灾害，突然发生大批伤病员的情况下开展，接到命令需要立即准备出发，虽然有一些应急行动和预案，但仍需要以最快的速度收集受灾国的灾情情报，分析救援形式，制订救援计划和进行有针对性的准备。有时还需要在途中完善救援计划、讨论救援方法和重点。

4. 生活条件艰苦，保障困难多　国际医疗救援的国家多数是发展中国家或贫穷国家，特别是在重大自然灾害时，交通、通信、水电中断，生活物资来源贫乏，卫生条件极差，在救灾过程中，往往是独立生活和工作，必须立足于自我生存和独立解决工作生活中的困难和问题。

（三）医疗救援队的组织形式

中国国际救援队通常由搜救分队、医疗分队、地震工程力学专家和熟悉联合国救援事务的外事人员组成。

搜救分队来自于军队的工程分队，负责灾害现场搜救幸存者、挖掘遇难者尸体以及救援队的安全保障。

医疗分队来自于武警总医院，包含急诊科、内科、外科、妇产科、儿科、眼科、耳鼻喉科、皮肤科、检验和超声技师、麻醉师以及护士等专业人员，负责对救援队员的医疗保障、为灾民提供医疗服务、现场救治幸存者。

地震工程力学专家来自于中国地震局，负责检测震区建筑物、工作安全区检测与评估，为震后重建提供基本依据和建议。

外事人员由专门的外事部门或熟悉联合国救援事务的专家承担。每一次救援队的规模大小与队伍组成由国际救援的主管部门确定（地震救援时，由国家地震局确定）。

医疗救援队在执行不同规模的救援任务时，卫勤编组方案也有所不同，基本类型和结构大体可以分为三种类型。

1. 5~9 人医疗小分队的任务与组成（小队出队）　5 人医疗小分队主要是协同搜索营救分队开展伤病员搜索营救工作，完成现场伤病员急救，协助伤病员后送转运，开展部分灾民巡诊和救援队员自身医疗保障和卫生防疫工作。

2. 10～20人医疗分队的任务与组成（中队出队） 中等规模医疗救援队通常执行现场伤病员紧急救治与救援队自我医疗卫生保障任务，开展伤病员现场救治，抗休克、抗感染治疗，部分紧急救命手术，以及门诊、巡诊和检水检毒、消毒杀虫等卫生防疫工作。

3. 20人以上医疗分队的任务与组成（小型移动式医院） 小型移动式医院的主要任务是派出急救力量开展伤病员现场急救，对灾区危重伤员实施以清创和救命手术为主的早期治疗，留置观察暂时不宜后送的伤病员，协同组织伤病员后送，适时开展门诊、巡诊以及卫生防疫工作，对救援对实施医疗卫生保障。

（四）国际灾害医学救援的实施

国际灾害医学救援工作的实施由接收命令开始，到完成任务回国结束。有五个阶段：

1. 准备阶段 此阶段时间为1～3天。接到出队命令后，医疗分队携带医疗物资与国家地震局、工兵团迅速集结，乘国航专机飞赴受灾国。此阶段要做好出队前的各项准备。医疗分队的准备工作包括：

（1）信息收集：灾情基本信息的收集是医疗救援的首要任务，是能否在灾区顺利展开救援工作的重要保证。在执行国际灾害救援中出队距灾情发生的时间一般在24～72小时之内，通过电视、报刊和互联网等多种渠道获得信息，同时还可以接受由地震局专家提供的专业资料。需要收集的内容包括灾害发生的地点、时间、强度和当地受灾儿童数量及分布，还要掌握灾区当地儿童常见传染病、地方病和流行病学特点，这些一般信息决定了出队时所携带药品、器械的种类和数量。同时还要了解灾区内的交通情况，选择最佳到达灾区的线路，使医疗救援资源及时抵达灾害现场，争取最佳抢救时间。此外，还要掌握发生灾害国家的地理特征、气候、风土人情、宗教信仰、官方语言等。

（2）药械保障：医疗资源保障是医疗救援工作的关键环节，儿科药品数量以300人份为基准。灾后儿童疾病种类的变化与成人相似，早期（灾害发生后7～10天）是以骨折、软组织损伤为主，因此在药品选择上以外科止血、固定、皮肤消毒类药物为主，外加必要的抗生素。灾后中、后期（灾害发生后2～3周）由于食品缺乏、环境恶劣和水源污染，导致灾区儿童疾病以上呼吸道感染、支气管炎、肺炎和急性肠炎为主，因此在药品选择上以内科药品为主。在执行灾害医疗救援时依据救援的时间、地点不同，结合灾区的实际情况，可针对性地选择药品。

（3）心理准备：国际医疗救援不同于传统的医院内环境下进行的抢救，从普通医务工作者到救援队员角色的转变，就是要尽快适应新环境下的变化和救援职业对救援队员的特殊要求。救援队员在参加救援后数小时内发生的失能性心理反应称为“急性救援反应”，救援队员要熟悉心理应激的症状表现，如多汗、战栗、睡眠障碍、感觉异常，伴有肌肉紧张、情绪改变、过度烦躁等。这些反应可因疲劳、饥饿、寒冷、缺乏睡眠而激发；也可由于缺乏救援经验，缺乏投入救援的思想准备，第一次看到死亡等激发。救援队员平时要加强对应激的训练，做好心理准备，提高个体应激耐受程度，从根本上预防救援时的过度应激。此外，针对灾区潜在可能发生的疫情如霍乱、痢疾等，医疗队员在出队前要口服或肌注疫苗，提高自身免疫，以应对灾区随时可能发生的各种情况。

2. 机动阶段 在飞机上继续整理灾情资料，分析情况，调整预案，做总动员。由于受灾国交通、通信的中断，往往需要多次转机或乘汽车赶赴灾区，医疗队员要做好救援队全体人员的卫生保障，对医用物资要详细检查，以免丢失、损坏和遗漏。

3. 展开阶段　国际救援队到达灾区后，首先到联合国人道主义事务协调办公室（OCHA）下设的现场协调中心（OSOCC）以及受灾国紧急事务管理办公室（LEMA）报到，确认灾情，根据灾区局势的演变和 LEMA 的要求，按照 OSOCC 的统一部署开展救援工作。在以后的每日工作中，救援队均派人参加 OSOCC 召开的现场协调会，汇报情况，交流信息，受领任务。

4. 实施阶段　此阶段时间为 20 天。各个分队依据自己的职责，分工协作，使各项工作有条不紊地展开。医疗分队的工作是：

（1）确定营地，迅速开展工作。救援队按照 OSOCC 的部署奔赴指定区域救援，遵照“三靠一避”的原则（靠近水源、公路、现场，避开危险品），确定宿营地。医疗分队根据 CISAR 整体部署，选定在地震灾区病员集中的地方设置移动医院（mobile hospital，MH），按功能分为指挥单元、分类处置单元、危重病急救单元、外科单元、内科单元、妇科单元、检验检查单元、药品器材单元等。依托 MH，CISAR 可以救治大批量伤病员，开展紧急医疗援助工作，具备了灾难现场急救—MH 分类处置—后送当地医院专科治疗三级阶梯救治的能力。

（2）参加现场搜救工作，对幸存者进行紧急医疗救援。现场的搜救工作是搜索、营救、医疗三位一体的。当搜索队员发现幸存者后，医疗队员迅速进入压埋现场，初步评估幸存者的身体状况，根据压埋的具体情况，营救队员决定下一步营救方案。经过现场的紧急医疗救治后送到 MH，对幸存者进行必要的处理，如手术、输液、吸氧、监测生命体征，待病情平稳后后送。CISAR 在阿尔及利亚、巴基斯坦地震救援行动中分别从倒塌的建筑物中成功营救出 1 名和 3 名幸存者。

（3）依托移动医院开展门、急诊工作。依托中国国际移动医院，各个医疗单元相互协作，有条不紊地开展工作，所有医疗活动都在移动医院完成。中国国际移动医院设立儿童专科诊室，建立了登记、分诊、就诊、检验、检查、药房、留观、抢救、转运等救援流程制度，保证了儿童就诊过程有序运转。针对儿童就诊量大、病情复杂的特点，在分诊时对患儿进行疾病评估，优先诊治那些年龄小、病情重的患儿。针对多系统、多器官疾病患儿就诊比例高的特点，采取分流措施，合理分配医疗资源，有效地保证了患儿就医到位。针对就诊时语言沟通障碍问题，减少问诊时间，增加视诊和触诊时间，依据患儿主诉和临床表现，有针对性地查体，做到全面细致、重点详细，保证医疗质量标准不降低。药房的建立不仅减轻了医生的工作量，使得医生能够把更多的精力放在问诊和检查上，同时药师对药品的使用起到监督和管理的作用，使得整个医疗活动可持续进行，杜绝了浪费的发生。针对危重患儿成立了抢救小组和转运绿色通道，多科协作，保证了极危重患儿的生命安全。针对疑似肠道、虫媒传染病患者做好血液、尿便标本的采集、化验，同时做好自身防护和洗消，保证医疗职业暴露安全，避免引起医务人员感染疾病。2010 年巴基斯坦洪水灾害国际医疗救援行动中，在为期 18 天的医疗工作日中，中国移动医院共接诊 11020 例患者，其中儿童就诊人数 3375 例，占总就诊人数的 30.68%。每日门诊量在 150~200 人次，留观 5~10 人次，夜间急诊 3~5 人次，整个医疗救治过程中无一例死亡病例，圆满地完成了此次国际医疗救援工作。

（4）主动外出巡诊，为灾民提供方便。灾害发生后，当地灾民对医疗服务的需求迅速增加。由于灾区交通中断，环境恶劣，灾民伤势严重，很多病人没有能力到 MH 或其他医疗机构就诊。中国国际救援队采取主动外出巡诊，解决灾民看病难的问题。如在巴基斯坦地震救援期间，医疗分队主动到巴洛克特周边徒步能够到达的难民营和村庄进行巡诊，最远处步行到达镇北部 12 公里的 SANGER 村，医治了大量感染伤口和内科病人，为灾民提供了方便。

（5）加强卫生防疫工作，防患于未然。大灾之后必有大疫，随时都可能有传染病疫情暴发。地震过后，房屋倒塌，尸横遍野，环境恶劣，水源污染，蚊虫滋生，卫生防疫工作在复杂环境和条件下进行。CISAR 流动性大，传染源进入 CISAR 的渠道增多，容易发生传染病，从而妨碍 CISAR 的正常救援工作。卫生防疫工作的主要内容包括：开展卫生宣传教育，组织卫生流行病学侦察和调查，做好饮食、饮水、环境卫生监督，加强传染病管理，搞好预防接种和药物预防工作，增强免疫力，提高抗病能力。阻断灾害－流行病链，防止疫病流行。2004 年在印尼亚齐地震救援中，CISAR 确诊了 4 名疟疾患者，并及时上报 OSOCC。2010 年巴基斯坦洪灾救援中共诊断 5 例痢疾，及时上报当地卫生组织，并做好防疫工作。这些工作都有效地防止了灾区疫情的流行和蔓延，医疗人员未出现感染性和传染性疾病症状。

（6）加强心理疏导，医治灾民心灵创伤。灾害过后，家园被毁，厂矿企业不复存在，灾民每天生活在难民营中，靠政府救济生活，医疗机构不能正常运行，灾民得不到有效及时的治疗。在这种恶劣形势下，灾民除了躯体上的疾病外，还会存在心理上的疾患。2004 年印尼亚齐地震海啸的调查中发现，80% 灾民出现恐惧、焦虑、失眠、精神失常、恍惚等各种心理创伤症状。医疗队员通过积极进行心理疏导，并采取药物治疗大量抑郁、失眠、紧张性头痛患者，医治了灾民心灵的创伤。

（7）国际医疗救援合作，联合转运危重伤员。由 OSOCC 组织，每日召开现场协调会，建立了一个通畅的信息交流平台，实现医疗救援信息的共享。通过协调会可以了解灾区伤病员的分布、伤情分类、局部可能暴发的疫情以及灾区的交通情况、水源污染情况，为各外国救援队科学、有序、有效地展开医疗救援工作提供科学指导。CISAR 尝试与其他外国救援队之间建立合作关系，实现优势互补，更加有效地利用有限的医疗资源。在印尼亚齐救援中，CISAR 首次与多国救援队合作，建立急救医疗站，联合转运、抢救危重伤员。利用直升飞机把危重伤员从偏远地区送至急救医疗站，抢救成功后转运到 MH 或后方医院。在印尼亚齐救援中，通过急救医疗站接收病人多达2500 多人，转入 MH 648 人，其中有 172 人在 MH 接受手术治疗。

（8）恢复重建灾区医院，加强卫生培训工作。OSOCC 宣布进入灾后重建阶段之后，医疗救援工作的重心逐步转向重建当地医院，扩充医疗人员，恢复正常的医疗秩序。如印尼亚齐救援期间，第一批 CISAR 医疗分队帮助 Kota Jantho 社区医院恢复重建。该社区医院 5 名医生中 4 人在地震海啸中丧生，仅有一名幸存者在外地，CISAR 每日派出一个医疗小组到该社区医院诊疗病人，并帮助他们进行卫生防疫工作。第二批医疗队员在亚齐总医院建立“中国病区”，设立了 ICU、检验科等专业科室，在抢救危重伤员中发挥了重要作用，极大地提高了总医院医疗救治能力。灾后当地医药资源匮乏，医疗队为当地医院捐赠了急需的药品及手术器材、绷带等医疗物资，在一定程度上缓解了灾区医院缺医少药的局面。医疗分队利用学历高、临床经验丰富、外语水平高的优势，加强了对新补充到当地医疗机构中的人员的医疗、护理、急救等技术培训。人员培训增强了当地医院收治病人的能力，促进了灾区医院工作的恢复。

（9）加强自身医疗保障，保证救援工作顺利进行。救援别人必须保护好自己，是贯穿于救援全过程的基本原则。在CISAR历次国外救援中，均由专人负责队员自身医疗保障。给每位队员配发富含多种维生素及微量元素的善存、免疫增强剂易得升等保健营养药物，目的在于增强免疫力，提高机体抗病能力。必要时实施队伍轮换，减少患病机会。对外出人员进行洗消，及时进行全队卫生防疫宣教，帮助营区做好生活用具的消毒，并加强饮用水的卫生监督与管理，保证了CISAR全体队员的身体健康，使得救援工作顺利进行。

（10）在救援中收集资料，进行救援医学研究。深入研究灾害所致伤，病发生的特点及规律，对合理应用有限的医疗资源、提高灾后救援医疗水平具有重要意义。CISAR在救援医学方面做了大量的研究工作，如灾后疾病谱变化规律、地震灾区医疗药品保障方面的研究等，这些研究对指导灾区疾病救治、传染病防治、医疗资源的调用有指导意义，为当地政府灾害自救决策和我国政府实施救援决策提供客观依据，也为地震灾难医学提供了宝贵的资料。

5. 撤收阶段　在圆满完成国际医疗救援任务回国前要完成的任务：

（1）清理营区和移动医院。

（2）突击治疗和后送伤病员。

（3）调整人员和补充药材。

（4）进行卫生整顿。

（5）总结经验。

四、灾害医疗救援存在的问题

灾害医疗救援仍然面临着医疗资源不足和医疗条件有限等问题，如救治危重儿童、新生儿困难。同时有些医疗服务无法展开，如预防接种等。可能的原因有出队前对灾情评估不足，缺乏对灾区儿童疾病特点的了解；为了争取搜救时间和交通运输等问题，留给药品准备的时间少；灾区儿童伤病员数量大，超出医疗救援队自身的医疗能力等。

在国际灾害救援中，面对的困难之一就是语言沟通障碍，单一的英语交流不能完全满足医疗活动。医疗队员可通过熟记一些当地语言，包括儿童常见疾病的症状、体征和问诊的一些要点，并以此与儿童和家属交流。这样做一方面可以增进医患沟通，提高诊断的准确率，另一方面可以赢得灾民对医疗队员的信任和好感。

（刘秋玲　王　军）